VIDEOCIRURGIA

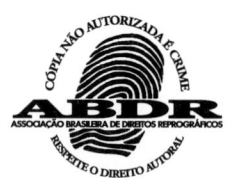

S586v Silva, Renato Souza da
       Videocirurgia / organizadores, Renato Souza da Silva, Luiz
    Alberto De Carli ; autores, Adriana Sales Finizola ... [et al.]. –
    Porto Alegre: Artmed, 2007.
       496 p. : il. ; 25 cm.

       ISBN 978-85-363-0905-7

       1. Cirurgia. 2. Videocirurgia. I. De Carli, Luiz Alberto.
    II. Finizola, Adriana Sales. III. Título.

                        CDU 616.089

Catalogação na publicação: Juliana Lagôas Coelho – CRB 10/1798

VIDEOCIRURGIA

RENATO SOUZA DA SILVA | LUIZ ALBERTO DE CARLI
& COLABORADORES

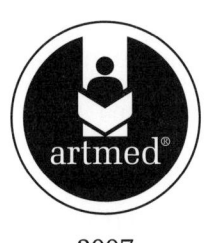

2007

© Artmed Editora S.A., 2007

Capa
Gustavo Macri

Preparação do original
Joana Jurema Silva da Silva

Leitura final
Luana Janini Peixoto

Supervisão editorial
Letícia Bispo de Lima

Projeto e editoração
Armazém Digital Editoração Eletrônica – Roberto C. M. Vieira

Reservados todos os direitos de publicação, em língua portuguesa, à
ARTMED® EDITORA S.A.
Av. Jerônimo de Ornelas, 670 – Santana
90040-340 Porto Alegre RS
Fone: (51) 3027-7000 Fax: (51) 3027-7070

É proibida a duplicação ou reprodução deste volume, no todo ou em parte, sob quaisquer formas ou por quaisquer meios (eletrônico, mecânico, gravação, fotocópia, distribuição na Web e outros), sem permissão expressa da Editora.

SÃO PAULO
Av. Angélica, 1091 – Higienópolis
01227-100 São Paulo SP
Fone: (11) 3665-1100 Fax: (11) 3667-1333

SAC 0800 703-3444

IMPRESSO NO BRASIL
PRINTED IN BRAZIL

Autores

Renato Souza da Silva
Titular do Colégio Brasileiro de Cirurgiões (CBC). Titular da Sociedade Brasileira de Cirurgia Laparoscópica (SOBRACIL). Titular da Sociedade Brasileira de Cirurgia Bariátrica (SBCB). Membro da International Federation for the Surgery of Obesity (IFSO). Coordenador do Centro Integrado de Tratamento da Obesidade Mórbida do Hospital Divina Providência de Porto Alegre (CITOM/HDP). Instrutor da Residência Médica em Cirurgia Geral e do Trauma do Hospital Cristo Redentor de Porto Alegre (HCR).

Luiz Alberto De Carli
Chefe do Serviço de Cirurgia Geral da 10ª Enfermaria do Complexo Hospitalar Santa Casa de Porto Alegre (CHSCPA). Presidente da SOBRACIL, Capítulo RS. Coordenador do Centro de Ensino e Pesquisa em Videocirurgia (CETEPEVI) do CHSCPA. Membro do CBC e da SBCB. Ex-Presidente da Sociedade de Cirurgia Geral do Rio Grande do Sul (SOCIGERS). Presidente da Câmara Técnica de Cirurgia Geral do Conselho Regional de Medicina do Rio Grande do Sul (CREMERS).

Adriana Sales Finizola
Cirurgiã do Centro de Cirurgia da Obesidade de Maringá. Membro do CBC, da SOBRACIL e da SBCB.

Adriane Maria Gori Pedroso
Especialista pelo CET da Universidade Estadual Paulista-UNESP/Botucatu, SP. Médica anestesiologista do Serviço de Anestesiologia e Dor do Hospital Santa Paula, SP.

Airton Schneider
Professor e Chefe do Serviço de Cirurgia Torácica da Universidade Luterana do Brasil (ULBRA). Professor de Anatomia da Faculdade de Medicina da Universidade Federal do Rio Grande do Sul (UFRGS).

Almino Cardoso Ramos
Mestre em Cirurgia Digestiva pela Universidade Estadual de Campinas (UNICAMP). Especialista em Cirurgia Digestiva pelo Colégio Brasileiro de Cirurgia Digestiva (CBCD) e em Cirurgia Geral pelo CBC. Titular do CBC, CBCD, SBCB, ASBS e IFSO. Diretor Geral da Gastro Obeso Center, São Paulo.

Andrea Trindade Alves de Menezes
Mestre em Cirurgia pela Universidade Federal do Rio de Janeiro (UFRJ). Oficial Médica do Serviço de Cirurgia da Policlínica Militar do Rio de Janeiro.

André Ricardo Pereira da Rosa
Médico Contratado do Serviço de Cirurgia Geral do Hospital de Clínicas de Porto Alegre (HCPA). Mestre e Doutor em Cirurgia pela Faculdade de Medicina da UFRGS. Titular do CBC.

Antonio Nocchi Kalil
Professor Adjunto do Departamento de Cirurgia da Fundação Faculdade Federal de Ciências Médicas de Porto Alegre (FFFCMPA). Coordenador da Equipe de Transplante Hepático do CHSCPA. Diploma Universitário de Cirurgia Hepatobiliar e Transplante Hepático pela Universidade de Paris-Sud-Vilejuif, França.

Antonio Rezende
Membro Titular da Sociedade Brasileira de Cirurgia Plástica (SBCP). Membro da American Society of Aestetic Plastic Surgery. Instrutor da Residência em Cirur-

gia Plástica da Pontifícia Universidade Católica (PUCRS).

Antonio Sérgio Bastos Silva
Presidente do Congresso Mundial de Cirurgia da Obesidade da IFSO, na cidade do Porto, Portugal, em 2007. Membro Titular da IFSO.

Augusto Cláudio Tinoco
Mestre em Cirurgia pela Faculdade de Medicina da Universidade Federal de Minas Gerais (UFMG). Titular do CBC, CBCD, SBCB, ASBS e IFSO.

Bernardo Silveira Volkweis
Cirurgião do Serviço de Cirurgia Geral do HCPA. Mestre pelo Programa de Pós-Graduação em Medicina: Cirurgia da UFRGS.

Bianca Grechi
Titular da SBCP.

Camilo Boza
Cirurgião da Division of Laparoscopic and Bariatric Surgery, Department of Surgery, New York Presbyterian Hospital, Joan and Stanford I, Weill Medical College of Cornell University, USA.

Daoud Nasser
Titular do CBC, SOBRACIL, SBCB, ASBS e IFSO.

Didier Mutter
MD, PhD. Membro do IRCAD/EITS (European Institute of Telesurgery), Louis Pasteur University, Estrasburgo, França.

Edson Lemes Sardinha
Médico anestesiologista pela Sociedade Brasileira de Anestesiologia (SBA). Membro da Equipe de Anestesia S/S, Goiânia, Goiás. Professor Colaborador do CET-SBA da Universidade Federal de Goiás.

Eduardo Lichtenfels
Cirurgião vascular com especialização em Cirurgia Endoscópica.

Fernando A.B. Pitrez
Professor Adjunto de Cirurgia Geral da FFFCMPA. Mestre em Cirurgia pela FFFCMPA.

Fernando Cirne Lima
Cirurgião do CHSCPA. Mestre em Cirurgia pela UFRGS. Instrutor da Residência do Serviço de Cirurgia Geral da 10ª Enfermaria do CHSCPA.

Francesco Rubino
Membro do IRCAD/EITS, Estrasburgo, França.

Francisco Sérgio Pinheiro Regadas
Professor Titular e Coordenador da Disciplina de Cirurgia Digestiva da Faculdade de Medicina da Universidade Federal do Ceará (UFC). Coordenador da Disciplina de Didática Médica do Curso de Pós-Graduação da Faculdade de Medicina da UFC. Chefe da Unidade de Serviços Cirúrgicos do Hospital Universitário da UFC. Mestre em Técnica Operatória e Cirurgia Experimental pela Escola Paulista de Medicina (EPM). Doutor em Cirurgia Digestiva pela Faculdade de Medicina da USP. Titular da SBCP, CBC e CBCD.

Giovanni Dapri
Escola Européia de Cirurgia Laparoscópica, Departamento de Cirurgia Gastrintestinal do Saint Pierre University Hospital, Bruxelas, Bélgica.

Glauco da Costa Alvares
Doutor em Cirurgia do Aparelho Digestivo pela FFFCMPA.

Guy-Bernard Cadière
Escola Européia de Cirurgia Laparoscópica, Departamento de Cirurgia Gastrintestinal do Saint Pierre University Hospital, Bruxelas, Bélgica.

Guilherme Arend Pesce
Especialista em Cirurgia Geral – área de atuação: Cirurgia do Trauma. Médico cirurgião do Hospital de Pronto-Socorro de Porto Alegre (HPS-POA).

Guilherme Fagundes Bassols
Cirurgião do CHSCPA. Colaborador da Residência do Serviço de Cirurgia Geral da 10ª Enfermaria do CHSCPA.

Jacques Himpens
Escola Européia de Cirurgia Laparoscópica, Departamento de Cirurgia Gastrintestinal do Saint Pierre University Hospital, Bruxelas, Bélgica.

Jacques Marescaux
MD, FRCS, FACS. Membro do IRCAD/EITS, Louis Pasteur University, Estrasburgo, França.

Joel Leroy
MD, FACS. Membro do IRCAD/EITS, Louis Pasteur University, Estrasburgo, França.

José de Ribamar Sabóia de Azevedo
Professor Adjunto do Departamento de Cirurgia da Faculdade de Medicina da UFRJ.

José Vinicius Cruz
Professor Titular da Disciplina de Coloproctologia da FFFCMPA. Chefe docente-assistencial de Coloproctologia do CHSCPA. Doutor em Clínica Cirúrgica pela Faculdade de Medicina da USP. Titular da SBCP.

Juliano Erdmann Nunes
Médico anestesiologista do CITOM/HDP.

Katia Rezende
Membro Titular da SBCP. Instrutora de Videoendoscopia na Residência de Cirurgia Plástica da PUCRS.

Leandro Totti Cavazzola
Doutor em Cirurgia pela Faculdade de Medicina da UFRGS. Presidente da SOCIGERS, Gestão 2006-2007. Professor Adjunto de Técnica Operatória da Faculdade de Medicina da ULBRA.

Leo Fracisco Limberger
Médico qualificado pela SOBRACIL. Médico do Serviço de Ginecologia do Hospital Nossa Senhora da Conceição. Preceptor da Residência Médica em Ginecologia e Obstetrícia do Hospital Nossa Senhora da Conceição.

Lionel Leitzke
Professor da Disciplina de Cirurgia Pediátrica da Faculdade de Medicina da ULBRA. Cirurgião Pediátrico dos Hospitais Presidente Vargas e Moinhos de Vento, Porto Alegre.

Luciana Janene El-Kadre
Mestre em Cirurgia pela Faculdade de Medicina da UFMG. Membro Titular do CBC, CBCD, SBCB, ASBS e IFSO.

Luciana Silveira Campos
Médica do Serviço de Ginecologia do Hospital Nossa Senhora da Conceição. Preceptora da Residência Médica em Ginecologia e Obstetrícia do Hospital Nossa Senhora da Conceição. Mestre em Ciências Médicas pela Universidade Federal do Rio Grande do Sul.

Luiz Henrique de Sousa
Doutor em Cirurgia pela Universidade de São Paulo (USP). Titular do CBC, CBCD, SOBRACIL, SBCB, ASBS e IFSO. Chefe do Serviço de Cirurgia Bariátrica do Hospital Fêmina, Goiânia, Goiás.

Luiz Henrique de Sousa Filho
Clínico do Serviço de Cirurgia Bariátrica do Hospital Fêmina, Goiânia, Goiás.

Manoel Galvão Neto
Mestre em Cirurgia Digestiva pela Faculdade de Medicina da USP. Especialista em Cirurgia Digestiva pelo CBCD. Especialista em Gastroenterologia pela Federação Brasileira de Gastroenterologia (FBG). Membro Titular do CBC, CBCD, SOBRACIL, SBCB, ASBS e IFSO.

Manoela Galvão
Membro da SBCB e da IFSO. Diretora Administrativa da Gastro Obeso Center, São Paulo.

Marcos Tang
Cirurgião do CHSCPA. Membro da SOCIGERS e do CBC. Instrutor da Residência do Serviço de Cirurgia Geral da 10ª Enfermaria do CHSCPA. Rotineiro do Centro de Terapia Intensiva Cirúrgica e Sala de Recuperação Cirúrgica do Hospital Moinhos de Vento, Porto Alegre.

Marcos Vinicius Tefilli
Médico do Serviço de Urologia do Hospital Mãe de Deus, Porto Alegre. *Fellow* em Uro-Oncologia da Wayne State University, USA.

Mariano Barcelos Filho
Cirurgião geral e urologista. Mestre em Clínica Cirúrgica pela FFFCMPA.

Maurício Pipkin
Médico residente do Serviço de Cirurgia Torácica do Hospital São Lucas da PUCRS.

Mauro de Souza Siebert Júnior
Especialista em Cirurgia Geral – área de atuação: Cirurgia do Trauma. Médico cirurgião do HPS-POA.

Melissa Migotto Silva
Cirurgiã pediátrica dos Serviços de Pediatria e Cirurgia Pediátrica da ULBRA, PUCRS e do Hospital Santo Antônio, Porto Alegre.

Michel Gagner
MD, FACS. Cirurgião da Division of Laparoscopic and Bariatric Surgery, Department of Surgery, New York Presbyterian Hospital, Joan and Stanford I, Weill Medical College of Cornell University, USA.

Miguel Ângelo Pedroso
Médico assistente e Preceptor de Coloproctologia do Serviço de Cirurgia Geral do Hospital do Servidor Público do Estado de São Paulo. Membro Titular da SOBRACIL.

Miguel P. Nácul
Especialista em Cirurgia Geral – área de atuação: Cirurgia do Trauma. Médico Cirurgião do HPS-POA. Coor-

denador da Videocirurgia dos Hospitais Belém e HPS-POA.

Mirandolino Batista Mariano
Doutor em Cirurgia pela Faculdade de Medicina de Ribeirão Preto da USP. Mestre em Clínica Médica – área de concentração: Nefrologia – pela UFRGS. Especialista em Urologia pela Sociedade Brasileira de Urologia.

Nelson Coelho
Membro Titular da Sociedade Brasileira de Endoscopia Digestiva (SOBED). Gastroenterologista e endoscopista referenciado pelo CITOM/HDP e pelo Hospital Moinhos de Vento, Porto Alegre. Mestre em Gastroenterologia pela UFRGS.

Newton Roesch Aerts
Cirurgião vascular do Serviço de Angiologia e Cirurgia Vascular do CHSCPA. Chefe do Serviço de Cirurgia Vascular do HPS-POA. Mestre, Doutor e livre docente em Medicina.

Nilton Tokio Kawahara
Doutor em Cirurgia pela Faculdade de Medicina da USP. Membro Titular do CBC, CBCD, SOBRACIL, SBCB, ASBS e IFSO.

Ozório Sampaio Menezes
Presidente da SOBRACIL, Capítulo RS, Gestão 2005-2006.

Paulo Sérgio G. da Silva
Professor da Disciplina de Cirurgia Pediátrica da Faculdade de Medicina da ULBRA. Cirurgião pediátrico do Hospital da Criança Conceição, Porto Alegre.

Paulo Ricardo Rossi Sityá
Mestre em Ciências Médicas pela UFRGS. Membro Qualificado em Videocirurgia Ginecológica pela SOBRACIL e FEBRASGO. Diretor Médico da Clínica Endogyne, Porto Alegre.

Plínio Carlos Baú
Professor Adjunto do Departamento de Cirurgia da Faculdade de Medicina da PUCRS. Mestrado e Doutorando em Cirurgia. Cirurgião do Hospital Moinhos de Vento, Porto Alegre. Titular do CBC.

Rafael Scienza Rosito
Especialista em Cirurgia Digestiva pelo CBCD. Cirurgião do CITOM-HDP.

Raquel Papandreus Dibi
Médica ginecologista, obstetra e histeroscopista pela FEBRASGO. Mestranda em Patologia Clínica pela FFFCMPA. Membro do Serviço de Cirurgia Endoscópica do CHSCPA.

Renam Catarina Tinoco
Docente em Cirurgia da Universidade Estadual do Rio de Janeiro (UERJ). Titular do CBCD, CBC, SOBRACIL, SBCB, ASBS e IFSO.

Renata Carvalho da Silva
Acadêmica da Faculdade de Medicina da ULBRA.

Renato Arioni Luppinacci
Mestre e Doutor em Cirurgia pela UNIFESP-EPM. Diretor do Serviço de Cirurgia Geral do Hospital do Servidor Público do Estado de São Paulo.

Richard Ricachenevsky Gurski
Mestre e Doutor em Medicina pela UFRGS. Pós-Doutor pela USC, Los Angeles – Serviço do Prof. Tom R. Demeester. Professor Adjunto de Cirurgia Digestiva da Faculdade de Medicina da UFRGS.

Rodrigo Bühler
Especialista em Cirurgia Geral e Oncológica. Cirurgião do CITOM/HDP.

Sérgio R. Pioner
Mestre em Hepatologia pela FFFCMPA. Cirurgião geral do CHSCPA.

Sérgio Roll
Doutor em Cirurgia pela Faculdade de Medicina da USP. Titular do CBC, SOBRACIL, SBCB e IFSO.

Silvio Adriano Cavazzola
Titular do Colégio Brasileiro de Radiologia (CBR). Membro dos Serviços de Hemodinâmica e Radiologia Intervencionista dos Hospitais São Lucas da PUCRS e Mãe de Deus, Porto Alegre.

Dedicatória

Este livro é dedicado aos nossos filhos, paixões em nossas vidas; às nossas esposas, companheiras em todos os momentos; aos nossos pais, que nos ensinaram a trilhar os caminhos da vida, e aos nossos amigos, que apóiam e motivam nossos projetos.

Renato Souza da Silva
Luiz Alberto De Carli
Organizadores

Apresentação

"Tudo o que um homem imagina outro homem transformará em realidade"
Julio Verne

Quando realizamos a primeira colecistectomia videolaparoscópica em 1990, não poderíamos prever que muitos desses procedimentos videoendoscópicos se tornariam padrão-ouro na prática diária do cirurgião, em pouco tempo. A dimensão da evolução técnica desta via de acesso foi extraordinária e sem precedentes na cirurgia moderna.

Após 20 anos da realização da primeira colecistectomia videolaparoscópica no mundo, este livro se encaixa em um momento em que a técnica videocirúrgica já está madura e precisamos enfrentar novos desafios.

O interesse e o envolvimento crescentes dos cirurgiões nesta técnica, que hoje faz parte dos currículos das escolas médicas, justifica a publicação desta obra, que inclui desde os conceitos básicos até os mais recentes avanços nas diversas especialidades cirúrgicas.

Trata-se de texto extenso, abrangente, organizado de forma didática e que, acredito, será muito útil, pois foi elaborado por autores experientes, reconhecidos pelo profundo conhecimento sobre os diferentes temas que constituem esta obra.

Como regra, o bom livro não surge de uma hora para outra, especialmente aquele relacionado com temas médicos. É concebido e amadurecido por um longo período de tempo. Nele, os autores divulgam a experiência acumulada ao longo dos anos, confrontando-a com a literatura, e utilizam suas qualidades de educadores e de organizadores para tornar a leitura compreensível, envolvente e motivadora.

Este livro reflete o esforço e a dedicação dos organizadores, que reuniram um grupo multidisciplinar de talentosos cirurgiões comprometidos com a divulgação do método e do conhecimento. O livro **Videocirurgia**, de Renato Souza da Silva e Luiz Alberto De Carli, é fruto de uma longa experiência própria como cirurgiões e professores, de uma obstinada persistência, tornando-se uma importante contribuição para o estudo continuado da videocirurgia.

Foi um imenso prazer e uma honra apresentar esta obra, que será objeto de consulta obrigatória a todos que desejem atualização sobre o tema.

Desejo que todos se beneficiem com as páginas que se abrem a seguir.

Sérgio Roll
*Doutor em Cirurgia pela
Faculdade de Medicina da USP.
Titular do CBC,
SOBRACIL, SBCB e IFSO.*

Prefácio

A gratidão é um sentimento que floresce da alma. Certamente por isso, queremos deixar explicitado nosso profundo agradecimento a todos aqueles que contribuíram para a realização deste livro. Esta obra combina a paixão pela Medicina – e, em especial, por esta área de atuação que é denominada videocirurgia – com o desejo de participar do desenvolvimento científico. Estão envolvidos nesta abordagem minimamente invasiva diversas especialidades médicas, sendo que a maioria delas foi comtemplada com capítulos escritos por especialistas.

A cirurgia videolaparoscópica, tal como hoje é realizada, foi introduzida no fim do século passado (1987), na França. Logo a seguir, o Brasil igualmente se envolveu no desenvolvimento da videocirurgia, através de cirurgiões pioneiros, que são destacados no primeiro capítulo deste livro. A partir destes primórdios, a videocirurgia evoluiu, expandiu-se para diversas especialidades médicas, que não só a cirurgia geral e a ginecologia. Na medida em que houve essa expansão, igualmente se abriu o leque de procedimentos ditos avançados que passaram a ser realizados através dos métodos minimamente invasivos.

Curiosamente, a disseminação científica não acompanhou de forma paralela a evidente evolução da videocirurgia. Inúmeros artigos são escritos, em incontáveis revistas científicas, pelo mundo afora. Contudo, poucos foram os livros que foram colocados à disposição dos videocirurgiões. E é exatamente essa lacuna que este livro procurar ocupar, concatenando a presença de vários autores nacionais e estrangeiros, que, com suas qualificações e experiência, contribuíram, temos certeza, para realizar uma obra que almeja contribuir para o desenvolvimento dos cirurgiões que desempenham suas atividades videocirúrgicas. Nosso objetivo principal é que **Videocirurgia** contribua para a valorização do tratamento dos pacientes através das abordagens minimamente invasivas.

A inspiração para realizar esta obra é decorrente, em grande parte, do renome internacional que a videocirurgia brasileira obteve ao longo dos útimos anos, tornando a Sociedade Brasileira de Cirurgia Laparoscópica a maior do mundo, no que concerne a esta área de atuação. Também foi inspirador poder associar a experiência cirúrgica de colegas destacados do Rio Grande do Sul com colegas de outros Estados, caracterizando o poder da videocirurgia de congregar colegas que se tornam amigos em decorrência dos congressos, que nos reúnem e nos unem no objetivo de bem atender nossos pacientes.

A todos os profissionais nominados na lista de Autores, com suas titulações, queremos registrar nossa profunda gratidão.

Um especial muito obrigado à Professora Sonia Szewczyk, tradutora dos capítulos dos co-autores estrangeiros, que sempre nos atendeu de forma prestativa, rápida e eficiente.

Agradecemos à equipe da Artmed Editora, pela maneira dedicada e disciplinada como este projeto foi conduzido.

Um agradecimento único para nossas famílias, que compreenderam o tempo dedicado à elaboração deste livro livro, incentivando nosso trabalho.

Que Deus ilumine a todos que colaboraram para realização deste livro! Que o aproveitem todos aqueles que o lerem!

Renato Souza da Silva
Luiz Alberto De Carli
Organizadores

Sumário

Parte 1
Princípios em videocirurgia

1. Videocirurgia: aspectos históricos e evolução 21
   Renato Souza da Silva

2. A formação do videocirurgião 25
   Didier Mutter, Jacques Marescaux

3. Princípios em videocirurgia: equipamentos, instrumental e esterilização 33
   Rafael Scienza Rosito, Renato Souza da Silva

4. Nós, suturas e anastomoses 44
   Mirandolino Batista Mariano, Marcos Vinicius Tefilli

5. Anestesia em cirurgia videolaparoscópica 60
   Juliano Erdmann Nunes

Parte 2
Videocirurgia do aparelho digestivo

6. Esôfago: esofagectomia toracoscópica e laparoscópica 67
   Guy-Bernard Cadière, Giovanni Dapri, Jacques Himpens

7. Esôfago: hérnia hiatal e doença do refluxo gastresofágico 75
   Richard Ricachenevsky Gurski, Bernardo Silveira Volkweis

8. Esôfago: acalasia 84
   Richard Ricachenevsky Gurski, André Ricardo Pereira da Rosa

9. Gastrectomia laparoscópica 91
   Augusto Cláudio Tinoco, Renam Catarina Tinoco, Luciana Janene El-Kadre

10. Intestino delgado 98
    Ozório Sampaio Menezes

11. Colectomia esquerda e ressecção retal laparoscópica 115
    Joel Leroy, Jacques Marescaux

12. Cirurgia hepática laparoscópica 123
    Antonio Nocchi Kalil

13. Videocirurgia da vesícula biliar: colelitíase e colecistites crônica e aguda 129
    Renato Souza da Silva

14. Cirurgia biliar laparoscópica 141
    Didier Mutter, Jacques Marescaux

15. Videocirurgia do pâncreas 148
    Renato Souza da Silva, Renata Carvalho da Silva, Rodrigo Bühler

16. Baço: esplenectomia videolaparoscópica 157
    Plínio Carlos Baú, Silvio Adriano Cavazzola

Parte 3
Videocirurgia geral

17. Videolaparoscopia diagnóstica 167
    Guilherme Arend Pesce, Mauro de Souza Siebert Júnior, Miguel P. Nácul, Renato Souza da Silva

18. Videocirurgia da tireóide 171
    Glauco da Costa Alvarez

19. Cirurgia videolaparoscópica das hérnias da parede abdominal 178
    Sérgio Roll, Leandro Totti Cavazzola

20. Videolaparoscopia no abdômen agudo 190
    José de Ribamar Sabóia de Azevedo, Andrea Trindade Alves de Menezes

21. Videolaparoscopia no trauma 202
    Miguel P. Nácul, Mauro de Souza Siebert Júnior, Guilherme Arend Pesce

22. Cirurgia bariátrica restritiva: banda gástrica 218
    Antonio Sérgio Bastos Silva

23. Cirurgia bariátrica disabsortiva: derivação bilopancreática com *switch* duodenal 234
    Michel Gagner, Camilo Boza, Luiz Alberto De Carli

24. *Bypass* gástrico com e sem anel por videolaparoscopia 243
    Daoud Nasser, Adriana Sales Finizola

25. Reoperações laparoscópicas para revisão cirúrgica bariátrica 258
    Nilton Tokio Kawahara, Renato Souza da Silva

26. Resultados em cirurgia bariátrica laparoscópica 263
    Almino Cardoso Ramos, Manoel Galvão Neto, Manoela Galvão

27. Tratamento cirúrgico do diabetes tipo 2 271
    Almino Cardoso Ramos, Francesco Rubino, Manoel Galvão Neto

Parte 4
Videocirurgias especializadas

28. Videocirurgia ginecológica: manejo dos tumores genitais 281
    Leo Francisco Limberger, Luciana Silveira Campos

29. Videocirurgia ginecológica: abordagem laparoscópica da endometriose
    e dos miomas subserosos e intramurais 302
    Paulo Ricardo Rossi Sityá, Mariano Barcelos Filho, Raquel Padandreus Dibi

30. Videocirurgia plástica 321
    Antonio Rezende, Katia Rezende, Bianca Grechi

31. Videocirurgia pediátrica 345
    Lionel Leitzke, Paulo Sérgio G. da Silva, Melissa Migotto Silva

32. Videocirurgia urológica 360
    Mirandolino Batista Mariano, Marcos Vinicius Tefilli

33. Videocirurgia colorretal 376
    *José Vinicius Cruz, Adriane Maria Gori Pedroso, Renato Arioni Luppinacci,
    Francisco Sérgio Pinheiro Regadas, Miguel Ângelo Pedroso*

34. Videocirurgia vascular 397
    Newton Roesch Aerts, Eduardo Lichtenfels

35. Videotoracoscopia: condutas consensuais 405
    Airton Schneider, Maurício Pipkin

36. Videoendoscopia digestiva diagnóstica e terapêutica 411
    Nelson Coelho

Parte 5
Paradigmas na atuação do videocirurgião

37. Cuidados pré e pós-operatórios em videocirurgia 421
    Luiz Alberto De Carli, Marcos Tang, Fernando Cirne Lima, Guilherme Fagundes Bassols

38. Complicações em videocirurgia 430
    Luiz Henrique de Sousa, Edson Lemes Sardinha, Luiz Henrique de Sousa Filho

39. Ética e responsabilidade do videocirurgião 468
    Fernando A.B. Pitrez, Sérgio R. Pioner

40. Cirurgia robótica laparoscópica 479
    Didier Mutter

Índice 489

PARTE **1**

PRINCÍPIOS EM VIDEOCIRURGIA

CAPÍTULO

Videocirurgia: aspectos históricos e evolução

1

RENATO SOUZA DA SILVA

INTRODUÇÃO

A videocirurgia é hoje uma técnica operatória consagrada, mas é importante que se esclareça a terminologia a ser utilizada nesta obra. Freqüentemente se utilizam as palavras cirurgia endoscópica e cirurgia laparoscópica como sinônimas. Contudo, há que se diferenciá-las. A palavra endoscopia se origina do grego *endo* (dentro) e do verbo *skopein* (observar). Por tradição, esse termo vem sendo utilizado para indicar a visualização por dentro de algum órgão oco. Já a laparoscopia foi sempre definida como a visualização telescópica da cavidade abdominal, sendo sinonímia dos termos peritonioscopia e celioscopia. Dessa forma, parece-nos adequado designar como endoscopia a visualização por dentro dos órgãos, como na endoscopia digestiva alta e na colonoscopia, exames e termos comumente utilizados em nosso meio. Assim, a laparoscopia ou peritonioscopia fica reservada como designação para propedêutica e terapêutica da cavidade abdominal.

Nos últimos anos, a possibilidade de avaliação videoendoscópica evoluiu para outras áreas que não só as do aparelho digestivo e ginecológico, adequando-se o termo "videocirurgia avançada" como a conceituação de procedimentos cirúrgicos de várias áreas da medicina que se utilizam da tecnologia originada no início do século XX, a qual se encontra em franca evolução, graças ao incrível avanço tecnológico ligado à área da computação, o qual ocorreu, especialmente, na segunda metade do século XX.

HISTÓRICO E EVOLUÇÃO

A introdução da peritonioscopia é atribuída a Georg Kelling, que foi o primeiro médico a examinar a cavidade peritoneal com um endoscópio. Esse evento data de 1901, tendo sido realizado em ensaio experimental em um cão vivo. Na ocasião, foi utilizado um cistoscópio de Nitze. Dessa maneira, Kelling utilizou o termo *koelioskopie* para designar o procedimento. Nessa primeira laparoscopia, o ar foi colocado através de uma agulha de punção, produzindo o pneumoperitônio, e o laparoscópio (cistoscópio) foi introduzido através do que se poderia, na ocasião, chamar de um trocarte calibroso. Apesar do primitivismo do procedimento, ficou evidenciada a possibilidade de se utilizar um procedimento menos invasivo do que uma laparotomia para avaliação dos órgãos intraperitoneais.

Igualmente, em 1901, um ginecologista russo, da cidade de Petrogrado, chamado Dimitri Ott, descreveu uma técnica operatória para observar diretamente a cavidade abdominal. O procedimento consistia em realizar uma incisão via vaginal e refletir luz para dentro do abdome, a partir de um aparelho frontal. Ott descreveu, também, que era possível fazer a mesma observação por meio de incisão abdominal. Na técnica, contudo, as bordas da incisão eram mantidas com um espéculo, não sendo utilizado endoscópio. Dessa forma, parece inquestionável a prioridade de Kelling como idealizador da laparoscopia.

Por outro lado, apesar de Kelling ter relatado inúmeras laparoscopias em humanos, a primeira grande série de laparoscopias no homem foi a relatada por H. C. Jacobaeus, em 1911. Esse autor, além do relato de laparoscopias, descreveu, igualmente, uma série de casos de toracoscopias, citando, quando realizadas simultaneamente, a denominação *laparothokoskopie*. O primeiro grande trabalho de Jacobaeus demonstrava 115 exames efetuados na cavidade torácica e 72 casos de peritonioscopia. Foram referidos diagnósticos de sífilis, tuberculose, cirrose e neoplasias. Em 1910, o próprio Jacobaeus, em um pequeno relato, havia já sugerido a possibilidade de examinar tanto a cavidade abdominal quanto a torácica por meio de endoscopia.

Conhecedor dos trabalhos de Jacobaeus, Bertram M. Bemheis, da John Hopkins University, descreveu em trabalho experimental a utilização da laparoscopia em dois pacientes. Esse autor acrescentou o termo "organoscopia" e utilizou um proctoscópio como seu laparoscópio. Coincidentemente, um desses pacientes era também paciente de Wiliam Halsted, sendo este doente portador de neoplasia de pâncreas com icterícia obstrutiva. O outro paciente laparoscopado teve apenas uma exclusão de uma suspeita de ulceração gástrica no exame.

Em 1912, Nordentdeft, em Copenhague, Dinamarca, realizou pneumoperitônio em cadáveres de mulheres e descreveu, pela primeira vez, o interior da pelve, com a utilização da posição de Trendelemburg e um endoscópio denominado Trocar-Endocap. No mesmo ano, Tedesko, da Áustria, e Stokind, da Rússia, publicaram trabalhos a esse respeito. No ano seguinte, L. Renom mostrou dez casos de laparoscopia a semelhança da abordagem de Jacobaeus, na Sociedade Médica de Paris. Em 1914, Rocavilla, da Itália, e Schmidt, da Alemanha, demonstraram um método de iluminação externa, com fonte de luz fora do corpo.

Em 1920, Omdoff, de Chicago, passou a utilizar oxigênio em vez de ar para realizar o pneumoperitônio e usou um trocarte com extremidade piramidal e bainha automática com o intuito de evitar a perda de gás, quando da retirada do trocarte. Ainda nesse mesmo ano, Zollikofer, da Suíça, substituiu o ar por gás carbônico para a confecção do pneumoperitônio.

Em 1924, outras duas referências têm sua importância. W. E. Stone, do Kansas, relatou sua experiência com a utilização de um nasofaringoscópio para a realização de laparoscopias. Sua experiência foi somente em cães, porém ele referiu que a laparoscopia poderia ser útil em humanos quando em combinação com raio X. Além disso, Stone referiu que o exame laparoscópico poderia ser efetivado com anestesia local e que era "um exame ligeiramente mais drástico do que a indução do pneumoperitônio transabdominal".

Nesse mesmo ano, Otto Steiner, de Atlanta, Geórgia, escreveu dois trabalhos, um em inglês, outro em alemão, ambos denominados "Abdominoscopia", conceituando o exame como um novo método de examinar os órgãos intra-abdominais. Pelo que se sabe, a abdominoscopia por ele descrita usava um cistoscópio, um trocarte e oxigênio para insuflação peritoneal. Nos relatos de Steiner, contudo, não há referência quanto ao número de pacientes examinados por ele.

Em 1925, um trabalho muito interessante foi publicado por Nadeau e Kampmeier. Esses autores fazem uma referência histórica detalhando 42 laparoscopias, apenas um ano após Otto Steiner ter dito que não havia conseguido um único trabalho a respeito de laparoscopias. No trabalho desses cirurgiões, há um estudo em cães sobre a absorção do ar quando da realização do pneumoperitônio.

Nesse mesmo ano, A. Rendle Short, cirurgião da Bristol Royal Infirmary, relatou sua experiência com celioscopias. Nesse trabalho, Short faz uma comparação entre laparoscopias e laparotomias exploradoras, fazendo uma referência muito curiosa a respeito da possibilidade de fazer o exame laparoscópico na residência dos pacientes. Ele definiu a importância do exame na medida em que "a celioscopia é valiosa especialmente pelo que pode ser visto de maneira definitiva e não pelo que é aparentemente ausente".

Até esse período, os avanços em laparoscopia haviam sido pequenos. Entretanto, em 1929, o hepatologista alemão Kalk introduziu a utilização de um sistema de lentes de 135 graus e o uso de dois trocartes, iniciando-se, a partir de então, a era da laparoscopia como terapêutica e não mais somente como método propedêutico.

Um outro momento fundamental no histórico da laparoscopia foi a publicação de John C. Ruddock, intitulada "Peritonioscopia", sendo apresentada a experiência do autor em aproximadamente 500 casos, no período de quatro anos. Foram feitas 39 biópsias, o que, na ocasião, era uma inovação em termos de avaliação diagnóstica. Ruddock publicou seu trabalho em uma grande revista científica, *Surgery, Gynecology and Obstetrics*, o que valorizou muito essa referência.

Em 1937, E. T. Anderson, de Corpus Christi, Texas, publicou outro relato com a mesma denominação "Peritonioscopia". Nesse trabalho, discutia-se a laqueadura tubária laparoscópica. Igualmente foi descrito o uso do endoscópio no estômago, na bexiga e no retossigmóide em associação ao procedimento laparoscópico, objetivando a transiluminação das paredes desses órgãos com o intuito de facilitar a avaliação peritonioscópica.

Goetze, em 1918, havia sugerido o uso de uma agulha para realização do pneumoperitônio. Contudo, a agulha espiralada desenvolvida por Janos Veress, em 1938, foi o grande marco no que se refere à realização do pneumoperitônio, sendo essa a agulha para punção, usada até hoje, praticamente sem modificações.

Em 1939 (1), Te Linde, da John Hopkins University, fez a tentativa de avaliar a pelve através do fundo de saco posterior, com o paciente em litotomia e utilizando um cistoscópio. No ano seguinte, Meigs demonstrou seus trabalhos a respeito do diagnóstico e seguimento laparoscópico do câncer de ovário. Decker e Cherry, em 1944, publicaram a utilização da posição genupeitoral para a avaliação dos órgãos da pelve, através do fundo de saco de Douglas, técnica denominada culdoscopia que se popularizou, predominando sobre a laparoscopia, na América.

No que se refere ao uso da laparoscopia cirúrgica propriamente dita, essa teve início em 1962, com o primeiro relato em literatura inglesa de ligadura tubária com o uso de cautério. A cirurgia laparoscópica ginecológica provocou uma grande evolução na cirurgia endoscópica, abrindo um novo leque no arsenal terapêutico das patologias.

Mais de vinte anos se passaram entre o desenvolvimento da agulha de Veress, e o uso da insuflação automática controlada, que foi idealizada por Kurt Semm no início dos anos de 1960. Além disso, Kurt Semm projetou vários instrumentos endoscópicos que passaram a ser utilizados na laparoscopia terapêutica.

Após o uso e a evolução da insuflação automática, foram aprimorados os usos de sistemas de lentes ópticas por meio do desenvolvimento do sistema com a haste-lente. O físico Hopkins incorporou as lentes com formato de haste como transmissores da luz com lentes de ar entre os elementos de vidro com formato de haste, gerando uma melhora na resolução e no contraste.

Entretanto, até os anos de 1980, a laparoscopia era tida como uma técnica eminentemente propedêutica e ginecológica. Os cirurgiões gerais passaram a incorporar a laparoscopia em seu arsenal diagnóstico e terapêutico, a partir do desenvolvimento da câmera de televisão com *chip* de computador. A evolução foi logarítmica. O que era tido como um método quase supérfluo e pouco resolutivo passou a ser aceito como uma alternativa segura com previsão de se tornar, com o passar dos anos, uma abordagem preferencial para o tratamento de inúmeras patologias, especialmente as do trato gastrintestinal.

Em 1983, Mouret, na França, e Semm, na Alemanha, publicaram suas experiências com a apendicectomia laparoscópica. Em 1987, Philippe Mouret, de Lyon, realizou a primeira colecistectomia laparoscópica da história médica. Já a partir do ano seguinte, iniciaram-se, na videocolecistectomia, vários cirurgiões renomados, como François Dubois (2) da França, Saye e Mickernan dos Estados Unidos. Perissat (1), eminente cirurgião francês, publicou a primeira grande série de colecistectomias laparoscópicas, com 42 casos, no período de novembro de 1988 a junho de 1989.

Em 1990, durante o Segundo Congresso Mundial de Cirurgia Endoscópica, em Atlanta (EUA), foram apresentadas as primeiras grandes séries de videocolecistectomias, por meio de François Dubois, com 350 casos, e Reddick, de Nashville, com 200 casos.

No Brasil, a introdução da colecistectomia videolaparoscópica se deve a Thomas Szego e Sergio Roll, em São Paulo, no ano de 1990 (3). No mesmo ano, a mesma cirurgia foi realizada por Áureo Ludovico de Paula, em Goiás, e por Célio D. Nogueira, em Minas Gerais. Logo após, no ano seguinte, a técnica avançou com Osmar Creuz, no Rio de Janeiro, e Pablo Roberto Miguel, no Rio Grande do Sul.

Na última década do século XX, a colecistectomia laparoscópica passou a se constituir no método de preferência no tratamento das colecistopatias. Em decorrência da freqüência com que é realizada essa operação, os cirurgiões se viram obrigados a incorporar a videolaparoscopia em suas condutas clínico-cirúrgicas. Desde então, igualmente se fez necessário o desenvolvimento de cursos de treinamentos didáticos de pós-graduação e em laboratório. Um curso de treinamento em laparoscopia com instrução didática e ensaios cirúrgicos em animais vivos se tornaram obrigatórios para o aprendizado da técnica videoendoscópica. Assim sendo, um currículo abrangente associado a uma instrutoria experiente são essenciais no bom curso de treinamento, e a evolução natural é de que o ensino videoendoscópico passe a ser inerente na graduação médica e nas residências médicas das diversas especialidades cirúrgicas. Os programas de aprendizado, treinamento e educação continuada em videocirurgia são abordados em capítulos subseqüentes.

Outro aspecto essencial no que se refere à qualificação e ao credenciamento em videocirurgia foi a necessidade de formação de sociedades médicas, em todo o mundo, que objetivam congregar e estabelecer diretrizes para a atividade videocirúrgica. No Brasil, a Sociedade Brasileira de Cirurgia Laparoscópica (Sobracil) é parte integrante da história da medicina brasileira. Neste capítulo, que, de certa forma, revisa e homenageia aqueles que construíram e vêm desenvolvendo a videocirurgia, faz-se mister relembrar o nome de Francesco Viscomi, Presidente da Sobracil, nos anos de 2005 e 2006. Viscomi foi um renomado ginecologista, praticante da arte da videocirurgia, e veio a falecer no ano de 2006, quando já vinha fazendo revisões para a realização de capítulo para este livro, do qual era um colaborador especialmente convidado. Na *Revista Brasileira de Videocirurgia* de dezembro de 2005 (4), em editorial por ele assinado, Viscomi relembra o início da Sobracil, em julho de 1991, e o crescimento da mesma, que passou a ser a maior sociedade de videocirurgia do mundo, com cerca de 3.000 sócios. A Sobracil conseguiu criar uma sociedade multiprofissional com a participação de ginecologistas, cirurgiões gerais, urologistas, proctologistas, cirurgiões torácicos, cirurgiões vasculares, cirurgiões pediátricos e cirurgiões plásticos, tendo como fio condutor a cirurgia minimamente invasiva. Com base nessa sublime história da evolução da videocirurgia e na congregação dessas especialidades, os editores desta obra procuraram contemplar essas áreas médicas neste livro e a partir deste capítulo abrem as portas do caminho que percorre a "videocirurgia avançada".

REFERÊNCIAS

1. Creuz O. Manual de cirurgia videoendoscópica. Rio de Janeiro: Revinter; 1993.
2. Dubois F, et al. Laparoscopic cholecystectomy: historic perspective and personal experience. Surg Laparosc Endosc 1991; 1(1): 52-7.
3. Szego T, Roll S, Nogueira Filho WS. Videolaparoscopic cholecystectomy: report of the first Brazilian series. Arq Gastroenterol 1991; 28 (1); 6-8.
4. Veress J. Neues Instrument zur Ausfuhrung von Brust: oder Bauchpunktionem und Pneumothoraxbehandlung. Deutschland Med Wochenschr 1938; 41: 1480.

BIBLIOGRAFIA

Papas T, Schwartz L, Eubanks S. Atlas de cirurgia laparoscópica. Porto Alegre: Artes Médicas; 1996.

Scott-Coner CEH. Clínicas cirúrgicas da América do Norte. Interlivros; 1996. vol. 3.

Viscomi, Francesco. Revista Brasileira de Videocirurgia. Sobracil; 2005 out./dez.

CAPÍTULO

A formação do videocirurgião
DIDIER MUTTER
JACQUES MARESCAUX

2

INTRODUÇÃO

Atualmente a laparoscopia é a abordagem-padrão para inúmeros procedimentos e pode ser usada para práticas cirúrgicas de rotina. O resultado disso está na educação e na formação apropriadas. Para os cirurgiões residentes, a educação nos procedimentos laparoscópicos está se tornando cada vez mais significativa e tem de ser considerada como um componente integral do currículo de treinamento cirúrgico. Para os cirurgiões que estão em atividade, isso significa a necessidade de adquirir ou valorizar a habilidade deles na realização da cirurgia minimamente invasiva (CMI). Mesmo que a CMI não modifique a indicação cirúrgica ou a estratégia, ela requer um processo específico de pensamento, incluindo a cronologia das decisões terapêuticas, da instalação e da instrumentação específicas para os procedimentos cirúrgicos. Isso implica a aquisição de habilidades apropriadas. Assim, os riscos operatórios, as complicações e o acompanhamento têm de ser adaptados à abordagem. Isso significa que os cirurgiões têm de adquirir as competências específicas que garantirão resultados favoráveis para os pacientes.

A dramática evolução da abordagem operatória, bem como as mudanças na prática verdadeira, juntamente com a diminuição do tempo de trabalho, como o *European working time directive* (regulador europeu de horas de trabalho) editado, e a busca por uma melhoria da qualidade de vida das gerações mais jovens requerem uma adaptação nos métodos de ensino e educacionais. A semana de trabalho reduzida para os jovens médicos e a diminuição do tempo disponível para os cirurgiões mais velhos para obter acesso a educação médica continuada (EMC) levaram muitas instituições em educação a propor abordagens originais para a educação laparoscópica. O acompanhamento dos peritos parece ser inadequado para o preenchimento dos requisitos da CMI por muitas razões. Uma delas é que o entendimento ou a eficácia de uma técnica por um especialista pioneiro não necessariamente significa que é ela comparável à prática cirúrgica existente. A segunda é que o acesso aos especialistas no seu próprio ambiente de trabalho é às vezes difícil. Graças ao desenvolvimento de novas tecnologias, incluindo a teletransmissão, as conexões de alta velocidade e, mais recentemente, a Internet, parece que uma parte significativa do treinamento da MIS pode ser adquirida fora da sala de operações.

Há uma curva de aprendizagem claramente definida no treinamento básico da CMI que requer paciência, tempo para a observação das fitas de vídeo e práticas repetidas, em particular sobre sutura, usando-se um simulador eletrônico ou modelos animais. Entretanto, a noção que se tem sobre um cirurgião habilidoso é mais do que simplesmente alguém eficiente nas habilidades motoras. Como foi demonstrado por Rogers (1), o procedimento cirúrgico não é só o somatório dessas habilidades, mas também uma "tarefa cirúrgica total que envolve a tomada de decisões cirúrgicas e o gerenciamento do corpo cirúrgico e os seus recursos". Para se conseguir tal atitude holística, novos métodos de educação e treinamento têm de ser estabelecidos na CMI. Com isso, o aprendizado com o auxílio do computador introduzirá mudanças importantes na educação (2, 3). A aprendizagem está sendo substituída progressivamente por abordagens mais novas originárias da "era da informação". Isso inclui a aplicação da tecnologia dos computadores, como programas de multimídia, Internet, si-

---

Agradecemos a Guy Temporal e a Richard Bastier pela revisão final e pelos comentários valiosos.

mulações cirúrgicas, robótica e treinamentos com participação ativa em modelos vivos. Ao se usar tais tecnologias, os cirurgiões podem adquirir, avaliar e medir a eficácia dos novos conceitos cirúrgicos e das abordagens de qualquer lugar.

Em muitos países, a aquisição de conhecimento e habilidades pelos cirurgiões é validada por qualquer tipo de programa de avaliação. O objetivo dessas tecnologias é melhorar a qualidade do cuidado com a saúde (4). Os benefícios têm sido observados em muitas especialidades. Para a cirurgia, o Conselho Americano de Cirurgia demonstrou que a certificação estava associada à mortalidade reduzida (não-certificada versus a relação de probabilidade certificada 1,4; 95% intervalo de confiança 1,1-1,9) e à relação de complicação (1,2, 1,0-1,4) depois da ressecção do cólon (embora a certificação subespecialidade na cirurgia colorretal não estivesse relacionada a nenhum resultado) (5).

Além disso, as habilidades e o conhecimento dos profissionais médicos podem se deteriorar com o tempo, resultando em conseqüências potencialmente sérias para a qualidade do cuidado. Alguns resultados sugerem que os médicos que praticam há muitos anos têm menos conhecimento real, mais dificuldades para adquirir padrões de cuidado mais modernos e podem ter resultados menos significativos em se tratando de pacientes (6). Todos esses fatos confirmam a necessidade de uma regularização profissional para assegurar padrões aceitáveis, fornecer resultados apropriados aos pacientes e aumentar a qualidade da prática para alcançar a melhor cura. A formação e a certificação são alguns dos conceitos usados para alcançar e manter a qualidade dos padrões profissionais.

EDUCAÇÃO COM BASE NA INTERNET

A Internet rapidamente está se tornando uma importante ferramenta na educação. Ela pode ter o mesmo papel na educação cirúrgica e deve ser considerada para a aquisição de conhecimento teórico básico, bem como conhecimento prático. Por essa razão, ela pode ser considerada como uma enciclopédia multimídia interativa que garante um programa educacional global. Assim, ela pode preencher os pré-requisitos necessários antes do curso e pode ser usada como um sistema capaz de reavaliar regularmente o conhecimento depois da aprovação dos questionários pós-testes. Para alcançar esses requisitos, os programas educacionais precisam incorporar muitos padrões do conhecimento fundamental. De fato, a aquisição de conhecimento mudou progressivamente de livros e trabalhos convencionais para programas de teleeducação. Isso permite uma distribuição da informação de modo mais rápido e difuso. O ensino e o treinamento são favorecidos com o acesso fácil, versátil e rápido a uma grande variedade de informação disponível através da Internet. Isso possibilita uma melhor comunicação entre os estudantes e os instrutores através da distância. Além disso, a Internet facilita a videoconferência, permitindo que mais participantes estejam on-line simultaneamente e elimina os impedimentos técnicos do uso do audiovisual.

Um dos maiores avanços na educação cirúrgica está ligado ao surgimento de websites educacionais apropriados, como o Websurg.com. Esse site abrange todos os aspectos do treinamento cirúrgico, incluindo a representação multimídia das técnicas cirúrgicas, bem como vídeos e observações dos especialistas, debates e entrevistas, mesas redondas ou palestras dadas por especialistas proeminentes. O apelo da aprendizagem virtual é o seu uso sem acompanhamento. A Internet é acessível em qualquer lugar e a qualquer hora, dando mais liberdade para os trabalhadores independentes, sem restrições de tempo e espaço. Isso pode aperfeiçoar as habilidades cirúrgicas e o cuidado com os pacientes. Através da Internet, os cirurgiões podem acessar os seus websites médicos preferidos, olhar vídeos de novos procedimentos cirúrgicos, fazer novos amigos virtuais via e-mail e participar em fóruns de debates "dessincronizados" ou salas de bate-papo "sincronizadas" com outros profissionais da saúde. A constante atualização da informação, a difusão de novos vídeos e as apresentações interativas com ilustrações gráficas animadas exemplificam o futuro para a transferência do conhecimento cirúrgico e científico. Para ser reconhecido como um dos melhores sistemas educacionais, o e-learning website (sistema para treinamento individual) deve fornecer um sistema mundial de informação compartilhado com a participação e o comprometimento de especialistas proeminentes conhecidos mundialmente. Um website eficaz e apropriado para a educação tem de oferecer uma ampla variação de tecnologia multimídia, que ajudará no aproveitamento da apresentação das informações cirúrgicas. O website sem custos http://www.websurg.com inclui descrições passo a passo completas das técnicas operatórias cirúrgicas. De fato, mais de 150 procedimentos em cirurgias minimamente invasivas foram descritos e publicados *on-line*. Os conteúdos de cada apresentação interativa foram planejados para a educação multimídia de primeira linha e para a aprendizagem, usando-se *software* apropriado e também o melhor da tecnologia Flash. A enciclopédia básica é completada por vídeos à medida que o treinamento de cirurgiões se aperfeiçoa. O vídeo permite enfatizar o conhecimento cognitivo por meio da integração da ciência básica. Ele representa um item importante da educação na cirurgia minimamente invasiva, e isso certamente modificará o acesso à educação cirúrgica (7). A transmissão de alta velocidade da Internet disponível atualmente (cabo e DSL, 512 kbps [quilobits por segundo] e maior) permite mostrar vídeos em tela ampla de alta definição. O Websurg.com oferece acesso permanente para mais de 400 vídeos mostrados em três larguras de banda (180 kbps, 330 kbps e 800 kbps) e em três tipos diferentes de *players* de mídia (Real Player®, Windows Media Player®, Quick Time®).

Também estão disponíveis alguns vídeos de alta definição para o cirurgião fazer *downloads*. Continuando com a informação dos avanços tecnológicos, alguns dos vídeos também são compatíveis com mídia *players* portáteis, como os IPods®. O sucesso dos vídeos é confirmado pelo aumento nas visitas, acima de 300%, entre 2004 e 2006 (de 16.213 em março de 2004 a acima de 170.000 em julho de 2006). A proporção de tempo de 12 minutos de uma visita média ao Websurg.com representa uma grande realização de um *website* apropriado para procedimentos cirúrgicos. O sistema de mídia educacional representado pelo Websurg.com é completado pelo valor agregado da informação atualizada fornecida por renomados especialistas internacionais.

O *website* oferece mais de 840 filmes com opiniões de especialistas e oito debates de pares nos quais reconhecidos especialistas mundiais compartilham suas opiniões e convicções sobre tópicos específicos e procedimentos *hands-on* em diferentes áreas da cirurgia. As opiniões dos especialistas e os debates representam um valor adicional às ferramentas de ensino-padrão que geralmente incluiriam apenas uma opinião de um determinado autor sobre um dado procedimento. Além disso, um total de 32 palestras ou mesas redondas, dadas por especialistas proeminentes diretamente escolhidos na *web,* contribuem para uma difusão mais ampla do conhecimento nas áreas da cirurgia de mínimo acesso e protocolos cirúrgicos de todo o mundo.

Hoje, a aprendizagem com base na *web* é considerada como um modo bem aceito e eficiente de educar os cirurgiões (8). Ela permite um acesso rápido à informação que nunca tinha sido alcançado antes e é hoje aceita como uma ferramenta para a eficácia da EMC. Nos Estados Unidos, o reconhecimento oficial das atividades na EMC é fornecido pelo Conselho para Oficialização da Educação Médica (ACCME, Accreditation Council for Medical Education) [9]. No Canadá, o mesmo tipo de oficialização é fornecido por meio da parceria com a McMaster University, Hamilton, Ontário. De acordo com o Relatório Anual de 2005 da ACCME, um total de 16 atividades da EMC na Internet foi alcançado, representando 36.714 horas de instrução. Essas oportunidades foram caracterizadas como materiais *on-line* com transmissão de som/imagem via Internet e permanentes, patrocinados direta ou conjuntamente. Um *website* como o Websurg.com oferece 24 horas de Prêmio de Reconhecimento do Médico da Associação Médica Americana (PRA) Categoria 1 Crédito™ por meio de variadas sessões educacionais oficiais (capítulos e vídeos) em parceria com a McMaster University no Canadá. Os capítulos do Websurg estão de acordo com as exigências da ACCME, uma vez que estão estruturados como um programa de aprendizagem auto-suficiente, que pode ser visto de modo independente. As perguntas de auto-avaliação, na forma de uma prova pós-teste, seguem cada sessão de aprendizagem e fornecem a comprovação dos conceitos principais desse processo.

Todos esses aspectos confirmam que um método de educação baseado na *web* pode ir ao encontro das demandas desafiadoras que são ilustradas pelos critérios da CRISIS (conveniência, aplicabilidade, individualização, auto-avaliação, aprendizagem independente e aprendizagem sistemática) (10). Graças a esses *websites* apropriados, a EMC está disponível como um processo conveniente de aprendizagem *just-in-time* e parece ser tão eficaz educacionalmente quanto a educação convencional do dia-a-dia e seus cursos formais dados nos auditórios.

Isso prova que o aumento notável da banda larga em todo o mundo ajuda a enfatizar a velocidade da entrega da informação apresentada e armazenada em todo o mundo. Atualmente, a universidade virtual deve ser considerada como capaz de oferecer ferramentas educacionais adaptadas a cirurgiões de hoje bem como aos do futuro. Esse tipo de educação oferece conhecimento básico e instrução avançada e é reconhecido como parte do processo de recertificação dos cirurgiões em atividade.

VIDEOCONFERÊNCIA

A aquisição dos aspectos cognitivos de um procedimento cirúrgico é enfatizada quando se observa um especialista realizando um procedimento. Isso possibilita o estudante ter uma figura mental do procedimento, bem como a habilidade de reconhecer as dificuldades. A aquisição das habilidades é facilitada por um melhor entendimento cognitivo da natureza das tarefas. A videoconferência permite a visualização dos estagiários em imagens em tempo real de alta qualidade com transmissão interativa de som de um cirurgião especialista. Atualmente, a maioria dos cursos educacionais ou congressos importantes mostram procedimentos cirúrgicos ao vivo. Nessas sessões de transmissão, as imagens vistas pelos estagiários no auditório têm várias origens. As imagens mostradas podem ser aquelas da sala de operação local ou de locais distantes graças à videoconferência, bem como de outras fontes de ensino.

Atualmente, a videoconferência é transmitida através da linha ISDN, cada linha fornecendo uma proporção de transmissão de 128 (2x64) kbps. Uma imagem mínima aceitável para a transmissão remota é fornecida com 3 linhas e uma proporção de 384 quilobits. Contudo, tais imagens são um conjunto de *bites* que representam uma imagem gráfica muito forte. Os sistemas de videoconferência mais recentes permitem transmissões simultâneas de 20-32 linhas, proporcionando uma qualidade atual de televisão. Isso permite que transmissões longas sejam feitas com qualquer tipo de apresentação (isto é, transmissão ao vivo, operação em fita de vídeo, palestra ou programa multimídia). As imagens geradas na sala de operação podem ser incluídas com imagens externas apresentando o paciente e a posição do corpo cirúrgico, mas também grupos de especialistas localizados à longa distância. A videoconferência de site-múltiplo não apresenta limites atualmente e permite discussões em painéis com participantes de todo o mundo.

TRANSMISSÃO AO VIVO

A transmissão ao vivo é um dos mais espetaculares e novos métodos de ensino permitidos graças às capacidades modernas de transmissão. O *trainee* (ou estagiário) tem a oportunidade de observar procedimentos em tempo real realizados por especialistas. A qualidade da conferência remota permite observar os inúmeros especialistas e procedimentos em um período limitado de tempo, durante sessões educacionais. Por meio da observação da transmissão ao vivo, os cirurgiões podem adquirir competência em procedimentos de cirurgia de ponta, permitindo que eles analisem e validem novas técnicas. Isso melhora a comunicação educacional entre cirurgiões dentro da comunidade cirúrgica. O objetivo da educação médica é alcançar um alto nível de competência por meio de cursos e estabelecer padrões clínicos por meio de avaliação e confirmação da habilidade para a prática.

A videoconferência facilita a educação por meio do teleensino (transmissão do conhecimento à distância) e teletreinamento (realização de procedimento à distância). Essa nova modalidade faz surgir um novo paradigma em educação médica para professores, aprendizes e organizadores de curso ao acabar com os impedimentos convencionais de tempo, espaço e recursos de aprendizagem (11). A aquisição de conhecimento cognitivo e habilidades competentes para procedimentos cirúrgicos é aspecto fundamental da educação cirúrgica.

A transmissão ao vivo requer dois elementos para satisfazer o auditório. O primeiro é o sistema de transmissão de primeira linha e a fonte da imagem. As fontes ópticas, de câmera e de luz devem fornecer uma imagem perfeita. A aquisição de som do operador é fornecida por meio de microfone sem fio especial para esse uso. A imagem e o som devem ser transmitidos através dos melhores *links* disponíveis (cabo de fibra ótica ou transmissão via satélite), pois não se aceita baixa qualidade quando se está vendo os cirurgiões. O retorno de som do auditório é necessário para que se possibilite a discussão interativa. O segundo elemento fundamental do programa é o operador. Qualquer cirurgião, não importa a sua experiência ou perícia, nem sempre está apto para realizar demonstrações ao vivo. O especialista ao vivo deve ter a possibilidade de dissociar o procedimento cirúrgico de sua explicação e "demonstrar" o procedimento de modo didático. Isso é muito difícil em situações críticas, pois o cirurgião que está fazendo a demonstração nunca deve esquecer que o som e a imagem estão sendo transmitidos ao vivo. Como atores, os melhores cirurgiões "ao vivo" são reconhecidos internacionalmente, e eles transcendem seus procedimentos pela presença desta transmissão ao vivo.

As transmissões em tempo real podem também ter uma função no campo da cirurgia. É bastante aceitável que os cirurgiões solicitem opiniões complementares em situações difíceis. A transmissão ao vivo das imagens cirúrgicas pode ser mostrada aos cirurgiões especialistas para que dêem opiniões. Ao fazer uso de aparelhos compactos de tecnologia moderna, tecnologia sem fio (Bluetooth®, *telestrators* [processador de vídeo]), o especialista pode ser um mentor ativo ao escrever ou marcar diretamente na imagem cirúrgica ao vivo. Essa tecnologia pode ser usada em *pads* gráficos ou, como foi demonstrado recentemente, em aparelhos compactos. De fato, uma imagem operatória pode ser enviada usando-se a tecnologia sem fio, com o aparelho compacto de um especialista. Ele pode avaliar a imagem imediatamente e interagir no telefone com o operador. Ele pode fazer anotações nas imagens do aparelho compacto. A imagem com anotações é, então, enviada de volta para o operador e discutida. A interatividade acontece não importando onde o operador e o especialista estejam localizados. Os entraves principais à difusão de tais possibilidades são razões médico-legais e financeiras. Essa forma de ensino representa a mais completa demonstração de educação na qual o supervisor sempre está disponível para seus *trainees,* não importa onde nem quando, graças à tecnologia sem fio. Alguém pode achar que, em um futuro mais próximo, a formação de um cirurgião poderá ser alcançada usando-se a mesma tecnologia. Um painel de médicos especializados em procedimentos apropriados, localizados em qualquer lugar no mundo e representando um grupo científico, simultaneamente vê um procedimento sendo realizado por um cirurgião que espera ser certificado por esse procedimento.

Entretanto, esses sistemas de transmissão ao vivo não são capazes de fornecer uma tomada de decisão cirúrgica considerada de extrema importância. Essa tomada de decisão pode ser facilitada por simulações cirúrgicas auxiliadas por computador.

REALIDADE VIRTUAL

A simulação cirúrgica será um avanço importante para o ensino e práticas cirúrgicas no futuro (12, 13). Ela irá facilitar o treinamento e dar ao cirurgião informações detalhadas necessárias para a organização do pré-operatório e do procedimento cirúrgico.

Os desenvolvimentos da tecnologia dos computadores, robótica e realidade virtual (RV) permitem a realização de tais conceitos. A RV é criada pela interpretação de duas imagens dimensionais convencionais (2D), com informação digital, permitindo a formação das reconstruções em 3D. Essas imagens permitem a visualização do conteúdo das estruturas graças ao aparecimento de novos meios de percepção: imersão virtual, navegação virtual e interação virtual. A RV introduz uma nova perspectiva na apreciação da anatomia, bem como enfatiza a interpretação da imagem médica. Ela tem uma relevância distinta quando analisa a relação entre o tumor de um certo tamanho e seu suprimento vascular; portanto, ela pode ajudar e favorecer o equilíbrio entre a abordagem cirúrgica e o dano secundário. Os sistemas apropriados que realizam automaticamente a reconstrução de órgãos a partir de imagens 2D de pacientes, usando-se *laptop* e *software* RV, podem delimitar e reconhecer estruturas anatômicas e patológicas. O *software* independente e especializado é usado para fornecer reconstruções em 3D. Essas imagens são vistas usando-se ferramentas de superfície que convertem gráficos de um arquivo em forma visual pela interface, permitindo a transparência virtual dos órgãos, a navegação virtual em volta e dentro das estruturas, a simulação de várias intervenções e o cálculo automático de volume. As estruturas vasculares e os órgãos em volta podem também ser reconstruídos simultaneamente. Os órgãos reconstruídos podem ser avaliados e manipulados em tempo real. As imagens RV obtidas dos pacientes, incluindo aquelas com tumores, têm muitas aplicações que podem ser usadas na educação.

A realidade virtual possibilita o planejamento pré-operatório e a simulação dos procedimentos cirúrgicos, os quais são de fundamental importância na educação. A princípio, isso envolve a reconstrução em 3D automática da anatomia regional para determinar com precisão a anatomia do campo operatório. A reconstrução em 3D permite a simulação de muitas abordagens cirúrgicas e de estratégias, que podem ser discutidas por especialistas locais ou à distância.Tal simulação ajudará a favorecer a posição dos pacientes, dos trocartes e do cirurgião para o procedimento cirúrgico. Esses modelos em 3D são parte de modelos virtuais gerados por computador que permitem uma simulação cirúrgica real. Muitos afirmam que a simulação real conduz a um melhor treinamento cirúrgico. Para que isso seja obtido, os modelos virtuais deveriam usar dados das situações de tempo real como dito anteriormente. Tal reconstrução virtual precisa ser de alta qualidade para ser validada e introduzida nas práticas clínicas diárias. Isso requer um sistema confiável e preciso, que pode demonstrar o ambiente cirúrgico em sua totalidade. A representação dos detalhes anatômicos é essencial. A precisão e o aspecto real do programa se tornam mais importantes de acordo com o aumento do nível das habilidades cirúrgicas dos *trainees*. Contudo, os sistemas de simulação mais bem sucedidos estão atualmente limitados em termos de realismo e parecem, de certo modo, caricatos (14). Por outro lado, tais simuladores estão se tornando extremamente poderosos e complexos, e as suas capacidades estão melhorando constantemente. Em um futuro próximo, a educação cirúrgica certamente combinará os cursos teóricos, a transmissão ao vivo e o vídeo, bem como os cursos *hands-on* em tecidos vivos e em modelos virtuais.

De fato, a simulação cirúrgica, com ou sem os computadores, parece atraente à medida que evita o uso de pacientes ou animais para treinamento cirúrgico. Isso assegura que os *trainees* adquiram uma prática básica antes de treinar em humanos. Entretanto, a eficácia da simulação com respeito ao ensino de habilidades cirúrgicas básicas (isto é, manuseio do instrumento e da câmera, dar pontos e sutura) ainda não foi provada (15). Para muitos autores, os simuladores medem as habilidades para os quais foram planejados (16). A maioria dos estudos que avaliaram a simulação cirúrgica (a maior parte com simulação via computador) mostrou resultados combinados com a eficácia em construção, previsão e confiabilidade. A validação final é para que a simulação de treinamento tenha uma influência positiva nos resultados dos pacientes. Em uma revisão da literatura, Sutherland e colaboradores avaliaram a eficácia da simulação cirúrgica comparada a outros métodos de treinamento cirúrgico. Muitos simuladores (MIST-VR®, Lap-Sim®, GIMentorII®, URO Mentor®, VEST®), simuladores eletrônicos, simuladores físicos e modelos foram comparados. Com exceção do estudo que demonstrou que o Lap-Sim® foi superior em treinamento em um simulador Tower físico (17), todos os estudos não conseguiram demonstrar a superioridade dos simuladores em outros métodos de treinamento, mesmo que parecessem melhores do que aqueles sem treinamento algum. Muitas razões são propostas para explicar essas conclusões, como o tamanho da amostra, as intervenções diferentes, a falta de padronização dos métodos de avaliação, mas também o fato de que a simulação não tem sido suficientemente intensiva (16). Realmente, não é possível ficar horas trabalhando com essas imagens computadorizadas não-realísticas, quando os procedimentos experimentais de longa duração podem ser reproduzidos em animais. Como a simulação pode ser tão boa quanto outras formas de treinamento cirúrgico, os modelos mais recreativos e reais poderão ser mais bem aceitos, proporcionar um treinamento mais longo e, com isso, mostrar melhores resultados. Por fim, os simuladores podem ser interessantes para a validação dos movimentos básicos de *rope passing*, para a localização com precisão (*pin-pointing*) e para a orientação da câmera, e podem também oferecer dados padronizados e comparáveis. Eles nunca comprovarão a habilidade de um cirurgião e só proporcionarão alguma forma de formação depois de muitos anos.

LABORATÓRIO *HANDS-ON* (COM ACOMPANHAMENTO POR ATÉ DOIS PROFISSIONAIS)

Até o presente momento, os simuladores não conseguiram preencher os requisitos didáticos da CMI. Nenhum dos métodos de treinamento simulado, incluindo a simulação virtual, os simuladores eletrônicos ou a simulação via computador, conseguiu se mostrar melhor do que outras formas de treinamento. Além disso, pouco se sabe sobre os custos (incluindo os resultados adversos em pacientes) dos treinamentos cirúrgicos simulados ou padronizados (16).

Os programas de educação *hands-on* feitos com animais vivos, sob o controle de especialistas, representam um dos métodos favoráveis de ensino disponíveis hoje. É o único modo de se avaliar a condução de um procedimento completo (como a ressecção e a sutura de um pequeno segmento do intestino) com a possibilidade de se controlar toda a qualidade do procedimento. Por exemplo, a ressecção do intestino e o procedimento de anastomose feito em um animal permitem que se avalie o gesto do cirurgião, mas também o suprimento vascular, a orientação, a viabilidade e a tensão da anastomose.

O treinamento prático continua sendo essencial para o desenvolvimento das habilidades cirúrgicas e a especialização. De fato, a educação tradicional com base em acompanhamento convencional durante a cirurgia ao vivo está cada vez mais restrita. Conseqüentemente, os cursos *hands-on* representam um importante modo de se adquirir as habilidades cirúrgicas. Esse modo prático de educação requer a disponibilidade de mentores locais altamente qualificados e um bom conhecimento de anatomia animal por parte dos especialistas. Os cursos *hands-on* têm de ser organizados de modo a reproduzir exatamente a condição da sala de operação. Foi desenvolvido um laboratório *hands-on* experimental que oferece cursos de CMI. Os cirurgiões trabalham em suínos anestesiados de 30-35 kg que são intubados e ventilados.

A estrutura laparoscópica apresenta uma câmera digital 3CCD convencional de alta resolução (Storz®, Tuttlingen, Alemanha) com telescópios de 0-30° ângulos de visão. De modo clássico, dois cirurgiões auxiliados por uma enfermeira e um mentor têm de completar um típico procedimento cirúrgico. Esse procedimento é escolhido entre um painel com mais de 35 procedimentos diferentes e é parte do programa de curso educacional global. O procedimento, então, ocorre passo a passo, demonstrado por *slides* no *Power Point*, incluindo desenhos, figuras e vídeos curtos. Esses são continuamente mostrados em uma tela plana de 19', e são consideradas as instruções do programa de treinamento. Os *trainees* reproduzem sucessivamente o mesmo procedimento sob o controle dos cirurgiões especialistas, que fornecem conselhos práticos oralmente. Esse treino prático hoje representa um dos meios mais importantes para se adquirir habilidades cirúrgicas e é reconhecido pela ACCME como uma ferramenta oficialmente aceita pela CME. Eles são reconhecidos como categoria 1 AMA crédito 1™ por hora de treinamento. Um dos entraves desse treinamento *hands-on* experimental é a necessidade de especialistas. As novas tecnologias poderão dar a oportunidade para que haja um aumento do número de especialistas disponíveis para esse treinamento. Os robôs remotos (RP-6®, Intouch Health™, Santa Bárbara, Estados Unidos) são oferecidos para aumentar o número de especialistas que participam do ensino experimental. O robô RP-6 é um aparelho sobre rodas com uma tela móvel, uma câmera, um microfone e um sistema de controle auxiliar, feito por um computador por meio do acesso sem fio da Internet. O instrutor pode, então, orientar os *trainees* à distância. Tal sistema foi testado localmente durante uma operação intercontinental (Estados Unidos-França). Tais robôs possibilitaram que os especialistas de um local distante auxiliassem os *trainees*. Eles permitem uma discussão interativa entre o operador e o mentor graças à transmissão de imagem e de som. Concluiu-se que esse sistema foi bem aceito e parece ser uma ferramenta valiosa no treinamento da CMI por meio da teleorientação.

Tais robôs e a possibilidade de orientação à distância dão margem às aplicações futurísticas no campo do ensino e do treinamento cirúrgico e podem também ser um modo de formação a ser concedido por qualquer especialista de qualquer lugar.

CONCLUSÃO

As novas tecnologias têm um papel importante na educação e na formação em MIS. A educação com base na Internet e a transmissão via vídeo demonstraram sua habilidade em proporcionar uma educação e uma formação confiáveis ao representar uma universidade virtual de todo o mundo. Essa universidade virtual está tendo uma ampla aceitação à medida que é considerada uma tecnologia de ponta e está de acordo com a filosofia moderna do "sempre-qualquer lugar-qualquer hora". A realidade virtual é usada como uma ferramenta educacional e é parte do processo de treinamento ao ser usada nos simuladores virtuais. A eficácia dos simuladores virtuais é limitada devido à sua pobre aparência realística, ao custo, bem como às limitações relacionadas às possibilidades do computador. Treinar em cadáveres e em animais vivos é realmente impossível de se evitar à medida que o acesso ao cenário operatório e aos especialistas é restrito devido à hora de trabalho e ao número de cirurgiões que procuram pela educação na CMI.

A certificação sempre em alta demanda e a recertificação por banca de profissionais explicam a variedade nos métodos de educação oferecidos aos cirurgiões. Cada um tem hoje a possibilidade de adaptar seu treinamento ao seu tempo livre, ao seu acesso a diferentes tecnologias e à sua prática. Em todos os países, a Internet é a ferramenta central de educação para muitos cirurgiões que não têm outro acesso às ferramentas modernas de ensino.

REFERÊNCIAS

1. Rogers DA. Ethical and educational considerations in minimally invasive surgery training for practising surgeons. Semin Laparosc Surg. 2002 Dec;9(4):206-11.
2. Grosfeld JL. Presidential Address. Visions: medical education and surgical training in evolution. Arch Surg. 1999 Jun;134(6):590-8.
3. Berne TV. The sophomore surgeon revisited. Arch Surg. 1999 Aug;134(8):805-8.
4. Sutherland K, Leatherman S. Does certification improve medical standards? BMJ. 2006 Aug;333(7565):439-41.
5. Prystowsky JB, Bordage G, Feinglass JM. Patient outcomes for segmental colon resection according to surgeon's training, certification, and experience. Surgery. 2002 Oct;132(4):663-70.
6. Choudry NK, Fletcher RH, Sommerai S. Systematic review: the relationship between clinical experience and quality of health care. Ann Intern Med. 2005 Feb;142(4):260-73.

7. Elis DG, Melrose J. The success of Emergency of Telemedicine at the Stage University of New York at Buffalo. TeleMed JE Health. 2003 Spring;9(1):73-9.
8. Cook DA, Dupras DM, Thomson WG, Pankratz VS. Web-based learning in residence continuity clinics: a randomized control trial. Acad Med. 2005 Jan;80(1):90-7.
9. ACCME. Annual Report Data 2005. July, 19th 2006.
10. Harden RM. A new vision for distance learning and continuing medical education. J Cost Med Educ Health Prof. 2005 Winter;25(1):43-51.
11. Neame R. University without walls: evolving paradigms in medical education. BMJ. 1999;319:1296.
12. Szekelyg, RM. Virtual Reality in Medicine. BMJ. 1999;319:1305.
13. Satava RM. Emerging technologies for surgery in the 21st century. Arch Surg. 1999 Nov;134(11):1197-202.
14. Satava RM. Accomplishment and challenges of surgical simulation. Surg Endosc. 2001 Mar;15(3):232-41.
15. Rogers DA, Elstein AS, Bordage G. Improving continuing medical education for surgical techniques: applying the lessons learned in the first decade of minimal access surgery. Ann Surg. 2001 Feb;233(2):159-66.
16. Sutherland LM, Middleton PF, Anthony A, Handorf J. Cregan P, Scott D, Maddern GJ. Surgical simulation; A systematic review. Ann Surg. 2006 Mar;243(3):291-300.
17. Youngblood PL, Srivastava S, Curet M, Heinrichs WL, Dev P, Wren SM. Comparison of training on two laparoscopic simulators and assessment of skills transfer to surgical performance. J Am Coll Surg. 2005 Apr;200(4):546-51.

CAPÍTULO

Princípios em videocirurgia: equipamentos, instrumental e esterilização

3

RAFAEL SCIENZA ROSITO
RENATO SOUZA DA SILVA

INTRODUÇÃO

A cirurgia videolaparoscópica vem conquistando maior espaço a cada dia, sendo hoje a principal opção técnica para inúmeros procedimentos cirúrgicos. A tecnologia dos equipamentos para a cirurgia videolaparoscópica vem evoluindo a passos largos, possibilitando ao cirurgião realizar procedimentos mais complexos exatamente iguais aos realizados pela via aberta tradicional. A finalidade deste capítulo é familiarizar o leitor com o intrumental videolaparoscópico básico e especializado, necessário para a utilização da técnica laparoscópica.

EQUIPAMENTOS

Os principais equipamentos utilizados na cirurgia videolaparoscópica são (Figura 3.1):

1. monitor;
2. câmera;
3. fonte de luz;
4. gravador de vídeo;
5. insuflador de CO_2;
6. bisturi elétrico.

Monitor

O monitor serve para transmitir as imagens captadas pela ótica e pela câmera no interior da cavidade abdominal. Para esse fim, podem-se utilizar desde televisores até monitores de alta resolução em tela de plasma. É importante salientar que a qualidade da imagem vai depender do conjunto câmera-monitor. Sendo assim, deve-se observar a resolução (número de linhas horizontais por polegada) de cada um dos aparelhos para que sejam compatíveis e possibilitem melhor aproveitamento.

Câmera

A câmera é acoplada na ótica e no cabo de luz e se conecta a um processador que transmitirá a imagem para o monitor. No mercado, há um grande número de câmeras, que variam em tamanho, peso e qualidade. A câmera é dotada de um ou mais *chips*,

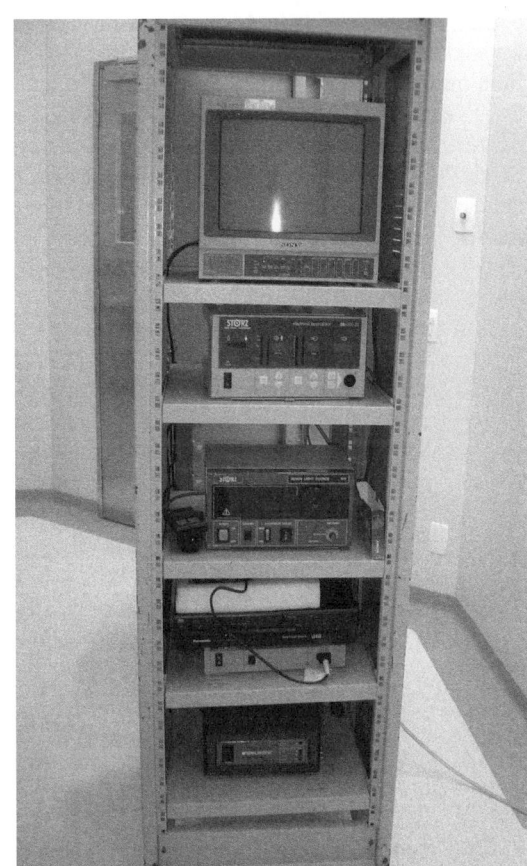

FIGURA 3.1 Torre de equipamentos para videocirurgia.

sendo esses responsáveis pela sua resolução. De forma geral, todas possuem ajuste de foco manual ou automático, mas algumas possuem outras funções, como aproximação (*zoom*) e ajuste do branco (*White balance*) na própria câmera. É pela câmera, preferencialmente em sua porção posterior, que o cirurgião segura o conjunto da ótica durante o procedimento. O cabo da câmera é conectado no painel frontal da unidade de controle. Apesar da possibilidade de esterilização tanto por métodos físicos quanto químicos, é importante a utilização rotineira de tubos plásticos esterilizados para envolver a câmera durante o procedimento cirúrgico, evitando, assim, o desgaste do material.

Fonte de luz

A fonte de luz, juntamente com a câmera e a ótica, também é responsável por uma boa visão do campo cirúrgico abordado. A luz produzida pela fonte de luz é transmitida por um cabo de luz até a ótica e pela ótica até a cavidade. A intensidade da luz, que é medida em watts, chega à ótica através de cabos de fibra ou cristal líquido. Os cabos de fibra são mais frágeis e merecem cuidado especial no seu manuseio para evitar que as fibras se rompam e tenha-se a qualidade da imagem prejudicada. O cabo de cristal líquido tem uma vida útil maior e transmite 30% a mais de luz do que o cabo de fibras óticas.

Conforme o tipo de fonte de luz, tem-se variação na durabilidade e na potência da lâmpada.

A fonte de luz pode ser de três tipos:

- Halógena. As fontes halógenas foram as primeiras fontes de luz fria utilizadas nas videocirurgias. As lâmpadas halógenas fornecem uma luz levemente amarelada em relação às lâmpadas de arco de metal ou de xênon. A duração de uma lâmpada halógena é da ordem de 100 horas, e o seu custo é mais baixo do que o das lâmpadas de arco de metal e de xênon. A substituição da lâmpada é em geral bastante simples e pode ser realizada por qualquer pessoa.
- HTI. As lâmpadas de arco de metal fornecem uma luz muito mais branca do que a luz das lâmpadas halógenas, sendo parecidas com as lâmpadas de xênon. As fontes de arco de metal (HTI) precisam de um tempo de aquecimento de aproximadamente 30 segundos para fornecer o seu brilho máximo. Ao desligar a fonte, deve-se aguardar de 3-5 minutos para tornar a ligá-la, o que ajuda a prolongar a vida útil da lâmpada.
  As lâmpadas de arco de metal não queimam repentinamente, mas desgastam-se, e vão perdendo o seu brilho com o passar do tempo. A vida útil média de uma lâmpada de arco de metal é de 250 horas. Assim como a lâmpada halógena, a lâmpada de arco de metal pode ser facilmente substituída por pessoal não-especializado.
- Xênon. As fontes de xênon são as de tecnologia mais recente, fornecendo a luz mais branca. As lâmpadas de xênon respondem imediatamente com o brilho máximo ao se ligar a fonte de luz, sem precisar do tempo de aquecimento. A vida útil das lâmpadas de xênon é de no mínimo 500 horas até um máximo de 1.000 horas. Para se substituir a lâmpada de xênon, é preciso chamar o serviço de assistência técnica do seu fornecedor.

O ajuste de branco das câmeras de vídeo foi projetado para diminuir ou eliminar as diferenças entre os diferentes tipos de lâmpadas.

Gravador de vídeo

Muitas torres em uso atualmente no nosso país são dotadas de gravador de vídeo em VHS. Mais modernamente se recomenda a gravação na forma digital, que é adquirida por meio de um aparelho de gravação de DVD, o que, além de economizar espaço nos armários dos consultórios, possibilita que se tenham filmes digitais de maior qualidade para uso próprio ou para exposição em congressos.

Insuflador de CO_2

O insuflador de CO_2 é um aparelho utilizado para distender a cavidade abdominal durante o procedimento videolaparoscópico, ou seja, para realizar o pneumoperitônio. O CO_2 é utilizado para realização do pneumoperitônio por ser difusível na corrente sangüínea, não ser combustível e ser inócuo aos tecidos corporais. A insuflação é realizada através de uma agulha de Veress introduzida no abdome e tem o fluxo de CO_2 limitado pelo calibre da agulha. É aconselhável a insuflação lenta e gradual da cavidade abdominal até que se chegue a uma pressão em torno de 14 mmHg.

Os insufladores são dotados de dispositivos que bloqueiam a entrada de ar quando uma pressão preestabelecida é atingida, sendo o CO_2 reposto automaticamente quando houver queda da pressão intra-abdominal.

Alguns modelos de insufladores são dotados de dispositivo que permite a punção com a agulha de Veress acoplada ao sistema, o que emite sinal sonoro quando se deparar com a pressão negativa da cavidade abdominal, indicando, assim, o bom posicionamento da agulha.

A capacidade de fluxo também é variável nos insufladores disponíveis no mercado, onde é possível encontrar aparelhos com capacidade de repor o CO_2 de forma aquecida e em alto fluxo, o que pode ser bastante útil em cirurgias de maior porte ou que necessitem de um uso mais intenso do aspirador/irrigador no caso de, por exemplo, um sangramento ativo no período operatório.

O fluxo, ou a vazão, real do sistema será sempre igual ao fluxo que a menor secção por onde passa o gás permitir. Isso significa que, se o aparelho estiver insuflando gás no fluxo máximo, e se estiver conectada no tubo do paciente, por exemplo, uma agulha de Veress, o fluxo será de no máximo 2-2,5 LPM. Da mesma forma que, se o tubo do paciente estiver conectado na cânula do trocarte de 10 mm e a ótica estiver introduzida na mesma cânula, o fluxo será de no máximo 9-11 LPM. A vantagem apresentada pelos insufladores de fluxo maior é que, no caso de perda do pneumoperitônio, a recuperação do mesmo será mais rápida.

O aparelho deve estar posicionado de forma visível para o cirurgião responsável, de forma que ele possa monitorar os parâmetros da insuflação.

Bisturi elétrico

Atualmente, podem se realizar o corte e a coagulação de diversas formas, como apresentado a seguir.

– Bisturi elétrico monopolar. Seu efeito diatérmico é causado pela passagem da corrente do eletrodo ativo para o neutro, elevando a temperatura do tecido. Segue sendo de uso freqüente em grande parte das cirurgias abdominais, como, por exemplo, na hemostasia do leito hepático e exérese da vesícula biliar na colecistectomia videolaparoscópica. Pode se utilizar a corrente monopolar tanto para corte como para coagulação, sendo a maioria dos equipamentos de eletrocauterização passíveis de regulagem de potência e função. A corrente monopolar é segura desde que se conheçam suas limitações e cuidados na cirurgia videolaparoscópica.

– Bipolar. Nesse caso, a corrente elétrica flui do pólo positivo para o neutro situado na própria extremidade da pinça, evitando, assim, a passagem da corrente pelo corpo do paciente. Esse recurso possibilita tanto a coagulação como a coaptação de estruturas tubulares, como as trompas uterinas, o que fez com que seja usada na cirurgia ginecológica videolaparoscópica há muitos anos.

Bisturi ultra-sônico

O bisturi ultra-sônico pode ser aplicado como substituto do eletrobisturi convencional, *laser*, coagulador de argônio e bisturi de aço, mesmo utilizando um princípio físico de funcionamento completamente diferente. Certificado para uso em portadores de marca-passo sem uso de outros dispositivos (como imãs), sem utilização de eletrodo de retorno a terra (placa do paciente) acionado por ultra-som em uma freqüência de 55,5 kHz. Suas principais características são:

- Corte e coagulação com um mínimo de risco de queimaduras periféricas;
- Sem corrente elétrica para ou através do paciente;
- Sem carbonização dos tecidos e nem escaras;
- Sem fumaça e odores.

Ligasure

O Ligasure é um aparelho idealizado para hemostasia de vasos de até 7 mm, que atua promovendo a fusão das fibras elásticas e colágenas e conseqüente obliteração da luz do vaso.

INSTRUMENTAL

Na cirurgia videolaparoscópica, o surgimento de novas pinças adaptáveis aos procedimentos videolaparoscópicos de maior complexidade faz com que se tenha uma gama enorme de instrumentos. Assim como na cirurgia aberta, a utilização de determinado instrumento varia de acordo com a preferência do cirurgião, o que torna difícil uma padronização do instrumental.

O instrumental para cirurgia videolaparoscópica pode ser didaticamente dividido em três grupos: material de cirurgia aberta, instrumental de acesso (trocartes) e instrumental operatório (pinças, tesouras, etc.).

O instrumental para cirurgia aberta serve como apoio ao procedimento e é utilizado em especial na pele e, quando necessário, em casos de conversão ou uso de técnicas videoassistidas. Deve ser enxuto para não ocupar espaço excessivo na mesa de instrumentação e direcionado ao tipo e ao porte do procedimento a ser realizado. Não é necessário o preparo de uma mesa de laparotomia completa, porém ela deve estar facilmente acessível caso haja necessidade.

O instrumental de acesso é composto por diferentes tipos de trocartes, conforme descrito a seguir.

Trocarte principal

O trocarte principal pode ser introduzido sob controle visual, na chamada laparoscopia aberta (técnica descrita por Hasson); as cegas, ou com trocarte que permita a introdução da ótica para acompanhar o trajeto do portal até a cavidade abdominal.

Os trocartes são disponíveis nas versões descartáveis ou esterilizáveis, com ou sem camisa retrátil, a qual protege a ponta do trocarte quando esse entra no peritônio parietal. O sistema de retenção do trocarte é muito importante para a manutenção do trocarte na cavidade e do pneumoperitônio, enquanto se realiza movimento no interior da cavidade abdominal.

A medida principal do trocarte deverá adaptar-se necessariamente ao diâmetro do telescópio selecionado.

Trocartes auxiliares

A introdução de trocartes auxiliares é sempre realizada sob visão direta. É útil um sistema de retenção para prevenir remoções indesejadas. O diâmetro dos trocartes auxiliares deve ser perfeitamente adaptável aos instrumentos selecionados.

O instrumental operatório é composto por diferentes tipos de materiais utilizados para a realização dos movimentos cirúrgicos intra-operatórios e pode ser dividido conforme a sua função técnica, nos moldes da classificação do instrumental para cirurgia aberta:

- Instrumental de diérese – tesouras, cabos de bisturi laparoscópico, ganchos e espátulas para uso com formas de energia.
- Instrumental de dissecção – pinças tipo Maryland e Mixter.
- Instrumental de apreensão – pinças de preensão com diferentes formatos, com ou sem cremalheira.
- Instrumental de afastamento – afastadores de fígado ou esôfago.
- Instrumental de hemostasia – pinças bipolares, pinças para outros sistemas de energia, clipadores.
- Instrumental de síntese – porta-agulha e contraporta-agulhas, máquina de costura (*endo-stich*), *endoloop* (alça de nó pré-formado que pode ser posicionada ao redor da estrutura que deve ser removida).
- Instrumental especial – pinças tipo *clamps* intestinais e vasculares, grampeadores (*stapplers*), aspirador, *endo-bags*, mocelador tecidual, manipuladores uterinos, entre outras inúmeras variedades de instrumentais.

Os instrumentais podem ser descartáveis ou esterilizáveis com diâmetros de 3-10 mm. Podem ser rotatórios, e podem se adaptar cabos para eletrocirurgia.

O instrumental laparoscópico deve ser organizado na mesa cirúrgica conforme a mesma lógica de uma mesa para cirurgia aberta (Figura 3.2). Deve ser uma mesa econômica, tanto em termos de material laparoscópico como de material para cirurgia aberta. Segue uma sugestão de organização de mesa, caixa ou bandeja para cirurgia videolaparoscópica.

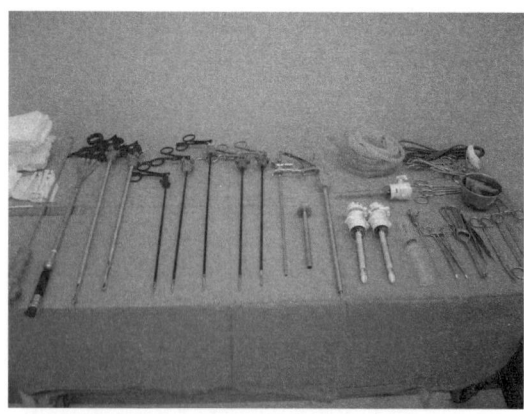

FIGURA 3.2 Mesa cirúrgica para cirurgia laparoscópica.

Mesa básica de instrumental

- 1 cabo de bisturi número 3;
- 1 cabo de bisturi número 4;
- 1 lâmina de bisturi número 11 e/ou 15 e/ou 22;
- 1 tesoura Metzenbaun reta;
- 1 tesoura Metzenbaun curva;
- 1 pinça de dissecção Addison com dente;
- 1 pinça de dissecção Addison sem dente;
- 4 pinças hemostáticas tipo Halsted;
- 2 pinças hemostáticas tipo Kocher;
- 1 pinça tipo anel;
- 1 pinça tipo colher;
- 1 pinça para anti-sepsia;
- 1 porta-agulha tipo Hegar;
- 8 pinças tipo Backaus (separar duas com boa capacidade de tração para auxiliar a punção);
- 2 afastadores tipo Farabeuf;
- 1 fio de poliglactina 2-0 (ou de preferência) com agulha tipo urológica para fechamento da aponeurose, o que é feito quando da colocação de trocartes de 10 mm ou maiores;
- 1 fio monofilamentar de náilon 4-0 (ou de preferência) para fechamento da pele;
- 1 pacote de compressas;
- 1 pacote de gazes;
- 1 pacote de gazes laparoscópicas (determinar um número fixo e sempre igual em todos os pacotes; abrir apenas um pacote de cada vez e somente após terminar o uso de todas as gazes do pacote anterior);
- 1 cuba redonda (para colocação de anti-séptico);
- 1 cuba em forma de rim (para colocação de soro fisiológico);
- 1 seringa de 20 mL com soro fisiológico (para os testes de punção);
- 1 seringa de 10 mL para infiltração dos portais com anestésico local antes da incisão;
- 1 mangueira de aspiração;
- 1 mangueira para irrigação;
- 1 plástico ou malha tubular para cobertura da microcâmera (eventualmente para a cobertura do cabo de fibra ótica para a luz);
- cargas de *clips* para hemostasia (colecistectomias) ou grampos para fixação (em hernioplastias) conforme a necessidade.

Caixa principal

- 1 ótica de visão frontal (zero grau);
- 1 ótica de visão lateral (30 ou 45 graus);
- 1 mangueira de gás com conectores nas pontas para o insuflador de CO_2;
- 1 cabo de luz de fibra ótica ou cristal líquido;
- 1 cabo para eletrocirurgia monopolar[*];
- 1 cabo para eletrocirurgia bipolar[*].

Caixa de trocartes

- 3 trocartes de 12 mm;
- 4 trocartes de 10 mm;
- 4 trocartes de 0,5 mm;
- redutores específicos de metal, plástico ou borracha acoplados na entrada de trocartes de 10 mm.

Observação: O uso de material de microlaparoscopia determina o uso de trocartes de 3 mm ou até menores.

Caixa básica

- 1 agulha de Veress (preferencialmente longa);
- 2 tesouras Metzenbaun 5 mm;
- 1 pinça de preensão com cremalheira 5 mm;
- 2 pinças de preensão sem cremalheira 5 mm, preferencialmente com diferentes tipos de mandíbula;
- 2 pinças de dissecção tipo Maryland 5 mm;
- 1 pinça de dissecção tipo Mixter 5 mm;
- 1 porta-agulha 5 mm;
- 1 pinça de auxílio a sutura (contraporta-agulhas) 5 mm;
- 1 pinça bipolar 5 mm;
- 1 gancho ou espátula monopolar 5 mm;
- 1 aspirador/irrigador de pistão;
- 1 cânula para aspirador/irrigador 5 mm;
- 1 cânula para aspirador/irrigador 10 mm;
- 1 agulha 5 mm para aspiração;
- 1 pinça de preensão com garra para retirada de peças 10 mm;
- 1 clipador 10 mm;
- 1 empurrador de nó para confecção de nós externos.

---

[*] A utilização de formas de energia alternativa à eletrocirurgia determina o uso de equipamento específico.

Caixa para cirurgia avançada

- 2 pinças de preensão tipo *clamp* intestinal 5 mm;
- 1 pinça de preensão tipo *babcock* 5 ou 10 mm;
- 1 afastador em leque com 3 ou 5 pás 10 mm;
- 1 grampeador para hernioplastias;
- 1 ou mais grampeadores lineares e circulares para uso vascular ou intestinal;
- 1 porta-agulhas 5 mm e/ou máquina de costura laparoscópica;
- 1 pinça *goldfinger* para dissecção junto ao ângulo de *hiss*.

ÓTICAS

As diferentes óticas têm propósitos diferentes, de acordo com o diâmetro da haste, o seu comprimento e o ângulo de visão. As óticas, do ponto de vista do diâmetro, podem ser de 5 mm ou 10 mm e, conforme a sua angulação, de 0 grau, 30 graus, 45 graus. Apesar de serem mais complexas de manusear, as óticas de visão lateral (30 e 45 graus) oferecem maior potencial de imagem, sendo bastante importantes em procedimentos como os da transição esôfago-gástrica, trauma, entre outros.

CUIDADOS COM O EQUIPAMENTO E O INSTRUMENTAL DE VIDEOCIRURGIA

Em relação aos equipamentos médicos e métodos de esterilização, devem-se levar em consideração as recomendações atuais da ANVISA (Agência Nacional de Vigilância Sanitária), que, na Resolução RDC nº 30, de 15 de fevereiro de 2006, discorre sobre o registro, a rotulagem e o reprocessamento de produtos médicos, levando-se em consideração as seguintes observações.

- **Produtos médicos de uso único.** Qualquer produto médico, odontológico e laboratorial destinado a ser usado na prevenção, no diagnóstico, na terapia, na reabilitação ou na anticoncepção, que pode ser utilizado uma única vez.
- **Produtos médicos reutilizáveis.** Qualquer produto médico, odontológico e laboratorial destinado a ser usado na prevenção, no diagnóstico, na terapia, na reabilitação ou na anticoncepção, que pode ser reprocessado mediante protocolo validado.

Assim, fica determinado que é proibido em todo o território nacional, por qualquer tipo de empresa, ou serviço de saúde, público ou privado, o reprocessamento dos produtos médicos de uso único.

Os cuidados com o equipamento e o instrumental cirúrgico devem se iniciar imediatamente após o término do procedimento cirúrgico, por pessoal especializado, devidamente paramentado, usando luvas, máscara, gorro, avental e protetores de sapato. Inicialmente, deve-se proceder a inspeção do material. Veja se as lentes da microcâmera, das óticas e dos acopladores não estão arranhadas, sujas, lascadas manchadas, quebradas ou infiltradas. Verifique se não há resíduos orgânicos no instrumental (pinças, tesouras, ganchos, etc.). Veja se o cabo de luz não está danificado, ou com as pontas riscadas ou sujas. Verifique se o cabo da microcâmera não foi cortado durante a lavagem. Faça um teste periódico com o cabo de luz, para verificar se a transmissão da mesma é satisfatória.

O processo de limpeza do instrumental é considerado fundamental para que qualquer procedimento mais complexo que vise à destruição completa dos microrganismos seja efetivo. A falha em procedimentos de limpeza pode implicar falha nos procedimentos posteriores. O método mais simples de redução da carga microbiana é a limpeza mecânica. Teoricamente, ocorrerá redução de microrganismos sempre que for reduzida a matéria orgânica. A limpeza após o uso do instrumental deve ser criteriosa e extremamente cuidadosa para evitar danos e garantir uma boa higienização do mesmo. Independentemente do método de esterilização, ele somente será efetivo se o processo de limpeza e empacotamento do instrumental for correto. É imprescindível que a pessoa responsável pela limpeza do instrumental tenha conhecimento dos conceitos referentes a descontaminação, desinfecção e esterilização. *Descontaminação* é a retirada da matéria orgânica dos instrumentos contaminados antes de iniciar a desinfecção ou mesmo a esterilização, utilizando desinfetantes por período igual ao tempo preconizado para a desinfecção. *Desinfecção* é o ato ou efeito de eliminar a presença de germes patogênicos de um ambiente ou objeto mediante a aplicação de agentes químicos ou físicos. *Esterilização* é o conjunto de ações das reações químicas e/ou físicas, usado na destruição de todas as formas de vida, ou seja, microrganismos (patogênicos ou não), incluindo os de forma esporulada.

Em seguida ao uso, deve-se iniciar o processo de lavagem, quando os resíduos orgânicos ainda não estão secos, possibilitando maior sucesso na sua retirada total. A imersão das peças, durante alguns minutos, em detergente enzimático auxilia na remoção de matéria orgânica aderida, evitando danos à superfície dos instrumentos em virtude da existência de cloreto no sangue e em muitos líquidos corporais. Ao usar detergente enzimático, deve-se ter o cuidado para que todo o ar saia dos espaços ocos (interior de torneiras, válvulas, etc.), de maneira que todas as superfícies possam ser umedecidas por completo. Para isso, o melhor é imergir os instrumentos em posição inclinada até deixarem de se ver bolhas de ar ou, com o auxílio de uma seringa, forçar a entrada da solução. Recomenda-se que esse instrumental e essa solução fiquem em recipiente plástico para evitar corrosão eletrolítica, que pode ocorrer se houver diferentes metais na solução enzimática.

O instrumental deve ser limpo o mais rápido possível após o uso, e todas as partes devem ser desmontadas – incluindo torneiras, cremalheiras, junções, adaptadores da ótica, devendo haver também a retirada de todas as borrachas. Nesse processo, não pode haver resistência. Se necessário, ou indicado, deve-se utilizar lubrificantes.

Ótica, microcâmera e cabo de luz devem ser lavados separadamente do instrumental, devido ao fato de serem extremamente delicados e não poderem sofrer nenhum tipo de choque ou flexão exagerados.

O processo deve ser complementado com escovação cuidadosa. Deve-se utilizar escovas macias e flexíveis, como as de cerdas de náilon, e nunca escovas com cerdas metálicas nem esponjas de aço. Nos lumens, devem-se usar escovas redondas, cotonetes longos e seringas.

Os métodos de limpeza e descontaminação escolhidos devem ser econômicos e demonstrar eficácia. Todos os métodos começam com a limpeza completa para remover todos os resíduos visíveis. Isso é seguido por um processo para matar ou inativar potencialmente microrganismos patógenos que podem permanecer após a limpeza.

Depois, os instrumentos são inspecionados, reunidos em conjuntos, colocados em recipientes ou empacotados, finalmente armazenados para uso posterior.

A limpeza pode ser manual, automática, ultra-sônica, descontaminadora, termodesinfectora ou esterilizadora.

- **Manual**: é realizada manualmente por meio de ação física, utilizando-se água, detergente e escova de cerdas macias.
- **Automática**: é realizada por máquinas automatizadas, que removem a sujidade por meio de ação física e química.
- **Ultra-sônica**: ação combinada da energia mecânica (vibração sonora), térmica (temperatura entre 50-55°C) e química (detergentes).
- **Descontaminadora**: jatos de água associados a detergentes, com ação de braços rotativos e bicos direcionados sob pressão.
- **Termodesinfectora**: jatos de água e turbilhonamento, associados à ação de detergentes. A desinfecção se dá por meio de ação térmica ou termoquímica.
- **Esterilizadora**: realiza ciclos de pré-limpeza, limpeza com detergente, enxágue e esterilização.

A conservação dos instrumentos cirúrgicos pode estar influenciada pela composição da água utilizada na limpeza ou no enxágue. A água potável pode causar corrosão e/ou diferentes colorações no instrumental devido à sua concentração de sais e óxidos.

Para evitar a concentração de cloretos da água potável, deve-se usar, nos processos de lavagem e esterilização, água desmineralizada ou destilada, principalmente no último enxágue. Recomenda-se a água desmineralizada em virtude de essa proteger os instrumentos cirúrgicos de pontos de corrosão e manchas, ocasionados por cloro e metais pesados. Para as fibras óticas e os endoscópios rígidos, a orientação é usar água desmineralizada no último enxágue, na fase de desinfecção e, se possível, em todas as etapas do processo, para não ocorrer riscos de corrosão nem provocar danos às fibras.

MÉTODOS DE ESTERILIZAÇÃO E DESINFECÇÃO

Todo o instrumental, os equipamentos e os acessórios que vão ser utilizados no campo cirúrgico devem ser esterilizados ou sujeitos à desinfecção de alto grau. São preferidas as esterilizações com gás (óxido de etileno) ou em autoclave à desinfecção química de alto grau.

A desinfecção química é suficiente apenas para os itens semicríticos, como microcâmera, cabo de luz e ótica. A maioria das microcâmeras, óticas e dos cabos de luz não pode ser esterilizada em autoclave. Não se deve cobrir ou enrolar com panos ou compressas o equipamento e os acessórios que vão ser imersos na solução química. É recomendável utilizar sempre uma luva tubular estéril descartável para cobrir a microcâmera e o acoplador. Essa prática prolonga a vida útil desses itens, pois a solução química é altamente corrosiva. A luva tubular estéril é amplamente utilizada e é completamente segura. Não se utilizam aparelhos ultra-sônicos para limpar a microcâmera ou as óticas.

Calor úmido: autoclave

O vapor saturado sob pressão é reconhecido como o meio mais seguro e prático de esterilizar suprimentos cirúrgicos, líquidos, a maioria dos instrumentos e outros objetos inanimados. O vapor sob pressão permite que o calor úmido se transfira para substâncias porosas pela condensação, resultando em destruição de todas as formas de vida microbiana.

O vapor saturado exerce uma pressão máxima pelo vapor d'água a uma dada temperatura e pressão.

Os microrganismos são destruídos pelo calor úmido pelo processo de desnaturação e coagulação do sistema enzimático das proteínas dentro da célula bacteriana. Os microrganismos são mortos mais rapidamente a uma temperatura mais baixa quando se utiliza o calor úmido do que quando se adota o calor seco. Esse fato se baseia na teoria de que toda reação química, incluindo a coagulação das proteínas, é catalisada pela presença de água.

A compressão do vapor resulta em esterilização eficaz, pois a umidade e o calor estão sempre presentes. Quando o vapor entra em contato com o objeto frio, a condensação toma lugar imediatamente. Enquanto o vapor se condensa, ele libera o calor latente que aquece e umidifica o objeto; em outras palavras, tanto umidade como calor são favorecidos. Validade da esterilização: 7-15 dias.

As autoclaves podem ser do tipo gravitacional ou pré-vácuo (Figura 3.3). Ainda há a possibilidade do uso de autoclave rápida (Figura 3.4), cujo tempo de esterilização é menor do que uma hora.

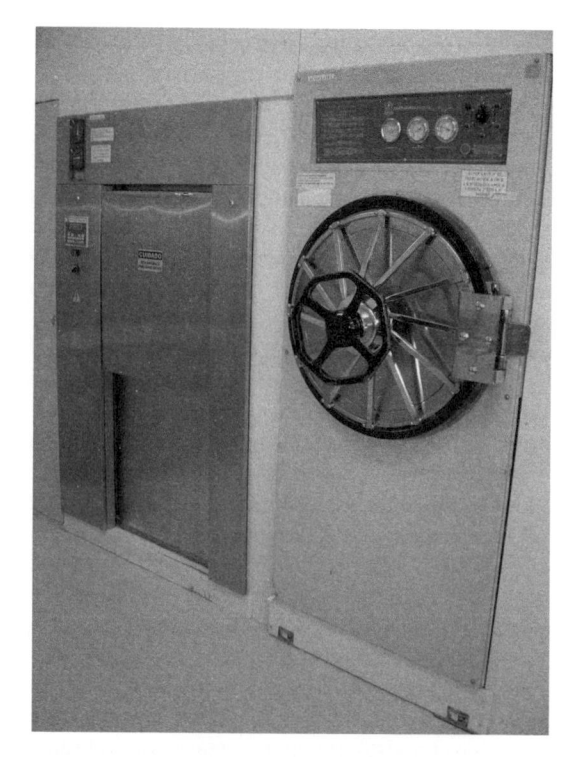

FIGURA 3.3 Autoclaves gravitacional e pré-vácuo.

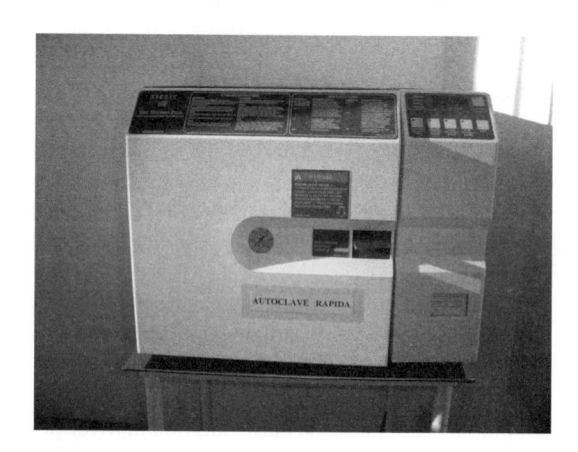

FIGURA 3.4 Autoclave rápida.

Plasma de peróxido de hidrogênio

O processo utiliza o gás plasma de peróxido de hidrogênio em baixa temperatura, objetivando alcançar rapidamente baixa temperatura e baixa umidade na esterilização de materiais médicos cirúrgicos. O plasma gerado a partir do peróxido de hidrogênio se apresenta constituído de radicais livres e de formas químicas altamente reativas que interagem com membranas celulares, possuindo ação bactericida, esporicida, fungicida e virucida. O ciclo de esterilização é de 75 minutos, à temperatura de 40-55°C. É utilizado para materiais e artigos: aparelhos elétricos, endoscópicos, serras e instrumentais. O invólucro é constituído de cestos aramados envolvidos em manta de polipropileno.

O gás plasma em baixa temperatura consiste em uma nuvem radioativa de íons elétrons e partículas atômicas neutras; esse estado da matéria pode ser produzido pela ação tanto da força elétrica como do campo magnético.

A utilização de plasma de peróxido de hidrogênio em máquina especial é uma alternativa a ser considerada para instrumental laparoscópico. Os cuidados na completa secagem, bem como adaptadores nos canais longos para difusão do peróxido de hidrogênio, são indispensáveis para sua utilização efetiva.

Já em uso por hospitais, inclusive no Rio Grande do Sul (RS), a esterilização gás plasma é um método que atende quase todos os requisitos necessários para um esterilizante ideal: tempo total de esterilização relativamente curto (em torno de uma hora), processo de esterilização a baixa temperatura, sem resíduos tóxicos, rápida instalação e aprovado pelo FDA. A esterilização gás plasma usa como substrato o peróxido de hidrogênio e a emissão de ondas de rádio para criar um meio composto de íons, elétrons e partículas neutras definido como "plasma". Os radicais livres produzidos dentro do plasma são capazes de interagir com componentes de células vivas, como membranas, enzimas e ácidos nucleicos. Essas interações interrompem as funções vitais dos organismos, daí sua ação esterilizante. Assim, a esterilização gás plasma demonstra-se como um eficaz substituto aos processos de esterilização por vapor e alternativa para o processamento de material sensível ao calor e umidade. A validade da esterilização varia de um mês (embalagem: manta) a dois anos (embalagem *tyvek/mylar*).

Óxido de etileno

A esterilização com óxido de etileno deve ser reservada ao instrumental e aos acessórios que sejam sensíveis à temperatura a aos agentes químicos. Deve se certificar de que todas as peças a serem esterilizadas estejam limpas, livres de qualquer resíduo orgânico e completamente secas antes de colocá-las na embalagem ou no saco de esterilização. O instrumental e os acessórios colocados em cestas, bandejas ou carrinhos devem ser dispostos de tal forma que permita a livre circulação e penetração do gás. As peças esterilizadas em óxido de etileno devem ser arejadas em ventilador mecânico.

Ácido peracético

O ácido peracético é resultante de uma mistura em equilíbrio de ácido acético, peróxido de hidrogênio e água, sendo decomposto ao final em ácido acético e água. Sua ação esterilizante se dá pela ação oxidante, atuando na parede celular e no interior da célula, danificando o sistema enzimático e destruindo os microrganismos. É indicado em materiais termossensíveis. O tempo de exposição para esterilização é de 45 minutos à temperatura de 50-55°C. É atóxico, seguro do ponto de vista ocupacional, porém tem alto custo. A aeração não é necessária. É uma solução de amplo espectro de ação, sendo viruscida, bactericida, fungicida e esporicida a baixas concentrações.

Não processa líquidos, e seu uso é limitado a materiais de aço. Como desvantagem, apresenta corrosividade em altas concentrações. A diluição e a adição de anticorrosivos tornam viável a utilização para o tratamento de endoscópios. Como a corrosividade é específica para cobre, latão, bronze, aço e ferro galvanizado, é necessário verificar junto aos fabricantes quanto à existência de um desses componentes no material que se deseja tratar.

A existência de acrílico impuro também deve ser investigada, já que a compatibilidade citada é com PVC, policarbonato e outros polímeros.

Os riscos à saúde, como queimaduras e inalação de vapores, estão associados a concentrações mais altas do que as comumente usadas como germicidas (0,2 e 3,5%).

A utilização do ácido peracético é vista como uma alternativa ao glutaraldeído, já que esse último apresenta diversos aspectos relacionados à saúde, como inalação de vapores, irritação ocular e por não ser biodegradável. No entanto, ainda são levantadas dúvidas quanto a alguma ação corrosiva pelo ácido peracético dos instrumentos de endoscopia, principalmente pelo histórico ainda pequeno de uso dessa solução. Apesar dessas dúvidas, podem existir vantagens quanto a essa ação, principalmente relacionadas à possível complementação da limpeza do instrumental, removendo sujidade em espaços de mais difícil acesso.

Peróxido de hidrogênio

Solução com amplo espectro de ação. No entanto, a maior ação esporicida requer maior tempo de exposição e altas concentrações (10-30%). As apresentações que poderiam ser utilizadas em endoscópios ainda não estão disponíveis comercialmente no país. A solução é corrosiva para cobre, zinco e latão, podendo danificar plásticos e borrachas em geral. Como é uma solução instável, deve ser monitorada durante o uso.

Vapor de formaldeído

Vapor de formaldeído em baixa temperatura é uma alternativa a ser utilizada para endoscópios rígidos (Figura 3.5). Tem aplicação semelhante à do óxido de etileno.

A solução aquosa de formaldeído (formalina) é altamente germicida e esporicida em uma concentração muito forte e oferece atividade desinfetante de nível variado, dependendo da concentração. Quando a combinação de 8% de formaldeído e 70% de álcool isopropílico é usada, a ação é conseqüentemente maior. O bacilo tuberculínico e o vírus (exceto o vírus da hepatite, cuja destruição com certeza não é conhecida) são mortos imediatamente.

O vapor irritante limita a atividade do formaldeído. É também tóxico ao tecido, e, por esta razão, materiais tratados com formaldeído devem ser completamente lavados antes do uso.

Glutaraldeído

Essa solução germicida é a que tem sido mais utilizada para tratamento do material laparoscópico.

Pode ser utilizada como desinfetante ou como esterilizante, dependendo do tempo de exposição. A solução é microbactericida em 20 minutos, enquanto mantiver uma concentração de 2%. Os fabricantes recomendam submersão de 8-10 horas como esporicida para esterilização.

Entre as vantagens do glutaraldeído, estão a compatibilidade com o instrumental, inclusive com óticas, não causando danos aos mesmos, e o amplo espectro de ação. As soluções ácidas, com validade de 28 dias, embora estáveis, podem ser mais corrosivas aos metais do que as soluções alcalinas.

Como desvantagens, podem ser citadas as irritações da pele e da árvore respiratória, requerendo ambientes bem ventilados para seu manuseio.

Embora a solução seja altamente resistente à inativação por matéria orgânica, endoscópios limpos inadequadamente podem apresentar problemas, pois a solução agrega ainda mais a matéria orgânica aderida às superfícies. A recomendação de higiene rigorosa para a manutenção da funcionalidade do instrumental é básica para endoscópios tratados com glutaraldeído.

Cuidados na desinfecção do instrumental

- o instrumental deve estar totalmente desmontado;
- o instrumento deve ficar totalmente submerso na solução;
- deve-se injetar com seringa solução em partes de difícil acesso;
- deve-se retirar o ar de partes estreitas do instrumental previamente ao uso da solução;
- tempo de imersão de, no mínimo, 20 minutos;
- o profissional deve estar paramentado;
- a solução deve ser preparada para uso em recipientes plásticos que tenham tampa;
- se for necessário colocar outro instrumental na solução, deve-se ter outro recipiente para não prejudicar o tempo de atividade já existente.

Radiação

Sua ação esterilizante se processa da alteração da composição molecular das células, as quais sofrem perda ou adição de cargas elétricas (ionização), ficando carregadas negativa ou positivamente.

A esterilização por irradiação é obtida através dos raios gama cobalto a 60°C. É um método eficaz e ofere-

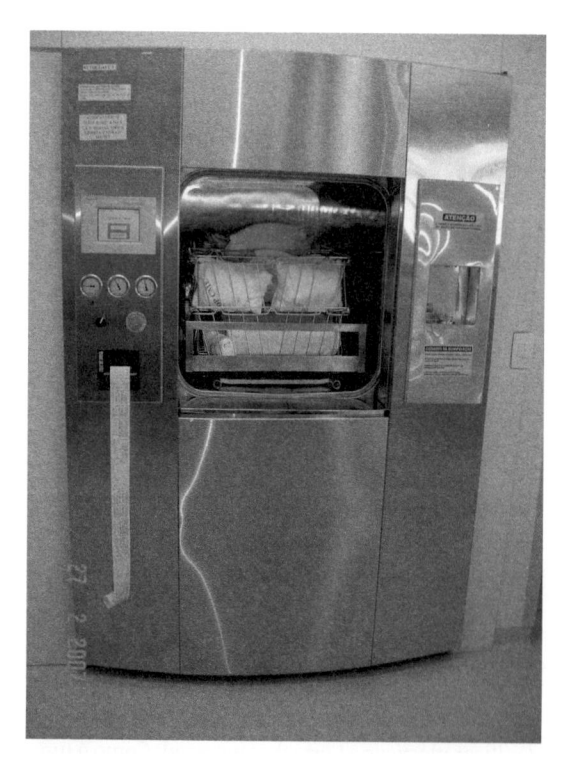

FIGURA 3.5 Esterilização por vapor e formaldeído.

ce como vantagens ser altamente penetrante e não danificar o material submetido ao processo, por ser frio. Pode ser utilizada em peças cromadas e artigos termossensíveis.

Desinfecção de alto nível *versus* esterilização

Esterilização é o processo de destruição de todas as formas de vida microbiana, ou seja, bactérias na forma vegetativa e esporuladas, fungos e vírus, mediante a aplicação de agentes físicos e químicos. Convencionalmente, considera-se um artigo estéril quando a probabilidade de sobrevivência dos microrganismos que o contamina é menor do que 1:1.000.000 (10^{-6}) em um meio de cultura padrão.

Esse critério é o princípio básico dos testes biológicos usualmente utilizados para controlar os processos de esterilização.

A viabilização da esterilização de todos os equipamentos endoscópicos depende fundamentalmente do número de equipamentos disponíveis, o que direciona a busca de processos rápidos como a desinfecção de alto nível por meio de glutaraldeído a 2% e ácido peracético a 0,2%.

Não existe evidência científica quanto à maior segurança conferida por processos de esterilização, em comparação com a desinfecção de alto nível, que não é capaz de eliminar alguns espaços bacterianos.

Estudos demonstraram uma média de redução significativa no nível de contaminantes somente com a limpeza. Os desinfetantes de alto nível conseguem uma redução de pelo menos 4-log na carga microbiana após 20 minutos de exposição: glutaraldeído, ácido peracético, ácido peracético-peróxido de hidrogênio e ortoftaldeído. O peróxido de hidrogênio é capaz de inativar o vírus de pólio e da hepatite A apenas após 30 minutos.

Considerando o alto custo e o tipo de matéria prima do instrumental para videocirurgia, a esterilização só seria possível para todo o material com o uso de gás óxido de etileno. No entanto, o material leva alguns dias para retornar, o que não é compatível com a demanda usual do serviço.

A esterilização por plasma de peróxido de hidrogênio é problemática e, por enquanto, é limitada para os artigos que apresentam lumens estreitos e longos.

A autoclave de formaldeído requer 5-6 horas para o reprocessamento do material.

A esterilização química a frio com glutaraldeído a 2% requer de 8-10 horas de imersão. Já o uso do formaldeído (8% veículo alcoólico e 10% veículo aquoso) requer 18 horas de exposição. Outros agentes disponíveis no mercado são o ortoftaldeído e o ácido peracético, que esterilizam em 1 hora de imersão.

CONCLUSÃO

Considerando essa situação, a desinfecção no lugar da esterilização do material para videocirurgia pode ser uma opção econômica, pois os instrumentais são muito caros, e os hospitais e as equipes não os dispõem em quantidade suficiente, portanto, não havendo tempo hábil para a esterilização entre cirurgias que utilizam os mesmos instrumentos.

Além disso, a tecnologia de equipamentos e materiais de assistência cresce em velocidade bem maior do que os recursos para acompanhar seu reprocessamento. Tais instrumentos apresentam itens compostos de diferentes substâncias e *design*, sendo alguns adequados a um processo de esterilização e outros não. Em contrapartida, nos serviços de referência em cirurgia videolaparoscópica, com boas condições financeiras em sua infra-estrutura, recomenda-se a utilização de materiais descartáveis (uso único), sempre que possível.

BIBLIOGRAFIA

Associação Paulista de Estudos e Controle de Infecção Hospitalar. *Esterilização de artigos em Unidade de Saúde*. 2 ed. Revisada e ampliada. São Paulo, 2003.

Favero, M. S.;Bond, W. W. Chemicaldesinfection of medical and surgical materials. In: BLOCK, s. s. *Disinfection, sterilization and prevention*. 4. ed. Philadelphia; Lea and Febiber, 1991. Cap. 35. p. 617-41.

Manual de operações, sistema gerador para coagulação harmônica ultracision; instrumentos para coagulação harmônicos. Johnson & Johnson.

Nácul, M. Curso de Extensão em Cirurgia Videolaparoscópica. Porto Alegre, Hospital Belém, www.cursovideocirurgia.com.br.

Possari, J. F. *Centro Cirúrgico*. São Paulo; Iátria, 2003.

Possari, J. P. *Esterilização por plasma de perde hidrogênio*. São Paulo: Iátria, 2005.

Sociedade Brasileira de Enfermeiros do Centro Cirúrgico, Recuperação Anestésica e Centro de Material e Esterilização. *Práticas Recomendadas – SOBECC*. São Paulo, 2005.

4 Nós, suturas e anastomoses

MIRANDOLINO BATISTA MARIANO
MARCOS VINICIUS TEFILLI

INTRODUÇÃO

O número de procedimentos laparoscópicos está continuamente em crescimento. Uma vez que esses procedimentos consomem muito tempo, o treinamento é essencial para reduzir a duração do ato cirúrgico. Essa etapa é de essencial importância quando o cirurgião tem pouca experiência.

A cirurgia laparoscópica difere da cirurgia aberta em vários aspectos:

- Equipamento e instrumental são necessários.
- A cirurgia laparoscópica pode ser feita somente dentro de uma área cirúrgica limitada.
- A falta de percepção de profundidade pode dificultar o trabalho (experiências iniciais com a utilização da terceira dimensão estão em avançada etapa de pesquisa).
- Trabalhando remotamente com portais e pinças, a distância priva o cirurgião da sensação tátil no momento do procedimento.

O aprendizado inclui o conhecimento teórico, mas a parte mais importante é a prática, que é feita em material sintético, animais de pequeno porte, animais de grande porte e cadáveres. O treinamento utilizando instrumental de laparoscopia com visão direta em caixa-preta e *pelvi-trainer* permite o aperfeiçoamento da motricidade fina, desenvolvendo a coordenação. Inicia-se o treinamento em um modelo com exercícios simples, como pegar e soltar grãos de feijão, apanhar e ensacar grãos em dedos de luva treinando ambas as mãos, o que, apesar da simplicidade, é de grande valia. Exercícios de corte em modelos de plástico e colocação de clipes em tubos de silicone simulando vasos mesentéricos, por exemplo,

são também recomendados. A seguir, é dada ênfase à aplicação vertical de clipes, com boa visualização de sua extremidade, pré-requisito essencial para sua efetiva colocação. Exercícios de como fazer uma sutura linear com pontos separados com 0,5 cm de distância entre cada ponto com um nó interno e um nó externo em seqüência e alternado, cortando o excesso de fio (deve haver cuidado para não se gastar todo o fio no primeiro nó) e retirando para fora da cavidade com a agulha, treina a entrada e a saída da agulha sem lesar o diafragma do trocarte. Também há exercícios para: fazer uma sutura contínua linear com 0,5 cm de intervalo entre cada passada com nó interno no início e no final da sutura, cortando o excesso de fio no final e retirando-o para fora da cavidade com a agulha; fazer uma sutura grega tipo invaginante; fazer nó no início e no fim da sutura; fazer uma sutura com pontos separados em estrutura circular simulando uma alça intestinal; fazer uma sutura contínua em uma estrutura tubular usando dois fios de 17 cm agulhados e amarrados, compondo um fio com duas agulhas (obs.: como o nó entre os fios é na metade, ficando um fio de 17 cm para cada lado, será necessário apenas um nó no final da sutura). Ainda há outros exercícios como:

1. fazer uso de bisturi harmônico para corte de peça sintética simulando pulmão, fígado, etc. (usando potência máxima e potência intermediária);
2. usar grampeador intracorpóreo para treinar como carregar, travar, introduzir, destravar, acionar e retirar o equipamento da cavidade (deve-se ter o cuidado para que não haja desperdício, pois os disparos são limitados devido ao custo);
3. manusear clipadores, grampeadores, *hem-o-lock*, nós pré-prontos e conhecer os equipamentos de sutura e nós das diferentes marcas (existem no mercado fios com nós pré-prontos, bem como travas para serem colocadas nas extremidades dos fios, como LepraTie).

Agradecemos a Ieda Ferreira Mariano pela elaboração dos desenhos deste capítulo.

É recomendado ver vídeos de cirurgias. Não há limites para a variedade de exercícios que podem ser realizados nessa fase do treinamento, utilizando-se óticas de 0, 30 e 45 graus, para conhecer as diferentes peculiaridades da laparoscopia. Procura-se valorizar a calma e a flexibilidade na colocação e no posicionamento da câmera para não aumentar demais a imagem do campo de visão. Quando esses exercícios passarem a ser feitos com facilidade, iniciam-se os de dissecção de tecidos.

Descascar uvas, retirando a casca sem traumatizar a polpa, é um bom exercício para a prática de dissecção de tecidos. Coxa de galinha também se presta satisfatoriamente para iniciar-se o treinamento de dissecção. Uma pele delicada pode ser seccionada com planos bem definidos e se presta a exercícios de coagulação e procedimentos de sutura de reaproximação. A tesoura, o bisturi, o gancho endoscópico, o cautério monopolar, o cautério bipolar, o ligasure, o bisturi ultra-sônico, o *laser* e o porta-agulha permitem excelente condição de treinamento de motricidade fina. A hidrodissecção é uma técnica que preconiza a utilização de água pressurizada a 750 mmHg, que é jogada entre os planos de tecido provocando dissecção. Já a dissecção romba pode ser feita com pequenas torundas presas na ponta de pinças endoscópicas (obs.: partes do frango podem ser utilizadas nos exercícios). Katz e colaboradores propuseram a utilização de um modelo para treinar a anastomose uretrovesical em pele de galinha por ter a mesma consistência do tecido humano. A uretra é preparada tubularizando uma porção de 5x4 cm de pele sobre uma sonda 14 Fr de silicone, suturando as bordas. Uma segunda porção de 8x8 cm de pele é usada como colo vesical. Um orifício de 10 mm é criado na porção média da peça. Essa porção é dobrada, e a "uretra" tubularizada é fixada em frente do "colo vesical" com uso de agulhas pequenas, permitindo mover o cateter livremente durante a anastomose. Moreno, do México, também propõe um modelo em frango para treinar pontos e sutura. Nesse modelo, ele adquire o frango com as vísceras e o prepara, retirando-as por uma incisão posterior e deixando apenas o esôfago, o estômago e o coração. Com o frango em decúbito dorsal, ele coloca três trocartes: um para a ótica e dois de trabalho. Moreno passa uma sonda de silicone 10 Fr no esôfago indo até o estômago. Ele secciona o esôfago junto ao estômago e considera para a anastomose o esôfago como uretra e o estômago como bexiga e realiza a anastomose. O treinamento da ligadura do complexo da veia dorsal realiza-se por meio de pontos na saída da artéria do coração. Um frango de 2,5 kg tem uma caixa torácica com espaço ideal para o treinamento, pois se aproxima do espaço retropúbico do homem.

Grande destaque nessa fase de exercícios iniciais é dado a uma posição cômoda, confortável, com os braços e cotovelos em posição anatômica e uma visão dos recursos disponíveis.

Suturas e nós laparoscópicos apresentam papel importante no aprimoramento da habilidade do cirurgião, em grande parte pela limitação do campo e da colocação, por vezes inadequada, dos portais. Os exercícios com a rotação da agulha, com a rotação do porta-agulha, com a orientação da ponta da agulha e com a apreensão do tecido para fazer oposição e facilitar a passagem de agulha pelo tecido devem ser praticados insistentemente. É nesse tipo de exercício que o cirurgião necessita de calma e paciência, pois é dele que depende, muitas vezes, a conversão de uma cirurgia laparoscópica em uma cirurgia aberta. Embora os clipes possam ser usados freqüentemente para resolver dificuldades técnicas de sutura e reduzir o tempo cirúrgico, eles devem servir somente como um complemento para suturas laparoscópicas; eles não podem substituí-las. Por meio da prática diligente na caixa-preta, o treinamento torna possível a colocação de suturas e nós dentro de um tempo razoável.

Considera-se a proficiência em nós e suturas laparoscópicas essencial no controle de complicações para evitar laparotomia. O nó *endoloop*, encontrado no comércio, pode também ser confeccionado pelo cirurgião. Ele é introduzido através do trocarte para dentro da cavidade em forma de alça e necessitará apenas ser fechado. O nó extracorpóreo de Roeder, o de Melzer, o do cirurgião extracorpóreo nada mais são do que suplementos de uma sutura intracorpórea. É necessário conhecê-los, mas deve-se saber também que seu uso tem inerentes desvantagens, sendo inadequados para tecidos delicados. Para sutura intracorpórea, o porta-agulha apanha o fio 1 cm atrás da agulha para ser passado pelo trocarte e ficar no campo operatório. O fio deve ter entre 10-15 cm de comprimento. É mais difícil trabalhar com agulha curva, uma vez que se dispõe de apenas dois apoios para posicioná-la corretamente, necessitando-se de uma prática contínua para se conseguir utilizá-la bem. Os diferentes tipos de nós iniciais, terminal, rotacional, nó de Dundee e nó de Aberdeen devem ser treinados.

Imagem de vídeo tridimensional pode ajudar muito, permitindo ao cirurgião melhor precisão técnica na confecção de suturas e nós laparoscópicos. A habilidade na confecção desses nós é de extrema utilidade.

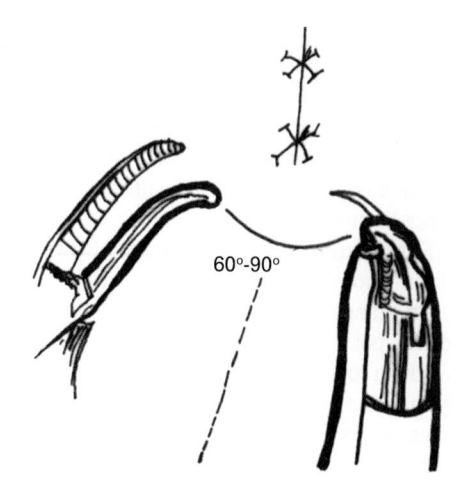

FIGURA 4.1 Relação do porta-agulha e o contraporta-agulha formando um ângulo de 60-90 graus.

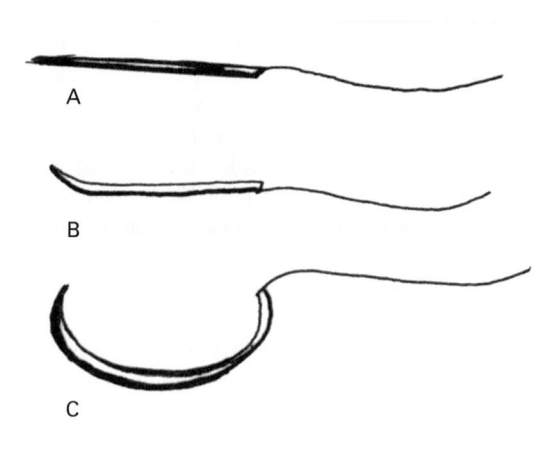

FIGURA 4.2 Tipos básicos de agulhas: A: reta, B: *ski* e C: curva.

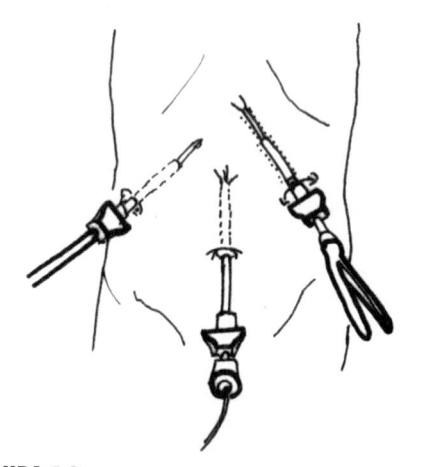

FIGURA 4.3 Posição ideal das portas (triangulação). A ótica entre os instrumentos facilita.

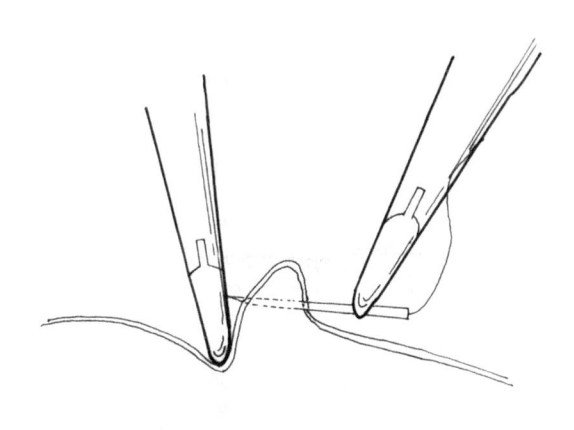

FIGURA 4.4 Sutura com agulha reta.

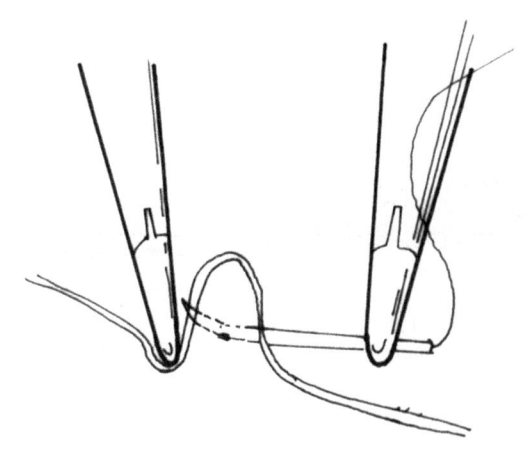

FIGURA 4.5 Sutura com agulha em *ski*.

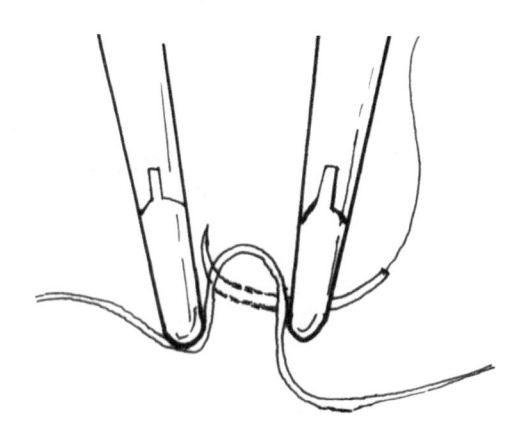

FIGURA 4.6 Sutura com agulha curva.

Videocirurgia

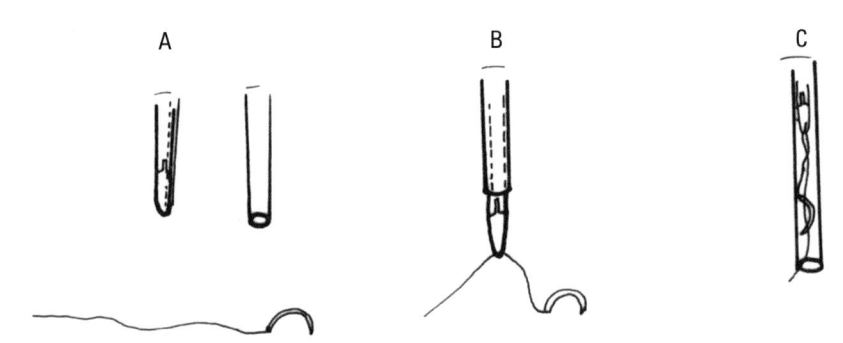

FIGURA 4.7 Como colocar a agulha no redutor para introduzir na cavidade.

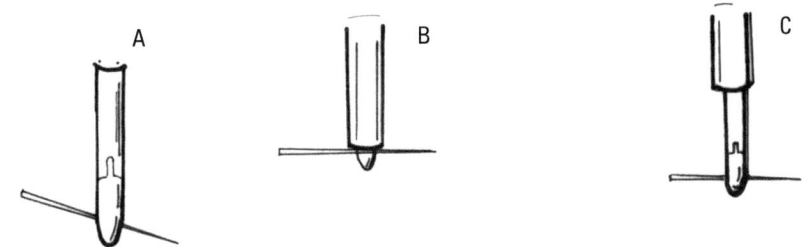

FIGURA 4.8 Posicionando a agulha reta usando a bainha do trocarte.

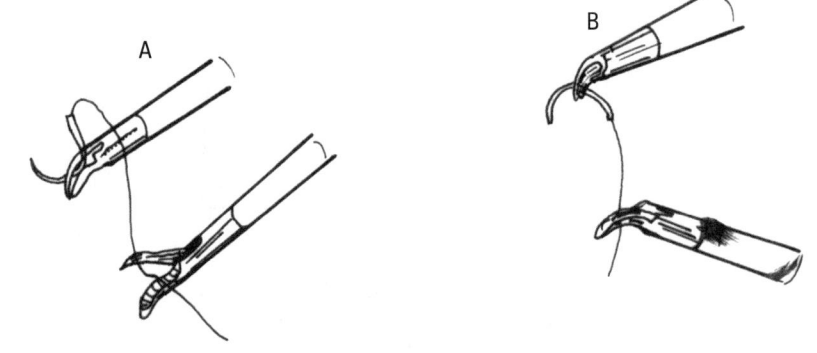

FIGURA 4.9 Posicionando a agulha usando o fio para rodar.

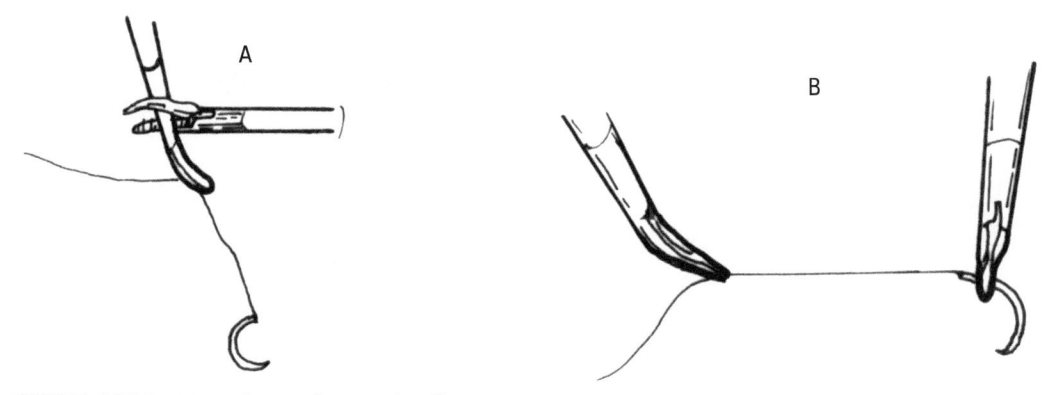

FIGURA 4.10 Posicionando a agulha usando o fio para pegar.

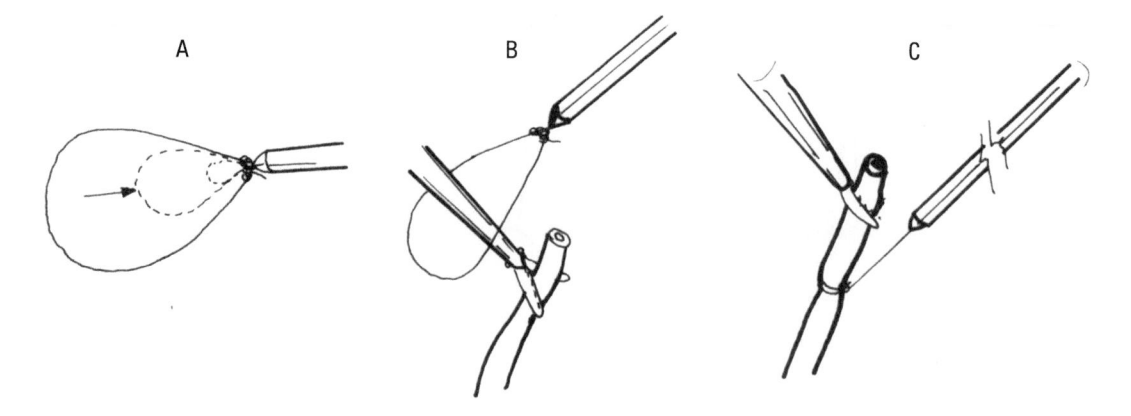

FIGURA 4.11 Ligadura em alça.

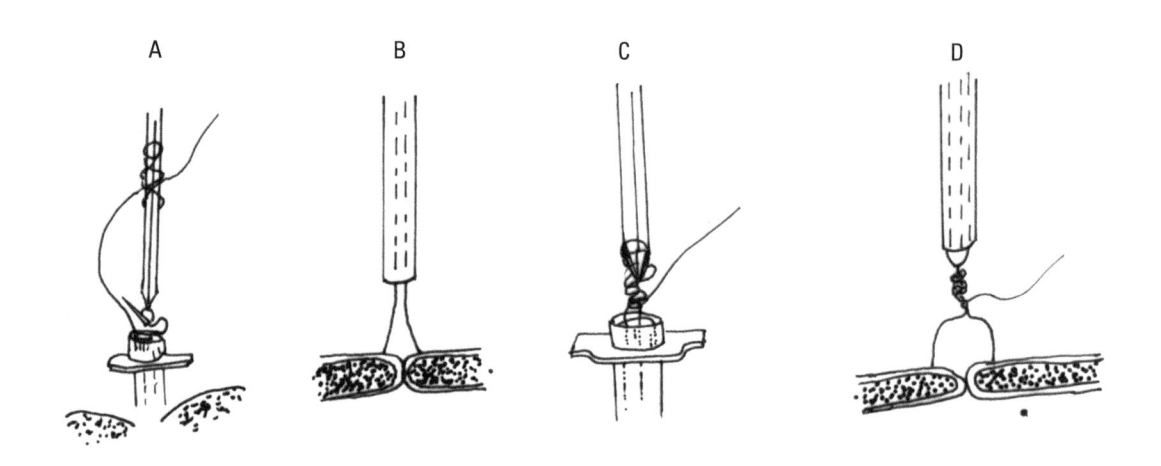

FIGURA 4.12 Fazendo nó usando a agulha e o empurrador com alça.

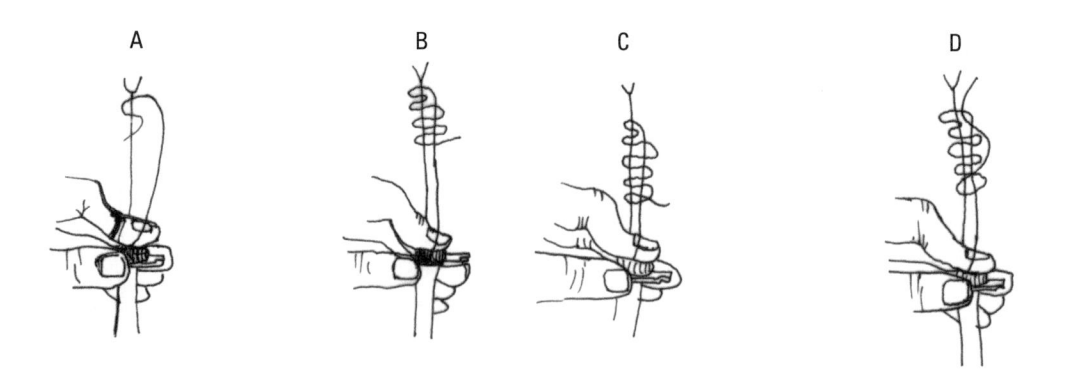

FIGURA 4.13 Nó de Roeder.

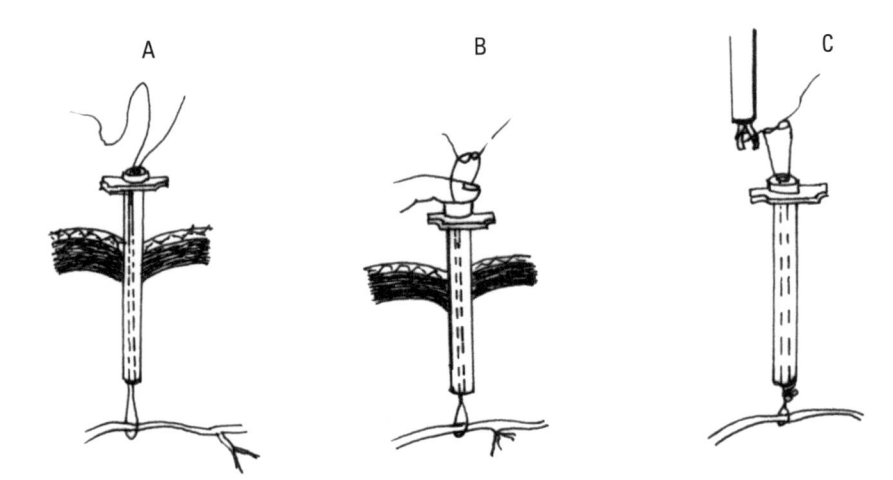

FIGURA 4.14 Nó quadrado extracorpóreo.

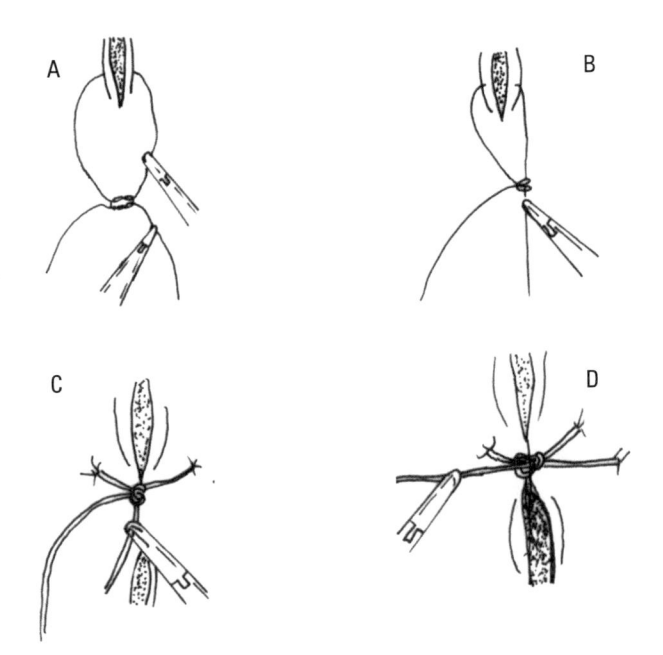

FIGURA 4.15 Escorregando nó quadrado intracorporiamente (evita que o nó fique aberto).

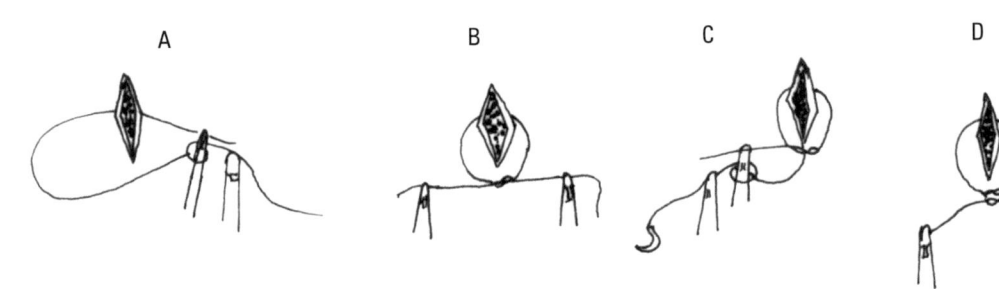

FIGURA 4.16 Nó quadrado intracorpóreo.

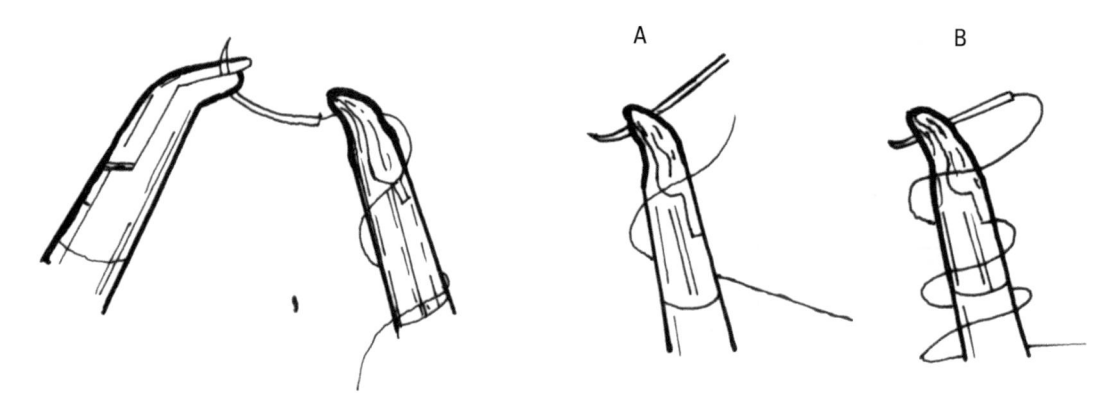

FIGURA 4.17 Alça usando o porta-agulha e contraporta-agulha.

FIGURA 4.18 Nó com rotações do porta-agulha a 360 graus.

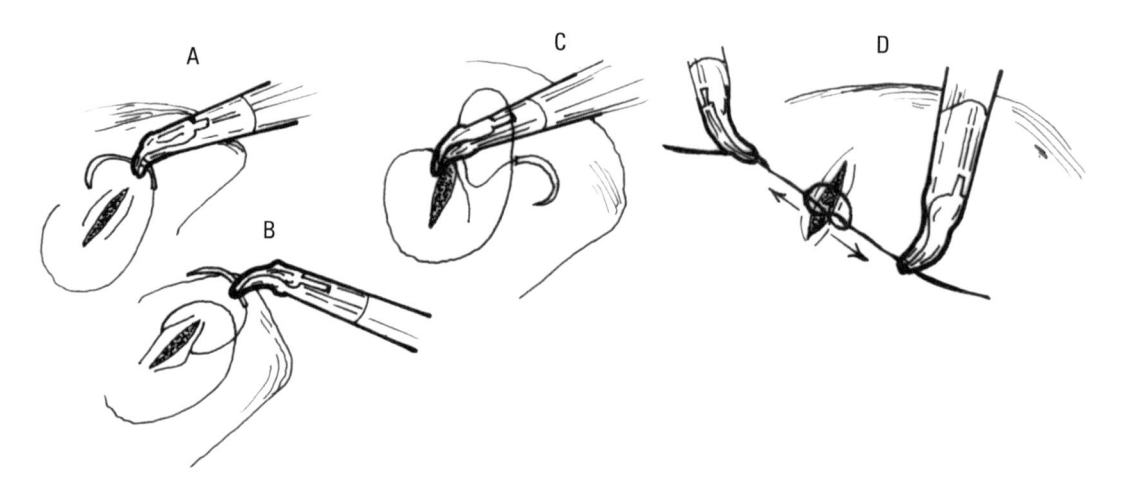

FIGURA 4.19A Nó interno (colocar a ponta do fio adiante do porta-agulha [direção]).

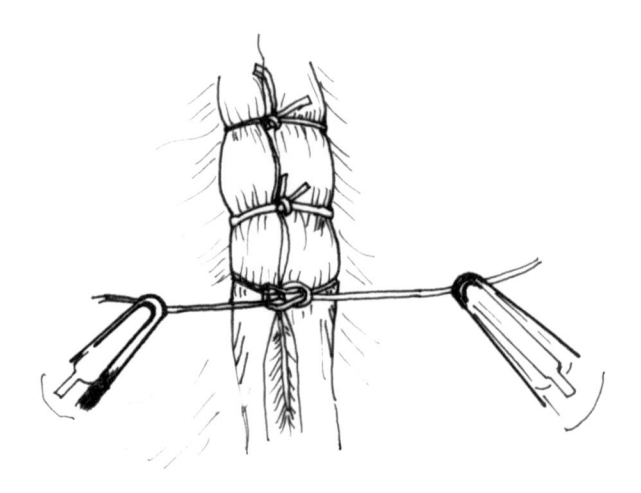

FIGURA 4.19B Sutura com pontos separados.

Videocirurgia

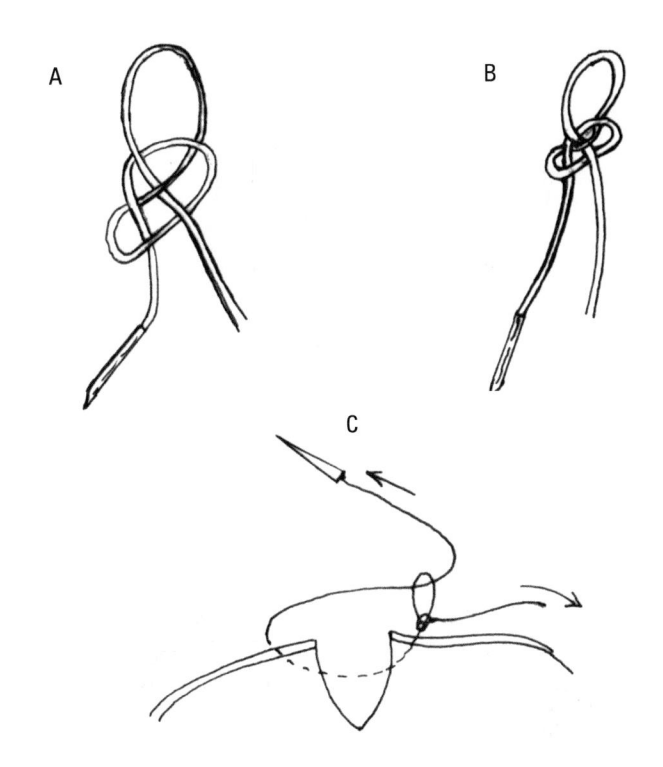

FIGURA 4.20 Nó de Dundee.

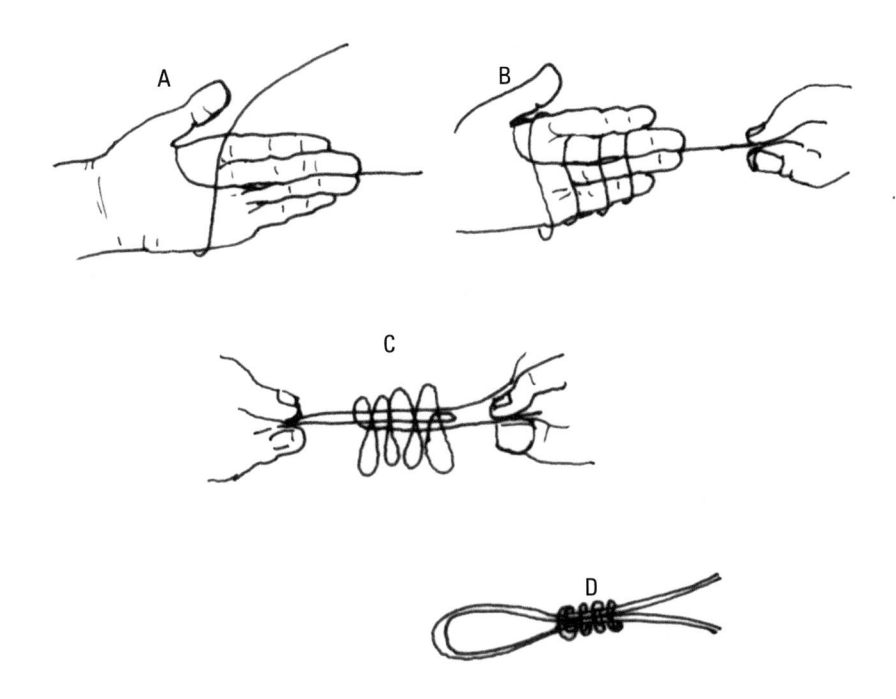

FIGURA 4.21 Nó de forca.

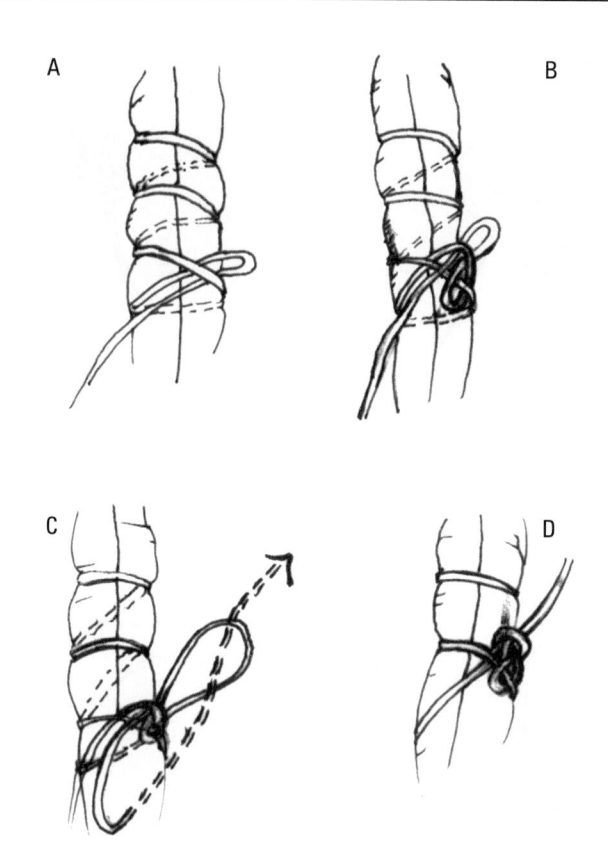

FIGURA 4.22 Nó de Aberdeen.

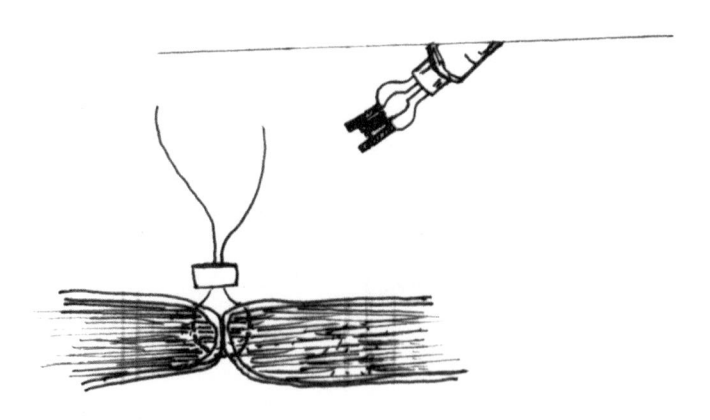

FIGURA 4.23 Uso de clipe em lugar de nó.

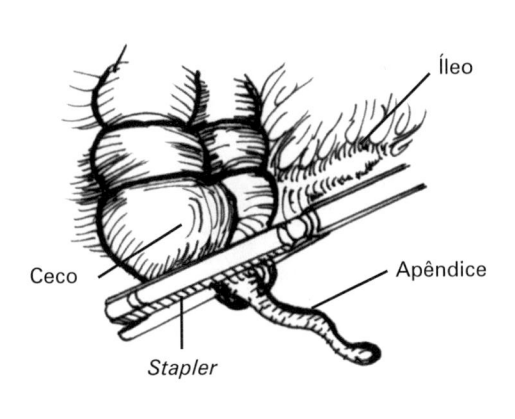

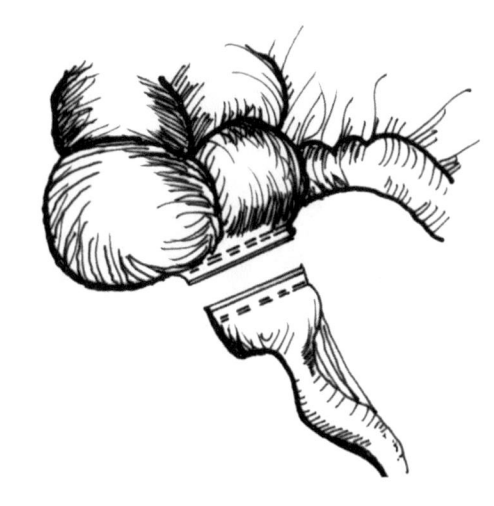

FIGURA 4.24 Uso de grampeador linear cortante.

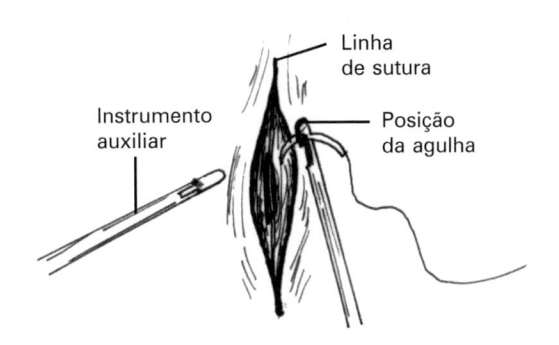

FIGURA 4.25 Porta-agulha que posiciona a agulha em 90 graus (orienta para a linha de sutura).

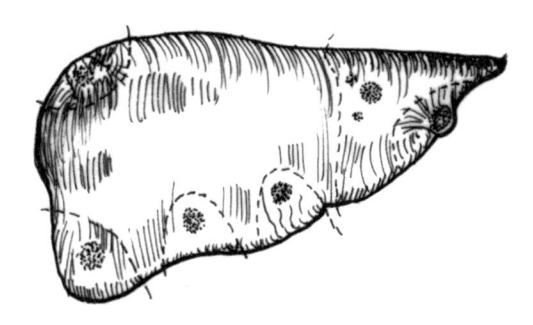

FIGURA 4.26 Locais apropriados (no caso de tumores hepáticos) para linhas de ressecção.

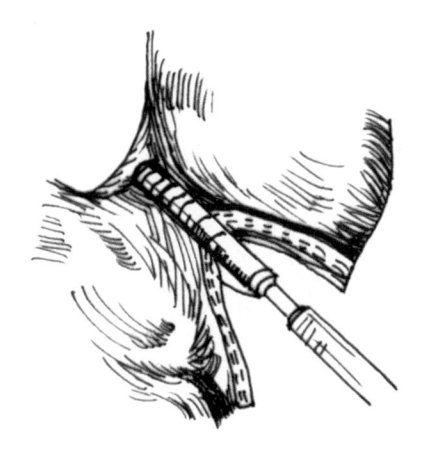

FIGURA 4.27 Transecção do estômago com grampeador endoscópico.

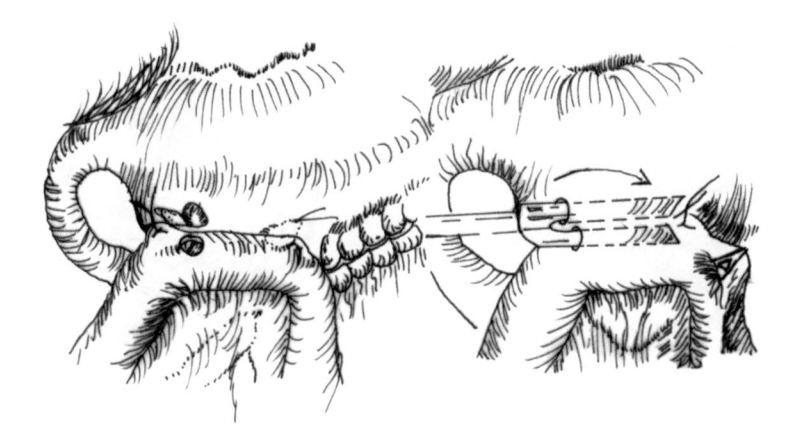

FIGURA 4.28 Gastrostomia e enterostomia e grampeador endoscópico linear cortante.

A

B

C

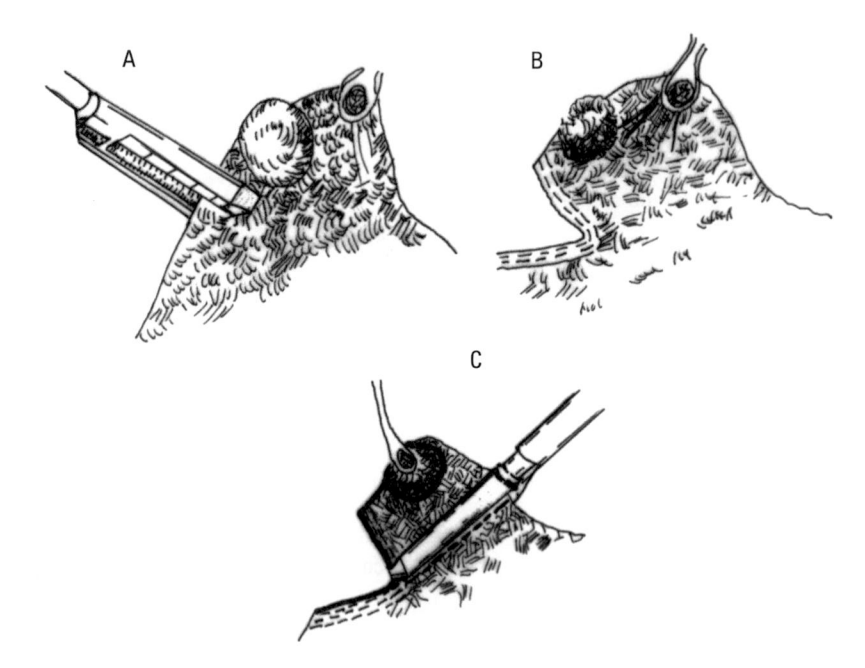

FIGURA 4.29 Grampeador em lesão pulmonar.

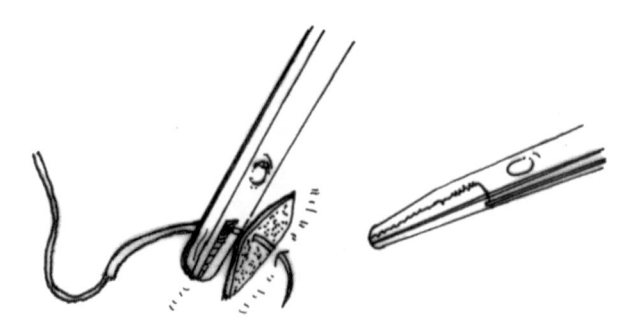

FIGURA 4.30 *Endoclip* no início da sutura.

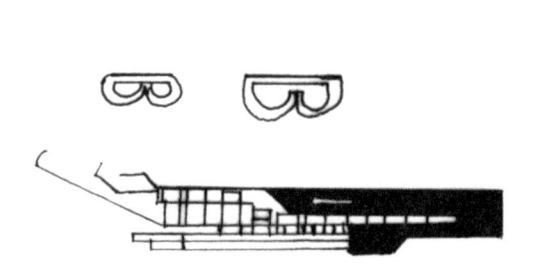

FIGURA 4.31 Grampeador para laparoscopia.

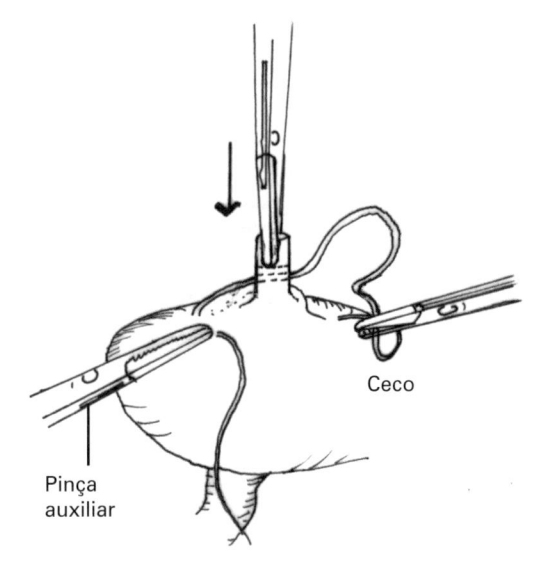

FIGURA 4.32 Confecção de bolsa invaginante.

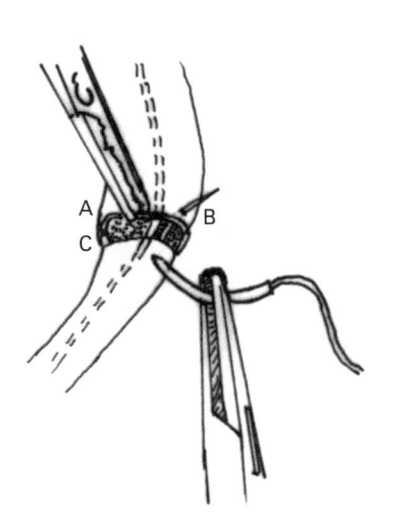

FIGURA 4.33 Sutura com tutor (duplo J).

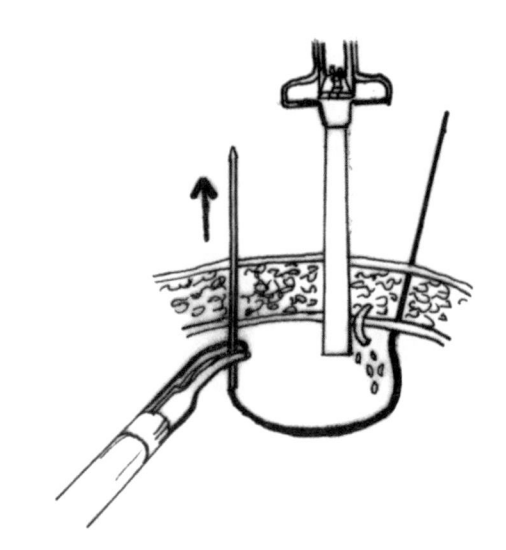

FIGURA 4.34 Controle de sangramento de parede.

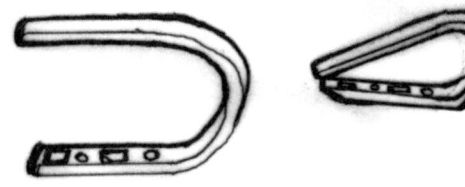

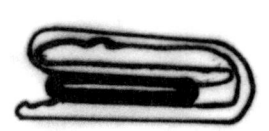

FIGURA 4.35 Forma de fechamento do clipe para vasos.

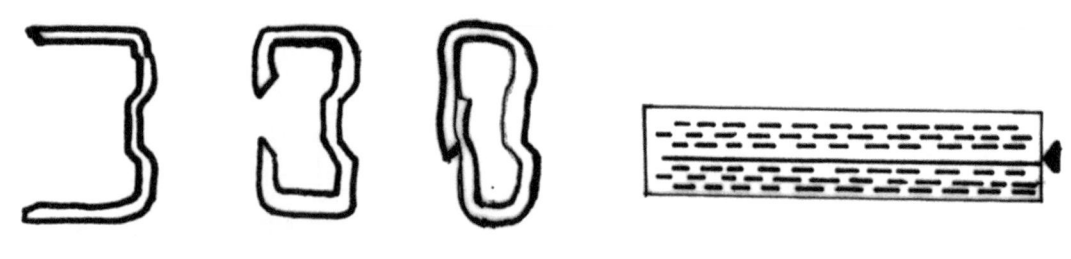

FIGURA 4.36 Forma de fechamento de grampeador.

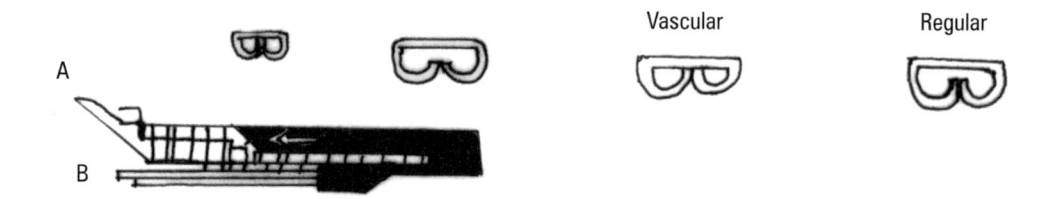

FIGURA 4.37 Forma de fechamento de grampeador endoscópico.

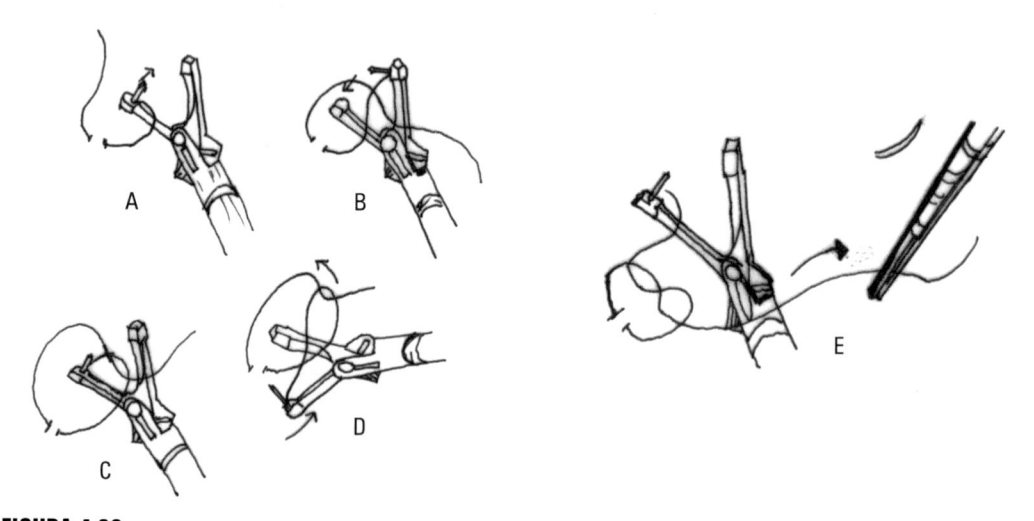

FIGURA 4.38 Nó e sutura com *endostich*.

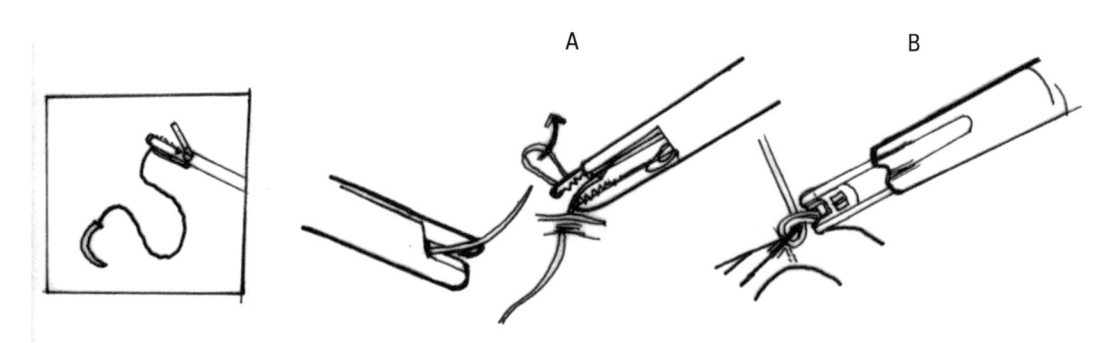

FIGURA 4.39 Nó pré-pronto da *ethicon*.

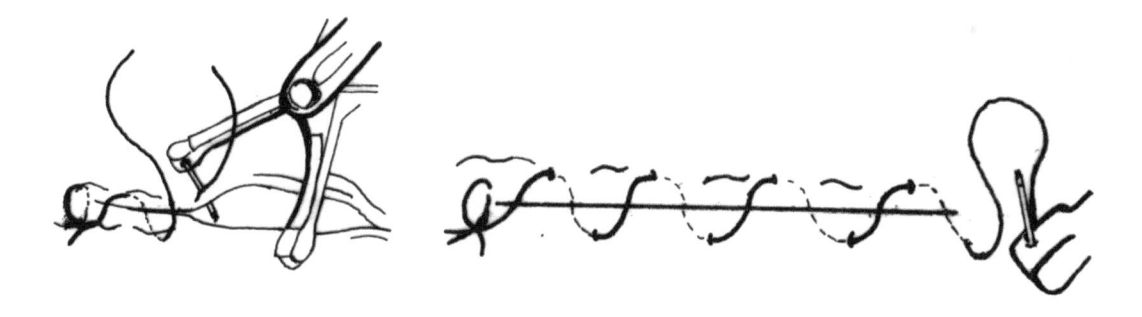

FIGURA 4.40 Sutura contínua com *endostich*.

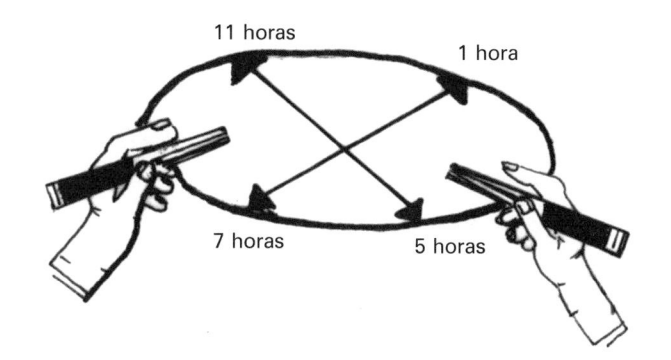

FIGURA 4.41 Posição para movimento de sutura com mão direita.

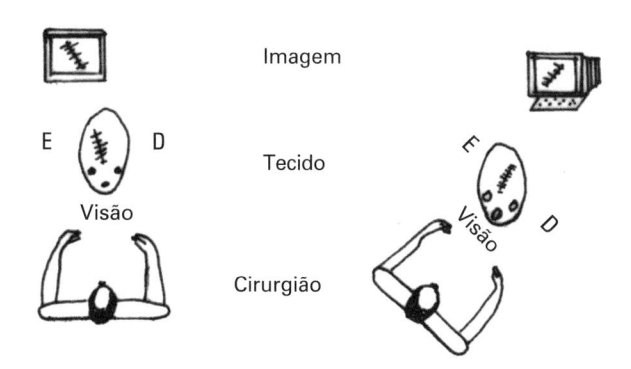

FIGURA 4.42 Posição do cirurgião em relação ao campo e ao monitor.

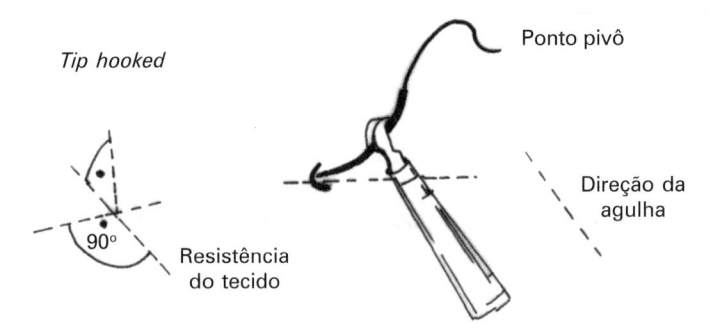

FIGURA 4.43 A agulha deve entrar perpendicular à resistência do tecido.

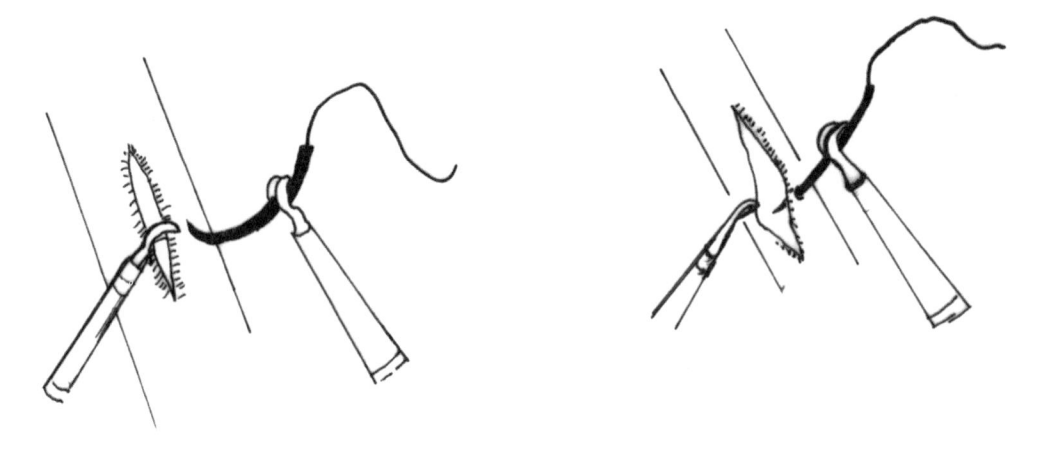

FIGURA 4.44 A agulha deve ser direcionada à ponta do contraporta-agulha.

CONCLUSÃO

Competência técnica pode ser adquirida mediante treinamento sistemático e constante. Mesmo para os laparoscopistas mais experientes, a prática continuada de exercícios é de grande valor. Essa parte do treinamento é conhecida como etapa básica.

BIBLIOGRAFIA

Anastakis DJ, Regehr G, Reznick RK e col: Assessment of technical skills Transfer from the bench training model to the human model. Am J Surg, 177: 167, 1999.

Bridges M, Diamond DL: The financial impact of teaching surgical residents in the operating room. Am J Surg, 177: 28, 1999.

Chung JY, Sackier JM: A method of objectively evaluating improvements in laparoscopic skills. Surg Endosc, 12: 1111, 1998.

Derossis AM, Bothwell J, Sigman HH e col: The effect of practice on performance in a laparoscopic simulator. Surg Endosc, 12: 1117, 1998.

Derossis AM, Fried GM, Abrahamonwicz M e col: Development of a model for training and evaluation of laparoscopic skills. Am J Surg, 175: 482, 1998.

Gallagher AG, McClure N, McGuigan J e col: Virtual reality training in laparoscopic surgery: a preliminary assessment of minimally invasive surgical trainer virtual reality (MIST VR). Endoscopy, 31: 310, 1999.

Hawasli A, Featherstone R, Lloyd L et col: Laparoscopic training in residency program. J Laparoendosc Surg, 6: 171, 1996.

Hunter JG, Sackier JM, Berci G: Training in laparoscopic cholecystectomy. Quantifying the learning curve. Surg Endosc, 8: 28, 1994.

Issenberg SB, McGaghie WC, Hart IR et al: Simulation technology for health care professional skills training and assessment. JAMA, 282: 861, 1999.

Juliano RV, Bezerra CA, Barbosa CP,et al: Sistematização do ensino em cirurgia videolaparoscópica. J Braz Urol 19(4):256,1993.

Katz R, Nadu A, Olsson LE, Hoznek A, de la Taille A, Salomon L, Abbou CC. A simplified 5-step model for training laparoscopic urethrovesical anastomosis. J Urol.:169(6):2041-4, Jun, 2003.

Martin JA, Regehr G, Reznick R e col: Objective structured assessment of technical skills (OSATS) for surgical residents. Br J Surg, 84: 273, 1997.

Reznick R, Regehr G, MacRae H ec ol: Testing technical skill via an innovative "bench station" examination. Am J Surg, 173: 226, 1997.

Rosser JC Jr, Rosser LE, Savalgi RS: Objective evaluation of a laparoscopic surgical skill program for residents and senior surgeons. Arch Surg, 133: 657, 1998.

Scott-Conner, C. E. H., Hall, T. J., Anglin, B. L. et col: The integration of laparoscopy into a surgical residency and implications for the training environment. Surg Endosc, 8: 1054, 1994.

Scott DJ, Bergen PC, Rege RV e col: Laparoscopic training on bench models: better and more cost effective than operating room experience? J Am Coll Surg, 191: 272, 2000.

Shapiro SJ, Paz-Partlow M, Daykhovsky L e col: The use of a modular skills center for the maintenance of laparoscopic skills. Surg Endosc, 10: 816, 1996.

Spanner SJ, Warnock GL. A brief history of endoscopy, laparoscopy, and laparoscopic surgery. J Laparoendosc Adv Surg Tech 7:369-73,1997.

Summers AN, Rinehart GC, Simpson D e col: Acquisition of surgical skills: a randomized trial of didactic, videotape, and computer-based training. Surgery, 126: 330, 1999.

Wolfe BM, Szabo Z, Moran ME et col: Training for minimally invasive surgery.Need for surgical skills. Surg Endosc, 7: 93, 1993.

CAPÍTULO 5

Anestesia em cirurgia videolaparoscópica

JULIANO ERDMANN NUNES

INTRODUÇÃO

Desde o final da década de 1980, com a disseminação da cirurgia videolaparoscópica, o universo da cirurgia moderna sofreu uma transformação significativa.

O desenvolvimento da cirurgia videolaparoscópica trouxe junto o conceito de minimizar o trauma da intervenção terapêutica e atingir um resultado terapêutico satisfatório. Atrativos incontestáveis, os benefícios da videolaparoscopia se baseiam na menor dor pós-operatória, no menor tempo de internação hospitalar e no retorno precoce às atividades, fortalecendo uma tendência mundial de difusão da cirurgia em caráter ambulatorial. O crescimento tecnológico, o aperfeiçoamento técnico e a própria experiência humana acumulada garantiram subsídios para que esse tipo de abordagem cirúrgica ganhasse popularidade, confiança e reconhecimento. Como parte importante neste contexto, a anestesia acompanha tal evolução.

A anestesia para cirurgia videolaparoscópica apresenta particularidades e características singulares. O anestesiologista tem de levar em consideração os potenciais efeitos que a posição do paciente na mesa operatória, a criação do pneumoperitônio e o uso do gás carbônico no transoperatório implicam nos diversos sistemas orgânicos, principalmente o cardiovascular e o pulmonar. Como veremos, essas alterações fisiológicas levam a repercussões sistêmicas variadas e exigem atenção e cuidados especiais.

ASPECTOS ANESTÉSICOS

Posição do paciente

Durante os procedimentos videolaparoscópicos, é extremamente comum a modificação da posição da mesa cirúrgica, basicamente alternando-se entre o céfalo-declive (ou posição de Trendelemburg) e o céfalo-aclive (anti-Trendelemburg). Geralmente, esse posicionamento é fundamental para garantir o melhor acesso ao órgão a ser manipulado, deslocando-se pela gravidade as vísceras para longe do sítio operatório.

Em linhas gerais, a posição de céfalo-declive geralmente determina aumento no volume sangüíneo central (aumento da pressão venosa central) e diminuição da capacidade vital pulmonar e da excursão diafragmática. De maneira oposta, a posição de céfalo-aclive favorece a uma melhor dinâmica pulmonar, mas reduz o retorno venoso. Na verdade, a relevância da alteração fisiológica atribuída à posição depende de uma série de fatores, dentre os quais se destacam o grau de declive, a idade do paciente, o estado de volemia, tipos de ventilação, cardiopatias associadas e a própria técnica anestésica usada (drogas, etc.).

A posição de céfalo-declive fundamentalmente resulta em menor pressão nos órgãos pélvicos e conseqüentemente menor perda sangüínea, mas favorece à embolia gasosa. Já a posição inversa, o céfalo-aclive, propiciando a diminuição da pré-carga, pode levar ao represamento de sangue nas extremidades, aumentando, assim, o risco de trombose venosa e embolia pulmonar.

Uma situação peculiar relacionada à posição de Trendelemburg requer a atenção imediata do anestesiologista, o potencial de intubação seletiva. Essa preocupação surge em virtude do deslocamento cranial dos pulmões e da carena traqueal por pressão do diafragma, enquanto o tubo endotraqueal firmemente fixado em sua saída oral não acompanha tal movimento pulmonar, podendo inadvertidamente migrar para o brônquio principal direito e levar à hipoxemia.

É importante destacar que, embora reconhecida a importância das alterações fisiológicas provocadas pela posição, os indivíduos hígidos e saudáveis sofrem conseqüências mínimas.

Pneumoperitônio

A insuflação intraperitoneal de gás carbônico é indispensável para a realização da cirurgia videolaparoscópica, mas seus efeitos sobre o organismo devem ser conhecidos e adequadamente manejados durante a anestesia.

As alterações hemodinâmicas decorrentes do pneumoperitônio ocorrem no contexto da cirurgia videolaparoscópica, incluindo-se junto as alterações de posição do paciente, as condições clínicas, os agentes anestésicos e diversos fatores técnicos.

Após a insuflação de gás carbônico (CO_2) na cavidade, ocorre um aumento substancial nas pressões de enchimento das câmaras cardíacas. O CO_2 distribui-se e comprime o sistema venoso de capacitância e os vasos arteriais. O efeito mecânico no sistema venoso envolve aumento transitório do retorno venoso seguido por desenvolvimento de resistência. No entanto, o aumento da pressão intra-abdominal pode levar a um aumento proporcional da pressão intratorácica, provavelmente contribuindo para aumento na pressão venosa central e na pressão de oclusão da artéria pulmonar. Os efeitos de compressão sobre o sistema arterial levam a um aumento dramático na resistência vascular sistêmica, particularmente durante os estágios iniciais de insuflação. Esse incremento se estende à pressão arterial sistêmica, com deterioração progressiva no índice cardíaco, diretamente proporcional à pressão de insuflação intraperitoneal. A literatura sugere que pressões-limite de insuflação entre 12-14 mmHg sejam respeitadas para evitar potencial colapso cardiovascular durante o pneumoperitônio. O CO_2 insuflado está associado a algumas modificações da parede do ventrículo esquerdo, mas, de maneira geral, parece haver pequenas implicações sobre a fração de ejeção ventricular e a função ventricular global em pacientes sem cardiopatia severa.

A criação do pneumoperitônio utilizando-se o gás carbônico leva a um aumento na pressão parcial arterial de CO_2 ($PaCO_2$). A absorção sistêmica desse gás de dentro da cavidade peritoneal depende basicamente do grau de difusão e perfusão das paredes.

Normalmente, ocorre um comportamento bifásico da $PaCO_2$: nos primeiros 10 minutos de insuflação, eleva-se a $PaCO_2$, até atingir um platô após cerca de 20 minutos. A simples manobra executada pelo anestesiologista em aumentar o volume-minuto na ventilação do paciente pode ser suficiente, na grande maioria dos casos, para se manter uma $PaCO_2$ dentro dos limites da normalidade. As implicações fisiológicas do pneumoperitônio no sistema pulmonar compreendem aumento na impedância mecânica do tórax e dos pulmões, diminuição da complacência pulmonar e da capacidade residual funcional. Essas alterações, associadas ainda ao posicionamento do paciente – por exemplo, céfalo-declive –, podem se tornar críticas em casos especiais, como os pneumopatas e obesos severos. A ocorrência de hipoxemia é rara em pacientes saudáveis submetidos à cirurgia videolaparoscópica. O pneumoperitônio em pressões intra-abdominais entre 11-13 mmHg aumenta o volume de atelectasias. Em virtude do aumento de tecido pulmonar também encontrado, pode haver abertura de vasos sangüíneos outrora fechados, o que causa diminuição transitória do *shunt* pulmonar e aumento da oxigenação arterial. Na verdade, os mecanismos que explicam esta ocorrência ainda não estão bem esclarecidos.

Alterações no sistema renal e hepático podem ser vistas durante o pneumoperitônio. Estudos mostram que a duração prolongada de pressão intra-abdominal aumentada pode levar a aumento nos níveis séricos de bilirrubinas e transaminases, aparentemente sem repercussões clínicas em pacientes saudáveis (também não foi demonstrado efeito em modelo animal), mas provavelmente sugerindo maior cuidado quando em pacientes hepatopatas graves. Na verdade, a elevação das transaminases hepáticas é transitória, retornando a valores normais dentro das primeiras 48 horas. O pneumoperitônio gera aumento importante nas concentrações plasmáticas de dopamina, vasopressina, adrenalina e noradrenalina, renina e cortisol. A liberação das catecolaminas parece estar associada à estimulação do sistema simpático pela insuflação da cavidade e pela hipercarbia. Entretanto, geralmente esses efeitos são bem tolerados por pacientes saudáveis.

Gás carbônico

O gás carbônico é o gás de escolha para formação do pneumoperitônio. Esse gás apresenta características físico-químicas propícias (incolor, inodoro, não-inflamável) e de custo baixo, além de muito solúvel no sangue e difusível para os tecidos, diminuindo o risco de embolia gasosa. Sua eficácia e sua segurança não o eximem de algumas desvantagens, como a possibilidade de hipercapnia, acidose respiratória, arritmias e até ser, raramente, letal.

Outros gases disponíveis apresentam inúmeras desvantagens: o óxido nitroso permite combustão e pode levar a explosões intracavitárias, principalmente quando do uso do eletrocautério. O ar também conduz à combustão e tem um risco maior de embolia gasosa, além de estar associado a broncoconstrição e outras alterações pulmonares. O gás hélio é insolúvel no sangue e aumenta o risco de embolia gasosa. O oxigênio apresenta potencial de combustão e custo mais elevado.

MANEJO ANESTÉSICO

Com a disseminação da cirurgia videolaparoscópica e sua expansão para as mais diversas situações, o aprimoramento da técnica anestésica nessa área é contínuo e ilimitado.

A anestesia geral assume o lugar de destaque para a cirurgia videoendoscópica do abdome, essencialmente pelo desconforto gerado pelo pneumoperitônio e as variações de posição do paciente durante os procedimentos. O uso do tubo endotraqueal com balonete inflado minimiza o risco de aspiração do conteúdo gástrico, cuja incidência pode aumentar em cirurgias videolaparoscópicas. A ventilação controlada torna-se essencial, em função dos diversos aspectos discutidos que podem levar à hipercapnia.

O uso de sonda nasogástrica visando à descompressão gástrica tem papel interessante, reduzindo o risco de perfuração acidental com a inserção de trocarte e favorecendo a visualização do campo operatório.

Enquanto ainda dados da literatura não são definitivos sobre o impacto das diversas técnicas anestésicas no resultado pós-operatório em cirurgia videolaparoscópica, muitos ensaios clínicos e pesquisas se desenvolvem e revelam informações importantes. Como parte de uma estratégia ampla de atendimento ambulatorial, visando à alta precoce do paciente, a seleção judiciosa das drogas anestésicas é essencial para o êxito desse objetivo. A combinação cuidadosa de agentes anestésicos de eliminação rápida produz condições favoráveis. Agentes inalatórios como o sevoflurano e o desflurano, anestésicos endovenosos como o propofol (principalmente em infusão-alvo controlada) e o remifentanil (opióide de rápida eliminação) e relaxantes musculares de curta duração constituem a linha de frente no arsenal anesiológico para a videolaparoscopia.

O uso de óxido nitroso durante a laparoscopia permanece um tema controverso. Esse gás pode produzir distensão abdominal durante a cirurgia e aumentar a incidência pós-operatória de náuseas e vômitos, mas parece não haver evidências científicas claras que sustentem essas afirmações, não impedindo, portanto, o uso do óxido nitroso durante a videoparoscopia. Uma avaliação recente demonstrou que, em cirurgias bariátricas de curta duração utilizando-se o óxido nitroso, não se revelou potencial maior de distensão das alças intestinais.

Além da monitorização-padrão utilizada habitualmente em anestesia geral, a análise do CO_2 expirado pela capnografia ($EtCO_2$) se torna essencial. Conforme regulamentado pela Resolução CFM nº 1.802/2006, o uso do medidor de gás carbônico expirado (capnógrafo é o instrumento clínico disponível mais prático e usado) é obrigatório em cirurgias videolaparoscópicas. O aparelho permite medir a fração expirada de CO_2 da ventilação, fornecendo um valor aproximado da $PaCO_2$ (medida "não-invasiva" da $PaCO_2$).

Essa medida é confiável e fiel principalmente em pacientes sem doença cardíaca ou pulmonar importante, pois a $PaCO_2$ pode ser subestimada pela $EtCO_2$ em pacientes com essas condições, se há uma redução no débito cardíaco ou aumento no *shunt* intrapulmonar.

COMPLICAÇÕES EM VIDEOLAPAROSCOPIA

Foge a este capítulo prolongar discussões aprofundadas sobre este tema, mas muitas das complicações mais freqüentes ocorridas em videolaparoscopia devem ser antecipadas e manejadas pelo profissional anestesiologista. Concentraremos aqui discussão sobre as principais complicações pós-operatórias e sua abordagem.

A ocorrência de náuseas e vômitos (N/V) no pós-operatório imediato é estatisticamente mais prevalente na cirurgia videolaparoscópica do que na cirurgia convencional, de uma forma geral. É imprescindível ao anestesiologista, no seu plano de anestesia, incluir aqui uma estratégia de prevenção de N/V. Diversos esquemas já foram propostos e continuamente estão sendo testados. A combinação de diferentes agentes vem mostrando resultados superiores ao emprego isolado de qualquer um dos fármacos habitualmente considerados. O uso do droperidol associado à metoclopramida como regime profilático demonstrou resultados discretamente superiores na comparação com o ondasetron. O ondasetron endovenoso, comparado ao seu análogo granisetron dado por via oral uma hora antes do procedimento, demonstrou eficácia semelhante, mas se apresentou com perfil de custo-efetividade melhor como parte de um esquema multimodal profilático. A dexametasona comprovadamente reduz a incidência de náuseas e vômitos no pós-operatório de cirurgia videolaparoscópica. Além do arsenal medicamentoso, estratégias não-farmacológicas também estão sendo testadas, com destaque para os bem-sucedidos resultados com a acupuntura.

A dor pós-operatória é outra complicação importante, embora de menor significância quando comparada à cirurgia convencional, já que as incisões e o trauma tecidual são menores na videolaparoscopia. O estímulo doloroso parece resultar da lesão do tecido, sensibilização dos nociceptores e ativação de vias centrais. Dor no local da inserção do trocarte geralmente é mínima, a queixa principal é descrita como abdominal vaga, cervical ou escapular. O pneumoperitônio residual é um fator que contribui para a etiologia da dor pós-operatória em cirurgia videolaparoscópica. Quanto à estratégia de combate à dor, a adoção do esquema multimodal parece ser a mais apropriada e eficaz. Estudos demonstram que o uso concomitante de anestésico local, antiinflamatórios não-esteróides (AINES) e opióides fracos prova ser o mais eficiente, resultando em maior conforto, alta precoce e melhor recuperação. Revisão sistemática da literatura demonstrou a segurança do uso de anestésico local intraperitoneal, com resultados significativos na redução da dor imediatamente após o ato cirúrgico. Analisando diversos estudos randomizados totalizando mais de cinco mil pacientes, uma metanálise sugere a implantação de um esquema analgésico multimodal, consistindo em uma dose única pré-operatória de dexametasona, um anestésico local incisional (no início ou no fim do procedimento) e tratamento contínuo com AINES durante os 3-4 primeiros dias. Opióides só devem ser lançados quando essas técnicas falharem.

VANTAGENS DA LAPAROSCOPIA SOB A VISÃO ANESTÉSICA

Inúmeros estudos bem realizados e ensaios clínicos randomizados discutem a relação comparativa entre a cirurgia convencional e a videolaparoscópica. Muitos benefícios já foram claramente demonstrados, mas muitas vantagens teóricas ainda não foram comprovadas adequadamente.

Utilizando como modelo a colecistectomia, tem sido demonstrado que a abordagem laparoscópica pode reduzir complicações pulmonares pós-operatórias por meio da diminuição do padrão restritivo respiratório que geralmente sucede as intervenções abdominais. Detalhando em números, o procedimento cirúrgico sob videolaparoscopia pode estar associado a uma redução de até 40% de impacto na função pulmonar, incluindo variáveis como capacidade residual funcional, volume expiratório forçado em um minuto (VEF1), fluxo expiratório forçado máximo e capacidade pulmonar total. Acrescentem-se a esses índices fantásticos para melhora da função pulmonar outras vantagens como deambulação precoce, incisões abdominais menores e necessidade de analgesia reduzida (menor uso de opióides, por exemplo).

No entanto, parece haver controvérsia a respeito da preservação da função diafragmática em videolaparoscopia. A literatura fala na existência de uma disfunção do diafragma relacionada à cirurgia videolaparoscópica, suscitando discussões e contrapontos. O pneumoperitônio residual pós-operatório por si só não explicaria a origem desse problema. A opinião corrente mais consistente é que a exata localização da intervenção cirúrgica dentro do abdome é uma variável fundamental para determinar a inibição diafragmática observada, constatada predominantemente em colecistectomias e quase ausente em herniorrafias inguinais. Baseia-se na inervação aferente originada na área da vesícula biliar ou parede abdominal adjacente, que exerceria uma ação inibitória sobre as descargas do nervo frênico.

CONCLUSÃO

Atualmente, o número de procedimentos realizados sob videolaparoscopia aumenta exponencialmente. Além das clássicas indicações em ginecologia e cirurgia geral, demais especialidades cirúrgicas já rotinizam muitos procedimentos sob essa abordagem. Colectomia, esplenectomia, adrenalectomia, nefrectomia, prostatectomia, esofagectomia, cirurgias bariátricas em geral, entre muitas outras, já são realidade e fazem parte do dia-a-dia dos centros cirúrgicos. Da mesma forma, muitas das contra-indicações anestesiológicas consideradas absolutas no passado estão pouco a pouco perdendo sua importância.

Exemplificando, pacientes ASA III e IV, considerados inaptos a serem submetidos à videolaparoscopia, hoje podem ser submetidos à técnica e apresentarem evolução muito mais favorável do que quando se fazia pela abordagem convencional, tanto em morbidade quanto em mortalidade reduzidas.

BIBLIOGRAFIA

Andersson L, Baath M, Thorne A, Aspelin P, Odeberg-Wernerman S. Effect of carbon dioxide pneumoperitoneum on development of atelectasis during anesthesia, examined by spiral computed tomography. Anesthesiology 2005 Feb; 102(2):293-9.

Andersson L, Lagerstrand L, Thörne A, Sollevi A, Brodin L-A, Odeberg-Wernerman S. Effect of CO_2 pneumoperitoneum on ventilation-perfusion relationships during laparoscopic cholecystectomy. Acta Anaesthesiologica Scandinavica 2002 May; 46(5): 552-60.

Barash P, Cullen B, Stoelting RK. Clinical anesthesia. 4th ed. Philadelphia: Lippincott Williams & Wilkins; 2001.

Bisgaard T. Analgesic treatment after laparoscopic cholecystectomy: a critical assessment of the evidence. Anesthesiology 2006; 104(4):835-46.

Boddy AP, Mehta S, Rhodes M. The effect of intraperitoneal local anesthesia in laparoscopic cholecystectomy: a systematic review and meta-analysis. Anesth Analg 2006; 103(3): 682-8.

Collins JS, Brodsky JB, Lemmens HJM, Brock-Utne JG. Nitrous oxide can be used during laparoscopic bariatric surgery. ASA Abstracts. A691; 2005.

Cunningham AJ, Brull SJ. Laparoscopic cholecystectomy: anesthetic implications. Anesth Analg 1993; 76: 1120-33.

Duke J. Segredos em anetesiologia. 2. ed. Porto Alegre: Artmed, 2003.

Fredman B, Jedeikin R, Olsfanger D, Flor P, Gruzman A. Residual pneumoperitoneum: a cause of postoperative pain after laparoscopic cholecystectomy. Anesth Analg 1994 79: 152-4.

Girardis M, Broi UD, Antonutto G, Pasetto A. The effect of laparoscopic cholecystectomy on cardiovascular function and pulmonary gas exchange. Anesth Analg 1996; 83: 134-40.

Grundmann U, Silomon M, Bach F, Becker S, Bauer M, Larsen B, et al. Recovery profile and side effects of remifentanil-based anaesthesia with desflurane or propofol for laparoscopic cholecystectomy. Acta Anaesthesiologica Scandinavica 2001 Mar; 45(3): 320-6.

Meininger D, Byhahn C, Mierdl S, Westphal K, Zwissler B. Positive end-expiratory pressure improves arterial oxygenation during prolonged pneumoperitoneum. Acta Anaesthesiologica Scandinavica 2005 July; 49(6): 778-83.

Michaloliakou C, Chung F, Sharma S. Preoperative multi-modal analgesia facilitates recovery after ambulatory laparoscopic cholecystectomy Anesth Analg 1996; 82: 44-51.

Miller RD. Anesthesia. 5th ed. New York: Churchill Livingstone.

Nesek-Adam V, Rašic Z, Kos J, Vnuk D. Aminotransferases after experimental pneumoperitoneum in dogs. Acta Anaesthesiologica Scandinavica 2004 Aug; 48(7): 862-6.

Nunes RR, Saubermann LF. Anestesia ambulatorial. Suplemento do Curso de Educação à Distância em Anestesiologa. SBA; 2001.

Salman MA, Yücebas ME, Coskun F, Aypar U. Day-case laparoscopy: a comparison of prophylactic opioid, NSAID or local anesthesia for postoperative analgesia. Acta Anaesthesiologica Scandinavica 2000 May; 44(5): 536-42.

Senthil G, Raj S, Dali JS, Anand R, Dua CK. Comparative evaluation of preoperative intravenous dexamethasone and ondansetron on PONV after laparoscopic cholecystectomy. ASA Abstracts A-32. 2000.

Sneyd JR. Recent advances in intravenous anaesthesia. Br J Anaesth 2004 Nov; 93:725-36.

Steinbrook RA, Freiberger D, Gosnell JL, Brooks DC. Prophylactic antiemetics for laparoscopic cholecystectomy: ondansetron versus droperidol plus metoclopramide. Anesth Analg 1996; 83: 1081-3.

Wang J, Ho ST, Liu YH, Lee SC, Liu YC, Liao YC, Ho CM. Dexamethasone reduces nausea and vomiting after laparoscopic cholecystectomy. Br J Anaesth Nov 1999; 83: 772-5.

White PF, Tang J, Hamza MA, Ogunnaike B, Lo M, Wender RH, et al. The use of oral granisetron versus intravenous ondansetron for antiemetic prophylaxis in patients undergoing laparoscopic surgery: the effect on emetic symptoms and quality of recovery. Anesth Analg 2006; 102: 1387-93.

PARTE 2
VIDEOCIRURGIA DO APARELHO DIGESTIVO

CAPÍTULO

Esôfago: esofagectomia toracoscópica e laparoscópica

6

GUY-BERNARD CADIÈRE
GIOVANNI DAPRI
JACQUES HIMPENS

INTRODUÇÃO

Desde 1991, realiza-se rotineiramente a esofagectomia no Departamento de Cirurgia Gastrintestinal da Escola Européia de Cirurgia Laparoscópica, Saint-Pierre University Hospital, em Bruxelas, por meio da técnica minimamente invasiva.

Em 2002, nos casos de tumor do esôfago, introduziu-se a posição de decúbito ventral durante a dissecção do esôfago torácico e da linfadenectomia mediastinal por meio da toracoscopia. Dessa forma, consegue-se uma ampla vantagem da gravidade com essa posição. O pulmão, que é parcialmente esvaziado, sempre fica fora da área de dano, o que evita a necessidade de um quarto trocarte. Os nódulos linfáticos aortopulmonares e do esôfago são alcançados com uma visão excelente e precisa, e o sangramento não ofusca o campo operatório, pois o sangue volta para a cavidade peitoral. O tubo gástrico e a linfadenectomia celíaca são realizados com a laparoscopia. A operação termina com a anastomose esogástrica realizada por uma cervicotomia esquerda.

AVALIAÇÃO E PREPARAÇÃO PRÉ-OPERATÓRIA

No trabalho pré-operatório para o câncer do esôfago, o paciente é submetido a uma gastroscopia com biópsia da lesão, um ultra-som endoscópico transoral e uma tomografia computarizada espiral toracoabdominal. Considerando o estágio do tumor, o paciente se beneficia da terapia neo-auxiliar, como foi estabelecido pelos exames complementares. Outros exames pré-operatórios rotineiros, como o radiograma do tórax, exames bioquímicos e a visita do anestesista, são feitos antes da cirurgia.

O paciente nunca é submetido a uma lavagem de estômago antes da operação. Os antibióticos pré-operatórios (cefalosporina de segunda geração) são usados no tempo pós-operatório, dependendo da decisão do cirurgião. Um cateter venoso central é posicionado na veia femoral esquerda, e o outro acesso, na artéria radial esquerda. Um tubo endotraqueal de duplo lúmen é inserido antes de colocar o paciente de bruços.

TÉCNICA OPERATÓRIA

O acesso da esofagectomia mínima invasiva inclui três passos: a toracoscopia na posição debruçada para a mobilização do esôfago torácico e a linfadenectomia mediastinal, a laparoscopia em posição deitado de costas para a linfadenectomia celíaca do tronco e o tubo gástrico e a cervicotomia esquerda para a anastomose esofagogástrica.

Toracoscopia na posição de decúbito ventral

Posição do paciente e dos cirurgiões

O paciente é colocado de bruços depois da aplicação da anestesia geral e da inserção de um tubo endotraqueal de duplo lúmen. O braço direito é colocado na frente e ao lado da cabeça, para se obter um ângulo aberto entre a omoplata e a coluna dorsal. O cirurgião fica em pé no lado direito do paciente, o câmera, a sua esquerda, e o auxiliar, no seu lado direito (Figura 6.1).

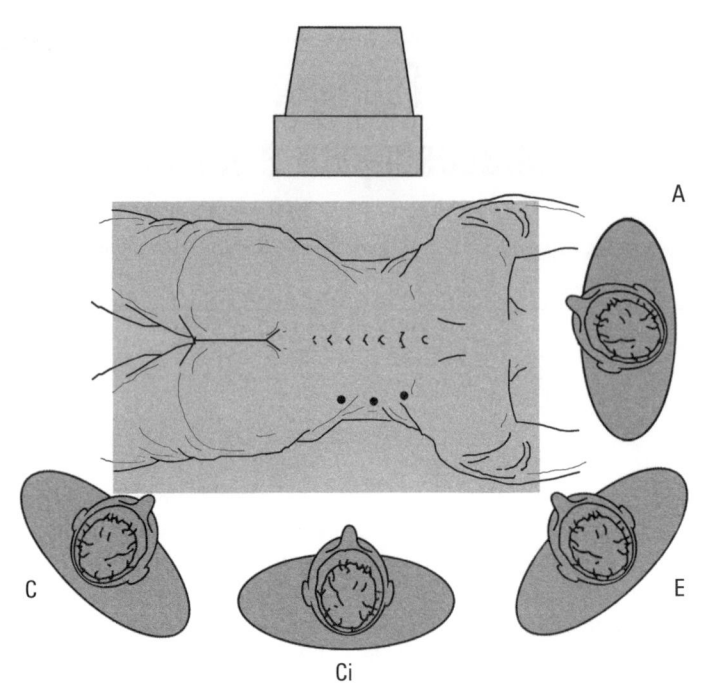

FIGURA 6.1 Toracoscopia em posição de bruços. A posição do paciente e a do corpo cirúrgico. C = câmera, Ci = cirurgião, E = enfermeira, A = anestesista.

Disposição dos trocartes

Três trocartes são necessários para o procedimento (Figura 6.2). Um trocarte de 10 mm para o sistema ótico angulado em 30 graus no 7º espaço intercostal, um segundo trocarte de 5 mm no 9º espaço intercostal para o fórceps e um terceiro trocarte de 5 mm no 5º espaço intercostal para o gancho coagulante. Para se conseguir uma boa exposição, um pneumotórax transitório com CO_2 (6-8 mmHg) é realizado. Posteriormente, o pulmão é deixado parcialmente vazio.

Mobilização da linfadenectomia mediastinal e do esôfago intratorácico

Graças à gravidade, a janela cardiopulmonar recua, e o espaço da dissecção é aberto diretamente. A pleura mediastinal cobrindo o esôfago é incisada, e o esôfago é mobilizado circunferencialmente ao longo da traquéia (Figura 6.3), a aorta descendente (Figura 6.4) indo até o pilar diafragmático direito. Todo o tecido adiposo é separado do pericárdio e da aorta descendente. O arco da veia ázigos é isolado, ligado por pontos de seda 2/0 com clipes e dividido (Figura 6.5). As cadeias paraesofágica, paratraqueal, subcarinal, traqueobronquial bilateral, a artéria pulmonar direita e as veias dos nódulos linfáticos são dissecadas para permanecerem *en bloc* com a amostra cirúrgica (Figura 6.6). Um tubo francês 28 é inserido no 11º espaço intercostal na linha anterior da axila no final dessa etapa.

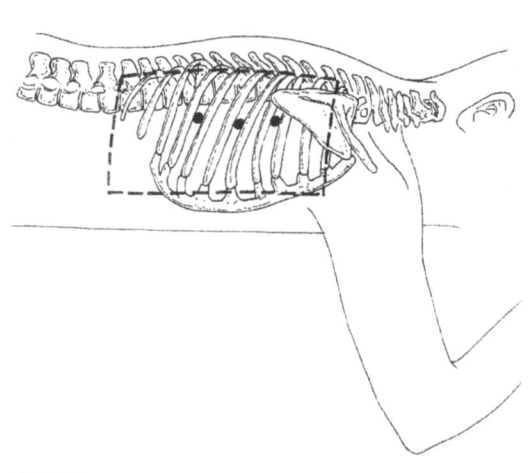

FIGURA 6.2 Toracoscopia em posição de bruços. Disposição dos trocartes no tórax à direita.

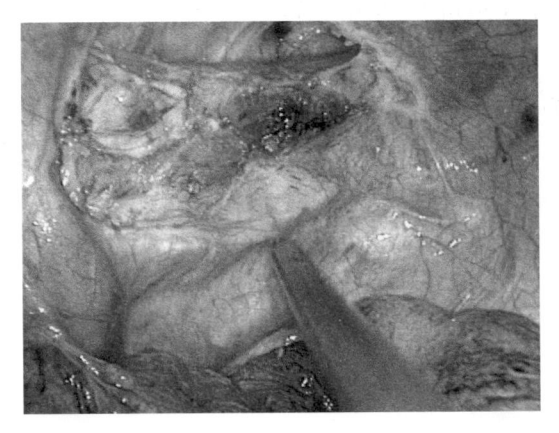

FIGURA 6.3 Esôfago torácico superior. Dissecção atrás da traquéia.

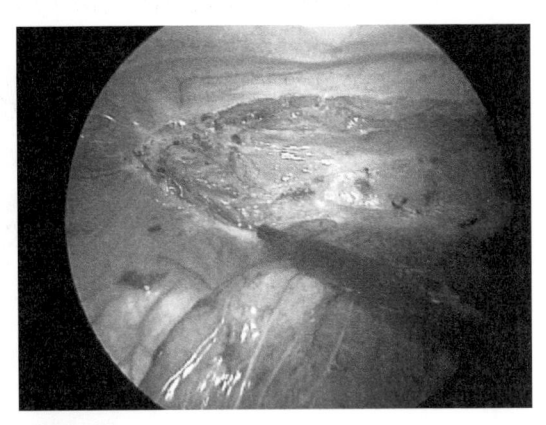

FIGURA 6.4 Esôfago torácico inferior. Dissecção ao longo da aorta.

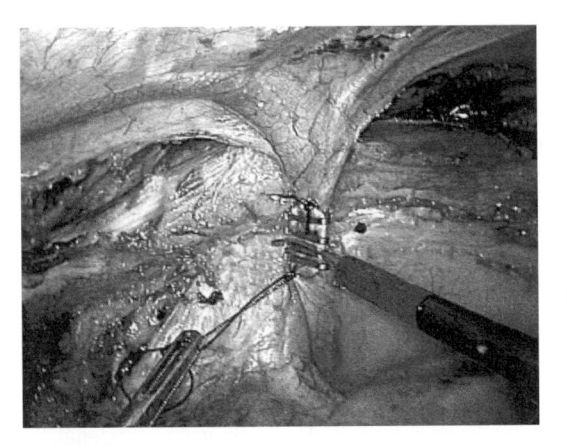

FIGURA 6.5 Veia ázigos seccionada e dissecada.

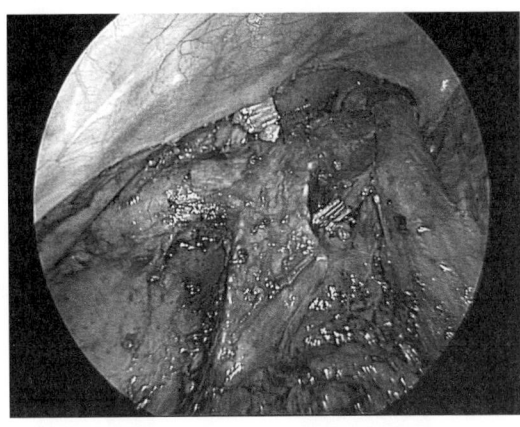

FIGURA 6.6 Aspecto final da linfadenectomia mediastinal.

Laparoscopia na posição de decúbito ventral

Posição do paciente e dos cirurgiões

O paciente é, agora, colocado na posição deitado de costas com as pernas separadas. O cirurgião fica em pé entre as pernas do paciente, o câmera fica no lado direito do paciente, o outro assistente, a sua esquerda, e a instrumentadora, ao lado da perna esquerda do paciente (Figura 6.7). O paciente é coberto para permitir a colocação do trocarte no abdome, bem como uma incisão ao longo do músculo esquerdo esternocleidomastóideo no pescoço.

Disposição dos trocartes

Cinco trocartes são usados. Um trocarte de 10 mm a 2 cm acima do umbigo; um trocarte de 5 mm na linha média-clavicular sob a margem costal esquerda; um trocarte de 12 mm no meio entre os primeiros dois trocartes; um trocarte de 12 mm na linha média-clavicular direita sob a margem costal direita, e um trocarte de 5 mm sob o processo xifóide (Figura 6.8).

Mobilização da ligação esogástrica

A dissecção do epíploon inferior começa à direita da artéria gástrica direita e segue esta em direção ao hilo hepático, movendo-se, então, para o lado esquerdo do fígado até alcançar o pilar direito. Assim, a dissecção da camada anterior do ligamento esofagogástrico e frenogástrico é realizada. Na dissecção do pilar direito, é importante que se consiga uma boa abertura do hiato e se permaneça a uma certa

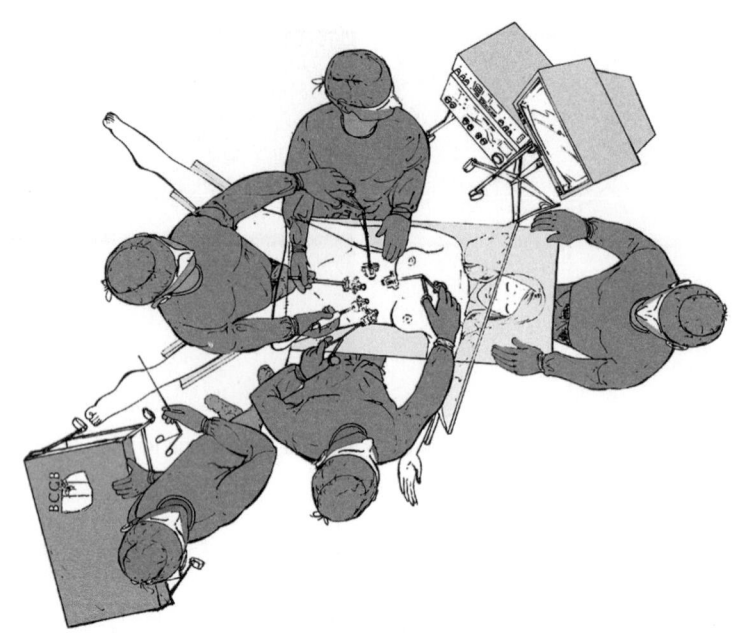

FIGURA 6.7 Laparoscopia e cervicotomia: posição do paciente e do corpo cirúrgico.

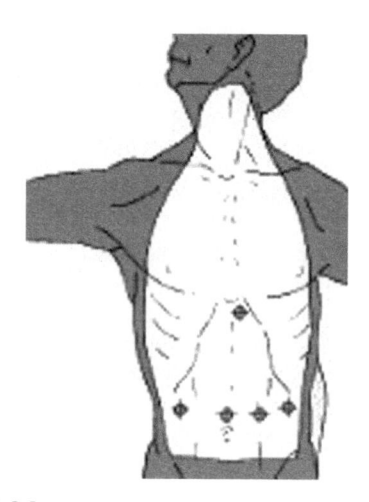

FIGURA 6.8 Laparoscopia: disposição dos trocartes.

distância do tumor. O pilar direito é dissecado até a ponta da aorta (Figura 6.9).

Mobilização da curvatura maior

A dissecção do ligamento gastrocólico e a abertura do retroperitônio são realizadas exatamente na lateral da artéria e da veia gastrepiplóica. O retroperitônio é subseqüentemente aberto na direção do baço, sempre respeitando os vasos gastrepiplóicos. A dissecção do ligamento gastresplênico até a secção anterior do ligamento frenogástrico conclui essa fase do procedimento.

A dissecção subseqüente do retroperitônio é retomada na dissecção da artéria gastroduodenal. O epíploon maior é, então, separado do mesocólon até o ângulo cólico (Figura 6.9). A manobra de Kocher é realizada.

A linfadenectomia celíaca do tronco e a ligação dos vasos gástricos esquerdos

A visualização do limite superior da parte final do pâncreas, do tronco celíaco e a do pedículo hepático é realçada pelo uso de um instrumento (*scope*) angulado em 30 graus, puxando-se o antro gástrico para baixo no lado esquerdo do paciente. A camada peritoneal que se junta à parte final do pâncreas é dissecada com o gancho coagulante (Figura 6.10). Todo tecido linfoglandular desse ponto para a direita é examinado, enquanto preservam-se a artéria gástrica direita e o pedículo hepático.

A esqueletização da veia porta e o pedículo hepático são realizados pelo gancho coagulante. O assistente puxa a gordura perivascular e o tecido lin-

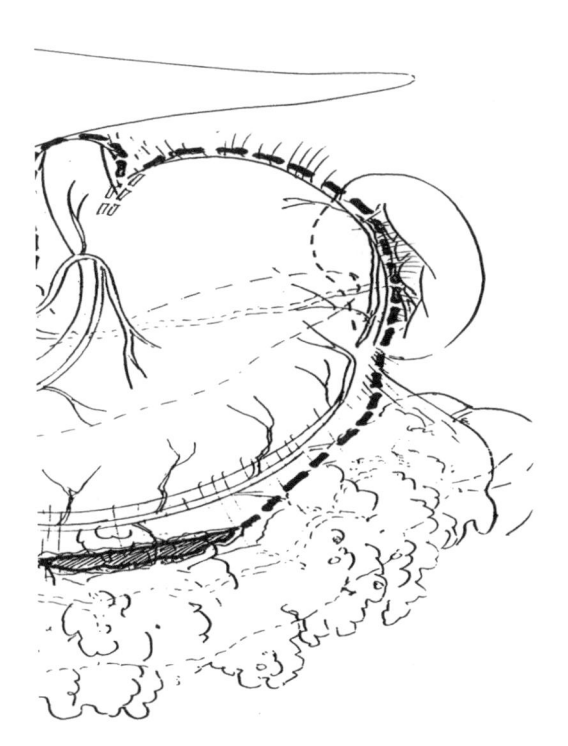

FIGURA 6.9 Mobilização da curvatura menor, da curvatura maior e da junção esogástrica durante a laparoscopia.

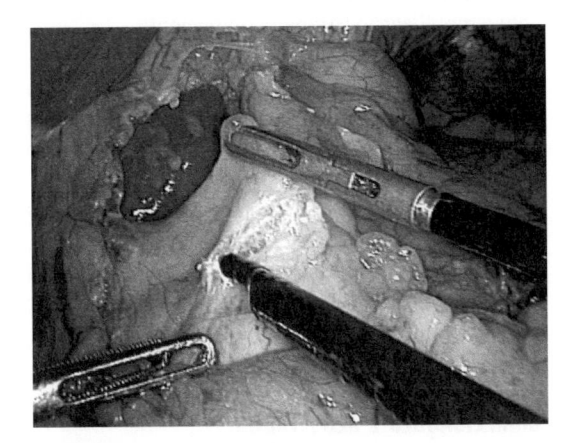

FIGURA 6.10 Começo da linfadenectomia celíaca do tronco.

foglandular para a esquerda do paciente. Uma dissecção cuidadosa da artéria hepática comum indo para cima alcança o tronco celíaco. Os vasos gástricos esquerdos são isolados e divididos entre clipes (Figura 6.11). A dissecção de todo o tecido linfoglandular é completada ao longo da aorta abdominal até que os pilares diafragmáticos sejam alcançados. Uma mobilização completa do estômago agora está completa.

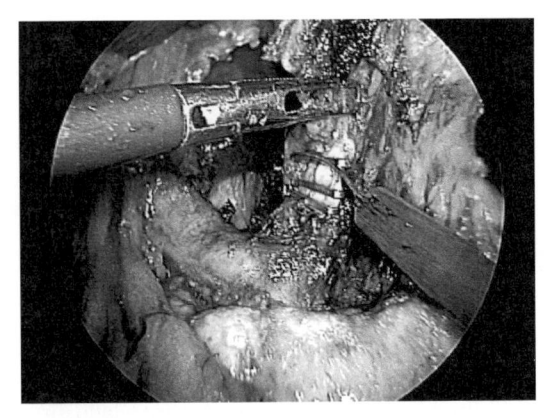

FIGURA 6.11 Secção esquerda dos vasos gástricos.

Tubo gástrico

A intubação é delineada por meio de uma marcação superficial do estômago. A intubação é realizada por meio de muitas aplicações de um grampeador linear. O disparo inicial do grampeador começa no nível da "pata de ganso" perpendicular à curvatura inferior. Outros disparos são colocados paralelos à curvatura maior. A secção é mantida incompleta e termina aproximadamente a 4 cm distal do ápice do fundo do órgão (Figura 6.12). A linha do grampeador é reforçada por pontos de seda 2/0 separados.

Dissecção intramediastinal

Uma frenotomia vertical é realizada no ápice dos pilares crurais. Os limites da dissecção mediastinal são os seguintes: anterior, o pericárdio e a veia pulmonar inferior esquerda; no lado esquerdo, a pleura esquerda; no lado direito, a pleura direita; posterior, a aorta. No caso do câncer do cárdia, as pleuras me-

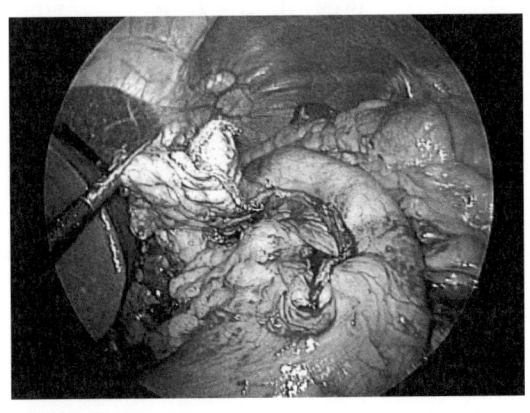

FIGURA 6.12 Criação do tubo gástrico.

diastinais são ressecadas. Caso seja necessário, o ligamento pulmonar inferior direito será seccionado. Uma dissecção cuidadosa é feita pelo gancho coagulante ou ultra-sônico até que a dissecção intratorácica anterior seja alcançada.

Cervicotomia esquerda

Posição do paciente e dos cirurgiões

O paciente permanece na posição ginecológica, e o pneumoperitônio é esvaziado. A cabeça do paciente é hiperestendida e virada para o lado direito. Uma incisão é feita lateral ao músculo esternocleidomastóideo esquerdo (Figura 6.13).

Recuperação da amostra e a anastomose esofagogástrica

O músculo omoióideo é identificado e seccionado. As superfícies das divisões são facilmente encontradas, pois já tinham sido começadas pelo pneumomediastino. O esôfago é mobilizado no seu lado posterior esquerdo até que o cirurgião possa inserir a mão no mediastino superior posterior, alcançando o espaço cervicomediastinal. A face anterior do esôfago é separada pela membrana traqueal até que a dissecção intratorácica seja alcançada.

A elevação do esôfago contendo a massa tumoral (protegido por um saco plástico) é conseguida sob o controle laparoscópico. Uma anastomose esofagogástrica lado a lado totalmente mecânica é realizada usando-se três disparos do mesmo grampeador usado para o tubo gástrico. O primeiro disparo é realizado com a inserção do grampeador linear no esôfago proximal e no estômago distal. Os outros dois grampos fecham as pontas do primeiro e permitem o isolamento da amostra cirúrgica.

O procedimento termina com a colocação de um dreno no pescoço e no hiato abdominal.

CUIDADOS E ORIENTAÇÕES PÓS-OPERATÓRIAS

Depois da operação, o paciente é monitorado na unidade de tratamento intensivo por 24 horas ou mais. O tubo nasogástrico é removido no final do procedimento. A prevenção de uma trombose venosa aguda começa na noite do dia da operação e pára com a mobilização completa do paciente.

Quando o paciente está bem, ele vai para a enfermaria. No 5º dia pós-operatório, a ingestão de bário é feita, e a dieta líquida começa. No 7º dia, os drenos no hiato e no pescoço são mobilizados e retirados no dia posterior.

Depois da alta hospitalar, o paciente é acompanhado por um nutricionista e um gastrenterologista. Geralmente, uma dieta semilíquida começa um mês após a cirurgia. Se necessária, uma terapia auxiliar começa depois de um mês da operação.

COMPLICAÇÕES E RESULTADOS

Entre 30 de outubro de 2002 e 31 de agosto de 2005, no Saint-Pierre University Hospital, 15 pacientes (12 homens e 3 mulheres) se submeteram a esse procedimento para o câncer esofágico. A idade média era de 60,4 anos (37-86 anos).

No trabalho pré-operatório, o tumor foi localizado no esôfago cervical em 1 paciente, no esôfago médio em 3 pacientes, no esôfago inferior em 6 pacientes e na junção esogástrica em 5 pacientes. A biópsia pré-operatória demonstrou um carcinoma escamoso da

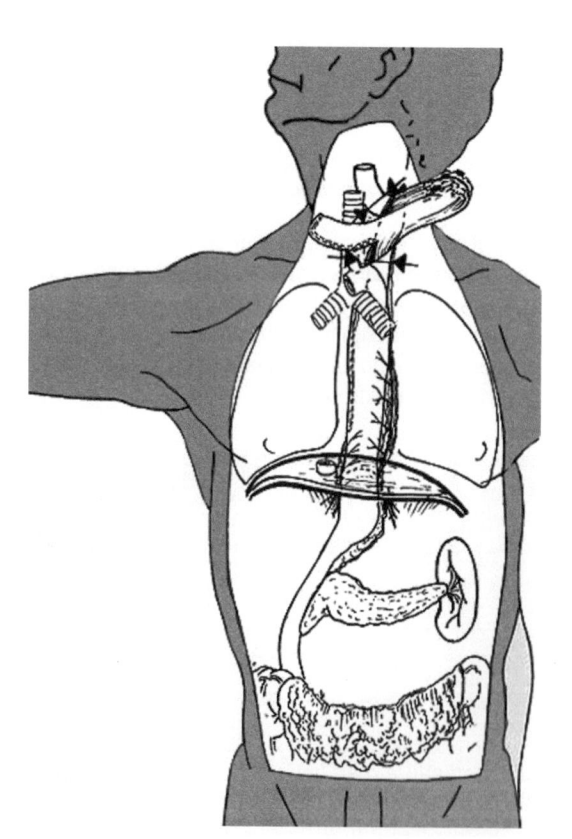

FIGURA 6.13 Cervicotomia: visão final do procedimento.

célula em 7 pacientes e uma displasia de alto grau com carcinoma *in situ* em 1 paciente. O estágio do tumor endoscópico pré-operatório, definido pela classificação da International Union Committee on Cancer, foi 0 em dois casos, I em três casos, IIa em cinco casos, IIb em dois casos, III em três casos.

O tempo médio total operatório foi de 377,1 minutos (300-540 minutos). A média total perioperatória de perda de sangue foi de 889,3 mL (125-2.400 mL). As complicações pré-operatórias incluíam a conversão à toracotomia em um paciente e uma esplenectomia em outro. A morbidez médica pós-operatória foi de 1 falha respiratória, 1 trombose venosa aguda, 1 pneumonia, 2 necroses traqueais e 3 paralisias laríngeas temporárias. A morbidez cirúrgica pós-operatória incluiu 4 aberturas na esofagogastrostomia, 1 abertura cólica, 2 hérnias hiatais gigantes.

A média de permanência pós-operatória no tratamento intensivo foi de 5 dias (1-180 dias), e a média de estada hospitalar total foi de 14 dias (7-480 dias).

No exame histológico, as margens de todas as amostras estavam livres, e o número médio de nódulos linfáticos encontrado foi 4 mediastinal/periesofágicos (2-13), 10 celíaco/perigástricos (3-22).

A morbidez inicial foi de 0%. Depois de um acompanhamento comum de 19,1 meses (8-34 meses), o percentual total de sobrevivência foi de 53,3% de pacientes, os quais estão livres da doença. Nenhum refluxo gastroesofágico significativo foi registrado, e, em quatro pacientes, a estenose da esofagogastrostomia foi observada.

DISCUSSÃO

A situação anatômica do esôfago implica um dano colateral considerável quando se quer alcançar o órgão-alvo durante a toracotomia e a laparotomia. Devido à anatomia, a própria abordagem (toracotomia e laparotomia) bem como a condição geral muitas vezes debilitada do paciente são responsáveis pela morbidez significativa. O caráter minimamente invasivo da laparoscopia diminui o trauma parietal e por conseqüência, teoricamente, a morbidez. Abordagens diferentes e minimamente invasivas foram descritas, por exemplo, a esofagectomia toracoscópica ou transiatal (1-23).

A esofagectomia realizada com o paciente na posição de bruços foi relatada por Cuschieri e colaboradores (1) desde 1992. Essa posição permite uma abordagem mais direta a janela aortopulmonar, sob excelente visão e circunstâncias ergonômicas. A dissecção das estruturas hiliares e o desempenho da linfadenectomia parecem mais diretos. Nessa técnica, o pulmão, que é parcialmente esvaziado, fica fora de um possível dano, pois a gravidade e a conseqüente morbidez pulmonar ficam reduzidas. O paciente suporta bem o pneumotórax. Uma vez que a retração não é necessária, não são necessários mais do que três trocartes. O sangramento pequeno a moderado confirma a dissecção esofágica precisa realizada com essa técnica, e, graças à gravidade, o sangramento não ofusca o campo operatório.

A toracoscopia melhora a visualização, e os movimentos dos instrumentos são mais precisos e delicados devido à posição ergonômica. A linfadenectomia mediastinal e paraesofágica parece ser precisa como foi confirmado por Leibman e colegas (2). O procedimento toracoscópico não diminui o risco de complicações respiratórias, mas melhora a mortalidade pós-operatória no hospital (3, 4). Dois dos pacientes apresentaram uma necrose traqueal devido a uma dissecção esofágica mais perto da parede membranosa dorsal da traquéia feita com o gancho coagulante. O risco de ferimento das vias respiratórias mais importante também apareceu depois da técnica transiatal (5). Na série avaliada pelos autores, esta continua sendo a complicação pós-operatória mais importante, e é preciso manter a dissecção esofágica a uma certa distância da traquéia.

O segundo passo do procedimento (laparoscopia) está bem documentado com uma técnica aberta ou auxiliada manualmente (6, 7). Apesar da falta de documentação, supõe-se que realizá-lo por meio da laparoscopia pode trazer todos os benefícios da abordagem mininvasiva para o paciente (excelente visão do campo operatório, trauma mínimo, cicatrizes pequenas, dor pós-operatória inferior) (8). A visão realçada e o ângulo de 30 graus do videoscópio permitem que o cirurgião realize uma linfadenectomia celíaca precisa, resultando ao menos no mesmo número de nódulos descobertos em uma cirurgia aberta (2).

O último passo do procedimento (cervicotomia) permite a realização da anastomose. Depois de obter experiência, padronizou-se esse tipo de anastomose totalmente mecânica com o aparecimento de uma abertura (*leak*) pós-operatória em 4 pacientes. Santos e colegas (9) relataram uma hospitalização reduzida e poucas complicações anastomóticas depois desse tipo de anastomose, se comparada ao método de sutura manual completo ou parcial. Entretanto, uma metanálise mais antiga relatada (10) considerou cinco tentativas aleatórias controladas de uma anastomose grampeada *versus* uma sutura manual, sintetizando os resultados semelhantes em termos de resultados anastomóticos (aberturas e estenoses) com uma morbidez operatória crescente para a técnica grampeada (p = 0,05).

CONCLUSÃO

A toracoscopia realizada com o paciente em posição debruçada melhora a visualização e a precisão da dissecção esofágica e a linfadenectomia mediastinal. A laparoscopia combina as crenças conhecidas da abordagem mininvasiva e a linfadenectomia celíaca precisa.

REFERÊNCIAS

1. Cuschieri A, Shimi S, Banting S. Endoscopic oesophagectomy through a right thoracoscopic approach. J R Coll Surg Edinb 1992; 37: 7-11
2. Leibman S, Smithers BM, Gotley DC, Martin I, Thomas J. Minimally invasive esophagectomy, short- and long-term outcomes. Surg Endosc 2006; 20: 428-33.
3. Shiraishi T, Kawahara K, Shirakusa T, Yamamoto S, Maekawa T. Risk analysis in resection of thoracic esophageal cancer in the era of endoscopic surgery. Ann Thorac Surg 2006; 81: 1083-9.
4. Luketich JD, Alvelo-Tivera M, Buenaventura PO, et al. Minimally invasive esophagectomy: outcomes in 222 patients. Ann Surg 2003; 238: 486-94.
5. Hulscher JB, ter Hofstede E, Kloek J, Obertop H, De Haan P, Van Lanschot JJ. Injury to the major airways during subtotal esophagectomy: incidence, management, and sequelae. J Thorac Cardiovasc Surg 2000; 120: 1093-6
6. Palanivelu C, Prakash A, Senthilkumar R, et al. Minimally invasive esophagectomy: thoracoscopic mobilization of the esophagus and mediastinal lymphadenectomy in prone position: experience of 130 patients. J Am Coll Surg 2006; 203: 7-16.
7. Martin DJ, Bessell JR, Chew A, Watson DI. Thoracoscopic and laparoscopic esophagectomy: initial experience and outcomes. Surg Endosc 2005; 19: 1597-601.
8. Avital S, Zundel N, Szomstein S, Rosenthal R. Laparoscopic transhiatal esophagectomy for esophageal cancer. Am J Surg 2005; 190: 69-74.
9. Santos RS, Raftopoulos Y, Singh D, et al. Utility of total mechanical stapled cervical esophagogastric anastomosis after esophagectomy: a comparison to conventional anastomotic techniques. Surgery 2004; 136: 917-25.
10. Urschel JD, Blewett CJ, Bennett WF, Miller JD, Young JE. Handsewn or stapled esophagogastric anastomoses after esophagectomy for cancer: metanalysis of randomized controlled trials. Dis Esophagus 2001; 14: 212-7.

BIBLIOGRAFIA

Bizekis C, Kent MS, Luketich JD, et al. Initial experience with minimally invasive Ivor Lewis esophagectomy. Ann Thorac Surg 2006; 82: 402-6.

Bonavina L, Incarbone R, Bona D, Peracchia A. Esophagectomy via laparoscopy and transmediastinal endodissection. J Laparoendosc Adv Surg Tech A 2004; 14: 13-6.

Costi R, Himpens J, Bruyns J, Cadière GB. Totally laparoscopic transhiatal oesophago-gastrectomy without thoracic or cervical access: the least invasive surgery for adenocarcinoma of the cardia. Surg Endosc 2004; 18: 629-32.

DePaula AL, Hashiba K, Ferreira EA, et al. Laparoscopic transhiatal esophagectomy with esophagogastroplasty. Surg Laparosc Endosc 1995; 5: 1-5.

Gossot D, Fourquier P, Celerier M. Thoracoscopic esophagectomy: technique and initial results. Ann Thorac Surg 1993; 56: 667-70.

Hulscher JB, Tijssen JG, Obertop H, Van Lanschot JJ. Transthoracic versus transhiatal resection for carcinoma of the esophagus: a meta-analysis. Ann Thorac Surg 2001; 72: 306-13.

Law S, Fok M, Chu KM, Wong J. Thoracoscopic esophagectomy for esophageal cancer. Surgery 1997; 122: 8-14.

McAnena OJ, Rogers J, Williams NS. Right thoracoscopically assisted oesophagectomy for cancer. Br J Surg 1994; 81: 236-8.

Nguyen NT, Roberts P, Follette DM, et al. Thoracoscopic and laparoscopic esophagectomy for benign and malignant disease: lessons learned from 46 consecutive procedures. J Am Coll Surg 2003; 197: 902-13.

Osugui H, Takemura M, Higashino M, Takada N, Lee S, Kinoshita H. A comparison of video-assisted thoracoscopic oesophagectomy and radical lymph node dissection for squamous cell cancer of the oesophagus with open operation. Br J Surg 2003; 90: 108-13.

Rindani R, Martin CJ, Cox MR. Transhiatal versus Ivor-lewis oesophagectomy: is there a difference? Aust N Z J Surg 1999; 69: 187-94.

Smithers BM, Gotley DC, McEwan D, Martin I, Bessell J, Doyle L. Thoracoscopic mobilization of the esophagus: a 6 years experience. Surg Endosc 2001; 15: 176-82.

Watson DI, Davies N, Jamieson GG. Totally endoscopic Ivor Lewis esophagectomy. Surg Endosc 1999; 13: 293-7.

CAPÍTULO

Esôfago: hérnia hiatal e doença do refluxo gastresofágico

7

RICHARD RICACHENEVSKY GURSKI
BERNARDO SILVEIRA VOLKWEIS

INTRODUÇÃO

A doença do refluxo gastresofágico (DRGE) é uma doença crônica caracterizada pelo refluxo patológico do conteúdo gástrico e/ou gastroduodenal para o esôfago. Apresenta elevada prevalência, com pico de incidência dos 30 aos 40 anos, sendo responsável por uma das queixas mais freqüentes dos pacientes com sintomas digestivos.

Mesmo em pessoas assintomáticas, uma certa quantidade de refluxo ácido ocorre sob condições fisiológicas, particularmente após as refeições. Aproximadamente 40% da população norte-americana experimentam pirose pelo menos uma vez ao mês, 14% semanalmente, e 7% diariamente. Esses episódios de refluxo ácido fisiológico não produzem sintomas nem ocasionam alterações histológicas esofágicas. No entanto, a mudança na composição de tais episódios, ou o aumento do volume do refluxo ou da sua freqüência, pode promover o surgimento de sintomas significativos e até mesmo provocar danos teciduais à mucosa esofágica, caracterizando dessa forma a DRGE.

A fisiopatologia da DRGE consiste na presença de um esfíncter esofágico inferior (EEI) deficiente. Acredita-se que a hérnia hiatal seja fator etiológico associado, podendo contribuir para a incompetência dos mecanismos anti-refluxo. Considerada por muitos autores como o fator etiológico primário da DRGE, a hérnia hiatal possui uma incidência entre a população normal de até 15%, em comparação com a incidência de 63-94% nos pacientes com esofagite.

HÉRNIA HIATAL

Há três tipos de hérnia hiatal (Figura 7.1):

1. Hérnia deslizante ou Tipo I, onde a junção gastresofágica migra cefalicamente através do hiato esofágico;

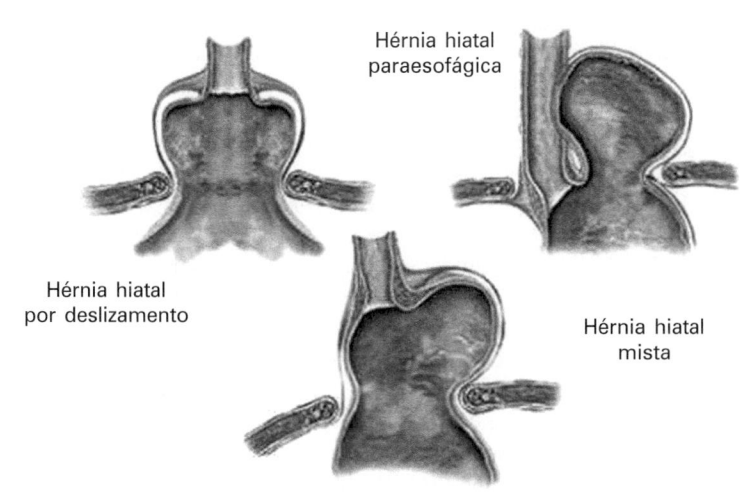

FIGURA 7.1 Tipos de hérnia hiatal.

2. Hérnia paraesofágica ou Tipo II, caracterizada pela herniação do fundo gástrico para dentro do tórax sem alterar o posicionamento da junção gastroesofágica;
3. Hérnia mista ou Tipo III, quando tanto a junção gastresofágica como o fundo gástrico migram através do hiato esofágico.

A hérnia hiatal deslizante produz alterações importantes na fisiologia digestiva alta, uma vez que compromete a integridade funcional da junção gastresofágica, podendo resultar em DRGE. A hérnia paraesofágica, embora tenda a crescer com o tempo, podendo eventualmente permitir a migração de todo o estômago para a cavidade torácica, possui poucos efeitos sobre a fisiologia da junção gastresofágica, mas pode resultar em graves complicações, como vôlvulo ou encarceramento gástrico e até mesmo ulceração e perfuração do estômago com conseqüente mediastinite. A hérnia mista, por sua vez, possui características dos dois primeiros tipos e pode apresentar quadros clínicos semelhantes a ambos.

Manifestações clínicas da DRGE

O principal sintoma relacionado à DRGE é a sensação de queimação retroesternal ou pirose, presente em mais de 60% dos casos. O segundo sintoma mais prevalente é a regurgitação, que deve ser distinguida do vômito por não ser precedida de náuseas nem acompanhada de contração abdominal. Disfagia é mais comumente referida por pacientes com esofagite grave ou Barrett; odinofagia e salivação excessiva também são sintomas referidos por esses pacientes. A disfagia é um dos sintomas de alerta dentro do aparelho digestivo e sempre deve ser investigada assim que referida. Quando de forma crônica, a DRGE pode apresentar quadros sintomáticos que se assemelham à *angina pectoris*. Dor torácica, rouquidão, tosse crônica e infecções respiratórias de repetição são sintomas atípicos que também podem ser decorrentes da DRGE. Outros sintomas ainda podem estar relacionados com DRGE, como plenitude, saciedade precoce, náuseas, soluço e eructação.

A gravidade da DRGE não está relacionada aos sintomas. A quantidade de conteúdo refluído para dentro do esôfago, o tempo de permanência da secreção em contato com a mucosa esofágica e a suscetibilidade dessa ao refluxo são fatores determinantes da evolução da doença. A capacidade do esôfago de impulsionar o suco gástrico de volta para o estômago (*esophageal clearance*) e a composição do refluxo, associado ao tempo de exposição, são os principais fatores que podem influenciar na gravidade da DRGE. A evolução da doença leva ao surgimento de complicações morfológicas como a esofagite grave, a ulceração esofágica, a estenose e o desenvolvimento de esôfago de Barrett, bem como às complicações funcionais como a motilidade esofágica ineficaz e outras alterações motoras do esôfago.

A ulceração esofágica é um indicativo de doença avançada. Usualmente acomete a junção escamocolunar, e, embora dois terços dos pacientes com esse tipo de complicação possam se curar com o tratamento medicamentoso, o processo de cicatrização pode ser acompanhado de estenose. O grupo de risco mais propenso a desenvolver estenose é constituído de pacientes mais velhos, com história de DRGE de longa data, hérnia hiatal moderada a grande, e que apresentam dados manométricos evidenciando pressões de EEI significativamente menores e comprometimento da motilidade esofágica.

O esôfago de Barrett, definido como a presença de epitélio esofágico colunar visível à endoscopia digestiva contendo metaplasia intestinal à análise histopatológica, representa um grau avançado da doença, acometendo 8-20% dos pacientes com DRGE. Freqüentemente associado à hérnia hiatal grande e ao encurtamento esofágico, o esôfago de Barrett possui natureza pré-maligna, implicando um risco aumentado para o desenvolvimento do adenocarcinoma esofágico. O risco anual estimado varia de 0,2-2% e é 30-125 vezes maior do que o da população normal.

Diagnóstico

O diagnóstico da DRGE quando baseado apenas nos sintomas típicos (pirose e/ou regurgitação) nem sempre apresenta altos graus de sensibilidade e especificidade. Uma vez que tais sintomas, embora sugestivos, não são específicos dessa doença, o diagnóstico deve considerar a presença desses sintomas e procurar associá-los a achados endoscópicos, radiológicos e fisiológicos sugestivos de refluxo gastresofágico e a exames que possam estabelecer uma correlação entre sintomas e exposição esofágica patológica ao refluxo.

A endoscopia digestiva alta é essencial frente ao paciente com suspeita de DRGE. Além de identificar e quantificar, quando presente, os graus de lesão esofágica, permite ainda reconhecer complicações decorrentes da DRGE, como ulceração, estenose e esôfago de Barrett, e ainda outras alterações que podem estar relacionadas com a queixa do paciente, como úlcera péptica, hérnia hiatal, anel de Schatzki e até mesmo carcinoma de esôfago. Entretanto, 40-50% dos pacientes com sintomas de refluxo não apresentam alterações na mucosa esofágica, sendo necessário prosseguir a investigação.

O esofagograma baritado também faz parte da avaliação, podendo auxiliar no diagnóstico da hérnia hiatal, na demonstração de estenoses e na avaliação do comprimento esofágico, uma vez que o encurtamento do esôfago é sinal de doença avançada e pode comprometer o resultado cirúrgico, determinando maior incidência de recidiva pós-operatória.

Considerada o exame padrão-ouro para o diagnóstico de DRGE, a pHmetria esofágica de 24 horas teve as suas vantagens e aplicabilidade clínica demonstradas por Jonhson e DeMeester em 1973, possuindo hoje os maiores índices de sensibilidade e especificidade diagnósticas. A análise de seus seis componentes pHmétricos (Tabela 7.1) fornece dados quantitativos que permitem avaliar a freqüência dos episódios de refluxo (número total de episódios de refluxo), a duração da exposição ácida à mucosa esofágica (porcentagem de tempo em que o pH esofágico foi menor do que quatro durante as 24 horas, durante o período em que o paciente esteve na posição supina, em ortostatismo e no total) e a capacidade esofágica de eliminar o refluxato (número de episódios em que o pH permaneceu abaixo de quatro por 5 ou mais minutos e o episódio de refluxo mais longo), o chamado *clearance esofágico*. Os dados obtidos são quantificados de acordo com um sistema de escore (*DeMeester score*), que possui como valor limite o índice 14,7. Resultados pHmétricos com valores superiores a esse indicam uma pHmetria esofágica positiva e a presença de refluxo gastresofágico patológico.

Tratamento

Pacientes com doença não-complicada podem receber tratamento clínico inicial por 6-8 semanas, preferencialmente com inibidores da bomba de prótons (IBP). Apesar de a maioria dos pacientes apresentar uma boa resposta ao tratamento medicamentoso, estudos têm demonstrado uma taxa de recidiva dos sintomas de 42-54% em 6-12 meses entre aqueles que fazem uso de bloqueadores H2, e de 11-33% com o uso de baixas doses de IBP, sendo necessário o emprego de doses cada vez maiores.

O tratamento medicamentoso como primeira medida permite identificar pacientes com doença leve que eventualmente se tornam assintomáticos e que não necessitarão de terapia por longo prazo e, portanto, não apresentam indicação cirúrgica em um primeiro momento. Pacientes com boa resposta ao tratamento com IBP constituem fator preditivo positivo para bom resultado com tratamento cirúrgico, caso esse seja indicado. Por outro lado, pacientes que não apresentam boa resposta ao tratamento clínico inicial podem ter seus sintomas associados a outra doença ou apresentar doença em fase mais avançada, indicando necessidade de reavaliação diagnóstica, estudos subseqüentes e probabilidade de resultados cirúrgicos inferiores para esse subgrupo de pacientes.

Allison realizou o primeiro reparo cirúrgico para a DRGE em 1951, considerado como marco para a cirurgia anti-refluxo. A partir de 1956, quando Nissen descreveu um dos primeiros tratamentos eficazes para a DRGE, inúmeras técnicas cirúrgicas surgiram como alternativas para o tratamento cirúrgico da DRGE, com relatos progressivos de resultados cada vez melhores da cirurgia anti-refluxo.

O tratamento laparoscópico da DRGE foi inicialmente descrito por Dallemagne, em 1991. A demonstração dos melhores resultados do tratamento cirúrgico em relação ao medicamentoso e da factibilidade da cirurgia anti-refluxo pelo método laparoscópico impulsionaram a indicação do método como escolha para o tratamento definitivo da DRGE. Estudos subseqüentes relatando a eficácia, a segurança, a

Tabela 7.1

pHmetria esofágica de 24 horas

Refluxo ácido	Normal
Tempo pH < 4 (%)	
Total	< 4,2
Ortostático	< 6,3
Supino	< 1,2
Nº de episódios	< 50
Nº de episódios de duração > 5 min	< 3
Duração do episódio mais longo (min)	< 9
Escore de DeMeester	≤ 14,7

curta internação hospitalar, o rápido retorno às atividades e os bons resultados pós-operatórios são hoje responsáveis pelo aumento da freqüência com que os pacientes e médicos têm escolhido a fundoplicatura laparoscópica como terapia definitiva para a DRGE.

A cirurgia anti-refluxo está indicada nas seguintes situações:

1. pacientes com sintomas típicos importantes, com necessidade de uso freqüente ou contínuo da medicação, boa resposta ao tratamento medicamentoso, porém insatisfeitos com dependência da medicação e com desejo de realizar o tratamento cirúrgico;
2. doença complicada (úlcera, estenose) ou progressiva, caracterizada por sintomas progressivos com necessidade de doses mais elevadas da medicação;
3. pacientes com esôfago de Barrett;
4. sintomas atípicos e pHmetria de 24 horas revelando refluxo ácido patológico no esôfago proximal;
5. pacientes com hérnia hiatal grande tipo I;
6. pacientes com hérnia paraesofágica.

Tabela 7.2

Avaliação pré-operatória

Esofagogastroduodenoscopia
  Mede o comprimento esofágico
  Determina a posição do EEI
  Complicações da DRGE

Esofagograma
  Define hérnia hiatal
  Identifica refluxo gastresofágico
  Avalia o tamanho do esôfago
  Complicações da DRGE
  Diagnóstico diferencial

pHmetria de 24 horas
  Diagnóstico de refluxo patológico
  Avalia *clearance* esofágico

Manometria esofágica
  Eficiência do EEI
  Contratilidade esofágica
  Diagnóstico diferencial

Avaliação pré-operatória

A manometria esofágica é indispensável na investigação pré-operatória do paciente candidato à cirurgia, com o objetivo de avaliar o EEI, o corpo esofágico e o esfíncter esofágico superior (Tabela 7.2), a fim de definir o tipo de cirurgia que será realizada, bem como no diagnóstico diferencial de outras doenças esofágicas que podem apresentar manifestação semelhante ou concomitante à DRGE. O EEI é estudado em relação à pressão de repouso, ao comprimento total, ao comprimento abdominal e ao relaxamento. Alterações típicas da DRGE são a hipotonia do EEI (< 6 mmHg) e diminuição do comprimento total (< 2 cm) e abdominal (< 1 cm). Existe correlação entre a gravidade da doença e a incompetência do EEI. O corpo esofágico é estudado em relação a peristalse e pressões. A motilidade esofágica ineficaz pode ocorrer como resultado da DRGE de longa evolução e é caracterizada por menos de 50% de ondas eficazes e/ou pressão média no terço distal menor do que 30 mmHg. Pacientes com motilidade esofágica ineficaz apresentam doença em estágio mais avançado e possuem risco aumentado de manifestarem disfagia após a realização de uma fundoplicatura. Nesses casos, deve-se considerar a realização de fundoplicatura parcial, conforme o grau de dismotilidade do corpo esofágico. A manometria esofágica permite também, como exposto anteriormente, a identificação de outros distúrbios de motilidade como esclerodermia, esôfago em quebra-nozes (*nutcracker*), acalasia ou espasmo difuso esofágico.

Em relação ao diagnóstico da DRGE, pacientes com sintomas típicos, esofagite endoscópica e boa resposta ao tratamento medicamentoso podem dispensar a realização da pHmetria de 24 horas. Esse exame, entretanto, é de grande importância na maioria dos pacientes, permitindo a confirmação do diagnóstico com elevada sensibilidade e especificidade, além de melhor caracterizar a doença e sua intensidade, fornecendo informações importantes para o seu prognóstico e predição de resposta terapêutica.

Técnica cirúrgica

A cirurgia anti-refluxo é um procedimento complexo que requer treinamento prolongado e habilidades laparoscópicas avançadas. Os detalhes nas diversas etapas do procedimento são fundamentais para bons resultados, pois algumas complicações podem decorrer da imperfeição técnica e comprometer a eficácia do procedimento, resultando em complicações de difícil manejo e bastante desagradáveis para o paciente e o cirurgião.

Posicionamento e colocação dos trocartes

Sob anestesia geral, o paciente é posicionado em litotomia com leve flexão dos quadris e joelhos e posição de Trendelemburg reversa. Utilizam-se 5 trocartes de 10 mm, o primeiro na região periumbilical (ligeiramente acima e à esquerda da cicatriz umbilical) para a ótica de 30°, um no epigástrio para o afastador de fígado, 2 nos hipocôndrios direito e esquerdo respectivamente para a dissecção e 1 no flanco esquerdo para a tração do fundo gástrico (Figura 7.2).

Dissecção do hiato e herniorrafia hiatal

Após a revisão da cavidade, é colocada uma sonda orogástrica de Fouchet (30-60 F). O procedimento é preferencialmente realizado com bisturi ultra-sônico. A etapa inicial consiste na dissecção e exposição do esôfago abdominal, pilares direito e esquerdo e abertura da "janela" retroesofágica, a qual permitirá a passagem da válvula posteriormente. Obtendo-se tração adequada do fundo gástrico em sentido caudal e para a esquerda, inicia-se com a abertura do ligamento gastrepático, preservando o ramo hepático do vago, sempre que possível, e desde que não implique maior dificuldade técnica.

Uma artéria hepática aberrante pode estar presente no ligamento gastrepático, e duas situações devem ser distinguidas: artéria hepática acessória e artéria hepática reposicionada. A artéria hepática reposicionada consiste no único suprimento sangüíneo para o lobo esquerdo e deve ser preservada. A artéria hepática acessória é dispensável à irrigação hepática e pode ser ligada com clipes e seccionada, facilitando bastante a dissecção. A diferenciação entre a artéria hepática reposicionada e a acessória pode ser difícil, sendo recomendada nesses casos sua preservação.

Segue-se a abertura do ligamento frenoesofágico com exposição da face anterior do esôfago abdominal, identificando e preservando o nervo vago anterior. Os pilares direito e esquerdo são dissecados e expostos pela liberação dos ligamentos frenoesofágicos, com identificação adequada e preservação do nervo vago posterior. A dissecção dos pilares deve prosseguir caudalmente até a união dos mesmos, quando formam um "V". Os ligamentos frenoesofágico e frenogástrico podem ser completamente liberados, então, pelo lado esquerdo, tracionando-se o estômago em direção caudal e para a direita, até a exposição ampla do pilar esquerdo.

Volta-se, então, para a exposição inicial, dissecando-se entre o pilar esquerdo e a junção esofagogástrica, criando um espaço progressivamente maior, obtendo-se o cuidado para não lesar o nervo vago posterior, até se abrir uma janela ampla, de tamanho adequado para a realização da hiatoplastia, e passagem livre do fundo gástrico posteriormente na construção da válvula.

O esôfago abdominal deve ser dissecado no nível do hiato até que se tenha um comprimento ade-

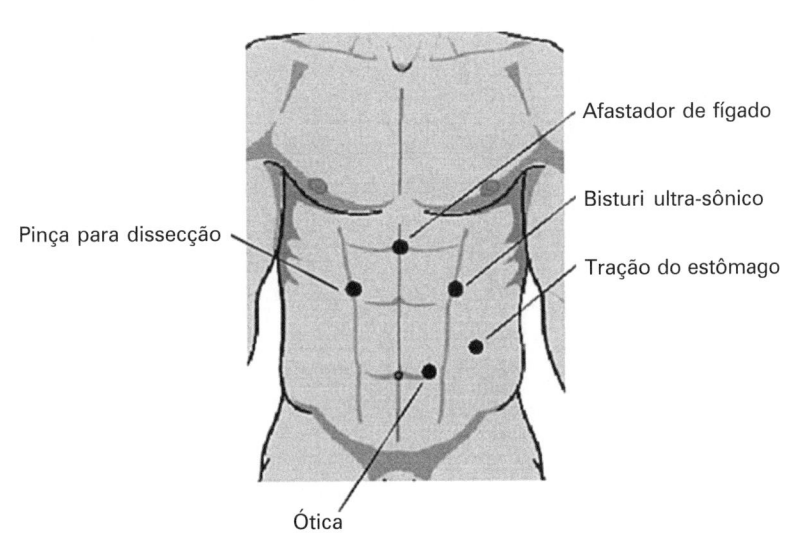

FIGURA 7.2 Posicionamento dos trocartes.

quado de esôfago abdominal para a confecção de uma válvula sem tensão. Deve-se realizar uma liberação maior nos casos de encurtamento esofágico. A dissecção do esôfago no nível do hiato em direção ao mediastino posterior deve ser cuidadosa, seguindo-se o plano periesofágico, pouco vascularizado, cauterizando-se alguns pequenos vasos e progredindo a maior parte da liberação com dissecção romba. Atenção especial nesse momento deve se ter para a proximidade das reflexões pleurais bilateralmente e para o enfisema de mediastino, que pode se manifestar por enfisema subcutâneo e hipercapnia.

Após se completar a dissecção do hiato, realiza-se a herniorrafia hiatal (Figura 7.3). O fechamento dos pilares é realizado com pontos consistentes em "X" com fio inabsorvível (seda 2-0), geralmente 2 ou 3, de forma a corrigir o defeito diafragmático, sem determinar fechamento excessivo. Realiza-se a sutura dos pilares com calibragem do hiato pela sonda esofágica de Fouchet, permitindo uma pequena folga entre o hiato e o esôfago abdominal.

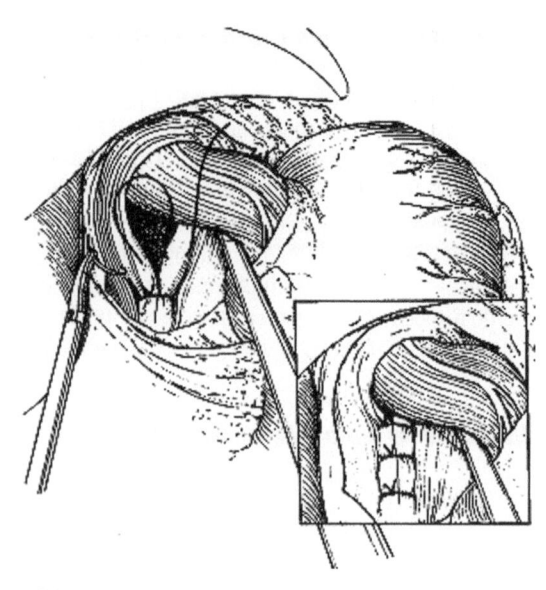

FIGURA 7.3 Hiatoplastia.

Fundoplicatura

Realizada a herniorrafia hiatal, procede-se à confecção da válvula anti-refluxo. A fundoplicatura de 360° (Nissen) está indicada na maioria dos casos (Figura 7.4). Nesse momento, o cirurgião deve decidir pela realização ou não da ligadura dos vasos gástricos curtos. Considera-se fundamental, para uma técnica adequada, a realização de uma válvula frouxa, sem tensão, para o que se torna necessária ampla mobilização do fundo gástrico. Para que se tenha tal mobilidade, julga-se necessária a ligadura dos vasos gástricos curtos em quase todos os casos, visto que o fundo gástrico normalmente apresenta fixação significativa pelo ligamento gastresplênico. A realização de uma válvula frouxa é fator importante para evitar a disfagia no pós-operatório. A ligadura dos vasos gástricos curtos, entretanto, é aspecto controverso. Há cirurgiões que consideram não haver indi-

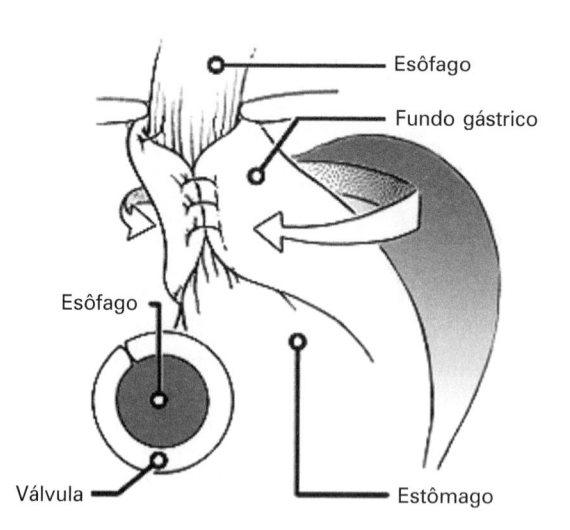

FIGURA 7.4 Fundoplicatura de Nissen.

cação para ligadura dos vasos curtos, pela maior dificuldade técnica que se agrega ao procedimento, necessidade do uso do bisturi ultra-sônico, maior risco de sangramento e conversão. Ensaios clínicos não demonstram, até o momento, se a ligadura dos vasos gástricos curtos deve ou não ser realizada.

Após a liberação ampla do fundo gástrico, traciona-se a face posterior do mesmo por trás da junção esofagogástrica, através da janela criada anteriormente. O fundo gástrico deve ser mobilizado sem tensão, e os vasos curtos ligados podem ser visualizados como referência do posicionamento adequado do fundo.

Identifica-se a face anterior do fundo para realização da fundoplicatura, e aproximam-se as duas faces em frente ao esôfago, o que deve ocorrer sem tensão. Nesse momento, também julga-se importante a presença da sonda esofágica, para calibrar a fundoplicatura.

Enquanto o auxiliar mantém a aproximação dos bordos da fundoplicatura, o cirurgião realiza o primeiro ponto entre os bordos da fundoplicatura. Esse primeiro ponto mantém a fundoplicatura posicionada e permite ao auxiliar realizar tração caudal da gordura que freqüentemente recobre a transição esofagogástrica. Essa manobra permite ao cirurgião ter uma exposição adequada do esôfago abdominal, sobre o qual deve ser realizada a fundoplicatura, sendo confeccionado o segundo ponto acima ou abaixo do primeiro, de acordo com a melhor apresentação, devendo esse ponto incluir uma pequena passagem na camada muscular do esôfago abdominal. O terceiro ponto, usualmente abaixo dos dois primeiros, é, então, confeccionado também incluindo levemente a camada muscular do esôfago abdominal. Um quarto ponto pode ou não ser realizado, sendo individualizado para cada caso. Os pontos da fundoplicatura devem ser posicionados aproximadamente às 11 horas em relação ao esôfago abdominal e sempre com a visualização adequada do vago anterior, para se evitar lesão do mesmo. Postula-se atualmente que a válvula deve ser *frouxa e curta*. O tamanho adequado é de 2-3 cm. Sendo os pontos confeccionados a cada 1 cm, a fundoplicatura poderá ter 3-4 pontos, usualmente. A passagem dos pontos da válvula no esôfago tem o objetivo de evitar o deslizamento da mesma sobre a transição esofagogástrica, principalmente no sentido aboral, o que pode determinar recidiva do refluxo gastroesofágico e disfagia. Uma modificação descrita por Rosseti, que incorpora-se à técnica, é a realização de um ponto entre a parede posterior da válvula e o pilar direito, fixando a válvula no abdome e diminuindo o risco de migração intratorácica.

Quanto à escolha da técnica, a fundoplicatura 360° é indicada na maioria dos casos. Contra-indica-se sua realização quando houver motilidade esofágica ineficaz. Essa é caracterizada pela presença de mais que 50% de ondas peristálticas ineficazes e/ou pela diminuição importante da pressão no corpo esofágico distal (< 30 mmHg) ao estudo manométrico. Nesse caso, opta-se por uma válvula parcial de 270° (Toupet).

A realização da válvula de Toupet pode dispensar a ligadura dos vasos curtos, caso o fundo gástrico apresente mobilidade suficiente para realização de uma válvula parcial sem tensão. A borda posterior da fundoplicatura é suturada na camada muscular do esôfago às 9 horas, e o bordo anterior, às 11-12 horas. Antes de realizar a sutura do bordo anterior, ancora-se o fundo no pilar esquerdo com 1 ponto, a fim de diminuir a tensão da válvula sobre o esôfago.

Cirurgia de Belsey-Mark IV

Esse procedimento é essencialmente uma fundoplicatura parcial realizada por via transtorácica. Consiste na construção de uma válvula de 240° através de duas linhas de sutura. A primeira envolve o fundo gástrico já liberado e o esôfago, aproximadamente 1,5 cm acima da junção gastrosofágica com três pontos dispostos às 12, 8 e 4 horas.

A segunda linha de sutura é feita também por três pontos, distantes 1,5-2 cm da primeira linha de sutura, incluindo dessa vez a borda do hiato esofágico, o fundo gástrico e a parede muscular do esôfago, de forma que, quando amarrados os pontos de sutura, a válvula criada permanece na cavidade abdominal. O procedimento se encerra com a aproximação dos pilares diafragmáticos, impedindo a migração cefálica da fundoplicatura.

A cirurgia de Belsey-Mark IV, assim como a fundoplicatura de Nissen por via torácica, tem sido indicada em pacientes já submetidos a cirurgia anti-refluxo por via abdominal sem sucesso, ou que possuem cirurgias prévias em andar superior do abdome, onde as aderências e os tecidos cicatriciais podem tornar a dissecção insegura, ou ainda quando o paciente apresente esôfago encurtado.

Discussão

Estudos recentes revelam que a fundoplicatura de Nissen laparoscópica tem apresentado resultados superiores ao tratamento clínico, com taxa de sucesso a longo prazo entre 85-94%.

Entre os pacientes que retornam para seguimento endoscópico, aproximadamente 90% deles apresentam regressão da esofagite, e o exame pHmétrico mostra excelente controle do refluxo a longo prazo de acompanhamento pós-operatório. Pacientes com esôfago de Barrett apresentam maiores taxas de regressão histológica do epitélio metaplásico com o tratamento cirúrgico, em comparação ao tratamento medicamentoso.

Dentre as complicações, a disfagia é a mais freqüente, geralmente secundária a edema pós-operatório. A incidência de disfagia é de aproximadamente 7-20%, sendo que a maioria (> 75%) dos pacientes apresenta melhora espontânea nos primeiros três meses. No entanto, 5% dos pacientes persistem com disfagia nos primeiros seis meses, e 2% ainda referem tal sintoma ao longo de um ano, podendo necessitar de dilatação esofágica. Pacientes com EEI normotônico não apresentam maior incidência de disfagia no pós-operatório do que pacientes com EEI hipotônico.

Sintomas menos freqüentes incluem desconforto e distensão de andar superior do abdome, flatulência e diarréia. Os dois primeiros sintomas estariam relacionados à mobilização cirúrgica do fundo gástrico e à ligadura dos vasos curtos, que acometeriam a mobilidade gástrica, enquanto a diarréia pode ser decorrente de manipulação ou lesão do nervo vago durante dissecção esofágica.

CONCLUSÃO

Devido aos baixos índices de mortalidade e morbidade do tratamento cirúrgico, principalmente após o surgimento da videolaparoscopia, associados ao fato de o tratamento medicamentoso atuar somente diminuindo a acidez do refluxato e com resultados inferiores aos da cirurgia no controle do refluxo a longo prazo, a fundoplicatura laparoscópica tem ocupado espaço crescente no tratamento da DRGE. O conhecimento mais aprofundado da fisiopatologia dessa doença, ocorrido nos últimos 25 anos, demonstrou a importância dos fatores mecânicos na sua etiologia, impulsionando também a indicação cada vez maior da correção cirúrgica dessa doença.

A obtenção de resultados excelentes a curto e longo prazo, entretanto, depende de uma avaliação pré-operatória completa, da exclusão de outras doenças esofágicas, da correta indicação cirúrgica e da realização de técnica adequada. A cirurgia anti-refluxo consiste em um procedimento complexo, cujos detalhes em todas as etapas de sua realização são fundamentais para se ter resultados desejados e se evitar complicações, desde o conhecimento da fisiologia esofágica até a aquisição de habilidade videolaparoscópica avançada.

BIBLIOGRAFIA

Anvari M, Allen C. Five-year comprehensive outcomes evaluation in 181 patients after laparoscopic Nissen fundoplication. J Am Coll Surg 2003; 196:51-7.

Braghetto I, Korn O, Debandi A, Burdiles P, Valladares H, Csendes A. Laparoscopic cardial calibration and gastropexy for treatment of patients with reflux esophagitis: pathophisiological basis and result. World J Surg 2005; 29(5): 636-44, 2005.

Cameron AJ. Barrett's esophagus: prevalence and size of hiatal hernia. Am J Gastroentrol 1999; 94:2054-9.

Campos GR, Peters JH, Demeester TR et al. The pattern of esophageal acid exposure in gastroesophageal reflux disease influences the severity of the disease. Arch Surg 1999; 134:882-8.

Christian DJ, Buyske J. Current status of antireflux surgery. Surg Clin North Am 2005; 85(5): 931-47.

Dallemagne B, Weerts JM, Jahaes C, Markiewicz S, Lombard R. Laparoscopic Nissen fundoplication: preliminary report. Surg Laparosc Endosc 1991;1:138-43.

Dallemagne B, Weerts J, Makiewicz S, et al. Clinical results of laparoscopic fundoplication at ten years after surgery. Surg Endosc 2006; 20:159-65.

DeMeester TR, Jonhson LF. Evaluation of the Nissen antireflux procedure by esophageal manometry and twenty-four hour pH monitoring. Am J Surg 1975; 129:94-100.

DeMeester TR, Sillin LF, Gurski RR. Increasing esophageal length: a comparison of laparoscopic versus transthoracic esophageal mobilization with and without vagal trunk division in pigs. J Am Coll Surg 2003; 197(4):558-64.

De Vault KR, Castell DO. Guidelines for the diagnosis and treatment of gastroesophageal reflux disease. Practice Parameters Committee of the American college of Gastroenterology. Arch Intern Med 1995; 155:2165-73.

Evans. SRT, Jackson PG, Czerniack DR, et al. A stepwise approach to laparoscopic nissen fundoplication: avoiding technical pitfalls. Arch Surg 2000;135:723-8.

Gurski RR, Peters JH, Demeester TR, et al. Barrett's esophagus can and does regress after antireflux surgery: a study of prevalence and predictive features. J Am Coll Surg 2003; 196(5):706-12.

Hinder RA, Libbey JS, Gorecki P, Bammer T. Antireflux surgery: Indications, preoperative evaluation, and outcome. Gastroentol Clinics 1999; 28:987-1005.

Hunter JG, Trus TL, Branum GD, et al. A physiologic approach to laparoscopic fundoplication for gastroesophageal reflux disease. Ann Surg 1996; 223:673-87.

Lafullarde T, Watson DI, Jamieson GG, et al. Laparoscopic Nissen fundoplication: five-year results and beyond. Arch Surg 2001; 136:180-4.

Nasi A, Michelsohn NH. Avaliação funcional do esôfago: manometria e pH-metria esofágicas. São Paulo: Roca; 2001.

Oelschlager BK, Barreca M, Chang L, et al. Clinical and pathologic response of Barrett's esophagus to laparoscopic antireflux surgery. Ann Surg 2003; 238:458-66.

Peters JH, DeMeester TR, DeMeester SR, et al. Long-term outcome of antireflux surgery in patients with Barrett's esophagus. Ann Surg 2001; 234:532-9.

Peters JH, Demeester TR, Crookes P, et al. The treatment of gastroesophageal reflux disease with laparoscopic Nissen fundoplication: Prospective evaluation of 100 patients with "typical" symptoms. Ann Surg 1998; 228:40-50.

Spechler SJ. Gastroesophageal reflux study group: comparison of medical and surgical therapy for complicated gastroesophageal reflux disease in veterans. N Eng J Med 1992; 326:786-92.

Wills VL, Hunt DR. Dysphagia after antireflux surgery. Br J Surg 2001; 88(4): 486-99.

8 | Esôfago: acalasia
RICHARD RICACHENEVSKY GURSKI
ANDRÉ RICARDO PEREIRA DA ROSA

INTRODUÇÃO

A acalasia foi descrita pela primeira vez em 1672 por Sir Thomas Willis. Em 1881, von Mikulicz descreveu a doença como um cardioespasmo para indicar que os sintomas eram devidos a um problema funcional e não mecânico. Em 1929, Hurt e Rake perceberam que a doença era causada por uma falha no relaxamento do esfíncter esofágico inferior (EEI). Daí a origem do termo acalasia, significando dificuldade de relaxamento.

A acalasia é um distúrbio da motilidade primária do esôfago que se caracteriza por falha no relaxamento do EEI nas deglutições e ausência de peristalse no corpo esofágico. Embora ambas anormalidades prejudiquem o esvaziamento do esôfago, as manifestações clínicas da acalasia são devidas primariamente ao defeito no relaxamento do EEI, causando obstrução funcional da junção esofagogástrica (JEG), a qual persiste até que a pressão hidrostática do material represado exceda a pressão gerada pelo EEI (1).

FISIOPATOLOGIA

A pressão e o relaxamento do EEI são regulados por neurotransmissores excitatórios (acetilcolina, substância P) e inibitórios (óxido nítrico, peptídeo intestinal vasoativo). Pacientes com acalasia perdem as células ganglionares inibidoras não-adrenérgicas e não-colinérgicas, causando desequilíbrio entre os neurotransmissores excitatórios e inibitórios. O resultado é um EEI hipertensivo, que não se relaxa com as deglutições.

ETIOLOGIA E FREQÜÊNCIA

A acalasia pode ser primária (idiopática) ou secundária. A causa mais comum de acalasia secundária é a doença de Chagas, cuja infecção pelo *Trypanosoma cruzi* determina a destruição dos plexos nervosos intramurais do corpo esofágico. Pacientes com câncer de estômago e principalmente com câncer de JEG, ou mais remotamente doenças infiltrativas (amiloidose, por exemplo), podem apresentar invasão do plexo neural do esôfago pelo tumor, causando ausência de relaxamento do EEI e mimetizando acalasia, situação conhecida como pseudoacalasia. Complicações de cirurgias envolvendo a JEG (fundoplicatura e colocação de banda gástrica) podem causar um quadro semelhante à acalasia, determinando dificuldade de passagem do alimento para o estômago e dilatação esofágica. Cirurgias na JEG podem levar também à acalasia secundária devido à lesão do nervo vago (2, 3).

Nos Estados Unidos, a incidência da acalasia é de aproximadamente um caso para cada 100.000 pessoas por ano, aumentado com a idade, com pico na sétima década de vida. Homens e mulheres são afetados com igual freqüência, ocorrendo tipicamente em adultos entre 25-60 anos. Menos de 5% dos casos ocorrem em crianças (1). No Brasil, a acalasia chagásica é uma doença de alta incidência, sendo endêmica principalmente no meio rural, acometendo 5-8% dos pacientes com diagnóstico de doença de Chagas (4).

MANIFESTAÇÕES CLÍNICAS

A disfagia para sólidos (91%) e para líquidos (85%) é a característica clínica primária da acalasia. Embora a disfagia para líquidos possa ocorrer em outras doenças motoras, ela é mais característica da acalasia e sugere fortemente o diagnóstico. Dificuldade para eructar está presente em 85% dos pacientes, embora poucos descrevam o sintoma espontaneamente. Perda de peso, regurgitação, dor torácica e pirose ocorrem em aproximadamente 40-60% dos casos. O exame físico é na maioria das vezes inexpressivo (5).

DIAGNÓSTICO

Os sintomas da acalasia freqüentemente são sutis no início, progredindo gradualmente. Tipicamente os pacientes experimentam os sintomas por anos até procurar auxílio médico. Pacientes com história clínica sugestiva de acalasia necessitam de avaliação por meio de radiografia contrastada de esôfago, manometria e endoscopia para confirmar o diagnóstico.

O estudo contrastado do esôfago com bário é o primeiro exame a ser realizado na suspeita de acalasia, com acurácia diagnóstica de aproximadamente 95%. No exame típico, o esôfago aparece dilatado, e o contraste passa lentamente para o interior do estômago, assim como o EEI abre intermitentemente. O esôfago distal é estreitado e tem sido descrito com imagem de "bico de pássaro" (Figura 8.1). Em alguns casos, a dilatação é tão acentuada que o esôfago assume o formato de sigmóide (dolicomegaesôfago).

A classificação radiológica de Rezende (6) é a mais utilizada no megaesôfago e se baseia no calibre do esôfago, na retenção de contraste no órgão, na contratilidade da musculatura e na tonicidade e no alongamento do esôfago. É composta por quatro grupos:

- Grupo I: esôfago de calibre aparentemente normal e incapaz de se esvaziar completamente; o trânsito é lento, e há retenção de contraste.
- Grupo II: calibre do esôfago leve ou moderadamente aumentado, apreciável retenção de contraste e presença de freqüentes ondas de contração terciárias, associadas ou não à hipertrofia do esôfago (diâmetro de até 4 cm).
- Grupo III: esôfago com grande aumento de calibre, hipotonia do esôfago inferior, atividade motora reduzida ou inaparente e grande retenção do meio de contraste (diâmetro superior a 4 cm).
- Grupo IV: presença de dolicomegaesôfago; esôfago com grande capacidade de retenção, atônico, alongado, dobrando-se sobre a cúpula diafragmática e formando sombra paracardíaca direita na radiografia simples de tórax.

A fluoroscopia revela ausência de peristalse no corpo esofágico. Em alguns pacientes, paradoxalmente, são observadas contrações espásticas, condição denominada "acalasia vigorosa".

Embora os achados clínicos e radiológicos possam sugerir fortemente o diagnóstico de acalasia, a manometria é indispensável para a confirmação diagnóstica. São encontrados os seguintes achados (1):

- relaxamento incompleto ou ausente do EEI em resposta às deglutições;
- elevada pressão de repouso do EEI (acima de 45 mmHg) em até 60% dos casos. Portanto, vale lembrar que pacientes com acalasia podem ter EEI com pressão normal;
- aperistalse do corpo esofágico, caracterizada por ausência de contrações ou contrações simultâneas e espontâneas de baixa amplitude. Em alguns casos, entretanto, as contrações simultâneas podem ter altas amplitudes (> 60 mmHg), na chamada "acalasia vigorosa";
- pressão intra-esofágica levemente superior à pressão intragástrica.

A pHmetria de 24 horas é importante pelas seguintes razões (7):

- exclusão de doença do refluxo gastresofágico (DRGE), uma vez que os sintomas não traduzem de forma confiável a presença de refluxo;

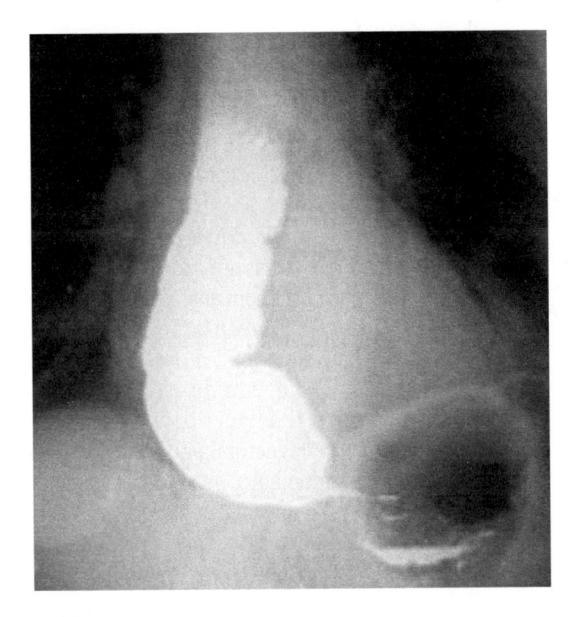

FIGURA 8.1 Radiografia contrastada típica de acalasia com sinal do "bico de pássaro" (disponível em www.emedicine.com).

– detecção pré-operatória de refluxo gastresofágico (RGE) em pacientes com acalasia é importante porque pode influenciar a escolha da operação.

A endoscopia é indispensável para excluir câncer da JEG ou fundo (pseudoacalasia). A endoscopia na acalasia tipicamente revela esôfago dilatado com resíduos alimentares. A mucosa geralmente é normal, embora inflamação e ulceração secundárias aos alimentos retidos possam ser encontradas. O EEI não abre espontaneamente para permitir a passagem do endoscópio sem esforço para o interior do estômago, mas, ao contrário da obstrução causada por tumores ou estenoses, o EEI contraído da acalasia geralmente pode ser ultrapassado com uma pressão delicada do aparelho (5).

Muitas vezes, a radiografia contrastada e a endoscopia falham em diagnosticar a pseudoacalasia. Dessa forma, pacientes com diagnóstico presuntivo de acalasia que apresentam duração curta dos sintomas, grande perda de peso e idade mais avançada devem ser submetidos a exames de imagem adicionais para excluir neoplasia oculta (5).

TRATAMENTO

O objetivo do tratamento da acalasia é aliviar os sintomas pela eliminação da resistência ao fluxo alimentar causada pelo EEI com pressão elevada e sem relaxamento. Uma vez aliviada a obstrução, o bolo alimentar pode passar através do corpo aperistáltico por gravidade.

Tratamento farmacológico

Os bloqueadores dos canais de cálcio e nitratos são utilizados para diminuir a pressão do EEI, porém não melhoram o seu relaxamento. Aproximadamente 10% dos pacientes se beneficiam com o tratamento farmacológico, e, por essa razão, ele é apenas utilizado em pacientes idosos que apresentam contra-indicação para dilatação pneumática ou cirurgia, ou como medida temporária, enquanto outros tratamentos são considerados (5).

Tratamento endoscópico

Consiste na injeção de toxina botulínica no interior do EEI, com o objetivo de bloquear a liberação de acetilcolina e de restaurar o equilíbrio entre os neurotransmissores excitatórios e inibitórios. Apresenta valor limitado, pois somente 30% dos pacientes estarão sem disfagia após um ano de tratamento. Pode causar reação inflamatória no nível da JEG, tornando a miotomia subseqüente mais difícil. Seu uso está limitado a pacientes idosos que não são candidatos à dilatação ou à cirurgia (8, 9).

Dilatação pneumática

A dilatação pneumática está indicada fundamentalmente nos casos de insucesso do tratamento cirúrgico. É realizada por meio de um balão que é inflado no nível da JEG com o objetivo de romper as fibras musculares remanescentes. A taxa de sucesso é de 70-80%, e a taxa de perfuração do esôfago é de 5%. Se a perfuração ocorre, é necessária cirurgia de urgência para reparo da perfuração e realização da miotomia. Mais de 50% dos pacientes podem necessitar mais do que uma dilatação. Após 48 meses da dilatação, a porcentagem de bons resultados diminui de 80 para 50%. Além disso, azia e regurgitação se manifestam em 30% dos casos, sugerindo que o EEI foi excessivamente destruído. A incidência de RGE anormal depois da dilatação é de aproximadamente 25% (7).

Tratamento cirúrgico

Indicação

Levando-se em consideração os excelentes resultados, o curto período de hospitalização e a rápida recuperação, a miotomia de Heller associada à fundoplicatura parcial é o tratamento primário mais adequado para os pacientes com acalasia, proporcionando alívio da disfagia pela realização da miotomia e prevenção do RGE pela fundoplicatura (10, 11, 12). Mesmo pacientes cujo diâmetro do esôfago é superior a 6 cm apresentam resultados bons ou excelentes (13). Portanto, a esofagectomia nunca deve ser a primeira escolha de tratamento, mesmo para pacientes com megaesôfago avançado, devendo ser reservada para os casos em que há disfagia severa, persistente e intratável após a miotomia (14).

Atualmente, a maioria dos cirurgiões concorda que está indicada a realização de uma fundoplicatura parcial após a miotomia. Estudos recentes têm demonstrado que a miotomia associada à fundoplicatura parcial foi superior à miotomia isolada em relação à incidência de RGE pós-operatório, ou seja, a adição da fundoplicatura diminuiu em nove vezes a probabilidade de refluxo ácido patológico (10, 15), sendo inclusive custo-efetiva em dez anos (11).

Cabe lembrar, entretanto, que o tratamento endoscópico e a dilatação pneumática pré-operatórios ainda são procedimentos comuns e têm determinado maiores complicações intra-operatórias (perfuração) e também pós-operatórias (alta taxa de falha). Dessa forma, tais tratamentos não devem ser usados, a menos que o paciente não seja candidato à miotomia (16).

Preparo pré-operatório

Na ausência de doenças concomitantes, é indispensável considerar três cuidados no pré-operatório (2):

1. Avaliação do estado nutricional: embora a desnutrição seja pouco freqüente, em alguns casos pode ser necessário suporte nutricional com sonda nasoenteral ou até mesmo nutrição parenteral total;
2. Verificação da presença de traqueobronquite e pneumonite e, em casos mais graves, abscesso pulmonar, causados por aspiração: mesmo com o tratamento adequado, a resolução completa nem sempre é alcançada, levando ao aparecimento de lesões pulmonares crônicas;
3. Esvaziamento esofágico pré-operatório: útil prevenir aspiração durante a indução anestésica. Pode ser necessário o uso de dieta líquida por vários dias e de sonda nasogástrica grossa, a qual deve ser passada na noite anterior à operação para assegurar a retirada de todo o resíduo do esôfago.

Técnica operatória

O procedimento cirúrgico mais utilizado para a acalasia é a miotomia de Heller associada à fundoplicatura parcial, por via videolaparoscópica, a qual apresenta as seguintes vantagens: anestesia mais simples (não é necessário o uso de tubo traqueal de duplo lúmen), maior facilidade de se realizar a miotomia por via abdominal e menor dor pós-operatória (sem necessidade de drenagem pleural). Tais vantagens determinam menor tempo de permanência hospitalar e retorno mais rápido às atividades normais (8).

A cirurgia minimamente invasiva para acalasia é realizada sob anestesia geral com a utilização de cinco trocartes. Somente a superfície anterior do esôfago deve ser dissecada. A secção cuidadosa das fibras musculares (miotomia) do esôfago inferior (5-6 cm) e do estômago proximal (1,5-2 cm) é realizada em um comprimento total de aproximadamente 8 cm (Figura 8.2). A camada de gordura que cobre a JEG deve ser removida a fim de que a miotomia distal seja feita adequadamente (13).

A extensão da miotomia em direção ao estômago é a parte mais crítica da operação. A separação das fibras musculares do lado gástrico do cárdia em uma extensão de no mínimo 1,5 cm é essencial para a destruição completa do EEI. Essa parte da operação é ainda mais importante, entretanto, porque o plano entre a submucosa e a camada muscular é menos evidente, e o sangramento, mais provável. Essas dificuldades explicam por que, na maioria das séries, a recorrência da disfagia é devida à miotomia incompleta na porção distal (14).

A complicação mais freqüente descrita durante a cirurgia é a perfuração do esôfago, geralmente associada ao emprego prévio de dilatação pneumática ou de injeção de toxina botulínica, a qual é facilmente manejada e reparada se identificada durante a cirurgia (9, 17, 18). Em relação ao nervo vago, se a miotomia é feita na posição de 1 hora, ele é facilmente preservado. No entanto, se a miotomia é colocada às 10 horas, ele deve ser levantado, e a miotomia ser realizada abaixo.

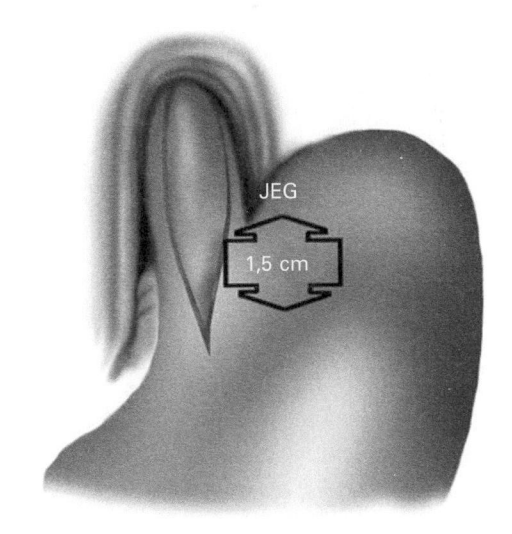

FIGURA 8.2 Aspecto final da miotomia de Heller (disponível em www.emedicine.com).

A utilização da endoscopia intra-operatória permite maior facilidade na determinação da profundidade da miotomia, diminuindo o risco de perfuração. Além disso, ela ajuda na determinação da posição da JEG e, portanto, facilita a definição da extensão distal da miotomia. Essa informação é de fundamental importância, uma vez que, se a miotomia for curta, a disfagia persistirá; se for muito longa, surgirá o RGE (19).

Existem várias opções para a realização da fundoplicatura parcial, entre as quais se destacam:

1. Fundoplicatura de Dor (180°): válvula anterior, envolvendo a região da miotomia usando duas linhas paralelas de sutura (Figuras 8.3 e 8.4). É fácil de realizar, deixando intactas as fixações posteriores, resultando em uma válvula frouxa e menos propensa a causar disfagia (19). Em determinadas circunstâncias, pode ser necessária a ligadura dos vasos gástricos curtos para a confecção de uma válvula sem tensão. Conforme descrito, somente no ponto mais proximal das duas linhas de sutura são incluídos o pilar diafragmático, o estômago e o esôfago (13). Com a operação de Heller-Dor, a incidência de divertículo é baixa porque o local da miotomia é coberto pela válvula. Da mesma forma, se a mucosa for lesada, o vazamento do conteúdo esofágico para o interior da cavidade peritoneal é evitado porque o local da lesão também é coberto pela válvula. Todavia, a tensão da linha de sutura na válvula de Heller-Dor pode determinar fibrose entre a válvula e a mucosa, aumentado o risco de disfagia residual depois da cirurgia (18). Outra opção de válvula parcial anterior é a técnica preconizada por Pinotti, que preconiza a realização de esofagogastrofundopexia com três fileiras de pontos, unindo a adventiciomuscular do esôfago à seromuscular do fundo gástrico. A primeira fileira é aposta ao longo do eixo longitudinal posterior do esôfago, e as outras duas, nos bordos da miotomia, cujo resultado final é o envolvimento de dois terços da circunferência do esôfago pela válvula (20).

2. Fundoplicatura de Toupet (270°): válvula posterior. Apresenta como vantagem o fato de que a válvula localizada posteriormente empurra a parede anterior do esôfago, abrindo o local da miotomia, resultando em diminuição sustentada da pressão do EEI e melhor controle do RGE, se comparada à válvula anterior (21). Além disso, a fundoplicatura posterior é realizada depois de o esôfago ser tracionado para baixo e retificado, melhorando a passagem através do cárdia e diminuindo a disfagia pós-operatória. Um dos

FIGURA 8.3 Primeira linha de sutura da fundoplicatura anterior de Dor (disponível em www.emedicine.com).

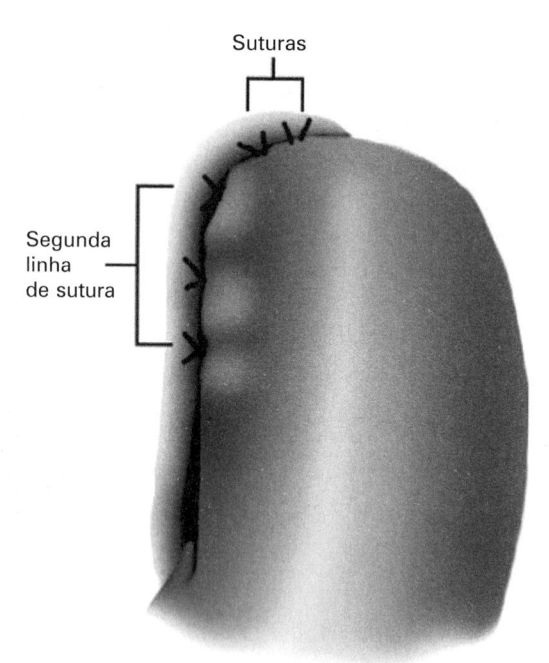

FIGURA 8.4 Aspecto final da fundoplicatura de Dor após a segunda linha de sutura (disponível em www.emedicine.com).

problemas a longo prazo é a formação de divertículo anterior, o qual pode causar disfagia devido à retenção de alimentos (18).

De maneira geral o paciente permanece hospitalizado por 24-48 horas e retorna a suas atividades regulares em cerca de duas semanas.

Resultados

A miotomia de Heller associada à fundoplicatura parcial alivia os sintomas em aproximadamente 85-95% dos pacientes (9, 13, 22), porém muitos pacientes poderão necessitar de tratamento adicional em razão do fato de os pacientes não terem atividade no corpo do esôfago. A incidência de RGE pós-operatório é de 10-15%. Disfagia e dor torácica podem ocorrer em até 10% dos pacientes (14).

Complicações

As principais complicações após o tratamento cirúrgico da acalasia são a disfagia (precoce ou tardia) e o RGE. A disfagia precoce geralmente é resultado de uma miotomia distal muito curta, enquanto a disfagia tardia reflete a estenose cicatricial da porção distal da miotomia ou estenose péptica secundária ao RGE. A estenose por refluxo ácido é a causa mais comum de reaparecimento da disfagia dez anos ou mais após a miotomia (5).

Quando a disfagia persiste ou ocorre após a cirurgia, a avaliação deve ser realizada por meio de radiografia contrastada, endoscopia e manometria. A radiografia contrastada e o videodeglutograma são os exames mais úteis para correlacionar sintomas e obstrução e para a localização da obstrução. A endoscopia é útil para excluir neoplasia ou um divertículo epifrênico concomitante e permite também avaliar a competência do procedimento anti-refluxo. A medida da pressão em repouso e na deglutição adiciona pouca informação da presença e da causa da disfagia. Na maioria dos pacientes com sintomas recorrentes e persistentes, entretanto, um aumento no comprimento foi observado; isso provavelmente reflete a persistência de um segmento curto com pressão aumentada, suficiente para obstruir a passagem do alimento, ou já a presença de tecido cicatricial ao redor da miotomia. Depois da dilatação pneumática, os comprimentos total e abdominal diminuem, indicando boa resposta ao tratamento. Para excluir RGE, a pHmetria deve ser realizada. A revisão do filme da operação a fim de pesquisar erros técnicos que podem ser responsáveis pelo mau resultado também é recomendada (13).

As causas mais comuns de falha precoce da cirurgia são (13, 14, 23):

- miotomia curta, cuja radiografia contrastada mostra estreitamento persistente no esôfago distal e manometria revela uma zona de alta pressão;
- fundoplicatura apertada, revelada por passagem lenta do contraste do esôfago para o interior do estômago, na ausência de estenose e com manometria e pHmetria normais;
- cicatriz transmural causada por tratamentos prévios (toxina botulínica e dilatação pneumática).

Conforme exposto anteriormente, a disfagia tardia é resultado da cicatrização e da fibrose dos bordos da miotomia (14). Aderências, fibrose intensa e perda dos planos teciduais tornam a reoperação mais difícil do que o procedimento original na JEG (24).

A principal complicação da miotomia é o RGE, presente em aproximadamente 11% dos pacientes operados, dependendo da extensão da miotomia e da confecção de válvula anti-refluxo (2). O RGE após a miotomia é agravado pelo fato de que os pacientes com acalasia apresentam dismotilidade esofágica, porém, na maior parte das vezes, se manifesta de forma leve, sendo facilmente controlado com medicamentos (16). Todavia, o RGE medido por pHmetria tem um aumento progressivo à medida que o tempo de seguimento aumenta, podendo inclusive levar ao desenvolvimento do esôfago de Barrett (10). Dessa forma, os resultados da cirurgia da acalasia tendem a piorar se um seguimento maior é realizado (superior a 20 anos) (10). A reoperação pode ser necessária em 10-15% dos pacientes, com melhora obtida em 75-85% dos casos (24).

Reoperação

Nos pacientes em que a cirurgia falha, pode ser usada inicialmente a dilatação pneumática, com taxas de sucesso próximas a 80%. Existe, no entanto, preocupação quanto à possibilidade de perfuração da mucosa na região do cárdia em pacientes previamente submetidos à miotomia. Para reduzir o risco, o cárdia não deve ser dilatado com menos de quatro meses da cirurgia, e a pressão e a duração da dilatação devem ser menores do que as utilizadas usualmente (14, 23). Se a dilatação falhar, uma segunda operação (extensão da miotomia prévia em direção à parede gástrica anterior) pode ser tentada, uma vez que a causa da falha tenha sido identificada.

Embora tenha uma base fisiopatológica sólida, a esofagectomia representa a última opção terapêutica. A forma avançada do megaesôfago é caracterizada por dolicomegaesôfago, aperistalse associada a contrações terciárias e amplitudes de contração do corpo esofágico inferiores a 20 mmHg e relaxamento incompleto ou ausente do EEI. Devido a esses achados, o alívio da disfagia, o principal objetivo do tratamento, não é alcançado por qualquer dos procedimentos realizado na JEG, com risco permanente de aspiração e de neoplasia. A esofagectomia transiatal laparoscópica é uma alternativa factível e segura, com baixa morbidade e nenhuma mortalidade em centros com experiência em cirurgia laparoscópica avançada (4).

REFERÊNCIAS

1. Kraichely RE, Farrugia G. Achalasia: physiology and etiopathogenesis. Dis Esophagus 2006; 19:213-23.
2. Vaezi MF, Richter JE. Diagnosis and management of achalasia. Am J Gastroenterol 1999; 94:3406-12.
3. Nguyen NQ, Holloway LH. Recent developments in esophageal motor disorders. Curr Opin Gastroenterol 2005; 21(4):478-84.
4. Crema E, Ribeiro LB, Terra Jr JA, Silva AA. Laparoscopic transhiatal subtotal esophagectomy for the treatment of advanced megaesophagus. Ann Thorac Surg 2005; 80(4):1196-201.
5. Wong RK, Maydonovitch CL. Achalasia. In: Castell DO, Richter JE. The esophagus, 3rd ed. Philadelphia: Lippincott Wiliams and Wilkins; 1999. p. 185-213.
6. Rezende JM. Classificação radiológica do megaesôfago. Rev Goiana Med 1982; 28:187-91.
7. Patti MG, Arcerito M, Tong J, De Pinto M, Bellis M, Wang A, Feo CV, Mulvibill SJ, Way LW. Importance of preoperative and postoperative pH monitoring in patients with esophageal achalasia. J Gastroint Surg 1997; 1(6):505-10.
8. Bonatti H, Hinder RA, Klocker J, Neuhauser B, Klaus A, Achem SR, de Vault K. Long-term results of Heller myotomy with partial fundoplication for the treatment of achalasia. Am J Surg 2005; 190:874-8.
9. Deb S, Deschamps C, Allen MS, Nichols III FC, Cassivi SD, Crownhart BS, et al. Laparoscopic esophageal myotomy for achalasia: factors affecting functional results. Ann Thorac Surg 2005; 80(4):1191-4.
10. Csendes A, Braghetto I, Burdiles P, Korn O, Csendes P, Henríquez A. Very late results of esophagomyotomy for patients with achalasia. Ann Surg 2006; 243(2): 196-203.
11. Torquati A, Richards WO, Holzman MD, Sharp KW. Laparoscopic myotomy for achalasia: predictors of successful outcome after 200 cases. Ann Surg 2006; 243(5):587-91.
12. Patti MG, Fisichella PM, Perretta S, et al. Impact of minimally invasive surgery on the treatment of esophageal achalasia: a decade of change. J Am Coll Surg 2003; 196(5):698-703.
13. Patti MG, Molena D, Fisichella PM, Whang K, Yamada H, Perretta S, et al. Laparoscopic Heller myotomy and Dor fundoplication for achalasia: analysis of successes and failures. Arch Surg 2001; 136(8):870-7.
14. Zaninotto G, Costantini M, Portale G, Battaglia G, Molena D, Carta A, et al. Etiology, diagnosis, and treatment of failures after laparoscopic Heller myotomy for achalasia. Ann Surg 2002; 235(2):186-92.
15. Richards WO, Torquati A, Holzman MD, Khaitan L, Byrne D, Lutfi R, et al. Heller myotomy versus Heller myotomy with Dor fundoplication for achalasia: a prospective randomized double-blind clinical trial. Ann Surg 2004; 240(3):405-12.
16. Smith CD, Stival A, Howell DL, Swafford V. Endoscopic therapy for achalasia before Heller myotomy results in worse outcomes than Heller myotomy alone. Ann Surg 2006; 243(5):579-84.
17. Cacchione RN, Tran DN, Rhoden DH. Laparoscopic Heller myotomy for achalasia. Am J Surg 2005; 190:191-5.
18. Katada N, Sakuramoto S, Kobayashi N, Futawatari N, Kuroyama S, Kikuchi S, et al. Laparoscopic Heller myotomy with Toupet fundoplication for achalasia straightens the esophagus and relieves dysphagia. Am J Surg 2006; 192(1):1-8.
19. Roberts KE, Duffy AJ, Bell RL. Controversies in the treatment of gastroesophageal reflux and achalasia. World J Gastroenterol 2006; 12(20):3155-61.
20. Domene CE, Santo MA, Pinotti HW, et al. Cardiomiectomia com fundoplicatura parcial videolaparoscópica no tratamento do megaesôfago não avançado. In: Pinotti HW, editor. Atualização em cirurgia do aparelho digestivo. São Paulo: Frôntis ;1998. p.143-54.
21. Hunter JG, Trus TL, Branum GD, Waring JP. Laparoscopic Heller myotomy and fundoplication for achalasia. Ann Surg 1997; 225:655-65.
22. Patti MG, Pellegrini CA, Arcerito M, Tong J, Mulvihill SJ, Way LW. Comparison of medical and minimally invasive surgical therapy for primary esophageal motility disorders. Arch Surg 1995; 130(6): 609-15.
23. Duffy PE, Awad ZT, Filipi CJ. The laparoscopic reoperation of failed Heller myotomy. Surg Endosc 2003; 17(7):1046-9.
24. Gorecki PJ, Hinder A, Libbey JS, Bammer T, Floch N. Redo laparoscopic surgery for achalasia. Surg Endosc 2002; 16(5):772-6.

Gastrectomia laparoscópica

AUGUSTO CLÁUDIO TINOCO
RENAM CATARINA TINOCO
LUCIANA JANENE EL-KADRE

CAPÍTULO 9

INTRODUÇÃO

A cirurgia laparoscópica popularizou-se rapidamente entre os cirurgiões, sendo utilizada para o tratamento das principais afecções abdominais. Com o aprimoramento da técnica operatória, do equipamento e instrumental cirúrgico e a adaptação da sutura mecânica para a via laparoscópica, procedimentos mais complexos têm sido aceitos como evolução inevitável da cirurgia minimamente invasiva (1, 2). Todavia, o tratamento dos tumores gástricos por laparoscopia ainda é motivo de debate.

A extensão das ressecções está bem determinada, a saber: em tumores localizados no 1/3 distal, deve ser realizada gastrectomia subtotal (3), margem de 5-6 cm, com reconstrução a BII ou em Y de Roux; em tumores do 1/3 proximal, gastrectomia total com reconstrução em Y de Roux, ambos com omentectomia. Não há consenso sobre a linfadenectomia ideal. Autores orientais advogam linfadenectomia extensa, como D2, D3 e D4 (4, 5), demonstrando melhores resultados a longo prazo. Entretanto, autores ocidentais preferem linfadenectomia mais limitada, como as D1, com menores morbidade e mortalidade (6).

A laparoscopia para estadiamento tem sido amplamente utilizada em nosso serviço, mesmo em casos avançados, sem metástase extra-abdominal. A utilização sistemática desse método evita laparotomias não-terapêuticas no câncer gástrico, com incidência de até 26% dos casos (7).

A primeira gastrectomia videoassistida foi realizada por Kitano em 1991 (8). Após o relato desse autor, outros cirurgiões japoneses optaram pela ressecção gástrica dessa forma. A indicação sempre foi no caso do câncer gástrico precoce, independentemente do comprometimento linfonodal (9).

A primeira gastrectomia subtotal totalmente laparoscópica foi executada por Goh e Kum em 1992, para doença benigna (10).

No Brasil, as primeiras gastrectomias foram realizadas em 1993 por Tinoco e colaboradores (11).

No Brasil, as neoplasias gástricas são geralmente diagnosticadas em estágios mais avançados. Após experiência em ressecções laparoscópicas de tumores de cólon e reto, iniciou-se, em 1993, a abordagem laparoscópica do câncer gástrico, para tumores inferiores a T3 N2.

AVALIAÇÃO E PREPARO PRÉ-OPERATÓRIO

A avaliação do paciente com câncer gástrico é realizada com exame físico cuidadoso, endoscopia digestiva alta com biópsias seriadas, seriografia de esôfago, estômago e duodeno para determinar a altura do tumor e a extensão da gastrectomia (total ou subtotal), tomografia de tórax e abdome para determinar a infiltração de órgãos adjacentes e/ou metástases, exame bioquímico completo e avaliação nutricional do paciente.

TÉCNICA OPERATÓRIA

O paciente é colocado em decúbito dorsal, e cirurgião e câmera ficam à direita. O pneumoperitônio é realizado por meio da incisão umbilical, com agulha de Veress, mantendo a pressão intra-abdominal de 15 mmHg durante todo o procedimento. São utilizados 5 trocartes, três de 10 mm e dois de 5 mm (Figura 9.1). Após o inventário da cavidade abdominal, utiliza-se a ultra-sonografia laparoscópica (Figura 9.2) para determinar a presença de metástases hepáticas, para o retroperitônio, invasão de camadas e tecidos adjacentes ao tumor e localização precisa do tumor. Determinada a ressecabilidade do tumor, estabelece-se a extensão da gastrectomia. Utiliza-se a classificação TNM da AJCC (2002) (12). Com inten-

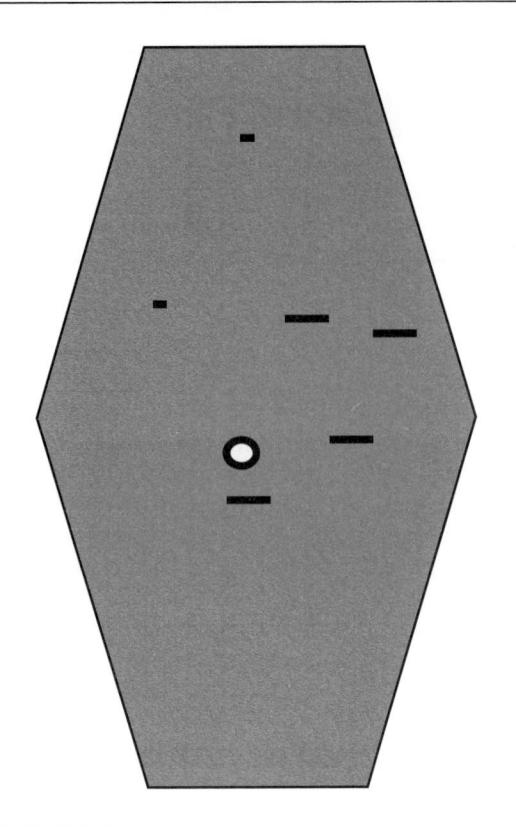

FIGURA 9.1 Posicionamento dos trocartes.

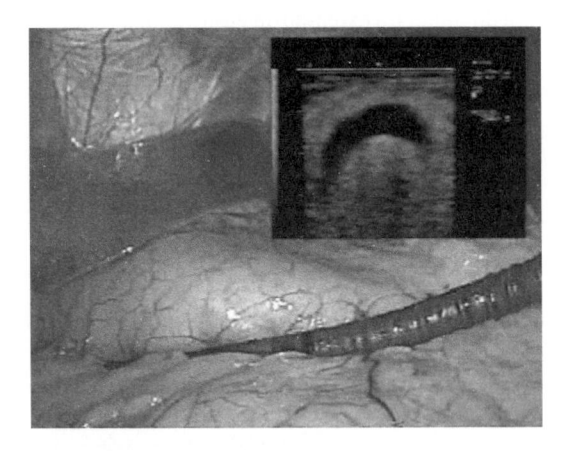

FIGURA 9.2 Ultra-sonografia laparoscópica.

ção curativa, realiza-se a linfadenectomia D2. Quando realiza-se a gastrectomia com a intenção paliativa, opta-se pela linfadenectomia D1.

Gastrectomia subtotal

A cirurgia começa com ressecção do pequeno omento e linfadenectomia das seguintes estações linfonodais: nºs 3, 4sa, 4sb, 4d, 5, 6, 7, 8a, 8b, 11p, 12a, 12b, 12bp.

Para adequada exposição do tronco celíaco, é realizada a ligadura da veia gástrica esquerda, com tesoura ultra-sônica evitando sangramento. Isolam-se e esqueletizam-se as artérias gástricas esquerda e esplênica proximal (nºs 7 e 11p). A artéria hepática comum é reparada com fita cardíaca, e procede-se à linfadenectomia (nº 8ab) (Figura 9.3). As artérias gastroduodenal e gástrica D são isoladas clipando-se a última em sua origem. As artérias hepáticas direita e esquerda são isoladas e reparadas, assim como a veia porta, ressecando-se os linfonodos entre as duas estruturas (nº 12bp) (Figura 9.4). Após delimitação da altura da ressecção na pequena curvatura, liga-se a arcada da artéria gástrica esquerda com a tesoura ultra-sônica (nº 3) no nível da ressecção.

Na grande curvatura, inicia-se ressecção de todo o grande omento, com os dois folhetos, próxima ao cólon transverso. Após secção do grande omento e a liberação de aderências da parede gástrica posterior, isolam-se e clipam-se a artéria e a veia gastrepiplóicas D. Nessa fase, são ressecados os linfonodos infrapilóricos, suprapilóricos e vasos curtos (nºs 5, 6 e 4sa). O nível da ressecção proximal é determinado na grande curvatura, e a arcada da gastrepiplóica é ligada (nº 4sb). Após o término da omentectomia e da dissecção linfonodal, inicia-se a gastrectomia propriamente dita.

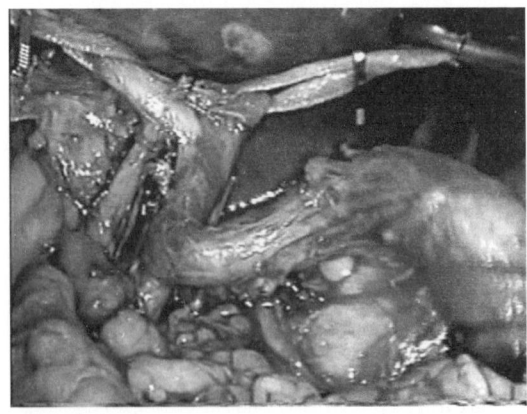

FIGURA 9.3 Artérias hepáticas direita e esquerda reparadas.

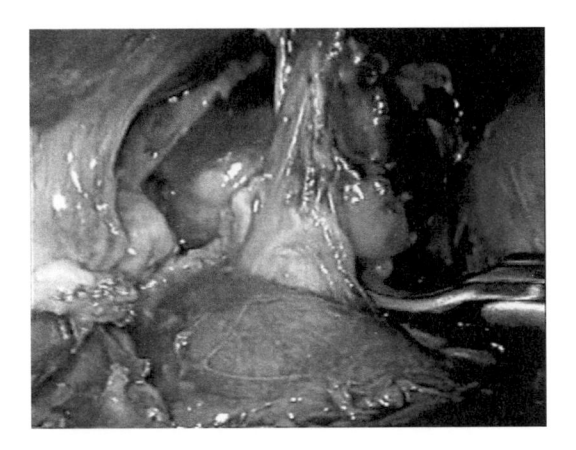

FIGURA 9.4 Veia porta isolada.

O duodeno é seccionado 2 cm abaixo do piloro, com carga branca (2,5 mm de endogrampeador linear de 45 mm). A seguir, o estômago é seccionado com disparo de três cargas do mesmo grampeador com carga azul (3,5 mm). A peça cirúrgica é depositada provisoriamente acima do lobo direito do fígado. Passa-se ao andar inframesocólico, onde identifica-se o ângulo de Treitz, seccionando a alça a 30 cm. A reconstrução é feita em Y de Roux com alça alimentar de 70 cm ou BII. A anastomose gastrojejunal latero-lateral é confeccionada com carga de endogrampeador linear de 45 mm azul (3,5 mm).

Gastrectomia total

A posição do paciente e da equipe e a colocação dos trocartes e estadiamento intra-operatório são semelhantes aos descritos para a gastrectomia subtotal.

Inicia-se com isolamento e tração do esôfago por fita umbilical. Os nervos vagos são seccionados para permitir maior mobilização esofagiana. Após a omentectomia, são ressecadas as estações linfonodais descritas anteriormente acrescidas das: nºs 2, 10, 11d, 19, 20, 110.

Apos dissecção do tronco celíaco, com isolamento de todos os seus elementos, são ressecados os linfonodos dessa região e isolada e dissecada a artéria hepática própria, buscando sua bifurcação e a saída das artérias gastroduodenal e gástrica D. Durante essa dissecção, são ressecados os linfonodos, e esqueletiza-se a veia porta (Figura 9.4). A artéria gástrica D e a veia e a artéria gástricas E são clipadas em suas origens. Com o auxílio do bisturi ultra-sônico, toda a parte posterior do fundo gástrico e os vasos curtos são seccionados (nº 3). Realiza-se a ressecção de todo o grande omento, próximo ao cólon transverso, até a visualização e a ligadura dos vasos gastrepiplóicos direitos. O duodeno e o esôfago são seccionados com aplicação de endogrampeador linear de 45 mm, carga branca.

Um cateter nasogástrico nº 22 é seccionado, em sua parte distal, e fixado à ogiva do grampeador circular (Premium Plus CEEA 25)™, fletida e conectada à sonda por fio de polipropileno 3-0, para passagem pelo esôfago (13) (Figura 9.5). O anestesiologista introduz a sonda através da cavidade oral. Após visualização laparoscópica, procede-se à pequena incisão no esôfago terminal, feita com pinça delicada conectada ao monopolar. A sonda é tracionada até a visualização e o posicionamento da ogiva desconectada da sonda com a tesoura ultra-sônica. É aplicado um ponto de polipropileno 3-0 ao redor da ogiva, fixando-a ao esôfago. O cirurgião passa ao andar inframesocólico, isola o ângulo de Treitz e secciona a alça, a aproximadamente 30 cm. Realiza-se a anastomose jejuno-jejunal a 70 cm da anastomose esofagojejunal. A seguir, a alça jejunal alimentar é aberta em porção proximal com gancho monopolar. Com dilatação digital do portal de 10 mm, do auxiliar, introduz-se o corpo do grampeador circular nº 25, para anastomose esofagojejunal (Figura 9.6). O segmento da alça

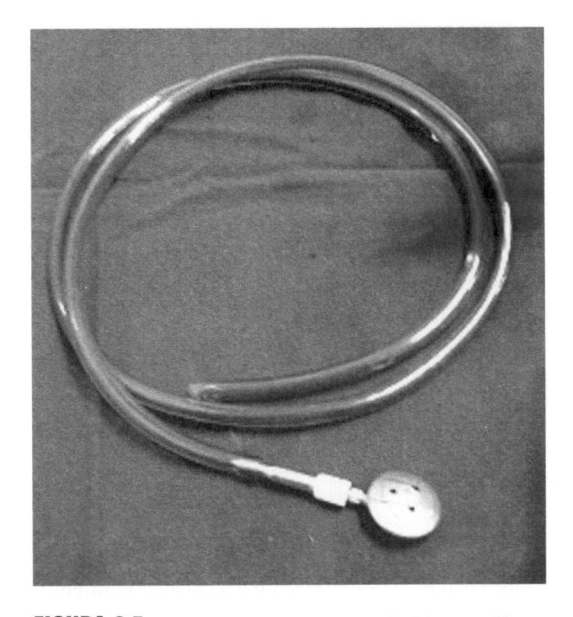

FIGURA 9.5 Ogiva pronta para ser introduzida no esôfago.

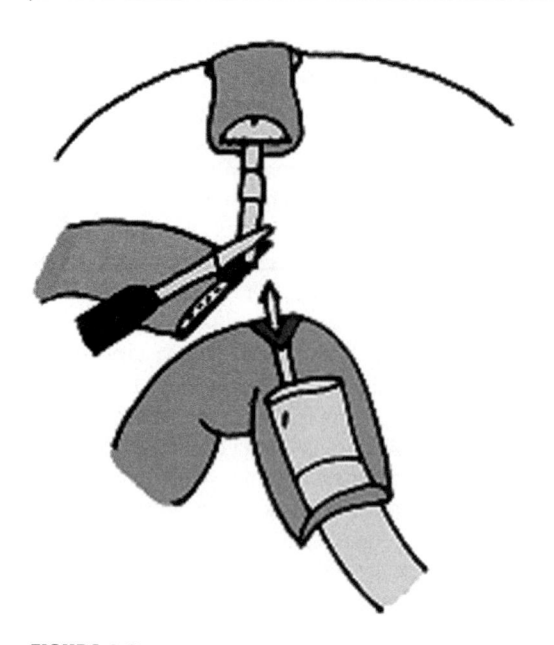

FIGURA 9.6 Esquema do acoplamento da ogiva com o corpo do Stapler 25- anastomose esofagojejunal.

Tabela 9.1
Indicações operatórias

Laparoscopia diagnóstica	12	12,7%
Gastrojejunostomia	5	5,3%
Adenocarcinoma	58	62,7%
Úlcera péptica	11	11,7%
Polipose e GIST	5	5,3%
Linfoma	3	3,1%
Total	94	100%

Tabela 9.2
Análise demográfica

Homens	56
Mulheres	15
Total	71
Idade mínima	25 anos
Idade máxima	89 anos
Média	60 anos

jejunal desvacularizada é seccionado com aplicação de carga do endogrampeador linear de 45 mm. Os trocartes devem ser fixados. Os orifícios aponeuróricos dos trocartes de 12 mm são suturados. O pneumoperitônio é esvaziado lentamente, e os locais dos trocartes são lavados com iodopovidona.

RESULTADOS

Casuística

De junho de 1994 a outubro de 2006, 94 pacientes foram submetidos a laparoscopia com indicação de gastrectomia. No intra-operatório, 17 pacientes (18,0%) apresentavam metástase a distância e/ou tumor irressecável, por invasão de órgãos adjacentes. Dessa forma, o procedimento foi limitado à biópsia laparoscópica em 12 casos. Em 5 pacientes (5,3%), o tumor foi considerado irressecável, optando-se por gastrojejunostomia laparoscópica.

Foram realizadas 77 gastrectomias laparoscópicas. As indicações operatórias e a análise demográfica estão nas Tabelas 9.1 e 9.2, respectivamente.

A extensão das ressecções foi: gastrectomia parcial em 47 casos, com reconstrução BII; linfadenectomia D2 em 35, em Y de Roux em 4 e em 8 pacientes gastrectomia subtotal BI, com anastomose gastroduodenal manual. Em 30 pacientes, foi realizada gastrectomia total em Y de Roux com linfadenectomia D2 (Tabela 9.3).

A duração média nas cirurgias, em que foi feita ressecção, foi de 162 minutos.

As complicações estão na Tabela 9.4.

Discussão

Desde 1988 vários trabalhos têm demonstrado a exeqüibilidade de quase toda a cirurgia abdominal por laparoscopia (8, 10, 14-16). Entretanto, existe número limitado de referências relacionadas à gastrectomia parcial ou total, principalmente ressecções totalmente laparoscópicas por câncer (17-23).

Os benefícios da abordagem minimamente invasiva foram constatados em nossos pacientes e se relacionam à ausência de longa incisão abdominal, à menor dor pós-operatória com melhor movi-

Tabela 9.3
Procedimentos realizados

Gastrectomia parcial BII	35	45,4%
Gastrectomia parcial em Y de Roux	4	5,1%
Gastrectomia parcial BI	8	10,3%
Gastrectomia total	29	37,6%
Total + pancreatectomia + esplenectomia	1	1,2%
Conversão	7	9,0%
Total	77	100%

Tabela 9.4
Complicações

Fístula na gastrenteroanastomose	2	2,5%
Fístula duodenal	1	1,2%
Infecção da ferida	4	5,1%
Estenose da esofagojejunostomia	2	2,5%
Embolia pulmonar	1	1,2%
Obstrução intestinal	2	2,5%
Óbito	5	6,4%

mento da caixa torácica, ao rápido retorno das funções intestinais, à alta precoce, ao melhor efeito cosmético.

A possibilidade de a técnica laparoscópica beneficiar também pacientes com câncer determinou a utilização dessa técnica nas colectomias (24).

As principais dúvidas do emprego da laparoscopia, em operações estabelecidas e com bons resultados, foram o caráter oncológico das ressecções, o adequado estadiamento e a linfadenectomia ideal e, principalmente, o risco de disseminação das células neoplásicas na cavidade peritoneal.

Em 1994, foi iniciado estudo prospectivo e randomizado comparando a cirurgia laparoscópica e a aberta para o câncer do cólon. As conclusões desse estudo, feito pelo Comitee of the Clinical Outcomes of Surgical Therapy Study Group of the Laparoscopic Colectomy Trial, foram publicadas em 2004 (25). Esse estudo multiinstitucional sugere a segurança da colectomia laparoscópica em pacientes com câncer do cólon com maior conforto para os pacientes, justificando maior tempo operatório e o custo material.

Curet, em trabalho de revisão (26), conclui que a verdadeira incidência de metástases em portais laparoscópicos é desconhecida, possivelmente em declínio e, atualmente, é praticamente igual à observada na cirurgia aberta. Esse tipo de metástase ocorre em vários estágios de tumores gastrintestinais. Sua etiologia exata é desconhecida, sendo provavelmente multifatorial. A técnica cirúrgica deficiente, com manuseio impróprio do tumor, parece ser a mais provável. Existem detalhes de técnicas para prevenção que devem ser seguidos meticulosamente. Menor manuseio da lesão, proteção do local de extração da peça, que deve ser colocada em bolsa plástica especial, e normatização rigorosa dos princípios oncológicos.

Existem trabalhos na literatura demonstrando que a gastrectomia laparoscópica é oncologicamente comparável à técnica convencional, quando avalia-se o número de linfonodos ressecados (27-29).

À medida que se adquiriu experiência com a ressecção laparoscópica do câncer de cólon desde 1993, ela passou a ser transferida para a cirurgia do câncer gástrico.

Em trabalho de Goh, demonstrando a experiência de 16 cirurgiões, em 12 países, com a cirurgia gástrica por laparoscopia, concluiu-se que, para 10 desses cirurgiões, a gastrectomia laparoscópica era superior à gastrectomia convencional, com menos dor, recuperação mais rápida e melhor resultado cosmético (30).

Adachi realizou trabalho em que auditou 76 pacientes, 45 submetidos à gastrectomia laparoscópica e 35 à ressecção aberta. Esse estudo foi feito em pacientes com câncer gástrico precoce. Esse autor concluiu que a qualidade de vida foi significativamente superior nos pacientes com ressecção laparoscópica (20).

As indicações para gastrectomia laparoscópica têm sido ampliadas, do câncer gástrico precoce às ressecções curativas (31). A indicação do acesso laparoscópico nos estágios II e III é ainda controversa. Nesses casos, a ressecção linfonodal meticulosa e extensa pode melhorar a sobrevivência. Melotti e Azagra têm relatado resultados promissores nesses estágios (22, 31, 32).

O estadiamento deve ser preferencialmente com ultra-som laparoscópico, útil na avaliação de metástases hepáticas e para o retroperitônio, invasão de camadas e tecidos adjacentes ao tumor e localização do tumor. Na laparoscopia, o cirurgião não conta com a sensibilidade tátil, devendo utilizar esse equipamento (7, 33-35).

A laparoscopia deve ser indicada em todos os casos de tumores gástricos. Na casuística avaliada, evitaram-se laparotomias não-terapêuticas em 18,0% dos pacientes.

Os benefícios e a segurança da gastrectomia laparoscópica são claros (36-40). A curva de aprendizado, entretanto, é longa, o custo total do procedimento é elevado, com grande número de grampeadores utilizados, e o tempo operatório é maior (41-45). Estudos prospectivos e randomizados devem ser realizados para normatizar as gastrectomias laparoscópicas.

REFERÊNCIAS

1. Hindmarsh A, Koo B, Lewis MP, Rhodes M. Laparoscopic resection of gastric gastrointestinal stromal tumors. Surg Endosc 2005; 19(8):1109-12.
2. Huscher CG, Mingoli A, Sgarzini G, Sansonetti A, Di Paola M, et al. Laparoscopic versus open subtotal gastrectomy for distal gastric cancer: five-year results of a randomized prospective trial. Ann Surg 2005; 241(2):232-7.
3. Chau CH, Siu WT, Li MK. Hand-assisted D2 subtotal gastrectomy for carcinoma of stomach. Surg Laparosc Endosc Percutan Tech 2002; 12(4):268-72.
4. Hyung WJ, Cheong JH, Kim J, Chen J, Choi SH, et al. Application of minimally invasive treatment for early gastric cancer. J Surg Oncol 2004; 85(4):181-5; discussão 186.
5. Ziqiang W, Feng Q, Zhimin C, Miao W, Lian Q, et al. Comparison of laparoscopically assisted and open radical distal gastrectomy with extended lymphadenectomy for gastric cancer management. Surg Endosc 2006 Nov; 20(11): 1738-43.
6. Bunt AM, van de Velde CJ, Sasako M, Hoefsloot FA, Fleuren G, Bruijn JA. Lymph node retrieval in a randomized trial on western-type versus Japanese-type surgery in gastric cancer. J Clin Oncol 1996; 14(8):2289-94.
7. Finch MD, Garden OJ, Allan PL, Paterson-Brown S. Laparoscopic ultrasonography for staging gastroesophageal cancer. Surgery. 1997; 121(1):10-7.
8. Kitano S, Iso Y, Moriyama M, Sugimachi K. Laparoscopy-assisted Billroth I gastrectomy. Surg Laparosc Endosc 1994; 4(2):146-8.
9. Adachi Y, Shiraishi N, Shiromizu A, Bandoh T, Aramaki M, et al. Laparoscopy-assisted Billroth I gastrectomy compared with conventional open gastrectomy. Arch Surg 2000; 135(7):806-10.
10. Goh P, Tekant Y, Kum CK, Isaac J, Shang NS. Totally intra-abdominal laparoscopic Billroth II gastrectomy. Surg Endosc 1992; 6(3):160.
11. Tinoco RC T, ACA. A laparoscopia no câncer gástrico. In: Linhares ELL, Sano T, editores. Atualização em câncer gástrico. Rio de Janeiro: Tecmedd; 2005. p. 364. vol. 1.
12. Greene FL, Fleming ID, Fritz A, Balch CM, Haller DG, Morrow, M, editors. AJCC cancer staging manual. 6th ed. Lippincott Raven; 2002. vol.14.
13. Tinoco RC, Tinoco CA. A via laparoscópica em cirurgia bariátrica. In: AL GABJE. Cirurgia da obesidade. São Paulo: Atheneu; 2002. p. 173-7.
14. Goh P, Tekant Y, Isaac J, Kum CK, Ngoi SS. The technique of laparoscopic Billroth II gastrectomy. Surg Laparosc Endosc 1992; 2(3):258-60.
15. Anvari M, Park A. Laparoscopic-assisted vagotomy and distal gastrectomy. Surg Endosc 1994; 8(11):1312-5.
16. McCloy R, Nair R. Minimal access surgery—the renaissance of gastric surgery? Yale J Biol Med 1994; 67(3-4):159-66.
17. Ohgami M, Otani Y, Kumai K, Kubota T, Kitajima M. [Laparoscopic surgery for early gastric cancer]. Nippon Geka Gakkai Zasshi 1996; 97(4):279-85.
18. Ohgami M, Otani Y, Kitajima M. [Laparoscopic surgery for early gastric cancer—its advantage and pitfall]. Gan To Kagaku Ryoho 1997; 24(5):532-7.
19. Taniguchi S, Koga K, Ibusuki K, Sugio K, Uchimura Y. Laparoscopic pylorus-preserving gastrectomy with intracorporeal hand-sewn anastomosis. Surg Laparosc Endosc 1997; 7(4):354-6.
20. Adachi Y, Suematsu T, Shiraishi N, Katsuta T, Morimoto A, et al. Quality of life after laparoscopy-assisted Billroth I gastrectomy. Ann Surg 1999; 229(1):49-54.
21. Aiko T. Laparoscopic gastrectomy for advanced cancer: a technical challenge. Gastric Cancer 1999; 2(4): 199-200.
22. Azagra JS, Goergen M, De Simone P, Ibanez-Aguirre J. Minimally invasive surgery for gastric cancer. Surg Endosc 1999; 13(4):351-7.
23. Kitano S, Adachi Y, Shiraishi N, Suematsu T, Bando T. Laparoscopic-assisted proximal gastrectomy for early gastric carcinomas. Surg Today 1999; 29(4):389-91.
24. Franklin ME Jr RR, Rosenthal D, Schuessler W. Laparoscopic colonic procedures. World J Surg 1993; 17(1):51-6.
25. Nelson H SDJ, Wieand et al. A comparison of laparoscopic assisted and open colectomy for colon cancer. N Eng J Med 2004; 350:2050-68.
26. Curet MJ. Port site metastasis. Am J Surg 2004; 187(6):705-12.

27. Ballesta-Lopez C, Bastida-Vila X, Catarci M, Mato R, Ruggiero R. Laparoscopic Billroth II distal subtotal gastrectomy with gastric stump suspension for gastric malignancies. Am J Surg 1996; 171(2):289-92.

28. Huscher CG, Anastasi A, Crafa F, Recher A, Lirici MM. Laparoscopic gastric resections. Semin Laparosc Surg 2000; 7(1):26-54.

29. Reyes CD, Weber KJ, Gagner M, Divino CM. Laparoscopic vs open gastrectomy: retrospective review. Surg Endosc 2001; 15(9):928-31.

30. Goh PM, Alponat A, Mak K, Kum CK. Early international results of laparoscopic gastrectomies. Surg Endosc 1997; 11(6):650-2.

31. Melotti G MM, Tammborrino. Gastric ressection for cancer. In: Meinero MMG, Mouret PH, editors. Laparoscopic surgery. Milano; 1994. p. 273-282.

32. Azagra JS, Goergen M, De Simone P, Ibanez-Aguirre J. The current role of laparoscopic surgery in the treatment of benign gastroduodenal diseases. Hepatogastroenterology 1999; 46(27):1522-6.

33. Hyung WJ, Lim JS, Cheong JH, Kim J, Choi SH, et al. Intraoperative tumor localization using laparoscopic ultrasonography in laparoscopic-assisted gastrectomy. Surg Endosc 2005; 19(10):1353-7.

34. Hulscher JB, Nieveen van Dijkum EJ, de Wit LT, van Delden OM, van Lanschot JJ, et al. Laparoscopy and laparoscopic ultrasonography in staging carcinoma of the gastric cardia. Eur J Surg 2000; 166(11):862-5.

35. Goh PM, So JB. Role of laparoscopy in the management of stomach cancer. Semin Surg Oncol 1999; 16(4):321-6.

36. Otsuka K, Murakami M, Aoki T, Tajima Y, Kaetsu T, et al. Minimally invasive treatment of stomach cancer. Cancer J 2005; 11(1):18-25.

37. Park KK. [Laparoscopic surgery for gastric cancer]. Korean J Gastroenterol 2005; 45(1):9-16.

38. Kitano S, Shiraishi N. Current status of laparoscopic gastrectomy for cancer in Japan. Surg Endosc 2004; 18(2):182-5.

39. Shiraishi N, Kitano S. [Laparoscopic surgery for gastroduodenal disease]. Nippon Geka Gakkai Zasshi 2002; 103(10):733-6.

40. Haga Y, Beppu T, Doi K, Nozawa F, Mugita N, et al. Systemic inflammatory response syndrome and organ dysfunction following gastrointestinal surgery. Crit Care Med 1997; 25(12):1994-2000.

41. Dulucq JL, Wintringer P, Stabilini C, Solinas L, Perissat J, et al. Laparoscopic and open gastric resections for malignant lesions: a prospective comparative study. Surg Endosc 2005; 19(7):933-8.

42. Yano H, Kimura Y, Iwazawa T, Monden T. Laparoscopic management for local recurrence of early gastric cancer after endoscopic mucosal resection. Surg Endosc 2005; 19(7):981-5.

43. Carboni F, Lepiane P, Santoro R, Mancini P, Lorusso R, et al. Laparoscopic surgery for gastric cancer: preliminary experience. Gastric Cancer 2005; 8(2):75-7.

44. Dulucq JL, Wintringer P, Perissat J, Mahajna A. Completely laparoscopic total and partial gastrectomy for benign and malignant diseases: a single institute's prospective analysis. J Am Coll Surg 2005; 200(2):191-7.

45. Kitano S, Yasuda K, Shiraishi N, Adachi Y. [Laparoscopic surgery for gastric cancer: indications and limitations]. Nippon Geka Gakkai Zasshi 2001; 102(10):749-52.

10 | Intestino delgado
OZÓRIO SAMPAIO MENEZES

INTRODUÇÃO

Já está bem definido que a aplicação das técnicas laparoscópicas nas cirurgias gástrica e intestinal é tecnicamente exeqüível e que proporciona resultados com baixa taxa de morbidade e mortalidade. No estômago e no intestino delgado, desde os primórdios da videolaparoscopia terapêutica foram descritos procedimentos laparoscópicos que diminuíram a necessidade de realização de laparotomias. A gastrostomia endoscópica percutânea e a jejunostomia endoscópica percutânea passaram a ser métodos primários de colocação de sondas enterais. Com o decorrer do aprendizado dos videocirurgiões, especialmente no que concerne à realização de nós e suturas e confecção de anastomoses, um arsenal terapêutico cada vez maior tem sido empregado nas diversas patologias gastrintestinais existentes. Neste capítulo, abordaremos algumas das patologias do trato gastrintestinal superior.

DIVERTÍCULO DE MECKEL

Embora originalmente descrito por Fabricius Hildanus, em 1598, foi o anatomista alemão Johann Friedrich Meckel (1781-1833) quem estabeleceu sua origem embrionária entre 1808 e 1820 (1). É a anomalia congênita mais comum da área gastrintestinal, sendo encontrado em 1-3% da população, com igual distribuição entre os sexos, mas com predominância no sexo masculino quando sintomático. É resultado da obliteração incompleta do ducto onfalomesentérico, sendo encontrado na borda antimesentérica do íleo terminal, tipicamente com 3-6 cm de comprimento e de 60-100 cm distante da válvula ileocecal. A sua localização, sua forma e seu tamanho têm grande variabilidade de indivíduo para indivíduo. Atrofia incompleta do ducto onfalomesentérico pode resultar em uma variedade de anomalias, sendo a mais comum, em 98% dos casos, o divertículo de Meckel. É um divertículo verdadeiro composto de todas as camadas da parede intestinal e mucosa intestinal. Freqüentemente contém mucosa gástrica e de tecido pancreático e, mais raramente, pode apresentar mucosa duodenal, colônica ou biliar. Da anomalia do ducto onfalomesentérico, podemos encontrar variações como as descritas a seguir. Fístula umbilicoileal, que é o ducto onfalomesentérico completamente patente comunicando o íleo à parede abdominal anterior, mais precisamente ao umbigo. Nesse caso, pode haver fístula estercoral com drenagem para o umbigo facilmente notada (Figura 10.1). Sinus ou seio umbilical é uma faixa fibrosa que resulta da falha de fechamento do ducto onfalomesentérico conectada ao íleo e à superfície interna do umbigo (Figura 10.2). Cisto umbilical, também chamado de cisto vitelino, ocorre quando a porção média do ducto onfalomesentérico remanescente sofre obliteração proximal e distal (Figura 10.3). Um cordão fibroso persistente ocorre quando o ducto onfalomesentérico está obliterado, porém, não-absorvido (Figura 10.4). O divertículo de Meckel resulta quando a porção ileal do ducto remanescente está patente e a porção umbilical está atrofiada (Figura 10.5). O divertículo pode estar conectado ao umbigo por uma faixa fibrosa se houver falha na absorção do ducto obliterado (Figura 10.6) (2).

Sintomas

Os sintomas clínicos estão relacionados às diferentes complicações do divertículo. As duas complicações mais freqüentes são hemorragia e obstrução intestinal, variando o percentual de acordo com a idade do paciente e a série estudada.

A hemorragia com hematoquezia é a complicação mais comum na infância e é causada por ulceração péptica. Mucosa gástrica no divertículo é um achado que varia de 15-61%, dependendo do autor (3, 4, 5, 6, 7). Tem sido relatado que 90% das hemorragias diverticulares estão associadas à presença de mucosa gástrica heterotópica (8).

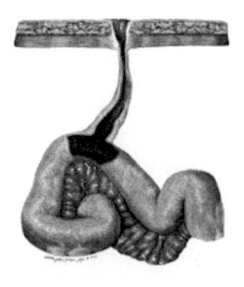

FIGURA 10.1 Fístula umbilicoileal.   **FIGURA 10.2** Sinus umbilical.   **FIGURA 10.3** Cisto umbilical.

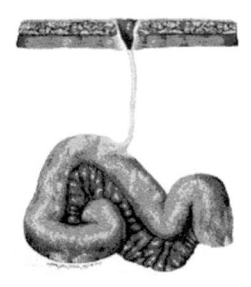

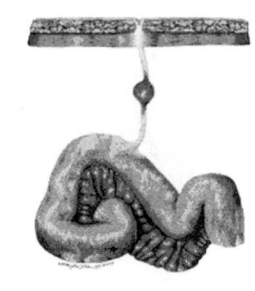

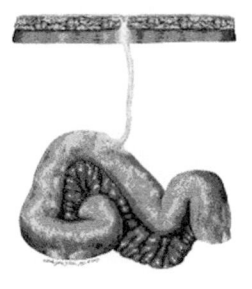

FIGURA 10.4 Persistência de cordão fibroso.   **FIGURA 10.5** Divertículo de Meckel.   **FIGURA 10.6** Divertículo e cordão fibroso não-absorvido.

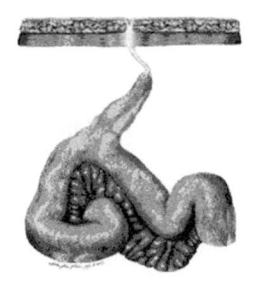

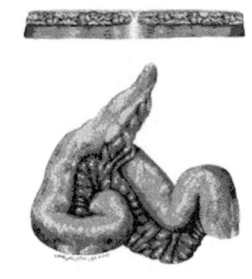

A obstrução intestinal é a complicação mais comum nos adultos. Pode ocorrer por torção do divertículo em sua base, inversão, intussuscepção, hérnia interna, banda mesodiverticular, hérnia de Littré, fitobezoar, bridas inflamatórias e volvo do divertículo (4, 9).

A diverticulite de Meckel aguda apresenta-se como dor abdominal, febre e vômitos, com fecalito em 10% do casos, e é, muitas vezes, clinicamente indistinguível da apendicite aguda (8).

Perfuração diverticular representa de 15-20% (3, 10) dos casos, e nem sempre se encontra tecido heterotópico presente como relatado por alguns autores (11, 12).

Tumores malignos também podem ser encontrados em pacientes com complicações no divertículo de Meckel em um percentual de 0,5-4,9%. As neoplasias mais comuns são os sarcomas, seguidos dos tumores carcinóides e adenocarcinomas (4). Em algumas casuísticas, os tumores carcinóides são os mais encontrados.

O divertículo de Meckel pode ser encontrado no interior de uma hérnia da região inguinal conhecida como hérnia de Littré (Figura 10.7). A descrição original de Alexis Littré, em 1700, relata um

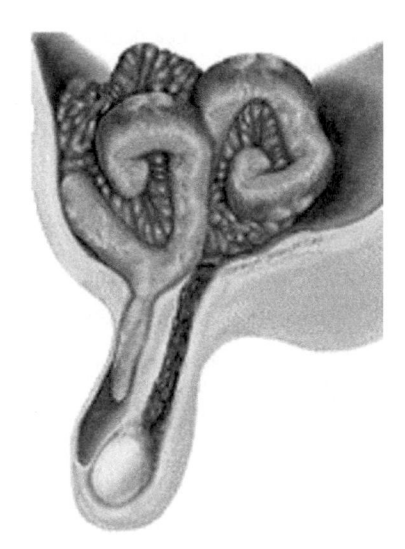

FIGURA 10.7 Hérnia de Littré.

divertículo intestinal pequeno encarcerado em uma hérnia femoral (11).

Há uma prevalência mais alta (5-8%) de divertículo de Meckel em pacientes com doença de Crohn comparada com a população geral (14, 15).

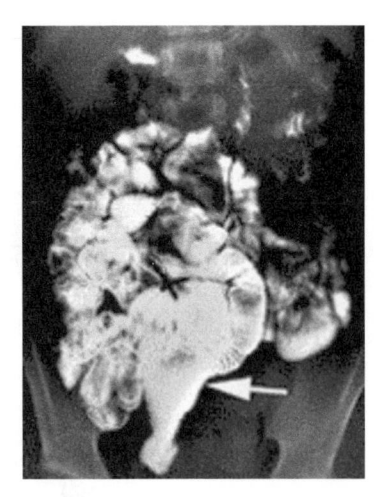

FIGURA 10.8 Menina de 10 anos, hemorragia intermitente. (Imagens de William M. Thompson, MD, Duke University, Durham, NC.)

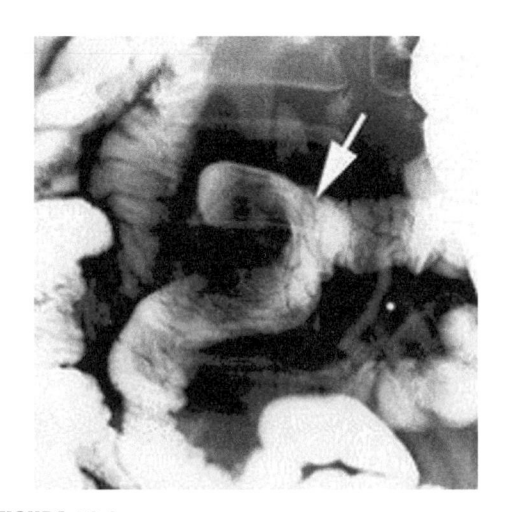

FIGURA 10.9 Mulher, 35 anos, dor abdominal.

A demora no diagnóstico de um divertículo de Meckel complicado pode produzir uma morbidez e uma mortalidade significativa. As causas de mortalidade incluem estrangulamento, perfuração e hemorragia. A taxa de mortalidade em pacientes com divertículo de Meckel pode variar de 2,5-15%, e a morbidez pós-operatória, de 6-30%.

Não há técnica específica para diagnóstico de divertículo de Meckel.

Com o uso de estudo baritado convencional de intestino delgado, o diagnóstico de divertículo de Meckel é praticamente patognomônico, quando é identificado corretamente como uma formação sacular, terminando na borda antimesentérica do íleo.

Diagnóstico

Cintilografia com pertecnetato de tecnécio-99m

É a modalidade de escolha para avaliar pacientes, em especial pediátricos, com hemorragia gastrintestinal na suspeita de um divertículo de Meckel. O tecnécio tem predileção pela mucosa gástrica, e 50% desses divertículos apresentam ectopia gástrica, atingindo cerca de 80% em casos de hemorragia. O achado característico é hipercaptação focal em abdome, mais comumente em fossa ilíaca direita. A hipercaptação aparece por volta de 5-10 minutos após a administração endovenosa do pertecnetato de tecnécio-99m Tc e apresenta incremento de captação similar à mucosa gástrica normal (16).

Ecografia abdominal

Pode ser de valor na avaliação de crianças com um divertículo de Meckel suspeitado e resultados negativos da cintilografia.

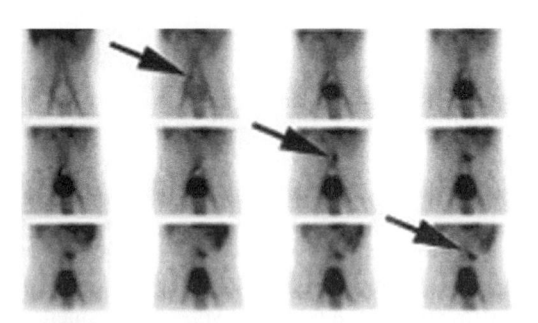

FIGURA 10.10 Rapaz, 17 anos, leve dor abdominal, hemorragia digestiva.

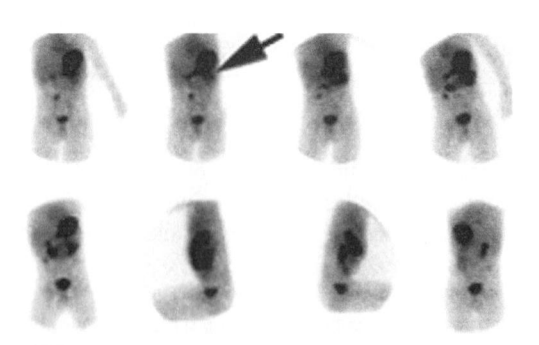

FIGURA 10.11 Extravasamento de sangue de um divertículo na luz intestinal.

Angiografia

Pode ser útil em pacientes adultos com sangramento gastrintestinal agudo, oculto ou intermitente. A arteriografia mesentérica pode revelar o local do sangramento, determinar a etiologia específica e, ainda, permite a embolização do vaso sangrante. Nesse caso, funciona como uma embolização pré-operatória terapêutica.

Raio X simples de abdome

Pode mostrar imagens características de obstrução de intestino delgado e, algumas vezes, a presença de flebólitos ou cálculos dentro de um divertículo.

Tomografia computadorizada (TC)

É uma modalidade de imagem inestimável para a avaliação de pacientes com obstrução intestinal. Contudo, é difícil de usar a TC para identificar um divertículo de Meckel com precisão como a causa de obstrução intestinal. Alterações adjacentes ao mesentério ocorrem em 100% dos casos, associadas, muitas vezes, a coleções líquidas, gasosas e espessamento da parede do divertículo (8, 17, 18).

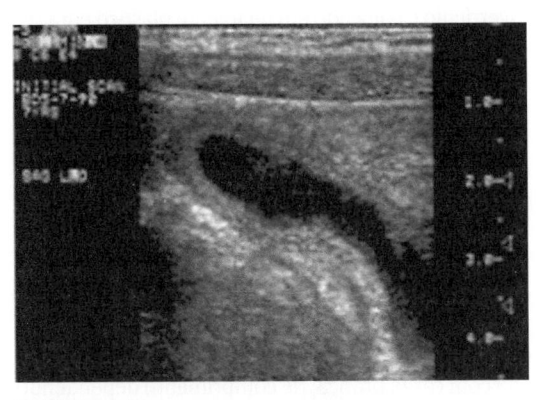

FIGURA 10.12 Menina, 7 anos de idade.

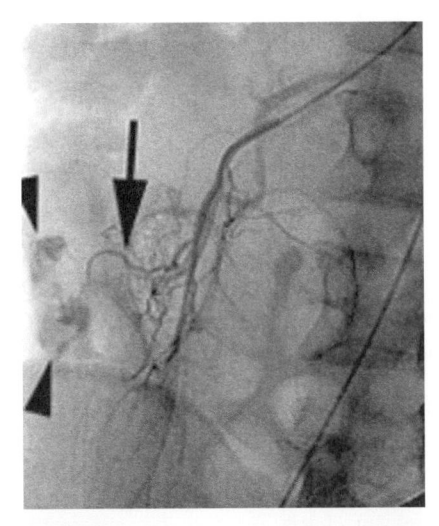

FIGURA 10.14 Homem, 26 anos, hemorragia em artéria vitelointestinal, ramo ileal, divertículo de Meckel.

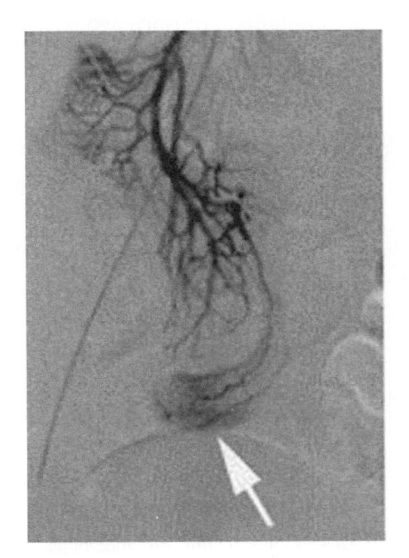

FIGURA 10.13 Homem, 22 anos, anemia, dor abdominal.

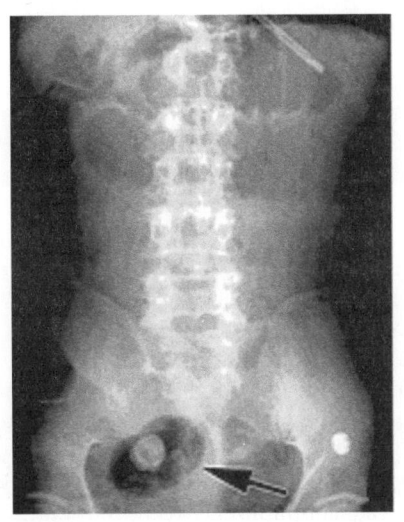

FIGURA 10.15 Homem, 30 anos, torção do divertículo, obstrução intestinal.

Tratamento

O tratamento é cirúrgico e consiste na ressecção da parte afetada do intestino. Não há nenhuma dúvida de que um divertículo de Meckel sintomático deve ser ressecado. Com raras exceções, a ressecção laparoscópica mostrou ser mais segura e uma técnica menos invasiva do que a laparotomia tradicional (19, 20). Entretanto, o tratamento de um divertículo como descoberta transoperatória, assintomático, permanece controverso. Considerando o risco vitalício de complicações (4% em pacientes até os 20 anos de idade e 2% em pacientes com até 40 anos de idade) contra as taxas de complicações relatadas em ressecção cirúrgica (1-8%), muitos autores não recomendam a remoção profilática de um divertículo de Meckel incidentalmente descoberto (9, 10). Em contraste, outros autores apóiam a diverticulectomia em todos os pacientes independentemente da idade, porque não há nenhuma garantia de que o divertículo permanecerá assintomático e sem complicações (21).

O divertículo de Meckel pode ser ressecado por videolaparoscopia sem o uso de grampeadores laparoscópicos. Realizam-se duas punções com trocartes de 10 mm e duas com trocartes de 5 mm. Nesse caso, é fundamental que o intestino seja elevado até a parede abdominal por uma pinça ou sutura antes da secção do divertículo. Dessa forma, evita-se a saída de conteúdo intestinal para a cavidade abdominal, diminuindo as chances de infecção cirúrgica. Ressecado o divertículo e colocado em recipiente plástico para ser retirado da cavidade, pode-se promover a sutura intestinal com a ferida elevada e fixa em um ponto. Pode-se realizar sutura contínua, um ou dois planos, utilizando fio absorvível 2-0 ou 3-0 monofilamentar que desliza melhor para se ter um fechamento mais hermético e seguro.

Embora a ressecção do divertículo com sutura manual seja factível, o uso de grampeadores endoscópicos lineares cortantes em cirurgia videolaparoscópica tem facilitado a ressecção desses divertículos. Nessa técnica, a base do divertículo é grampeada com carga branca, de comprimento dependendo da largura do cólo do divertículo, permitindo, dessa forma, realizar a diverticulectomia sem abrir o lúmen do intestino, diminuindo drasticamente as chances

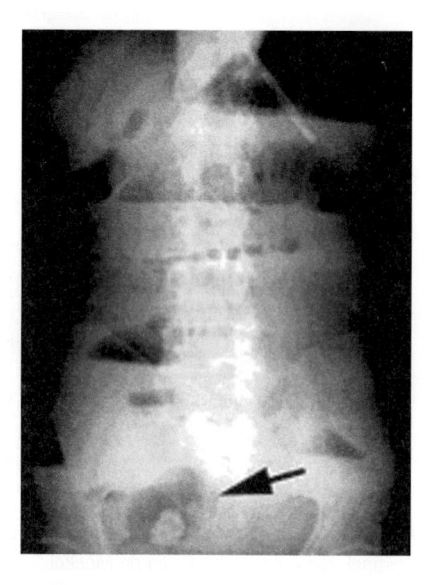

FIGURA 10.16 Homem, 30 anos, calcificações no divertículo, obstrução intestinal.

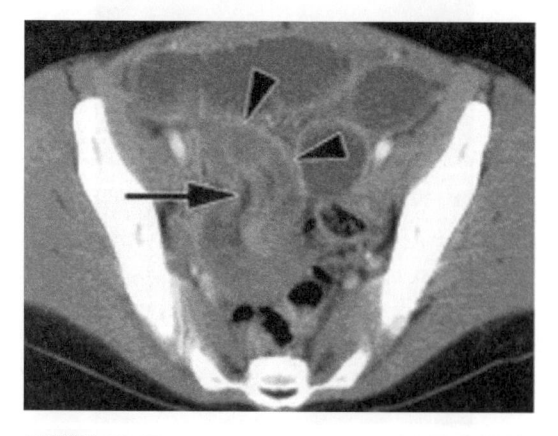

FIGURA 10.17 Mulher, 41 anos, intussuscepção íleo-ileal, obstrução intestinal.

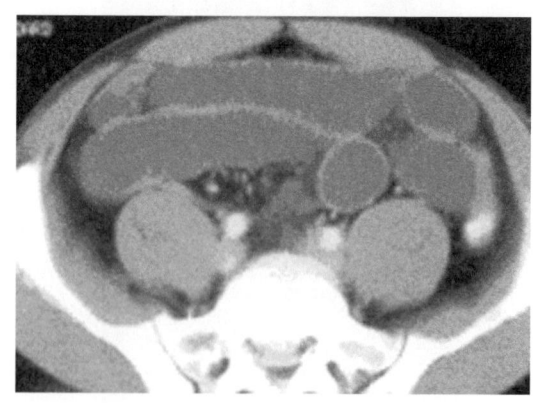

FIGURA 10.18 Homem, 40 anos, dor abdominal, diverticulite de Meckel.

de contaminação (4). Caso haja dificuldade técnica ou de instrumental para se realizar a diverticulectomia intra-abdominal, pode-se direcionar uma incisão no abdome para o local onde esteja o divertículo e tracioná-lo para o exterior, expondo-o o suficiente para se realizar uma diverticulectomia convencional com o mínimo de abertura da cavidade abdominal. A facilidade e a segurança dessa técnica se opõem a relatos com morbidez e mortalidade da diverticulectomia profilática em achados transoperatórios (22).

Conclusão

Divertículo de Meckel é a anomalia congênita mais comum do trato gastrintestinal. Sintomas clínicos surgem de complicações do divertículo, que é muito comum em pacientes masculinos. Complicações são mais freqüentes na população pediátrica, mas manifestam-se também em adultos. Hemorragia, obstrução intestinal e diverticulite são as complicações mais freqüentes. O diagnóstico pré-operatório de um divertículo de Meckel complicado representa um desafio, pois tem características que se sobrepõem a outras condições inflamatórias agudas no abdome. O conhecimento do desenvolvimento embriológico, das manifestações clínicas, da patologia e das características radiológicas do divertículo de Meckel poderá ajudar no diagnóstico precoce e preciso dessa enfermidade (2). Hoje a videocirurgia representa um papel preponderante no tratamento dessa enfermidade, oferecendo mais facilidade e maior segurança.

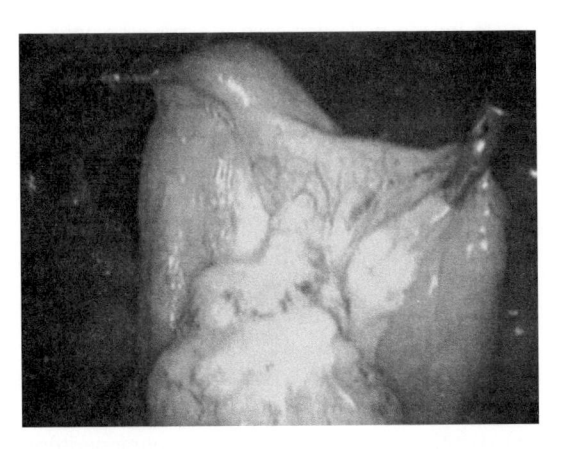

FIGURA 10.19 Divertículo na borda antimesentérica do íleo.

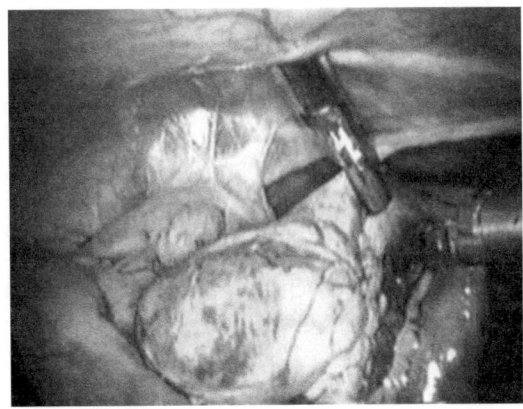

FIGURA 10.20 Grampeador sendo colocado na base do divertículo.

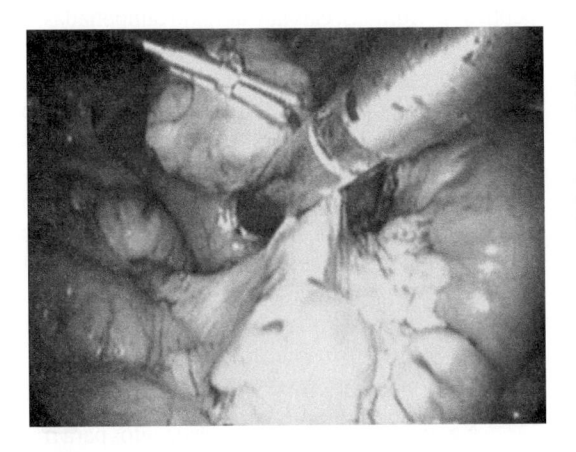

FIGURA 10.21 Grampeamento dos vasos vitelinos do meso diverticular.

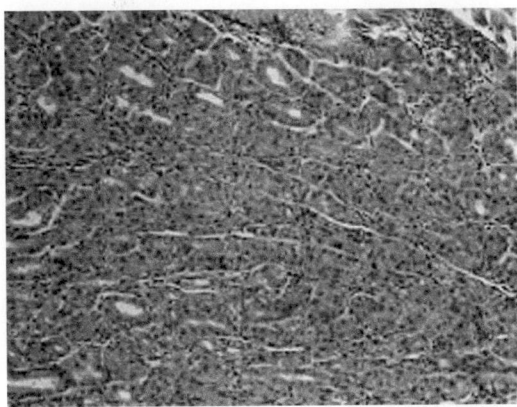

FIGURA 10.22 Aspecto histopatológico do divertículo de Meckel.

ÚLCERA PÉPTICA DUODENAL PERFURADA

A identificação do *Helicobacter pylori* pelos australianos J. Robin Warren, patologista, e Barry James Marshall, gastrenterologista, trabalho iniciado nos anos de 1970 e publicado em 1983, resultou em grande mudança no entendimento da fisiopatologia da úlcera péptica e da gastrite (23, 24). Por esse trabalho, ambos foram laureados com o Prêmio Nobel de Medicina em 2005.

A infecção por *H. pylori* em pacientes com úlcera péptica perfurada é de aproximadamente 60%, que contrasta com 90-100%, normalmente encontrada em doença ulcerosa péptica não-complicada. Todavia, o fator mais importante nos relatos recentes é a associação de antiinflamatórios não-hormonais em pacientes à úlcera péptica perfurada (25). Se for excluído esse fator, a prevalência de infecção por *H. pylori* é de quase 90%, semelhantemente aos achados de doença ulcerosa não-perfurada (26).

O fumo é um dos mais importantes fatores de risco para perfuração de úlcera (27, 28). É estimado que o fumo pode responder por até 77% das perfurações em pacientes com menos de 75 anos de idade. Um papel importante na etiologia da úlcera perfurada também é corroborado por estudos que mostram uma prevalência de 84-86% de fumantes nesses casos. Os fumantes com perfuração de úlcera têm um risco de mortalidade mais alto em comparação a não-fumantes.

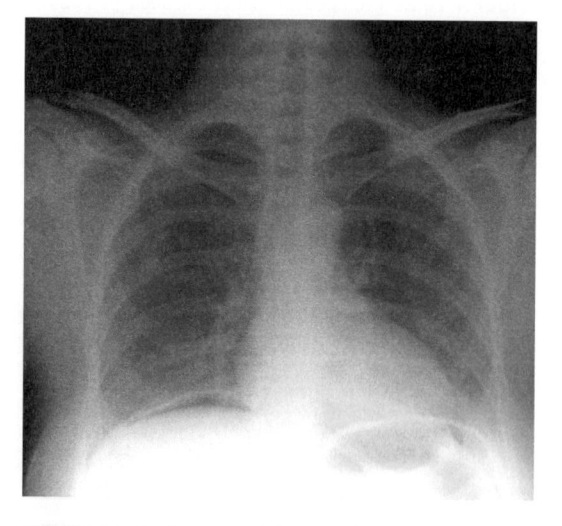

FIGURA 10.23 Pneumoperitônio. Acúmulo de ar livre sob a cúpula diafragmática em forma de meia lua.

Diagnóstico

A úlcera péptica perfurada apresenta características clínicas típicas, como dor abdominal epigástrica severa, de início súbito, que pode progredir e envolver todo o abdome. A maioria dos pacientes tem dispepsia prévia, podendo estar associada a episódio de melena. O grau de peritonite pode ser influenciado por vários fatores, como o tamanho da perfuração, a quantidade e a qualidade do conteúdo que contamina a cavidade abdominal, o tempo entre a perfuração e o atendimento e o bloqueio espontâneo da perfuração. Esses pacientes também demonstram os sinais e sintomas de choque prematuramente, como taquicardia, hipotensão e anúria. O raio X simples de abdome e tórax, em ortostatismo, é sensível na demonstração de pneumoperitônio em 60-75% dos pacientes (29) embora não seja específico para úlcera perfurada. O uso de contraste iodado pode demonstrar extravasamento em casos de úlceras não-tamponadas. Em 92% dos casos, a úlcera perfurada está localizada na parede anterior do duodeno. A endoscopia digestiva alta não é recomendada se houver suspeita de perfuração, pois pode desbloquear uma úlcera tamponada.

Tratamentos

Conservador

Em 1935, Wangensteen defendeu o tratamento conservador para pacientes com perfuração de úlcera péptica quando não houvesse pneumoperitônio na premissa de que a perfuração provavelmente teria sido tamponada (30). Mais recentemente, autores notaram que, em 40% dos pacientes com úlceras pépticas perfuradas, elas haviam sido tamponadas, o que foi demonstrado por estudos radiográficos de estômago e duodeno com contraste hidrossolúvel, logo após esses pacientes terem sido admitidos no hospital (31, 32). Há vários estudos que indicam quais os pacientes que poderiam ser tratados sem operação. Entretanto, o assunto ainda é controverso, e não existem critérios bem definidos para a seleção dos pacientes que possam ser tratados com uma conduta conservadora, não-operatória.

Cirúrgico

A grande eficiência dos medicamentos para tratamento clínico da úlcera péptica tem feito com que o tratamento cirúrgico seja indicado para tratar as suas complicações, principalmente a perfuração e a estenose. A perfuração é a complicação da úlcera péptica mais operada.

A primeira descrição clínica de úlcera péptica perfurada, de estômago, foi feita por Crisp, em 1843 (33). Mikulicz introduziu o fechamento da perfuração por sutura em 1880, quando realizou sutura em uma úlcera gástrica perfurada (34). A primeira úlcera duodenal suturada foi realizada por Dean, em 1894. Os primeiros dois casos de procedimentos para tratamento de úlcera gástrica por ressecção foram descritos em 1919 por von Haberer (35). Em 1937, Roscoe Graham descreveu o fechamento de úlcera duodenal perfurada com sutura simples (36).

Em 1990, surgem os primeiros relatos de tratamento videolaparoscópico para úlcera péptica duodenal perfurada referindo o uso de cola de fibrina, sutura simples e uso do ligamento redondo para plastia (37, 38, 39).

O emprego da videolaparoscopia para tratamento da úlcera péptica perfurada vem aumentando à medida que estudos comparativos com laparotomia surgem, e há uma clara contribuição para o diagnóstico e a terapêutica.

Os tratamentos cirúrgicos propostos para úlcera péptica perfurada têm sido muito variados. Com abordagem laparoscópica, têm sido realizados fechamento com sutura simples, cola de fibrina, sutura e epiploonplastia, ulcerectomia, hemigastrectomia, vagotomia com antrectomia, vagotomia com procedimento de drenagem – piloroplastia, duodenoplastia ou gastrojejunostomia, vagotomia seletiva, vagotomia superseletiva e operação de Taylor. Inúmeros fatores são relacionados para a escolha da técnica a ser usada, como as características da perfuração, as condições da cavidade abdominal, as condições clínicas do paciente, os instrumentais e aparelhos disponíveis e a experiência da equipe cirúrgica em realizar cirurgia laparoscópica avançada.

As taxas de recidivas ulcerosas, efeitos colaterais e de mortalidade estão relacionadas a cada tipo diferente de procedimento. Cabe ressaltar que a vagotomia superseletiva é um dos procedimentos mais efetivos e evita a denervação de vísceras e seqüelas a longo prazo de procedimentos de drenagem. Apresenta uma taxa de mortalidade de 0-0,31% com risco de ulceração recorrente de 3-12% em acompanhamento de cinco a quinze anos após a operação (40, 41).

A técnica de Roscoe Graham, sutura simples e epiploonplastia, seguida de lavagem exaustiva e drenagem da cavidade, continua sendo efetiva a prover fechamento adequado da perfuração e é a mais utilizada na maioria dos estudos. É a de mais simples execução, e a recorrência da doença ulcerosa péptica é de fácil controle com os medicamentos para tratamento clínico de que se dispõem no arsenal terapêutico. Alguns autores discutem a respeito de uma cirurgia definitiva que prolonga o tempo operatório em um procedimento de emergência e em que normalmente a patologia pode ser controlada com tratamento clínico (40, 42). Além disso, várias das operações para tratamento definitivo de úlcera estão associadas a efeitos colaterais significantes. É também por causa de seqüelas desfavoráveis e da natureza emergencial da situação que alguns cirurgiões argúem contra o tratamento definitivo rotineiro em contrapartida de um fechamento simples da lesão.

Alguns autores têm usado os critérios APACHE (*Acute physiology and chronic health evaluation*) (43, 44) primeiramente criados por William A. Knaus, para selecionar pacientes com úlcera péptica perfurada a serem tratados com cola de fibrina. Os critérios APACHE II foram usados para predizer a possibilidade de vazamento depois de reparo laparoscópico com cola de fibrina e se mostraram muito úteis (45, 46).

John Boey e colaboradores (47, 48) identificaram fatores de risco que aumentam a mortalidade operatória de pacientes com úlcera péptica perfurada. Esses fatores são co-morbidades significativas, choque pré-operatório e perfuração ulcerosa há mais de 24 horas. A taxa de mortalidade aumenta progressivamente conforme o aumento do número de fatores de risco, chegando a 100% em pacientes com três fatores de risco. A idade acima de 70 anos e a contaminação peritoneal grosseira não fizeram diferença na taxa de mortalidade.

A maioria das séries relata que a mortalidade operatória também está relacionada ao grau de risco cirúrgico medido pela escala da Sociedade Americana de Anestesiologia (American Society of Anesthesiologists), e os pacientes que morreram estavam enquadrados como ASA III e IV.

Os estudos comparativos entre cirurgia por videolaparoscopia e cirurgia por laparotomia convencional sugerem que, quando a via laparoscópica é utilizada, têm-se menos dor pós-operatória, menor morbidez em relação à ferida operatória com mínimas seqüelas parietais, menor uso de analgésicos no pós-operatório, reabilitação pós-operatória mais rápida e que essa abordagem é tão segura quanto a laparotomia. As reintervenções quando o reparo é feito por abordagem videolaparoscópica são mais freqüentes em alguns relatos. A cirurgia videolaparoscópica aos poucos parece se converter na abordagem de eleição para o tratamento da perfuração de uma úlcera péptica.

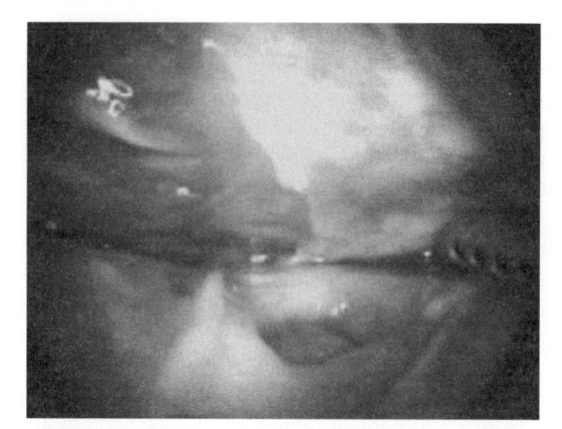

FIGURA 10.24 Úlcera duodenal perfurada.

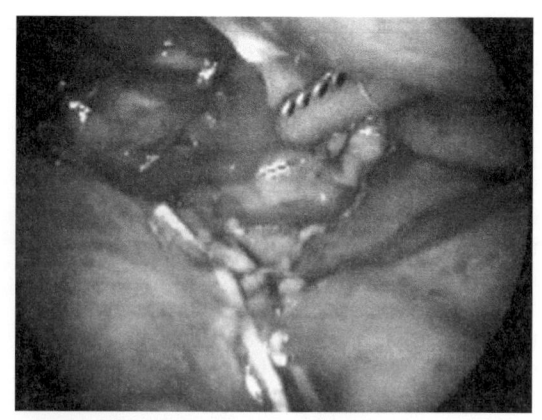

FIGURA 10.25 Rafia simples da úlcera.

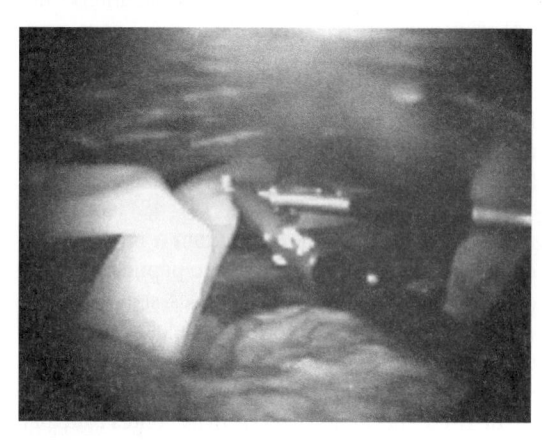

FIGURA 10.26 Colocação de dreno.

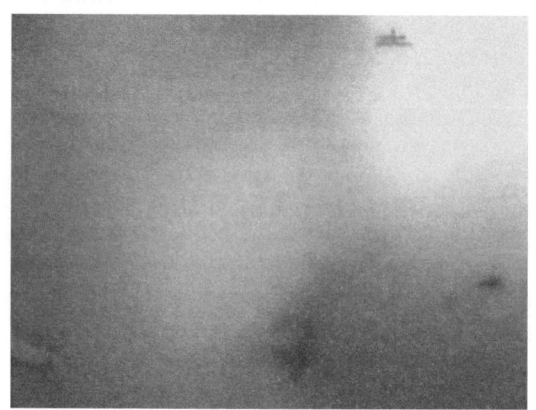

FIGURA 10.27 Acessos laparoscópicos.

TUMORES DO INTESTINO DELGADO

Os tumores primários do intestino delgado são raros e correspondem a 2-5% dos tumores do trato gastrintestinal. Tumores malignos e benignos se apresentam em proporção semelhante. Clinicamente, a dor abdominal inespecífica e a hemorragia digestiva de pequenos volumes e intermitente são achados freqüentes. A obstrução intestinal é incomum.

Tumores benignos do intestino delgado

Os tumores benignos mais encontrados são os leiomiomas, lipomas, neurofibromas, schwanomas, pólipos adenomatosos, hemangiomas, fibroma. A freqüência descrita varia de acordo com a série estudada. Em algumas, a freqüência decrescente apresenta-se como adenoma, lipoma, leiomioma, fibroma e hemangioma.

O adenoma é o tumor benigno mais comum do intestino delgado, acometendo preferencialmente o duodeno e o jejuno. Geralmente os adenomas são pequenos, lobulados, assintomáticos e intraluminais. Nas suas formas, podem ser sésseis ou pediculados (estes eventualmente podem causar obstrução intestinal por intussuscepção).

Lipoma é o segundo tumor benigno mais freqüente do intestino delgado. Os lipomas são mais encontrados no íleo terminal, localizando-se na submucosa e com crescimento intraluminal. Na tomografia computadorizada, aparecem como massa com baixos valores de atenuação.

Leiomioma é o terceiro tumor benigno mais comum do intestino delgado. Os leiomiomas são encontrados com mais freqüência no jejuno e, a seguir, no íleo. O sangramento é comum e freqüentemente severo. Apresentam-se, geralmente, como lesão única e pequena, de localização intramural, submucosa ou serosa.

O fibroma e o neurofibroma, em geral, localizam-se na margem mesentérica do intestino. Neurofibromas múltiplos são encontrados na doença de Von Recklinghausen.

O hemangioma acomete mais o jejuno e causa anemia persistente. Em geral, são lesões únicas, formando uma massa capilar.

Tumores malignos do intestino delgado

Os tumores malignos do intestino delgado em mais de 50% dos casos acometem o íleo. Os mais freqüentes são linfoma, carcinóide, adenocarcinoma e leiomiossarcoma.

O linfoma primário surge a partir do tecido linfóide encontrado por todo o intestino, principalmente íleo (placas de Peyer no íleo terminal), cólon e jejuno. É incomum, acomete pacientes entre 50-70 anos. Pode estar associado à má absorção sintomática. Em freqüência, é o terceiro tumor maligno mais encontrado no intestino delgado. Pode se apresentar como forma infiltrante e estenosante extensa (mais comum), forma difusa e forma localizada como nódulo único e grande que pode causar obstrução ou intussuscepção.

O adenocarcinoma é muito raro. A localização preferencial é no duodeno (45%), no jejuno (45%) e no íleo (10%). Clinicamente, leva à dor abdominal, anemia e quadro de suboclusão intestinal. A doença de Crohn e a doença celíaca são fatores predisponentes. A lesão é predominantemente infiltrante, de pequena extensão, com destruição da mucosa e bordas marginais com transição abrupta. Evolui com reação fibrótica e estenose da luz.

Os tumores carcinóides são neoplasias derivadas de células endócrinas imaturas, funcionalmente independentes, encontradas na mucosa de todo o trato digestivo, exceto no esôfago. A maioria ocorre no apêndice cecal com descoberta freqüentemente incidental. São tumores potencialmente malígnos dependendo do local acometido, da profundidade da invasão local e do tamanho. Os de apêndice cecal e retais raramente são malignos, ao contrário dos ileais, gástricos ou colônicos. A invasão local atingindo mais da metade da parede intestinal, nos extra-apendiculares, apresenta metástases linfonodais em 90% dos casos. Tumor com tamanho maior do que 2 cm em 65% dos casos tem metástases, ao contrário dos inferiores a 2 cm, em que há metástases em menos de 5%. Em 30-40% dos casos, são encontrados no intestino delgado, a maioria no íleo. As metástases geralmente são para linfonodos, fígado e pulmões.

Os carcinóides podem ser assintomáticos ou produzir endocrinopatias. A fisiopatologia da doença relaciona-se intimamente ao sítio primário e às substâncias produzidas pelo tumor. Pode haver produção de 5-hidroxitriptamina (produto da metabolização normal da serotonina), histamina, calicreína (um ativador da liberação de bradicinina), bradicinina, neurocinina-A, cromogranina-A, taquicinina, gastrina, motilina, PP pancreáticos, insulina, glucagon, polipeptídeos intestinais vasoativos, hormônios tireoidianos e paratireoidianos e vários hormônios que afetam a produção de esteróides.

A síndrome do carcinóide ou síndrome de Cassidy-Scholte-Thorson-Björck-Waldestrom caracteriza-se por crises respiratórias asmatiformes, rubor facial paroxística, dor abdominal, crises de diarréia aquosa explosiva, edema da pele, cardiopatia, lesões de pele e mucosa oral tipo pelagróide. A síndrome do carcinóide raramente ocorre na ausência de metástase hepática, em que as substâncias vasoativas são metabolizadas. A dosagem de ácido 5-hidroxiindolacético na urina de 24 horas não é útil no diagnóstico de tumores pequenos, curáveis, exceto quando há localização fora do trato intestinal (49, 50).

Os tumores carcinóides também podem estar presentes na síndrome de Zollinger-Ellison (gastrinoma) (51), síndrome de Cushing e outras síndromes endócrinas.

Leiomiossarcomas geralmente são lesões únicas e incidem em todo o intestino delgado. A maioria tem crescimento exofítico em direção à cavidade peritoneal, 15% são intramurais. Obstrução intestinal é rara e, em 50% dos casos, decorre de intussuscepção

Os tumores malignos metastáticos têm disseminação hematogênica (êmbolos tumorais), intraperitoneal, linfática ou contígua direta com freqüente fistulização. Os mais encontrados, por ordem de freqüência decrescente, são do ovário, pâncreas, estômago, cólon, de mama, de pulmões e do útero.

Diagnóstico

Os tumores do intestino delgado são de difícil diagnóstico, posto que os métodos radiológicos e os métodos endoscópicos têm várias limitações.

O trânsito radiológico contrastado do intestino delgado continua sendo um exame fundamental na investigação das patologias de qualquer etiologia desse órgão. É um exame de fácil realização e é um método indispensável para a avaliação anatômica do intestino delgado, com baixo custo e praticamente sem complicações. As imagens radiológicas podem apresentar características bem definidas de vários tipos de tumores (52).

A endoscopia digestiva alta identifica os tumores duodenais das primeira e segunda porções com certa facilidade.

A endoscopia digestiva na sua modalidade *push* (empurrar) em geral pode identificar tumores até 100 cm do jejuno. Na modalidade sonda, permite avaliar todo o intestino delgado. Os exames enteroscópicos são pouco realizados devido à sua complexidade, duração prolongada e necessidade de hospitalização e/ou anestesia geral. Os dois aparelhos apresentam grandes limitações e só permitem diagnosticar cerca de 30-50% das patologias do delgado. Recentemente foi descrita uma técnica em que se utiliza um grande *overtube*, que talvez permita ampliar a capacidade das enteroscopias.

A ultra-sonografia endoscópica é um exame que combina o exame endoscópico com o ultra-sonográfico, permitindo análise de lesões internas com mais exatidão do que com o exame ultra-sonográfico convencional (externo). Como os probes endoscópicos ficam próximos das lesões, fornecem muito mais detalhes das mesmas e permitem também procedimentos diagnósticos mais acurados, como as punções e biópsias.

A tomografia computadorizada, a ressonância nuclear magnética e a cintilografia podem ser de valia na investigação, mas deixam a desejar em termos de precisão e praticidade.

A colonoscopia pode identificar as lesões do íleo terminal.

A cápsula endoscópica, lançada no Brasil em dezembro de 2001, é considerada o melhor exame para avaliação do intestino delgado. É um sistema ambulatorial de endoscopia sem fio acondicionado em uma cápsula com dimensões de 11 × 26 mm, descartável, com bateria de duração entre 6-8 horas. Tem capacidade de tirar 2 fotos/segundo sob iluminação de 4 LED sincronizados, produzindo entre 50-60 mil imagens por exame. É no intestino delgado que ela oferece precisão, obtendo resultados superiores quando comparada individualmente ou em conjunto com os outros métodos diagnósticos aplicáveis ao intestino delgado. A maioria dos estudos comparativos demonstrou que o exame do intestino delgado com a cápsula endoscópica é significativamente superior aos métodos convencionais do estudo do delgado (53, 54, 55), sendo mais precisa no diagnóstico de lesões intestinais relevantes. Vale lembrar que é contra-indicada em casos de obstrução intestinal.

Adenocarcinoma em três exames de imagens

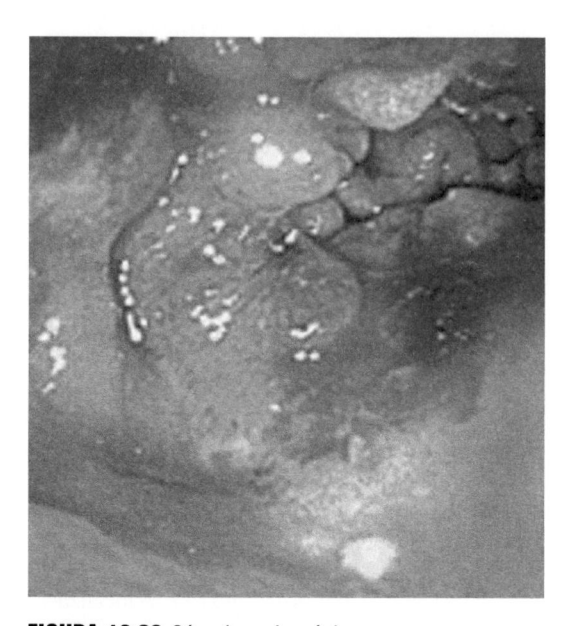

FIGURA 10.28 Cápsula endoscópica.

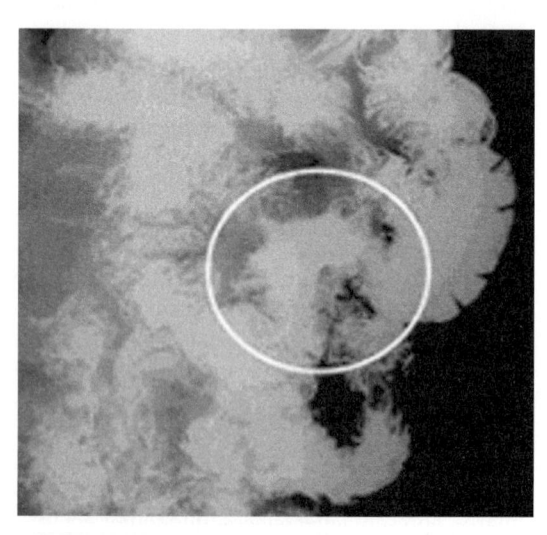

FIGURA 10.29 Trânsito intestinal.

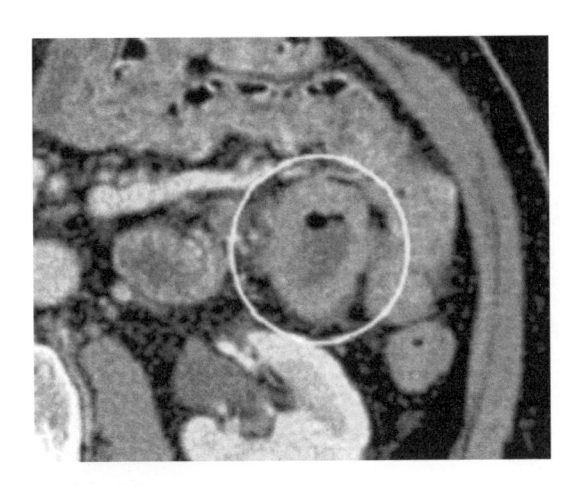

FIGURA 10.30 Tomografia computadorizada.

Tratamento cirúrgico

A ressecção cirúrgica dos tumores do intestino delgado é a modalidade curativa-padrão. Nos adenocarcinomas ressecáveis, a taxa de sobrevida em 5 anos é de 20%. Nos linfomas intestinais, a taxa é entre 15-25%. Nos leiomiossarcomas, os tumores malignos mais comuns do intestino delgado, a taxa de sobrevida é de 50% em cinco anos.

A videolaparoscopia permite identificação e mobilização adequadas do intestino delgado. Com o uso de grampeadores laparoscópicos, pode-se ressecar tumores do delgado e realizar anastomose intracorpórea com relativa facilidade. A videolaparoscopia também permite que a lesão seja levada à parede e exteriorizada em local desejado para realizar a ressecção e a anastomose.

OBSTRUÇÃO INTESTINAL

A obstrução intestinal pode ser total ou parcial. Suas causas podem estar dentro do lúmen do intestino, dentro da parede do intestino ou externas ao intestino. Os sinais e sintomas de obstrução do intestino delgado dependem do local onde se situa a obstrução. A dor pode apresentar-se em cólica, como cãibra, e ser intermitente e espasmódica durante alguns minutos. A dor tende a localizar-se no mesogástrio e os vômitos acontecem antes da constipação, podendo ser fecalóides. A distensão abdominal varia conforme o segmento afetado, o grau de obstrução e o tempo transcorrido do início desta.

As causas mais freqüentes de obstrução do intestino delgado incluem as aderências e bridas de cirurgias abdominais prévias (são a causa mais freqüente de obstrução intestinal), hérnias com conteúdo intestinal, neoplasias benignas ou malignas, doenças inflamatórias do intestino que causam aderências e/ou estreitamentos (doença de Crohn), corpos estranhos (por exemplo, íleo biliar, objetos engolidos, tricobezoar, fitobezoar), volvo, divertículo de Meckel, abscessos abdominais, atresia, má rotação, defeito peritoneal, intussuscepção (56).

Com o advento da videolaparoscopia surgiram com mais freqüência relatos de obstruções em reparos de hérnias com o uso de telas sintéticas, obstruções em hérnias onde foram colocados trocartes, e obstruções após cirurgias para obesidade mórbida, em especial Y de Roux.

A obstrução intestinal de neonatos é causada freqüentemente por atresia intestinal onde há um estreitamento ou ausência de uma parte do intestino.

A intussuscepção é a causa mais comum de obstrução intestinal de pacientes com idade entre 5 meses e 3 anos. O sinal de Dance, descrito pelo patologista francês Jean Baptiste Hippolyte Dance (1797-1832), pode ser uma indicação de intussuscepção. O tipo mais freqüente de intussuscepção é quando o íleo entra no ceco, porém outros tipos podem acontecer como íleo-ileal e jejuno-jejunal. Com diagnóstico precoce e condução adequada, a mortalidade em crianças é menor que 1%.

A obstrução por enterite pós-radioterapia se aguda pode ter tratamento clínico com esteróides. As seqüelas crônicas da radioterapia usualmente têm tratamento cirúrgico.

O diagnóstico diferencial de obstrução intestinal inclui íleo adinâmico, sepsis intra-abdominal, pneumonia ou outra doença sistêmica e a síndrome de Ogilvie, que é uma pseudo-obstrução aguda caracterizada por dilatação do cólon em ausência de qualquer obstrução mecânica do intestino em pacientes severamente enfermos. Doenças neurológicas, infecções severas, insuficiência cardiorrespiratória, distúrbios metabólicos, anticolinérgicos e narcóticos podem contribuir para esta condição (57).

As principais ferramentas de diagnóstico por imagens são:

- Radiografias do abdome – sinais de obstrução do intestino incluem distensão do intestino e a presença de múltiplos (mais que seis) níveis hidroaéreos em posição supina e ereta.
- Tomografia computadorizada – tem sensibilidade e especificidade em torno de 90% no diagnóstico de obstrução intestinal (58, 59).

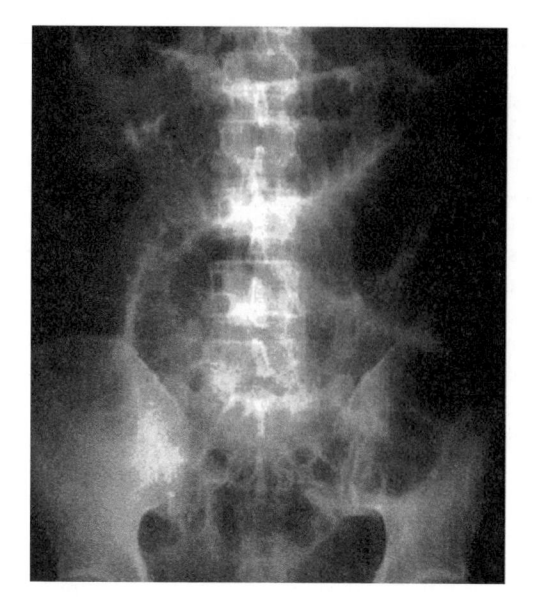

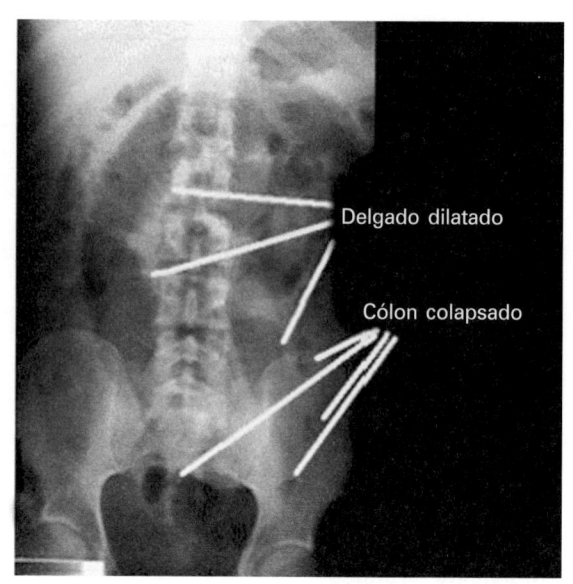

FIGURA 10.31 Radiografias com sinais de obstrução intestinal.

- Ultra-sonografia – pode excluir o diagnóstico de obstrução intestinal em torno de 89% dos casos e tem especificidade relatada de 100% (60).
- Trânsito intestinal com contraste – pode ser usado para definir o nível de obstrução, se a obstrução é parcial ou completa, e ajudar a esclarecer a causa da obstrução. O Bário tem sido associado com peritonite e deve ser evitado na suspeita de perfuração intestinal.
- Colonoscopia – pode evidenciar as obstruções de íleo terminal.
- Cápsula endoscópica – não está indicada na vigência de obstrução intestinal.

A endoscopia tipo push e a laparoscopia são outras opções de diagnóstico.

Tratamento cirúrgico

A obstrução intestinal pode solucionar-se espontaneamente com tratamento conservador em muitos casos, porém, tem uma alta taxa de recorrência.

O tratamento cirúrgico videolaparoscópico da obstrução intestinal foi timidamente ganhando mais espaço após os relatos iniciais de Buianov em 1989, Clotteau em 1990, Silva e Bastug em 1991 e outros (61, 62, 63, 64). Inicialmente a obstrução intestinal foi uma contra-indicação relativa para tratamento laparoscópico devido ao potencial para distensão do intestino e o risco de lesão entérica. Porém, com o aumento da experiência em laparoscopia, os cirurgiões começaram a aplicar as técnicas minimamente invasivas também na obstrução intestinal aguda (65), permitindo uma alternativa na opção do tratamento cirúrgico.

A abordagem videolaparoscópica inicia-se com a colocação do primeiro trocarte sob visão direta de preferência. Inspecionada a cavidade, podem ser inseridos os trocartes de trabalho, se possível do mesmo diâmetro da ótica que está sendo usada, pois não raro é necessário trocá-la de posição para melhor visualização do campo operatório. Com pinças atraumáticas e com delicadeza, o cirurgião deve tentar identificar o ponto de transição entre o intestino dilatado e o de aspecto normal. Segue-se então várias formas de tratamento dependendo do fator causal da obstrução. É recomendável inspecionar o intestino delgado da válvula ileocecal até o ângulo de Treitz.

A obstrução devido a tumor maligno usualmente é causada por metástases. O tratamento inicial deve ser conservador, porém a ressecção cirúrgica é recomendada quando indicada e se possível e factível.

Um bezoar intestinal que causa obstrução normalmente é tratado por uma abordagem aberta após a sua identificação por laparoscopia. Como opção podemos realizar fragmentação mecânica manual ou com pinças ou ainda realizar uma enterotomia intra ou extracavitária e remoção do bezoar.

As aderências intestinais são responsáveis por 40% dos casos de obstrução intestinal e cirurgias múltiplas estão presentes em 93% dos pacientes. Há uma taxa de recorrência da obstrução que varia de 11 a 21% após a lise das aderências.

A fim de serem evitadas aderências e bridas pós-operatórias deve-se reduzir o trauma na serosa intestinal com uma dissecção meticulosa, evitar dissecção desnecessária e contato de material estranho com o peritônio, promover a excisão de bridas isquêmicas ou infectadas, preservar o omento e colocá-lo próximo ao sítio da cirurgia, evitar lise de aderências que não envolvam o intestino e realizar o procedimento por videocirurgia que sabidamente tem diminuído as aderências cirúrgicas.

Os abscessos intra-abdominais podem ser tratados por drenagem guiada por tomografia computadorizada ou ultra-sonografia, usualmente suficiente para aliviar a obstrução. Quando tratados por videocirurgia, pode-se utilizar um portal para a irrigação da cavidade enquanto em outro utiliza-se um aspirador. Esta manobra diminui em muito o tempo operatório de limpeza e lavagem cavitária.

A videocirurgia é uma ferramenta diagnóstica excelente e, na maioria dos casos, uma abordagem cirúrgica terapêutica em pacientes com obstrução do intestino delgado. O sucesso do tratamento laparoscópico é esperado em pacientes nos quais a indicação cirúrgica é precoce. Seleção dos pacientes e julgamento cirúrgico parecem ser os fatores mais importantes para um resultado satisfatório (66). Entretanto, um número significante de pacientes requererá conversão para laparotomia.

As complicações da obstrução intestinal mais graves são abscessos intra-abdominais, septicemia, deiscência de sutura, aspiração, síndrome do intestino curto ocasionada por múltiplas cirurgias com ressecção e óbito geralmente secundário ao retardo no tratamento cirúrgico (67).

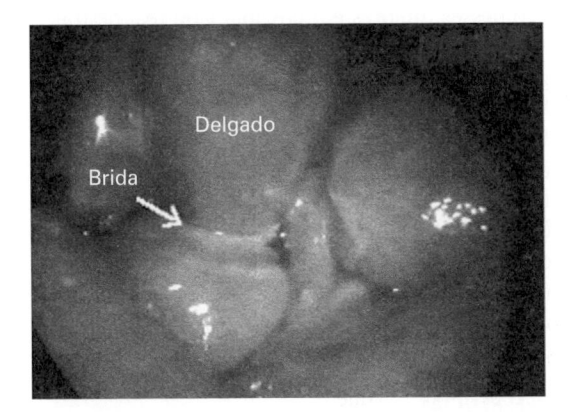

FIGURA 10.32 Obstrução por bridas.

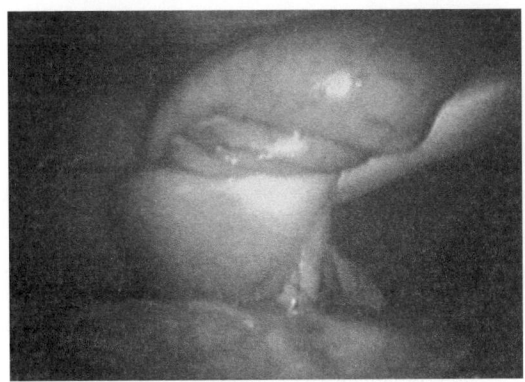

FIGURA 10.33 Torção de alça delgada por aderência à parede pós-apendicectomia.

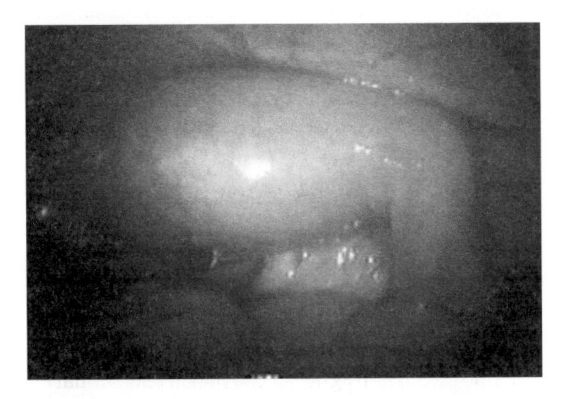

FIGURA 10.34 Bezoar em jejuno em paciente com gastrectomia.

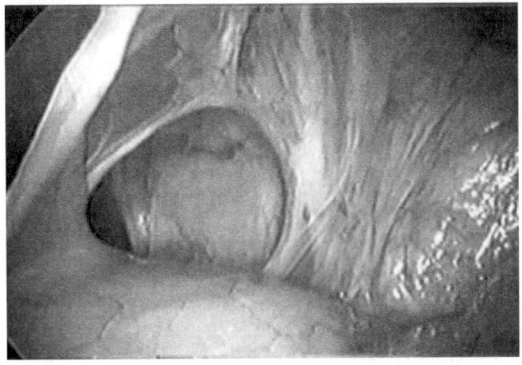

FIGURA 10.35 Forame de uma hérnia interna causador de obstruções.

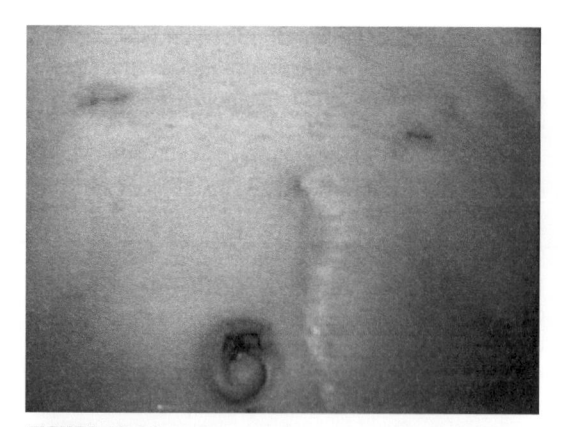

FIGURA 10.36 Cicatrizes de laparotomia prévia e de videocirurgia para tratar obstrução por bridas e aderências.

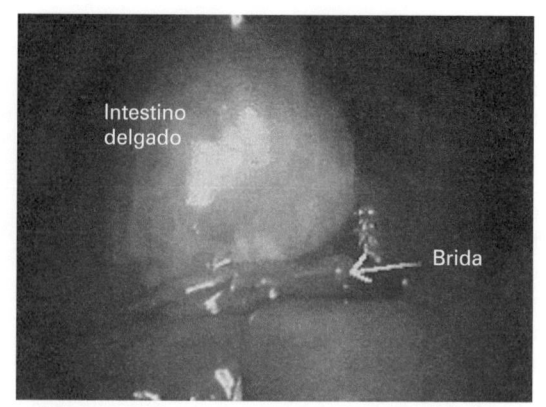

FIGURA 10.37 Bridas de delgado pós-apendicectomia.

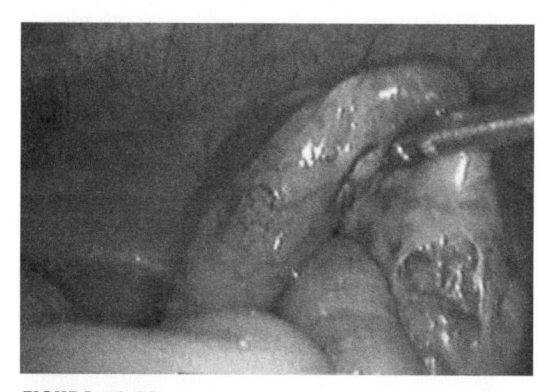

FIGURA 10.38 Intussuscepção ileocecocólica.

A mortalidade e a morbidez são dependentes do reconhecimento precoce, do diagnóstico correto da obstrução, da existência de co-morbidades e da idade do paciente. As obstruções intestinais sem tratamento, estranguladas, causam a morte em 100% dos enfermos. Se o tratamento cirúrgico é executado dentro de 36 horas, a mortalidade diminui para 8%. A taxa de mortalidade é de 25% se a cirurgia for adiada por mais de 36 horas nestes pacientes (67).

CONCLUSÃO

Neste capítulo, relacionado à patologia do intestino delgado, foram referidas especialmente três patologias. Primeiro, foram discutidos o diagnóstico e o tratamento do divertículo de Meckel, cuja terapêutica essencial é a ressecção do segmento intestinal afetado, sendo, neste caso, a abordagem videolaparoscópica vantajosa por se tratar de técnica segura e minimamente invasiva. No que concerne aos tumores de intestino delgado, sabidamente são doenças pouco freqüentes e de difícil diagnóstico. Contudo, é nítido verificar que a videolaparoscopia permite o diagnóstico desses tumores e a possibilidade real de tratamento seguro e eficaz, especialmente com o uso dos grampeadores laparoscópicos. Por fim, no que se refere à úlcera péptica perfurada – e no abdome agudo inflamatório –, a videolaparoscopia começa a ocupar o seu espaço em relação à abordagem cirúrgica, na medida em que os cirurgiões vão adquirindo experiência, tornando o tratamento desta entidade menos doloroso e com menos seqüelas parietais pós-operatórias, possibilitando uma reabilitação pós-cirúrgica mais rápida.

REFERÊNCIAS

Divertículo de Meckel

1. Meckel JF. Ueber die divertikel am darmkanal. Arch Physiol 1809; 9:421-53.
2. Levy AD, Hobbs CM. From the archives of the AFIP. Meckel diverticulum: radiologic features with pathologic Correlation. Radiographics 2004 Mar-Apr; 24(2):565-87.
3. Ludtke FE, et al. Incidence and frequency or complications and management of Meckel's diverticulum. Surg Gynecol Obstet 1989; 169 (1): 537-42.
4. Yamaguchi M, et al. Meckel's diverticulum investigation of 600 patients in, the Japanese literature. Am J Surg 1978: 136: 247-9.
5. Turgeon DK, Barnett JL. Meckel's diverticulum. Am J Gastroenterol 1990: 85 (7): 777-81.
6. Vane DW, et al. Vitelline duct anomalies: experience with 217 childhood cases. Arch Surg 1987; 122 (5): 542-7.

7. Medina JR, Orrego JG. Benvides características clínicas de divertículo de Meckel en una población infantil. Revista de Gastroenterología del Perú 1995; 15(3).
8. Pantongrag-Brown L, Levine MS, Buetow PC, Buck JL, Elsayed AM. Meckel's enteroliths: clinical, radiologic, and pathologic findings. AJR Am J Roentgenol 1996; 167:1447-50.
9. Mackey WC, Dineen PA. A fifty year experience with Meckel's diverticulum. Surg Gynecol Obstet 1983; 156: 56-64.
10. Soltero MJ, Bill AH. The natural history of Meckel's diverticulum and its relation to incidental removal: a study of 202 cases of diseased Meckel's diverticulum found in King County, Washington, over a fifteen year period. Am J Surg 1976; 132:168-73.
11. Rodriguez JA, et al. Divertículo de Meckel: estudio de 176 pacientes. Rev Esp Enf Ap Digest 1988; 73(1) 51-61.
12. Rodriguez JA, et al. Consideraciones sobre 108 casos de divertículo de Meckel. Rev Esp Enf Ap Digest 1981: 59 (1): 25-38.
13. Littre A. Observation sur une nouvelle espece de hernie. Mem Acad R Soc Paris 1700; 300.
14. Andreyev HJ, Owen RA, Thompson I, Forbes A. Association between Meckel's diverticulum and Crohn's disease: a retrospective review. Gut 1994; 35:788-90.
15. Rau P, O'Brien M, Ezpeleta M, Williams L, Kramer P, Burakoff R. Bleeding Meckel's diverticulum in a patient with inflammatory bowel disease. J Clin Gastroenterol 1982; 4:455-9.
16. Swaniker F, Soldes O, Hirschl RB. The utility of technetium 99m pertechnetate scintigraphy in the evaluation of patients with Meckel's diverticulum. J Pediatr Surg 1999; 34:760-5.
17. Hoeffel C, Crema MD, Belkacem A, Azizi L, Lewin M, Arrive L, Tuabiana JM. Tubiana multi-detector row CT: spectrum of diseases involving the ileocecal area radiographics. Radiographics 2006 Sept-Oct; 26(5): 1373-90.
18. Kim YH, Blake MA, Harisinghani MG, Archer-Arroyo K, Hahn PF, Pitman MB, Mueller PR. Adult intestinal intussusception: CT appearances and identification of a causative lead point. Radiographics 2006 May-June; 26(3): 733-44.
19. Rivas H, Cacchione RN, Allen JW. Laparoscopic management of Meckel's diverticulum in adults. Surg Endosc 2003; 17:620-2.
20. Stylianos S, Stein JE, Flanigan LM, Hechtman DH. Laparoscopy for diagnosis and treatment of recurrent abdominal pain in children. J Pediatr Surg 1996; 31:1158-60.
21. Michas CA, Cohen SE, Wolfman EF Jr. Meckel's diverticulum: should it be excised incidentally at operation? Am J Surg 1975; 129:682-5.
22. Yahchouchy EK, et al. Meckel's diverticulum. J Am Coll Surg May 2001;192:658-62.

Úlcera péptica duodenal perfurada

23. Marshall BJ. Unidentified curved bacillus on gastric epithelium in active chronic gastritis. Lancet 1983;1 (8336): 1273-5.
24. Marshall BJ, Warren JR. Unidentified curved bacilli in the stomach patients with gastritis and peptic ulceration. Lancet 1984;1 (8390): 1311-5.
25. Rodriguez LAG, Jick H. Risk of upper gastrointestinal bleeding and perforation individual non-steroidal anti-inflammatory drugs. Lancet 1994; 343:769-72.
26. Gisbert JP, Legido J, Garcia-Sanz I, Pajares JM. Helicobacter pylori and perforated peptic ulcer prevalence of the infection and role of non-steroidal anti-inflammatory drugs. Dig Liver Dis 2004 Feb;36(2): 116-20.
27. Smedley F, Hickish T, Taube M, Yale C, Leach R, Wastell C. Perforated duodenal ulcer and cigarette smoking. J R Soc Med 1988; 81: 92-4.
28. Doll R, Peto R, Wheathly K, Gray R, Sutherland I. Mortality in relation to smoking: 40 years' observation in male British doctors. BMJ 1984; 309: 901-11.
29. Jordan PH, Morrow C. Perforated peptic ulcer. Surg Clin North Am 1988; 68: 315-29.
30. Wangensteen OH. Nonoperative treatment of localized perforations of the duodenum. Proc Minn Acad Med 1935; 18: 477-80.
31. Berne TV, Donovan AJ. Non-operative treatment of perforated duodenal ulcer. Arch Surg 1989; 124: 830-2.
32. Donovan AJ, Berne TV, Donovan JA. Perforated duodenal ulcer. Arch Surg 1998; 133: 1166-71.
33. Crisp E. Cases of perforation of the stomach. Lancet 1843; 1: 639.
34. Miculikz J. Ueber laparotomy bei Magen und Darm perforation. Samml klin vort Leipzig 1885; 262: 2307-15.
35. Von Haberer H. Zur therapic acuter Geshwursperforationen des Magens and duodenums in die freie Banchhohle. Wein klin Wochnsahr 1919; 32: 413-5.
36. Graham RR. The treatment of perforated duodenal ulcers. Surg Gynaecol Obstet 1937; 64: 235-8.
37. Mouret P, Francois Y, Vagnal J, et al. Laparoscopic treatment of perforated peptic ulcer. Br J Surg 1990; 77: 1006.
38. Nathanson LK, Easter DW, Cuschieri A. Laparoscopic repair/peritoneal toilet of perforated duodenal ulcer. Surg Endosc 1990; 4: 232-3.
39. Costalat G, Dravet F, Noel P, et al. Coelioscopic treatment of perforated gastroduodenal ulcer using the ligamentum teres hepatis. Surg Endosc 1991; 5: 154-5.
40. Bornman PC, Theodorou NA, Jeffrey PC, et al. Simple closure of perforated duodenal ulcer: a prospective

evaluation of a conservative management policy. Br J Surg 1990; 77: 73-5.

41. Jonston D, Martin J. Duodenal ulcer and peptic ulceration. In: Zinner MJ, Schwartz S, Ellis H, editors. Maingot's abdominal operations. 10th ed. Stanford: Appleton and Lange; 1997. p. 941-53.

42. Kaushik SP, Sikora SS. Perforated duodenal ulcer: is definitive management warranted? [editorial] Indian J Gastroenterol 1993; 12: 75-6.

43. Knaus WA. APACHE 1978-2001: the development of a quality assurance system based on prognosis: Milestones and personal reflections. Arch Surg 2002; 137:37-41.

44. Zimmerman JE, Wagner DP, Draper EA, et al. Evaluation of acute physiology and chronic health evaluation III predictions of hospital mortality in an independent database. Crit Care Med 1998 Aug;26(8): 1317-26.

45. Lee FY, Leung KL, Lai PB, Lau JW. Selection of patients for laparoscopic repair of perforated peptic ulcer. Br J Surg 2001 Jan;88(1):133-6.

46. Wong DT, Knaus WA. Predicting outcome in critical care: the current status of the APACHE prognostic scoring system. Can J Anaesth 1991 Apr;38(3):374-83.

47. Boey J, Choi SK, Poon A, Alagaratnam TT. Risk stratification in perforated duodenal ulcers: a prospective validation of predictive factors. Ann Surg 1987 January; 205(1): 22-6.

48. Boey J, Wong J, Ong GB. A prospective study of operative risk factors in perforated duocenal ulcers. Ann Surg 1982; 195: 265-9.

Tumores do intestino delgado

49. Kulke MH, Mayer RJ. Carcinoid tumors. N Engl J Med 1999; 340 (11): 858-68.

50. Delcore R, Friesen SR. Gastrointestinal neuroendocrine tumors. J Am Coll Surg 1994; 178 (2): 187-211.

51. Benya ARV, et al. Zollinger-Ellison syndrome can be the initial endocrine manifestation in patients with multiple endocrine neoplasia type 1. American Journal of Medicine 1994 April; 97:436-44.

52. Sutton D, Murfitt RW, et al. Tratado de radiologia e diagnóstico por imagem. 6. ed. Rio de Janeiro: Revinter; 2003.

53. Appleyard M, Fireman Z, Glukhovsky A, Jacob H, Sheiver R, Kadirkamanathan S, et al. A randomized trial comparing wirelles capsule endoscopy with pulse enteroscopy for the detection of small: bowel lesions. Gastroenterology 2000; 119: 1431-8.

54. Iddan G, Meron G, Glukhovsky A, Swain P. Wireless capsule endoscopy. Nature 2000; 405: 417.

55. Hara AK, Leighton JA, Sharma VK, Heigh RI, Fleischer DE. Imaging of small bowel disease: comparison of capsule endoscopy, standard endoscopy, barium examination, and CT. RadioGraphics 2005; 25:697-711.

Obstrução intestinal

56. Miller G, Boman J, Shrier I, Gordon PH. Etiology of small bowel obstruction. Am J Surg 2000 Jul; 180(1): 33-6.

57. Ponec RJ, Saunders MD, Kimmey MB. Neostigmine for the Treatment of Acute Colonic Pseudo-Obstruction. New England Journal of Medicine 1999 Jul; 341:137-141.

58. Balthazar EJ, George W. Holmes Lecture: CT of small-bowel obstruction. AJR Am J Roentgenol 1994 Feb; 162(2): 255-61.

59. Boudiaf M, Soyer P, Terem C, et al. Ct evaluation of small bowel obstruction. Radiographics 2001 May-Jun; 21(3): 613-24.

60. Siegel B, Golub RM, Loiacono LA, Parsons RE, Kodama I, Machi J, Justin J, Sachdeva AK, Zaren MA Technique of ultrasonic detection and mapping of abdominal wall adhesions. Surg Endosc 1991; 5: 161-165.

61. Bastug DF, Trammell SW, Boland JP, Mantz EP, Tiley EH, 3rd. Laparoscopic adhesiolysis for small bowel obstruction. Surg Laparosc Endosc 1991; 1: 259-262.

62. Clotteau JE, Premont M Occlusion sur bride traitée par section sous coelioscopie. Presse Med 1990; 19: 1196.

63. Daniell JF Laparoscopic enterolysis for chronic abdominal pain. J Gynecol Surg 1989; 5: 61-66.

64. Mouret P, Francois Y, Gelez C, Marsaud H, Testas P, Delaitre B, De Watteville JC, Dubois F, Montupet P, Moviel J, Novaille JM, Perissat J, Sami K. L'adhésiolyse coelioscopique. In: Testas P et al. (eds) Chirurgie digestive par voie coelioscopique. Paris: Edition Maloine, 1991. p 52-67.

65. Strickland P, Lourie DJ, Suddleson EA, Blitz JB, Stain SC. Is laparoscopy safe and effective for treatment of acute small-bowel obstruction? Surg Endosc 1999; 13: 695-698.

66. Levard H, Boudet MJ, Msika S, Molkhou JM, Hay JM, Laborde Y, Gillet M, et al. Laparoscopic treatment of acute small bowel obstruction: a multicentre retrospective study. Aust N Z J Surg 2001; 71: 641-646.

67. Fevang BT, Fevang J, Stangeland L, et al. Complications and death after surgical treatment of small bowel obstruction: A 35-year institutional experience. Ann Surg 2000 Apr; 231(4): 529-37.

CAPÍTULO

Colectomia esquerda e ressecção retal laparoscópica

11

JOEL LEROY
JACQUES MARESCAUX

INTRODUÇÃO

A cirurgia colorretal laparoscópica tem sido amplamente aceita na comunidade cirúrgica. Atualmente, as evidências mostram que a abordagem laparoscópica pode ser seguramente adotada em pacientes com câncer e pode ser benéfica para todos os pacientes que se submetem a ressecção colorretal ao se reduzir o tempo de hospitalização com ênfase na recuperação.

Este capítulo terá como foco os aspectos técnicos da cirurgia laparoscópica colorretal com o objetivo de compartilhar os truques e as técnicas operatórias que foram desenvolvidas por mais de treze anos de experiência e em mais de 1.500 casos (Joel Leroy). Durante este tempo, uma técnica-padrão foi desenvolvida para se obter um método seguro e regenerador e que pode ser ensinado. Estes passos individuais são descritos a seguir e espera-se que sirvam como base para outros desenvolverem suas habilidades na ressecção colorretal laparoscópica (1, 2).

EQUIPAMENTO E ORGANIZAÇÃO PRÉ-OPERATÓRIA

Preparação para a cirurgia: cirurgia na "era da informação" (3)

Devido à perda de *feedback* táctil na cirurgia laparoscópica, o aspecto mais desafiador é a localização das lesões intraluminais. Por isso, é fundamental que o máximo de informação sobre o paciente e sua patologia seja obtido antes da operação para se considerar a estratégia operatória. Isto pode ser obtido por meio das imagens médicas e de outras investigações, bem como técnicas específicas, tais como injeção azul endoscópica da lesão, o que facilita a identificação intra-operatória (4, 5). Os novos desenvolvimentos tecnológicos, tais como a realidade virtual e a realidade aumentada, podem também ressaltar as informações a serem obtidas.

Trocartes

Embora os trocartes possam ser suficientes em casos não complicados, não se deve hesitar quanto ao uso de trocartes adicionais. Utiliza-se a técnica de trocarte 5 e 6 para a colectomia esquerda e para a ressecção retal. Isto permite uma boa exposição, o que pode ser fundamental para o sucesso da operação, particularmente na presença de gordura intra-abdominal abundante ou intestino pequeno dilatado. O ensino e o treino melhoram com o uso de mais trocartes. As posições do trocarte são para se alcançar a pélvis bem como o cólon esquerdo e a alça esplênica. O papel de cada trocarte varia de acordo com o estágio do procedimento (Figura 11.1).

Instrumentos

O desenvolvimento da tecnologia laparoscópica levou ao advento da câmera de vídeo 3 CCD. Embora haja alcances de diferentes angulações, o scope 0° com o campo visual de 70° é preferido. As tesouras

---

Agradecemos a G. Bouras e a C. Bailey pela revisão final e pelos comentários valiosos.

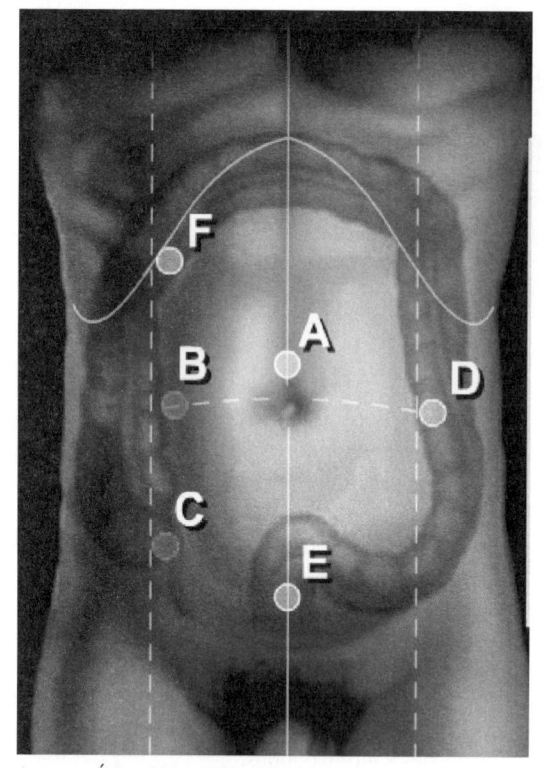

A = Ótica (12 mm)
BC = Trocartes operatórios
DEF = Trocartes para exposição e dissecção.

FIGURA 11.1 Posição dos trocartes.

monopolares podem ser usadas para dissecções precisas, cegas e coagulantes, conseguindo-se hemostasias adequadas de pequenos vasos de menos de 5 mm de tamanho. Os fórceps bipolares e as tesouras podem também ser usados para o controle de tais vasos. O desenvolvimento de tesouras ultra-sônicas foi um passo importante, assim como o desenvolvimento do aparelho *Ligasure*, que pode ser usado para uma dissecção rápida dos tecidos com hemostasia segura das artérias de até 7 mm. Este aparelho tem sido revolucionário na cirurgia laparoscópica nos últimos três anos.

ESTRATÉGIAS TÉCNICAS

A estratégia operatória e a exposição são fundamentais para o sucesso de qualquer procedimento laparoscópico, particularmente na cirurgia colorretal.

Utiliza-se a abordagem medial para o cólon esquerdo e sigmóide como padrão. A anastomose é realizada totalmente de modo laparoscópico com um grampeador mecânico ou manual por uma rota transanal para uma ressecção retal mais inferior.

Exposição (6, 7)

Cinqüenta por cento das conversões ocorrem devido à exposição inadequada, restringindo o campo operatório e impedindo a identificação do tumor. Portanto, é fundamental se conseguir uma preparação perfeita do intestino, uma pressão pneumoperitoneal adequada (12 mmHg) e um relaxamento completo da musculatura da parede abdominal (Figura 11.2). Os retratores pélvicos têm um papel importante para abrir o espaço cirúrgico. O útero pode ser um obstáculo para uma exposição adequada na pélvis em mulheres pós-menopausa; ele pode ser suspenso da parede abdominal com uma sutura percutaneamente introduzida na metade entre o umbigo e o púbis. Em mulheres mais jovens, o útero pode ser retraído usando-se uma suspensão semelhante nos ligamentos em volta ou usando-se um retrator de 5 mm passado através do porto suprapúbico.

A mesa operatória deve ser colocada em uma posição que facilite a exposição e o paciente seja imobilizado apropriadamente na mesa (Figura 11.3a, b).

Abordagem vascular

Utiliza-se a abordagem vascular medial para as patologias retais e sigmóides. Embora a abordagem seja a mesma, o nível de divisão vascular depende do tipo de patologia.

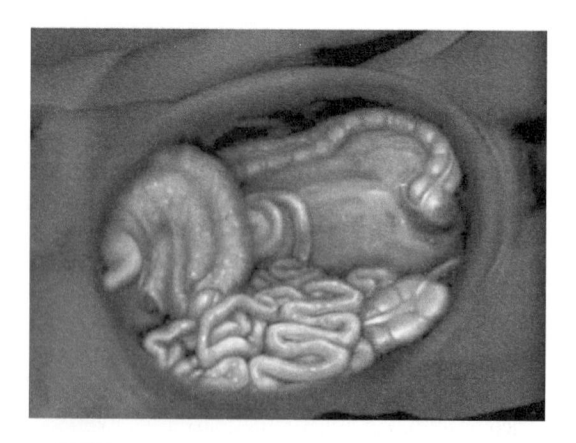

FIGURA 11.2 Exposição.

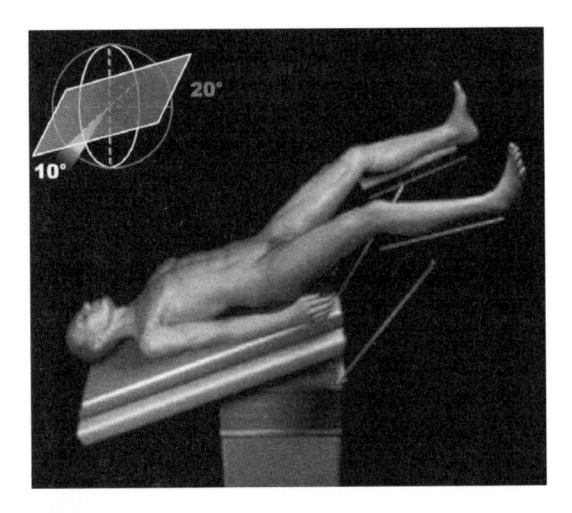

FIGURA 11.3A Posição do paciente.

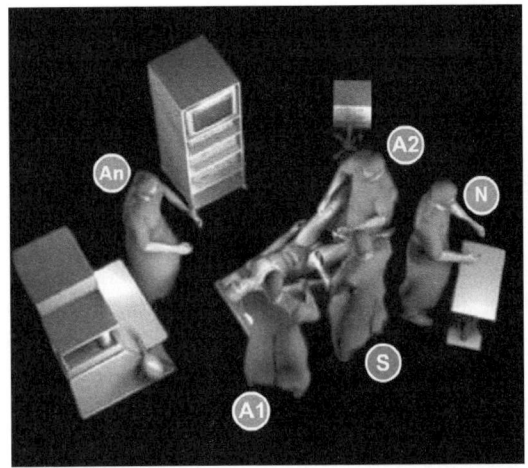

S = Cirurgião
A1 = Primeiro auxiliar
A2 = Segundo auxiliar
N = Instrumentadora
An = Anestesista

FIGURA 11.3B Posição da equipe cirúrgica.

Princípios

Em doenças malignas, a ligadura da artéria mesentérica inferior (AMI) e a divisão da veia mesentérica inferior (VMI) na margem inferior do pâncreas são necessárias para os tumores sigmóides para se conseguir uma ressecção oncológica adequada. Isto não é essencial para o câncer retal (8). A abordagem vascular medial primária pode também resultar em uma dissecção precisa dos linfáticos, seguindo-se a anatomia vascular e evitando-se uma manipulação desnecessária do colo e do tumor, o que pode causar a esfoliação da célula do tumor (9, 12).

Na doença benigna, uma dissecção vascular precisa permite a preservação das artérias, tais como as artérias retais superiores, o que pode diminuir o vazamento anastomótico pós-operatório (13).

Como fazer

Uma ampla incisão peritoneal é feita a partir do promontório sacral e em direção à cabeça, contínua para a aorta até a terceira porção do duodeno (Figura 11.4). A abordagem medial à lateral permite a visualização das veias que são gradualmente expostas e oferece uma boa visão dos troncos simpáticos e da uretra esquerda, diminuindo assim as chances de dano nestas estruturas (14, 15, 16). Existe o risco aos nervos hipogástricos (simpáticos) e ao tronco simpático esquerdo que estão situados na margem esquerda da AMI, o que pode ser evitado através de uma dissecção meticulosa e precisa da artéria. Isto também minimiza o risco de um dano uretral durante a ligadura da AMI. A AMI pode então ser dividida usando-se clipes, um grampeador linear ou o aparelho *Ligasure*. A artéria é dividida a 1-2 cm de sua origem ou depois da retirada da artéria cólica esquerda. A VMI é identificada à esquerda da AMI ou, em alguns casos, na parte mais superior do ligamento de Treitz. A veia é dividida abaixo da margem inferior do pâncreas ou acima da veia cólica esquerda.

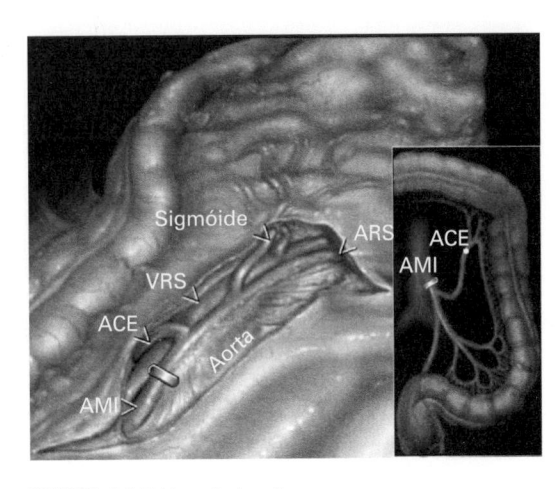

FIGURA 11.4 Vascularização.

Mobilização do sigmóide e do cólon descendente

Os principais ligamentos do sigmóide e do cólon descendente são posteriores e laterais. Rotineiramente, realiza-se uma dissecção média-lateral das ligações (6, 15), pois é o ideal para a cirurgia laparoscópica. Esta abordagem, além das vantagens oncológicas possíveis de uma divisão anterior da veia e de uma dissecção "sem toque", facilita a exposição e a dissecção devido à divisão posterior das ligações laterais da parede abdominal do cólon.

- O desligamento posterior é por isso realizado primeiro (Figura 11.5a, b), depois da divisão das veias. O mesocólon sigmóide é então levantado anteriormente e o plano vascular entre a fáscia de Toldt e o mesocólon esquerdo é aberto. A dissecção continua posterior ao mesocólon prosseguindo lateralmente em direção à linha de Toldt. Deve-se tomar cuidado para evitar as veias gonadais e a uretra esquerda localizada logo atrás da fáscia de Toldt, pois podem ser tamponadas pela tração exercida sobre o meso. Um tubo uretral infravermelho pode ser útil especialmente na presença de inflamação ou outros tecidos patológicos, tais como endometriose onde os planos de dissecção são difíceis de se reconhecer e existe um alto risco de dano à uretra. A abordagem medial é ideal para a visualização da uretra durante esta etapa do procedimento.
- Liberação lateral da alça sigmóide (Figura 11.6) é então realizada. Isto é feito retraindo-se a alça sigmóide mediamente e fazendo-se uma incisão ao longo da dobra peritoneal lateral usando-se tesouras monopolares e, desse modo, abre-se a dobra peritoneal em direção à cabeça e caudalmente até que a dissecção se junte à dissecção média anterior.

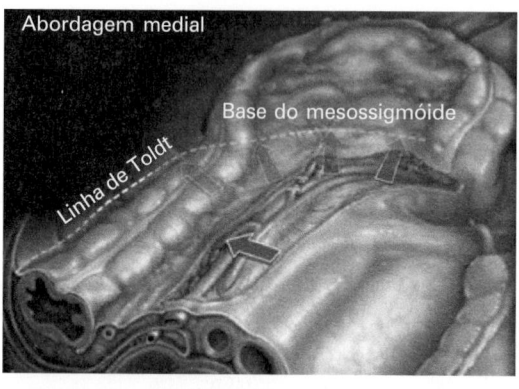

Mobilização da alça esplênica

Existem muitas abordagens. O cirurgião deve estar familiarizado com todas elas para ser capaz de adaptá-las a situações cirúrgicas diferentes. A meta é dividir todas as ligações para liberar completamente a alça esplênica. A divisão inicial da ligação lateral é convencional nas técnicas abertas e pode ser reproduzida laparoscopicamente.

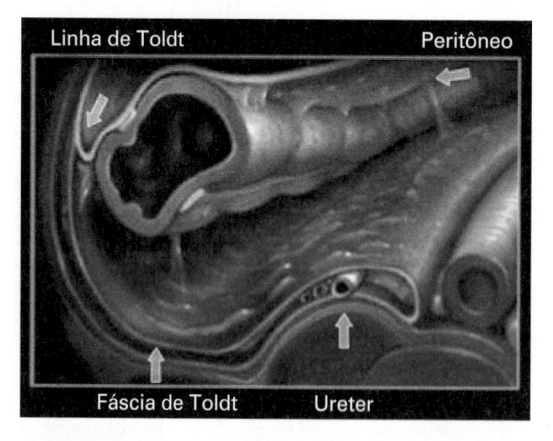

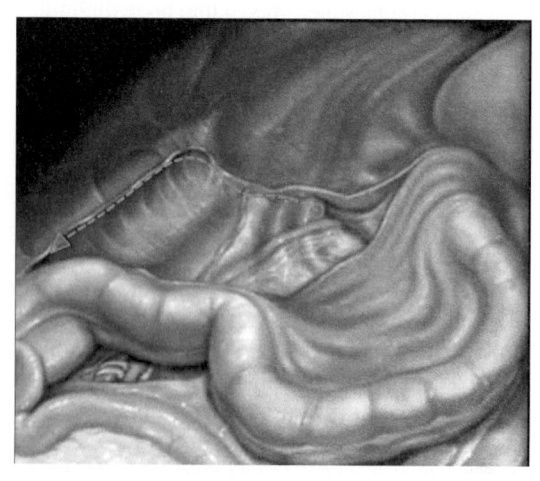

FIGURA 11.5A E B Abordagem do cólon sigmóide.

FIGURA 11.6 Mobilização lateral do colo sigmóide.

Mobilização média (6)

Esta abordagem tem sido usada por mais de dez anos e tem sido apresentada durante as demonstrações ao vivo em vários encontros, onde despertou interesse, sendo útil particularmente para pacientes obesos (16). É apropriada para laparoscopia uma vez que o cirurgião, situado no lado direito do paciente, tem uma excelente visão da superfície anterior do pâncreas e da base do mesocólon transverso esquerdo. Primeiro, o peritônio é aberto na parte medial do cólon descendente anterior a VMI. O plano de dissecção segue naturalmente o plano da mobilização do cólon sigmóide anterior, em direção à cabeça e anterior a fáscia de Toldt. O cólon transverso é retraído anteriormente e a raiz do mesocólon transverso é dividida anterior ao pâncreas para se entrar no saco inferior. A dissecção segue em direção à base do cólon descendente e do cólon transverso distal, dividindo as ligações posteriores destas estruturas. A liberação lateral completa então a mobilização.

Excisão mesorretal total (EMT)

O objetivo do procedimento laparoscópico é reproduzir a dissecção descrita por R. J. Heald usando a técnica aberta laparoscopicamente (17) (Figura 11.7). Foram realizados por Leroy e colaboradores mais de 150 procedimentos laparoscópicos desde novembro de 1991 e publicados os resultados dos primeiros 102 casos (18).

Mobilização do reto (Figura 11.8a, b)

Há um risco grande de dano nos plexos nervosos ao nível da entrada superior e lateralmente. Novamente, a exposição é fundamental para a dissecção retal, como é no caso da cirurgia aberta. Geralmente, a dissecção é mais desafiadora no homem. O aparelho de selagem *Ligasure* pode facilitar uma dissecção distinta e o uso das tesouras monopolares permite uma identificação mais clara dos planos de dis-

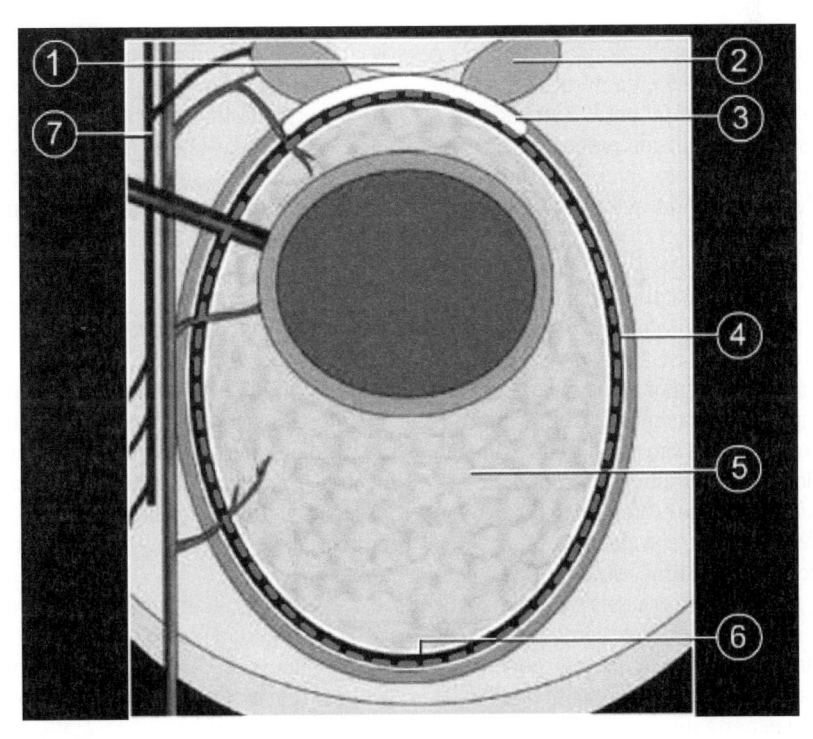

1. Próstata
2. Vesículas seminais
3. Fáscia de Denonvillier
4. Fáscia pélvica
5. Mesorreto
6. Fáscia própria
7. Plexo hipogástrico inferior

FIGURA 11.7 Excisão mesorretal total (TME).

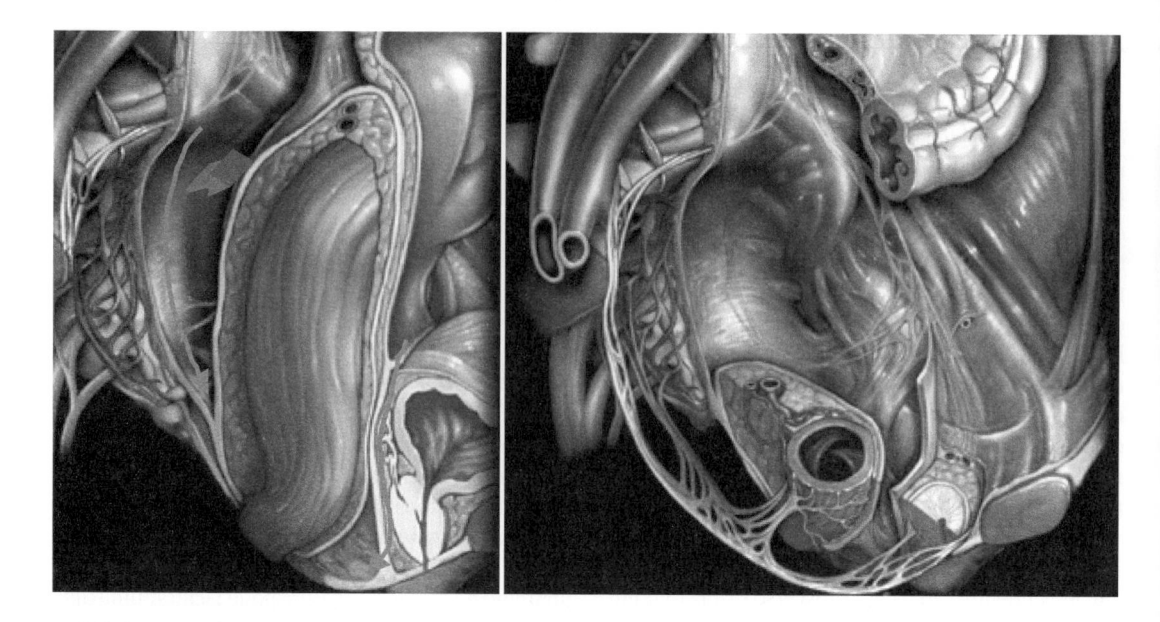

FIGURA 11.8A, B Mobilização do reto.

secção. A dissecção após a radioterapia geralmente é difícil, dependendo da dose e da duração do tratamento e do espaço de tempo entre a radiação e a cirurgia. A dissecção é realizada posteriormente, lateralmente e anterior ao reto, alternando o lado direito e o esquerdo à medida que o reto é liberado progressivamente.

- Plano mesorretal: a disseção neste ponto começa anterior ao promontório sacral entre a fáscia do reto e a fáscia pressacral e continua caudalmente. O maior risco é o dano aos nervos hipogástricos (simpáticos) que estão na fáscia pressacral e são puxados mediamente devido à tração durante a dissecção. Deve-se ter cuidado para se evitar danos, pois podem ocorrer problemas ejaculatórios.
- Dissecção retal lateral: este é um passo delicado, pois os nervos sacrais posteriores e os nervos hipogástricos inferiores (simpáticos e parasimpáticos misturados) podem ser expostos. A dissecção deve continuar medial a fáscia e, neste nível, uma coagulação termal excessiva e a tração lateral do reto devem ser evitadas, pois o dano no nervo causará impotência.
- Dissecção anterior: este plano é aberto para dissecção lateral superior até que a bolsa de Douglas seja aberta e então continue com a dissecção lateral. Os nervos cavernosos (parassimpáticos) localizados na margem posterior-lateral da ponta e base da próstata podem sofrer dano durante a dissecção anterior particularmente quando é feita anterior à fáscia de Denonvillier.

Divisão do retossigmóide

A divisão perpendicular do intestino é necessária. No câncer, as margens distais e proximais da ressecção são divididas antes da extração. Isto deve ser feito ao menos a 2 cm abaixo da margem inferior do tumor e a 10 cm acima dele, enquanto se remove todo o mesorreto. Na patologia benigna, a divisão distal é suficiente.

- Divisão retal: o reto distal é lavado com iodo. A divisão é realizada com um grampeador linear de corte articulado perpendicular ao reto usando-se cartuchos curtos (35 mm, cartuchos azuis).
- Divisão do cólon: o cólon é dividido em uma porção onde é saudável, flexível e bem vascularizado. A divisão acontece no cólon descendente se o cólon sigmóide é afetado pela patologia concomitante. Ela é realiza-

da com um grampeador linear de corte (45 ou 60 mm, cartuchos azuis).

Extração do intestino

Para remover o espécime de modo seguro, o cirurgião laparoscópico deve alcançar dois objetivos:

- O primeiro é evitar contaminação do local do portal por bactérias e/ou células cancerígenas. Por isso, usa-se uma técnica de dupla proteção para proteger os locais-portais de fontes malignas. Um saco plástico é usado para a extração da amostra através de um protetor plástico para ferimentos. Esta técnica é também usada para outras patologias, tais como tecidos diverticulares inflamados gravemente (Figura 11.9). Para as lesões benignas, sem inflamação, somente um protetor plástico para ferimentos é usado e o intestino é puxado através da incisão extendida do local-portal. Os espécimes retais inferiores podem ser também extraídos do ânus com cuidado.
- O segundo objetivo é escolher um local limitado e sem trauma para a extração do espécime, o qual geralmente é uma incisão extendida do trocarte suprapúbico. O tamanho da incisão, sua localização e a técnica de extração levarão em conta o volume do espécime, os hábitos do corpo do paciente, as preocupações cosméticas e o tipo de doença.

Anastomose

Como na cirurgia aberta, realiza-se a anastomose usando um aparelho de grampear circular mecânico, exceto para a anastomose coloanal, que é costurada à mão (Figura 11.10). O cólon proximal é exteriorizado através da incisão suprapúbica e o intestino proximal é preparado e a bigorna do grampeador circular é introduzida e segura usando-se um cordão de bolsa. Se uma bolsa de cólon for necessária, isto é feito extracorporeamente através da mesma incisão. O cólon é então reintroduzido no abdome através do ânus e avançado para o topo do coto retal, e a anastomose está concluída. O pneumoperitônio é mantido durante a anastomose ao se torcer o protetor para ferimento no nível da incisão, assegurando uma vedação hermética quando se usa o grampo maior.

Finalmente, anastomose é examinada para vazamentos pela verificação da integridade dos anéis proximais e distais, realizando-se um teste de vazamento de ar. Alguns autores completam a avaliação da anastomose com um retoscópio.

CONCLUSÃO

O objetivo da cirurgia laparoscópica é respeitar os princípios cirúrgicos básicos na técnica aberta, enquanto se oferece ao paciente menos trauma na parede abdominal, por conseguinte permitindo uma recuperação mais rápida. Deve-se ter em mente que

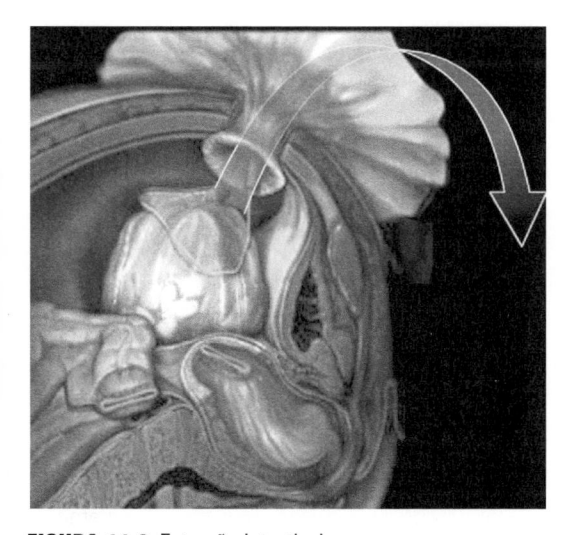

FIGURA 11.9 Extração intestinal.

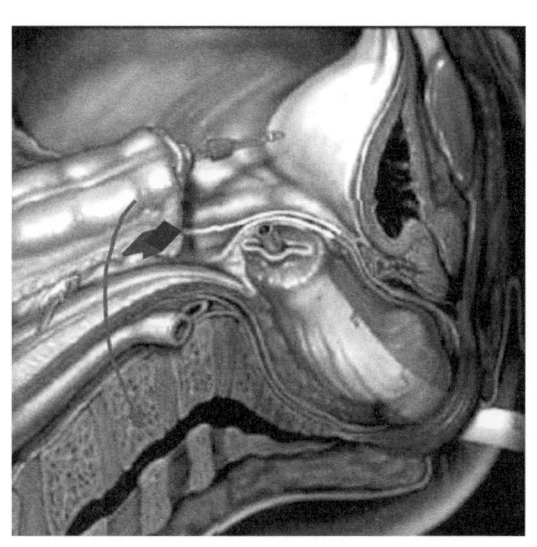

FIGURA 11.10 Anastomose colorretal com stapler (grampeador) circular.

um dos fatores para o sucesso na cirurgia colorretal laparoscópica é a adoção da abordagem padronizada, que é segura e regeneradora.

REFERÊNCIAS

1. Veldkamp R., Gholghesaei M., Brunen M., Meijer DW., Bonjer HJ., Lezoche E, et al. Laparoscopic Resection of Colonic Carcinoma EAES consensus conference Lisbon, June 2, 2002. Disponível em: http://www.eaes-eur.org/rescolframe.html
2. Lacy A., Garcia-Valdecasas JC, Delgado S, et al: Laparoscopy-assisted colectomy versus open colectomy for treatment of non-metastatic colon cancer: a randomised trial. The Lancet. 2002;356:2224-29.
3. Satava RM. Emerging technologies for surgery in the 21st century. Arch Surg. 1999;134:1197.
4. Hida J, Yasutomi M, Maruyama T, Fujimoto K, Uchida T, Okuno K. Lymph node metastases detected in the mesorectum distal to carcinoma of the rectum by the clearing method: justification of total mesorectal excision. J Am Coll Surg. 1997;184:584-8.
5. Kim SH, Milsom JW, Church JM, Ludwig KA, Garcia-Ruiz A, Okuda J et al. Perioperative tumour localization for laparoscopic colorectal surgery. Surg Endosc. 1997;11:1013-6.
6. Leroy J, Milsom JW, Okuda J. Laparoscopic sigmoidectomy for cancer. Diposnível em: http://www.websurg.com.
7. Leroy J, Milsom JW, Okuda J. laparoscopic sigmoidectomy for sigmoiditis Diposnível em: http://www.websurg.com.
8. Kohler L, Eypash E, Troidl H. Myths in management of colorectal malignancy. Br J Surg. 1997 Feb;84(2): 248-51.
9. Cady B. Basic principles in surgical oncology. Arch Surg. 1997 Apr;132,338-346.
10. Turnbull RB, Kyle K, Watson FR, et al. Cancer of the colon: the influence of the no-touch technique on survival rates. Ann Surg. 1967;166:420-427.
11. Bruch HP, Schwander O, Schiedeck THK, Roblick UJ. Actual standards and controversies on operative technique and lymph-node dissection in colorectal cancer: Langenbeck's Arch Surg. 1999;384:167-175.
12. Wiggers T, Jeekel J, Arends JW, et al. No-touch isolation technique in colon cancer: a controlled prospective trial. Br J Surg. 1988;75:409-415.
13. Bergamaschi R, Lovvik K, Marvik R: Preserving the superior rectal artery in laparoscopic sigmoid resection for complete rectal prolapse. Surg Laparosc Endosc Percutan tech. 2003 Dec;13(6):374-6.
14. Kwok SP, Lau WY, Carey PD, Kelly SB, Leung KL, Li AK. Prospective evaluation of laparoscopic-assisted large bowel excision for cancer. Ann Surg. 1996;223:170-6.
15. Liang JT, Lai HS, Huang KC, Chang KJ, Shieh MJ, Jeng YM, Wang SM. Comparison of medial-to-lateral versus traditional lateral-to-medial laparoscopic dissection sequences for resection of rectosigmoid cancers: randomized controlled clinical trial. World J Surg. 2003;27(2):190-6.
16. Leroy J, Ananian P, Rubino F, Claudon B, Mutter D, Marescaux J. The impact of obesity on technical feasibility and postoperative outcomes of laparoscopic left colectomy. Ann Surg. 2005 Jan;241(1):69-76.
17. Heald RJ, Moran BJ, Ryall RD, Sexton R, McFarlare JK. Rectal Cancer: the Basingtoke experience of Total Mesorectal excision, 1978-1997. Arch Surg. 1998 Aug;133(8):894-9.
18. Leroy J, Jamali F, Forbes L, Smith M, Rubino F, Mutter D, Marescaux J. Laparoscopic total mesorectal excision (TME) for rectal cancer surgery: long-term outcomes. Surg Endosc. 2004 Feb;18(2):281-9.

Cirurgia hepática laparoscópica

ANTONIO NOCCHI KALIL

12

INTRODUÇÃO

A evolução da ressecção hepática representa um dos maiores avanços da cirurgia moderna (1). As hepatectomias têm sido efetuadas com maior segurança e, conseqüentemente, menor morbimortalidade em virtude da melhor avaliação pré-operatória, do aprimoramento da técnica e dos instrumentos cirúrgicos e da formação de centros especializados em cirurgia hepatobiliar (1, 2, 3).

O sucesso da colecistectomia laparoscópica incentivou um número crescente de cirurgiões a realizar procedimentos hepatobiliares de maior complexidade (1). A videocirurgia aborda atualmente a maior parte dos órgãos abdominais; entretanto, o fígado permanece ainda como um órgão poucas vezes tratado por esse método. Os gestos realizados por videolaparoscopia incluem situações de complexidade crescente, como a biópsia da borda do fígado (4), a fenestração de cistos simples (5, 6), a ressecção atípica de pequenos tumores periféricos (7) até as ressecções hepáticas regradas (8, 9, 10).

Embora a hepatectomia laparoscópica não seja aceita com o mesmo grau de confiança que a cirurgia convencional (11, 12), a adaptação de aparelhos utilizados na cirurgia aberta, como o bisturi ultra-sônico e a coagulação de argônio, procura reproduzir a segurança da técnica no procedimento laparoscópico (1, 7, 13, 14, 15). A primeira descrição bem documentada de uma hepatectomia laparoscópica regrada na literatura foi de Azagra e colaboradores (16), em 1995, na Bélgica, sendo em nosso país realizada pela primeira vez por este autor em 1997 (8).

Ainda que esse método esteja distante de se tornar rotina em cirurgia hepática, a abordagem laparoscópica pode ser um procedimento promissor em pacientes selecionados. Recentemente, Cherqui e colaboradores (17) efetuaram a hepatectomia de doador para transplante hepático intervivos por via laparoscópica, demonstrando a segurança do método, e ressecções maiores têm sido relatadas cada vez com mais freqüência (20).

INDICAÇÕES

As indicações da hepatectomia laparoscópica ainda são controversas atualmente (Tabela 12.1). Para a realização de ressecções hepáticas por videolaparoscopia, é necessário estabelecer quais os tumores e que tipos de ressecções podem ser efetuadas com segurança. Também a presença de doença hepática associada deve ser considerada.

A avaliação do tamanho, do tipo e da localização do tumor é importante para o planejamento de uma hepatectomia laparoscópica. Assim, pacientes com neoplasias menores do que 5 cm de diâmetro, sólidas, localizadas nos segmentos inferiores (segmentos IVb, V e VI) ou no segmento lateral esquerdo (segmentos II e III) são os melhores candidatos à ressecção laparoscópica, enquanto aqueles tumores localizados nos segmentos superiores são de difícil acesso laparoscópico (8, 18). Eventualmente a ressecção é possível por meio de uma técnica combinada com a via torácica (3, 14, 15). Essa técnica parece proporcionar uma boa exposição hepática sem a necessidade de mobilização do fígado. Entretanto, parece haver um maior número de complicações pulmonares associadas a esse procedimento (14).

A hepatectomia laparoscópica para tumores localizados em segmentos do lobo direito, que justifiquem uma ressecção hepática maior, é de maior complexidade, mas já tem sido descrita, em especial como procedimento videoassistido (19). Nesse sentido, a utilização do *hand-port* poderá diminuir o risco e o tempo cirúrgico nessas grandes ressecções. Hüscher e colaboradores (19) referem entre 20 pacientes submetidos a ressecções laparoscópicas, cinco hepatectomias direita e uma mesoepatectomia. Dulucq e colaboradores (20) descreveram pela primeira vez a

Tabela 12.1

Critérios para indicação de hepatectomia laparoscópica

Tumor	Indicações	
	Aceitas	Controversas
	Benigno	Metástases Carcinoma hepatocelular
Fígado	Normal	Cirrose
Localização	Segmento lateral esquerdo (II e III)	Lobo direito (hepatectomia direita)
	Lesões anteriores e inferiores (lobo D)	Lesão central segmento I

ressecção isolada do segmento I por laparoscopia, com sucesso.

A associação de cirrose, embora não seja contra-indicação absoluta, pode representar uma maior dificuldade técnica, especialmente pelo sangramento intra-operatório (8, 18). Em algumas situações, para minimizar o sangramento na dissecção do fígado cirrótico, algumas técnicas, como a oclusão vascular seletiva ou compressão do parênquima utilizando-se dispositivos especiais, podem ser utilizadas (8, 14, 18). Mesmo assim, ainda que a cirrose não inviabilize a ressecção de um tumor por laparoscopia, o cirurgião deve ser bem mais prudente na avaliação pré-operatória desses pacientes (função hepática, risco hemorrágico) e especialmente durante o ato operatório pelo risco potencial da hipertensão portal. Laurent e colaboradores (21) recentemente publicaram uma série de 13 hepatectomias laparoscópicas em cirróticos, mostrando maior tempo cirúrgico e de clampeamento, sem conseqüências clínicas. Além disso, o índice de descompensação de cirrose parece ser menor após laparoscopia. Champault e colaboradores (22), em 12 ressecções em cirróticos, referem que o procedimento é factível, mas em lesões de até 5 cm e localizadas nos segmentos laterais à esquerda ou em segmentos anteriores ou inferiores do fígado direito.

As afecções benignas (adenoma, hiperplasia nodular focal, hemangioma) estão entre as lesões mais freqüentemente ressecadas, e os resultados precoces desses casos são comparáveis aos da cirurgia convencional, associando os benefícios da videolaparoscopia (23, 24, 25). Assim, em praticamente todas as séries (5, 16, 26), as primeiras ressecções foram efetuadas em tumores benignos (7). Por outro lado, a indicação desse método para ressecção de lesões malignas é discutível, sendo a possibilidade de disseminação metastática decorrente do procedimento (2, 8) e a impossibilidade de ressecção completa do câncer (9, 11) os principais argumentos contrários (2, 27).

Por outro lado, como a incidência de recidiva do carcinoma hepatocelular é alta (50-70%), levando-se à possibilidade de ressecções interativas, a hepatectomia laparoscópica evitaria a formação de aderências intra-abdominais, que dificultariam uma reintervenção (14, 15). Alguns grupos que realizam cirurgia laparoscópica têm como política excluir todas as lesões malignas, pelo risco de disseminação no trajeto dos trocartes ou mesmo intraperitoneal (9, 26, 28). Outros estudos referem que o pneumoperitônio com CO_2 possa ter um papel importante na disseminação tumoral (18).

Vários relatos têm sido referidos na literatura após a cirurgia laparoscópica, entre eles uma recidiva de hepatocarcinoma (9). Essa opinião tem sido reforçada especialmente quando existe objetivo de cura com a ressecção. Entretanto, Samama e colaboradores (29) argumentam que em doenças malignas a técnica laparoscópica permite um melhor estadiamento, além de evitar a manipulação excessiva do tumor. Gigot e colaboradores (30), analisando resultados preliminares de ressecções hepáticas laparoscópicas por tumores malignos, observaram sobrevida livre de doença aos 2 anos de 44% para carcinoma hepatocelular e de 53% para pacientes com metástases de câncer de cólon. Não foram observadas metástases no trajeto dos portais durante o acompanhamento. Gayet e colaboradores (31) observaram 37 pacientes submetidos à ressecção laparoscópica por metástase hepática de câncer colorretal e referem que, em pacientes selecionados, podem-se obter bons resultados precoces (mortalidade = 0) sem alterar a sobrevida a longo prazo

Atualmente, várias séries têm sido descritas com número progressivamente maior de casos e com critérios expandidos para tumores malignos, com mortalidade semelhante à da técnica aberta (Tabela 12.2).

A utilização em cirurgia laparoscópica do bisturi de argônio ou do *laser* deve ser observada com cautela. Essas técnicas podem levar a um risco de hiperpressão intra-abdominal perigosa, sendo que uma parada cardíaca perioperatória em cirurgia hepática laparoscópica foi relatada, em virtude de uma embolia gasosa quando da utilização do bisturi de argônio (9).

Os princípios das ressecções atípicas e anatômicas do fígado (regradas) (32, 33) não podem e não devem ser aprendidos ou aplicados exclusivamente por videolaparoscopia, e as mesmas precauções que envolvem a cirurgia aberta devem reger a cirurgia videolaparoscópica. Para realizar uma hepatectomia por videolaparoscopia, o cirurgião necessita de ampla experiência em ressecções hepáticas e em videocirurgia abdominal (1, 9). Biópsia hepática e fenestrações de cistos simples são procedimentos relativamente simples de serem efetuados; por outro lado, a exérese de tumores sólidos com secção do parênquima hepático representa uma situação bem mais complexa.

A primeira hepatectomia regrada que um cirurgião pode fazer dentro da progressão de gestos por videolaparoscopia é a lobectomia esquerda. O volume do fígado a ser ressecado e manipulado é pequeno, e a liberação parcial do mesmo é relativamente simples. A quantidade de parênquima seccionado é pouco espessa, e os vasos e canais biliares podem ser freqüentemente controlados no trajeto extra-hepático. Além disso, a secção da veia supra-hepática esquerda, último tempo de uma lobectomia esquerda regrada, é facilitada pela utilização de grampeadores vasculares. Em estudo comparativo de lobectomia esquerda aberta e laparoscópica, Lesurtel e colaboradores (34) demonstraram a segurança de método laparoscópico, que, apesar de maior tempo operatório, esteve associado a menor perda sangüínea e ausência de complicações específicas. Técnicas distintas de secção do parênquima hepático, como disparos múltiplos de grampeador ou com auxílio da radiofreqüência, têm sido descritas como bastante seguras (35, 36, 37, 38).

TÉCNICA CIRÚRGICA

A ressecção é conduzida sob anestesia geral, com o paciente em posição ginecológica e com pneumoperitônio por CO_2 a baixa pressão (8-12 mmHg). Um dos principais inconvenientes dessa técnica é a possibilidade de embolia gasosa; porém, o efeito do pneumoperitônio na ocorrência de embolia gasosa, durante a hepatectomia laparoscópica, ainda precisa ser estabelecido. Alguns autores (5) utilizam a suspensão mecânica da parede abdominal (*wall-lift*), evitando, dessa maneira, o uso do CO_2. A video-

Tabela 12.2
Experiência de algumas séries de literatura

Autor	Ano	N	Mortalidade (%)	Tipo de tumor
Gayet e cols.	2006	37	0	Metástases
Champault e cols.	2006	12	8	CHC/cirrose
Descottes (7) e cols.	2003	87	0	Benigno
Lesurtel (23) e cols.	2003	60	0	Benigno, CHC/cirrose, metástases
Laurent (21) e cols.	2003	13	0	CHC/cirrose
Gigot (10) e cols.	2002	37	0	CHC/cirrose, metástases
Itamoto (15) e cols.	2002	10	0	CHC/cirrose
Hüscher (13) e cols.	1997	20	5	Benigna/maligna
Kaneko (18) e cols.	1996	11	0	Benigna/maligna

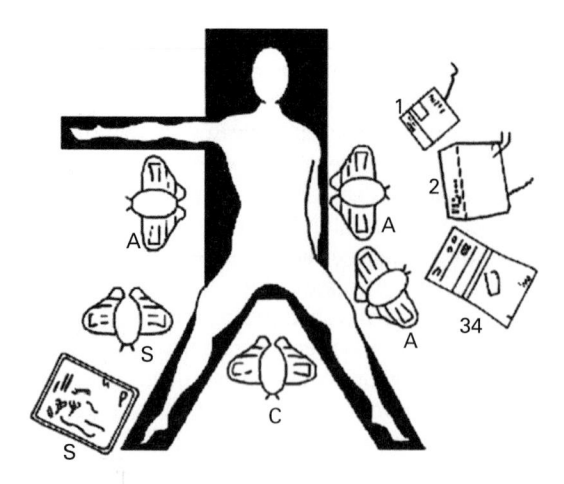

FIGURA 12.1 Posição do paciente e da equipe médica na sala cirúrgica. C = cirurgião; A = auxiliar; S = instrumentadora.

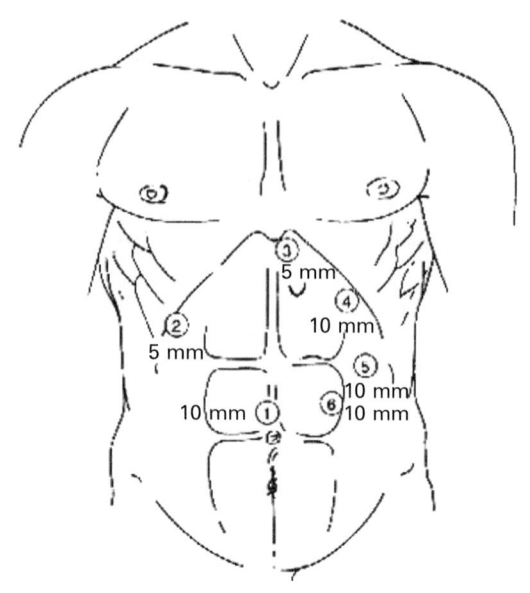

FIGURA 12.2 Posição de inserção dos trocartes para realizar HVL (lobectomia esquerda).

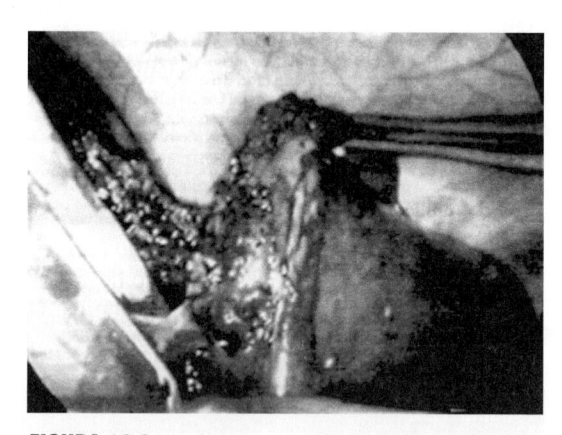

FIGURA 12.3 Identifica-se o pedículo glissoneano do segmento lateral esquerdo, preparado para secção com grampeador vascular.

câmera é a mesma utilizada para os outros procedimentos, mas o instrumental cirúrgico apresenta algumas particularidades. Utilizam-se óticas de 0 e 30°, trocartes de 5, 10 e 12 mm, pinça em anel para apreensão do parênquima hepático, pinça de dissecção grande, pinça de apreensão simples, tesoura curva, cautério mono e bipolar, *clip* endoscópico e grampeador vascular. Havendo a disponibilidade de materiais mais sofisticados, utilizam-se o bisturi ultrasônico, a coagulação através de argônio e o coagulador de tecidos por microondas (8).

O posicionamento dos trocartes depende da morfologia de cada paciente e da localização do tumor no fígado, mas, geralmente, a ótica é introduzida na cicatriz umbilical, e são utilizados outros cinco ou seis trocartes em cada ato operatório. Na lobectomia esquerda (Figura 12.2), por exemplo, dois trocartes de 10 mm são inseridos: um na linha axilar esquerda logo abaixo do rebordo costal para tração do lobo esquerdo, utilizando-se para isso uma pinça em anel, outro, lateral e cranial ao umbigo, para secção e coagulação do parênquima hepático. Outros três trocartes são inseridos: um de 10 mm na linha axilar média, abaixo do rebordo costal direito para realização do clampeamento pedicular total (se necessário), um de 5 mm na linha axilar anterior, abaixo do rebordo costal direito, para tração do ligamento redondo, um último trocarte de 12 mm é introduzido a meia distância entre a câmera e a linha axilar anterior para secção do parênquima hepático. Após a visualização da lesão, os limites da ressecção hepática são traçados sobre a cápsula de Glisson com bisturi elétrico (Figura 12.3).

O controle dos elementos vasculares e biliares pode ser realizado inicialmente, no caso de uma lobectomia esquerda, ou um controle pedicular total (manobra de Pringle) é realizado para lesões situadas em outras localizações.

Assim como para a realização da cirurgia convencional, a ecografia laparoscópica intra-operatória permite uma visualização clara da extensão da lesão, sua relação com as estruturas vasculares e a identificação do melhor plano de secção, especialmente após o desenvolvimento de sondas flexíveis (5, 8). Em um relato (39), a ultra-sonografia laparoscópica influenciou o procedimento cirúrgico em 31% dos casos, detectando pequenas massas ou excluindo massas suspeitas à tomografia.

Para a secção do parênquima hepático, pode ser utilizado o bisturi ultra-sônico (se disponível), que permite a transecção hepática com mínimo sangramento (18) e uma melhor dissecção de vasos de grande calibre em caso de tumor próximo dos mesmos. No entanto, a utilização da "Kelliclasia" pode ser seguramente realizada como na cirurgia aberta (9). Os elementos vasculares ou biliares encontrados são coagulados, ligados ou clipados na dependência do seu tamanho (Figura 12.4). A coagulação de argônio, já bem desenvolvida para a cirurgia aberta e adaptada para a videolaparoscopia, pode reduzir o tempo operatório e minimizar o sangramento. Esse método realiza uma coagulação superficial, rápida e difusa dos planos de secção com mínima carbonização do tecido hepático (18); entretanto, é importante lembrar que pode resultar em risco de hiperpressão intra-abdominal pelo fluxo de gás de argônio (7, 9, 10, 32). O coagulador de tecidos por microondas produz uma hemostasia satisfatória durante a ressecção hepática; entretanto, deve-se tomar cuidado ao utilizá-lo próximo às veias hepáticas. Além disso, ele tem sido associado a uma alta incidência de fístula biliar e formação de abscesso (7, 18).

Terminada a ressecção, a peça deve ser protegida no momento da retirada, especialmente se a lesão for maligna, reduzindo o risco de uma possível disseminação tumoral (8). Em alguns casos, quando o parênquima ressecado é grande, torna-se necessária um incisão adicional (aproximadamente 5 cm) no sítio de inserção do trocarte, ou uma pequena laparotomia em uma antiga incisão (apendicectomia), permitindo a retirada da peça íntegra sem prejudicar o exame anatomopatológico (5). Pode-se, ainda, efetuar uma incisão tipo Pfannenstiel de 4-5 cm. A utilização de um morcelador abrevia essa etapa, porém prejudica o exame anatomopatológico da peça operatória.

CONCLUSÃO

A hepatectomia laparoscópica pode ser uma opção vantajosa dentre as técnicas disponíveis para ressecções hepáticas, de acordo com a localização e o volume da lesão. Esse procedimento deve ser realizado sob critérios estritos e em centros com experiência em cirurgia hepática e laparoscópica. As vantagens habitualmente reconhecidas, como menor dor pós-operatória, íleo menos prolongado, melhor resultado estético, são também encontrados nesse procedimento. Por outro lado, a conversão não deve ser vista como uma complicação ou um fracasso, mas como uma medida de segurança. Com certeza, a hepatectomia laparoscópica ainda não substitui a cirurgia convencional, contudo pode servir como abordagem alternativa em pacientes criteriosamente selecionados.

REFERÊNCIAS

1. Brunt LM, Soper NJ. Laparoscopic surgery. In Zinner MJ, Scwartz SI, Ellis H. Maingot's abdominal operations. 10th ed. Appleton & Lange 1997. p. 239-85.
2. Lau Wy, Leung KL, Lee TW, et al. Ultrasonography during liver resection for hepatocellular carcinoma. Br J Surg 1993; 80:493-94.
3. Saitsu M, Nakayama T, Isomura T, et al. New endoscopic surgical treatment, thoracoscopic microwave coagulo-necrotic therapy for small hepatocellular carcinoma. J Microwave Sur 1994; 12:1-8.
4. Lefor AT, Melvin WS, Bailey RW, et al. Laparoscopic splenectomy in the management of immune thrombocytopenia purpura. Surgery 1993;114:613-8.
5. Clayman RV, Kavousse LR, Figenshau RS, et al. Laparoscopic nefrectomy: initial 10 cases. J Endourol 1992;6:127-33.
6. Takeda K, Go H, Imai T, et al. Laparoscopic adrenalectomy for primary aldosteronism: report of initial ten cases. Surgery 1994; 115(5):621-5.
7. Croce E, Azzola M, Russo R, et al. Laparoscopic liver tumor resection with argon beam. Endosc Surg Allied Technol 1994;2:186-8.
8. Kalil AN, Giovenardi R, Camargo SM. Hepatectomia regrada por videolaparoscopia. Revista do Colégio Brasileiro de Cirurgiões 1998;25:287-9.

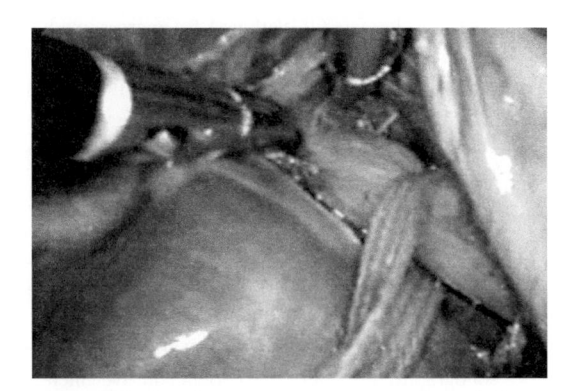

FIGURA 12.4 Dissecção do ramo portal direito para clampeamento seletivo.

9. Laporte J, Hamy A, Paineau J, Visset J. Chirurgie coelioscopique pour tumeur bénigne du foie: a propos de 5 observations. J Chir 1996;133:432-6.

10. Intra M, Viani MP, Ballarini C, et al. Gasless laparoscopic resection of hepatocellular carcinoma in cirrhosis. J Laparoendosc Surg 1996;4:263-70.

11. Rau HG, Meyer G, Cohnert TU, et al. Laparoscopic liver resection with the water-jet dissector. Surg Endosc 1959;9:1009-12.

12. Waiand W, Woisetschlager R. LaparosKopische resektion einer lobermetastase. Der Chirurg 1993;64: 195-7.

13. Hodgson WJB, Del Guercio LRM. Preliminary experience in the liver surgery using the ultrasonic scapel. Surgery 1984; 95:230-4.

14. Sato M, Watanabe Y, Veda S, et al. Minimally invasive hepatic resection using laparoscopic and minithoracotomy. Arch Surg 1997; 132:206-8.

15. Watanabe Y, Sato M, Ueda S, et al. Laparoscopic hepatic resection: a new procedure by abdominal wall lifting method. Hepatogastroenterology 1997;44: 143-7.

16. Azagra JS, Goergen D, Jacobs D. Laparoscopic left lateral segmentectomy. Third International Congress on New Technology and Advances Techniques in Surgery. Endoscopy 1995;9:638.

17. Cherqui D, Soubrane O, Husson E, et al. Laparoscopic living donor hepatectomy for liver transplantation children. Lancet. 2002 Feb 2;359(9304):392-6.

18. Kaneko H, Takagi S, Shiba T. Laparoscopic partial hepatectomy and left lateral segmentectomy: technique and results of a clinical series. Surgery 1996; 120:468-75.

19. Hüscher CG, Lirici MM, Chiodini S, et al. Current position of advanced laparoscopic surgery of the liver. J R Coll Surg Edinb 1997;42:219-25.

20. Dulucq JL, Wintringer P, Stabilini C, et al. Isolated laparoscopic resection of the hepatic caudate lobe: surgical technique and a report of 2 cases. Surg Laparosc Endosc Percutan Tech 2006;16:32-5.

21. Laurent A, Cherqui D, Lesurtel M, Brunetti F, Tayar C, Fagniez PL. Laparoscopic liver resection for subcapsular hepatocellular carcinoma complicating chronic liver disease. Arch Surg. 2003 jul;138(7): 763-9; dicussão 769.

22. Champault A, Dagher I, Vons C, et al. Laparoscopic hepatic resection for hepatocelular carcinoma: retrospectivo study of 12 patients. Gastroenterol Clin Biol 2005;29:969-73.

23. Descottes B, Glineur D, Lachachi F, et al. Laparoscopic liver resection of benign liver tumors. Surg Endosc 2003 Jan;17(1):23-30. Epub 2002 Oct.08.

24. Kalil AN, Mastalir ET. Laparoscopic hepatectomy for benign liver tumors. Hepato-Gastroenterology 2002; 49:803-5.

25. Yamanaka N, Tanka T, Tanaka W, et al. Laparoscopic partial hepatectomy. Hepatogastroenterology 1998; 45:29-33.

26. Reich H, McGlynn F, De Caprio J, et al. Laparoscopic excision of benign liver lesions. Obstet Gynecol 1991;78:956-8.

27. Haberstroh J, Ahrens M, Munzar T, et al. Effects of the pringle maneuver on hemodynamics during laparoscopic liver resection in the pig. Eur Sur Res 1996; 28:8-13.

28. Luciani RC. Laparoscopic resection of presumed benign tumors of the liver (a report of 4 cases). Surg Endosc 1994;8:454.

29. Samama G, Chiche L, Bréfort JL, Le Roux Y. Laparoscopic anatomical hepatic resection: report of four left lobectomies for solid tumors. Surg Endosc 1998; 12:76-8.

30. Gigot JF, Glineur D, Santiago Azagra J, et al. Laparoscopic liver resection for malignant liver tumors: preliminary results of a multicenter European study. Ann Surg. 2002 Jul; 236(1):90-7.

31. Gayet B, Cavaliere D, Castel B, et al. Laparoscopic liver surgery for metastases of colorectal cancer: analysis of a monocentric experience. Suppl Tumori 2005;4:135-7.

32. Baer HU, Metzger A, Barras JP, et al. Laparoscopic liver resection in the large white pig: a comparison between water-jet dissector and ultrasound dissector. Endosc Surg Allied Technol 1994;2:189-93.

33. Ferzli G, David A, Kiel T. Laparoscopic resection of large hepatic tumor. Surg Endosc 1995;9:733-5.

34. Lesurtel M, Cherqui D, Laurent A, Tayar C, Fagniez PL. Laparoscopic versus open left lateral hepatic lobectomy: a case control study. J Am Coll Surg. 2003 Feb;196(2):236-42.

35. Belli G, Fantini C, D'Agostino A, Belli A, et al. Laparoscopic left lateral hepatic lobectomy: a safer and faster technique. J Hepatobiliary Pancreat Surg 2006; 13:149-54.

36. Learn PA, Bowers SP, Watkins KT. Laparoscopic hepatic resection using saline-enhanced electrocautery permits short hospital stays. J Gastrointest Surg 2006;10:422-7.

37. Felekouras E, Papacostantinou I, Pikoulis E, et al. Laparoscopic liver resection using radio frequency ablation in a porcine model. Surg Endosc 2005;19: 1237-42.

38. Constant DL, Slakey DP, Campeau RJ, et al. Laparoscopic nonanatomic hepatic resection employing the LigaSure device. JSLS 2005;9:35-8.

39. Feld RI, Liu JB, Nazarian L, et al. Laparoscopic liver sonography: preliminary experience in liver metastases compared with CT portography. J Ultrasound Med 1996;15:288-95.

Videocirurgia da vesícula biliar: colelitíase e colecistites crônica e aguda

CAPÍTULO 13

RENATO SOUZA DA SILVA

COLECISTITE CRÔNICA E COLELITÍASE

Introdução

O termo *colecistite crônica com colelitíase* é muitas vezes utilizado com conotação de doença sintomática da vesícula biliar. Alterações inflamatórias crônicas são encontradas nas vesículas de muitos pacientes sintomáticos com cálculos, mas esses cálculos podem também estar presentes em vesículas normais, e os sintomas da vesícula podem ocorrer na ausência de inflamação. Cerca de 98% dos portadores de doença vesicular sintomática apresentam litíase (1). A compreensão da patogenia da litíase e sua relação com a vesícula doente é fundamental para o tratamento de pacientes com colecistite crônica.

A colelitíase foi descrita, pela primeira vez, pelo médico grego Alexander Trallianus, no século V. Todavia, a terapêutica cirúrgica para a colecistopatia calculosa se inicia com John Stough Bobbs, em 1867, nos Estados Unidos, o qual realizou uma colecistostomia em uma mulher portadora de vesícula hidrópica. Em Berlim, 15 anos depois, Langenbuch efetuou a primeira colecistectomia.

Durante um século, o tratamento da litíase biliar permaneceu sem modificações, até que, em 1987, Phillipe Mouret realizou a primeira colecistectomia videolaparoscópica, em Lyon, na França (2). Inicialmente a divulgação do método ficou restrita, sendo, de fato, divulgada mundialmente, com sistematização do método, pelos igualmente franceses Dubois e Perissat. No ano seguinte, Eddie Reddick e Douglas Olsen realizaram a primeira videocolecistectomia nas Américas. Dois anos após, Thomas Szego, em São Paulo, efetua a primeira colecistectomia por videolaparoscopia no Brasil, sendo imediatamente seguido por Áureo Ludovico de Paula (Goiás), Célio Nogueira (Minas Gerais), Osmar Creuz (Rio de Janeiro) e Pablo Miguel (Rio Grande do Sul). O último grande marco no tratamento cirúrgico para tratar a doença da vesícula biliar foi a colecistectomia robótica transcontinental realizada por Michel Gagner operando de Nova Iorque um paciente instalado em hospital de Paris.

Patogenia dos cálculos biliares

Um número estimado de 20 milhões de pessoas nos Estados Unidos apresentam cálculos biliares. Cerca de 500.000 colecistectomias são realizadas anualmente. A incidência aumenta com a idade. As mulheres em idade de reprodução apresentam maior incidência do que os homens na mesma idade. Caracteristicamente, a colelitíase e a decorrente colecistite crônica são mais comuns em mulheres obesas ou com sobrepeso, ou que perderam peso acentuado, o que é muito comum em pós-cirurgias bariátricas (3, 4). Os cálculos são classificados como sendo de colesterol, pigmentados e mistos, mas a maior parte deles não se encaixa adequadamente nessa classificação (5). Os cálculos de colesterol puro, apresentando aparência de pérola, são raros. A maior parte dos cálculos de colesterol apresenta uma quantidade significativa de pigmento, e esses cálculos são mais propriamente chamados de cálculos predominantemente de colesterol.

Patologia

As características patológicas da colecistite crônica são mais bem interpretadas sob o enfoque das manifestações clínicas da doença. Existem dois tipos de colecistite crônica: aquela que surge após um episódio de colecistite aguda e aquela que ocorre principalmente sem antecedentes de colecistite aguda. A primeira é chamada de colecistite crônica secundária, e a outra, colecistite crônica primária.

A colecistite aguda é causada pela obstrução do ducto cístico, quase sempre por um cálculo. O espessamento acentuado da parede vesicular através do edema é característico, havendo hemorragia subserosa, infiltrado inflamatório acentuado e necrose da mucosa. Nos casos em que não evoluem para a perfuração, essas alterações geralmente se resolvem em um período de 3-4 semanas. Ao mesmo tempo, inicia-se a formação de granuloma no final da primeira semana, e, após 2-3 semanas, inicia-se a formação de colágeno e proliferação de fibroblastos. Tais aspectos, típicos da colecistite crônica, tornam-se as características dominantes em torno da quinta semana.

Em contrapartida, a colecistite crônica primária caracteriza-se por vesícula de paredes finas, com mucosa intacta que retém a sua configuração vilosa. Os cálculos estão quase sempre presentes em ambas as formas de colecistite crônica. A colecistite crônica primária apresenta uma fase inflamatória aguda inicial, não se conhecendo a evolução exata da fisiopatologia que desencadeia a sua evolução.

Diagnóstico

A colecistite crônica caracteriza-se por crises repetitivas de desconforto ou dor epigástrica ou no hipocôndrio direito, geralmente após as refeições. Podem ocorrer náuseas e vômitos durante as crises, e os vômitos auto-induzidos freqüentemente fazem com que o paciente se sinta melhor. O desconforto pode continuar durante vários dias ou apenas algumas horas. Os intervalos entre as crises são variáveis; elas podem ser quase contínuas ou intercaladas por vários anos. Os pacientes, muitas vezes, queixam-se de sensação de plenitude no quadrante superior direito ou de estufamento entre as crises. Essa sintomatologia pode ocorrer após o episódio de colecistite aguda ou pode ter início de forma insidiosa. Não necessariamente estão presentes febre ou outros sinais de inflamação. É válido ressaltar que esses episódios, quando ocorrem em diabéticos e idosos, merecem uma valorização especial, na medida em que a gravidade parece ser maior nesses pacientes (6, 7).

É pouco provável que a dor na colecistite crônica primária e na maioria dos casos de colecistite crônica secundária esteja relacionada com inflamação da vesícula. Mais propriamente, a dor é uma cólica biliar, resultante da obstrução do ducto cístico ou do infundíbulo (8). A ocorrência freqüente após uma refeição explica-se pela contração da vesícula, induzida pela colecistocinina, contra uma obstrução fixa.

A dor persiste enquanto durar a contração, sendo aliviada pelo relaxamento da vesícula biliar, um processo que pode ser acelerado pelos opiáceos. A dor da vesícula biliar irradia-se, caracteristicamente, para a região dorsal. Contudo, alguns pacientes queixam-se de irradiação em linha reta para as costas ou irradiação para a região subesternal. Aproximadamente 10% dos pacientes com colelitíase apresentam coledocolitíase que às vezes se manifesta inicialmente por meio de sintomas de colangite.

Os pacientes com litíase podem se queixar de intolerância a alimentos gordurosos, flatulência, distensão gástrica, eructação, pirose e sensações vagas no abdome superior. Sinais confiáveis sugerem que é provável que esses sintomas isoladamente não sejam conseqüência da colecistite crônica ou da colelitíase. O sintoma principal da colecistite crônica e da colelitíase é a dor.

Os sinais físicos estão presentes somente durante a crise. São hipersensibilidade à palpação do epigástrio ou hipocôndrio direito com defesa muscular voluntária (sinal de Murphy), mas estão ausentes os sinais de peritonite. A vesícula não é palpável. A temperatura está normal. A icterícia não é uma característica da colelitíase ou da colecistite crônica, a não ser que também esteja presente uma obstrução do colédoco. Os exames de sangue normalmente são inespecíficos.

Exames de imagem

O diagnóstico é confirmado pela ultra-sonografia (9) da vesícula biliar, que é um exame altamente sensível e eficaz para o diagnóstico de cálculos vesiculares, com sensibilidade e especificidade de 98% (Figura 13.1). Os critérios importantes são a demonstração de que os cálculos se movem para porções dependentes da vesícula quando se muda a posição do paciente e que o cálculo produz uma sombra acústica, devendo haver diferenciação de pólipo em vesícula biliar (Figura 13.2). As reverberações nas bordas dos pequenos cálculos são também um sinal significativo. Constitui vantagem da ultra-sonografia o fato de ela ser um procedimento eficaz e seguro, capaz, inclusive, de determinar eventual coledocolitíase (Figura 13.3).

Excepcionalmente, pode-se lançar mão da tomografia computadorizada do abdome (Figura 13.4) ou da colangiorressonância magnética (Figura 13.5), para estudos mais aprofundados e/ou em casos duvidosos.

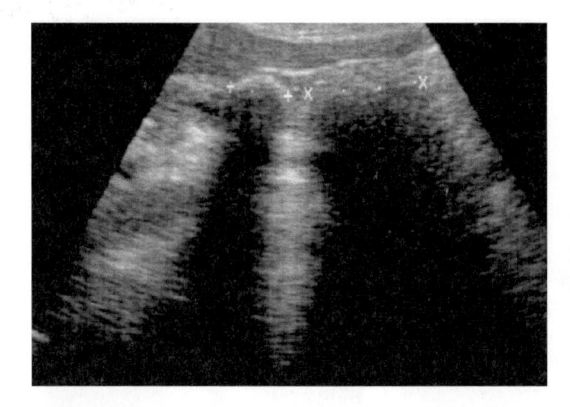

FIGURA 13.1 Ecografia abdominal demonstrando colecistopatia calculosa.

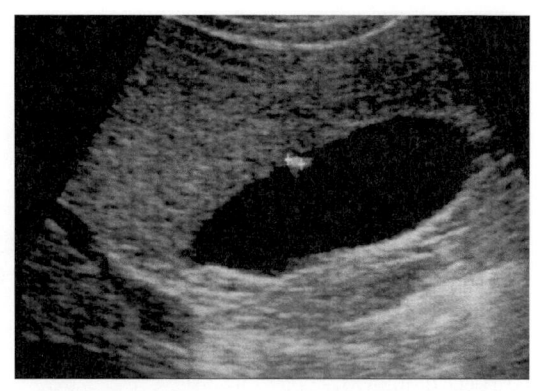

FIGURA 13.2 Ecografia abdominal dianosticando pólipo em vesícula biliar.

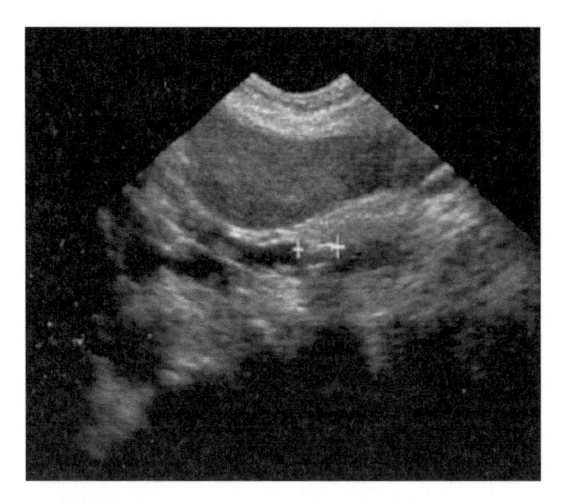

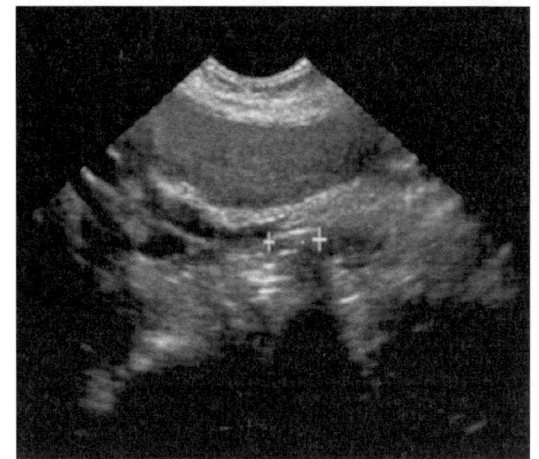

FIGURA 13.3 Ecografia abdominal apresentando coledocolitíase.

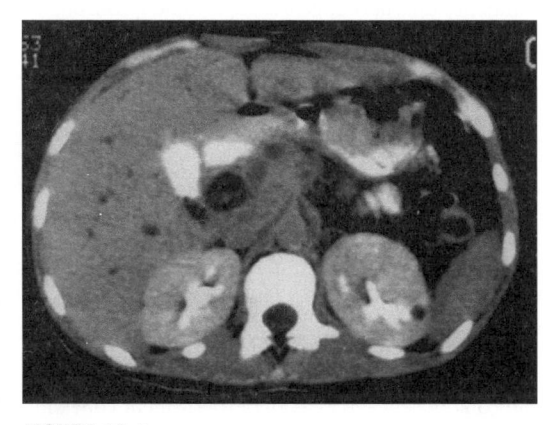

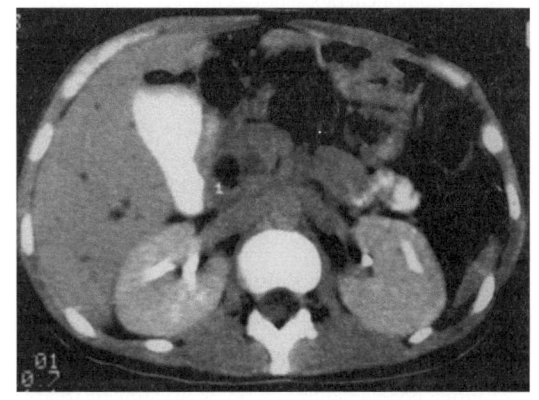

FIGURA 13.4 Tomografia computadorizada com presença de litíase no ducto biliar principal.

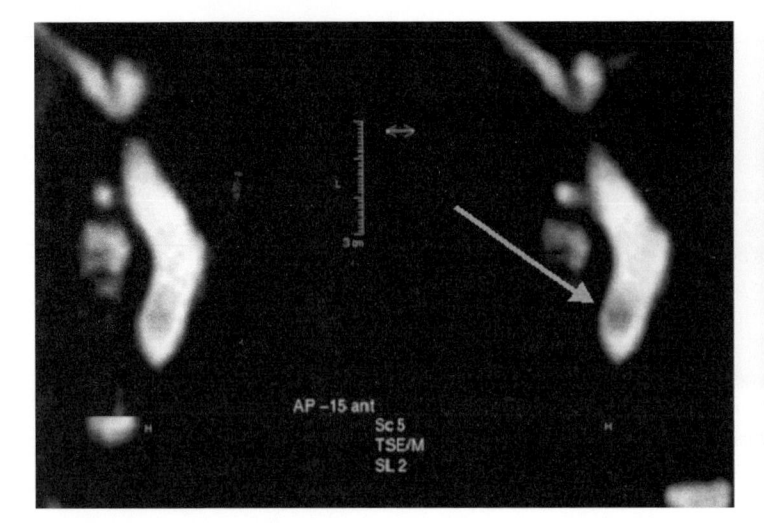

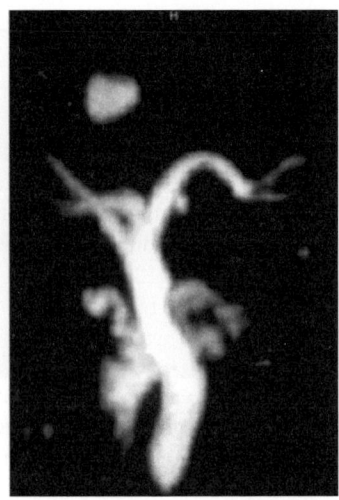

FIGURA 13.5 Colangiorressonância magnética demonstrando litíase coledociana.

Tratamento

O tratamento inicial da cólica biliar, após o diagnóstico ter sido feito, é a administração parenteral de analgesia. Isso também pode ajudar na indução do relaxamento da vesícula. Orienta-se dieta branda, sem gorduras ou frituras.

Preparo pré-operatório

A causa mais freqüente de morte após colecistectomia eletiva é a doença cardiovascular, especialmente em idosos. Isso enfatiza a importância da avaliação pré-operatória, que inclui exames laboratoriais, raio X de tórax e eletrocardiograma.

As complicações sépticas após colecistectomia eletiva foram reduzidas sensivelmente a partir da realização da antibioticoprofilaxia em pacientes selecionados. Em 10-15% dos pacientes com colecistite crônica, a bile apresenta-se colonizada por bactérias; isso atinge cerca de 50% nos pacientes com colecistite aguda em evolução. Os microrganismos são entéricos, na maioria das vezes *E. coli, K. aerogenes* e *Streptococcus faecalis*. *Clostridium, Bacteroides* e espécies de *Proteus* são também encontrados com freqüência. A incidência de bactérias na bile aumenta significativamente com a idade. Nos casos de colelitíase e colecistite crônica, deve ser feita antibioticoterapia profilática nos pacientes acima de 50 anos de idade, naqueles que estão em recuperação de um episódio de colecistite aguda e naqueles que sabidamente apresentam cálculos do colédoco.

Técnica operatória da videocolecistectomia

O tratamento definitivo da colelitíase sintomática é a colecistectomia laparoscópica. Há uma tendência, nos dias atuais, de se indicar de forma precoce o tratamento videolaparoscópico, igualmente, para os portadores de colelitíase assintomática (10, 11), em especial pacientes com condições especiais, como os submetidos à cirurgia bariátrica, que não tem acesso ao colédoco terminal, por via endoscópica (12). Nos dias de hoje, a videocolecistectomia não apenas é o padrão-ouro na cirurgia da vesícula biliar, como também é uma abordagem segura, rápida, com baixíssimos índices de complicações e que segue regras semelhantes às da cirurgia convencional aberta (13). Contudo, o cirurgião não deve hesitar em converter a operação para a técnica aberta se a anatomia da vesícula ou da árvore biliar não estiver evidente ou se houver sangramento ou extravasamento de bile que não puder ser controlado satisfatoriamente. Uma condição especial é o tratamento da litíase vesicular em cirróticos, combinação essa bastante desconfortável no que se refere ao sangramento intra-operatório (14).

A cirurgia se inicia com o pneumoperitônio, pela punção, às cegas, da cavidade peritoneal com uma agulha de Veress, introduzindo o dióxido de carbono em uma pressão de 10-15 mmHg. Para reduzir ainda mais a incidência de lesões intestinais, vesicais e vasculares, pode se usar o método aberto de Hasson, no qual é feita uma pequena incisão infra-umbilical e introduzido um trocarte na cavidade peritoneal sob visão direta, através do qual se insufla o dióxido de carbono. Em seguida, introduz-se o laparoscópio pelo umbigo, utilizando-se outros três acessos, conforme mostra a Figura 13.6. A vesícula é pinçada pelo acesso lateral e rebatida ântero-superiormente, liberando-se, então, suas aderências.

Pelo acesso subcostal, na linha hemiclavicular média, introduz-se uma pinça denteada atraumática para tracionar o infundíbulo da vesícula para baixo e para a direita, expondo as estruturas do triângulo de Calot (Figura 13.7). Libera-se o canal cístico desde sua junção com a vesícula até sua junção com o colédoco, sendo, então, seccionado entre clipes (Figura 13.8).

Alguns cirurgiões fazem uma colangiografia operatória antes da secção do canal cístico, porém outros o fazem somente em casos específicos (15, 16, 17). Finalmente, disseca-se a artéria cística, ou seus ramos, seccionando-a entre clipes o mais perto possível da vesícula (18).

A seguir, faz-se a dissecção e a excisão da vesícula do leito hepático (Figura 13.9). O passo seguinte é a hemostasia do leito do fígado (Figura 13.10).

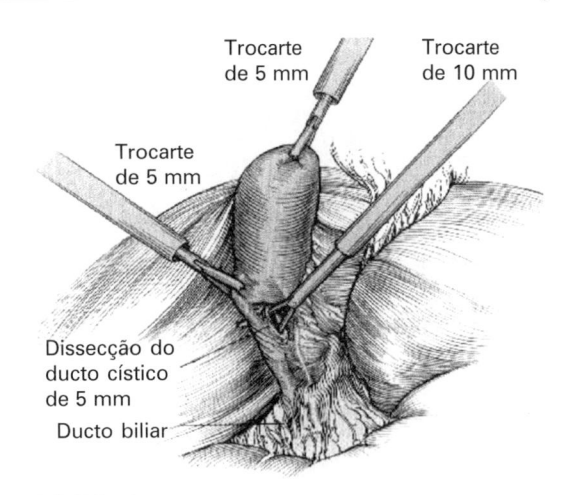

FIGURA 13.7 Dissecção do pedículo biliar.

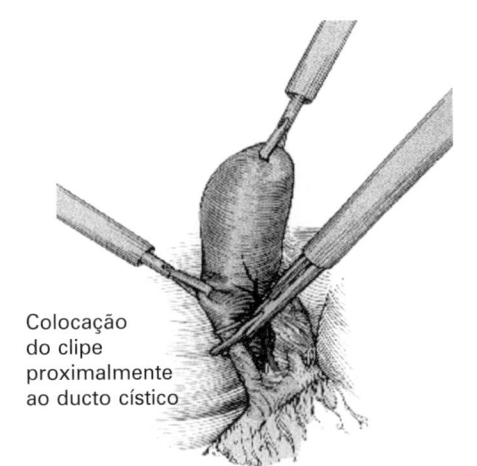

FIGURA 13.8 Clipagem do pedículo biliar.

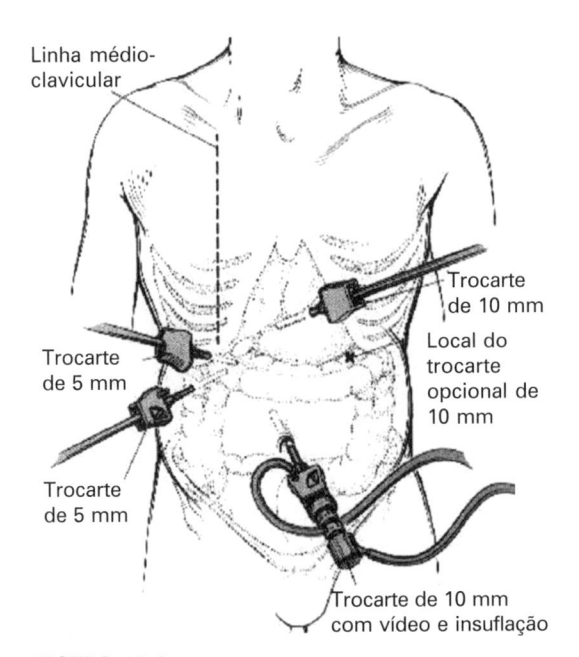

FIGURA 13.6 Posição dos trocartes na videocolecistectomia.

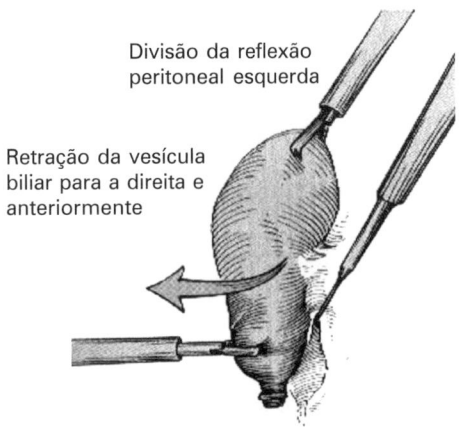

FIGURA 13.9 Dissecção da vesícula biliar do leito hepático.

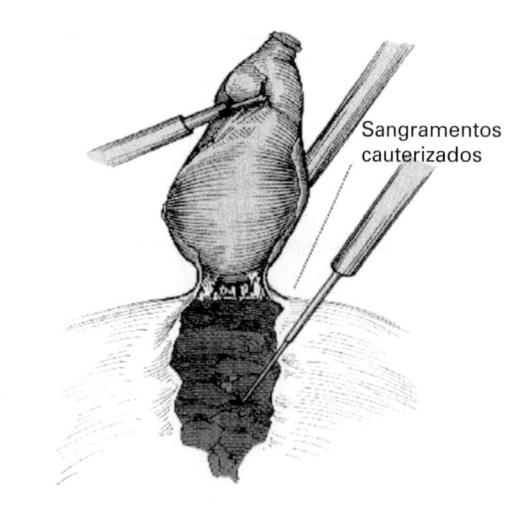

FIGURA 13.10 Hemostasia do leito hepático.

Geralmente, coloca-se o laparoscópio pela entrada da linha média superior, retirando-se a vesícula pelo umbigo, após aspiração da bile e dos cálculos (Figuras 13.11 e 13.12), pois é mais fácil aumentar, quando necessário.

Resultados

A mortalidade da colecistectomia laparoscópica é tão baixa quanto as anteriormente relatadas para a colecistectomia aberta e varia de 0-0,3%. Os cirurgiões mais experientes completam o procedimento laparoscópico com sucesso em mais de 98% dos pacientes. O índice geral de complicações, na literatura médica avaliada, variou de 1-10%, o que está bem dentro dos índices de complicações previamente relatados para a colecistectomia aberta.

Constitui vantagem principal da videocolecistectomia o fato de o paciente sentir menos dor e necessitar de menor tempo de hospitalização (19), podendo retornar às suas atividades físicas e de trabalho mais cedo do que após a colecistectomia aberta, além, é claro do melhor resultado estético.

A maior incidência de lesão dos canais biliares principais após a colecistectomia laparoscópica em comparação com a aberta é "coisa do passado", na medida em que praticamente todos os cirurgiões que atuam sobre a vesícula biliar adquiriram experiência videolaparoscópica, até mesmo pela grande incidência de doença biliar na população em geral.

Durante a introdução da colecistectomia laparoscópica, a lesão de canais biliares foi de aproximadamente 0,5%, enquanto o índice para esse tipo de lesão durante uma colecistectomia aberta provavelmente não foi maior do que 0,1-0,2% (20). Estudos subseqüentes demonstraram que esse índice diminuiu, equivalendo-se aos padrões outrora conhecidos para cirurgia da vesícula biliar por laparotomia.

COLECISTITE AGUDA

A colecistite aguda é uma afecção inflamatória aguda da vesícula biliar com alterações patológicas variáveis, podendo ocorrer desde edema, congestão e infiltração de células inflamatórias até infecção grave, necrose, gangrena e perfuração. Em cerca de 95% dos casos, decorre da presença de cálculos na vesícula

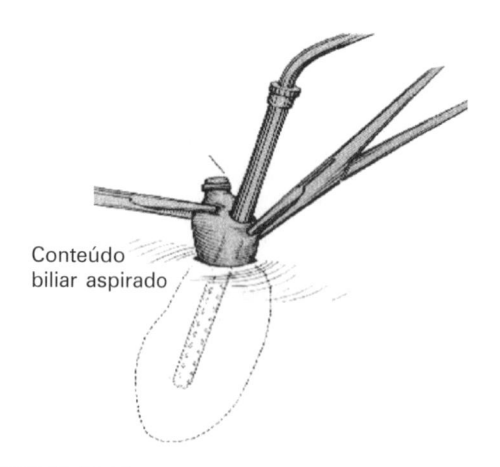

FIGURA 13.11 Aspiração do conteúdo da vesícula biliar.

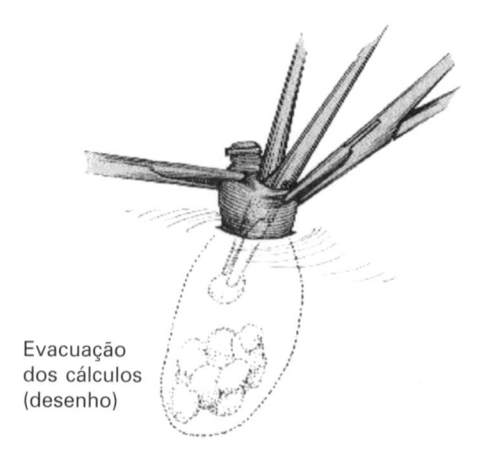

FIGURA 13.12 Retirada dos cálculos biliares para permitir a excisão da vesícula.

(colecistite litiásica): contudo, cerca de 5% das colecistites são alitiásicas. Dessa forma, a colecistite é a mais comum das complicações da presença de cálculos na vesícula biliar. Aproximadamente 5 (Mouret) a 20% (Schein) dos portadores de colelitíase desenvolvem colecistites agudas. A colecistite aguda é relativamente benigna em jovens, contudo torna-se progressivamente grave à medida que a idade se eleva. Assim sendo, nos dias atuais, especialmente após o advento da videocolecistectomia, parece consenso que os pacientes que apresentam sintomas de colelitíase devem ser aconselhados a realizar a colecistectomia eletiva, evitando a morbimortalidade da colecistite aguda.

A incidência de colecistite aguda é maior nas mulheres, sendo cerca de 3 vezes maior na correlação com o sexo masculino. Ainda em relação à incidência, curiosamente, alguns países como o Chile têm uma freqüência muito maior de colecistite aguda. Nesse país andino, onde há a maior incidência de colelitíase no mundo – cerca de 50% das mulheres e 25% dos homens após os 20 anos desenvolvem litíase vesicular –, mesmo a precocidade diagnóstica e a prevalência da patologia levam cerca de 5% dessas pessoas a desenvolverem algum episódio de colecistite aguda.

Patogenia da colecistite aguda

Em que pese inúmeros estudos experimentais, ainda permanecem alguns questionamentos referentes a etiologia, patogenia e fisiopatologia da colecistite aguda. Contudo, está definido que ao menos 90% dos casos de colecistite aguda decorrem da obstrução por cálculo do colo da vesícula biliar ou do canal cístico. Após essa oclusão, sabe-se que a bile superconcentrada ocasiona inflamação química e decorrente edema, com aumento da espessura da parede da vesícula, exsudação, elevação da pressão intraluminal e compressão dos vasos linfáticos e sangüíneos. Culturas positivas para bactérias se apresentam em 50-75% dos casos, seja na bile e/ou na parede vesicular. No que se refere à fisiopatologia propriamente dita, verifica-se que na vesícula inflamada ocorre aumento do volume da mesma, com congestão da superfície serosa, podendo haver áreas de gangrena ou necrose. Empiema de vesícula é o termo usado para designar inflamação aguda com a presença de pus intravesicular.

Aproximadamente 65% dos casos de colecistite aguda demonstram na anatomia patológica manifestações de colecistite crônica, tais como infiltrado inflamatório celular crônico, fibrose da parede e achatamento de mucosa.

Quadro clínico na colecistite aguda

A principal característica, evidentemente, é a dor na área referente à vesícula biliar, ou seja, no hipocôndrio direito. A maior parte dos pacientes descreve crises prévias de cólica biliar. Todavia, cerca de até 40% dos casos, nas grandes casuísticas, não se apresentam com histórico antecedente de agudização da colecistopatia calculosa. O início do quadro álgico assemelha-se às cólicas, contudo a dor torna-se mais intensa e prolongada. Torna-se contínua e, após, atinge uma intensidade máxima, persistindo com pequenas variações. A dor pode apresentar irradiação para o dorso. Com freqüência, a dor ocorre após ingesta alimentar conseqüente à contração forçada da vesícula em direção a uma oclusão fixa (cálculo infundibular). À medida que a colecistite aguda progride, ocorre a seqüência distensão, edema, obstrução linfática e venosa, isquemia e mais dor decorrente da distensão vesicular.

A presença de náuseas e vômitos é relativamente freqüente, e a progressão do processo inflamatório faz elevar a temperatura corporal. Quando o processo progride, atingindo o peritônio adjacente, ocorrem sinais de irritação peritoneal. Comumente, a dor aumenta durante a inspiração profunda. Nesse fato, baseia-se o dado semiológico conhecido como sinal de Murphy, qual seja, se o doente respira profundamente durante a palpação profunda do hipocôndrio direito, mais exatamente sobre a área subcostal direita, ocorre dor aguda, obrigando-o a interromper bruscamente a inspiração. Plastrão subcostal pode ser sentido em até 50% dos casos de colecistite aguda. Icterícia pode ocorrer em até 20% dos casos, sem que necessariamente haja litíase no ducto hepatocolédoco. São consideradas complicações da colecistite aguda: taquicardia maior do que 120 bpm, febre elevada, distensão abdominal e desaparecimento dos ruídos hidroaéreos intestinais abdominais.

Quadro laboratorial e diagnóstico por imagem

A grande maioria dos quadros de colecistite aguda ocasiona leucocitose moderada, e ao menos metade dos mesmos apresenta-se com elevação das bilirrubinas e alteração nas provas de função pancreática. Reiss e colaboradores demonstraram que, quando a bilirrubina sérica varia de 1,3-3 mg%, 26% das colecistites agudas apresentavam coledocolitíase, em comparação com 9% daqueles portadores de coledocolitíase e colecistite aguda, cuja bilirrubina sérica era menor do que 1 mg%. É importante ressaltar que cerca de 20% dos pacientes com colecistite aguda podem apresentar icterícia, mesmo que se saiba que a incidência real de litíase no ducto biliar comum em associação à colecistite aguda seja algo em torno de 10%.

Em relação ao diagnóstico por imagem da colecistite aguda, houve um avanço impressionante nos últimos 25 anos. A radiografia simples de abdome foi caindo em desuso, perdendo lugar para a ágil, segura e inócua ecografia abdominal total. A ultrasonografia permite determinar a sensibilidade referida pelo doente no ponto cístico e demonstra, na grande maioria dos casos, parede vesicular espessada e, às vezes, líquido pericolecístico. A ecografia pode demostrar a presença de massas no hipocôndrio direito e alargamento dos canais biliares e pancreáticos, de tal forma que pode ser utilizada nos casos complicados.

Um exame bastante específico para detecção de colecistite aguda, contudo pouco utilizado em nosso meio, é a cintilografia com tecnécio-IDA, com uma sensibilidade de 97% e uma especificidade de 87%, tendo, assim, na comparação com a ultra-sonografia um valor preditivo mais elevado. Dessa forma, a associação de uma boa anamnese, um acurado exame físico, a utilização de exames laboratoriais complementares e a ecografia abdominal, na grande maioria dos casos, permite a elucidação precoce desse quadro abdominal agudo: a colecistite aguda.

Eventualmente, podem ser utilizadas para ajuda nos diagnósticos obscuros da síndrome abdominal aguda e para diagnósticos diferenciais a tomografia computadorizada abdominal, a colangiorressonância magnética e a colecistocintilografia com um derivado do ácido iminodiacéticotecnécio.

Diagnóstico diferencial

O diagnóstico de colecistite aguda deve ser diferenciado de outros quadros sindrômicos abdominais agudos, como apendicite aguda, úlcera péptica perfurada ou penetrada e, especialmente, pancreatite aguda. Em cerca de 15% dos casos de colecistite aguda, a amilase sérica está aumentada, sugerindo pancreatite aguda. Dessa forma, a hiperamilasemia não significa pancreatite aguda vigente. A colelitíase associada à pancreatite é um processo autolimitado relacionado à passagem de cálculo através da papila, ou seja, do colédoco para o duodeno.

Ainda, o diagnóstico diferencial inclui quadros de dor por aumento rápido do volume hepático ou hepatite viral, hepatite alcoólica aguda e, menos comumente, insuficiência cardíaca direita e hepatite bacteriana.

Técnica cirúrgica da videocolecistectomia na colecistite aguda

Relacionando o histórico do tratamento das colecistopatias e o avanço tecnológico, é curioso lembrar que, no início dos anos de 1990, a colecistite aguda fazia parte integrante dos quadros clínicos de contra-indicação para cirurgia por abordagem laparoscópica. Ou seja, assim como pacientes com cirurgia abdominal prévia, portadores de distúrbios hemorrágicos, obesos mórbidos, grávidas e doentes com coledocolitíase e colecistite aguda tinham vetada a indicação de cirurgia videolaparoscópica. Atualmente, com a experiência adquirida pelos cirurgiões, nenhuma dessas outrora contra-indicações deixa hoje de ter a abordagem laparoscópica como alternativa para a terapêutica cirúrgica.

No que se refere à técnica cirúrgica da videocolecistectomia propriamente dita, o paciente é posicionado em posição de decúbito dorsal para realização do pneumoperitônio e introdução dos trocartes, sendo modificada a posição quando da realização do procedimento. O pneumoperitônio é efetuado com uso da agulha de Veress (técnica fechada, preferencial) ou com uso do trocarte de Hasson ou análogo (sistema aberto). Após a insuflação de dióxido de carbono a 15 mmHg, o laparoscópio é introduzido na cavidade abdominal, e a mesma é inspecionada. O paciente é colocado em posição de Trendelemburg invertido, e se inicia a operação.

Retira-se a agulha de Veress, e coloca-se um trocarte de 10 mm na linha da cicatriz umbilical, logo abaixo do apêndice xifóide. Um terceiro trocarte de 5 mm é introduzido abaixo do rebordo costal na linha hemiclavicular média, e, por fim, um último trocarte, de 5 mm, é colocado na linha anterior axilar igualmente abaixo do rebordo costal, tudo isso a semelhança da cirurgia eletiva (Figura 13.6).

Nos quadros de colecistite aguda, é importante avaliar a cavidade abdominal e estabelecer uma tática cirúrgica com base nas condições inflamatórias instaladas. Fundamental é a lise das aderências, com utili-

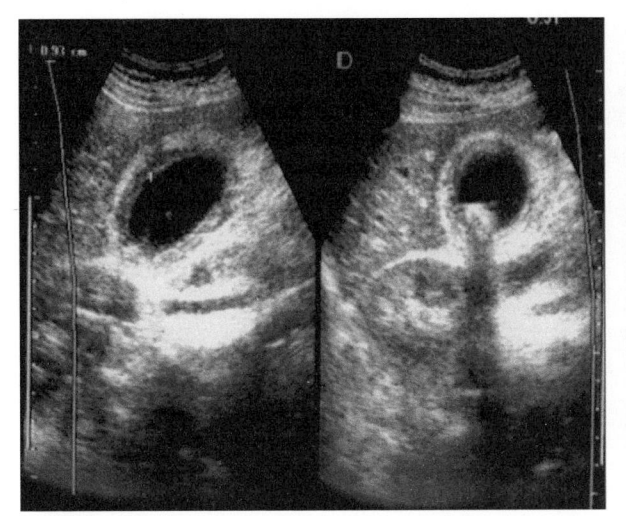

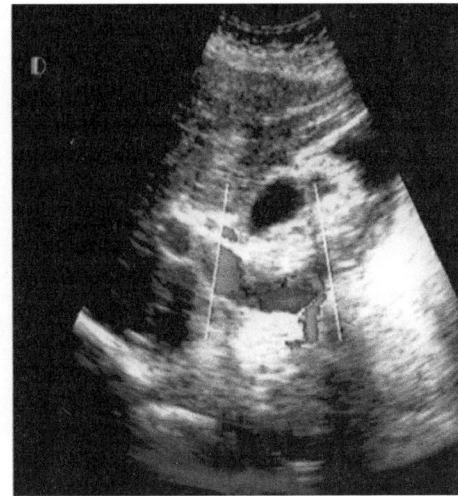

FIGURA 13.13 Colecistite aguda: vesícula biliar de paredes espessadas com cálculos no seu interior.

zação de eletrocoagulação e dissecção das mesmas até visualização da vesícula biliar, que nem sempre é encontrada já em uma primeira inspeção. Em algumas situações, faz-se necessária a aspiração do conteúdo da vesícula biliar, a fim de permitir que o auxiliar possa fazer a tração cranial da vesícula, o que, via de regra, é importante para abordagem do pedículo biliar.

Após inventário da cavidade abdominal, busca-se a identificação do ducto cístico e da artéria cística (Figura 13.7), o que nem sempre se faz sem pagar o custo de um sangramento desagradável. O ducto cístico é parcialmente transeccionado, clipado a montante em relação à via biliar principal (Figura 13.8). É introduzido um colangiocateter para realização de colangiografia. Considerando colangiografia peroperatória normal, prossegue-se o procedimento com uso de 4 clipes no ducto cístico, deixando-se dois deles para cada lado da secção efetivada com tesoura. A artéria cística é dissecada, clipada e seccionada da mesma forma.

É importante referir que deve haver tração no fundo da vesícula em uma direção cefálica e no infundíbulo ínfero-lateralmente para a direita, sendo o ducto cístico colocado sob tensão em um ângulo direito à via biliar principal, minimizando a chance de confundi-los. Devem ser avaliados eventuais ductos biliares acessórios que possam estar entrando na vesícula e, especialmente, vasos sangüíneos maiores, que devem ser ligados ou cauterizados durante a dissecção da vesícula do leito hepático (Figura 13.9).

Após excisão da vesícula biliar do leito hepático, revisão primária da hemostasia (Figura 13.10) e aspiração sangüínea, move-se a câmera em direção ao trocarte da linha média superior, e, sob visão, introduz-se pinça com garra para extração da vesícula. Aspira-se o conteúdo biliar através de cânula de aspiração (Figura 13.11). Retiram-se os cálculos, e, se os mesmos forem grandes, devem ser esmagados para facilitar a extração (Figura 13.12).

Em se tratando de cirurgia para colecistite aguda, às vezes se faz necessária a drenagem da cavidade abdominal, especificamente o espaço subepático. Essa drenagem é absolutamente imprescindível em casos de empiema da vesícula biliar (Figuras 13.14 e 13.15) visando à evacuação de eventual material contaminado, bem como no sentido de evitar extravasamentos biliares, mesmo que se tenha tido uma dissecção cuidadosa do pedículo biliar com ligadura seletiva do ducto cístico (Figuras 13.16 e 13.17).

A drenagem é feita com dreno laminar tipo penrose, de forma seletiva, após lavagem/aspiração da cavidade peritoneal. A drenagem é realizada pelo portal epigástrico, através do qual normalmente é excisada a vesícula.

Cuidados e orientações pós-operatórias nas videocolecistectomias

- NPO. Manter o jejum até alta da sala de recuperação anestésica e preferencialmente iniciar dieta líquida quando do retorno da função intestinal, ou seja, quando do reinício da peristalse.

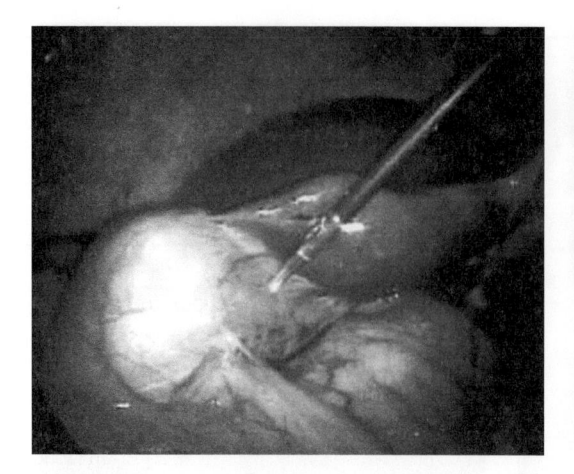

FIGURA 13.14 Colecistite aguda: esvaziamento da vesícula para facilitar a apreensão.

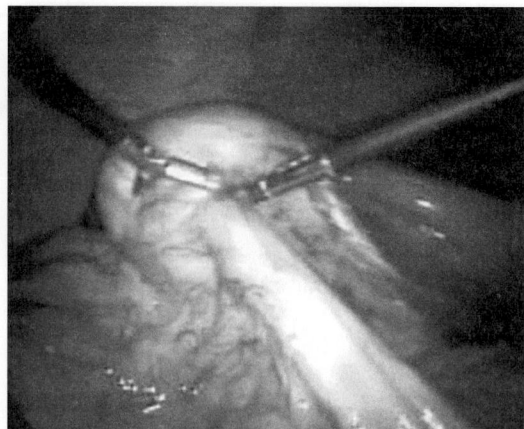

FIGURA 13.15 Empiema da vesícula biliar.

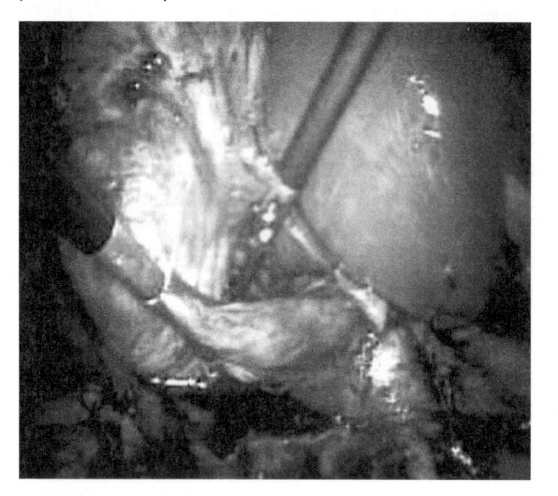

FIGURA 13.16 Dissecção do pedículo biliar.

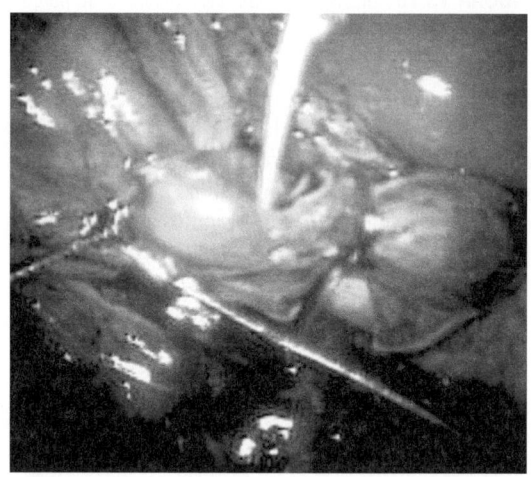

FIGURA 13.17 Reparo do ducto cístico e preparo para colangiografia transoperatória.

- Manter curativos das feridas operatórias, trocando o curativo do dreno quando utilizado, se necessário.
- Manter antibioticoterapia durante a internação e fazer uso da mesma em nível domiciliar, conforme evolução clínica e com base na bacteriologia da secreção abdominal coletada durante o procedimento cirúrgico.
- Antiinflamatório não-esteróide fixo (cetoprofeno 100 mg, por via intravenosa, diluído, 8/8 horas).
- Analgésico não-opióide fixo (dipirona 500 mg, por via intravenosa, 6/6 horas).
- Analgésico opióide parenteral, se necessário (morfina 10 mg, por via subcutânea, ou 5 mg, intravenosa, até 3/3 horas, se necessário, ou tramadol 100 mg, por via intravenosa, até 6/6 horas, ou codeína 60 mg, por via subcutânea ou oral, 4/4 horas).
- Se náuseas ou vômitos: antiemético parenteral (metoclopramida 10 mg ou ondasetron 4 mg, por via intravenosa, até 4/4 horas, se necessário).

Em relação à dietoterapia pós-operatória, deve-se deixar o paciente em jejum durante o dia da operação, conforme sugerido anteriormente, e a alimentação será iniciada com líquidos, evoluindo progressivamente. O paciente pode reiniciar deambulação já no dia da cirurgia, e o uso de antibióticos é mantido além do dia da cirurgia, conforme grau de infecção vigente e visualizado no transoperatório.

Complicações relacionadas com a videocolecistectomia

Em se tratando de procedimento videolaparoscópico, é fundamental a atenção para os cuidados que se deve ter para evitar as principais complicações: lesão do ducto biliar principal, hemorragias, fístula biliar, litíase residual, perfuração da vesícula e decorrentes abscessos, complicações gerais especialmente pulmonares e tromboembólicas.

No que concerne à mais temida das complicações em cirurgia biliar – a lesão do ducto biliar principal (20) –, é importante ressaltar que não é mais verdadeira a idéia de que as lesões iatrogênicas da via biliar principal são mais freqüentes na cirurgia laparoscópica, na medida em que a experiência cirúrgica laparoscópica diminuiu a incidência das mesmas. O que se sabe com certeza, contudo, é que, ao longo da recente história da videocolecistectomia, as lesões de via biliar principal, quando ocorrem, são graves, sendo mais comuns as lesões Tipo II, III e IV da classificação de Bismuth. Os principais mecanismos de lesão são uso inadequado do cautério, avulsão lateral, laceração e contusão ou clipagem inadvertida do ducto biliar principal. O sucesso do tratamento dessas lesões depende do mecanismo que as ocasionou, do nível da lesão e do tipo de reconstrução, assunto que não é motivo deste capítulo, mas que deve ser bem compreendido pelo cirurgião laparoscopista que atua sobre a vesícula e as vias biliares.

Em relação ao sangramento, é evidente que a hemorragia, mesmo que de pequena monta, é mais comum durante as cirurgias de colecistite aguda em relação as colecistectomias eletivas, devido ao processo inflamatório. Esse dado é importante, na medida em que não "combina" cirurgia laparoscópica com sangramento, ocasionando em algumas situações a necessidade de conversão do procedimento laparoscópico para a abordagem aberta. Nas lesões de artéria cística ou porejamento sangüíneo mais intenso, faz-se necessário manutenção da exposição através de aspiração continuada, aumento do volume de insuflação de CO_2 e controle por meio de clipagem ou eletrocoagulação. No entanto, é válido ressaltar que não é demérito para nenhum cirurgião a conversão diante do sangramento de difícil controle.

As fístulas biliares são mais comuns nas colecistectomias devidas à colecistite aguda, em decorrência do processo inflamatório. A fístula biliar pós-operatória é conceituada como um escape de bile na ausência de lesão do ducto biliar principal. Varia de 0,2-1,5% dos casos e tem como principal motivo o escape do clipe do ducto cístico. Quando a bile fica contida no espaço subepático, tem-se um bilioma, porém raramente pode haver extravasamento de bile para a cavidade abdominal ocasionando a peritonite biliar, o que implica normalmente reintervenção cirúrgica.

A perfuração cirúrgica transoperatória é, igualmente, mais comum nas cirurgias da colecistite aguda em virtude da reação inflamatória da vesícula. Quando isso ocorre, sempre que possível o cirurgião deve trabalhar com a vesícula pinçada no local da perfuração, pelo auxiliar, para facilitar a visualização e a continuação do procedimento laparoscópico. Após a exérese da vesícula da cavidade abdominal, é importante a irrigação exaustiva da cavidade com soro fisiológico, a aspiração e a drenagem.

As coleções biliares e/ou sangüíneas de pequeno porte podem ser acompanhadas clinicamente, com o suporte propedêutico ecográfico, podendo, em casos raros, ser exploradas laparoscopicamente e, de modo mais remoto, por laparotomia.

Outra situação comum nos casos de perfuração transoperatória da vesícula biliar é o extravasamento de cálculos para a cavidade peritoneal. Nesses casos, os cálculos devem ser removidos com pinças de apreensão e/ou introdução de saco plástico na cavidade que permitam colocação dos cálculos dentro dele e retirada conjunta da litíase.

As complicações gerais da videocolecistectomia, especialmente pulmonares e tromboembólicas, decorrem muito mais do grau do quadro infeccioso, da idade do paciente e da presença de co-morbidades associadas. Ainda em relação às complicações relativas à cirurgia da vesícula biliar e vias biliares, elas estão exaustiva e brilhantemente explanadas no capítulo relativo a complicações da videocirurgia, nesta mesma obra.

Discussão e conclusão

Não resta mais nenhuma dúvida de que a abordagem videolaparoscópica tornou-se o padrão-ouro para realização das colecistectomias, sejam eletivas decorrentes normalmente de colecistopatias calculosas, sejam das operações urgentes em decorrência das colecistites agudas. As videocolecistectomias proporcionaram benefícios inegáveis em relação à cirurgia dita convencional aberta para a cirurgia biliar. O procedimento laparoscópico, além do melhor resultado estético, determinou uma melhor aceitação do paciente em relação à dor pós-operatória. O retorno à atividade física e ao trabalho foi abreviado com os procedimentos laparoscópicos. Todavia, inegavelmente, a grande vantagem da cirurgia laparoscópica, em relação à abordagem laparotômica, foi a diminuição do potencial de morbidade da operação, na medida em que os cirurgiões gerais e do aparelho digestivo foram adquirindo cada vez mais experiência com o procedimento. Isso deveu-se especialmente à grande freqüência com que chega ao cirurgião a patologia biliar. Atualmente, verifica-se, ainda, que, nos jovens, nos pacientes com diabetes e nos portadores de litíase assintomática, deve ser avaliada a indicação antecipada da colecistectomia videolaparoscópica.

REFERÊNCIAS

1. Sabiston DC, Lyerly HK. As bases biológicas da prática cirúrgica moderna. 15.ed. Guanabara Koogan; 1998 p.1045-60.
2. Creuz O. Manual de cirurgia videoendoscópica. Rio de Janeiro: Revinter; 1993. p. 135-50.
3. Garrido Jr AB, Almeida AZ, Valente DC, Barroso FL. Cirurgia da obesidade. Atheneu; 2002. p. 251-5.
4. Silva RS, Kawahara NT. Cuidados pré e pósoperatórios na cirurgia da obesidade. Porto Alegre: AGE; 2005. p.25-33.
5. Edlung Y, Zettergren L. Histopathology of the galdbladder in gallstone disease related to clinical data. Acta Chir Scand 1988; 116:460.
6. Amaral PCG, Ázaro EMF, Fortes MF, Ettinger Jr E, Cangussu HC, Fahel E. Complication rate and hospital after laparoscopic cholecystectomy in elderly patients. Revista da Sobracil 2006; 4(2): 48-54.
7. Miguel PR, Figueiredo FAZ, Rosa ALM, Reusch M, Santos S. Laparoscopic cholecystectomy in the elderly. Rev CBC 1994; 21(1): 14-6.
8. Fahel E. Colelitíase. In: Fahel E, Amaral P, Ázaro E, editor. Manual de atualização em cirurgia geral: diagnóstico e tratamento. Rio de Janeiro: Revinter; 2001. p. 3-16.
9. Cooperberg PL, Burhenne HJ. Real-time ultrassonography: diagnostic and treatment of choice in calculous galdbladder disease. N England JM 1980; 302: 1277.
10. Nahrwold DL, Rose RC. Gallstone lithotripsy. Am Journal Surgery 1993; 165:341.
11. Schwesinger WH, Dihel AK. Modifications in Indications for the cholecystectomy. Clínicas Cirúrgicas da América do Norte 1996; 3: 495-506.
12. Mason EE, Renquist KE. IBSR contributors. Gallbladder management in obesity surgery. Obes Surg 2002; 12: 222-9.
13. Praderi RC, Colet A. La colecistectomia laparoscópica siegue las regras de la cirurgia biliar. Rev Col Cirurgia 1992: 7-11-2.
14. Schwartz SI. Biliary tract surgery and cirroshis: a critical combination. Surgery 1991; 90:577.
15. Lima LP. Cirurgia videolaparoscópica. Revista do Colégio Brasileiro dos Cirurgiões 1993: 20: 207-12.
16. Lima LP. Condutas em cirurgia hepatobiliopancreática. Medsi; 1995. p.121-36.
17. Lorimer JW, Fairful-Smith RJ. Intraoperative cholangyography is not essential. Am J Surg 1995; 169:344.
18. Pappas TN, Schwartz LB, Eubanks S. Atlas de cirurgia laparoscópica. Artes Médicas; 1996. p. 62-71.
19. Passaux P, Tuech JJ, Derout N, Rouge C, Rogenet M, Arnaud JP. Laparoscopic cholecystectomy in the elderly: a prospective study. Surg Endosc 2000; 14 (11): 1067-9.
20. Hunter JG. Avoidance of bile injury during laparoscopic cholecystectomy. Am J Surg 1991; 162-71.

CAPÍTULO

Cirurgia biliar laparoscópica

DIDIER MUTTER
JACQUES MARESCAUX

14

INTRODUÇÃO

O advento da laparoscopia mudou drasticamente o manuseio de uma das condições cirúrgicas mais comuns: a colelitíase. A nova abordagem foi rapidamente aceita e adotada por pacientes, médicos e indústrias. Enquanto a abordagem laparoscópica é agora padrão para a doença sintomática de cálculo biliar, o controle de suas complicações pela abordagem minimamente invasiva ainda é mais desafiador. Deve-se lembrar que, no início da era da colecistectomia laparoscópica, a colecistite não era considerada uma indicação para abordagem laparoscópica. Entretanto, com mais experiência na cirurgia laparoscópica, fica claro que o uso da laparoscopia para a colecistite aguda é tecnicamente possível e seguro. Do mesmo modo, a abordagem laparoscópica para os cálculos do ducto biliar comum (DBC) é também possível, mas compete com o tratamento endoscópico. O manejo ideal dos cálculos do DBSC portanto, depende da experiência do grupo cirúrgico e do equipamento disponível.

A abordagem laparoscópica para a colelitíase é descrita neste capítulo. Também se enfatiza as complicações específicas da doença do cálculo biliar, tais como a colecistite aguda, os cálculos do ducto biliar e a lesão no trato biliar.

COLECISTECTOMIA LAPAROSCÓPICA

Para um planejamento cirúrgico eficiente, é importante determinar se o paciente tem colelitíase isolada, ou se há cálculo presente no ducto biliar. No primeiro caso, uma simples colecistectomia é suficiente, considerando que a presença de cálculos ductais necessita de tratamento extra. Considerando estas possibilidades, existem seguramente duas estratégias potenciais que podem ser aplicadas. A primeira é determinar pré-operatoriamente se os cálculos do DBC estão presentes. Se estão, decidir se extraí-los pré-operatoriamente por colangio-pancreatografia esdoscópica retrógrada (CPER) ou perioperatoriamente pela abordagem laparoscópica total. Uma técnica *rendez-vous* simultânea, incluindo a laparoscopia e a endoscopia, também foi proposta, mas não é realizada com freqüência.

A segunda estratégia é considerar cada paciente com um risco potencial de cálculos do DBC. Neste caso, a opção é realizar uma colangiografia peri-operatória sistemática para determinar a presença ou ausência de cálculos e adaptar a estratégia cirúrgica dos resultados deste exame. Esta opção sugere que a equipe cirúrgica esteja pronta e habilitada para realizar a exploração do ducto biliar, caso isto seja indicado.

A abordagem-padrão para a colecistotomia apresenta algumas diferenças mínimas entre a Europa e os Estados Unidos (1). O paciente é colocado deitado de costas com o braço esquerdo a 90° e as pernas abduzidas. Na Europa, o cirurgião fica em pé entre as pernas do paciente, enquanto o primeiro assistente fica à esquerda. O monitor é colocado ao lado esquerdo do paciente. Nos Estados Unidos, o cirurgião fica em pé no lado esquerdo do paciente. A posição e o tamanho dos trocartes usados variam conforme cirurgião/instituição. A técnica-padrão utiliza 4 trocartes. Um trocarte óptico de 10-12 cm é introduzido na região periumbilical. Um trocarte fica geralmente situado no lado esquerdo da região média-epigástrica. Um segundo é colocado na porção médio-inferior do quadrante superior direito. O quarto trocarte, colocado na região epigástrica, acomoda um ou muitos meios de retração da víscera e do fígado.

As tentativas para se diminuir o trauma na parede abdominal e melhorar os resultados cosméticos resultaram no uso de instrumentos cada vez menores. A disponibilidade de instrumentos microcirúrgicos

---

Agradecemos a Shanker Pasupathy pela revisão final e pelos comentários valiosos.

(1.6-2-3 mm/diâmetro) bem como scopes óticos de 2 mm permite uma redução significativa no tamanho da incisão e dos trocartes. A posição dos trocartes precisa ser adaptada à morfologia dos pacientes. Nos pacientes obesos, a distância entre a introdução do trocarte comum e o campo operatório é aumentada pela espessura da parede abdominal. Nestes casos, é necessário mover os trocartes para mais perto da região operatória.

Os pacientes que tiveram incisões cirúrgicas anteriores, tais como incisões medianas de laparotomia, vão precisar de modificação na posição do trocarte ou de adesiolise primeiramente antes da colocação completa do trocarte.

A área crítica para dissecção é definida como triângulo de Calot, a qual é limitada pelo fígado acima, o DBC à esquerda e o ducto cístico inferior e à direita. Um número de anomalias do ducto cístico e da artéria foi descrito. Um conhecimento seguro de trabalho sobre as várias anomalias e variações que podem ser encontradas facilitarão a identificação das estruturas importantes e servirão de proteção contra as complicações intra-operatórias. A artéria cística pode ser originária da artéria hepática, da esquerda, comum ou da direita. Poderá haver artérias císticas duplas. O ducto cístico pode ser muito pequeno ou amplo (no caso dos cálculos passados), pode ser longo com uma inserção inferior no DBC, ou se originar no ducto hepático direito. Além disso, pode haver ductos biliares acessórios que drenam diretamente da bile para o fígado (ducto de Luschka).

O objetivo da dissecção do triângulo de Calot é identificar claramente o ducto cístico e a artéria cística. A dissecção começa na junção do infundíbulo com o ducto cístico. Os folhetos peritoniais anteriores e posteriores são cortados, permitindo acesso aos elementos biliares e vasculares do triângulo de Calot. O ducto cístico e a artéria cística são esqueletizados. Esta dissecção pode ser difícil nos casos de inflamação do gânglio linfático do triângulo de Calot (gânglio linfático de Mascagni).

Todas as importantes estruturas anatômicas devem ser identificadas antes do corte ou da divisão do ducto cístico para se evitar lesões nas outras estruturas vitais da região. Dois clipes são colocados no lado do DBC e um clipe é colocado no lado da bile. Uma completa obliteração da artéria cística e do ducto cístico pelos clipes é confirmada antes da secção destas estruturas. Os ductos císticos e da artéria cística são seccionados sob visão direta. Se o ducto cístico for muito grande para permitir uma aplicação segura do clipe, uma ligação do coto do ducto cístico se torna necessária. Isto pode ser feito ou com sutura intracorpórea ou por aplicação de uma alça pré-fabricada.

A dissecção do leito da vesícula é realizada por uso progressivo da eletrocauterização com um gancho ou tesoura. Uma tração constante para baixo sobre o infundíbulo da vesícula fornece uma exposição bem como uma tensão adequadas para permitir uma divisão eficaz dos tecidos. Esta dissecção deve ser realizada cuidadosamente para permitir a identificação de qualquer ducto acessório drenando diretamente na vesícula a partir do fígado. Qualquer um destes ductos acessórios identificados durante a dissecção do leito da vesícula deve ser clipado Depois da dissecção, a vesícula é colocada em um saco de extração e removida via incisão umbilical. O uso de um saco de extração oferece duas vantagens. Primeiro, o risco de contaminação da incisão umbilical pela vesícula ou cálculos, em caso de ruptura da bile durante o processo de extração, é reduzido. Segundo, em caso de câncer da vesícula não-reconhecido, o risco de contaminação da parede parietal é evitado. Sob condições normais, em um lugar eletivo, a drenagem pós-operatória não é indicada para colecistectomia laparoscópica (2). Se um dreno é usado, este deve ser um dreno de sucção e deve ser removido rapidamente.

No final do procedimento, o pneumoperitônio é evacuado depois que os lugares do trocarte são cuidadosamente examinados para o caso de sangramento e os trocartes são retirados. O fechamento fascial é indicado para incisões ≥ 10 mm de tamanho. Uma variedade de fechamento para a pele pode ser usada incluindo clipes, suturas interrompidas, suturas adesivas, cola cirúrgica ou suturas intracuticulares.

COLANGIOGRAFIA INTRA-OPERATÓRIA

Esta representa uma abordagem-padrão para a colelitíase sintomática não-complicada da vesícula. Em caso de suspeita de cálculos do DBC ou quando a política institucional favorece o uso da colangiografia sistemática não-operatória, a colangiografia deve ser realizada antes do corte e da secção do ducto cístico.

A colangiografia intra-operatória (CIO) tem duas indicações: ela é usada para determinar a localização, o tamanho e o número de cálculos e também para se avaliar a anatomia dos ductos extra-hepáticos e intra-hepáticos, suas variações anatômicas e o tamanho do DBC (3, 4). O uso da CIO tem demonstrado que reduz o coeficiente de lesões do trato biliar (LTBs).

O colangiograma é feito via incisão do ducto cístico ao longo de sua superfície anterior. Esta cisticotomia é realizada aproximadamente a 1cm da junção do DBC para se evitar dificuldades ao se inserir o colangiocateter devido às válvulas e dobras do ducto cístico. A mesa de operação é trazida de volta para a posição reta (isto é, tirando o Trendelemburg reverso e a inclinação esquerda) e uma pequena inclinação para a direita é dada para deslocar o DBC anteriormente. O colangiocateter é trazido para o local da cisticotomia, ou percutaneamente ou através do trocarte subcostal direito. Ele é inserido no ducto cístico e seguro neste lugar com um clipe ou uma pinça.

A colangiografia deve ser feita em três etapas. O contraste diluído nos ductos biliares sob controle fluoroscópico. Um colangiograma estático é capaz de detectar cálculos do DBC. Uma instilação de corante continua até que um colangiograma completo seja obtido. Uma segunda imagem é feita para confirmá-la. A posição de Trendelemburg ou um fluxo significativo de contraste pode facilitar a opacidade dos ductos intra-hepáticos. A passagem do contraste no duodeno sob baixa pressão pode ser confirmada por uma terceira radiografia. A presença de cálculos no DBC se torna suspeita quando a radiografia demonstra defeitos radioluzentes, um bloqueio em forma crescente do contraste, a dilatação do ducto biliar ou a ausência de passagem de contraste para dentro do duodeno. A decisão de se realizar uma exploração transcística do DBC ou uma coledocotomia será baseada na análise do local dos cálculos e da morfologia dos ductos biliares.

O PROBLEMA ESPECÍFICO DA COLECISTITE AGUDA

A abordagem laparoscópica demonstra ser segura e eficaz para o tratamento da colecistite aguda. O procedimento cirúrgico deve ser feito o mais cedo possível, no começo da fase aguda (5). Entretanto, a prática segura e fácil foi recomendada inicialmente somente no período conhecido como "as 78 horas de ouro" a partir do início dos sintomas (6). Até o presente momento está bem descrito que mais de 20% dos pacientes não responderam ao controle médico ou sofreram de colecistite recorrente no período de intervalo entre a admissão e a cirurgia (7). Deve-se saber que a probabilidade da conversão para a laparotomia aumenta muito sob tais circunstâncias. Hoje, parece não haver vantagem para se adiar a cirurgia em pacientes com colecistite aguda mesmo se uma melhora breve é notada com manuseio médico não-operatório. Um número de tentativas aleatórias mostrou que cirurgias iniciais em colecistite aguda não estão associadas a um coeficiente crescente de complicações e têm a vantagem de proporcionar uma breve estada no hospital.

As dificuldades técnicas específicas associadas à abordagem laparoscópica para a colecistite incluem aderências densas, vascularização aumentada dos tecidos, dificuldade de se agarrar a vesícula e o risco de manuseio difícil do infundíbulo da vesícula quando um cálculo é impactado na origem do ducto cístico. Por isso, para uma colecistectomia laparoscópica bem sucedida na colecistite aguda, alguns pontos técnicos devem ser enfatizados.

O processo inflamatório agudo muitas vezes dificulta o acesso à vesícula biliar. Além de colocar o paciente na posição Trendelemburg reversa com inclinação para a esquerda, e usando-se retratores para o fígado e a víscera, é possível se colocar uma sutura de transfixação transcutânea para suspender o fígado pelo ligamento falciforme. A sutura é amarrada externamente, fora da parede abdominal, sobre um chumaço de gaze. A liberação das aderências é facilmente feita durante os primeiros três ou quatro dias da inflamação. A maioria das aderências envolve o epíploon, mas também pode envolver o duodeno e o cólon direito. Idealmente, o plano de dissecção deve ser encontrado por tentativas para se minimizar um sangramento desnecessário.

Usando-se uma agulha (por exemplo, agulha Veress) inserida lateralmente sob a caixa torácica através do fundo da vesícula, a mesma é esvaziada para se obter uma amostra bacteriológica (cultura de rotina) e principalmente para se segurar a vesícula biliar com fórceps atraumáticos. Se a vesícula tiver pus viscoso e espesso, um aparelho de sucção pode ser introduzido diretamente nela para se aspirar seu conteúdo. A abertura resultante deve ser feita no ponto mais superior do fundo para minimizar o derrame de cálculos ou bile, e pode ser fechada ou por sutura ou clipe.

A dissecção do triângulo de Calot é o passo mais delicado da operação. O acesso a ele é muitas vezes difícil devido ao cálculo encarcerado que desloca o infundíbulo em direção ao ligamento hepaduodenal. A inflamação pode induzir aderências entre estas estruturas. É fundamental que se realize a dissecção perto da vesícula. Uma vez que as aderências inflamatórias em volta da vesícula foram removidas, a dissecção do triângulo de Calot sempre começa na junção suspeita entre o infundíbulo da vesícula e do ducto cístico. Ela nunca deve começar na junção do ducto cístico e do DBC, pois o ducto cístico às vezes é muito curto e por isso pode ser confundido com o DBC.

A dissecção do ducto cístico continua até 1 cm distal ao infundíbulo da vesícula em direção ao DBC. O contato com a parede da vesícula deve ser a regra enquanto o triângulo de Calot está sendo dissecado em tais situações agudas.

Dependendo da preferência do cirurgião, ele pode escolher entre uma variedade de instrumentos para a dissecção: gancho monopolar, aparelho ultra-sônico, tesouras ou cotonetes pequenos. Na colecistite aguda, a presença de tecidos inflamatórios sempre torna o campo operatório mais hemorrágico. Uma câmera de vídeo 3-chip de alta performance é muito útil nestes casos. Uma técnica útil é a "Hidrodissecção" (irrigação freqüente e lavagem do campo operatório com um aparelho de sucção-irrigação).

Não é um erro considerar a conversão para a técnica aberta para a dissecação difícil e de progresso limitado, uma vez que tempos operatórios prolongados não são benéficos aos pacientes, já sob pressão de sepsis. A razão de 15% de conversão é comum em tais condições agudas (8, 9). O risco de dano ao DBC deve ser considerado, uma vez que os tecidos são friáveis. A artéria cística pode aderir fortemente à vesícula e ao ligamento hepaduodenal. Esta deve ser meticulosamente dissecada antes de ser clipada e seccionada. A divisão do ducto cístico deve ser realizada o mais perto da vesícula possível, observando que nenhum cálculo esteja presente na porção distal do ducto cístico. Uma sutura cirúrgica pré-atada (Surgitie®, TYCO) ou uma sutura convencional do ducto cístico pode ser feita se o tecido estiver espesso e inflamado, pois pode não ser possível clipá-lo.

A dissecação do leito da vesícula pode ser feita usando-se um eletrodo de gancho ou tesouras. Estes instrumentos são úteis quando tecidos fibróticos densos estão presentes entre o parênquima e a parede da vesícula. Isto pode ser difícil devido à vesícula de parede espessa. No caso de uma grande inflamação, a liberação da vesícula do fígado pode ser difícil e hemorrágica, uma vez que o plano de divisão quase não existe, ou não existe. Quando o plano é difícil de ser encontrado, parte da parede da vesícula pode ser deixada em contato com o fígado. Nesta situação, é importante cauterizar qualquer mucosa restante. O sangramento do leito do fígado pode ser outro problema. Para se conseguir a hemostasia do leito da vesícula, além da eletrocauterização, às vezes é necessário se usar esponja de colágeno hemostática absorvente. Outros autores propõem métodos tais como a coagulação Argon Beam e a cauterização bipolar.

A ABORDAGEM LAPAROSCÓPICA PARA OS CÁLCULOS DO DUCTO BILIAR

Os cálculos biliares podem migrar de seus lugares primários na vesícula através do ducto cístico para o DBC. Até 15% dos pacientes têm cálculos do DBC em combinação com os cálculos biliares, mas a maioria destes cálculos (75%) passará espontaneamente para o duodeno sem sintomas clínicos significativos. Os pacientes com cálculos do DBC provavelmente apresentarão dor, colecistite ou pancreatite em combinação com a dilatação do ducto biliar (excedendo 8 mm) e/ou função elevada do fígado (10). Os elementos essenciais para se tratar a coledocolitíase envolvem a retirada da vesícula e a liberação dos cálculos do DBC. As tentativas aleatórias multicêntricas, comparando-se a colecistectomia laparoscópica de estágio simples e a extração laparoscópica de cálculos com colangiopancreatografia retrógrada pré-operatória seguida de colecistectomia laparoscópica, demonstraram que os procedimentos foram igualmente eficazes para a liberação do cálculo do DBC (11). A abordagem laparoscópica total de um estágio para a liberação dos cálculos do DBC se constitui em um procedimento válido. Os pacientes submetidos à colecistectomia laparoscópica podem também ser submetidos a uma exploração do ducto biliar, ou isto pode ser necessário se um cálculo do ducto é encontrado durante a CIO. Duas abordagens podem ser propostas para a exploração do DBC e a busca pelos cálculos: exploração do DBC transcístico ou uma exploração por coledocotomia.

A primeira tentativa é feita através da rota transcística. Depois da remoção do cateter do colangiograma do ducto cístico, é possível explorar diretamente o DBC via ducto cístico. Esta abordagem é indicada quando muitas condições são cumpridas. Estas incluem um tamanho mínimo do ducto cístico acima de 3 mm. Um número limitado de cálculos (menos de 5), um tamanho pequeno dos cálculos que devem ser fáceis de ser encontrados através do ducto cístico, e um ducto cístico curto inserido diretamente na margem direita do DBC. Os cálculos podem ser retirados de vários modos, ou sob orientação fluoroscópica ou coledocoscópica ou como um procedimento às cegas. O objetivo maior é limpar completamente o trato biliar dos cálculos, evitando-se danos ao ducto biliar. Para evitar que os cálculos escapem para a cavidade abdominal ou para o saco inferior do peritônio, uma bolsa de extração endoscópica pode ser colocada atrás do ligamento hepaduodenal e abaixo do infundíbulo da vesícula para se pegar as pedras à medida que aparecem no ducto cístico. A extração pode ser realizada às cegas usando-se uma pinça, um cateter de balão ou uma cesta de Dormia, mas é preferível realizar a extração sob orientação visual usando fluoroscopia ou idealmente, uma coledocoscopia. A extração de cálculos sob a orientação endoscópica permite a captura de cálculos diretamente com a cesta de Dormia inserida no canal de trabalho do endoscópio. O cálculo é buscado pela cesta de Dormia e preso seguramente contra a ponta do endoscópio. O coledocoscópio é retirado com a cesta de Dormia sob visão contínua.

É imprescindível confirmar se o DBC foi completamente limpo. Isto pode ser feito por meio de coledocoscópio, colangiografia ou ultra-som. O DBC é explorado até a papila. O DBC acima do ducto cístico-junção CDB e o ducto intra-hepático não podem ser explorados através da rota transcística e uma coledocotomia é freqüentemente necessária. Quando uma extração direta através do ducto cístico é impossível devido ao tamanho do cálculo, talvez seja necessário fazer uma incisão longitudinal ao longo do ducto cístico na saliência do cálculo. O coeficiente de liberação de cálculos do ducto biliar pela da abordagem transcística é calculado em 76% (12).

No caso de falha da abordagem transcística, uma abordagem direta transcolédoco é preferida. Esta técnica é bem estabelecida. Depois de abrir-se a camada peritoneal anterior ao longo da ponta livre do epíploon inferior, a hemostasia é obtida e a superfície anterior do DBC é exposta sobre um comprimento de 10 a 12 mm. Existem duas opções para a coledocotomia. Uma coledocotomia vertical, feita na porção supraduodenal do DBC com uma lâmina retrátil pode ser alargada se necessário. Ela deve ser equivalente em comprimento ao tamanho do cálculo maior. Esta pode ser usada para qualquer DBC medindo acima de 7 mm de diâmetro. Alternativamente, uma incisão transversal pode ser considerada em casos de um DBC muito dilatado, ou quando um procedimento de drenagem biliar como uma anastomose bileo-entérica, for considerado. A coledocotomia deve ser longa o suficiente para permitir a inserção de um coledocoscópio de 5 mm, e para a extração de cálculos sem rasgar o DBC. Outro risco durante a coledocotomia é de lesão na parede posterior do DBC, ou pior, na veia porta.

A meta da exploração biliar é limpar completamente o trato biliar enquanto se evita lesões no ducto biliar e a contaminação da cavidade abdominal. Para se evitar que os cálculos escapem para a cavidade abdominal, uma bolsa laparoscópica é introduzida atrás da ponta livre do epíploon inferior, abaixo do infundíbulo da vesícula, na qual cada cálculo é colocado à medida que é extraído. Geralmente, os cálculos são expelidos espontaneamente quando o DBC é aberto. Os cálculos residuais são extraídos com o uso de várias técnicas. Um aparelho de irrigação-sucção de alta pressão possibilita um fluxo de muitos cálculos via coledocotomia quando o coledocoscópio é retirado. Os cálculos que são facilmente acessíveis ou visíveis através da coledocotomia são extraídos com pinças atraumáticas. Eles podem também ser expelidos fazendo-se pressão com as pinças sobre a parede em volta do DBC ("tirar leite do DBC"). De outro modo, um cateter Fogarty é passado dentro do DBC e além do cálculo sob controle direto. Ele é então inflado, ocluindo o lúmen, e gentilmente se retira qualquer cálculo até a coledocotomia. Pode ser útil desalojar cálculos impactados. O meio mais comum de buscá-los é usar a cesta de Dormia. A cesta é introduzida no DBC através do canal de trabalho do endoscópio. A seguir, é aberta e passada em volta e vagarosamente, até que o cálculo possa ser sentido e empurrado dentro da cesta antes do fechamento e da extração.

Depois da extração do cálculo, é importante confirmar que o DBC foi completamente limpo. Isso pode ser feito ou endoscopicamente ou por radiografia, embora a exploração endoscópica seja mais precisa. A árvore biliar deve ser visualizada da papila para cima até a primeira ou segunda divisão biliar dos ductos hepáticos esquerdo e direito.

No final do procedimento, o DBC pode ser fechado diretamente, sobre um dreno transcístico ou um dreno de Tubo-T, quando a descompressão for necessária (13, 14). O fechamento primário da coledocotomia pode ser feito longitudinalmente, usando-se uma sutura absorvente de 5.0 ou 6.0.

Entretanto, quando não há risco de uma obstrução contínua devido à presença de um edema, inflamação ou cálculos retidos, um dreno deve ser colocado. Se houver dúvidas sobre a liberação do DBC ou em caso de papila inflamatória, a descompressão do DBC é realizada por um tubo biliar em direção ao fluxo colocado através do ducto cístico ou pela colocação de um dreno de tubo-T. Isso ocorre para evitar formação de pressão no trato biliar se houver uma obstrução distal. A coledocotomia é fechada, e uma injeção do DBC reparado com azul de metileno possibilita o exame para vazamento na linha da sutura. O tubo-T fornece um acesso fácil pós-operatório para imagem.

No caso de cálculos do DBC, uma abordagem laparoscópica completa é possível em 80% dos casos. Destes casos, a reparação do cálculo transcístico pode ser conseguida em 68% dos casos e em 32% por coledocotomia (15, 16). Deve-se ter em mente que a abordagem laparoscópica permanece como um desafio para os cálculos do DBC. Esta abordagem requer material laparoscópico caro e significativo. Duas unidades laparoscópicas, uma dedicada à visão endoscópica e a outra para visão laparoscópica, são necessárias, um aparelho fluoroscópico bem como um endoscópio biliar de alta qualidade e de uma equipe composta de pelo menos dois cirurgiões bem treinados. A conversão para um procedimento aberto deve ser sempre mantida como uma solução possível especialmente em casos de uma falha da coledocotomia, uma CPER pré-operatória fracassada ou quando uma CPER pós-operatória não for rapidamente disponibilizada. Uma exploração do DBC em conjunto com a colecistectomia laparoscópica limpará o DBC na maioria dos pacientes, reduzindo a estada hospitalar e quaisquer procedimentos endoscópicos subseqüentes. Franklin relatou ser capaz de limpar o DBC de cálculos em mais de 94% dos casos usando a abordagem coledocotomia (17). Em mãos experientes, a exploração do DBC laparoscópica é econômica e talvez o método mais seguro para o tratamento dos cálculos do DBC.

COMPLICAÇÕES CIRÚRGICAS

A abordagem laparoscópica da litíase biliar está associada a complicações gerais e de local não específico. A abordagem laparoscópica pode estar associada com lesões de víscera oca, com lesões vasculares maiores ou com complicações subestimadas ligadas à perda de cálculos. Contudo, a complicação mais dramática de risco de vida ligada à abordagem laparoscópica de cálculos da vesícula é a ocorrência de lesões do ducto biliar. A LTB é definida como uma lesão acidental de qualquer parte do trato biliar extra-hepático maior, excluindo o vazamento biliar do ducto cístico com um sistema biliar hepático extra-intacto.

Durante a era da colecistectomia aberta, a prevalência da lesão do DBC foi estimada em 0,1-2% em muitas pesquisas nacionais, multicentros ou séries de centros únicos. O advento da abordagem laparoscópica estava associado ao aumento desta complicação variando entre 0,3 e 1,3% nos anos de 1990 (18, 19). Esta variação baixou atualmente para um nível de 0,3-0,6%, mas ainda permanece um pouco acima do coeficiente de LTB pela abordagem aberta (9).

Os fatores de risco para LTB estão relacionados ao cirurgião e ao paciente. O papel da curva de aprendizado do cirurgião é demonstrado quando o cirurgião realizou menos de 50 procedimentos cirúrgicos. Os fatores de risco local anatômicos predispõem a LTB durante a abordagem laparoscópica. Eles são colecistite aguda, colecistite esclero-atrófica, mas também a anatomia mal identificada na metade dos casos. Anormalidades anatômicas, da árvore biliar principal ou da posição do ducto cístico representam 20% dos casos (20). A colangiografia intra-operatória não é capaz de prevenir lesões em cada caso, uma vez que as imagens do colangiograma podem ser mal-interpretadas (21). Entretanto o uso rotineiro da CIO pode levar a uma primeira identificação e tratamento da LTB reduzindo o impacto na morbidade e mortalidade (22).

O aspecto mais dramático e sério da lesão do DBC é a transecção parcial ou total do DBC. O tratamento desta lesão muitas vezes requer uma reconstrução por hepaticojejunostomia em Y de Roux. Complicações posteriores ligadas às estruturas do ducto biliar podem também ser observadas e muitas vezes requerem procedimentos cirúrgicos secundários (difíceis). Estas lesões podem ser reconhecidas o mais cedo possível e devem ser tratadas por um cirurgião hepato-pancreático-biliar para se evitar os procedimentos repetidos de falhas (23). Apesar de opções invasivas mínimas diferentes, a hepaticojejunostomia continua sendo o melhor tratamento para esta lesão. Complicações posteriores das LTBs complexo aparecem quando há uma demora referente ou quando o paciente foi submetido a múltiplos procedimentos. Ocasionalmente, a ressecção hepática e o transplante de fígado são os únicos tratamentos definitivos resultando em um bom resultado a longo prazo e qualidade de vida.

CONCLUSÃO

O manejo dos cálculos biliares chegou a um ponto em sua evolução onde muitas opções estão disponíveis. Com respeito à colelitíase sintomática, o tratamento de padrão-ouro é a colecistectomia laparoscópica. Dados existentes dão suporte a uma ampla variação de algoritmos satisfatórios de tratamento para a coledocolitíase. Os avanços na tecnologia laparoscópica e a instrumentação para o cirurgião geral durante a última década criaram uma atmosfera atraente no manejo dos cálculos ductais. Alguém deve lembrar que estas técnicas avançadas continuam dependentes de equipamentos e requerem cirurgiões altamente qualificados e em treinamento contínuo.

O manejo laparoscópico dos cálculos biliares continua sendo um procedimento tecnicamente desafiador e uma opção desafiadora financeiramente para as instituições. Finalmente, as mudanças nos sistemas de saúde em larga escala e as considerações financeiras de instituições individuais têm papel fundamental em determinar como os cirurgiões e gastrenterologistas tratam os cálculos do DBC em 2007.

REFERÊNCIAS

1. Lahmann B, Adrales GL, Mastrangelo MJ, Jr., Schwartz RW. Laparoscopic cholecystectomy-technical considerations. Curr Surg. 2002;59:55-8.
2. Mutter D, Panis Y, Escat J. Drainage in digestive surgery. French Society of Digestive Surgery. J Chir (Paris).1999;136:117-23.
3. Traverso LW. Intraoperative cholangiography lowers the risk of bile duct injury during cholecystectomy. Surg Endosc. 2006;20:1659-61.
4. Hobbs MS, Mai Q, Knuiman MW, et al. Surgeon experience and trends in intraoperative complications in laparoscopic cholecystectomy. Br J Surg. 2006;93:844-53.
5. Peng WK, Sheikh Z, Nixon SJ, Paterson-Brown S. Role of laparoscopic cholecystectomy in the early management of acute gallbladder disease. Br J Surg. 2005;92:586-91.
6. Yuksel O, Salman B, Yilmaz U, et al. Timing of laparoscopic cholecystectomy for subacute calculous cholecystitis: early or interval: a prospective study. J Hepatobiliary Pancreat Surg. 2006;13:421-6.
7. Bellows CF, Berger DH, Crass RA. Management of gallstones. Am Fam Physician. 2005;72:637-42.
8. Lau H, Lo CY, Patil NG, Yuen WK. Early versus delayed-interval laparoscopic cholecystectomy for acute cholecystitis: a metaanalysis. Surg Endosc. 2006; 20:82-7.
9. Giger UF, Michel JM, Opitz I, et al. Risk factors for perioperative complications in patients undergoing laparoscopic cholecystectomy: analysis of 22,953 consecutive cases from the Swiss Association of Laparoscopic and Thoracoscopic Surgery database. J Am Coll Surg. 2006;203:723-8.
10. Sgourakis G, Dedemadi G, Stamatelopoulos A, et al. Predictors of common bile duct lithiasis in laparoscopic era. World J Gastroenterol. 2005;11:3267-72.
11. Cuschieri A, Croce E, Faggioni A, et al. EAES ductal stone study. Preliminary findings of multi-center prospective randomized trial comparing two-stage vs single-stage management. Surg Endosc. 1996; 10:1130-5.
12. Rosenthal RJ, Rossi RL, Martin RF. Options and strategies for the management of choledocholithiasis. World J Surg. 1998;22:1125-32.
13. Tang CN, Tai CK, Ha JP, et al. Antegrade biliary stenting versus T-tube drainage after laparoscopic choledochotomy—a comparative cohort study. Hepatogastroenterology. 2006;53:330-4.
14. Gurusamy K, Samraj K. Primary closure versus T-tube drainage after laparoscopic common bile duct stone exploration. Cochrane Database Syst Rev. 2007:CD005641.
15. Michel J, Navarro F, Montpeyroux F, et al. Treatment of common bile duct stones with laparoscopy. Retrospective multicenter study with 612 patients. Gastroenterol Clin Biol. 2000;24:404-8.
16. Chiarugi M, Galatioto C, Lippolis PV, et al. [Simultaneous laparoscopic treatment for common bile duct stones associated with acute cholecystitis. Results of a prospective study]. Chir Ital. 2006; 58:709-16.
17. Dorman JP, Franklin ME, Jr., Glass JL. Laparoscopic common bile duct exploration by choledochotomy. An effective and efficient method of treatment of choledocholithiasis. Surg Endosc. 1998;12:926-8.
18. Strasberg SM. Biliary injury in laparoscopic surgery: part 2. Changing the culture of cholecystectomy. J Am Coll Surg. 2005;201:604-11.
19. Fletcher DR, Hobbs MS, Tan P, et al. Complications of cholecystectomy: risks of the laparoscopic approach and protective effects of operative cholangiography: a population-based study. Ann Surg. 1999;229:449-57.
20. de Santibanes E, Palavecino M, Ardiles V, Pekolj J. Bile duct injuries: management of late complications. Surg Endosc. 2006;20:1648-53.
21. Nuzzo G, Giuliante F, Giovannini I, et al. Bile duct injury during laparoscopic cholecystectomy: results of an Italian national survey on 56 591 cholecystectomies. Arch Surg. 2005;140:986-92.
22. Vezakis A, Davides D, Ammori BJ, et al. Intraoperative cholangiography during laparoscopic cholecystectomy. Surg Endosc. 2000;14:1118-22.
23. Sicklick JK, Camp MS, Lillemoe KD, et al. Surgical management of bile duct injuries sustained during laparoscopic cholecystectomy: perioperative results in 200 patients. Ann Surg. 2005;241:786-92; discussion 793-5.

15 | Videocirurgia do pâncreas

RENATO SOUZA DA SILVA
RENATA CARVALHO DA SILVA
RODRIGO BÜHLER

INTRODUÇÃO

O advento da laparoscopia operatória, com a associação da tecnologia do vídeo e o equipamento laparoscópico, possibilitou aos cirurgiões o manuseio de instrumentos que permitiram na evolução da prática videolaparoscópica a realização de procedimentos intra-abdominais complexos. Na medida em que os cirurgiões foram dominando as diversas técnicas originalmente laparotômicas e foram abordando as mesmas por laparoscopia, igualmente a indústria respondeu com o desenvolvimento de instrumentos mais sofisticados, incluindo clipadores, grampeadores e bisturis ultra-sônicos, que favoreceram o desenvolvimento da videocirurgia avançada. No que se refere ao pâncreas, evidentemente, ainda não se pode identificar a abordagem laparoscópica como método-padrão de intervenção. Contudo, há uma tendência de que, cada vez mais, os videocirurgiões abordem o retroperitônio através da peritonioscopia. O conhecimento da anatomia é essencial e o ato terapêutico sobre o pâncreas inclui hemostasia rigorosa e manipulação delicada de tecidos.

HISTÓRICO

A abordagem do pâncreas retroperitoneal através da laparoscopia se origina dos trabalhos preliminares de Meyer-Burg, 1972, e Ishida, 1981. Posteriormente, Salky e colaboradores (1985) tornaram a publicar trabalhos com a abordagem laparoscópica para diagnóstico da patologia pancreática.

Michel Gagner e colaboradores e Petelin foram os primeiros autores a propor o acesso transperitoneal, por videolaparoscopia, como abordagem terapêutica sobre o pâncreas (3). Barry Salky e Michael Edye, posteriormente, publicaram trabalhos que rotinizaram o método da realização da pancreatectomia videolaparoscópica, já na década de 1990. Sugeriram a prática prévia em modelos inanimados e em animais de laboratório como predisponente da cirurgia videolaparoscópica avançada, tal como na cirurgia pancreática. Além disso, em seus trabalhos iniciais, enfatizavam o conhecimento anatômico e a experiência em cirurgia pancreática laparotômica, como pré-requisitos do enfrentamento desta cirurgia. A laparoscopia para o tratamento de patologias pancreáticas foi inicialmente usada para o estadiamento de neoplasias, terapêutica paliativa de icterícia obstrutiva e drenagem de pseudocistos pancreáticos. A dificuldade técnica, poucos casos com indicação precisa para operações laparoscópicas pancreáticas, além da questão relacionada à radicalidade oncológica em neoplasias malignas, impediram que a pancreatectomia laparoscópica fosse tratada como abordagem-padrão (1, 2, 4). No Brasil, é importante destacar a contribuição de Marcel Machado e colaboradores (5, 6, 7, 8, 9) no desenvolvimento da cirurgia pancreática laparoscópica.

PANCREATECTOMIA DISTAL COM ESPLENECTOMIA

A pancreatectomia distal convencional, normalmente, implica em grandes incisões, sejam elas medianas, transversas ou subcostais, para uma abordagem segura. A localização do pâncreas, retroperitoneal e a relação com estruturas vasculares importantes e em grande número dificultam a sua exposição e sua dissecção. As grandes cirurgias sobre o pâncreas, com longas incisões, se associam com dor pós-operatória e, ainda, com a maior incidência de infecção de parede abdominal e hérnias ventrais incisionais. Desta forma, as abordagens minimamente invasivas levam vantagens quando se entra no mérito destas comparações.

A videolaparoscopia representou um grande avanço para a cirurgia digestiva e, assim sendo, também os procedimentos sobre o pâncreas, naturalmente temidos pelos cirurgiões, igualmente passaram a ser efetuados na década de 1990.

A história das ressecções pancreáticas videolaparoscópicas se inicia com a experiência inicial descrita por Gagner e Pomp, em 1994, e hoje tem diferentes descrições da técnica que pode ser usada, especialmente no que se refere às pancreatectomias distais (9, 10). Passaremos a descrever uma rotinização factível para a pancreatectomia distal com esplenectomia.

É evidente que a experiência ainda é pequena, mesmo nos principais centros cirúrgicos do mundo: contudo, já se tem como certo que a laparoscopia pode ter boas indicações nos casos de tumores císticos distais do pâncreas, não somente pela natureza normalmente benigna destas patologias, dispensando linfadenectomias, mas também por sua localização que não afeta a cabeça do pâncreas.

A abordagem, nesses casos, se inicia pelo posicionamento do paciente em litotomia (Figura 15.1) e também da equipe e dos trocartes (Figura 15.2), de forma rotinizada, o que é essencial para a execução deste procedimento videocirúrgico avançado.

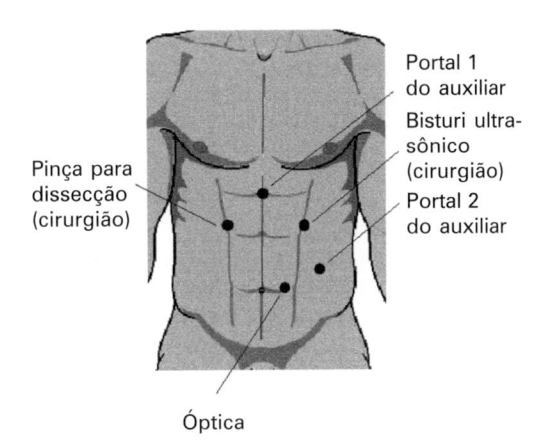

FIGURA 15.2 Posicionamento dos trocartes para pancreatectomia.

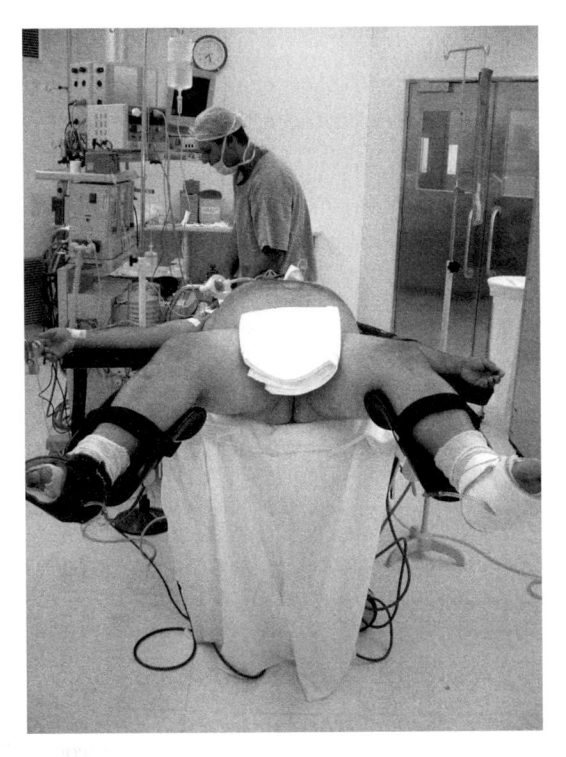

FIGURA 15.1 Posicionamento do paciente para cirurgia pancreática laparoscópica.

Realiza-se a confecção do pneumoperitônio com agulha de Veress, previamente à colocação dos trocartes. Faz-se então, o inventário minucioso da cavidade peritoneal. As relações entre o estômago, o cólon e o baço são avaliadas. A retrocavidade peritoneal é abordada através do ligamento gastrocólico. Executa-se hemostasia rigorosa com bisturi ultra-sônico, preferencialmente ou através de eletrocoagulação. É importante na mesa de instrumentação a presença de clipes de titânio, para eventual hemostasia. A necessidade de lise de aderências entre pâncreas e cólon e/ou estômago, pode significar patologia maligna. Quando nos deparamos com sangramentos ou aderências intensas, se faz necessário pensar em conversão do procedimento para laparotomia. Contudo, se pode prosseguir na pancreatectomia videolaparoscópica sempre que houver segurança e experiência por parte da equipe cirúrgica, especialmente quando não há infiltração de tecidos.

A borda inferior do pâncreas é visualizada seccionando-se o peritônio posterior com tesoura e/ou bisturi ultra-sônico. Esse plano é relativamente pouco sangrante. Identifica-se a artéria esplênica na borda superior do pâncreas. O peritônio é pinçado e elevado antes de sua incisão. Às vezes, não se visualizam os vasos esplênicos antes da secção peritoneal.

Freqüentemente, o uso de um mixter laparoscópico ajuda nesta dissecção. Os vasos esplênicos devem ser duplamente ligados. As inserções posteriores no retroperitônio são dissecadas do pâncreas. Seccionam-se os ligamentos esplenorrenal e esplenodiafragmático. Neste momento, realiza-se a elevação do pâncreas com uma pinça de apreensão. Aplica-se o grampeador endoGIA envolvendo o pâncreas ao nível da artéria esplênica previamente ligada e seccionada (Figura 15.3).

Uma pequena margem de pâncreas normal é deixada junto ao tumor como segurança. Eventualmente, são necessárias várias cargas de grampeador para secção da glândula, na dependência da espessura do pâncreas.

O tecido peripancreático remanescente deve ser hemostasiado, por causa da grande vascularização regional. Após a secção do pâncreas, disseca-se o ligamento gastresplênico. Neste momento da operação, os vasos podem ser seccionados entre clipes ou nós, com o grampeador vascular ou com o coagulador ultra-sônico. A dissecção continua em sentido do diafragma, incluído, às vezes, ligaduras de vasos curtos gástricos. Os ligamentos esplenorrenais posteriores residuais são seccionados com tesoura e aplicam-se clipes para terminar a mobilização do pâncreas e do baço.

Introduz-se na cavidade peritoneal um saco para retirada da peça cirúrgica, através da incisão mais à esquerda do paciente. A introdução do pâncreas e do baço no saco plástico é facilitada pela apreensão com pinças das bordas do mesmo. Após retirada do saco com a peça operatória, inspeciona-se o quadrante superior esquerdo do abdome, com irrigação com soro fisiológico, hemostasia rigorosa e drenagem, preferencialmente com sistema fechado. Por fim, suturam-se as incisões e dá-se por encerrado o procedimento.

PANCREATECTOMIA DISTAL COM PRESERVAÇÃO DO BAÇO

O acesso ao retroperitônio é feito à semelhança da pancreatectomia anteriormente descrita. Entretanto, a dissecção da glândula é realizada de maneira consideravelmente diferente. É freqüente indicar-se a preservação do baço na ressecção de tumores neuroendócrinos e quando da ressecção de cistoadenomas benignos. A localização pré-cirúrgica dos tumores tipo insulinoma é fundamental para facilitar a ressecção somente pancreática.

Após a abertura ampla do ligamento gastrocólico, verifica-se o pâncreas e a relação do mesmo com a veia esplênica. O peritônio que cobre a glândula e a veia esplênica tem de ser aberto para avaliação correta desta relação. Isto é mais importante ainda nos casos de tumores avantajados.

Inicia-se a dissecção das pequenas veias transversas que se dirigem ao pâncreas. Pequenos clipes de titânio, nós com fio inabsorvível e o uso do bisturi ultra-sônico facilitam esta difícil dissecção. A hemostasia rigorosa é essencial para o prosseguimento da operação.

Também é importante determinar com precocidade a ressecabilidade tumoral e a possibilidade de preservação esplênica. A ultra-sonografia laparoscópica transoperatória pode em muito ajudar nesta conduta, especialmente no caso de pequenos tumores pancreáticos.

Quando o tumor é identificado, secciona-se o parênquima do pâncreas com o uso de bisturi ultra-sônico, fazendo-se a enucleação tumoral. Ao fim do procedimento, igualmente se utiliza um sistema de drenagem com aspiração fechada. A fístula pancreática continua sendo a principal complicação da pancreatectomia distal videolaparoscópica, como sempre foi no procedimento laparotômico. É importante ressaltar que a conversão para cirurgia laparotômica deve ser imediata diante de problemas técnicos, tais como dificuldades de exposição e/ou sangramentos, durante o procedimento.

DUODENOPANCREATECTOMIA

Em 1994, Michel Gagner, Lacroix, Bolte e Pomp publicaram trabalho inédito a respeito da realização da duodenopancreatectomia por videolaparoscopia, *Laparoscopic pylorus-preserving pancreatoduodenectomy*. Nesta ocasião, estes autores descreveram três procedimentos com ressecção duodenopancreática e preservação pilórica. As indicações foram pancreatite crônica, carcinoma da ampola de Vater e carcinoma da cabeça do pâncreas. A ressecção da peça cirúrgica e a reconstrução do trato gastrentérico ocorreram da forma como se realiza a cirurgia por via laparotômica.

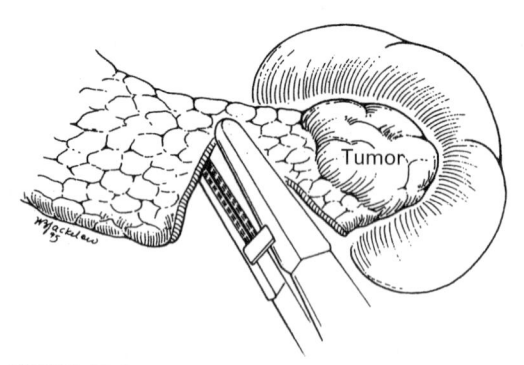

FIGURA 15.3 Pancreatectomia distal = secção linear do pâncreas, com ressecção pancreática e esplenectomia.

Este procedimento, que é considerado universalmente pelos cirurgiões como um dos mais complexos sobre o aparelho digestivo, demonstrou-se factível, mas dificilmente reproduzível pelos cirurgiões em geral. Além disso, o procedimento laparoscópico não demonstrou tão grandes vantagens em relação à abordagem convencional, especialmente em comparação com a mesma relação, no que se refere às mais realizadas cirurgias laparoscópicas do aparelho digestivo. A permanência hospitalar dos pacientes e as complicações cirúrgicas se assemelham às da cirurgia convencional, diferentemente das ressecções somente distais do pâncreas, em que, em mãos de experientes cirurgiões que atuam laparoscopicamente sobre o pâncreas, ocorre baixa morbimortalidade (5, 6, 7, 8, 9).

A ressecção cirúrgica de um carcinoma periampular pode ser feita por meio da duodenopancreatectomia com preservação pilórica (DPPP) ou pela clássica ressecção de Whipple (incluindo uma antrectomia). Muitas tentativas aleatórias não conseguiram mostrar diferenças significativas entre as duas em termos de uma performance relativa fácil ou resultado de curto ou longo prazo (incluindo a sobrevivência). A escolha entre elas geralmente é feita com base nas preferências dos cirurgiões (a não ser que haja um avanço do tumor na primeira parte do duodeno). Na descrição técnica que segue, é enfatizada primeiramente a modificação de preservação pilórica, mas também é feita referência a certos componentes importantes da ressecção clássica de Whipple.

Plano operatório

O manuseio operatório do câncer periampular é realizado em duas fases. Na primeira, a ressecabilidade do tumor é avaliada; então, se o tumor for ressecável, uma duodenopancreatectomia é feita e a continuidade gastrintestinal é recuperada. O uso seletivo da laparoscopia deve ser considerado para pacientes com alto risco de doença metastática, tais como pacientes com grandes tumores primários; pacientes com descobertas radiográficas sugerindo uma doença oculta metastática distante (por exemplo, ascite de baixo volume descoberta na TC indicando possível carcinomatose e pequenas regiões hipodensas no parênquima hepático indicando possíveis metástases hepáticas que não são sensíveis à biópsia percutânea); e pacientes com descobertas laboratoriais e clínicas sugerindo uma doença mais avançada (por exemplo, hipoalbuminemia marcada ou perda de peso, aumentos significativos no nível 19-9 CA ou fortes dores nas costas e no abdome).

Técnica operatória

O fígado, o epíploon e as superfícies peritoneais são inspecionados. Uma biópsia é feita nas lesões suspeitas e os espécimes são submetidos à análise de secção congelada. Os nódulos linfáticos são examinados para evidência de envolvimento de tumor. A presença de um tumor nos nódulos linfáticos periaórticos de eixo celíaco indica que o tumor se espalhou além dos limites de uma ressecção normal; entretanto, a presença do tumor nos nódulos linfáticos, que normalmente se incorporariam dentro do espécime da ressecção, não se constitui em uma contra-indicação para uma ressecção.

Uma vez que as metástases distantes foram excluídas, a ressecabilidade do tumor primário é avaliada. Muitos fatores locais podem impedir a ressecção pancreaticoduodenal, incluindo a extensão retroperitoneal do tumor para envolver a veia cava inferior ou a aorta ou o envolvimento direto ou o encaixamento da artéria mesentérica superior (AMS), a veia mesenterica superior (VMS) ou a veia porta. Muitas vezes, a determinação da ressecabilidade é feita com base em uma revisão cuidadosa da imagem operatória (TC mais US) em conjunto com a exploração operatória.

O passo operatório final para se determinar a ressecabilidade envolve a dissecção da VMS e da veia portal para se excluir a invasão do tumor. A identificação da veia portal é bastante simplificada se o ducto comum hepático for dividido no começo da dissecção (3).

Uma vez que o ducto comum hepático for dividido, a face anterior da veia portal é fácil e rapidamente identificada. O tecido do nódulo linfático lateral ao ducto hepático e da veia portal deve ser dissecado das estruturas para ser incluído no espécime cirúrgico. Deve-se lembrar que variações importantes na anatomia arterial hepática, incluindo uma artéria hepática direita substituída, podem ser encontradas durante a ressecção. Uma vez que a dissecção adequada foi realizada, a artéria deve primeiramente ser grampeada com um grampo vascular. Depois que a artéria foi dividida e ligada, uma ligadura adicional de polipropileno 3-0 deve ser colocada no coto proximal.

Uma vez que a face anterior da veia portal foi dissecada posterior à cabeça do pâncreas, o passo seguinte é identificar a VMS e dissecar sua face anterior. Isto é feito mais facilmente ao se estender a manobra (ou movimento) de Kocker passando a segunda porção do duodeno para incluir a terceira e a quarta porções. Durante esta *kockerização* extensiva, a primeira estrutura encontrada anterior à terceira porção do duodeno é a VMS. A face anterior da veia pode então ser limpa rapidamente e dissecada sob visão direta. A dissecação continua até que se conecte a dissecção da veia portal de baixo. Se esta manobra pode ser completada sem evidência da VMS ou envolvimento da veia portal, o tumor pode então ser considerado ressecável. É possível, entretanto, para um tumor uncinado, envolver a face lateral direita e a subface da VMS, e esta possibilidade deve ser avaliada com cuidado.

Em uma DPPP (6), o duodeno é mobilizado primeiro e dividido aproximadamente 2 cm distal ao piloro com um grampeador de anastomose gastrintestinal. A face posterior da primeira porção proximal do duodeno é dissecada. Neste ponto, as ligações de tecido macio da margem inferior do duodeno à margem inferior do pâncreas são divididas. Os vasos gastrepiplóicos direitos, que podem ser de bom tamanho, são grampeados, divididos e ligados. De modo semelhante, as ligações areolares de tecido macio encontradas superiormente são divididas com o eletrocauterizador. Deve se ter cuidado para identificar e preservar a artéria gástrica direita que vem da artéria hepática comum e se junta ao intestino anterior ao longo da parte proximal da primeira porção do duodeno.

Em um procedimento Whipple clássico, uma antrectomia é realizada. A arcada gastrepliplóica direita e os vasos gástricos direitos, são divididos para permitir a mobilização do antro. O estômago é então dividido com um grampeador GIA geralmente ao nível da incisura. Neste ponto, se a artéria gastroduodenal não for dividida inicialmente, ela é identificada, dividida e ligada como descrito (ver anteriormente). Durante este passo, deve-se ter um cuidado especial para assegurar que o lúmem da artéria hepática comum não seja invadido por um dos nós proximais.

O pâncreas é então dividido com o eletrocauterizador cuidando-se para não causar danos na VMS subjacente e na veia portal. Estas veias são mobilizadas fora do processo uncinado do pâncreas; a dissecção deve continuar até que a VMS seja visualizada. Se uma artéria hepática direita substituída estiver presente, sua origem a partir da VMS será encontrada neste ponto e deve ser preservada. O processo uncinado é dividido entre os grampos inundados com a VMS, então ligado com nós de seda 2-0; alternadamente, um sistema de selagem de vasos (por exemplo, Ligasure; Valleylab, Boulder, Colorado) ou uma tesoura ultra-sônica pode ser usada. A AMS é exposta completamente durante esta dissecção, que continua da cabeça à cauda. Como regra, existem duas grandes veias juntando-se à VMS inferiormente que devem ser dissecadas de modo livre, ligadas duplamente e divididas.

Uma vez que o processo uncinado tenha sido completamente dividido, o espécime é ligado somente pela terceira porção do duodeno. Neste ponto, o abdome superior é irrigado abundantemente com uma solução fisiológica e acondicionado. O cólon transverso, junto ao epíploon maior, é refletido em direção à cabeça. O jejuno proximal e o ligamento de Treitz, junto com a quarta porção do duodeno, são dissecados e a dissecação continua até que encontre a dissecção abdominal superior do lado direito. Em um ponto conveniente, onde há uma arcada vascular ampla, o jejuno proximal é dividido com um grampeador GIA aproximadamente de 10 a 12 cm do ligamento de Treitz. O jejuno proximal é então agarrado com uma pinça de Babcock e recolhido em direção à cabeça. O mesentério ao jejuno proximal é dividido entre os grampos e ligado com seda 2-0 (ou dividido com um aparelho de selagem de vaso tal como um Ligasure).

Quando a divisão do mesentério estiver completa, o espécime está livre e pode ser removido do campo operatório. O ducto biliar, o pâncreas e as margens uncinadas devem ser etiquetados com suturas e enviados para análise de seção congelada. O leito do tumor deve ser inspecionado cuidadosamente para hemostasia e suas margens marcadas com clipes de ligação (por exemplo, LigaClip; Ethicon Endo-Surgery, Inc., Cincinnati, Ohio) para facilitar a terapia de radiação pós-operatória.

Existem muitas opções técnicas para se restaurar a continuidade GI depois da ressecção pancreaticoduodenal. A técnica preferida é trazer o fim do jejuno dividido através do mesocólon transverso para a direita dos vasos cólicos médios de modo retrocólico e realizar uma pancreaticojejunostomia término-lateral. Uma seqüência de suturas de seda 3-0 interrompidas é colocada entre o lado do jejuno e a cápsula posterior do fim do pâncreas. Uma enterotomia, combinando com o tamanho do ducto pancreático, é feita no jejuno e uma camada interna de suturas de monofilamentos absorventes 5-0 interrompidas é colocada para criar um ducto para a anastomose mucosa. A colocação meticulosa dos pontos é crucial, e muitos cirurgiões manifestam algum grau de exaltação ao completarem anastomose em pequenos ductos. Muitas vezes um pequeno segmento de um tubo pediátrico de alimentação é colocado através da anastomose para ser usado como um tubo temporário. A anastomose é completada com uma camada exterior de suturas de Lembert de seda 3-0 colocadas entre a cápsula pancreática anterior e o jejuno.

A anastomose biliar entérica é realizada de 6 a 10 cm distal a pancreaticojejunostomia. Uma hepaticojejunostomia término-lateral é feita com uma única camada interrompida de material de sutura sintético absorvente de 4-0.

Aproximadamente 15 cm distal à anastomose entérica-biliar, uma duodenojejunostomia término-lateral é realizada com material de sutura sintético absorvente de camada contínua interior de 3-0 e uma camada de seda 3-0 exterior interrompida. Alguns cirurgiões pancreáticos preferem realizar a duodenojejunostomia distalmente adiante em uma posição antecólica, na certeza de que fazendo isto estarão reduzindo a incidência de um pós-operatório prematuro de esvaziamento atrasado gástrico.

O abdome é irrigado profusamente com uma solução fisiológica. A alça jejunal é presa à fenda no mesocólon transverso com suturas de seda 3-0 interrompidas. O defeito no retroperitônio ocupado anteriormente pela quarta porção do duodeno é fechado com uma sutura de seda 2-0 contínua. Um ou dois drenos Silastic próximos são colocados próximos à hepaticojejunostomia e pancreaticojejunostomia e trazidos para fora através de um corte no quadrante superior direito. O abdome é fechado de modo padrão.

ENUCLEAÇÃO PANCREÁTICA LAPAROSCÓPICA

As técnicas laparoscópicas têm sido aplicadas à enucleação dos tumores neuroendócrinos benignos do pâncreas. Esta abordagem é indicada para tumores no corpo e cauda do pâncreas que, na imagem pré-operatória, parecem não envolver o ducto pancreático.Os pacientes são posicionados e os trocartes colocados quase do mesmo modo que para a pancreatectomia distal laparoscópica. O corpo e a cauda do pâncreas são amplamente expostos. A ultra-sonografia intra-operatória é extremamente útil para identificar o tumor e para delinear posteriormente sua relação com os vasos esplênicos e o ducto pancreático. Uma vez identificada, a lesão é dissecada do parênquima pancreático com a tesoura ultra-sônica e o eletrocauterizador. O espécime é colocado em uma bolsa de busca de espécime e removido. O leito de enucleação é então examinado para hemostasia e um dreno de sucção fechado é colocado para controlar qualquer vazamento pancreático que possa acontecer.

DRENAGEM LAPAROSCÓPICA DOS PSEUDOCISTOS PANCREÁTICOS

Cinco abordagens laparoscópicas distintas foram usadas para a drenagem dos pseudocistos pancreáticos:

1. cistogastrostomia transgástrica;
2. cistogastrostomia intragástrica;
3. cistogastrostomia intragastrica minilaparoscópica;
4. cistogastrostomia via abordagem do saco inferior (retroperitônio);
5. cistojejunostomia Y de Roux.

Em uma cistogastrostomia transgástrica laparoscópica, uma gastrostomia anterior é criada, e o eletrocauterizador é usado para abrir a parede do cisto através da parede posterior do estômago. Uma cistogastrostomia é então criada; ela pode ser ou grampeada (grampeador endoscópico comum) ou costurada à mão (com suturas intracorpóreas).

Em uma cistogastrostomia intragástrica, os trocartes são inseridos percutaneamente através da parede abdominal e diretamente no lúmen gástrico sob orientação gastroscópica e laparoscópica simultânea. Uma cistogastrostomia é então criada por meio de eletrocauterização e dissecção aguda. A técnica para uma cistogastrostomia intragástrica minilaparoscopica é essencialmente a mesma, exceto que portos intragástricos de 2 mm são usados para reduzir a agressão do procedimento e minimizar o trauma da parede gástrica anterior.

Quando a anatomia é favorável, a cistogastrostomia laparoscópica via abordagem do saco inferior é a técnica preferida para a drenagem minimamente invasiva do pseudocisto. As vantagens desta técnica são:

1. ela não requer uma gastrostomia anterior; e
2. ela assegura uma ampla anastomose que não depende da aderência do cisto à parede gástrica posterior.

Devido ao fato de que a anastomose inteira é ou grampeada ou suturada, o risco de sangramento é minimizado. Neste procedimento, uma janela é criada no epíploon gastrólico, através do qual se entra no retroperitônio. O estômago é elevado, e uma cistotomia é feita adjacente à gastrostomia da parede gástrica posterior. Uma cistogastrostomia é então criada com um grampeador endoscópico e a abertura é fechada com sutura.

Para os grandes cistos, ou aqueles que não estão em contato com a parede posterior do estômago, pode-se fazer uma cistojejunostomia Y de Roux laparoscópica. O epíploon e o cólon transverso são retraídos em direção à cabeça. Freqüentemente, o pseudocisto é então visível através do mesocólon transverso. A ultra-sonografia laparoscópica pode também ser usada para ajudar a identificar o local do cisto. O jejuno é dividido aproximadamente 30 cm distal ao ligamento de Treitz para criar o Y de Roux.O pseudocisto é aberto através do mesocólon transverso com um bisturi ultra-sônico. Uma pequena enterotomia é feita no Y de Roux e uma cistojejunostomia grampeada é criada. A cistoenterostomia é então fechada com uma sutura contínua. O procedimento é completo através de uma jejunojejunostomia de ao menos 30 cm distal à cistojejunostomia.

DERIVAÇÃO BILEODIGESTIVA PARA TRATAMENTO DA PATOLOGIA OBSTRUTIVA DO PÂNCREAS

Evidentemente, o manejo da icterícia obstrutiva tem se modificado nos últimos anos, especialmente com a utilização de técnicas de drenagem biliar não-operatórias. Contudo, ainda existe espaço considerável para a realização de procedimentos cirúrgicos que objetivam o alívio da obstrução bíleo-pancreática. Neste capítulo, aproveitando o ensejo do estudo da patologia que afeta o pâncreas, é descrita a técnica utilizada para realização da colecistojejunostomia laparoscópica que pode ser efetuada pelos cirurgiões em geral, que tenham experiência em cirurgia minimamente invasiva.

Mais de três quartos das patologias malignas do pâncreas são adenocarcinomas ductais. Cânceres pancreáticos são mais freqüentes na cabeça da glândula e freqüentemente não são ressecáveis, devido à inoperabilidade decorrente do diagnóstico não-precoce. A sintomatologia que mais afeta os portadores desta patologia são a icterícia e a dor. Icterícia é verificada em aproximadamente 70% dos doentes com câncer de pâncreas em algum momento da história natural da patologia. Icterícia indolor, que geralmente é dita como sinal de câncer de pâncreas, somente é verificada em um terço destes pacientes. Evidências sugerem que o alívio da icterícia prolonga a vida.

Os procedimentos laparotômicos mais freqüentemente realizados para alívio da icterícia obstrutiva são a colecistoduodenostomia, a hepaticojejunostomia e a colecistojejunostomia.

Este capítulo se restringiu à descrição do terceiro procedimento, tendo em vista que o mesmo se destina ao estudo da patologia do pâncreas e que a derivação da vesícula biliar para o jejuno é preferencial para alívio da icterícia dos casos irressecáveis de doença neoplásica na cabeça do pâncreas, especialmente pela sua facilidade de execução (11,12).

Assim sendo, este procedimento se inica com o posicionamento do paciente em decúbito dorsal e, com anestesia geral, posicionamento dos trocartes. A câmera é colocada ao nível da cicatriz umbilical, após realização do pneumoperitônio e os outros três trocartes de 10 mm são posicionados ao nível do quadrante superior direito (linha axilar anterior), do quadrante superior esquerdo (linha axilar anterior) e na linha média 10 cm acima do posicionamento da câmera.

Após revisão minuciosa da cavidade abdominal, a vesícula biliar é apreendida e tracionada pelo fundo, bem como o jejuno é trazido em direção ao fígado, de forma antecólica (Figura 15.4).

A vesícula biliar e o jejuno são aproximados e com um eletrocautério se abre 5 mm da parede intestinal na borda antimesentérica. De forma semelhante à do jejuno, uma enterotomia é realizada no fundo da vesícula. Ambas as aberturas são divulsionadas para facilitar a colocação de um grampeador laparoscópico (Figura 15.5).

Após certificação da correta colocação do stapler, o mesmo é disparado (Figura 15.6).

Após a retirada do grampeador, é verificada a hemostasia da anastomose (Figura 15.7).

Por fim, é feita a sutura das aberturas efetuadas na vesícula e no jejuno com fio de vicryl 3-0 (Figura 15.8).

Sempre que possível, na dependência do material disponível, experiência e habilidade do cirurgião, deve-se preferir a confecção da colecistojejunostomia em Y de Roux, o que implica, obviamente, em enterectomia jejunal e anastomose enteroenteral, previamente à anstomose colecistojejunal propriamente dita.

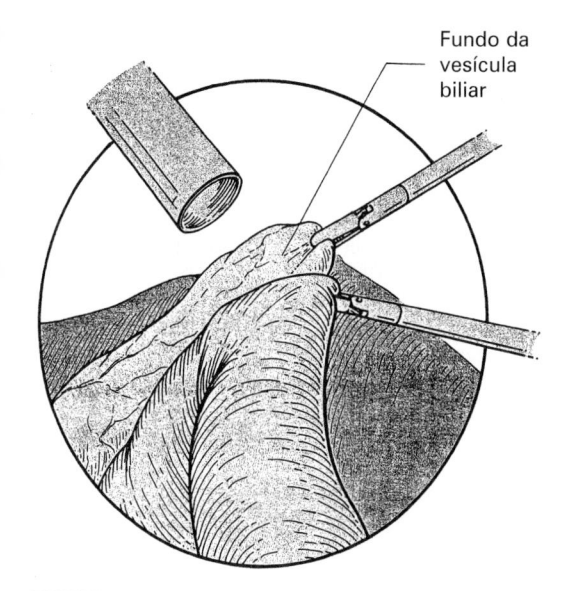

FIGURA 15.4 Colecistojejunostomia = apresentação e aproximação da vesícula biliar e do jejuno.

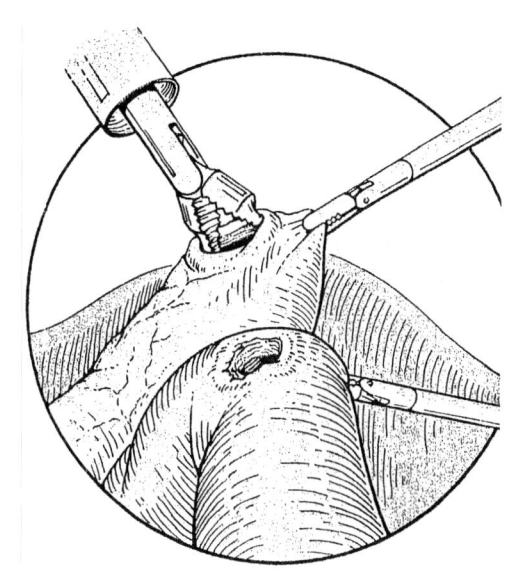

FIGURA 15.5 Colecistojejunostomia = abertura e divulsão da vesícula biliar e do jejuno preparados para recepção do grampeador linear cortante.

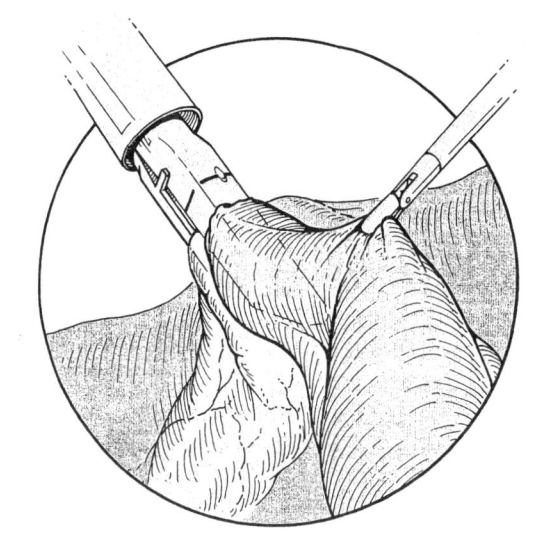

FIGURA 15.6 Colecistojejunostomia = disparo do grampeador linear.

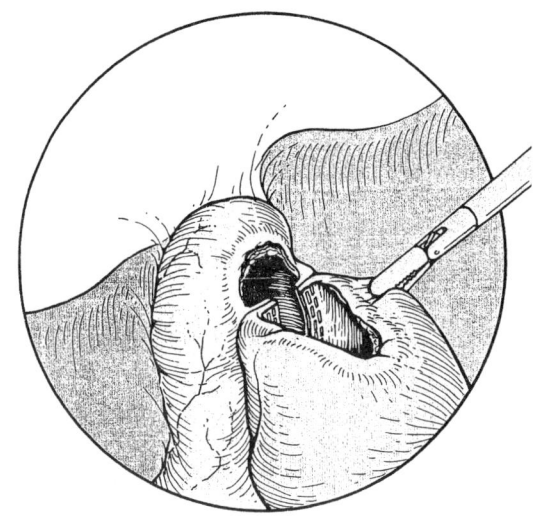

FIGURA 15.7 Colecistojejunostomia = revisão da hemostasia na linha de sutura mecânica.

CONCLUSÃO

A cirurgia videolaparoscópica significou um grande avanço na cirurgia digestiva e este conceito pode ser estendido para a cirurgia pancreática. Evidentemente, a prática da cirurgia laparoscópica pancreática implica em uma curva de aprendizado mais íngreme especialmente pela dificuldade de acessibilidade anatômica devido ao posicionamento retroperitoneal do pâncreas.

As principais indicações de realização de abordagem laparoscópica sobre o pâncreas são o esta-

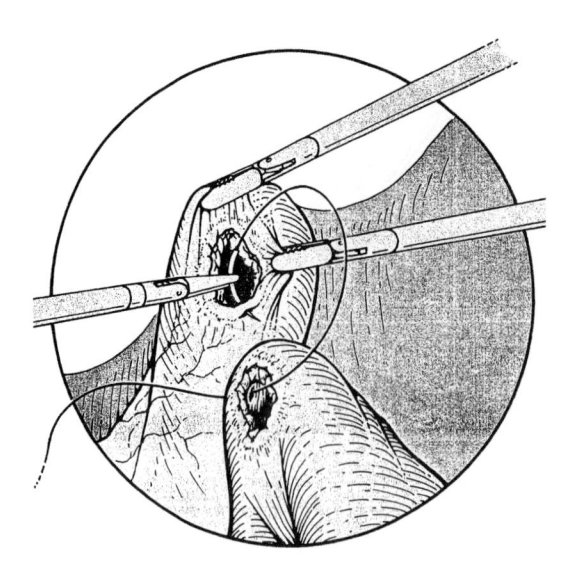

FIGURA 15.8 Colecistojejunostomia = fechamento da anastomose mecânica colecistojejunal com sutura manual.

diamento de neoplasias, o tratamento da icterícia obstrutiva, a drenagem de pseudocistos e a ressecção de tumores císticos. A pancreatectomia distal laparoscópica é factível e reproduzível, trazendo benefício aos portadores de tumores císticos distais do pâncreas. O mesmo não se pode dizer em relação às indicações cirúrgicas para a patologia da cabeça do pâncreas, que implica em cirurgia de imenso porte, com resultados que ainda hoje não se mostraram evidentemente superiores na relação cirurgia laparoscópica *versus* cirurgia aberta.

Por fim, dentro deste capítulo, foi colocada a cirurgia da derivação bíleo-digestiva videolaparoscópica como uma alternativa factível e interessante para a patologia obstrutiva bíleo-pancreática, que traz pouca dor pós-cirúrgica, baixo tempo de hospitalização, bom resultado estético e baixo índice de complicações na parede abdominal, o que é uma regra da cirurgia videolaparoscópica.

REFERÊNCIAS

1. Balcom JH, Rattner DW, Warshaw AL, Chang Y, Fernandez-del Castillo C. Ten-year experience with 733 pancreatic resections: changing indications, older patients, and decreasing length of hospitalization. Arch Surg. 2001 Apr;136(4):391-8.
2. Cuschieri A, Jakimowicz JJ, van Spreeuwel J. Laparoscopic distal 70% pancreatectomy and splenectomy for chronic pancreatitis. Ann Surg. 1996 Mar;223(3): 280-5.
3. Gagner M, Pomp A. Laparoscopic pylorus-preserving pancreatoduodenectomy. Surg Endosc. 1994 May; 8 (5):408-10.
4. Grace PA, Williamson RC. Modern management of pancreatic pseudocysts. Br J Surg. 1993 May;80(5): 573-81.
5. Machado MA, Rocha JR, Bove C, Machado MC. Laparoscopic treatment of duodenal obstruction in a patient with pancreatic cancer. Rev Hosp Clin Fac Med. 1997 Jan/Feb;52(1):35-7.
6. Machado MA, Rocha JR, Machado MC. An alternative technique for open laparoscopy. Rev Hosp Clin Fac Med. 1998 Jul/Aug;53(4):174-5.
7. Machado MA, Herman P, Rocha JR, Machado MC. Primary intrahepatic lithiasis: report of a case treated by pararoscopic biblioenteric anastomosis. Surg Laparosc Endosc Percutan Tech. 1999 Jun;9(3):207-10.
8. Machado MA, Rocha JR, Herman P, Montagnini AL, Machado MC. Alternative technique of laparoscopic hepaticojejunostomy for advanced pancreatic head cancer. Surg Laparosc Endosc Percutan Tech. 2000 Jun; 10(3):174-7.
9. Machado MA, Makdissi FF, Herman P, Montagnini AL, Sallum RA, Machado MC. Exposure of splenic hilum increases safety of laparoscopic splenectomy. Surg Laparosc Endosc Percutsn Tech. 2004 Feb;14(1):23-5.
10. Park AE, Heniford BT. Therapeutic laparoscopy of the pancreas. Ann Surg. 2002 Aug;236(2):149-58.
11. Sarr MG, Cameron JL. Surgical management of unresectable carcinoma of the pancreas. Surgery. 1982 Feb;91(2):123-133.
12. Singh SM, Reber HA. Surgical paliation for pancreatic cancer. Surgical Clin North Am. 1989 Jun;69(3): 599-611.

Baço: esplenectomia videolaparoscópica

PLÍNIO CARLOS BAÚ
SILVIO ADRIANO CAVAZZOLA

INTRODUÇÃO

As indicações de esplenectomia em pacientes com doenças hematológicas refratárias ao tratamento clínico receberam um importante aliado em 1991, quando Delaitre (1) publicou a primeira esplenectomia videolaparoscópica. Desde então, muitas publicações analisaram aspectos de indicação, cuidados perioperatórios, descrevendo e comparando técnicas laparotômicas com laparoscópicas de esplenectomia. Nesse grupo de patologias, destacam-se as esplenectomias indicadas por púrpura trombocitopênica idiopática, anemia auto-imune, esferocitose, púrpura trombocitopênica trombótica, entre outras, em que o tamanho do baço em geral está próximo do normal (2, 3). Em 1993, Poulin (3), aproveitando experiências prévias em tratamento clínico, sugeriu a utilização da embolização da artéria esplênica como medida a ser adotada no pré-operatório da esplenectomia videolaparoscópica. O sucesso alcançado com essa técnica estimulou outros cirurgiões a realizarem o isolamento vascular do baço com a utilização de polivinilacrilato (PVA) e esponja gelatinosa absorvível (Gelfoamâ). Mais recentemente, o desenvolvimento de suturas mecânicas e bisturis ultra-sônicos trouxe maior agilidade e segurança à esplenectomia videolaparoscópica.

Em outubro de 2003, Winslow e colaboradores (4) publicaram importante revisão sobre pacientes submetidos à esplenectomia laparoscópica, comparando com a técnica laparotômica. Eles analisaram 2.940 pacientes submetidos à cirurgia, sendo 2.119 por via laparoscópica e 821 por via laparotômica, em 51 publicações de diferentes serviços. Mesmo com a cautela que se deve ter em aceitar resultados de metanálise, esse trabalho serviu para demonstrar muitos aspectos da cirurgia laparoscópica do baço. Nem todas as variáveis analisadas na cirurgia laparoscópica apresentavam irrestrita vantagem sobre a técnica tradicional (Tabelas 16.1, 16.2 e 16.3). Do total dos pacientes estudados, 72,1% submeteram-se ao método laparoscópico, enquanto 27,9% foram operados de maneira tradicional. Em ambos os grupos, a púrpura trombocitopênica idiopática foi responsável por 70% das indicações como doença benigna, enquanto 80% das indicações por doença maligna foram por doen-

Tabela 16.1

Dados demográficos

	Convencional	Laparoscópica	Valor de P	Total laparoscópica	Valor de P
N	821	876	NS	2.119	NS
Idade	30,2	29,2	NS	32,2	NS
Sexo masc %	36,4	35,5	NS	35,1	NS
ASA	1,6	1,6	NS	2,1	NS
Doença					
Benigna %	68,1	82,2	< 0,01	74,2	NS
Maligna %	18,5	8,7	< 0,001	9,5	NS

NS = Não-significativo (4).

Tabela 16.2

Dados perioperatórios

	Convencional	Laparoscópica	Valor de P	Total laparoscópica	Valor de P
Tempo operatório	114,1 min	179,9 min	< 0,0001	166,8 min	< 0,001
Peso do baço	546,2 g	342,1 g	NS	408,7 g	NS
Baço acessório	11%	11%	NS	10,8%	NS
Perda sangue	254,4 mL	224,9 mL	NS	218,8 mL	NS
Transfusão	14%	10,2%	< 0,02	8,3%	NS
Internação	7,2 dias	3,6 dias	< 0,001	3,4 dias	< 0,0001

NS = Não-significativo (4).

Tabela 16.3

Complicações

	Convencional (%)	Laparoscópica (%)	Valor de P	Total laparoscópica (%)	Valor de P
Pulmonar	9,0	3,8	< 0,0001	3,1	< 0,0001
Parede	4,3	1,6	< 0,001	1,7	0,03
Infecções	3,8	1,0	< 0,0001	1,3	0,01
Digestivas	2,5	1,3	0,03	1,5	NS
Sangramento	2,4	1,4	NS	1,6	NS
Cardíaca	0,5	0,1	NS	0,3	NS
Tromboembolismo	1,2	0,8	NS	0,9	NS
Neurológicas	0,3	0,1	NS	0,2	NS
Urinárias	1,0	0,5	NS	0,4	NS

NS = Não-significativo (4).

ças mieloproliferativas. O tempo de cirurgia variou em média de 114 minutos pela técnica aberta para 179 minutos pela técnica laparoscópica. Perda sangüínea e localização de baços acessórios não apresentaram diferenças estatisticamente significativas, em ambos os grupos. Onze por cento dos baços acessórios foram localizados, e cerca de 10% dos pacientes necessitaram de transfusão, em ambos os grupos. Incisões acessórias para remoção do baço foram utilizadas em 20% dos pacientes da técnica laparoscópica (6). Houve um total de 26,6% da cirurgia aberta com algum tipo de complicação, enquanto na cirurgia laparoscópica esse índice caiu para 15,5% (Tabela 16.3). Não houve diferenças estatisticamente significativas em complicações operatórias envolvendo perdas sangüíneas, ou problemas cardíacos, neurológicos, urinários e tromboembólicos.

PREPARO PRÉ-OPERATÓRIO

Pacientes que são encaminhados ao cirurgião para remoção do baço por falência do tratamento clínico via de regra apresentam importantes alterações hematológicas, principalmente plaquetopenia severa. Levantamento realizado pelos autores deste capítulo, no Hospital São Lucas da PUCRS no período de 1992 a 2006, mostrou que a mediana do número de contagem de plaquetas no pré-operatório foi de 6.000 unidades por microlitro (4.000 a 17.000) por paciente. A técnica cirúrgica convencional recomendava que, em cirurgias abertas, após a incisão da parede, se procedesse a ligadura da artéria esplênica e se interrompesse a cirurgia para a administração de plaquetas, para, então, retomar a cirurgia. Por isso, nas primeiras esplenectomias laparoscópicas, os cirurgiões passaram a adotar comportamento semelhante, realizando a "ligadura perdida da artéria esplênica", com a intenção de minimizar o sangramento. A partir dos trabalhos de Poulin e colaboradores (3, 5, 6), estabeleceu-se a embolização pré-operatóra da artéria esplênica. No período de 1998 a 2006, realizaram-se, no Hospital São Lucas da PUCRS, 10 esplenectomias em pacientes com púrpura trombocitopênica idiopática, com embolização pré-operatória da artéria esplênica, e obteve-se, como resultado, a dispensa de realização de transfusão de sangue ou derivados em todos os pacientes. Em pacientes não-embolizados, 47% necessitaram de transfusão de hemácias, e 65%, de plaquetas (Tabela 16.4 e Gráficos 16.1 e 16.2, p.160).

A partir desses resultados, passou-se a adotar como rotina em pacientes portadores de púrpura trombocitopênica idiopática refratários ao tratamento clínico que são submetidos à cirurgia, além da vacina antipneumocócica, a embolização pré-operatória da artéria esplênica.

Nota-se claramente que, associando a técnica hemodinâmica de embolização pré-operatória da artéria esplênica, pode-se dispensar a utilização de sangue e derivados.

TÉCNICA DA EMBOLIZAÇÃO PRÉ-OPERATÓRIA DA ARTÉRIA ESPLÊNICA

A primeira embolização esplênica total foi realizada em 1973 por Maddison, utilizando-se de um coágulo autólogo em um paciente com varizes gástricas secundárias à hipertensão portal por hiperesplenismo. Contudo, nas primeiras séries realizadas até o final dos anos de 1970 (7, 8, 9), foram reportadas graves complicações da técnica em pacientes submetidos à embolização completa do baço, principalmente o surgimento de abscessos esplênicos. Em 1979, um trabalho publicado por Spigos (8) modifica e melhora a técnica, incluindo assepsia rigorosa, cobertura antibiótica, persistência do fluxo hepatopetal na veia esplênica e limitação do volume de tecido esplênico embolizado em 60-70%. Os resulta-

Tabela 16.4

Características dos pacientes do estudo de esplenectomia por púrpura trombocitopênica idiopática submetidos ou não à embolização pré-operatória da artéria esplênica

Característica	Embolização da artéria esplênica		P
	Sim n = 10	Não n = 17	
Idade, anos	29 (16-78)	32 (11-52)	0,71
Sexo feminino, nº (%)	4 (40)	12 (71)	0,22
Plaquetas (U/dL) x 1.000 basal cirurgia pós-operatório imediato pós-operatório de 7º dia	6 (4-17) 75 (9-231) 133 (109-345) 345 (151-500)	6 (1-20) 6 (1-20) 125 (19-477) 215 (120-673)	0,99 < 0,001 0,29 0,26
Técnica cirúrgica, nº (%) laparotômica laparoscópica	4 (40) 6 (60)	4 (24) 13 (76)	0,17
Necessidade de transfusão, nº (%) CHAD plaquetas	0 (0) 0 (0)	8 (47) 11 (65)	0,01 0,001

Os dados são apresentados como mediana (mínimo a máximo) ou nº (percentual). CHAD: concentrado de hemácias adulto.

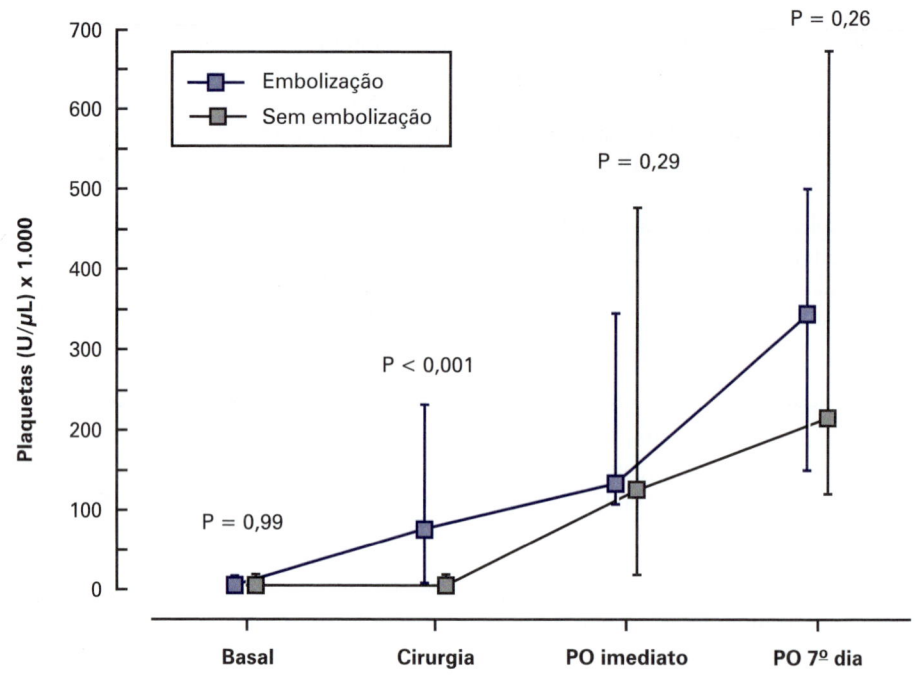

GRÁFICO 16.1

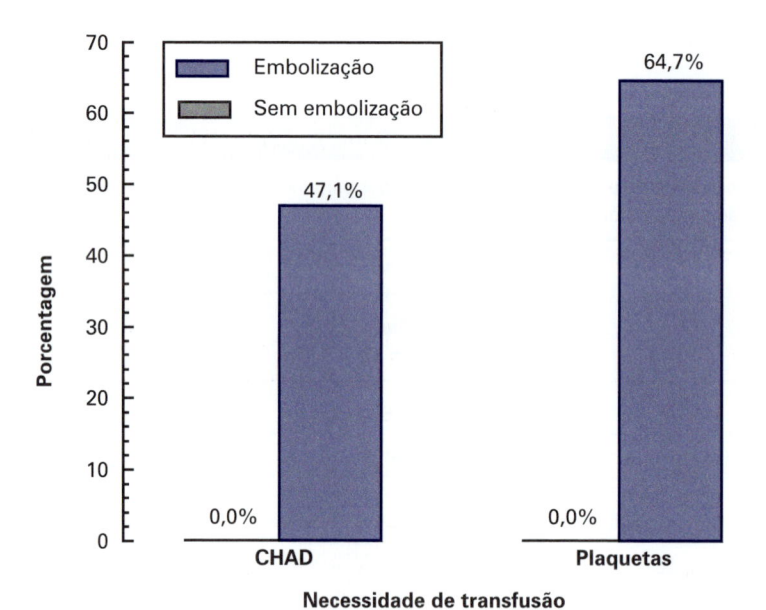

GRÁFICO 16.2

dos obtidos com a nova técnica foram mais satisfatórios, obtendo-se redução significativa das complicações graves, tornando-se uma alternativa nos casos mais graves de hiperesplenismo e servindo de auxílio na melhora das condições de coagulação dos pacientes com púrpura trombocitopênica idiopática (PTI)

Tabela 16.5

Quantidade de plaquetas em pacientes submetidos à embolização pré-operatória da artéria esplênica

Pacientes	Pré-embolização	Pós-embolização	PO imediato	7º Pós-operatório
1	5	9	139	211
2	10	49	109	160
3	7,5	83	127	151
4	5	43	123	391
5	4	231	345	500
6	12	70	285	420
7	5	86	116	220
8	12	80	125	361
9	17	67	139	330
10	4	123	271	360

Número de plaquetas × 1.000 unidades por microlitro.

que serão submetidos à cirurgia videolaparoscópica ou convencional. A técnica de Spigos modificada é atualmente a mais utilizada para a realização de esplenectomia parcial e consiste nos seguintes passos:

1. Punção arterial femoral comum pela técnica de Seldinger com cateterismo seletivo do tronco celíaco e artéria esplênica com cateter entre 4-5 Fr.
2. Posicionamento da extremidade distal do cateter logo após a saída dos ramos gástrico e da artéria pancreática dorsal (evitar embolização de ramos colaterais).
3. Com o intuito de reduzir a dor após a embolização, pode ser efetuada a injeção intra-arterial de lidocaína em dose de 0,1 mg/kg (10).
4. Preparação do material embolizante (partículas de PVA – polivinilacrilato – acima de 300 μ, cubos de espoja de fibrina – Gelfoam® – entre 1-2 mm – acima de 300 μ, que é misturado a soro, contraste iodado, penicilina G (1.000.000 U) e gentamicina (80 mg).
5. Segue-se à embolização progressiva do parênquima esplênico, efetuando-se várias injeções sob controle angiográfico, procurando-se evitar a trombose da artéria esplênica central.
6. O volume a ser embolizado depende do volume esplênico inicial. Considera-se um resultado satisfatório quando se atingir cerca de 60-70% de volume do parênquima. Deve-se avaliar a presença de adequado fluxo hepatopetal na veia esplênica (sinal de que não foi efetuada embolização submáxima). As indicações clássicas são o tratamento da hipertensão portal e suas conseqüências hemodinâmicas, tratamento do hiperesplenismo, tratamento da hemorragia pós-traumática e pacientes com PTI (11). Atualmente, estudos em andamento indicam a utilização em pré-operatório de esplenectomia (3).

A principal complicação consiste na chamada síndrome pós-embolização (febre, dor abdominal e vômitos), que representa mais um efeito secundário do que propriamente uma complicação e ocorre em quase todos os pacientes. Medidas profiláticas podem ser efetuadas para reduzir esses sintomas:

- Profilaxia anti-hemética: metoclopramida, 10 mg, IV, antes do procedimento e até de 6 em 6 horas durante as primeiras 48 horas.
- Profilaxia antibiótica: amoxacilina/clavulonato 1.000 mg/200 mg, IV, antes do procedimento e a cada 8 horas por 5-7 dias.
- Profilaxia analgésica: meperidina 25 mg, IM, antes da embolização e posteriormente paracetamol 500 mg a cada 6 horas por 7 dias, se necessário, associado à meperidina.
- Aporte hídrico e energético: volume mínimo de hidratação de 3.000 mL/dia nas primeiras 48 horas.

CONDUTA CIRÚRGICA

Duas técnicas são hoje utilizadas para realização da esplenectomia videolaparoscópica, as quais diferem, fundamentalmente, na posição do paciente e na localização dos trocartes. Em uma abordagem mais tradicional, o paciente é mantido em decúbito dorsal, e o cirurgião posiciona-se à direita do paciente. A insuflação de CO_2 é realizada por punção infra-umbilical, e aí é instalado o primeiro trocarte para acesso do equipamento ótico de zero ou trinta graus. Outros três trocartes são instalados respectivamente em epigástrio, linha hemiclavicular e linha axilar anterior esquerdas. Sugere-se que todos os trocartes sejam de dez ou doze milímetros para permitir o acesso de qualquer instrumento. Mais modernamente, alguns cirurgiões têm utilizado abordagem semelhante, mudando apenas a posição do paciente, que é colocado em decúbito lateral, permitindo abordagem posterior do pedículo esplênico, enquanto, do outro modo, essa abordagem dá-se por via anterior. A dissecção inicia-se a partir do ligamento esplenocólico, progredindo em direção cefálica. Pacientes que foram submetidos à embolização pré-operatória adequada da artéria esplênica apresentam um baço de coloração escurecida (isquemiado) e de volume diminuído. Por conta de diminuição do volume, os vasos do pedículo esplênico, bem como os *vasa breve*, mostram-se de maneira mais explícita, facilitando muito a sua ligadura com clipes metálicos, sutura mecânica ou técnicas ultra-sônicas de hemostasia, de acordo com a disponibilidade de instrumental e equipamento e, principalmente, respeitando a preferência do cirurgião para cada caso. Uma vez realizado o isolamento vascular do baço, procede-se a retirada do órgão da cavidade abdominal. Recomenda-se recolher o baço em um invólucro plástico (*endobag*) ou luva cirúrgica adaptada. Procede-se ao morcelamento mecânico com pinças fortes ou pelo uso do morcelador, à aspiração e à retirada dos fragmentos do baço. Há que se ter extremo cuidado ao manusear a retirada da peça, para evitar a esplenose. Incisões adicionais podem ser necessárias, conforme relatado por Green (12) e Rosen (13), que indicam, quando necessário, a utilização de auxílio manual pela ampliação de uma das incisões. Ao final da retirada do órgão, como na técnica convencional, utiliza-se dreno tubular na loja esplênica, que será removido no primeiro ou no segundo dia de pós-operatório.

DISCUSSÃO

Os resultados obtidos com associação de técnicas hemodinâmicas de embolização pré-operatória da artéria esplênica à esplenectomia videolaparoscópica são muito animadores. Pacientes submetidos a essa combinação têm dispensado a utilização de transfusão de sangue ou derivados, conforme demonstrado nos trabalhos realizados pelos autores deste capítulo no Departamento de Cirurgia da Faculdade de Medicina da PUCRS – Hospital São Lucas e aqui preliminarmente apresentados. Dos trinta e sete pacientes submetidos à esplenectomia por púrpura trombocitopênica idiopática, 10 tiveram a artéria esplênica embolizada na véspera. Quatro deles foram esplenectomizados por via convencional (laparotômica), e 6 foram submetidos à ressecção videolaparoscópica. Nenhum deles necessitou receber transfusão de hemácias ou plaquetas no trans e pós-operatório, contra 19 pacientes dos 27 submetidos à cirurgia sem embolização pré-operatória que necessitaram de transfusão de hemácias (8 ou 47%) ou plaquetas (11 ou 65%). Não houve nenhuma complicação nos dez pacientes submetidos ao procedimento embolizatório atribuída ao método.

CONCLUSÃO

A esplenectomia videolaparoscópica, realizada desde 1991, deve ser indicada para pacientes portadores de patologias que não tenham aumento exagerado do baço. A combinação de procedimentos endovasculares como a embolização da artéria esplênica torna-se importante tática a ser adotada, pois, quando bem sucedida, dispensa a necessidade de sangue ou derivados (14). A constante evolução do instrumental e do equipamento, como suturas mecânicas e bisturi ultra-sônico, vem facilitando a dissecção isquêmica do baço e deve ser utilizada sempre que possível. A retirada da peça operatória pode ser feita por morcelagem ou auxílio manual pela ampliação de uma das incisões sempre com um exagerado cuidado para evitar a esplenose. Baços acessórios devem ser cuidadosamente perseguidos e removidos quando encontrados. Acredita-se que a técnica embolizatória possa ser utilizada em outras doenças hematológicas com o objetivo de minimizar custos e complicações hemorrágicas decorrentes da esplenectomia.

REFERÊNCIAS

1. Delaitre B, Maignier B. Splenectomy by the laparoscopy approach: report a case. Press Medicale 1991; 20: 2263.
2. Wu JM, Lai IR, Yuan RH, Yu SC. Laparoscopic splenectomy for idiopathic thrombocytopenic purpura. The American Journal of Surgery 2004; 187, 720-3.
3. Poulin EC, Mamazza J, Schalachta CM. Splenic artery embolization before laparoscopic splenectomy. Surg Endosc 1998; 12:870-5.
4. Winslow ER, Brunt M. Perioperative outcomes of laparoscopic versus open splenectomy: a meta-analysis with an enphasis on complications. Surgery 2003; 134(4): 647-55.
5. Poulin EC, Thibault C, Mamazza J. Laparoscopy splenectomy. Surg Endosc 1998 Jun; 12 (6):8704.
6. Poulin E, Thibault C, Mamazza J, Girotti M, Côté G, Renaud A. Laparoscopic splenectomy: clinical experience and the role of preoperative splenic artery embolization. Surgical Laparoscopy & Endoscopy 1993; 3(6): 445-50.
7. Goldstein HM, Wallace S, Anderson JH, Bree RL, Gianturco C. Transcatheter occlusion of abdominal tumors. Radiology 1976; 120: 539-45.
8. Witte Cl, Ovitt TW, Van Dyck DB, Witte MH, O'Mara RE, Woolfenden Jm. Ischemic therapy in thrombocytopenia from hyperesplenism. Arch Surg 1976; 111: 1115-21.
9. Castaneda Zuniga WR, Hammerschmidt DE, Sanchez R, Amplataz K. Non surgical esplenectomy. AJR Am J Roentegnol 1977; 129: 805-11.
10. Sangro B, Bilbao JI, Herreo I, Corella C, Longo J, Beloqui O, et al. Partial splenic embolization for the treatment of hyperesplenism in cirrhosis. Hepatology 1993; 18: 309-14.
11. Miyazaki M, Itoh H, Kaiho T, Ohtawa S, Ambiru S, Hayahi S, et al. Partial splenic embolization for the treatment of chronic idiopathic thrombocytopenic purpura. Am J Roentegnol 1994; 163 (1): 123-6.
12. Green AK, Hodin RA. Laparoscopic splenectomy for massive splenomegaly using a Lahey bag. Am J Surg 2001; 181: 543-6.
13. Rosen M, Brody F, Walsh RM, Ponsky J. Hand assisted laparoscopic splenectomy vs. conventional splenectomy in cases of splenomegaly. Arch Surgery 2002; 137: 1348-52.
14. Hiatt JR, Gomes A, Machleder HI. Massive splenomegaly. Arch Surg 1990; 125 :1363-7.

BIBLIOGRAFIA

Madisson F. Embolic therapy of hyperesplenism. Invest Radiol 1973; 8: 280-95.

Spigos CL, Boxt LM, Bettman MA. Partial splenic embolization in treatment of hyperesplenism. AJR Am J Roentegnol 1979; 132: 777-82.

PARTE **3**

VIDEOCIRURGIA GERAL

Videolaparoscopia diagnóstica

CAPÍTULO 17

GUILHERME AREND PESCE
MAURO DE SOUZA SIEBERT JÚNIOR
MIGUEL P. NÁCUL
RENATO SOUZA DA SILVA

INTRODUÇÃO

A videocirurgia vem contribuindo de forma crescente para o diagnóstico e tratamento de várias afecções cirúrgicas, introduzindo profundas mudanças na cirurgia contemporânea, desenvolvida ao longo do século XX. A introdução da videocâmera na primeira metade da década de 1980 propiciou o início da era videolaparoscópica, que tem como marco fundamental a colecistectomia de Philip Mouret em Lyon, França, em 1997. A videolaparoscopia nasceu como método de conotação eminentemente terapêutica, ao contrário da laparoscopia que era basicamente diagnóstica. Desde então, ampliou-se o seu campo de atuação não só limitado à cavidade abdominal, mas também a outras partes do corpo humano em várias especialidades cirúrgicas. O sucesso da videolaparoscopia no campo da cirurgia despertou interesse para sua aplicação em desordens abdominais duvidosas.

A laparoscopia foi utilizada originalmente para avaliação das doenças abdominais e evoluiu para um método terapêutico quase em simultaneidade com o acréscimo da videoendoscopia. A videolaparoscopia diagnóstica pode ser utilizada eletivamente ou em caráter de urgência.

A laparoscopia diagnóstica pode proporcionar informações importantes na emergência. Propicia um modo minimamente traumático para confirmar ou excluir um diagnóstico. A avaliação clínica deve ser usada para excluir problemas, que são mais bem resolvidos pela laparotomia. A laparotomia desnecessária é dolorosa, aumenta o tempo de internação e o custo hospitalar e é associada à morbidade de 5-22% (1).

Os procedimentos laparoscópicos terapêuticos ou cirúrgicos abertos definitivos podem ser executados durante o mesmo ato anestésico. As indicações estão emergindo continuamente, e é importante individualizar o manejo do paciente nesta área.

Com o crescimento e o aperfeiçoamento dos métodos de imagem não-invasivos como ecografia, tomografia computadorizada, ressonância magnética, desenvolvidas em grande parte dos grandes centros no mundo, tem-se reduzido a utilização da laparoscopia. Apesar de ter perdido espaço em algumas indicações, outras foram crescendo em relevância e manejo, como abdome agudo, trauma abdominal e câncer.

Quando clinicamente indicada, mesmo com os exames de imagem negativos, a laparoscopia pode apresentar diagnóstico mais acurado e definitivo (2-3). A laparoscopia diagnóstica define o problema em 81-96% dos casos. O mais importante é que a informação obtida altera o plano em operatório e limita o manejo em pelo menos dois terços dos casos.

Conceito

Exploração visual direta dos órgãos abdominais, mediante um sistema ótico que atravessa a parede abdominal anterior. É método complementar de diagnóstico.

Indicações

- Doenças peritoneais
- Doenças hepáticas difusas
- Doenças hepáticas focais
- Diagnóstico de colestases
- Diagnóstico de outras afecções de órgãos abdominais
- Tumores abdominais
- Avaliação pré-operatória/pré-laparotômica de neoplasias
- Afecções ginecológicas

- Febre de origem obscura
- Extração de corpo estranho
- Síndrome aderencial
- Laparoscopia pediátrica
- Abdome agudo traumático e não-traumático
- Revisão da cavidade durante cirurgia laparoscópica
- Investigação de dor abdominal crônica inespecífica

Contra-indicações

As contra-indicações à laparoscopia diagnóstica são impossibilidade de anestesia geral, presença de instabilidade hemodinâmica e paciente no terceiro trimestre de gestação.

As contra-indicações relativas para a laparoscopia incluem paciente não-cooperativo, defeitos de coagulação não-corrigidos, insuficiência cardíaca congestiva severa, insuficiência respiratória, grande distensão de alças de intestino e suspeita de peritonite difusa. Na presença de ascite tensa, é necessário realizar paracentese de alívio preliminarmente à laparoscopia. Em caso de laparotomia prévia, é necessário alterar o local usual dos trocartes ou pode representar uma contra-indicação do procedimento.

VIDEOLAPAROSCOPIA DIAGNÓSTICA ELETIVA

No que concerne à laparoscopia diagnóstica feita de forma eletiva, as principais indicações permanecem sendo doença hepática e/ou biliar; avaliação de tumores abdominais e avaliação-biópsia para anatomopatologia.

Patologia hepática e biliar

As principais indicações de videolaparoscopia nesse caso referem-se à avaliação de hepatomegalia; identificação e graduação de cirrose; verificação e aspiração e/ou excisão de cistos hepáticos; avaliação de massas no fígado e identificação causal em portadores de ascite.

Massas tumorais no abdome

Apesar dos incríveis avanços tecnológicos na área da propedêutica de imagens, em especial na ultra-sonografia, tomografia computadorizada e ressonância magnética, não é infreqüente que a videolaparoscopia sirva como um método diagnóstico de definição para verificar a natureza e a origem de massas intraperitoneais. Na cavidade peritoneal propriamente dita, a laparoscopia diagnóstica pode evidenciar massas como cistos, pseudocistos, abscessos e tumorações sólidas no tubo digestivo, assim como no mesentério. No que se refere ao retroperitônio, lesões pancreáticas, renais e ganglionares podem ser visualizadas e biopsiadas. Por fim, na pelve, a avaliação especialmente de útero e anexos é uma indicação freqüente da videolaparoscopia diagnóstica eletiva.

Biópsias diagnósticas

A obtenção de amostras de tecidos para exame anatomopatológico pode ser uma ótima indicação da videolaparoscopia diagnóstica. Originalmente, as biópsias hepáticas eram as mais freqüentes das indicações. Contudo, com a experiência adquirida pelos cirurgiões, atualmente, é possível a excisão tecidual de órgãos, tumorações e/ou adenopatias. A técnica é de resolução incontestável com baixo índice de morbidade.

Dor abdominal crônica

Freqüentemente, finalizam uma avaliação diagnóstica longa os pacientes portadores de dor abdominal de longa data. Sem dúvida, a dor pélvica crônica nas mulheres e a dor intermitente e prolongada dos pacientes com cirurgia abdominal prévia prevalecem nessa forma de indicação de videolaparoscopia diagnóstica eletiva. Na área ginecológica, a avaliação e o estadiamento da endometriose preponderam nesse quesito, enquanto a verificação de aderências intra-abdominais é indicação comum de peritonioscopia propedêutica.

VIDEOLAPAROSCOPIA DIAGNÓSTICA DE URGÊNCIA

A avaliação do abdome agudo e do trauma abdominal são as principais motivações do estudo da videolaparoscopia diagnóstica de urgência. Pela importância desses assuntos, ambos foram contemplados com capítulos especiais nesta obra. Entretanto, neste capítulo, faz-se necessária uma pequena abordagem sobre tópicos destes, especialmente no que se refere à dor abdominal aguda.

Dor abdominal aguda

A laparoscopia deve ser usada dentro de modo bem argumentado no algoritmo para avaliação da dor abdominal e não deve evitar outros planos de tratamento aceitos como exame físico seriado e observação. O paciente que apresenta dor abdominal contínua provoca muita aflição diagnóstica.

O abdome agudo a excluir traz ao cirurgião o desconforto de realizar uma exploração maior em vista da incerteza diagnóstica.

Talvez seu maior valor seja em casos de dor pélvica aguda, em mulheres em idade reprodutiva, em que se tem doenças pélvicas inflamatórias não-cirúrgicas, cistos ovarianos hemorrágicos rotos, torção de ovário, gravidez ectópica com possibilidade de tratamento laparoscópico.

Encontram-se diversas outras indicações para avaliação de abdome agudo em suspeita de apendicite aguda, úlcera perfurada, obstrução intestinal por bridas, hérnia encarcerada, isquemia mesentérica e diverticulite aguda. Em boa parte desses casos, pode-se realizar também o tratamento laparoscópico, com melhora dos resultados, menor tempo de permanência e de complicações, se comparado à cirurgia aberta.

A dor abdominal crônica passa por uma investigação de imagem que inclui ecografia, radiografia, tomografia, endoscopia, entre outros (4). Mesmo assim, em muitos casos não são encontrados sítios que determinem a causa da dor específica, com queixa clínica localizada. Muitas vezes, encontram-se, na laparoscopia realizada de forma mais urgente, aderências em cirurgias prévias e endometriose, em que se tem a possibilidade diagnóstica e terapêutica desses casos.

AVALIAÇÃO DAS NEOPLASIAS

Um tópico especial a ser colocado neste capítulo é o da investigação na área da oncologia.

Talvez a laparoscopia tenha obtido seu maior crescimento nesta área pela queda de muitos mitos que cercavam o uso desse método no câncer. Por muito tempo, relacionou-se o uso de pneumoperitônio, a disseminação de metástases e a implantação nos portais de punção. Em um dos estudos de Lacy (Lancet, 2002), observou-se, em 22 meses pós-procedimento, a ausência de metástases em sítios de punção em tumores de cólon operados. Observam-se diversas indicações para estadiamento com laparoscopia, como as que seguem.

- Câncer de esôfago: aumenta a acurácia em 10-20% para avaliação de câncer localmente avançado.
- Câncer gástrico: estadiamento local, avaliando critérios de ressecabilidade. O uso da laparoscopia torna a laparotomia desnecessária em 5-64% dos casos. A sensibilidade da laparoscopia, do ultra-som e da tomografia computadorizada na detecção de doença metastática é de 96, 37 e 52%, respectivamente (5).
- Câncer pancreático: em estudo com TC negativa, a laparoscopia detectou doença metastática em 29% dos pacientes, evitando laparotomia desnecessária nesses pacientes (6).
- Câncer de fígado: determinar em conjunto com ultra-sonografia laparoscópica a extensão da lesão intra-hepática e hilar para avaliação de ressecabilidade. Na avaliação de metástases, os exames de imagem são de melhor valia, se não for associada ecografia laparoscópica.
- Câncer de cólon: somente em associação à ecografia laparoscópica para avaliação de metástases regionais.

TÉCNICA CIRÚRGICA DA VIDEOLAPAROSCOPIA DIAGNÓSTICA

Rotinas de preparação do campo operatório: paciente feminino ou masculino com suspeita de patologia pélvica onde haja necessidade de exame do reto ou cólon é colocado em posição de litotomia feminina com manipulador uterino.

A laparoscopia diagnóstica pode ser realizada com anestesia local ou geral, sendo a primeira preferida em alguns centros por ser de menor custo, rápida, segura e com baixos riscos. No caso da anestesia local, associa-se sedação e mantém-se uma pressão intra-abdominal entre 6-8 mmHg e com pouco tempo para execução do procedimento para que seja tolerada pelo paciente, em torno de 12-15 minutos. Quando há uma previsão de extensão desse tempo, ou necessidade de aumento do pneumoperitônio, opta-se por anestesia geral com o uso de relaxantes musculares e entubação orotraqueal.

Colocação de trocarte inicial por acesso fechado ou aberto pós-insuflação da cavidade peritoneal. Na maioria dos casos, tem-se realizado laparoscopia diagnóstica com 2 punções. A primeira em região umbilical para colocação da ótica, que pode ser de 10, 5 ou 3 mm, com 0 ou 30 graus. A segunda punção, colocada conforme a suspeita de patologia em questão, se pélvica no ponto de McBurney, epigástrica para patologias em andar superior, mas sempre se observando o caso a ser diagnosticado. Essa segunda punção terá a função de mobilização de estruturas, palpação de órgãos, realização de biópsias, coagulação de sítios de sangramento, punção de cistos ou abscesso e liberação de aderências.

Revisão sistemática da cavidade peritoneal, iniciando pelo quadrante superior direito (paciente colocado em posição de cabeceira elevada e decúbito lateral esquerdo), observando-se peritônio parietal, diafragma, lobo direito e segmento medial do lobo esquerdo do fígado, vesícula biliar, grande epíploon e ângulo hepático e porção direita do cólon transverso. Revisão do quadrante superior esquerdo (paciente colocado em posição de cabeceira elevada e decúbito lateral direito), observando-se peritônio parietal, diafragma, segmento lateral do lobo esquerdo do fígado, baço, hiato esofágico, estômago, grande epíploon e ângulo esplênico e porção esquerda do cólon transverso. Revisão do quadrante inferior direito (paciente colocado em posição de Trendelemburg e decúbito lateral esquerdo), observando-se peritônio parietal, ceco, apêndice cecal, cólon ascendente e intestino delgado. Revisão do quadrante inferior esquerdo (paciente colocado em posição de Trendelemburg e decúbito lateral direito), observando-se peritônio parietal, cólon descendente, cólon sigmóide e intestino delgado. Revisão da pelve (paciente colocado em posição de Trendelemburg), observando-se peritônio parietal pélvico, possíveis orifícios herniários inguinais e crurais, reto e junção reto-sigmóide, bexiga e útero e anexos. Revisão completa do intestino delgado com passagem de alças quando houver suspeita de patologia de intestino delgado (paciente colocado em posição de Trendelemburg e decúbito lateral esquerdo, dois trocartes acessórios em flancos direito e esquerdo quando necessários). Revisão de órgãos retroperitoneais quando indicado.

Aspiração de líquidos para exames bioquímicos, microbiológicos ou citopatológicos quando indicados. Biópsia de lesões ou órgãos quando indicada.

CONCLUSÃO

A laparoscopia diagnóstica pode proporcionar informações importantes tanto no que se refere à avaliação eletiva quanto na emergência. Proporciona um modo minimamente traumático para confirmar ou excluir um diagnóstico. A videolaparoscopia não substitui uma adequada anamnese e um correto exame físico, nem deve ser usada em vez dos métodos diagnósticos já consagrados, contudo, quando indicada com objetivos diagnósticos e/ou terapêuticos bem determinados, costuma dar bons resultados, com baixas taxas de morbidade.

A laparoscopia diagnóstica é especialmente bem indicada e importante na avaliação de doenças hepatobiliares, no estadiamento de neoplasias abdominais, no diagnóstico de afecções ginecológicas e como recurso para definição da assertiva de síndrome aderencial intraperitoneal.

Por outro lado, na cirurgia de urgência, a laparoscopia caminha para ocupar o seu espaço na propedêutica e terapêutica minimamente invasiva no trauma, especialmente no que se refere aos traumatismos da transição toracoabdominal.

REFERÊNCIAS

1. Memon MA, Fitzgibbons RJ. The role of minimal access surgery in the acute abdomen. Surg Clin North Am 1997;77:1333-53.
2. Mansi D, Savarino V, Picciotto A, Testa R, Canepa A, Dodero M, et al. Comparison between laparoscopy, ultrasonography and computed tomography in widespread and localized liver disease. Gastrointest Endosc 1982;28:83-5.
3. Gandolfi L, Rossi A, Leo P, Solmi L, Muratori R. Indications for laparoscopy before and after the introduction of ultrasonography. Gastrointest Endosc 1985;31:1-3.
4. Easter DW, Cuschieri A, et al. The utility of diagnostic laparoscopy for abdominal disorders. Arch Surg 1992;127:379-83.
5. Stell DA, Carter CR, Stewart I, Anderson J. Prospective comparison of laparoscopy, ultrasonography and computed tomography in the staging of gastric cancer. Br J Surg 1996;83:126-62.
6. Reddy KR, Levi J, Livingstone A, Jeffers L, Molina E, Kligerman S, et al. Experience with staging laparoscopy in pancreatic cancer. Gastrointest Endosc 1999; 49:498-503.

Videocirurgia da tireóide

GLAUCO DA COSTA ALVAREZ

18

INTRODUÇÃO

A abordagem cirúrgica da tireóide é complexa, necessitando de cirurgião experimentado, com conhecimento profundo da anatomia e fisiologia da região. Albacusis, no ano 1000, realizou a primeira intervenção sobre a glândula tireóide, em Córdoba, Espanha. Foi com Theodor Kocher, no final do século XIX (1883), que ocorreu a sistematização da técnica cirúrgica, proporcionando diminuição de mortalidade do método. Halstead (1888) refinou o procedimento, seguido por Mayo (1890) e Lahey (1918) (1).

Somente um século depois, a cirurgia endoscópica ganhou muita popularidade e afirmou-se como procedimento de escolha para cirurgias abdominais, torácicas e articulares. No entanto, a região cervical só recebeu atenção nos últimos anos, mais especificamente em 1996, quando uma idéia originalmente formulada e apresentada por Michel Gagner para a abordagem endoscópica da glândula paratireóide trouxe um novo desafio para a abordagem cirúrgica endoscópica cervical em geral (2).

Huscher e colaboradores (1997) foram os primeiros a descrever uma tireoidectomia endoscópica (TE) para ressecar um adenoma de 4 mm. Existem muitos relatos na literatura da paratireoidectomia endoscópica, entre eles: Chomey e colaboradores (1999), Gauger e colaboradores (1999), Cougard e colaboradores (1998), Naitoh e colaboradores (1998), Norman (1998) e Yeung e Jacob (1997). Todavia, a TE é praticada com menor freqüência, talvez por ser uma cirurgia mais complexa, com variantes anatômicas de estruturas nobres e maiores riscos de lesões dessas estruturas (3, 4).

Atualmente, a TE apresenta basicamente três abordagens: cervical supraclavicular, torácica anterior e torácica axilar. Nos anos recentes, a cirurgia endoscópica do pescoço surgiu como uma alternativa técnica à cirurgia aberta. A TE vem evoluindo tecnicamente desde que Huscher descreveu seu procedimento em 1997. Isso envolveu o uso de CO_2, ou simplesmente tração ou afastamento sem gás (5, 6) até o uso de técnicas torácicas anterior ou axilar (7). Inicialmente, foram utilizados instrumentais de tamanho convencional, e, posteriormente, fez-se uso de materiais de 2 e 3 mm. Nos primeiros relatos, usaram-se clipes e eletrocirurgia e depois a energia ultra-sônica.

Esse tipo de energia começou a ser utilizada por Amaral (1993), em virtude de a cirurgia laparoscópica trazer um desafio quanto ao risco de sangramento. A energia ultra-sônica, com a possibilidade de cortar e fazer hemostasia ao mesmo tempo, utilizando tanto tesoura coaguladora ultra-sônica como bisturi ultra-sônico (BU), tornou-se alternativa eficaz para o método. O risco potencial da eletrocirurgia monopolar, as limitações da técnica bipolar e a necessidade de diminuir a troca de instrumentos favoreceram o uso da tecnologia ultra-sônica, que se tornou cada vez mais popular. O BU inicialmente foi utilizado em colecistectomias (8, 9) e, a seguir, foi utilizado para seccionar os vasos gástricos curtos na fundoplicatura de Nissen, demonstrando significante diminuição do sangramento e tempo cirúrgico, obtendo muito sucesso.

A partir de então, a energia ultra-sônica expandiu sua utilização e tem sido vantajosa na cirurgia do pâncreas, fígado, adrenal, cólon, cardíaca, torácica, tanto convencional como endoscópica. Também, recentemente, a cirurgia cervical, principalmente na cirurgia da tireóide, está ganhando mais adeptos, com uma segurança maior (6). A cirurgia endoscópica cervical tende a ganhar importância principalmente por motivos estéticos, pois utiliza punções, e pela majoração de imagens de estruturas anatômicas que proporciona.

Alvarez e colaboradores (2000), no 7º Congresso Mundial de Cirurgia Endoscópica, apresentaram, pela primeira vez, variante técnica, indo diretamente até a loja tireoidiana, através do portal principal de 1 cm na fúrcula esternal, utilizando afastadores Farabeuf. Além disso, criava-se o espaço na loja tireoidiana com insuflação de soro fisiológico em balonete de sonda de Foley. Outros dois portais de 5 mm foram utilizados do mesmo lado da lesão na borda medial do músculo esternocleidomastóideo, a 1 e 2 cm cranialmente ao portal principal. Utilizou-se somente o BU na ressecção, não havendo necessidade do uso de drenos. O resultado demonstrou excelente efeito estético final.

CONDUTA CIRÚRGICA E AVALIAÇÃO PRÉ-OPERATÓRIA

A TE é um procedimento seguro e factível, mas devem ser observados alguns critérios de seleção dos pacientes. O procedimento é indicado em lesões tireoidianas com tamanho inferior a 8 cm. Podem ser ressecadas lesões benignas, bem como carcinomas papilíferos de baixo grau sem invasão local. As indicações e contra-indicações são mostradas na Tabela 18.1.

O método endoscópico permite a realização de tireoidectomias parciais ou totais, bem como abordagem das glândulas paratireóides.

Na avaliação pré-operatória, são incluídas, além do exame clínico, avaliação bioquímica, ecografia cervical e PAAF (punção aspirativa com agulha fina) em todos os casos.

TÉCNICA CIRÚRGICA

Alvarez e colaboradores (2000), no 7º Congresso Mundial de Cirurgia Endoscópica, demonstraram técnica de TE com acesso direto à loja tireoidiana (10).

De acordo com a técnica descrita, posiciona-se o paciente em decúbito dorsal horizontal, com leve hiperextensão do pescoço. Uma incisão de 10 mm é feita na altura da fúrcula esternal, realizando abertura de 2 cm da musculatura pré-tireóidea, na linha média, sob visão direta, até chegar à loja tireoidiana. Introduz-se a sonda de Foley profundamente à fáscia cervical média e anteriormente à tireóide, com insuflação do balonete com 30 mL de soro fisiológico, para criar um espaço real. É realizada confecção de sutura em bolsa ao redor do portal principal com introdução de trocarte de 5 mm, utilizando óticas de 3 e 5 mm, de 0 e 30 graus. Produzem-se insuflação da cavidade com pressão de CO_2 de 6 mmHg e introdução de trocarte de 5 mm, a 1 cm da inserção clavicular do esternocleidomastóideo, borda medial, e de trocarte de 5 mm a 2 cm cranial ao primeiro, no mesmo lado da lesão (Figura 18.1). Inicia-se com dissecção romba para isolamento do lobo da tireóide, realização de ligadura e secção da veia tireóidea média, identificação das glândulas paratireóides, do nervo laríngeo recorrente (Figura 18.2) e do ramo externo do nervo laríngeo superior.

Todos os ramos vasculares para o lobo da tireóide são cauterizados e seccionados com BU, preservando irrigação para as glândulas paratireóides. De preferência, a dissecção parte do pedículo inferior para o pedículo superior com secção do istmo. O espécime é retirado pelo portal supra-esternal em peça única. Não é necessário o uso de drenos. Realizam-se o fechamento da musculatura da linha média com um ponto de monocryl 3-0 e a sutura da pele dos portais com sutura intradérmica de monocryl 5-0. Todas as peças cirúrgicas são submetidas a exame anatomopa-

Tabela 18.1

Indicações e contra-indicações para tireoidectomia endoscópica

Indicações	Contra-indicações	
	Absolutas	Relativas
– Lesões tireoidianas < 8 cm	– Bócio volumoso	– Cirurgia cervical prévia – Irradiação cervical
– Lesão benigna ou folicular de baixo grau	– Câncer localmente invasivo	– Hipertireoidismo (doença de Graves ou adenoma tóxico) – Tireoidites
– Carcinoma papilífero de baixo grau	– Metástase em linfonodo cervical	– Obesidade mórbida – Pescoço curto

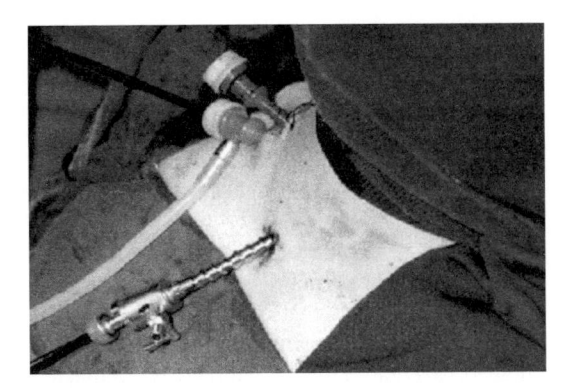

FIGURA 18.1 Posição dos trocartes.

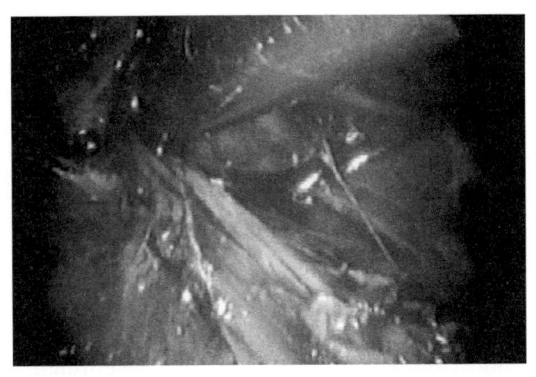

FIGURA 18.2 Visão endoscópica do nervo laríngeo recorrente.

tológico. No pós-operatório, são usados analgésicos não-opióides e antiinflamatório ibuprofeno.

Em 24 cirurgias, todos os ramos vasculares para o lobo da tireóide foram cauterizados e seccionados com BU (Figura 18.3) (*Ultracision Ethicon Endosurgery*, Cincinatti-OH, USA), e em 25 cirurgias eles foram clipados com clipes de 5 mm (*Ethicon Endosurgery*) e seccionados com tesoura, preservando irrigação para as glândulas paratireóides; em pequenos vasos, foi utilizada eletroenergia bipolar. De preferência, a dissecção partiu do pedículo inferior para o pedículo superior com secção do istmo. Em todas as cirurgias, foram realizadas lobectomias. O espécime foi retirado pelo portal supra-esternal em peça única. Em nenhuma cirurgia foi necessário o uso de dreno. Realizaram-se o fechamento da musculatura da linha média com um ponto de monocryl 3-0 (*Ethicon*) e a sutura da pele dos portais com sutura intradérmica de monocryl 5-0. Todas as peças cirúrgicas foram submetidas a exame anatomopatológico. No pós-operatório, foram usados analgésicos não-opióides e antiinflamatório ibuprofeno.

RESULTADOS

Análise feita da casuística dos dados referentes a 126 pacientes, submetidos a TE por técnica supraclavicular cervical medial, no período de setembro de 1998 até outubro de 2003. A idade dos pacientes variou de 13-80 anos (média 35,3), com 117 (92,8%) do sexo feminino e 9 (7,1%) do sexo masculino. Todos os pacientes foram submetidos a ecografia cervical para avaliação do tamanho dos nódulos, que variou de 0,8-7 cm (média 4,22), e PAAF de tireóide, com diagnóstico citopatológico de bócio colóide em 76 pacientes (60%), lesão folicular em 41 (32,5%) e carcinoma papilífero em 9 (7,5%). Dos 126 pacientes operados, 124 (98,4%) completaram o procedimento endoscopicamente. Foram necessárias duas conversões (1,6%) – uma em paciente brevilíneo com nódulo de 7 cm e outra em virtude de sangramento. Foram realizadas hemitireoidectomia direita em 50 pacientes (39,7%), hemitireoidectomia esquerda em 50 (39,7%), tireoidectomia parcial bilateral em 15 (11,9%), istmectomia em 3 (2,4%) e tireoidectomia total em 11 (8,7%). O tempo cirúrgico variou de 60-300 minutos (média 120 minutos). Ocorreram complicações pós-operatórias em 7 pacientes (5,5%): 2 apresentaram infecção no portal supra-esternal, 3 apresentaram seroma (drenado pela incisão), e 2, hipoparatireoidismo transitório. Não

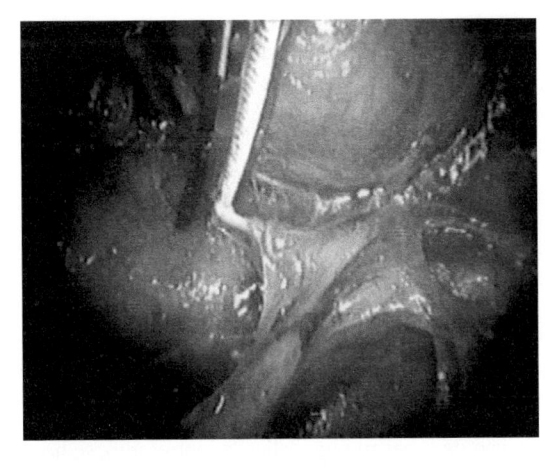

FIGURA 18.3 Secção de ramo de artéria tireóidea inferior com pinça de bisturi ultra-sônico.

ocorreram óbitos na série. Os pacientes receberam alta hospitalar após 16-48 horas da cirurgia (média 20 horas). Na avaliação macroscópica, as peças cirúrgicas apresentaram tamanho de 2-8 cm (média 4,85 cm) e peso de 3-43 g (média 15,1 gramas). A histopatologia demonstrou bócio colóide em 72 casos (57,1%), adenoma folicular em 32 (25,4%), tireoidite linfocitária em 3 (2,4%) e carcinoma papilífero em 19 (15%). Desses, 5 pacientes foram submetidos a reintervenção para totalização da tireoidectomia, 2 por via convencional e 3 por via endoscópica. Em conclusão, o procedimento endoscópico demonstrou ser pouco invasivo, permitindo adequada identificação das estruturas anatômicas, mínima dor pós-operatória e excelente efeito estético.

DISCUSSÃO

A cirurgia convencional da tireóide apresenta tão bons resultados que a maior parte dos cirurgiões da tireóide reluta em utilizar a técnica endoscópica. Entretanto, a grande desvantagem da cirurgia aberta é do ponto de vista estético, a qual deixa uma cicatriz dificilmente inferior a 4 cm de extensão, mas que, na maioria das vezes, é de 6-8 cm.

Quanto menor a incisão, maior a dificuldade de identificação de estruturas anatômicas. Acrescente-se a isso o fato de que o maior número de pacientes submetidos à cirurgia são mulheres, em que o aspecto estético é muito valorizado.

Deve-se assinalar que estudos experimentais em cães e porcos (11, 12), realizados previamente às cirurgias em humanos, também efetuadas por Alvarez e colaboradores, são de grande importância para utilizar a TE com segurança.

A TE, pela técnica supraclavicular, apresenta uma série de opções técnicas, procurando estabelecer quais as melhores abordagens, tanto do ponto de vista técnico como estético. Apresenta ainda pequenas incisões cervicais, quase imperceptíveis. Apesar disso, tais técnicas parecem ser menos invasivas em relação ao trauma de tecidos do que as técnicas torácicas que utilizam, com grandes descolamentos, secção de musculatura pré-tireoidiana, apesar de não apresentarem incisões cervicais (5, 7, 13).

A utilização do CO_2 tem sido criticada pela possibilidade de importante difusão com absorção, hipercarbia e extenso enfisema subcutâneo (14, 15). Outros pesquisadores não têm tido os mesmos resultados (16, 17).

Estudo experimental em porcos demonstrou que, mesmo com pressões de até 15 mmHg, não há aumento significativo da pressão intracraniana (18).

Utilizando técnicas com menor descolamento de tecido subcutâneo e pressões de CO_2 baixas, esses problemas são perfeitamente evitáveis, sem complicações relacionadas ao CO_2. Os pacientes apresentam pequeno enfisema subcutâneo supraclavicular, que é reabsorvido em poucas horas, pois, com a técnica, aborda-se diretamente a loja da tireóide, havendo mínima difusão de gás para o tecido celular subcutâneo. No entanto, alguns autores descreveram técnicas que não utilizam gás, e sim tração com o uso de afastadores (6, 16, 17, 19, 20). Alguns utilizam até mais incisões para colocar os afastadores (6).

O tamanho dos nódulos a serem ressecados tem importância na cirurgia endoscópica, sob pena de aumentar o índice de conversão, conforme colocado em referências iniciais da literatura, que relatavam impossibilidade de se operar nódulos maiores de 2 cm, mas também alguns outros autores ressecaram espécimes de 3-8 cm pela técnica supraclavicular (14, 15, 20, 21, 22). As técnicas torácicas, por utilizarem incisões maiores, podem retirar lesões também maiores.

É possível ressecar peças cirúrgicas de até 8 cm de maior diâmetro. A retirada da peça, apesar de difícil, é exeqüível, em virtude de o parênquima tireoidiano ser maleável, e, se necessário, pode-se prolongar a incisão principal de 2 para 3 mm, sem maior prejuízo estético. As conversões estão relacionadas à indicação cirúrgica em nódulos grandes, à dificuldade técnica de reconhecer a anatomia, às aderências devidas a processo inflamatório prévio da glândula e à malignidade na congelação (23, 24, 25, 26). Segundo esses autores, a possibilidade de conversão é remota.

As intercorrências transoperatórias devem ser prevenidas, principalmente a perda de gás pelos orifícios de trocartes e o sangramento da tireóide ou de vasos adjacentes.

Para evitar perda de gás, deve ser realizada cerclagem com sutura em bolsa de todos os portais. Para prevenir o sangramento, deve ser, inicialmente, criada uma boa cavidade, utilizando-se o balão da sonda insuflado com soro fisiológico, pois, ocorrendo ruptura de alguma veia, evita-se a embolia aérea.

Devem ser evitadas extensas dissecções de tecido celular subcutâneo ou subplatismal. Alguns cirurgiões utilizam dissecção sob visão direta. A dissecção deve ser romba, delicada; entretanto, se houver sangramento, é importante aspirar e irrigar ou até mesmo comprimir as estruturas. O uso de pequena gaze é defendido por alguns, pois a cavidade, por ser pequena, pode colapsar com a aspiração (25).

Embora existam descrições da necessidade de utilização de drenos na TE (7, 22, 26); a realização de boa hemostasia transoperatória evita o uso dos mesmos, os quais não foram utilizados em uma grande série sem complicações relacionadas a esse fato (21).

Foi referida lesão da veia jugular externa durante a introdução de trocarte (15) e paratireoidectomia incidental (14).

O tempo cirúrgico inicialmente é alto, mas, com o conhecimento profundo da anatomia do pescoço, adquirido com a cirurgia convencional, a sistematização técnica e a curva de aprendizado fazem com que o tempo cirúrgico diminua. Em estudo comparativo entre o uso de BU e clipes metálicos na realização de TE, foi demonstrado que há diminuição significativa no tempo cirúrgico em 34,9 minutos (19,3%) com a utilização do BU (21).

As complicações pós-operatórias são pouco freqüentes, apesar de não existirem grandes casuísticas até o momento. São referidas como complicações: lesão vascular, paralisia transitória do nervo laríngeo recorrente (15), paratireoidectomia incidental (23), enfisema subcutâneo facial com rápida reabsorção, infecção da ferida operatória e seroma no portal principal (21).

Deve ser evitado o uso de energia ultra-sônica próximo ao nervo laríngeo recorrente ou a glândulas paratireóides devido à possibilidade de lesões térmicas por proximidade. O número de complicações deve permanecer baixo (16, 19, 22, 26), porque, com iluminação adequada e magnificação das imagens, diminui-se consideravelmente a possibilidade de trauma, tanto de nervos como de glândulas paratireóides (22, 26).

Não há relatos de mortalidade até o momento na literatura.

O tempo de internação pós-operatório varia de 1-5 dias, com a maioria dos pacientes recebendo alta no 1º ou 2º dia pós-operatório (15, 19, 21, 22, 26).

A utilização da TE em patologias benignas da tireóide é entusiasmante até o momento. Também é verdadeiro que a maioria dos autores deparou-se com o diagnóstico de carcinoma diferenciado da tireóide no trans ou pós-operatório em seus pacientes (6, 15, 19, 20, 22). Os pacientes, nessa situação, são submetidos à conversão para tireoidectomia total, por meio da reintervenção pós-operatória ou acompanhados com o tratamento inicial. Até o momento, não há descrição de recidiva da neoplasia. Em cinco pacientes com diagnóstico anatomopatológico de carcinoma, foi realizada tireoidectomia total, dois por via convencional e três por via endoscópica, os quais não apresentam evidência de recidiva após 24 até 50 meses de seguimento (21).

Diante desses resultados, alguns autores estão realizando TE em pacientes com carcinoma papilífero de baixo grau. Em recente estudo prospectivo, foram randomizados dois grupos de pacientes com carcinoma papilífero de tireóide e avaliados em relação ao grau de totalização da tireoidectomia, comparando a técnica minimamente invasiva à cirurgia convencional, sem diferenças entre as duas vias de abordagem (27).

O resultado estético pós-operatório é o que chama mais a atenção, tanto dos pacientes como dos cirurgiões, nas técnicas cervical e torácica. Isso foi comprovado em estudo comparativo em relação à técnica convencional (23). Todos os pacientes referem grande satisfação com o resultado estético da TE.

CONCLUSÃO

A TE pode ser resumida da seguinte forma:

– Procedimento pouco invasivo.
– Magnificação da imagem na identificação das estruturas anatômicas.
– Possibilidade de realizar procedimentos bilaterais.
– Mínima dor pós-operatória.
– Excelente efeito estético.

REFERÊNCIAS

1. Hegner CF. A history of thyroid surgery. Annals of Surgery 1932; 95: 481-93.
2. Gagner M. Endoscopic subtotal parathyroidectomy in patients with primary hyperparathyroidism. British Journal of Surgery 1996; 83: 875.
3. Bliss RD, Gauger PG, Delbridge LW. Surgeon's approach to the thyroid gland: surgical anatomy and the impotence of technique. World Journal of Surgery 2000 Aug; 24 (8): 891-97.
4. Capella NM. Análisis de las variaciones anatomicas del nervio laringeo inferior en las tiroidectomías [tese]. Barcelona: UAB; 1995. Barcelona: Universidad Autonoma de Barcelona, Facultad de Medicina, Departamento de Cirugia; 1995.
5. Ikeda Y, et al. Endoscopic ressection of thyroid tumors by the axillary approach. The Journal of Cardiovascular Surgery 2000; 41 (5): 791-2.

6. Shimizu K, Akira S, Takana S. Video-assisted neck surgery: endoscopic ressection of benign thyroid tumor aiming at scarless surgery on the neck. Journal of Surgical Oncology 1998 Nov; 69 (3): 178-80.

7. Ohgami M, et al. Scarless endoscopic thyroidectomy: breast approach for better cosmesis. Surgical Laparoscopic, Endoscopic & Percutaneous Techniques 2000; 10 (1): 1-4.

8. Amaral JF, Chrostek CA. The ultrasonically activated scalpel is superior to elestrosurgeryin porcoine laparoscopic cholecystectomy. Surgical endoscopy 1993; 7:141.

9. Amaral JF. Laparoscopic cholecystectomy in 200 consecutive patients using an ultrasonically activated scalpel. Surgical Laparoscopy & Endoscopy 1995; 5(4): 255-62.

10. Alvarez, GC. et al. Endoscopic thyroidectomy. Abstract book of 7th World Congress of Endoscopic Surgery 2000; 151:22.

11. Jones DB, Quasebarth RN, Brunt M. Videoendoscopic thyroidectomy: experimental development of a new technique. Surgical Laparoscopy, Endoscopy & Percutaneous Techniques 1999; 9 (3): 167-70.

12. Norman J. Endoscopic versus radioguided parathyroidectomy (letter). Surgery 1998 Jul; 124 (1): 118-20.

13. Ikeda Y, Takami H, Sassaki Y, Takayama J, Niimi M, Kan S. Clinical benefits in endoscopic thyroidectomy by the axillary approach. J Am Coll Surg 2003 Feb; 196 (2): 189-95.

14. Gagner M, Inabnet WB. Endoscopic thyroidectomy for solitary thyroid nodules. Thyroid 2001; 11 (2): 161-3.

15. Shimizu K, et al. Video-assisted neck surgery: endoscopic ressection of thyroid tumors with a very minimal neck wound. Journal of American College of Surgeons 1999; 188 (6): 697-03.

16. Iacconi P, Bendinelli C, Miccoli P. Endoscopic thyroid and parathyroid surgery (letter). Surgical Endoscopy, Ultrasound and Interventional Techniques 1999 Mar; 13 (3): 314.

17. Miccoli P. et al. Minimally invasive, video-assisted parathyroid surgery for primary hyperparathyroidism. J Endocrinol Invest 1997; 20: 429-30.

18. Rubino F, et al. Endoscopic endocrine neck surgery with carbon dioxided insufflation: the effect on intracranial pressure in a large animal model. Surgery 2000 Dec; 128 (6): 1035-42.

19. Bellantone R, et al. Minimally invasive, totally gasless video-assisted thyroid lobectomy. The American Journal of Surgery 1999 Apr; 177: 342-43.

20. Yeh TS, Jan YY, Hsu BR, Chen KW, Chen MF. Video-assisted endoscopic thyroidectomy. The American Journal of Surgery 2000 Aug; 180(2): 82-5.

21. Alvarez GC. Nova variante técnica da tireoidectomia endoscópica: valor da energia ultrassônica. [tese]. Porto Alegre: Fundação Faculdade Federal de Ciências Médicas de Porto Alegre (FFFCMPA); 2003.

22. Hüscher CSG, et al. Endoscopic right thyroid lobectomy. Surgical Endoscopy 1997; 11:877.

23. Gauger PG, Reeve TS, Delbridge LW. Endoscopically assisted, minimally invasive parathyroidectomy. British Journal of Surgery 1999; 86: 1563-6.

24. NG TW. Scarless endoscopic thyroidectomy: breast approach for better cosmesis. Surg Laparosc Endosc Percutan Tech 2000; 10: 339-4.

25. Yeung GH, Ng JW. The technique of endoscopic exploration for parathyroid adenoma of the neck. Journal of Surgery 1998; 68: 147-50.

26. Yeung GHC, et al. Endoscopic surgery of the neck: A new frontier. Surgical Laparoscopy & Endoscopy 1998; 8 (3): 227-32.

27. Miccoli P, Elisei R, Materazzi G, Capezzone M, Galleri D, Pacini F, et al. Minimally invasive vídeo-assisted thyroidectomy for papillary carcinoma: a prospective study of its completeness. Surgery 2002 Dec; 132 (6): 1070-74.

BIBLIOGRAFIA

Alvarez, GC, et al. Endoscopic thyroidectomy causation analysis. *Abstract book* of 7th World Congress of Endoscopic Surgery 2000; 151:21.

Cougard P, et al. La videocervicoscopie dans la chirurgie de l'hyperparathyroïdie primitive. Anales de Chirurgie 1998; 52 (9): 885-89.

Chowbey PK, et al. Endoscopic neck surgery: expanding horizons. Journal of Laparoscopic & Advanced Surgical Techniques 1999 Oct; 9 (5): 397-400.

Inabnet WB 3rd, Jacob BP, Gagner M. Minimally invasive endoscopic thyroidectomy by a cervical approach. Surg Endosc 2003; 17(11):1808-11.

Kocher T. Zur pathologie and therapie des kroptes. Dts Chz Chirurg 1874; 4: 417-40.

Miccoli P, et al. Endoscopic parathyroidectomy by a gasless approach. Journal of Laparoendoscopic & Advanced Surgical Techniques 1998 Aug; 8 (4): 189-94.

Miccoli P, et al. Endoscopic parathyroidectomy: report of an initial experience. Surgery 1998 Dec; 124 (6): 1077-80.

Miccoli P, et al. Minimally invasive video-assisted thyroidectomy. The American Journal of Surgery 2001; 181: 567-70.

Naitoh T, et al. Endoscopic endocrine surgery in the neck. Surgical Endoscopy, Ultrasound and Interventional Techniques 1998 Mar; 12 (3): 202-5.

Ng WT. Scarless endoscopic thyroidectomy: breast approach for better cosmesis [carta]. Surgical Laparoscopy, Endoscopy & Percutaneous Techniques 2000; 10 (5): 339-40.

Norman J, Albrink MH. Minimally invasive videoscopic parathyroidectomy: a feasibility study in dogs and humans. J Laparosc and Advanced Surg Techniques 1997; (7): 301-6.

Park YL, Han WK, Bae WG. 100 cases of endoscopic thyroidectomy: breast approach. Surg Laparosc Endosc Percutan Tech 2003 Feb; 13 (1): 20-5.

Shimizu K, Tanaka S. Asian perspective on endoscopic thyroidectomy: a review of 193 cases. Asian J Surg 2003 Apr; 26 (2): 92-100.

Takami H, Ikeda Y. Total endoscopic thyroidectomy. Asian J Surg 2003 Apr; 26 (2): 82-5.

Yeung GHC, Ng JW, Kong CK. Endoscopic thyroid and parathyroid surgery (letter). Surgical Endoscopy 1997 Nov; 11 (11): 1135.

19 | Cirurgia videolaparoscópica das hérnias da parede abdominal

SÉRGIO ROLL
LEANDRO TOTTI CAVAZZOLA

HISTÓRICO

Para que se entenda o propósito da abordagem videolaparoscópica (VLP), é necessário compreender a evolução histórica do conhecimento da hérnia inguinal e de suas propostas de correção.

A cirurgia da hérnia inguinal foi mencionada pela primeira vez na literatura antiga por Celsus, durante o século I D.C. Entretanto, as bases anatômicas para que exista da maneira como hoje é realizada só foram estabelecidas a partir do século XVI (1).

A era moderna da cirurgia da hérnia inguinal começa no fim do século XIX, com os trabalhos de Bassini, Halsted, Marcy, Andrews, Ferguson e Lotheissen (1, 2).

Em 1890, Bassini apresentou sua técnica de ligadura e ressecção do saco herniário no nível do colo, seguida de reforço da parede abdominal por meio da sutura dos músculos oblíquo interno do abdome e transverso do abdome, do tendão conjunto e da fáscia transversal ao ligamento inguinal, tornando-se o precursor dos métodos de herniorrafias até hoje em voga.

Desde então, importantes modificações foram acrescentadas à técnica de Bassini na tentativa de diminuir índices de complicações e recidiva (1).

Outra fundamental contribuição para a cirurgia da hérnia foi a caracterização do ligamento pectíneo por Cooper, em 1804. A utilização desse ligamento para a reconstrução do assoalho posterior foi descrita pioneiramente por Lotheissen, porém só popularizada por McVay no ano de 1949 (2, 3).

Nas últimas décadas, surgiram várias contribuições ao estudo anatômico da região inguinofemoral, acompanhadas de um refinamento das técnicas cirúrgicas (4). Entre os recursos auxiliares, destacam-se as incisões relaxadoras e a utilização da prótese plástica de marlex, inicialmente preconizada por Usher (2, 5).

No início dos anos de 1970, Stoppa introduziu o conceito do reforço da parede abdominal utilizando uma prótese gigante colocada no espaço pré-peritoneal. Inicialmente empregadas apenas para hérnias complexas e recidivadas, as próteses sintéticas tiveram seu uso mais difundido com o passar dos anos pela baixa incidência de complicações e recidiva (1, 2).

O conceito da cirurgia herniária sem tensão foi introduzido por Lichtenstein em 1989, com a utilização de tela de polipropileno para reconstruir o assoalho do canal inguinal (6). A possibilidade da realização dessa técnica com anestesia local e os baixos índices de recidiva contribuíram para a sua popularização (1, 6).

Mesmo depois desse longo período de interesse nessa região anatômica, ainda existia uma grande controvérsia sobre a melhor técnica para o tratamento da hérnia inguinal (1, 2).

A herniorrafia VLP surgiu no início dos anos de 1990, mas, apenas após uma série de insucessos, ela incorporou os princípios das técnicas de Stoppa, Nyhus e McVay. A técnica laparoscópica para o tratamento da hérnia inguinal não representa uma nova operação, mas simplesmente uma outra via de acesso ao assoalho posterior da região inguinal, utilizando os mesmos princípios técnicos estabelecidos durante o último século (1, 2).

O início da abordagem VLP baseou-se em reparos musculares com sutura ou técnicas limitadas de correção dos espaços do defeito herniário com "rolhas" de tela (2). Atribui-se a Ger, em 1982, a realização pioneira do reparo transabdominal em uma série de 13 pacientes submetidos à laparotomia por outras afecções abdominais. Em 1990, ele relata um paciente tratado por via laparoscópica por meio do grampeamento na base do saco herniário, realizando a redução do anel inguinal interno. Todavia, devido ao alto índice de recidiva (27%), a técnica foi abandonada (7).

Em 1989, Bogojavalensky descreveu o tratamento de hérnia indireta por laparoscopia, pela simples oclusão do canal herniário com uma tela de polipropileno (8). Outros autores, como Schultz e Corbitt, em 1991, propuseram a utilização de material sintético para oclusão do defeito herniário pela técnica transabdominal com pouca ou nenhuma fixação. Ambos abandonaram a técnica descrita (tampão e tela de pequenas dimensões) pelos elevados índices de recidiva (26%) (1, 2).

Técnicas com sutura intra-abdominal também foram difundidas, como a proposta por Gazayerli em 1992, com a realização do reparo intra-abdominal por meio da sutura do arco aponeurótico do músculo transverso do abdome ao trato ileopúbico. A sutura de tecidos de características diferentes e sob tensão, associada a elevado índice de recidivas, desencorajou a utilização da técnica (1).

Em 1991, Spaw e Toy publicaram uma série de pacientes operados pela técnica de acesso intraperitoneal e colocação de prótese intra-abdominal recobrindo o defeito. Apesar da extrema rapidez, o método apresentava desvantagens, como difícil redução da gordura do espaço pré-peritoneal, má acomodação da tela, elevado potencial de erosão de alças intestinais pelo contato direto com a prótese e o índice de recidiva (1).

Depois dos erros do começo, o tratamento laparoscópico das hérnias inguinais evoluiu de procedimentos simples, como fechamento da hérnia indireta, colocação de tampão de prolene no orifício interno e telas de pequenas dimensões, para a utilização rotineira de telas de grandes proporções que cobrissem toda a região inguinal, sem tensão e com ampla exposição do espaço pré-peritoneal, reproduzindo, assim, a consagrada técnica de Stoppa (1, 2, 4).

Duas técnicas videoendoscópicas foram aperfeiçoadas e têm sido utilizadas de forma rotineira: a transabdominal pré-peritoneal (TAPP), publicada inicialmente por Corbitt, em 1993, e Fitzgibbons (1, 9), que realizou a primeira série de 200 procedimentos, com baixos índices de morbidade e recidiva, e a totalmente extraperitoneal (TEP), descrita por Ferzli, em 1992, e popularizada por McKernan (1, 10). A TAPP é a técnica mais empregada no Brasil, por ser mais facilmente assimilável e ter resultados comumente reproduzidos por diversos grupos. Por outro lado, a TEP, além de todos os benefícios já comprovados pela TAPP, por evitar a violação da cavidade abdominal, minimiza os potenciais riscos de complicações operatórias. Proporciona a utilização de telas de dimensões maiores e o uso da anestesia regional ou local. Apesar de a curva de aprendizado ser mais lenta, tem sido considerada pela maioria dos cirurgiões como uma evolução da técnica da hernioplastia laparoscópica (1, 11).

Atualmente, uma das discussões mais acirradas no campo da hernioplastia videoendoscópica é a necessidade ou não do reparo de hérnias assintomáticas ou minimamente sintomáticas. Alguns estudos demonstram que o reparo não é necessário nesse tipo de paciente (12), estando indicada, então, observação clínica, enquanto outros demonstram que o índice de dor crônica a longo prazo é menor nos pacientes cirúrgicos (13). Enquanto estudos definitivos não estão disponíveis, a abordagem cirúrgica prevalece mesmo em casos oligossintomáticos ou assintomáticos detectados em exames de rotina (14).

ANATOMIA DA REGIÃO INGUINAL

A correção de um defeito anatômico situado na região inguinal requer do cirurgião conhecimentos detalhados das relações anatômicas locais (15, 16, 17, 18), fundamentais à execução de um reparo cirúrgico sem complicações.

A realização desse procedimento pela videolaparoscopia traz um problema adicional, uma vez que a maioria dos cirurgiões ainda não está afeita à visualização das estruturas e dos órgãos pélvico-inguinais pela via abdominal. Estruturas normalmente visualizadas pelo acesso anterior (ligamento inguinal, tubérculo púbico) não são observadas pela laparoscopia, ocorrendo o contrário com outras estruturas (ligamento de Cooper, trato iliopúbico). De modo semelhante, o saco herniário é visualizado como um "orifício", o que pode gerar erros de interpretação.

Quatro estruturas são consideradas como pontos de referência úteis ao cirurgião: os vasos epigástricos inferiores, o ligamento umbilical medial (artéria umbilical obliterada), os vasos espermáticos e o ducto deferente.

Os vasos epigástricos inferiores situam-se medialmente ao anel inguinal interno e se originam das artérias e veias ilíacas externas. Essa situação anatômica divide a região inguinal em compartimento medial (responsável pelos defeitos diretos) e compartimento lateral (sede dos defeitos indiretos). O ligamento umbilical medial é facilmente identificado ao longo da parede abdominal entre o anel interno e o ligamento de Cooper. Os vasos espermáticos (artéria e veia testiculares) adentram o anel interno e situam-se lateralmente à artéria e veia ilíaca externa, que se encontram cobertas pelo peritônio posterior. Ao confluírem em direção ao anel interno, os vasos espermáticos encontram o ducto deferente que corre no mesmo sentido. Essas estruturas, juntamente com os nervos ilioinguinal, ilio-hipogástrico, cutâneo lateral da coxa e genitofemoral, formam um quadrilátero que é um local de risco durante as manobras de dissecção, tornando-se proibitivo o grampeamento ou a sutura da tela nessa região.

A abertura (na TAPP) e/ou dissecção do peritônio da parede inguinal (na TEP) permitem a visualização de estruturas adicionais importantes para a realização do ato operatório, por meio da abordagem do espaço pré-peritoneal.

O trato iliopúbico é uma estrutura essencial para o reparo de hérnias diretas e indiretas, correspondendo à visão intra-abdominal do ligamento inguinal. Origina-se lateralmente da fáscia iliopectínea e da espinha ilíaca ântero-superior, cursando medialmente para formar a margem inferior do anel interno e a superior do canal femoral, inserindo-se no ramo púbico superior lateralmente ao ligamento de Cooper. Esse compreende um espessamento da fáscia transversal e do periósteo localizado lateralmente à sínfise púbica, estando coberto por peritônio e gordura pré-peritoneal.

Como será posteriormente demonstrado, não interessa o tipo de abordagem cirúrgica utilizado. O objetivo primordial é alcançar o espaço pré-peritoneal e nele realizar o reparo com a proteção de todos os possíveis sítios de hérnia (direta, indireta e femoral), não importando se esse espaço é atingido através da penetração na cavidade peritoneal (TAPP) ou diretamente através da criação de um espaço real no pré-peritônio (TEP).

TÉCNICAS OPERATÓRIAS

Os pacientes são operados sob anestesia geral, em decúbito dorsal horizontal, com ambos os braços junto ao corpo, para facilitar o posicionamento da equipe cirúrgica e dos aparelhos utilizados (o aparelho de videolaparoscopia fica localizado junto aos pés do paciente, do mesmo lado do defeito herniário). Antibioticoprofilaxia de rotina é ofertada durante a indução anestésica. A cateterização da bexiga urinária não é utilizada, e a sondagem orogástrica é empregada antes da punção para a confecção do pneumoperitônio e introdução do primeiro trocarte. Como é necessário que o paciente seja colocado em posição de Trendelemburg a fim de facilitar a visualização da região pélvica, utiliza-se uma faixa nos membros inferiores, para imobilizá-los. A degermação da pele do campo cirúrgico é realizada com PVPI (iodo polivinil pirrolidona) (11).

O cirurgião posiciona-se do lado oposto ao defeito herniário a ser corrigido, a instrumentadora, à sua frente, e o auxiliar com a câmera, próximo à cabeça do paciente, do mesmo lado do cirurgião Figura 19.2 (11).

Em ambas as técnicas, uma prótese de polipropileno, sem secção da mesma para acomodação dos vasos espermáticos e ducto deferente, é utilizada com o objetivo de recobrir totalmente a parede inguinal posterior e os três locais potenciais de aparecimento de hérnias (direto, indireto e femoral). O tamanho da tela varia de 70-240 cm^2, de acordo com as características anatômicas de cada paciente (11).

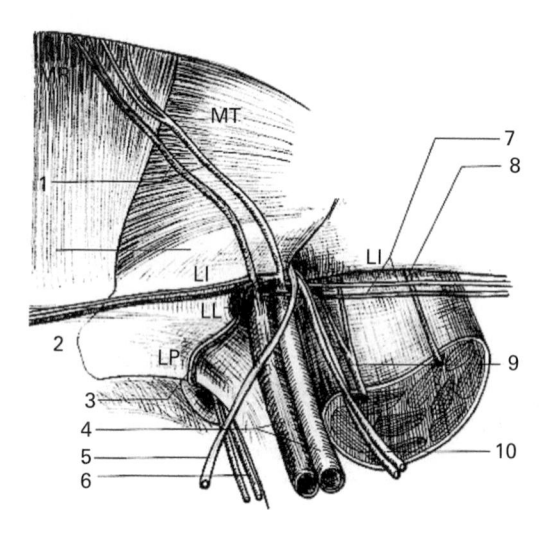

FIGURA 19.1 Anatomia inguinal direita visualizada pela cavidade abdominal após retirada do peritônio parietal (espaço pré-peritoneal). MR = músculo reto, MT = músculo transverso, FT = fáscia transversalis, LI = ligamento iliopúbico, LP = ligamento pectíneo, LL = ligamento lacunar, 1 = vasos epigástricos inferiores, 2 = tubérculo púbico, 3 = comunicação entre vasos obturatórios e ilíacos (corona mortis), 4 = vasos ilíacos externos, 5 = deferente, 6 = vasos obturatórios, 7 = vasos circunflexos profundos do ílio, 8 = nervo cutâneo lateral da coxa, 9 = nervo genitofemoral e seus ramos, 10 = vasos espermáticos. Modificada de Speranzini (15).

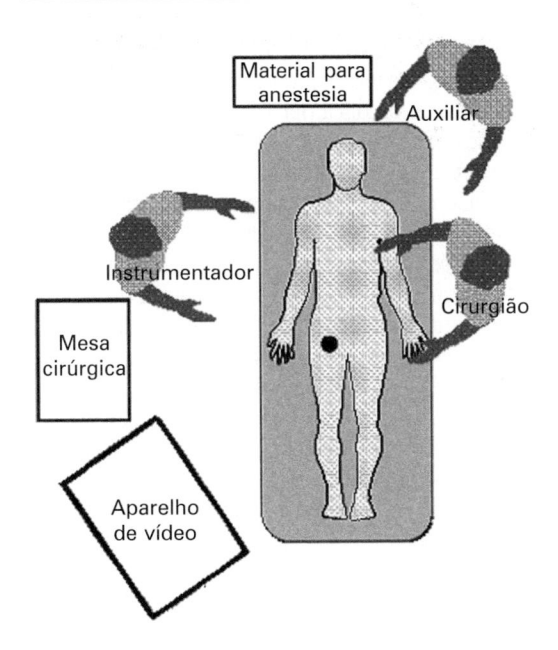

FIGURA 19.2 Posicionamento da equipe cirúrgica para procedimento de hernioplastia laparoscópica do lado direito do paciente (hérnia representada pelo círculo).

Técnica transabdominal pré-peritoneal (TAPP)

Após a realização do pneumoperitônio, que é mantido em torno de 12 mmHg, insere-se um trocarte de 10/11 mm por meio de incisão supraumbilical e se introduz ótica de 30 graus. Sob visão direta e com a transiluminação da parede abdominal para evitar a lesão dos vasos epigástricos inferiores e superficiais, realizam-se duas punções em situação pararretal direita e esquerda, no nível de uma linha que passa pela cicatriz umbilical, para a passagem de dois trocartes cujo calibre depende do instrumental empregado (definido pelo calibre dos grampeadores, disponíveis nos calibres de 5-12 mm) (Figura 19.3). Em seguida, realiza-se minuciosa inspeção da cavidade abdominal, explorando-se ambas regiões inguinais e identificando o ligamento umbilical mediano (remanescente do úraco), o ligamento umbilical medial (remanescente da artéria umbilical) e a prega umbilical lateral (reflexão peritoneal sobre a artéria epigástrica inferior) (11, 18).

O procedimento inicia-se pela tração do saco herniário em direção cranial, e, em seguida, o peritônio é incisado 4-6 cm acima da base desse saco, estendendo-se do ligamento umbilical medial até a espinha ilíaca ântero-superior. Procede-se, então, ampla dissecção do espaço de Bogros, com identificação das referências anatômicas: vasos epigástricos inferiores, sínfise púbica, porção inferior do músculo reto do abdome, ligamento de Cooper, trato iliopúbico, ducto deferente, vasos espermáticos ou ligamento redondo na mulher e o anel inguinal interno. Cuidado adicional deve ser tomado na dissecção junto aos vasos ilíacos, evitando a lesão dos ramos nervosos dessa região (ramo femoral e genital do nervo genitofemoral e o nervo cutâneo lateral da coxa). Após a redução do saco herniário e esqueletização dos elementos do cordão, a tela de polipropileno de forma retangular, recortada em suas bordas, é, então, introduzida na cavidade abdominal e acomodada no espaço pré-peritoneal fixando-se por meio de grampos de titânio, sendo 2 no ligamento de Cooper e 4 na fáscia transversal acima do trato iliopúbico. Em situações em que o saco estiver intimamente aderido ao canal inguinal, as manobras de dissecção podem determinar diferentes graus de lesão dos elementos do cordão espermático, acarretando a formação de hematomas e hidrocele; nessa situação, recomenda-se realizar a separação do cordão espermático do saco herniário, que é seccionado e deixado no canal inguinal. Os folhetos peritoneais são, então, hermeticamente fechados por meio de sutura contínua com fio poliéster 2-0, cobrindo a tela, que fica, assim, situada em posição extraperitoneal. Todas as incisões

X= posição dos trocartes

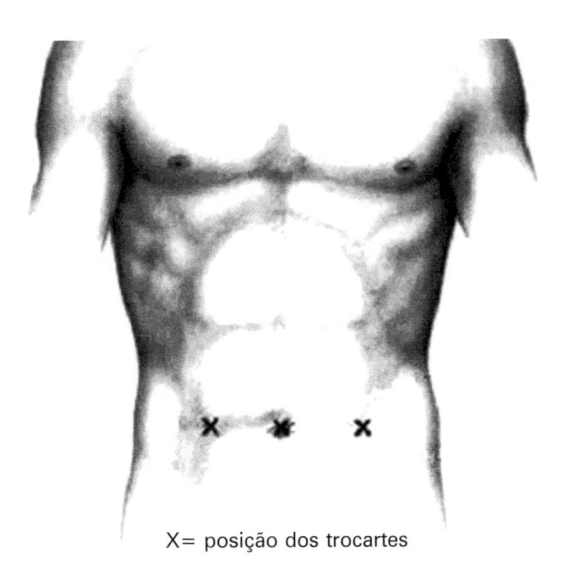

FIGURA 19.3 Colocação dos trocartes na técnica transabdominal pré-peritoneal (TAPP). (Modificada de http://www.cgmh.org.tw/intr/intr5/c6700/OBGYN/F/LAVH/troher.jpg).

aponeuróticas da entrada dos trocartes são suturadas. As demais punções têm a pele suturada (11).

Técnica totalmente extraperitoneal (TEP)

Nessa técnica, inicia-se o procedimento pela realização de pequena incisão logo abaixo e lateral à cicatriz umbilical, do mesmo lado do defeito herniário, interessando pele e subcutâneo. Uma vez exposta a lâmina anterior da bainha do músculo reto do abdome, essa é aberta transversalmente para se proceder à divulsão do músculo e exposição da lâmina posterior da bainha do músculo reto do abdome. Em seguida, introduz-se um balão dissector próprio até a sínfise púbica, para criar um espaço pré-peritoneal real, sob visão direta com a ótica de 30 graus no seu interior, pela insuflação do balão em sua extremidade distal. O afastamento entre peritônio e musculatura abdominal promovido pelo balão já permite ao cirurgião, nesse momento, o reconhecimento inicial da anatomia da região, identificando-se o tipo de hérnia a ser tratada. Retira-se o balão dissector e se insere um trocarte de Hasson, que permite a insuflação do espaço dissecado com gás carbônico, sem que haja a perda do mesmo, criando o espaço necessário para a realização da técnica, mantendo-se a pressão em torno de 10 mmHg (Figura 19.4) (11, 19).

Com visualização direta pelo laparoscópio introduzido no trocarte de Hasson, mais duas punções são feitas, sendo uma de 5 mm na região suprapúbica e outra de 10/11 mm entre a cicatriz umbilical e o púbis. Em hérnias bilaterais, ambas as punções são realizadas na linha mediana, e, nas hérnias unilaterais, as punções são deslocadas ligeiramente para o lado oposto ao defeito herniário (11, 19).

Ao contrário do que ocorre na técnica TAPP, em que a anatomia local é prontamente reconhecida após a introdução da ótica, na TEP, torna-se necessária a dissecção da região inguinal para o reconhecimento das estruturas anatômicas. Esse fato acarreta uma dificuldade adicional ao cirurgião que está iniciando sua experiência com essa técnica (11, 19).

Após essas manobras, as referências anatômicas são reconhecidas, e o peritônio parietal é dissecado e levado o mais cefálico possível. Em casos em que houver aderências firmes entre as estruturas, o saco poderá ser seccionado e ligado com *endo-loop* ou *clip* metálico, deixando parte do saco no canal inguinal. Nas hérnias diretas grandes, observa-se o acúmulo de sangue e secreção no espaço determinado pelo abaulamento da fáscia transversal, acarretando desconforto no pós-operatório. A eversão da fáscia transversal dessa região através do orifício herniário direto e sua fixação no ligamento de Cooper ou na fáscia transversal anterior parece diminuir essa complicação (11, 19).

As manobras de dissecção do peritônio devem ser cuidadosas, a fim de evitar a lesão do mesmo, o que permitiria a entrada de gás carbônico para a cavidade abdominal com a conseqüente redução do espaço pré-peritoneal. Se acidentalmente o peritônio ou o saco herniário forem perfurados, a lesão é suturada com fio de poliéster 2-0 para evitar o contato da tela com as alças intestinais, e se baixa o fluxo de CO_2 para não ocorrer um maior escape do gás intra-abdominal. Outras opções são a introdução de agulha de Veress ou trocarte de 5 mm na cavidade abdominal. No entanto, quando o peritônio for aberto em uma grande extensão, poderá ser necessária a conversão para TAPP; essa medida, embora necessária, torna a hernioplastia pela TAPP extremamente difícil e trabalhosa (11, 19).

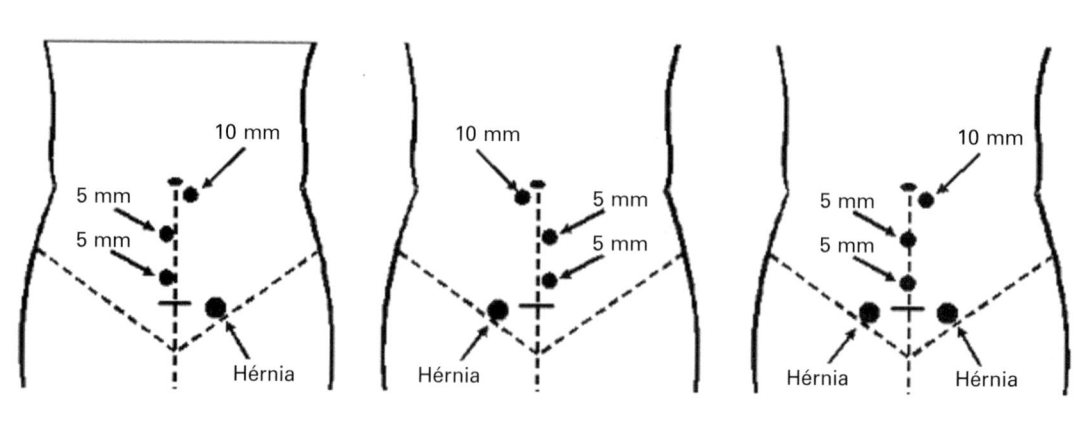

FIGURA 19.4 Colocação dos trocartes na técnica totalmente extraperitoneal (TEP).

Completada a redução do saco herniário, procede-se à parietalização do funículo espermático para perfeita acomodação da tela de polipropileno. A tela agora é introduzida, acomodada e fixada através de 2 grampos no ligamento de Cooper e 4 na fáscia transversal acima do trato iliopúbico. No fim do procedimento, o gás carbônico é evacuado sob visão direta, e as punções de 10/11 são suturadas. As demais punções têm a pele suturada (11, 19).

CUIDADOS PÓS-OPERATÓRIOS

Findo o procedimento e após alta da recuperação pós-anestésica, a dieta líquida é liberada imediatamente. Prescreve-se antiinflamatório não-esteróide intramuscular, analgésico não-opiáceo por via parenteral. A venóclise é suspensa em 8 horas. O paciente é orientado a utilizar suporte escrotal (tensor) e a deambular assim que bem desperto (11).

Os principais critérios para a alta hospitalar, que normalmente ocorre no mesmo dia do procedimento, são dor de intensidade leve, controlada por analgésicos orais, e ausência de complicações locais, como hematomas suficientemente grandes que necessitem de atenção médica em ambiente hospitalar (11).

Complicações

A cirurgia VLP acresceu às complicações conhecidas das cirurgias por via convencional aquelas relacionadas à via de acesso laparoscópico. Complicações não-descritas ou extremamente raras nos procedimentos abertos foram identificadas com a cirurgia VLP (20).

O posicionamento dos trocartes durante a hernioplastia impossibilita a visualização do corpo das pinças, podendo acarretar lesões elétricas ou térmicas provocadas por falhas na continuidade do isolante que recobre os materiais. A introdução e a retirada dos instrumentos na cavidade abdominal também poderão determinar perfurações intestinais ou de outras estruturas (11, 20, 21).

Complicações menos comuns são a lesão da bexiga urinária e dos vasos ilíacos. Essas ocorrências são fruto de manobras inadequadas durante a dissecção da região inguinal ou do uso de bisturi elétrico com corrente monopolar, razão pela qual se deve evitar o contato da ponta incandescente da tesoura e/ou gancho com os órgãos e estruturas adjacentes. As complicações são observadas em cerca de 2-4% dos pacientes (21).

As complicações locais das hernioplastias laparoscópicas são as mesmas da cirurgia convencional, como infecção e hematoma da ferida operatória, hematoma da região inguinal, lesão das estruturas do cordão espermático, atrofia testicular, neuralgia pós-operatória, rejeição da tela e recidiva do defeito herniário. Na maioria das séries da literatura, as complicações menos graves são as mais freqüentes, representadas pelos hematomas e seromas inguinais e escrotais (20, 22).

A neuralgia é complicação de difícil manuseio, podendo ser minimizada pelo conhecimento detalhado da anatomia dos nervos da região. É mandatório evitar a dissecção e o grampeamento abaixo do trato iliopúbico, evitando o aparecimento de algias pélvicas,

Tabela 19.1

Complicações intra-operatórias das hernioplastias VLP (20)

	Complicações intra-operatórias
Do acesso laparoscópico	– Lesão em órgãos intra-abdominais – Hemorragia no sítio do trocarte – Hematoma de parede abdominal – Hipercapnia – Enfisema subcutâneo – Pneumotórax – Pneumomediastino
Da hernioplastia laparoscópica	– Lesão vascular (femoral, epigástrica ou gonadal) – "Aprisionamento" dos nervos – Secção do deferente – Secção dos nervos

neurite e atrofia muscular. Na eventualidade de haver lesão desses nervos, tem-se a opção de retirar os grampos colocados ou até mesmo realizar neurectomia para alívio da dor severa e parestesia (21).

A neuralgia ocorre em aproximadamente 3-5% dos pacientes após herniorrafia convencional e entre 1-3% das hernioplastias laparoscópicas. A retenção urinária ocorre em cerca de 3% dos pacientes (20, 21).

Apesar do receio da utilização de malhas sintéticas em laparoscopia, estudo realizado em cirurgia convencional em que as telas foram posicionadas no espaço pré-peritoneal em 7.133 casos, os índices de infecção foram de 0,028%, e não se observaram casos de rejeição (21). A experiência com o uso da tela em hernioplastias laparoscópicas tem se mostrado bastante favorável. Apenas um paciente (0,12%) apresentou infecção da tela em 816 hernioplastias (9). Na experiência pessoal de 519 TAPP e 61 TEP, não observou-se, após seguimento de 67 meses, nenhuma complicação relacionada à tela de polipropileno.

É importante ressaltar que as complicações decrescem conforme o aumento da experiência do cirurgião com o procedimento laparoscópico (20).

O ponto crítico do sucesso do tratamento cirúrgico das hérnias inguinais é representado pelo índice de recidivas (Tabela 19.3). A ocorrência dessas depende não só da experiência do cirurgião com o método (curva de aprendizado), mas também de fatores técnicos como a utilização de telas de tamanho pequeno, a não-fixação apropriada da tela e erros na identificação do defeito herniário. Trabalhos da literatura indicam que a curva de aprendizado para esse procedimento é significativa, mostrando que ocorrem mais recidivas nos 10 primeiros casos operados. Atualmente, a recidiva estimada em grandes séries situa-se entre 0,7% para a TAPP e 0,4% para a TEP (20, 23).

A causa mais freqüente de recidiva é a dissecção incompleta do espaço pré-peritoneal sem adequada visualização das estruturas anatômicas citadas anteriormente (20).

DISCUSSÃO

Concomitante ao início da experiência com a laparoscopia, iniciou-se importante estudo multicêntrico prospectivo e randomizado, do qual participaram 22 investigadores, para avaliar se a hernioplastia laparoscópica era uma alternativa viável à cirurgia aberta. Três técnicas videoendoscópicas foram estudadas: transabdominal pré-peritoneal (TAPP), intraperitoneal (IPOM) e totalmente extraperitoneal (TEP) (9).

Os resultados desse estudo pioneiro permitiram as seguintes conclusões: a hernioplastia laparoscópica

Tabela 19.2

Complicações pós-operatórias das hernioplastias VLP (16, 20)

	Complicações pós-operatórias
Relacionadas ao paciente	– Retenção urinária – Clínicas (infarto, tromboembolismo)

Relacionadas ao reparo	– Seroma
	– Hematoma
	– Hidrocele
	– Neuralgia:
	  • aprisionamento pelo grampeamento
	  • lesão nervosa:
	    – ilioinguinal
	    – cutâneo lateral da coxa
	– Dor inguinal precoce (transitória) ou tardia (crônica)
	– Alterações testiculares: dor, ↑ volume, orquite
	– Hérnia na região do trocarte: obstrução intestinal
	– Obstrução intestinal no local de abertura do peritônio
	– Infecção da ferida operatória
	– Complicações da tela:
	  • infecção
	  • rejeição tardia

Tabela 19.3

Causas de recorrência nas hernioplastias laparoscópicas (16, 20)

	Causas de recorrência
Técnica inadequada	– Sutura – Técnicas com *plug*
Inexperiência (curva de aprendizado)	
Dissecção incompleta	– Hérnia esquecida (*missing hérnia*) – Lipoma pré-herniário (gordura do cordão espermático) – Redução inadequada do saco herniário direto – Dissecção inadequada do saco indireto proximal – Tela enrolada (espaço pequeno para acomodar a tela)

Tamanho da tela e configuração	– Tela pequena:
	  • não-cobertura do defeito
	  • migração
	– Configuração inadequada para o espaço

Fixação da tela	– Fixação lateral falha – Fixação medial falha – Perda de grampeamento – Não-fixação da tela
Deslocamento da tela	– Hematoma – Seroma – Migração – Tela enrolada – Encolhimento

é um método efetivo para corrigir a hérnia inguinal; as falhas iniciais foram pequenas, mesmo em um grupo de cirurgiões com relativa inexperiência; a hernioplastia laparoscópica pode ser realizada de forma segura, mesmo quando associada a outros procedimentos, e a incidência de neuralgia é um problema freqüente, diminuindo com a experiência do cirurgião com a anatomia, sob visão laparoscópica. Além disso, pode ser demonstrado que a técnica IPOM possui elevados índices de recidiva e complicação, estando seu uso desaconselhado até que alternativas com biomaterias possam estar disponíveis (9).

Após demonstrar que o método era factível e reprodutível, os autores concluíram que novos estudos deveriam ser realizados, comparando a técnica aberta à laparoscópica (9).

A revisão da literatura apresenta mais de 700 artigos escritos sobre hernioplastia videoendoscópica. A maioria apresenta índice de complicações (incluindo complicações menores e maiores) inferior a 10% e de recidiva entre 0-3% (20, 24, 25).

Apenas repetir os baixos índices de recidiva alcançados pelas técnicas de Shouldice, Lichtenstein e Stoppa não basta para consagrar a indicação de uma nova técnica operatória. Outros fatores fundamentais seriam a possibilidade de alta precoce, o curto período de convalescença e o rápido retorno às atividades laborativas (16, 20).

Existem pelo menos 50 estudos comparando as técnicas abertas e laparoscópicas para o tratamento da hérnia inguinal. A grande crítica a alguns desses estudos reside no fato de que grande parte deles comparou técnicas abertas com tensão ao reparo laparoscópico. Quando comparadas as técnicas sem tensão (quer por videolaparoscopia ou por cirurgia convencional) com os reparos clássicos com tensão, recente metanálise da literatura demonstra que o reparo com tela é superior às técnicas com sutura, seja qual for sua via de acesso (26).

Quando debatidas as técnicas convencional e VLP, diversos aspectos são avaliados, dando maior ênfase à evolução clínica e à recidiva, ao desconforto e à dor pós-operatória, aos aspectos econômicos e ao retorno precoce às atividades laborativas. Apesar de vários autores apontarem a semelhança entre as duas técnicas, esse perfil de análise não foi inequívoco. Em recente revisão sistemática de 33 estudos da literatura, os autores concluem que as técnicas endoscópicas são mais confortáveis para os pacientes e que a morbidade é semelhante. No entanto, a falta de seguimento a longo prazo (nesse estudo) impediu-os de emitir opiniões definitivas sobre recidiva e complicações pós-operatórias tardias (27).

A maioria dos artigos salientou o alto custo hospitalar da técnica laparoscópica quando comparada à aberta. Entretanto, quando se analisa o custo total do procedimento, incluindo custos diretos e indiretos, a abordagem laparoscópica mostrou-se superior, comparando a TAPP com a técnica de Lichtenstein, reportou um custo médio hospitalar de US$ 1.395 e US$ 878, respectivamente. Entretanto, o custo médio total, incluindo os gastos decorrentes do afastamento do trabalho, foi de US$ 4.796 e US$ 5.320, respectivamente (20). Além disso, o tempo médio de retorno ao trabalho foi cinco dias menor no grupo laparoscópico. Essas evidências são suportadas por estudos recentes. No entanto, estudos de custo são particularmente difíceis de serem conduzidos, e a maior parte das instituições não leva em conta o custo indireto do procedimento, considerando, assim, a cirurgia VLP mais dispendiosa do ponto de vista imediato (16, 20).

Outros estudos publicados chegaram a conclusões variáveis quando compararam os resultados clínicos das duas opções técnicas. Um grande número concluiu pela superioridade da técnica laparoscópica quando se analisaram morbidade, satisfação do paciente, retorno ao trabalho e às atividades usuais (28). Ressalta-se o estudo de Savarise, que comparou a técnica aberta (Bassini modificado/Lichtenstein) à TEP, em soldados. Apesar de não ter havido diferença quanto à dor pós-operatória, o grupo submetido à técnica aberta retornou ao trabalho em 11,5 dias e à plena atividade em 26,7 dias, e os submetidos à técnica TEP retornaram ao trabalho em 6,4 dias e à plena atividade em 14,2 dias. O referido trabalho concluiu que a técnica videoendoscópica pode ser realizada de forma rápida, segura e com índices aceitáveis de recidiva, além de oferecer vantagens funcionais nas primeiras duas semanas (29).

Por outro lado, um número substancial de publicações concluiu que a técnica aberta foi superior à laparoscópica (30). Salienta-se o estudo de Picchio, que demonstra a superioridade da Lichtenstein sobre a TAPP. Concluiu-se que o tempo operatório, levando em conta a dor nos primeiro e segundo dias do pós-operatório, e o tempo de retorno às atividades normais foram maiores na técnica laparoscópica (31).

Essa variação de resultados encontrados na literatura deve-se ao fato de que diferentes técnicas foram comparadas nos diversos estudos (TAPP ou TEP *versus* Lichtenstein, Shouldice, ou uma mistura de outras técnicas abertas) e de que elas também expressam experiências cirúrgicas muito heterogêneas. Outro fator que pode explicar a ocorrência de resultados conflitantes foi o limitado tamanho da casuística de muitos estudos (27).

Apesar de não se encontrar um consenso na literatura, o cirurgião possui uma gama imensa de técnicas à sua disposição para o tratamento da hérnia inguinal. A decisão de qual técnica irá escolher será baseada na sua experiência, no tipo de paciente e de hérnia a serem tratados.

O papel definitivo da hernioplastia videoendoscópica ainda é incerto. Apesar de numerosos estudos sugerirem que o método videoendoscópico oferece pelo menos os mesmos bons resultados obtidos com a técnica aberta, sua utilização na prática clínica ainda é controvertida (20, 32).

Publicações recentes, que compararam a técnica laparoscópica à aberta sem tensão, observaram menos dor e retorno mais rápido às atividades normais no grupo endoscópico. Apesar disso, não existe dúvida do alto custo da via endoscópica, da dificuldade técnica relacionada à curva de aprendizagem e dos potenciais riscos de complicações intra-operatórias. É de ressaltar o importante trabalho prospectivo, multicêntrico, randomizado publicado recentemente em uma das revista científicas mais importantes do mundo, que trata da comparação dos resultados da hernioplastia inguinal laparoscópica com a técnica de Lichtenstein. Apesar de apresentarem menos dor no pós-operatório, retornarem em média um dia mais precocemente ao trabalho, os pacientes do grupo VLP tiveram resultados piores do que os do grupo convencional no que diz respeito à morbidade e recidiva. Nesse estudo de nível 1A, recomendação de grau A, após comparar pacientes com hérnia primária, demonstrou-se que a recidiva nos pacientes submetidos à cirurgia laparoscópica é maior (10,1%) do que no grupo convencional (4,9%), assim como as complicações também são significativamente maiores no grupo VLP (39% x 33,4%). Quando analisado criticamente, o presente estudo revela que, após realizar 150 cirurgias VLP, os resultados tornam-se semelhantes, reforçando a necessidade de que o cirurgião de hérnia VLP tenha uma formação tutoriada e contínua, e não apenas realize esse procedimento eventualmente, pois, quando o faz em pequena escala, os resultados não são superponíveis aos cirurgiões com casuísticas maiores (32).

Após ter sido definido que a hernioplastia VLP possui resultados no mínimo semelhantes à cirurgia convencional sem tensão, cabe uma outra reflexão: qual dos procedimentos VLP é mais adequado?

Existem vários estudos na literatura comparando os resultados das técnicas transabdominal pré-peritoneal e totalmente extraperitoneal (33).

No momento de optar pela utilização de algumas das técnicas citadas, observações devem ser feitas sobre as complicações, sejam elas anestésicas, intra ou pós-operatórias encontradas nos diversos artigos.

A hipercarbia pode ser um dos fatores de conversão para a técnica aberta. A literatura apresenta várias séries com complicações intra-operatórias graves em torno de 2,5%, porém deve-se salientar a presença de complicações mais graves, como lesão de delgado (0,45%) e de bexiga em 0,45% dos pacientes (21, 34).

A meralgia parestésica é reconhecida como uma complicação da técnica videoendoscópica pela lesão dos nervos genitofemoral e/ou do cutâneo femoral da coxa. A importância de não colocar grampos de fixação lateralmente aos vasos espermáticos e inferiormente ao trato iliopúbico está bem documentada na literatura. Contudo, no início da experiência de muitos cirurgiões, esse fato não era conhecido (21).

As lições aprendidas com a TAPP foram aplicadas à técnica totalmente extraperitoneal, evitando, assim, a maioria dos erros iniciais. A incidência de complicações pode ser significativamente reduzida com a maior experiência do cirurgião com as técnicas empregadas, a chamada curva de aprendizagem (20).

A conversão para a técnica TAPP é rara, porém, quando ocorre, a cirurgia é acrescida de grande dificuldade pela difícil visualização da anatomia inguinal pelo peritônio previamente dissecado (19).

A obstrução intestinal pós-operatória é, no entanto, uma complicação tipicamente relatada na técnica transabdominal e pode resultar em reoperação. Vale a pena ressaltar que muitos autores realizam o fechamento do peritônio com grampos e não com uma sutura contínua (21).

A técnica totalmente extraperitoneal tornou-se mais rápida com a utilização do balão dissector. Ele permite a visualização direta pela ótica através do balão, facilitando ao cirurgião verificar o plano correto de dissecção. Isso se deve principalmente ao ganho de experiência do cirurgião na realização da técnica videoendoscópica e também à progressiva familiaridade com a anatomia da região sob visão endoscópica. Além de a dissecção do espaço pré-peritoneal ser parcialmente realizada pelo balão dissector, a total insuflação do balão pode eventualmente reduzir a maioria das hérnias diretas, além de tamponar eventuais sangramentos de pequenos vasos. Na TEP, não há a necessidade de efetuar o fechamento do peritônio, como ocorre na técnica transabdominal pré-peritoneal. A maior rapidez da TEP é mais evidente quando se opera uma hérnia bilateral (19).

Enquanto a técnica transabdominal pré-peritoneal oferece uma excelente visão da anatomia da região inguinal e do defeito herniário, uma das desvantagens da técnica TEP é a dificuldade inicial em reconhecer as referências anatômicas e a presença de hérnias indiretas. Além disso, a TEP não permite o diagnóstico de hérnias contralaterais eventualmente não-identificadas durante o exame físico pré-operatório e que podem ocorrer em 13% dos casos. A visualização do conteúdo das hérnias encarceradas pode ser mais bem examinada pela técnica TAPP. Durante a técnica TEP, se houver dúvida em relação à viabilidade do conteúdo do saco herniário, pode-se realizar uma pequena abertura no saco herniário e analisar meticulosamente o seu conteúdo (19, 35).

Outra vantagem comparativa da TEP é que ela permite, ao fim do procedimento, a evacuação do CO_2 sob visão direta, evitando-se a mudança de posição da tela quando do retorno do retalho peritoneal à posição original (19).

A melhor e maior dissecção realizada na técnica TEP favorece a colocação de telas de maiores dimensões no espaço pré-peritoneal. A área das telas utilizadas nas cirurgias feitas por meio da TEP é em média 30% maior do que a área das telas empregadas nas cirurgias do grupo TAPP. A tela deve cobrir no mínimo 3 cm além das bordas das estruturas que a fixam para que haja uma boa cobertura do defeito herniário, evitando, assim, a recidiva (19, 36).

Nos trabalhos comparativos entre as duas técnicas, publicados na literatura, o índice de recidiva da TAPP variou de 0,9-2,84%, e da TEP, de 0-1,92%. Convém salientar que a ocorrência de recidiva associada a técnicas que utilizam tela é evento precoce, geralmente observada nos primeiros três meses de pós-operatório (19, 33).

A revisão sistemática da literatura comparando TAPP e TEP demonstra a existência de apenas um estudo prospectivo randomizado, com um pequeno número de pacientes (33, 37). Não foi demonstrada diferença em tempo operatório, hematomas, retorno às atividades usuais e recidiva herniária. Apesar de não haver diferença estatística, há uma tendência demonstrando que a TAPP pode apresentar maior chance de herniação pelos trocartes e lesões de órgãos intra-abdominais do que a TEP (33,37).

CONCLUSÃO

É inegável que a experiência do cirurgião é determinante nos resultados de qualquer procedimento. Especificamente para a hernioplastia laparoscópica, esse procedimento necessita ser repetido 30-50 vezes para que seja executado com proficiência e para que os índices de recidiva, complicações e o tempo cirúrgico sejam substancialmente reduzidos (16, 20).

A baixa incidência de complicações e os excelentes índices de recidiva, combinados com as vantagens de não violar a cavidade abdominal, conferem à TEP o lugar de primeira opção técnica para o tratamento da hérnia inguinal em adultos. Sua principal desvantagem é uma longa curva de aprendizagem (34).

O desenvolvimento de instrumentos de treinamento mais eficientes e adequada supervisão durante o período de aprendizagem serão essenciais à adoção segura dessa técnica de laparoscopia avançada. Essas exigências podem limitar a aplicação mais generalizada por muitos cirurgiões. No Brasil, a disponibilidade limitada de material videoendoscópico adequado pode ser um fator inibidor adicional à utilização mais irrestrita do método. Inegavelmente, a TEP é um refinamento técnico das cirurgias idealizadas pelos pioneiros há cerca de 100 anos.

Entretanto, considerando que independentemente da técnica utilizada, aberta sem tensão ou videoendoscópica, TAPP ou TEP, os resultados em termos de morbidade e recidivas podem ser considerados semelhantes, a adoção preferencial de qualquer uma dessas técnicas não deverá repercutir incisivamente sobre a prática clínica diária. Assim, a experiência consolidada com determinada técnica deve reger a opção do cirurgião.

REFERÊNCIAS BIBLIOGRÁFICAS

1. Lau WY. History of treatment of groin hernia. World J Surg 2002; 26: 748-59.
2. Rutkow I. A selective history of hernia surgery in the late eightennth century: the treatises of Percivall Pott, Jean Louis Petit, D August GottliebRichter, Don Antonio de Gimbernat and Pieter Camper. Surg Clin North Am 2003; 83: 1021-44.
3. Mirilas P, Colborn GL, McClusky III DA, Skandalakis LJ, Skandalakis PN, Skandalakis JE. The history and anatomy of preperitoneal space. Arch Surg 2005; 140: 90-4.
4. McClusky III DA, Mirilas P, Zoras O, Skandalakis PN, Skandalakis JE. Groin Hérnia: anatomical and surgical history. Arch Surg 2006; 141: 1035-42.
5. Bendavid R, Abrahamsom J, Arregui ME, Flament JB, Phillips EH. Abdominal wall hernias. New York: Springer-Verlag; 2001.
6. Lichtenstein IL, Shulman AG, Amid PK, Montllor MM. The tension: free hernioplasty. Am J Surg 1989; 157: 188-93.
7. Ger R. Management of indirect inguinal hernias by laparoscopic closure of the neck of the sac. Am J Surg 1990; 159: 370-3.
8. Bogojavalensky S. Laparoscopic treatment of inguinal and femoral hernia. In: Annual Meeting of the American Association of Gynecologists Laparoscopists; Washington DC, 1989. Sept. 20-24, 1989.
9. Fitzgibbons Jr RJ, Campos J, Cornet DA, Nguyen NX, Litke BS, Annibali Rm. Laparoscopic inguinal herniorrhaphy: results of a multicenter trial. Ann Surg 1995; 221: 3-13.
10. McKernam JB, Laws H. Laparoscopic repair of inguinal hernias using a totally extra-preperitoneal prosthetic approach. Surg Endosc 1993;7: 26-8.
11. Roll S, Campos FG. Cirurgia laparoscópica. In: Silva AL. Hérnias da parede abdominal. São Paulo: Atheneu; 1997. p. 279-89.
12. Fitzgibbons RJ Jr, Grobbie-Hurder A, Gibbs JO, et al. Watchful waiting vs repair of inguinal hernia in minimally symptomatic man: a randomized clinical trial. JAMA 2006; 295: 285-92.
13. O'Dwyer PJ, Norrie J, Alani A, et al. Observation or operation for patients with an asymptomatic inguinal hernia: a randomized clinical trial. Ann Surg 2006; 244: 167-73.
14. Neumayer L. Is the presence of an inguinal hernia enough to justify repair ? Ann Surg 2006; 244: 174-5.
15. Speranzini M, Deutsch CR, editors. Tratamento cirúrgico das hérnias das regiões inguinal e crural: estado atual. São Paulo: Atheneu; 2001. p.19-29.

16. Lucas SW, Arregui ME. Minimally invasive surgery for inguinal hernia. World J Surg 1999; 23: 350-5.
17. Page B, O´Dwyer PJ. Anatomy and physiology. In: Leblanc Karl A. Laparoscopic hernia surgery: an operative guide. London: Arnold; 2003. p. 41-6.
18. Gutierres AAG. Hernioplastia inguinal laparoscópica: bases anatômicas. Rev Soc Bras Vídeo-Cirurgia 2005; 5: 7-18.
19. Roll S, Marujo WC, Cohen RV. Pre-peritoneal herniorraphy. In: Leblanc Karl A. Laparoscopic hernia surgery: an operative guide. London: Arnold; 2003. p. 125-32.
20. Davis CH, Arregui ME. Laparoscopic repair for groin hernias. Surg Clin North Am 2003; 83:1141-61.
21. Cohen RV, Schiavon CA, Roll S, PFilho JC. Complications and their management. In: Leblanc Karl A. Laparoscopic hernia surgery: an operative guide. London: Arnold; 2003. p. 89-96.
22. Cihan A, Ozdemir H, Uçan BH, et al. Fade or fate: seroma in laparoscopic inguinal hernia repair. Surg Endosc 2006; 20: 325-8.
23. Awad SS, Fagan SP. Current approaches to inguinal hernia repair. Am J Surg 2004; 188: 9S-16S.
24. Kapiris SA, Brhough WA, Royston CMS, O´Boyle C, Sedman PC. Laparoscopic transabdominal preperitoneal (TAPP) hernia repair. A 7-year two-center experience in 3017 patients. Surg Endosc 2001; 15: 972-5.
25. Schultz C, Baca I, Gotzen V. Laparoscopic inguinal hernia repair: a review of 2500 cases. Surg Endosc 2001; 15: 582-4.
26. EU Trialists Collaboration. Repair of groin hernia with sintetic mesh: meta-analysis of randomized controlled trials. Ann Surg 2003; 235:322-32.
27. Schmedt CG, Leibl BJ, Bittner R. Endoscopic inguinal hernia repair in comparison to shouldice and lichtenstein repairs: a sistematic review of randomized trial. Digestive Surgery 2002;19:511-7.
28. Grant AM. Laparoscopic versus open groin hernia repair: meta-analysis of randomized trials based on individual data. Hernia 2002; 6: 2-10.
29. Savarise TM, Simpson JP, Moore JM, Leis VM. Improved functional outcome and more rapid return to normal activity following laparoscopic hernia repair. Surg Endosc 2001; 15: 574-8.
30. Voyles CR. Impact of randomized trials regarding endoscopic inguinal hernia repair in The Netherlands. Surg Endosc 2002; 16: 547.
31. Picchio M, Lombardi A, Zolovkins A, Mihelsons M, LaTorre G. Tension-fre laparoscopic and open hernia repair: randomized controlled trial of early results. World J Surg 1999; 23:1004-9.
32. Neumayer L, Giobbie-Hurder A, Jonasson O, et al. Open mesh versus laparoscopic mesh repair of inguinal hernia. N Engl J Med 2004; 350:1819-27.
33. McCormack KM, Wake BL, Fraser C, Vale L, Grant A. Transabdominal pre-peritoneal (TAPP) versus totally extraperitoneal (TEP) laparoscopic techniques for inguinal hernia repair: a systematic review. Hernia 2005; 9:109-14.
34. Bobrzynski A, Budzynski A, Biesiada Z, Kowalczyk M, Lubikowski J, Sienko J. Experience: the key factor in successful laparoscopic total extraperitoneal and transabdominal preperitoneal hernia repair. Hernia 2001; 5: 80-3.
35. Leibl BJ, Schmedt CG, Kraft K, Bittner R. Laparoscopic transperitoneal hernia repair of incarcerated hernias: is it feasible? Surg Endosc 2001; 15: 1179-83.
36. Knook MTT, VanRosmalen AC, Yoder BE, Kleinrensink GJ, Snijders CJ, Looman CWN et al. Optimal mesh size for endoscopic inguinal hernia repair: a study in a porcine model. Surg Endosc 2001; 15: 1471-7.
37. Schrenk P, Woisetschlager R, Riegel R, et al. Prospective randomised trial comparing postoperative pain and return to activity after transabdominal preperitoneal, total preperitoneal or Shouldice technique for inguinal hernia repair. Br J Surg 1996; 83: 1563-6.

20 | Videolaparoscopia no abdome agudo

JOSÉ DE RIBAMAR SABÓIA DE AZEVEDO
ANDREA TRINDADE ALVES DE MENEZES

INTRODUÇÃO

O termo *abdome agudo* denomina síndromes caracterizadas, sobretudo, por dor abdominal de intensidade moderada a forte, com duração inferior a sete dias e cujos tratamentos são, usualmente, cirúrgicos (1, 2).

Estatísticas americanas demonstram que 5-10% dos atendimentos em serviços de emergência são motivados por dor abdominal (3).

O atendimento apropriado de pacientes com dor abdominal aguda requer a identificação precoce dos casos cirúrgicos, minimizando, assim, possíveis incrementos na morbi-mortalidade causados por retardo na instituição do tratamento definitivo (1).

A videolaparoscopia tem papel importante na abordagem de pacientes com abdome agudo, como método diagnóstico e terapêutico e seu emprego iniciou-se há décadas. Em 1975, Sugarbacker e colaboradores demonstraram que a laparoscopia permitia o diagnóstico etiológico definitivo na grande maioria dos casos (> 90% dos pacientes estudados), evitando, também, a realização de laparotomias desnecessárias, já que 18% dos pacientes sem diagnóstico pré-operatório definido apresentavam patologias não-cirúrgicas à laparoscopia.

Mais recentemente, vários autores relataram experiências favoráveis com o uso da laparoscopia no diagnóstico e tratamento de pacientes com dor abdominal aguda (4, 5, 6, 7, 8). Segundo tais séries, a acurácia diagnóstica do método varia de 90-100%, sendo possível o tratamento definitivo por via laparoscópica em 81-98,6% dos casos. A morbidade varia de 0-3%, com mortalidade praticamente nula (0-0,5%). Em até 10% dos casos, o inventário laparoscópico não revela anormalidades, evitando a realização de laparotomias desnecessárias.

Muitas são as vantagens potenciais do emprego da videolaparoscopia no abdome agudo, embora nem todas estejam uniformemente presentes em suas diferentes patologias. Podem ser citados o amplo acesso à cavidade abdominal com mínimo trauma cirúrgico, menos dor pós-operatória (embora tal achado seja menos evidente no pós-operatório imediato de pacientes com peritonite difusa, nos quais a dor se deve, principalmente, à inflamação peritoneal), recuperação mais rápida da função intestinal (permitindo reintrodução mais rápida da dieta oral), redução do tempo de internação, menor incidência de complicações de feridas cirúrgicas, retorno mais rápido ao trabalho, além do melhor resultado estético.

O presente capítulo revisa o papel atual da videolaparoscopia nas etiologias mais prevalentes de abdome agudo não-traumático, com ênfase nas recomendações para sua utilização, limitações e peculiaridades técnicas, com base na compilação de dados da literatura e na experiência adquirida pelos autores no tratamento laparoscópico de 1.236 pacientes portadores de abdome agudo. Detalhes da avaliação clínica e da propedêutica diagnóstica fogem dos objetivos do capítulo.

APENDICITE AGUDA

Apendicite aguda é a emergência cirúrgica mais freqüente, segundo estatística americana (9). Essa doença resulta da obstrução do lúmen apendicular, usualmente por fecalitos ou hiperplasia linfóide, acarretando aumento da pressão luminal, com conseqüentes isquemia mural e proliferação bacteriana. Tais alterações resultam em gangrena e perfuração nas fases mais avançadas da evolução.

Avaliação e propedêutica pré-operatória

A apresentação clínica típica inicia-se com dor periumbilical mal definida (de origem visceral), a qual, à medida que o processo inflamatório progride e acomete o peritônio parietal, migra para a fossa ilíaca direita e torna-se mais precisa. Freqüentemente, há febre baixa, náuseas, vômitos e inapetência. O exame físico revela defesa e dor à palpação do ponto de McBurney, com descompressão súbita dolorosa. Os sinais do obturador e do iliopsoas ocorrem, usualmente, nos casos de apendicite retrocecal, em que o processo inflamatório acomete tais músculos.

A acurácia do diagnóstico clínico chega a 95% nos quadros típicos (10). Entretanto, a apresentação clássica só está presente em, aproximadamente, 66% dos pacientes (11). Nos demais, variações na localização do apêndice ou condições clínicas especiais, como idade avançada, imunodepressão ou gravidez, entre outras, promovem alterações na apresentação clínica.

O hemograma, usualmente, revela leucocitose com neutrofilia e desvio para a esquerda, que, embora sensível, carece de especificidade na avaliação do abdome agudo. Piúria, bacteriúria e hematúria são achados freqüentes, sobretudo nas apendicites retrocecais, tornando por vezes difícil o diagnóstico diferencial com uropatias. Na avaliação por imagem, a rotina de abdome agudo é pouco útil e não mais recomendada (10). A ultra-sonografia tem altas sensibilidade (75-90%) e especificidade (86-100%), com acurácia de 90-94% no diagnóstico de apendicite aguda (12). A tomografia computadorizada apresenta acurácia pouco superior (90-98%), bem como detecta com maior sensibilidade muitas das doenças incluídas no diagnóstico diferencial da apendicite aguda (1). Dentre os achados tomográficos, são citados o aumento do diâmetro apendicular, a infiltração da gordura pericecal, além da detecção do apendicolito. O preenchimento da luz apendicular por contraste oral ou retal exclui o diagnóstico. A TC permite, ainda, a identificação de abscessos peritoneais.

Preparo pré-operatório e tratamento videolaparoscópico

Pacientes com diagnóstico de apendicite aguda devem ser submetidos à cirurgia de emergência em virtude do risco potencial de perfuração e peritonite.

O preparo pré-operatório inclui suspensão da dieta oral, hidratação venosa e início de antibioticoterapia parenteral.

Historicamente, 20% dos diagnósticos pré-cirúrgicos de apendicite aguda são falso-positivos (12). Mesmo em séries mais recentes, apesar dos avanços no diagnóstico por imagem, o índice de apendicectomias negativas ainda é alto, sobretudo em mulheres (13, 14).

As vantagens relativas do emprego da videolaparoscopia em relação à cirurgia convencional são motivo de debate há mais de uma década. O consenso da Associação Européia de Cirurgia Endoscópica (AECE) (2) claramente recomenda o emprego da laparoscopia, principalmente por reduzir o risco de infecções de ferida cirúrgica e por promover convalescência mais rápida. A recomendação é mantida mesmo nos casos complicados com perfuração e peritonite, nos quais a laparoscopia confere amplo acesso à cavidade peritoneal, permitindo lavagem meticulosa. Com a experiência de 1.320 casos de dor abdominal aguda submetidos à videolaparoscopia, Golash (4) conclui que o método possui grande vantagem diagnóstica quando comparado a incisões limitadas na fossa ilíaca direita, usualmente empregadas nos pacientes com diagnóstico pré-operatório de apendicite aguda. Segundo o autor, 20-35% dos casos suspeitos de apendicite apresentam apêndice normal à cirurgia, e, nesses casos, o acesso limitado pode impedir o diagnóstico definitivo.

Quanto à conduta cirúrgica, a AECE (2) recomenda que, caso o apêndice tenha aparência normal e outra patologia que justifique a sintomatologia seja encontrada, o mesmo seja preservado. A experiência de 10 anos de Van Dalen e colaboradores confirma a segurança dessa conduta até mesmo em mulheres. A conduta nos casos em que o apêndice macroscopicamente não apresenta sinais de inflamação e nenhuma outra patologia é identificada é mais controversa. Entretanto, a maioria dos autores concorda em proceder a apendicectomia nessa situação, já que, em fases precoces da apendicite aguda, o processo inflamatório é intramural e pode não causar alterações evidentes, e, ainda, as desvantagens de uma apendicite aguda não-tratada em muito superam aquelas de uma apendicectomia negativa.

COLECISTITE AGUDA

Cerca de 90% dos casos de colecistite aguda são causados por obstrução do ducto cístico por um cálculo impactado no infundíbulo vesicular. A obstrução prolongada promove distensão e inflamação mural. A infecção bacteriana secundária pode ocorrer, resultando no desenvolvimento de empiema, necrose vesicular ou perfuração. Essa última ocorre em 8-12% dos casos, com mortalidade de 20% (12). Colecistite enfisematosa é mais freqüente em pacientes portadores de diabetes melito. A colecistite alitiásica é responsável por 5-10% dos casos de colecistite, acometendo, usualmente, pacientes críticos, em jejum prolongado. A estase biliar e a isquemia vesicular parecem estar envolvidas em sua gênese.

Avaliação e propedêutica pré-operatória

A maioria dos pacientes que desenvolvem colecistite aguda tem passado de cólica biliar, cuja sintomatologia inclui dor epigástrica mal definida (por espasmo visceral) em cólica, freqüentemente precipitada por alimentação gordurosa, associada a náuseas e vômitos. Os episódios de cólica biliar têm, usualmente, duração inferior a 6 horas, devendo se suspeitar de colecistite quando a dor persiste além desse limite. Na colecistite aguda, à medida que o processo inflamatório atinge o peritônio, a dor tende a se localizar no hipocôndrio direito. Vômitos e febre baixa também são observados. O exame físico revela dor à palpação do hipocôndrio direito com interrupção súbita da inspiração à palpação profunda do ponto cístico (sinal de Murphy). Em alguns casos, a vesícula biliar distendida pode ser palpável.

Os achados laboratoriais habituais incluem leucocitose moderada (10-15 mil), com desvio para a esquerda, aumento da proteína C reativa (> 10 mg/dL), além de discretos aumentos de transaminases e fosfatase alcalina. A presença de hiperbilirrubinemia sugere síndrome de Mirizzi. A ultra-sonografia é o método de escolha para o diagnóstico por imagem, com sensibilidade e especificidade próximas de 95% (12). Seus achados comuns na colecistite aguda são distensão vesicular, espessamento parietal da vesícula, litíase, líquido pericolecístico e sinal de Murphy ultra-sonográfico. A cintilografia de vesícula biliar pode ser utilizada para a confirmação diagnóstica em casos duvidosos.

Preparo pré-operatório e tratamento videolaparoscópico

A abordagem terapêutica inicial inclui jejum, hidratação venosa, analgesia e antibioticoterapia parenteral visando à cobertura de bactérias gram-negativas intestinais e enterococo. O tratamento cirúrgico deve ser realizado o mais precocemente possível. Estudos mostram, há décadas, que a realização de colecistectomia nas primeiras horas após o diagnóstico resulta em menor período de hospitalização e redução da morbi-mortalidade quando comparados à cirurgia tardia, realizada após período de tratamento conservador ("esfriamento do processo") (15, 16). A taxa de conversão nos casos de tratamento laparoscópico também aumenta concomitantemente com o intervalo entre diagnóstico e cirurgia (2). A definição exata do limite ótimo para realização da cirurgia é difícil, porém a maioria dos estudos considera deletérios retardos superiores a 48-72 horas (15, 16, 17, 18). A laparoscopia tem pequena importância diagnóstica na colecistite aguda, já que o diagnóstico clínico combinado ao ultra-sonográfico possui alta acurácia. Inicialmente, a presença de colecistite aguda era considerada contra-indicação ao emprego da videolaparoscopia, entretanto, com a evolução do método, várias séries publicadas demonstraram sua exeqüibilidade e segurança (19, 20). Estudos comparativos entre a colecistectomia laparoscópica e a convencional na colecistite aguda demonstram menores períodos de internação, com conseqüente redução dos custos, bem como recuperação mais rápida nos casos tratados com laparoscopia (21, 22). Ainda assim, persistem questionamentos quanto à superioridade do método nesses parâmetros. Alguns autores acreditam que os cuidados pós-operatórios de pacientes tratados por via convencional não foram revistos, mantendo condutas conservadoras que podem, erroneamente, se refletir em aparente melhor evolução daqueles submetidos ao procedimento minimamente invasivo (2). Outras vantagens atribuídas à laparoscopia incluem redução da dor, menor incidência de complicações de ferida operatória e melhor resultado estético.

Contudo, o consenso atual recomenda a via laparoscópica como método de escolha, limitando o uso primário da via convencional aos locais onde não exista cirurgião habilitado no método ou quando a presença de co-morbidades impossibilite a realização da laparoscopia (2). O limiar para conversões deve ser baixo.

Embora os benefícios da colecistectomia laparoscópica precoce não devam ser subestimados em pacientes idosos ou com co-morbidades severas, em alguns casos, a gravidade do quadro impede até mesmo a anestesia. Esses pacientes devem ser submetidos a tratamento conservador, com retardo da cirurgia para após a estabilização clínica. A colecistostomia percutânea pode ser utilizada como alternativa em casos selecionados, até que a cirurgia definitiva possa ser realizada (23).

PANCREATITE AGUDA

Pancreatite é uma doença inflamatória causada por ativação, liberação intersticial e autodigestão do pâncreas por suas próprias enzimas. Aproximadamente 80% dos casos de pancreatitre aguda são causados por cálculos biliares e álcool (24). Outras causas menos comuns incluem trauma, medicações, hipercalcemia, hipertrigliceridemia, câncer, infecções, iatrogenias (CPER) e anomalias congênitas (pâncreas *divisum*). Em cerca de 15% dos casos, nenhuma causa é encontrada (pancreatite idiopática), porém acredita-se que até 75% dos mesmos sejam causados por microlitíase ou lama biliar (25). Independentemente da etiologia, o processo inflamatório pode se limitar ao parênquima pancreático ou se estender aos tecidos peripancreáticos, causando edema por acúmulo de líquido intersticial. Necrose e hemorragia dos mesmos ocorrem nos casos graves, resultando, usualmente, em falência de múltiplos órgãos. A forma necro-hemorrágica ocorre em 25% dos casos de pancreatite, com mortalidade variando de 15-20% (26).

Avaliação e propedêutica pré-operatória

A apresentação clínica habitual inclui dor no andar superior do abdome, sobretudo epigástrica, de rápida instalação, associada a náuseas e vômitos e febre baixa. Tipicamente, a dor irradia-se para o dorso, e os pacientes relatam melhora com a projeção do tronco para a frente, em posição conhecida como de "prece maometana". Nos casos graves, a perda acentuada de líquido intravascular para o espaço intersticial determina o desenvolvimento de taquicardia e hipotensão arterial. O exame físico revela dor à palpação do epigástrio, podendo se tornar difusa nos casos mais severos, com defesa e descompressão dolorosa. Distensão e redução do peristaltismo são achados freqüentes. A presença de sinais de pancreatite hemorrágica (sinais de Gray-Turner e Cullen) é rara, ocorrendo em menos de 1% dos casos (12).

Os exames laboratoriais revelam elevação dos níveis séricos de amilase e lipase, embora não exista correlação direta entre os mesmos e a gravidade da pancreatite. A hiperamilasemia está presente também em outras causas de dor abdominal aguda (colecistite aguda grave, infarto êntero-mesentérico, úlcera duodenal perfurada, etc.), sendo o aumento da lipase mais específico. Leucocitose moderada é comum. A depleção volêmica determina aumento do hematócrito, como conseqüência da hemoconcentração, bem como elevação dos níveis de uréia e creatinina.

Distúrbios eletrolíticos são freqüentes, incluindo hipocalcemia. Aumentos significativos da fosfatase alcalina e das bilirrubinas séricas sugerem etiologia biliar.

A tomografia computadorizada de abdome permite a confirmação do diagnóstico, mas não é sempre necessária. Recomenda-se sua realização nos casos em que há piora clínica apesar da instituição de tratamento adequado, nos casos suspeitos de necrose pancreática, bem como naqueles com diagnóstico clínico duvidoso (12). O exame com contraste venoso pode revelar pâncreas de aspecto aparentemente normal, edema pancreático com ou sem extensão para os tecidos peripancreáticos, sinais de necrose (áreas não-captantes de contraste venoso), pseudocistos e abscessos em formação. A ultra-sonografia abdominal é importante para a identificação de etiologia biliar.

Alguns sistemas foram desenvolvidos para avaliação prognóstica da pancreatite aguda. O mais conhecido foi o proposto por Ranson, que inclui critérios clínicos e laboratoriais. Entretanto, sua utilidade é limitada já que são necessárias 48 horas para sua determinação. Os critérios de Balthazar, com base em achados tomográficos, são utilizados com maior freqüência. Sua utilidade na identificação de casos potencialmente graves foi comprovada em estudo publicado (27).

Preparo pré-operatório e tratamento videolaparoscópico

A pancreatite aguda responde bem a tratamento clínico conservador em mais de 90% dos casos (24). O tratamento inclui estabilização hemodinâmica, com reposição volêmica vigorosa e aminas vasoativas, se necessário, correção de distúrbios eletrolíticos, analgesia e "repouso" pancreático. A estimulação do pâncreas é evitada, com suspensão da alimentação oral. Suporte nutricional enteral, preferencialmente, ou parenteral deve ser iniciado nos casos em que não se prevê retorno da dieta oral em alguns dias. O cateter nasogástrico deve ser instalado nos casos com vômitos freqüentes ocasionados por íleo. O início de antibioticoterapia profilática é recomendado em pacientes com necrose pancreática, pois reduz a incidência de complicações sépticas (12).

A indicação de tratamento cirúrgico é limitada, porém, em algumas situações, como na pancreatite necro-hemorrágica e na síndrome compartimental, a cirurgia pode ser inevitável. Ainda, assim, deve-se evitar a abordagem precoce. Estudos mostram que a necrosectomia precoce é deletéria quando comparada ao procedimento adiado até que haja melhor delimitação das áreas de necrose (28, 29).

A laparoscopia com finalidade diagnóstica é desnecessária na pancreatite aguda, já que o diagnóstico e a gravidade da doença podem ser determinados com base em dados clínicos, laboratoriais e métodos de imagem. O método pode ser empregado nos casos graves para necrosectomia, irrigação e drenagem (30, 31), embora a cirurgia convencional ainda seja o procedimento de escolha nessa situação (2).

A videolaparoscopia apresenta maior utilidade no tratamento da pancreatite de etiologia biliar. Em casos não-complicados, a colecistectomia precoce (realizada na mesma internação) com colangiografia perioperatória é conduta recomendada. A retirada de todos os cálculos das vias biliares é fundamental na prevenção de novos episódios de pancreatite. Dentre as opções para sua realização, são descritas a extração de cálculos por via endoscópica (CPER), a exploração de vias biliares por via laparoscópica com coledocoscopia e a exploração por via convencional. Segundo o consenso da AECE, as três estratégias se equivalem, sendo igualmente eficazes (2).

Na prática, entretanto, recomenda-se que limpeza das vias biliares seja obtida por via endoscópica, precedendo a colecistectomia laparoscópica, pois simplifica o procedimento, exceto nos casos em que a equipe cirúrgica disponha de equipamentos e experiência na exploração laparoscópica das mesmas. Quando disponível, a colangiorressonância nuclear magnética permite a detecção pré-operatória de coledocolitíase com sensibilidade e especificidade altas (superiores a 90%) (2), permitindo a seleção de pacientes para papilotomia endoscópica com extração de cálculos pré-operatória.

Nos casos de pancreatite aguda grave, a síndrome de resposta inflamatória sistêmica, com suas repercussões clínicas, contra-indica a colecistectomia precoce. Nessa situação, caso sejam identificados cálculos impactados no colédoco, a extração por via endoscópica é o procedimento de escolha, retardando-se o tratamento definitivo para após a melhora clínica.

ÚLCERA PÉPTICA PERFURADA

A doença ulcerosa péptica tem como sua principal causa a infecção pelo *Helicobacter pylori*, a qual está presente em até 95% dos casos de úlceras gástricas e duodenais (12). O uso de antiinflamatórios não-hormonais e as síndromes de hipersecreção de ácido respondem pelos demais casos.

Avaliação e propedêutica pré-operatória

A apresentação clínica da úlcera péptica é variável, dependendo de sua localização e da presença de complicações. Tipicamente, cursa com dor abdominal epigástrica, em queimação associada a náuseas e, eventualmente, vômitos. Nas úlceras gástricas, a dor usualmente piora com a alimentação, enquanto o contrário é observado nas úlceras duodenais. As complicações da doença ulcerosa incluem sangramento, obstrução, perfuração e penetração em estruturas contíguas (úlcera terebrante). Antecedentes de doença péptica estão presentes em menos de um terço dos pacientes admitidos com úlcera perfurada.

A perfuração usualmente acarreta quadro de dor abdominal severa, cujo início costuma ser determinado com precisão. Inicialmente, a dor é causada por peritonite química. A diluição desses irritantes pelo exsudato produzido pela reação peritoneal é responsável pela melhora transitória freqüentemente observada até que a peritonite bacteriana se instale. A febre normalmente está ausente no início da apresentação clínica. O exame físico revela intensa rigidez involuntária da parede abdominal, a qual, por vezes, impede a identificação de descompressão dolorosa. O peristaltismo está diminuído ou ausente. Em alguns casos, nos quais a perfuração é bloqueada precocemente, as manifestações clínicas podem ser pobres, por vezes, iniciando-se tardiamente com o desenvolvimento de abscessos sub-hepáticos ou subfrênicos.

Os exames laboratoriais mostram leucocitose com desvio e hiperamilasemia moderada. Aumento do hematócrito por hemoconcentração e alterações eletrolíticas surgem mais tardiamente. A rotina de abdome agudo revela pneumoperitônio em 85% dos pacientes (12). Em casos duvidosos, o exame pode ser repetido após insuflação de ar através do cateter nasogástrico. A tomografia computadorizada de abdome pode ser útil nos casos atípicos, permitindo a identificação de pequenas coleções de gás fora de alças e abscessos bloqueados.

Preparo pré-operatório e tratamento videolaparoscópico

Embora descrito, o tratamento conservador das úlceras perfuradas apresenta resultados insatisfatórios. Após a estabilização clínica, esses pacientes devem ser encaminhados à cirurgia.

Classicamente, a ulcerorrafia era considerada um procedimento cirúrgico paliativo, já que não corrigia a causa da doença ulcerosa, a secreção ácida aumentada. Essa técnica era reservada aos pacientes cuja gravidade clínica ou a intensidade da peritonite impediam procedimentos maiores. Entretanto, diante dos avanços farmacológicos no bloqueio da produção ácida e no tratamento do *H. pylori*, a importância da vagotomia vem sendo questionada na última década (32). Um recente levantamento entre cirurgiões da Grã-Bretanha e da Irlanda indica que a maioria já não realiza mais a vagotomia, mesmo em pacientes com perfuração recente e bom risco cirúrgico (33), considerando a ulcerorrafia seguida de tratamento medicamentoso para a doença péptica o procedimento-padrão.

A primeira cirurgia por videolaparoscopia realizada para tratamento de úlcera perfurada foi descrita por Mouret e colaboradores, em 1990. Desde então, vários estudos comprovaram vantagens no emprego do método em relação à via convencional (34, 35, 36, 37). Foram evidenciados redução na incidência de infecção de ferida operatória, menor tempo de hospitalização e recuperação mais rápida nos grupos submetidos a tratamento videolaparoscópico. A intensidade da dor parece não apresentar diferenças significativas no pós-operatório imediato, quando deriva, sobretudo, da inflamação peritoneal, porém é significativamente menor em pacientes submetidos a videolaparoscopia nas etapas mais tardias, quando decorre das incisões cirúrgicas. O emprego da videolaparoscopia não acarreta aumento na incidência de fístulas. Embora o tempo despendido na lavagem da cavidade seja maior na cirurgia laparoscópica, o reparo da perfuração é usualmente mais rápido, e, portanto, os tempos cirúrgicos se equivalem (32).

O reparo por via laparoscópica é considerado o tratamento de escolha na atualidade (2). Este procedimento é relativamente simples, podendo ser realizado por cirurgiões com treinamento básico no método que tenham domínio da técnica de sutura. Muitas publicações recomendam o reparo com *patch* omental em substituição à sutura simples da área de perfuração (2, 32, 34). Os bordos inflamados e endurecidos da perfuração, muitas vezes, impedem a aproximação segura com pontos simples. Nessa situação, o omento fixado por pontos pode ser utilizado para selar o defeito. Malcov e colaboradores preconizam, ainda, a tração do epíploon através do orifício ulceroso, com o auxílio de endoscopia digestiva perioperatória.

DIVERTICULITE AGUDA

A prevalência de doença diverticular do cólon aumenta com a idade, acometendo um terço da população aos 50 anos e dois terços aos 80 anos (12). A diverticulite aguda afeta 25% dos pacientes com diverticulose e decorre da obstrução de um divertículo por resíduos fecais, com conseqüente aumento de sua pressão luminal, inflamação parietal e perfuração (12).

Avaliação e propedêutica pré-operatória

O desenvolvimento de sintomas depende da extensão do processo inflamatório. Pequenas perfurações podem ser bloqueadas pelo mesentério ou por gordura pericolônica, permanecendo assintomáticas, ou originar pequenos abscessos localizados com sintomatologia pobre. Perfurações para peritônio livre podem resultar em quadros graves de peritonite difusa.

A localização da dor depende do local onde se situa o divertículo perfurado. Como o sigmóide é o segmento mais afetado pela doença diverticular, a dor, usualmente, é referida na fossa ilíaca esquerda, podendo se localizar no quadrante inferior direito nos casos de sigmóide redundante ou nas diverticulites de ceco. Náuseas, vômitos, anorexia e febre baixa completam a apresentação típica. O exame físico revela dor à palpação da área acometida. Uma massa inflamatória pode ser identificada em alguns casos. A presença de peritonite determina o surgimento de contratura muscular de defesa e de sinais de irritação peritoneal. O peristaltismo está, habitualmente, diminuído.

Leucocitose com desvio e elevação do nível sérico de proteína C reativa são alterações laboratoriais usuais. A tomografia computadorizada com contraste oral, venoso e, eventualmente, retal é o exame de escolha na confirmação diagnóstica, com sensibilidade de 98% (12). Os achados tomográficos habituais incluem a presença de divertículos, espessamento da parede intestinal, infiltração da gordura pericolônica e abscesso peridiverticular. Líquido livre na cavidade peritoneal e pneumoperitônio podem estar presentes nas peritonites difusas. A colonoscopia está contra-indicada em pacientes com diverticulite aguda, em virtude da presença presumida de perfuração.

Preparo pré-operatório e tratamento videolaparoscópico

Os casos complicados de diverticulite aguda são estratificados de acordo com a classificação de Hinchey (2). O estágio I indica a presença de abscesso pericolônico. O estágio IIa indica a existência de abscessos distantes, porém passíveis de drenagem percutânea, enquanto o IIb inclui os abscessos complexos, com ou sem fístulas associadas. A presença de peritonite difusa é classificada como estágio III, quando purulenta, ou IV, quando fecal.

Quadros não-complicados de diverticulite aguda podem ser tratados ambulatorialmente, com dieta líquida sem resíduos e antibioticoterapia oral. Os casos complicados com desenvolvimento de fístulas, abscessos, peritonite difusa ou obstrução intestinal requerem internação. A conduta terapêutica inicial inclui suspensão da dieta oral, reposição volêmica e antibioticoterapia venosa. Os abscessos peritoneais localizados (Hinchey I e IIa) são usualmente tratados com drenagem percutânea. A presença de perfuração livre ou de abscessos complexos indica tratamento cirúrgico.

O emprego da videolaparoscopia no tratamento da doença diverticular do cólon apresenta bons resultados na literatura atual (38, 39), porém a maioria dos estudos foi conduzida em pacientes com diverticulose não-complicada, em caráter eletivo. Os benefícios observados nas ressecções de sigmóide nesse cenário incluem redução das complicações pulmonares e de ferida cirúrgica, menos dor, redução das aderências pós-operatórias com consequente redução na incidência de episódios de obstrução intestinal, recuperação mais rápida e abreviação do tempo de internação, além das óbvias vantagens estéticas (38, 39). Entretanto, tais resultados favoráveis podem não encontrar paralelo na vigência de diverticulite aguda, e novos estudos são necessários até que o método possa ser rotineiramente recomendado.

Além das limitações científicas, cabe enfatizar que as ressecções colônicas por videolaparoscopia são procedimentos de difícil execução que demandam habilitação em laparoscopia avançada e longo treinamento. A hemostasia mesentérica pode ser difícil na vigência de inflamação, assim como a identificação ureteral. A anastomose, quando indicada, é uma etapa crítica, mesmo quando se dispõe de grampeadores. Por tais motivos, as taxas de conversão são altas, atingindo índices de até 29% (40). Em alguns casos graves, com múltiplos abscessos (Hinchey IIa) ou peritonite difusa (Hinchey III e IV), a realização de videolaparoscopia exploradora, com lavagem da cavidade peritoneal e reparo da perfuração com *patch* de omento, tem se mostrado vantajosa, sobretudo em pacientes com risco cirúrgico muito alto para realização de ressecções (41, 42, 43), embora a experiência ainda seja limitada.

Por ora, o consenso atual é que sua utilização da videolaparoscopia no tratamento da diverticulite aguda seja limitada a cirurgiões com grande habilidade e experiência no método.

OBSTRUÇÃO DO INTESTINO DELGADO

As principais causas de obstrução do intestino delgado, em ordem de freqüência, são as aderências pós-operatórias (bridas), as hérnias e as neoplasias (44, 45). Aderências pós-laparotomias são, de longe, a causa mais comum, respondendo por 66-75% dos casos (44).

A obstrução mecânica do intestino delgado acarreta acúmulo de fluidos e de ar deglutido no lúmen intestinal proximal ao ponto de oclusão, com a distensão progressiva das alças. A perda maciça de líquido para o lúmen intestinal, bem como, pela serosa, para a cavidade peritoneal determina hipovolemia acentuada. A estase intestinal é acompanhada de multiplicação anormal da flora bacteriana. O aumento da pressão no lúmen intestinal pode determinar isquemia da mucosa, que, associada ao desequilíbrio da flora intestinal, causa translocação bacteriana.

Avaliação e propedêutica pré-operatória

A sintomatologia clássica da obstrução intestinal inclui dor abdominal em cólica, náuseas, vômitos e parada de eliminação de gases e fezes. Tais sintomas variam, no entanto, de acordo com o grau de obstrução (completa ou parcial), sua localização e com o tempo de evolução.

Nas obstruções altas do intestino delgado, os vômitos são precoces e predominam na sintomatologia, enquanto a distensão abdominal é discreta ou, até mesmo, ausente. Nas oclusões distais, os vômitos surgem mais tardiamente, e a multiplicação bacteriana da flora intestinal acarreta alteração do aspecto dos mesmos, tornando-os fecalóides.

A parada de eliminação de gases e fezes ocorre em etapa posterior no curso evolutivo. Embora a persistência de eliminação de flatos (mesmo em quantidade reduzida) sugira quadro de suboclusão (oclusão parcial), sua presença, bem como a de diarréia, não exclui a possibilidade de obstrução completa em fase inicial.

Os sinais vitais podem estar normais no início do quadro, porém, com o desenvolvimento da hipovolemia, surgem taquicardia, taquipnéia e, posteriormente, hipotensão. A temperatura, usualmente, está normal ou pouco aumentada, e a presença de febre alta sugere isquemia intestinal.

O exame do abdome demonstra distensão e hipertimpanismo, cuja intensidade aumenta quanto mais distal for o sítio obstrutivo. Deve-se sempre procurar por cicatrizes de cirurgias prévias, as quais sugerem a possibilidade de oclusão por brida, e por hérnias encarceradas. A palpação é, em geral, moderadamente dolorosa. O desenvolvimento de sinais de irritação peritoneal sugere a presença de isquemia com ou sem perfuração.

No início do curso evolutivo, o exame revela peristaltismo aumentado, o qual se torna mínimo ou ausente em fases mais avançadas.

Os exames laboratoriais são importantes, sobretudo, para identificação de distúrbios hidreletrolíticos secundários à hipovolemia, bem como para avaliar a adequação da reposição volêmica. A desidratação acarreta comprometimento da função renal com conseqüente elevação dos níveis séricos de uréia e creatinina, além de hemoconcentração, com aumento do hematócrito.

A leucocitose é usualmente discreta. A presença de leucocitose acentuada, neutrofilia e desvio para a esquerda sugere estrangulamento. Os níveis séricos de amilase, lipase e de LDH podem aumentar em pacientes com isquemia de alças, porém têm pouco valor diagnóstico, já que essas alterações são menos evidentes na ausência de necrose intestinal franca (46).

A rotina de abdome agudo permite confirmar o diagnóstico de obstrução intestinal, localizar o sítio de oclusão mecânica (se de delgado ou cólon), bem como avaliar o grau de obstrução (se parcial ou completa) (44). As radiografias, usualmente, mostram alças de delgado distendidas com níveis hidroaéreos. Esse achado, no entanto, pode estar ausente nas obstruções altas. A presença de gás no cólon em associação aos níveis hidroaéreos de delgado sugere suboclusão, enquanto sua ausência é compatível com obstrução completa. A parede intestinal pode estar normal, espessada (em conseqüência de edema) ou apresentar gás em seu interior (pneumatose intestinal), o que denota a presença de necrose da mesma.

O emprego da tomografia computadorizada (TC) é recomendado, nos pacientes com radiografias simples não-diagnósticas (44). A demonstração da transição entre alças proximais dilatadas, preenchidas de líquido e gás, e alças colapsadas distais sela o diagnóstico de oclusão mecânica. Nas obstruções totais, esses achados estão associados à ausência de progressão do contraste oral pelo sítio de oclusão e a cólons vazios (47, 48, 49).

Preparo pré-operatório e tratamento videolaparoscópico

A reposição volêmica agressiva, com solução salina isotônica, e a correção de distúrbios eletrolíticos devem ser iniciadas prontamente e acompanhadas com exames laboratoriais seriados.

O cateterismo vesical, com avaliação contínua da diurese, é fundamental para determinar a adequação da reanimação. A instalação de cateter nasogástrico (CNG) deve ser precoce.

As oclusões causadas por aderências oriundas de cirurgias prévias são, usualmente, parciais e respondem bem a tratamento conservador em cerca de 80% dos casos (50).

A presença de obstrução intestinal completa do intestino delgado ou de sinais de estrangulamento bem como a ausência de melhora clínica após 24-48 horas de tratamento conservador configuram indicações para o tratamento cirúrgico.

Pacientes com oclusão completa têm grande risco de estrangulamento e menor probabilidade de resolução espontânea com tratamento conservador e, por essa razão, necessitam de intervenção cirúrgica imediata (44).

O emprego da videolaparoscopia no tratamento do abdome agudo obstrutivo vem sendo bastante discutido, e, mesmo entre cirurgiões com experiência no método, o uso cauteloso é uma recomendação habitual. As vantagens observadas com o método, em estudo comparativo (51) incluem retorno precoce do peristaltismo, menor morbidade, internação mais curta e convalescença mais rápida. Entretanto, o campo cirúrgico exíguo, em virtude da distensão intestinal, e o risco de lesão iatrogênica por manipulação de alças friáveis constituem limitações que restringem a utilização do método (44). A necessidade de reoperações precoces também é mais freqüente em pacientes submetidos a tratamento videolaparoscópico (2), assim como é alto o índice de conversões. Levantamentos da literatura mostram que o tratamento inteiramente laparoscópico só é possível em 50-60% dos pacientes (2). Por tais motivos, a indicação da videolaparoscopia vem sendo restrita ao tratamento das oclusões por brida, em pacientes selecionados (52).

A laparotomia é a melhor opção nos pacientes com evidências de perfuração, peritonite ou outros sinais de estrangulamento. Nos demais casos, a localização da obstrução, o diâmetro das alças e o grau de distensão abdominal são alguns dos critérios utilizados para indicação da laparoscopia. Alças intestinais com diâmetro superior a 4 cm nas radiografias simples, a localização baixa (delgado distal) do sítio de oclusão e a presença de distensão abdominal importante, mesmo após a descompressão com CNG, desaconselham o emprego da videolaparoscopia. Nesses pacientes, existem grande risco de lesões inadvertidas e alto índice de conversões. História prévia de aderências firmes e extensas também é considerada contra-indicação ao método (53). Quanto à técnica cirúrgica, recomenda-se o pneumoperitônio aberto, o uso de pinças atraumáticas e que se evite o emprego de eletrocautérios. O inventário para identificação do sítio de oclusão deve ser retrógrado, das alças colapsadas para as distendidas, minimizando a manipulação das alças friáveis. O limiar para conversões deve ser baixo.

Por fim, o valor da laparoscopia nas oclusões intestinais ainda está em avaliação, e seu uso deve ser limitado a cirurgiões experientes.

Os resultados obtidos com o tratamento videolaparoscópico das hérnias ventrais e inguinais são muito bons, porém a maioria dos estudos excluiu as hérnias encarceradas, e, portanto, não há dados suficientes na literatura atual que permitam recomendar o emprego do método nas oclusões intestinais por encarceramento herniário.

URGÊNCIAS GINECOLÓGICAS

As etiologias mais freqüentes de dor pélvica aguda em mulheres são a gestação ectópica (20%), as salpingooforites (20%), as aderências pélvicas (20%), a endometriose (15%) e os cistos de ovário (15%) (2).

A videolaparoscopia é um instrumento diagnóstico de grande valia na avaliação das urgências ginecológicas, permitindo correção do diagnóstico ultra-sonográfico (transvaginal e convencional) pré-operatório em até 40% dos casos (2).

A gestação ectópica é uma condição potencialmente fatal que deve ser sempre incluída no diagnóstico diferencial de mulheres em idade reprodutiva que apresentem sangramento vaginal ou dor pélvica aguda. Nessa condição, o teste de gravidez associado à ultra-sonografia (transvaginal e convencional) é, usualmente, suficiente para excluir essa possibilidade. Entretanto, na fase inicial da gravidez, quando o nível sérico de gonadotrofina coriônica é inferior a 1.000 UI/L, a ultra-sonografia transvaginal não é capaz de diferenciar a gestação intra-uterina da ectópica (2). Nessa situação, os casos oligossintomáticos podem ser acompanhados com exames seriados para o diagnóstico diferencial, já que, ao contrário do que se observa na gestação ectópica, os níveis de gonadotrofina dobram a cada dois dias nas gravidezes intra-uterinas. Nos demais casos, a laparoscopia pode ser indicada, permitindo a confirmação diagnóstica e o tratamento definitivo (54). A gestação ectópica rota deve ser tratada com salpingectomia videolaparoscópica, enquanto a cirurgia com preservação tubária é o procedimento de escolha nas pacientes com trompa íntegra. A presença de instabilidade hemodinâmica constitui contra-indicação à laparoscopia (54).

A torção de cisto ovariano constitui diagnóstico diferencial a ser excluído no caso de dor pélvica aguda em mulheres com teste para gravidez negativo. A realização de ultra-sonografia transvaginal é fundamental para a identificação dos cistos de ovário, porém não permite a confirmação da torção. Os cistos torcidos estão freqüentemente associados a líquido livre na pelve; entretanto, esse achado é inespecífico. Assim, uma vez confirmado o diagnóstico de tumor ovariano cístico, nessa situação, a evolução clínica é o parâmetro recomendado para a definição da conduta terapêutica. As pacientes com melhora clínica espontânea devem ser tratadas conservadoramente, enquanto aquelas com dor persistente ou cistos volumosos devem ser submetidas à videolaparoscopia diagnóstica. O método permite a confirmação diagnóstica e o tratamento definitivo.

Os resultados observados no tratamento de cistos de ovário por videolaparoscopia superam aqueles das ressecções convencionais (55), fundamentando a recomendação atual para o emprego preferencial da cirurgia minimamente invasiva nesses casos (2).

Embora a endometriose possa determinar dor abdominal aguda, sua apresentação habitual cursa com dor crônica e recorrente, freqüentemente associada à infertilidade. O tratamento cirúrgico com ressecção das lesões parece estar associado a melhores resultados do que a conduta conservadora, porém em caráter eletivo. O estudo comparativo entre o tratamento cirúrgico laparoscópico e o convencional observou recuperação mais rápida e menos dolorosa no primeiro grupo (56).

As salpingites decorrem de infecção gonocócica, embora possa ocorrer acometimento secundário por *Chlamydia trachomatis* ou outras bactérias aeróbias e anaeróbias, causando infecção polimicrobiana. O uso de DIU constitui fator predisponente ao seu desenvolvimento. A doença é usualmente bilateral, manifestando-se com dor abdominal em baixo ventre e febre baixa. O exame físico revela dor à palpação do hipogástrio, com defesa e sinais de irritação peritoneal. Corrimento vaginal purulento e dor à mobilização do colo uterino são achados associados comuns.

Embora constitua patologia de tratamento usualmente clínico, as salpingites podem mimetizar outras etiologias de abdome agudo cirúrgico, entre elas a apendicite aguda e demais urgências ginecológicas. Nesses casos, a videolaparoscopia com finalidade diagnóstica pode ser útil. Em salpingites complicadas, recomenda-se o emprego do método na drenagem de abscessos tubo-ovarianos e na coleta de material para exame microbiológico (2).

CONCLUSÕES

A videolaparoscopia pode ser empregada tanto na identificação diagnóstica da dor abdominal aguda quanto no tratamento de muitas de suas etiologias.

Em pacientes estáveis com quadro de abdome agudo, todos os métodos diagnósticos não-invasivos devem ser esgotados antes que se indique a videolaparoscopia exploradora. Entretanto, caso a propedêutica convencional seja inconclusiva, o procedimento é útil e recomendado.

A literatura atual confirma a superioridade da videolaparoscopia no tratamento de pacientes com diagnóstico presumido de úlcera péptica perfurada, colecistite aguda, apendicite aguda e nas urgências ginecológicas. O método tem valor limitado ou indefinido nas obstruções intestinais por brida ou hérnia encarcerada, na diverticulite aguda e na pancreatite não-biliar.

Muitos dos procedimentos laparoscópicos, em situações de emergência, são complexos. Portanto, o limiar para conversões deve ser baixo, para que se evite retardo excessivo na conclusão da cirurgia, o qual é potencialmente deletério nesse cenário.

REFERÊNCIAS

1. Jones RS, Claridge JA. Acute abdomen. In: Townsend Jr CM, et al. Sabiston textbook of surgery. Philadelphia: W.B. Saunders; 2004. p. 1219-39.
2. Sauerland S, Agresta F, Bergamaschi R, et al. Laparoscopy for abdominal emergencies: evidence-based guidelines for the European Association for Endoscopy Surgery. Surg Endosc 2006; 20: 14-29.
3. Graff LG, Robinson D. Abdominal pain and emergency department evaluation. Emerg Med Clin North Am 2001; 19: 123-36.
4. Golash V. Early laparoscopy as routine procedure in the management of acute abdominal pain: a review of 1320 patients. Surg Endosc 2005; 19 (7): 882-5.
5. Perri SG. Laparoscopy in abdominal emergencies: indications and limitations. Chir Ital 2002; 54(2): 165-78.
6. Catani M. Laparoscopy in emergency: treatment of choice in acute abdomen. G Chir 2000; 21(10): 409-16.
7. Ahmad TA. Experience of laparoscopic management in 100 patients with acute abdomen. Hepatogastroenterology 2001; 48(39): 733-6.
8. Majewski WD. Long-term outcome, adhesions, and quality of life afterv laparoscopic surgical therapies for acute abdomen: follow-up of prospective trial. Surg Endosc 2005; 19(1): 81-90.
9. Owings MF, Kozac LJ. Ambulatory and inpatient procedures in the United States 1996. Vital and Health Statistics 1998; series 13: 139.
10. Paulson EK, Kalady MF, Pappas TN. Suspected appendicitis. N Engl J Med 2003; 348: 236-42.
11. Graffeo CS, Counselman FL. Appendicittis. Emerg Med Clin North Am 1996; 14: 653-71
12. Flasar MH, Goldeberg E. Acute abdominal pain. Med Clin North Am 2006; 90(3): 408-503.
13. Borgstein PJ, Gordijn RV, Eijsbouts QAJ, et al. Acute appendicitis: clear-cut case in men, a guessing game in young women: a prospective study on the role of laparoscopy. Surg Endosc 1997; 11:923-27.
14. Flum DR, Morris A, Koepsel T, et al. Has misdiagnosis of appendicitis decreased over time? A population based analysis. J Am J Assoc 2001; 286: 1748-53.
15. Van Der Linden W, Sunzel H. Early versus delayed operation for acute cholecystitis: a controlled trial. Am J Surg 1970; 120: 7-13.

16. McArthur P, Cuschieri A, Sells R, et al. Controlled clinical trial comparing early and interval cholecystectomy for acute cholecystitis. Brv J Surg 1975; 62: 850-2.
17. Bhattacharya D, Ammori BJ. Contemporary minimally invasive approaches to the management of acute cholecystitis: a review and appraisal. Surg Laparosc Endosc Percutan Tech 2005; 15: 1-8.
18. Papi C, Catarci M, D'ambrosjo L, et al. Timing of cholecystectomy for acute calculous cholecystitis: a meta-analysis. Am J Gastroenterol 2004; 99: 147-55.
19. Kum Ck, Eypasch E, Lefering R, Paul A. Laparoscopic cholecystectomy for acute cholecystitis: is it really safe? World J Surg 1996; 20:43-9.
20. Kum Ck, Goh PMY, Isaac JR, Tekant Y. Laparoscopic cholecystectomy for acute cholecystitis. Br J Surg 1994; 81:1651-4.
21. Johansson M, Thune A, Nelvin L, et al. Randomized clinical trial of open versus laparoscopic cholecystectomy in the treatment of acute cholecystitis. Br J Surg 2005; 92:44-9.
22. Kiviluoto T, Sirén J, Luukkonen P, et al. Randomized trial of laparoscopic versus open cholecystectomy for acute and gangrenous cholecystitis. Lancet 1998; 351: 321-5.
23. Ito K, Fujita N, Noda Y, et al. Percutaneous cholecystostomy versus gallbladder aspiration for acute cholecystitis – a prospective randomized controlled trial. Br J Surg 2005; 92:44-9. Am J Roenttgenol 2004; 183:193-6.
24. Kadakia SC. Billiary tract emergencies. Med Clin North Am 1993; 77: 1015-36.
25. Ros E, Nvarro S, Bru C, et al. Occult microlithiasis in "idiopathic" acute pancreatitis: prevention of relapses by cholecystectomy or ursodeoxycholic acid therapy. Gastroenterol 1991; 101: 1701-9.
26. Banks PA. Practice guidelines in acute pancreatitis. Am J Gastroenterol 1997; 92: 377-86.
27. Simchuck EJ, Traverso LW, Nukui Y, et al. Computed tomography severity index is a predictor of outcomes in severe pancreatitis. Am J Surg 2000; 179: 352-5.
28. Kelly TR, Wagner DS. Gallstone pancreatitis: a prospective randomized trial of the timing of surgery. Surg 1988; 104:600-5.
29. Mier j, Luque de Leon E, Castillo A, et al. Early versus late necrosectomy in severe necrotizing pancreatitis. Am J Surg 1997; 173: 71-5.
30. Gagner M. Laparoscopic treatment of acute necrotizing pancreatitis. Semin Laparosc Surg 1996; 3:21-8.
31. Hamad GG, Broderick TJ. Laparoscopic pancreatic necrosectomy. J Laparoendosc Adv Surg Tech A 2000; 10:115-8.
32. Malkov IS, Zaynutdinov AM, Veliyev NA. Laparoscopic and endoscopic management of perforated ulcers. J Am Coll Surg, 2004; 198(3): 352-5.
33. Gilliam AD, Speake WJ, Lobo DN, Beckingham IJ. Current practice of emergency vagotomy and Helicobacter pylori eradication for complicated peptic ulcer in the United Kingdom. Br J Surg 2003;90:88-90.
34. Matsuda M. Laparoscopic omental patch repair for perfurated peptic ulcer. Ann Surg 1995; 221(3): 236-40.
35. Lau WY, Leung KL, Kwong KH, et al. A randomizes study compariong laparoscopic versus open reapair of perforated peptic ulcer using suture or sutureless technique. Ann Surg, 1996; 224: 131-8.
36. Siu WT, Leong HT, Law BK, et al. Laparoscopic repair for perforated peptic ulcer: a randomized controlled trial. Ann Surg, 2002; 235: 313-9.
37. Lam CM, Yuen AW, Chik B, et al. Laparoscopic surgery for common surgical emergencies: a population based study. Surg Endosc 2005; 19: 774-9.
38. Wexner SD, Moscovitz ID. Laparoscopic colectomy in diverticular and Crohn disease. Surg Clin N Am 2000; 80(4):1299-319.
39. Martel G, Boushey RP. Laparoscopic colon surgery: past, present and future. Surg Clin N Am 2006; 86(4): 867-97.
40. Guillou PJ, Quirke P, Thorpe H, et al. Short-term endpoints of conventional versus laparoscopic-assisted surgery in patients with colorectal cancer (MRC CLASICC trial): multicentre, randomized controlled trial. Lancet 2005; 365: 1718-26.
41. Faranda C, Barrat C, Catheline JM, et al. Two stage laparoscopic management of generalized peritinitis due to perfurated sigmoid diverticula: eighteen cases. Surg Laparosc Endosc Percutan Tech 2000; 135-41.
42. Franklin ME Jr, Dorman JP, Jacobs M, et al. Is laparoscopic surgery applicable to complicated colonic diverticular disease? Surg Endosc 1997; 11: 1021-5.
43. Pugliesi R, Di Lernia S, Sansona F, et al. Laparoscopic treatment of sigmoid diverticulitis: a retrospective review of 103 cases. Sur Endosc 2004; 18:1344-8.
44. Turnage RH, Bergen PC. Intestinal obstruction and ileus. In: Feldman M, Friedman LS, Sleisenger MH. Gastrointestinal and liver disease. Philadelphia: WB Saunders; 2002. p. 2113-28.
45. Kahi CJ, Rex DK. Bowel obstruction and pseudo-obstruction. Gastroenterol Clin North Am 2003; 32 (4): 1229-47.
46. Sarr MG, Bulkley GB, Zuidema GD. Preoperative recognition of intestinal strangulation obstruction: prospective evaluation of diagnostic capability. Am J Surg 1983; 145: 176-82.
47. Peck JJ, Milleson T, Phelan J. The role of computed tomography with contrast and small bowel follow-

through in management of small bowel obstruction. Am J Surg 1999; 177: 375-8.
48. Balthazar EJ. Computed tomography of small bowel obstruction. Am J Radiol 1994; 162: 255-61.
49. Daneshmand S, Hedley CG, Stain SC. The utility and reliability of computed tomography scan in the diagnosis of small bowel obstruction. Am Surg 1999; 65: 922-6.
50. Peetz DJ, Gamelli RL, Plicher DB. Intestinal intubation in acute, mechanical small bowel obstruction. Arch Surg, 1982; 117:334.
51. Wullstein C, Gross E. Laparoscopic compared with conventional treatment of acute adhesive small bowel obstruction. Br J Surg 2003; 90: 1147-51.
52. Nagle A, Ujiki M, Denham W, Murayama K. Laparoscopic adhesiolysis for small bowel obstruction. Am J Surg 2004; 187(4): 464-70.
53. Leon EL, Metzger A, Tsiotos GG, et al. Laparoscopic management of small bowel obstruction: indications and outcomes. J Gastrointest Surg 1998; 2: 132-40.
54. Promecene PA. Laparoscopy in gynecologic emergencies. Semin Laparosc Surg 2002; 9:64-75.
55. Nitke S, Goldman GA, Fisch B, et al. The management of dermal cysts: a comparative study of laparoscopy and laparotomy. Isr J Med Sci 1996; 32: 1177-9.
56. Jacobson TZ, Barlow DH, Garry R, et al. Laparoscopic surgery for pelvic pain associated with endometriosis. Cochrane Database Syst Rev; 2001: CD001300.

21 Videolaparoscopia no trauma

MIGUEL P. NÁCUL
MAURO DE SOUZA SIEBERT JÚNIOR
GUILHERME AREND PESCE

INTRODUÇÃO

Desenvolvida ao longo do século XX, a laparoscopia vem contribuindo de forma crescente para o diagnóstico e tratamento de várias afecções cirúrgicas, introduzindo profundas mudanças na cirurgia contemporânea. A introdução da videocâmera na primeira metade da década de 1980 propiciou o início da era videolaparoscópica, que tem como marco fundamental a colecistectomia de Philip Mouret, em Lyon, França, em 1997. A videolaparoscopia nasceu como método de conotação eminentemente terapêutica, ao contrário da laparoscopia que era basicamente diagnóstica. Desde então, ampliou-se o seu campo de atuação não só limitado à cavidade abdominal, mas também a outras partes do corpo humano em várias especialidades cirúrgicas. O sucesso da videolaparoscopia no campo da cirurgia eletiva despertou interesse nos grandes centros de trauma para sua aplicação, destacando-se o seu papel no trauma abdominal e torácico, expresso por um crescente número de publicações.

A primeira publicação na literatura do uso da laparoscopia no trauma abdominal foi feita, em 1956, por R. Lamy e H. Sarles (1). Os autores relataram o uso da laparoscopia no diagnóstico de hemoperitônio em dois pacientes com trauma abdominal contuso. Utilizando conceitos modernos no uso da laparoscopia diagnóstica no trauma, Heselson (2) relatou o uso do método em pacientes politraumatizados para detectar a presença de hemoperitônio, penetração no peritônio parietal e lesão de órgãos abdominais. O autor concluiu que o método é seguro, eficaz, com bom custo-benefício, diminuindo o tempo de hospitalização e das laparotomias não-terapêuticas. Em 1976, Gazzaniga e colaboradores (3) descreveram o uso da laparoscopia no trauma abdominal penetrante, assim como Carnevale e colaboradores em 1977 (4). Os primeiros relatos de autores brasileiros foram feitos, em 1983, por Carrilho e Zeitune (5) e, em 1989, por Zantut, Junior e Birolini (6).

Atualmente, vários serviços de trauma no Brasil e no mundo utilizam a videolaparoscopia na abordagem do trauma abdominal. A pequena quantidade de publicações e o diminuto tamanho das casuísticas demonstram uma evolução relativamente lenta e indicações restritas da videolaparoscopia no trauma abdominal. Utilizada inicialmente com maior freqüência na abordagem do trauma abdominal contuso, parece haver consenso de sua maior validade nos traumas abdominais penetrantes. Ainda em sua "adolescência", a videolaparoscopia hoje busca seu real espaço no trauma.

AVALIAÇÃO

A avaliação inicial do trauma abdominal conta atualmente com um amplo arsenal de métodos invasivos e não-invasivos, que permitem uma abordagem cirúrgica mais seletiva, especialmente nos doentes estáveis, para os quais se pode estabelecer um algoritmo diagnóstico, cabendo ao cirurgião decidir qual o método mais adequado para cada situação.

A introdução da videolaparoscopia não trouxe modificação na abordagem inicial do trauma abdominal, permanecendo a anamnese, o exame físico, os exames laboratoriais e os exames de imagem métodos fundamentais na determinação de um diagnóstico presuntivo. Nesse contexto, a videolaparoscopia aparece como método seguro e eficiente quando bem indicado, competindo em algumas situações com o lavado peritoneal, a ecografia abdominal e a tomografia computadorizada. O objetivo geral do método é aprimorar o diagnóstico precoce, no sentido de diminuir a morbi-mortalidade dos pacientes com trauma abdominal, permitindo que aqueles sem afecções passíveis de tratamento cirúrgico se beneficiem da não-realização de procedimentos cirúrgicos desnecessários. A diminuição das laparotomias não-terapêuticas parece ser a grande contribuição da videolaparoscopia no trauma abdominal. A utilização da videolaparoscopia no trauma abdominal também visa a evitar as observações clínicas de doenças em atividade. Além dessa função diagnóstica, a videolaparoscopia pode direcionar ou diminuir a extensão de uma laparotomia, além de ter função terapêutica em casos selecionados. Do ponto de vista técnico, permite avaliação da violação peritoneal e da presença de lesões viscerais, hemostasia de vísceras parenquimatosas, aspiração e lavagem da cavidade peritoneal, apoio ao tratamento não-operatório de órgãos parenquimatosos, sutura de ferimentos diafragmáticos e de lesões de vísceras ocas. A videolaparoscopia apresenta vantagens na abordagem do trauma abdominal inerentes ao método e específicas da sua utilização nessa patologia (Tabela 21.1).

A maior limitação da utilização da videolaparoscopia no trauma abdominal é a instabilidade hemodinâmica considerada contra-indicação absoluta à utilização do método. Além da dificuldade técnica de rápido controle de um volumoso sangramento intra-abdominal, o pneumoperitônio de CO_2 determina alterações hemodinâmicas diversas que podem piorar uma síndrome de baixo débito. Assim, pacientes com pressão sistólica menor do que 90 mmHg e que receberam reposição volêmica maior do que 3 litros de cristalóide na primeira hora pós-trauma não devem ser submetidos a videolaparoscopia. Discrasias sangüíneas também são consideradas contra-indicação ao método. Distensão abdominal e terceiro trimestre de gestação oferecem grandes dificuldades à realização da videolaparoscopia devido à complexidade de criação de espaço peritoneal que proporcione um acesso seguro.

A videolaparoscopia, mesmo realizada por cirurgião experiente e habilidoso, não permite de forma ágil e minuciosa a avaliação do retroperitônio, em especial da retrocavidade dos epíploons, do corpo e da cauda do pâncreas e da parede posterior do estômago. Dificuldades na avaliação de lesões intestinais, em especial no colón em suas porções retroperitoneais, a limitação visual determinada por infiltrações hemáticas de grande porte e a existência de áreas de difícil visualização laparoscópica (áreas hepáticas e esplênicas posteriores e superiores) também causam limitações ao método, o que tem sido demonstrado em estudo comparativo entre os inventários da cavidade abdominal por videolaparoscopia e por laparotomia no trauma abdominal, diminuindo a segurança do método. Nessas situações, parece haver um aumento do aparecimento de lesões não-diagnosticadas. Por essas razões, a abordagem de ferimentos dorsais é uma contra-indicação da videolaparoscopia no trauma. Deficiências técnicas e tecnológicas também podem prejudicar os resultados, restringindo as possibilidades da sua aplicação.

A segurança da videolaparoscopia com o uso do pneumoperitônio de CO_2 em pacientes com traumatismo cranioencefálico não está bem definida em função dos seus efeitos na pressão intracraniana. O pneumoperitônio de CO_2 provoca mudanças hemodinâmicas importantes, podendo causar aumento da pressão intracraniana, diminuição do fluxo sangüíneo renal e liberação de substâncias vasoconstritoras, caracterizando uma síndrome abdominal compartimental. O mecanismo está relacionado ao aumento da pressão intra-abdominal que leva à compressão mecânica de estruturas abdominais e torácicas. A elevação diafragmática causa um aumento da pressão intratorácica, o que resulta na obstrução funcional da drenagem venosa do cérebro e diminuição da reabsorção do líquido cerebrospinal, aumentando, por conseguinte, a pressão intracraniana. A absorção de CO_2 pelo peritônio eleva a PCO_2, aumentando o fluxo sangüíneo cerebral e a pressão intracraniana, podendo causar edema cerebral. Também há evidências de que a posição de Trendelemburg durante a laparoscopia, utilizada com freqüência, em especial

Tabela 21.1

Vantagens da videolaparoscopia

- Menor trauma tecidual
- Menor agressão imunológica
- Reproduz a técnica cirúrgica convencional
- Melhor visualização e acesso à toda cavidade peritoneal, excetuando-se as áreas cegas de fígado e baço
- Menor sangramento
- Menor formação de aderências peritoneais
- Menor risco de transmissão de doenças infecciosas
- Menor dor pós-operatória
- Menor íleo pós-operatório
- Melhor efeito estético
- Diminuição da incidência e da gravidade das infecções de ferida operatória
- Diminuição da incidência de hérnias incisionais
- Menor tempo de internação
- Menor custo
- Retorno mais precoce às atividades normais

para uma melhor avaliação do abdome inferior, aumenta ainda mais a pressão intracraniana. A videolaparoscopia nesses pacientes deve ser mais bem estudada para que se avalie a significância clínica das alterações demonstradas em estudos experimentais. Considera-se contra-indicação absoluta a indicação de videolaparoscopia em pacientes com hipertensão intracraniana. Pacientes com alto risco de desenvolver aumento da pressão intracraniana devem ser monitorados adequadamente, e medidas para evitar a hipercapnia devem ser utilizadas de rotina. A utilização de menor pressão de insuflação peritoneal pode ser considerada uma opção, porém o método mais adequado seria o uso de sistemas de elevação da parede abdominal para a realização da videolaparoscopia, sugerindo a possibilidade de realização do método em pacientes com escala de Glasgow maior do que 12.

Pacientes com doenças cardiorrespiratórias graves, em que o acréscimo do pneumoperitônio pode piorar a sua situação clínica, também não devem ser abordados por videolaparoscopia.

VIDEOLAPAROSCOPIA E TRAUMA ABDOMINAL CONTUSO

Quando se discute o papel da videolaparoscopia no trauma abdominal contuso, a questão central é que mesmo doentes pouco sintomáticos, conscientes e sem repercussão hemodinâmica podem ter pequenas lesões que virão a se manifestar tardiamente com conseqüências graves. Alguns doentes têm lesões associadas, em especial, traumatismo cranioencefálico ou etilismo, que determinam alteração do estado de consciência, dificultando a avaliação clínica do abdome. Em situações como essas, a videolaparoscopia mostra-se um método com interessante potencial, com objetivo de diagnosticar a presença de lesões intra-abdominais com morbidade menor do que a de uma laparotomia. No entanto, como discutido anteriormente, a videolaparoscopia com pneumoperitônio de CO_2 ainda é controversa em pacientes com traumatismo cranioencefálico em função de sua repercussão no fluxo sangüíneo cerebral e na pressão intracraniana. Além disso, a utilização de métodos de imagem (lavado peritoneal, ecografia abdominal e tomografia computadorizada) na avaliação do trauma abdominal contuso determina uma competição com a videolaparoscopia. Diversos estudos demonstram resultados satisfatórios do tratamento conservador de lesões de órgãos sólidos com base nos achados dos exames de imagem (em especial, tomografia computadorizada de abdome), em relação aos tratamentos invasivos. Pacientes com lesões hepáticas, esplênicas e renais, em virtude de trauma abdominal contuso, confirmadas e avaliadas em sua extensão com exames de imagens, estáveis hemodinamicamente, beneficiam-se do tratamento não-operatório. Assim, o tratamento não-operatório do trauma abdominal contuso ocupou o espaço da videolaparoscopia. A indicação da videolaparoscopia no trauma abdominal contuso aparece nos pacientes em tratamento não-operatório que apresentam evolução clínica insatisfatória, levantando a possibilidade da presença de lesão não-diagnosticada ou complicações intra-abdominais (sangramento, perfuração de víscera oca), que possam ser abordados por videolaparoscopia desde que permaneçam hemodinamicamente estáveis. Outra situação clínica em que a videolaparoscopia se mostra útil no trauma abdominal contuso é naqueles pacientes estáveis hemodinamicamente que apresentam, nos exames de imagem (tomografia computadorizada de abdome), líquido livre na cavidade peritoneal em quantidade significativa, mas sem evidências de lesão de víscera sólida. Nessa situação, o líquido visualizado pode ser decorrente de lesão de víscera oca, mesentério ou mesmo de via urinária (em especial da bexiga). Em pacientes politraumatizados com fraturas complexas de bacia e com presença de líquido intraperitoneal, não se identifica qualquer lesão de órgãos em cerca de 40% dos casos. Nessas situações, a videolaparoscopia pode certificar a ausência de lesão, evitando laparotomia diagnóstica, estabelecendo o diagnóstico precocemente e, eventualmente, tratando o problema, desde que o paciente esteja estabilizado do ponto de vista hemodinâmico.

A videolaparoscopia também permite o diagnóstico e a correção das lesões diafragmáticas, evitando o aparecimento tardio de hérnias diafragmáticas e suas complicações. Entretanto, as lesões diafragmáticas tendem a ser mais extensas no trauma abdominal contuso, dificultando tecnicamente o reparo.

Berci (7) descreve 15 pacientes com trauma abdominal contuso abordados, inicialmente, por laparoscopia, com instrumental de 3 mm, com bons resultados. Também descreveu interessante classificação do hemoperitônio segundo a laparoscopia (Quadro 21.1).

A autotransfusão de sangue intra-abdominal foi descrita por Zantut (8), em 1991, sendo uma opção válida desde que a exploração da cavidade peritoneal não demonstre presença de lesão de víscera oca.

Poole (9) descreve algoritmo para o tratamento do trauma abdominal contuso, em que a videolapa-

QUADRO 21.1

Classificação de hemoperitônio/laparoscopia

- Pequeno: pequena quantidade de sangue na goteira parietocólica
- Moderado: lagos sanguíneos entre alças
- Acentuado: alças sobrenadando no sangue
- Estável: não sofre aumento após 10 minutos de observação

neal e tomografia computadorizada. Constatada a lesão, sugere o uso da laparotomia como método terapêutico. O algoritmo utilizado no Serviço de Cirurgia do Trauma do Hospital de Pronto Socorro de Porto Alegre, Rio Grande do Sul, está configurado na Figura 21.1 e é baseado no descrito por Smith e Fry (10). As indicações de videolaparoscopia no trauma abdominal contuso estão resumidas na Tabela 21.2.

VIDEOLAPAROSCOPIA E TRAUMA ABDOMINAL PENETRANTE

roscopia é colocada mais como método diagnóstico, competindo com ecografia abdominal, lavado peritoneal

O papel da videolaparoscopia no manejo de pacientes estáveis hemodinamicamente com trauma

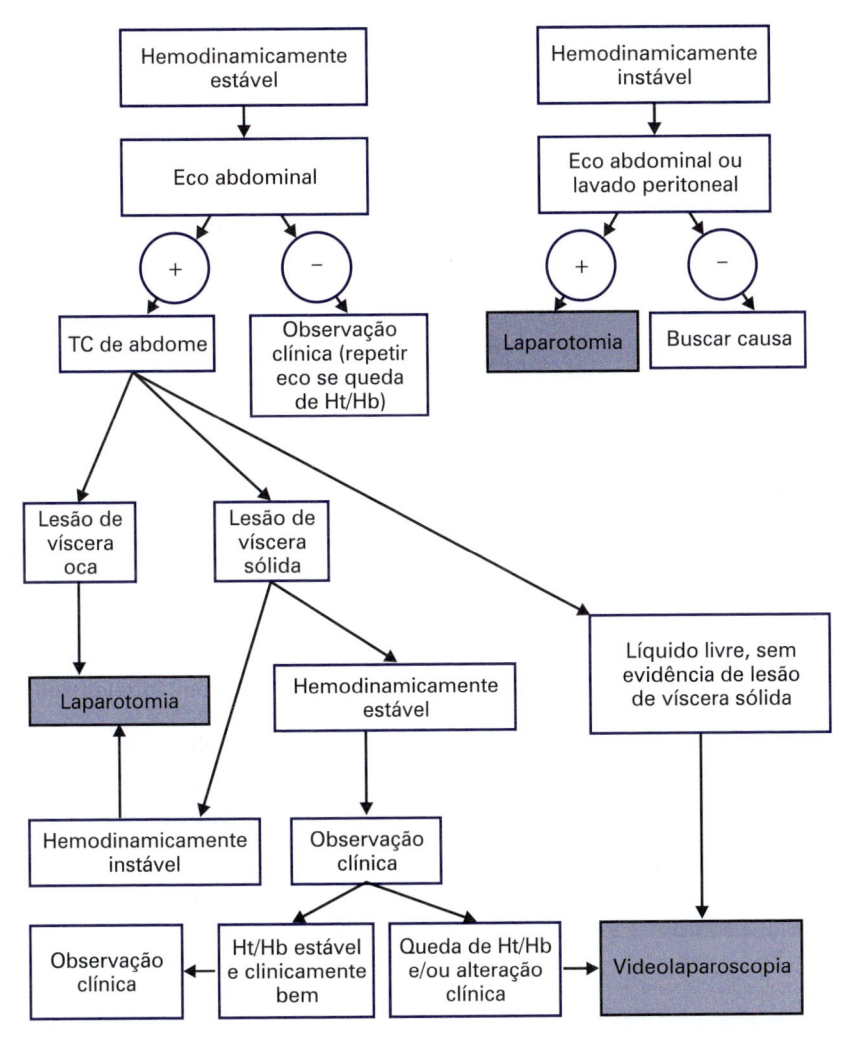

FIGURA 21.1 Algoritmo de trauma abdominal contuso (10).

Tabela 21.2
Indicações da videolaparoscopia no trauma abdominal contuso

- Líquido livre intraperitoneal em paciente estável hemodinamicamente em que a tomografia computadorizada de abdome não demonstra lesão de víscera sólida
- Abdome duvidoso em politraumatizado, em especial se há alteração de estado de consciência
- Má evolução clínica de paciente submetido a tratamento conservador de traumatismo de víscera sólida

Tabela 21.3
Indicações da videolaparoscopia nos ferimentos abdominais penetrantes por arma branca

- Penetração peritoneal duvidosa
- Transição toracoabdominal
- Penetração peritoneal sem indicação óbvia de laparotomia

abdominal penetrante também tem sido amplamente estudado nos últimos anos. De forma progressiva, a literatura foi reconhecendo a videolaparoscopia diagnóstica como método seguro, com valor comparável à ultra-sonografia, à tomografia computadorizada e ao lavado peritoneal diagnóstico, na propedêutica do trauma abdominal. Sua indicação em pacientes selecionados diminui a taxa de laparotomias negativas (não-terapêuticas), levando também à redução da morbidade pós-operatória, já que a taxa de complicação em laparotomias negativas varia de 7-19%, com uma mortalidade de 1,6%. A redução do tempo de permanência hospitalar é outro grande benefício da videolaparoscopia para os pacientes sem lesões intra-abdominais, conforme relatado por Simon e colaboradores (11) (2,2 dias) e Ivatury e colaboradores (12) (2,1 dias), visto que as laparotomias negativas têm permanência média em torno de cinco dias, conforme relatos de Lowe e colaboradores (13), Ivatury e colaboradores (14) e Sosa e colaboradores (15).

A utilização da videolaparoscopia de forma terapêutica com o reparo definitivo de lesões intra-abdominais deve ser feito de forma cautelosa e por cirurgião com grande experiência no método e no manejo do trauma. Algumas aplicações relatadas na literatura incluem lesões diafragmáticas, vesicais e de órgãos sólidos, mas a sua freqüência de ocorrência não é alta. O reparo de lesões intestinais por videolaparoscopia em trauma abdominal penetrante não é consenso, uma vez que há alto risco de permanência de lesões despercebidas ou laparotomias indicadas tardiamente, apesar de algumas séries publicadas não confirmarem essa assertiva.

Os ferimentos por arma branca na transição toracoabdominal representam uma ótima indicação para a videolaparoscopia (Tabela 21.3). As lesões nessa localização apresentam uma incidência de 18-35% de lesões diafragmáticas despercebidas. Por essa razão, a laparotomia era recomendada como rotina nesses ferimentos antes da era videolaparoscópica. Ivatury e colaboradores e outros autores provaram que a laparoscopia poderia ser usada para identificação e tratamento dessas lesões, levando a uma diminuição de 30-65% de laparotomias negativas.

Os ferimentos por arma de fogo (FAF) foram por muito tempo considerados indicações absolutas de laparotomia. A partir do início da década de 1990, diferentes autores demonstraram que a videolaparoscopia poderia ter espaço nos FAF com o objetivo de evitar laparotomias negativas. Zantut (16) e Sosa (17) publicaram série de casos de pacientes com lesão por FAF tangenciais, em que a cavidade peritoneal não havia sido violada ou, quando violada, não apresentava lesões intra-abdominais que necessitassem de tratamento cirúrgico. Pode-se considerar o uso da videolaparoscopia em pacientes estáveis hemodinamicamente com ferimentos de trajetória tangencial na parede abdominal ou na transição toracoabdominal. A videolaparoscopia nessa situação tem vantagens em relação à tomografia computadorizada de abdome pela possibilidade de avaliar penetração peritoneal, lesão diafragmática, sangramento ativo ou lesão ductal hepática significativa, inclusive com possibilidade de tratamento por videolaparoscopia. No caso de identificação de lesões de vísceras ocas, não parece haver espaço para o tratamento videolaparoscópico pela multiplicidade de lesões encontradas, o que determina alto risco de lesões despercebidas e laparotomias tardias. Deve-se, então, proceder à conversão para uma laparotomia.

Em resumo, a videolaparoscopia nos ferimentos abdominais penetrantes tanto por arma branca como por arma de fogo tem caráter diagnóstico, podendo ser utilizada de forma terapêutica em casos selecionados, conforme a experiência do cirurgião, a estrutura do serviço, avaliando-se o número e as características das lesões. As indicações de videolaparoscopia nos ferimentos abdominais penetrantes estão resumidas nas Tabelas 21.3 e 21.4. O algoritmo utilizado no Serviço de Cirurgia do Trau-

Tabela 21.4

Indicações da videolaparoscopia nos ferimentos abdominais penetrantes por arma de fogo

- Trajetória tangencial
- Transição toracoabdominal

ma do Hospital de Pronto Socorro de Porto Alegre, Rio Grande do Sul, está configurado nas Figuras 21.2 a 21.7.

PREPARO PRÉ-OPERATÓRIO

O preparo pré-operatório nem sempre é possível no paciente vítima de trauma. A ausência de jejum adequado aumenta o risco de aspiração de conteúdo entérico para as vias respiratórias, além de dificultar tecnicamente o procedimento em função da distensão do estômago, intestino delgado e intestino grosso. A colocação de sonda gástrica por via oral ou nasal melhora o espaço peritoneal e deve ser feita de rotina após a indução anestésica. O paciente deve ser fixado à mesa cirúrgica para prevenir quedas em função da freqüente utilização de decúbitos extremos. Se houver indicação de avaliação ou utilização da via perineal, deve-se posicionar o paciente em litotomia (se mulher, com manipulador uterino, descartando a presença de gestação). Coloca-se sonda vesical de demora após a indução anestésica para esvaziamento vesical e controle da diurese, a não ser que haja suspeita de lesão uretral, o que é freqüente nas fraturas de bacia. O procedimento cirúrgico deve sempre ser realizado com anestesia geral e entubação traqueal. Deve-se evitar uma prolongada ventilação pré-entubação em função do risco de aspiração de con-

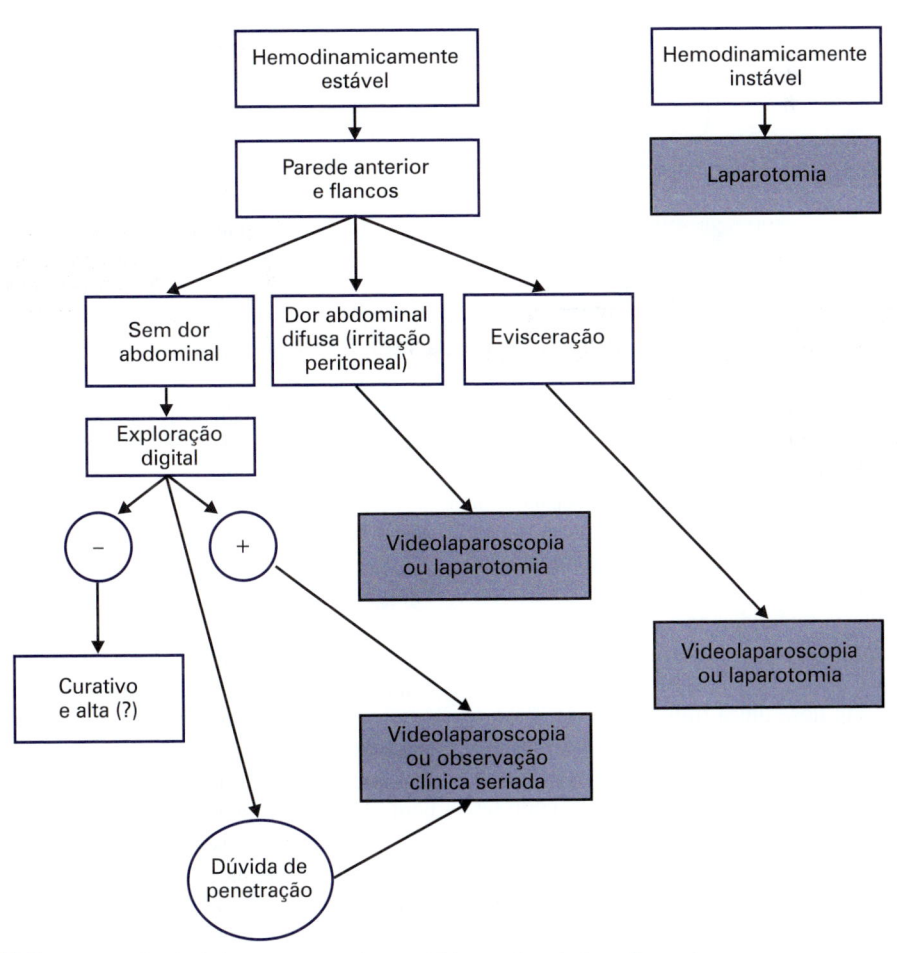

FIGURA 21.2 Trauma abdominal aberto por arma branca I (de parede anterior e flancos).

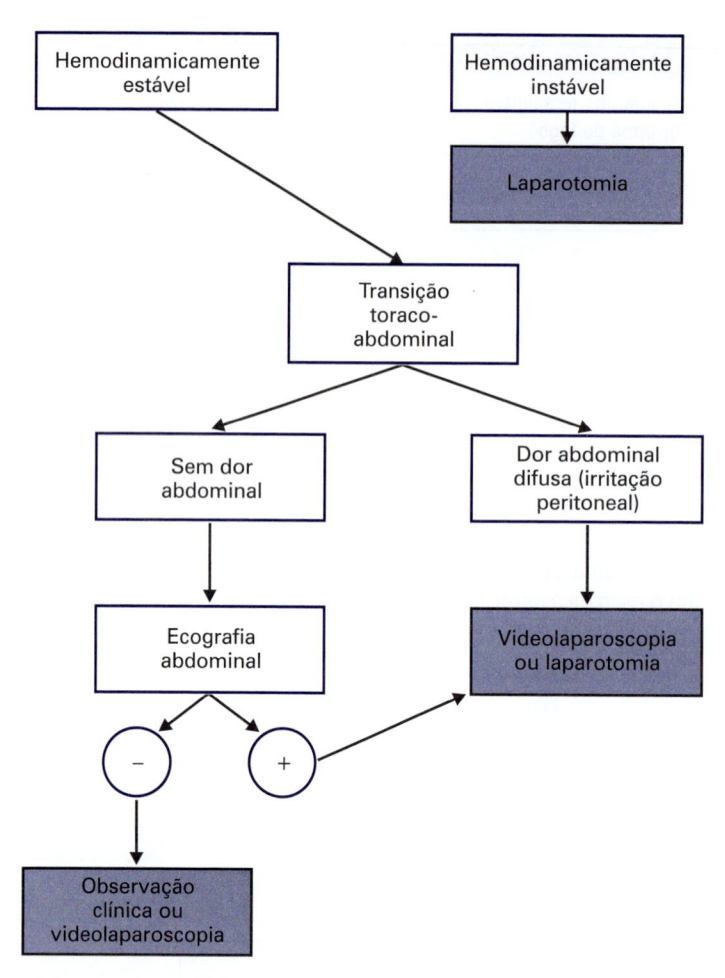

```
┌─────────────────┐                    ┌─────────────────┐
│ Hemodinamicamente│                   │ Hemodinamicamente│
│     estável     │                    │     instável    │
└────────┬────────┘                    └────────┬────────┘
         │                                      ▼
         │                             ┌─────────────────┐
         │                             │   Laparotomia   │
         │                             └─────────────────┘
         ▼
┌─────────────────┐
│    Transição    │
│     toraco-     │
│    abdominal    │
└───┬─────────┬───┘
    ▼         ▼
┌─────────┐ ┌──────────────┐
│ Sem dor │ │Dor abdominal │
│abdominal│ │difusa (irritação│
│         │ │ peritoneal)  │
└────┬────┘ └──────┬───────┘
     ▼             │
┌─────────┐        │
│Ecografia│        ▼
│abdominal│  ┌──────────────┐
└─┬─────┬─┘  │Videolaparoscopia│
  ▼     ▼    │  ou laparotomia │
 (-)   (+)   └──────────────┘
  │     └──────▲
  ▼
┌──────────────┐
│ Observação   │
│  clínica ou  │
│videolaparoscopia│
└──────────────┘
```

FIGURA 21.3 Trauma abdominal aberto por arma branca II (da transição toracoabdominal).

teúdo gástrico e para evitar maior distensão aérea do intestino. Faz-se a degermação da pele da parede abdominal e torácica (essa quando necessário) com anti-séptico em solução degermante, e anti-sepsia com anti-séptico em solução alcoólica. Faz-se a infiltração de portais com anestésico local, preferencialmente cloridrato de ropivacaína 7,5 mg/mL (0,75%). A antibioticoprofilaxia está indicada e é realizada com cefalosporina de segunda geração (cefoxitina, 2 g, IV) quando da indicação do procedimento na sala de emergência em dose única transoperatória. Caso o procedimento dure mais de 3 horas ou houver uma perda sangüínea maior do que um litro, repete-se a dose. Clindamicina na dose de 600 mg, IV, pode ser usada como alternativa em pacientes com história de alergia a penicilinas.Também se deve realizar a prevenção do tétano com toxóide tetânico 0,5 mL por via intramuscular. Utiliza-se também a tetanogama 250-500 unidades por via intramuscular nos pacientes com trauma abdominal penetrante, caso o paciente não tenha cobertura vacinal completa

ASPECTOS TÉCNICOS

Equipamento

O equipamento possui basicamente a mesma composição de um sistema para cirurgia eletiva. É composto por monitor, microcâmera com o seu processador, fonte de luz, insuflador de CO_2 e sistema de documentação (em geral, gravador de DVD). Também é bastante importante a utilização de um armário robusto, porém fácil de movimentar, com rodas e prateleiras móveis que permita que o sistema de vídeo seja funcional, seguro e ergonômico. Em função da necessidade de avaliação de toda a cavidade abdominal, a presença de um segundo monitor colocado

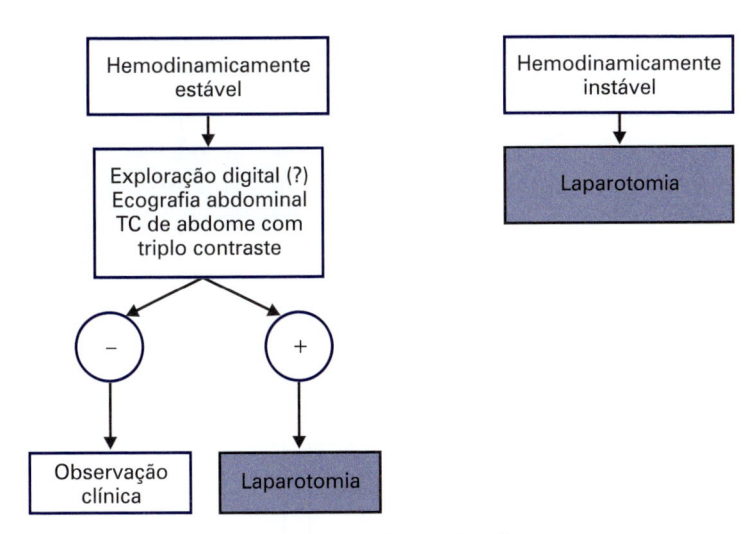

FIGURA 21.4 Trauma abdominal aberto por arma branca III (região dorsal).

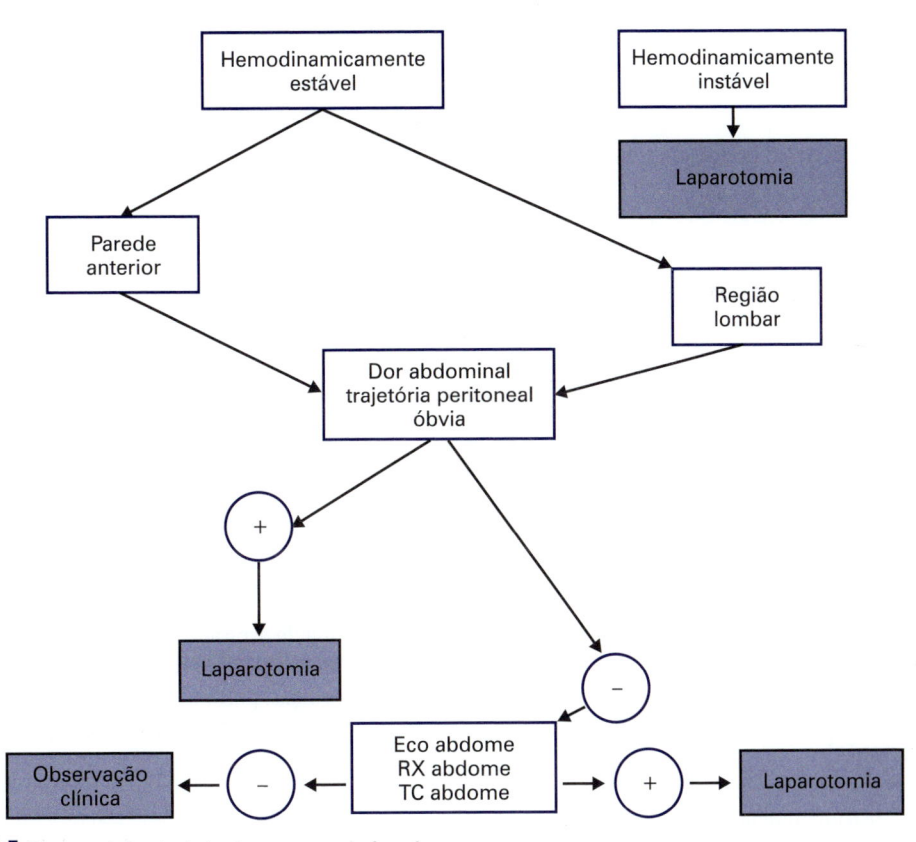

FIGURA 21.5 Trauma abdominal aberto por arma de fogo I.

em posição diversa do principal pode ser interessante. O equipamento é posicionado na dependência do provável local da lesão, o que é mais fácil de prever nos ferimentos penetrantes, quando o monitor é colocado no lado do ferimento. O segundo monitor, quando disponível, deve ser colocado em posição contralateral ao primeiro monitor. O uso de um gerador de energia de alto desempenho para hemostasia e

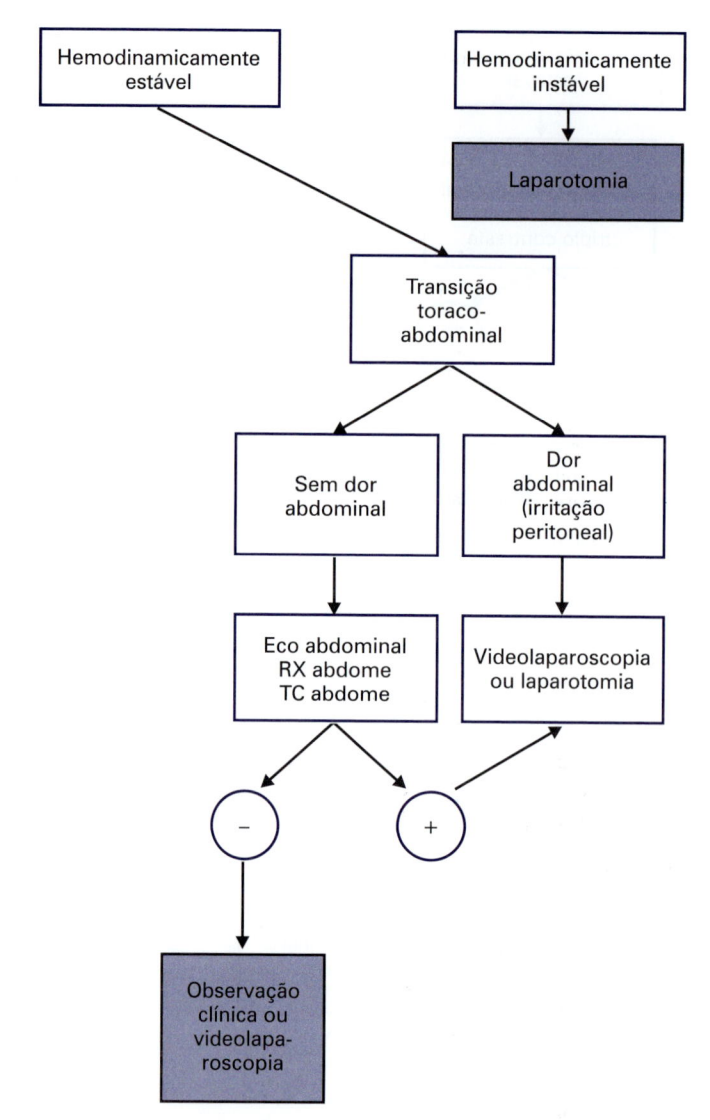

```
                ┌─────────────────────┐         ┌─────────────────────┐
                │ Hemodinamicamente   │         │ Hemodinamicamente   │
                │      estável        │         │      instável       │
                └─────────────────────┘         └─────────────────────┘
                           │                               │
                           │                               ▼
                           │                    ┌─────────────────┐
                           │                    │   Laparotomia   │
                           │                    └─────────────────┘
                           ▼
                ┌─────────────────────┐
                │     Transição       │
                │      toraco-        │
                │     abdominal       │
                └─────────────────────┘
                      /          \
                     /            \
           ┌──────────────┐   ┌──────────────┐
           │   Sem dor    │   │    Dor       │
           │  abdominal   │   │  abdominal   │
           │              │   │  (irritação  │
           │              │   │  peritoneal) │
           └──────────────┘   └──────────────┘
                  │                  │
                  ▼                  ▼
           ┌──────────────┐   ┌──────────────────┐
           │ Eco abdominal│   │ Videolaparoscopia│
           │  RX abdome   │   │   ou laparotomia │
           │  TC abdome   │   │                  │
           └──────────────┘   └──────────────────┘
                /    \
              (-)    (+)
               │
               ▼
        ┌──────────────┐
        │  Observação  │
        │   clínica ou │
        │  videolapa-  │
        │   roscopia   │
        └──────────────┘
```

FIGURA 21.6 Trauma abdominal aberto por arma de fogo II.

corte, seja eletrocirurgia e/ou ultra-som, é de grande importância.

Instrumental

O instrumental laparoscópico deve ser organizado na mesa cirúrgica, conforme a função de cada instrumento. A mesa deve ser enxuta, tanto em termos do material laparoscópico como para cirurgia aberta, não havendo necessidade de composição de uma mesa completa para laparotomia. No entanto, o instrumental para cirurgia aberta deve estar disponível para uso imediato, se necessário. A presença de um sistema de aspiração competente com aspirador de 10 mm, pinças tipo clampe intestinal para a passagem de alças, porta-agulha e ótica de visão lateral aumentam as possibilidades de ação por parte do cirurgião.

Procedimento cirúrgico

Acesso

O acesso à cavidade abdominal é realizado de forma fechada com insuflação inicial de CO_2 através de uma agulha de Veress posicionada em região

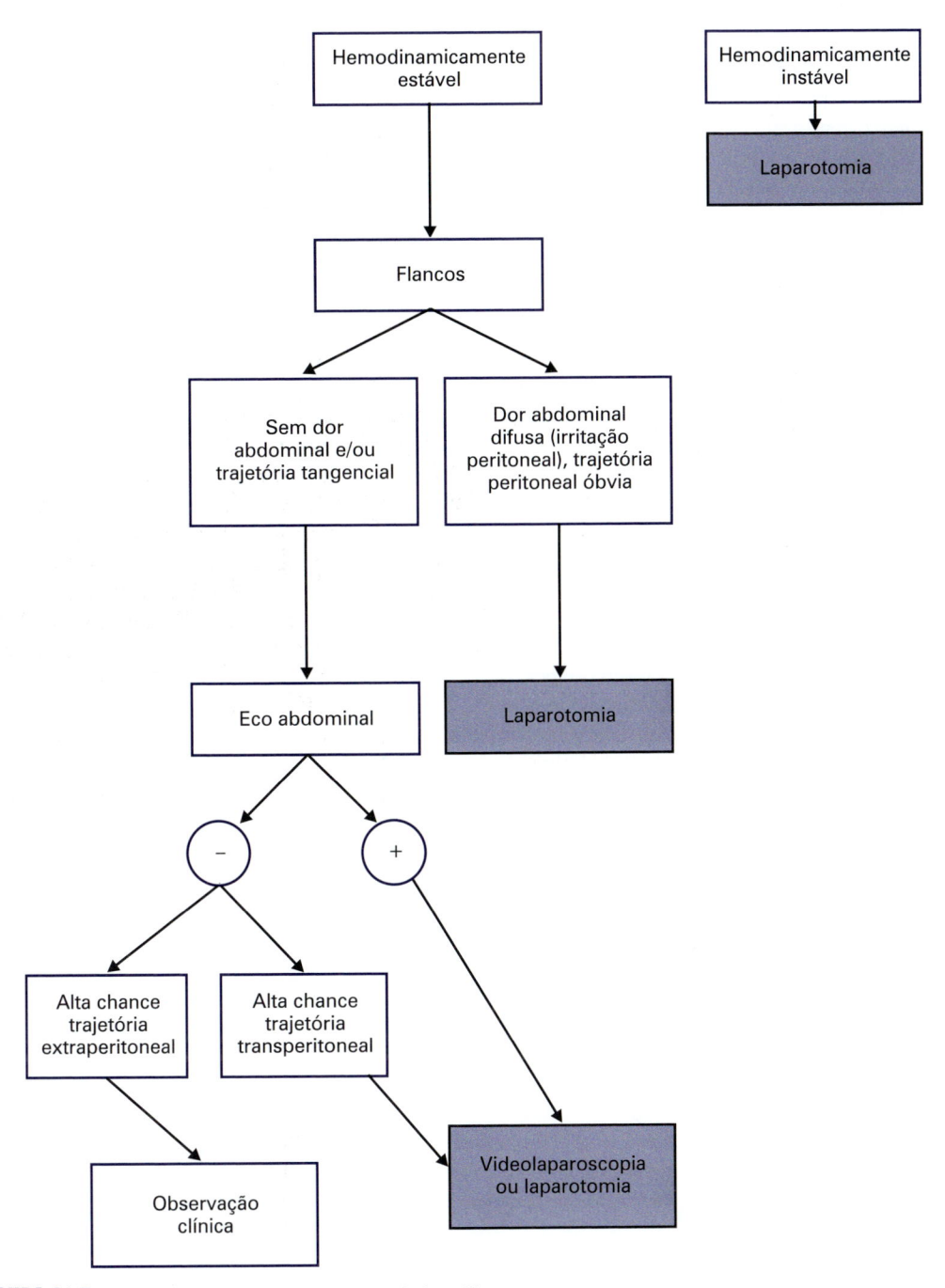

```
┌─────────────────────┐              ┌─────────────────────┐
│  Hemodinamicamente  │              │  Hemodinamicamente  │
│       estável       │              │       instável      │
└──────────┬──────────┘              └──────────┬──────────┘
           │                                    ▼
           ▼                         ┌─────────────────────┐
      ┌─────────┐                    │     Laparotomia     │
      │ Flancos │                    └─────────────────────┘
      └────┬────┘
     ┌─────┴─────┐
     ▼           ▼
┌──────────┐ ┌──────────────┐
│ Sem dor  │ │ Dor abdominal│
│abdominal │ │difusa (irrita│
│  e/ou    │ │ção peritoneal│
│trajetória│ │), trajetória │
│tangencial│ │peritoneal    │
│          │ │óbvia         │
└────┬─────┘ └──────┬───────┘
     ▼              ▼
┌──────────┐ ┌─────────────┐
│   Eco    │ │ Laparotomia │
│abdominal │ └─────────────┘
└────┬─────┘
  ┌──┴──┐
  ▼     ▼
 (−)   (+)
  │     │
┌─┴─┐   │
▼   ▼   │
```

Alta chance trajetória extraperitoneal → Observação clínica

Alta chance trajetória transperitoneal → Videolaparoscopia ou laparotomia

(+) → Videolaparoscopia ou laparotomia

FIGURA 21.7 Trauma abdominal aberto por arma de fogo III.

periumbilical. Em traumas penetrantes, evita-se entrar pelo ferimento na parede abdominal. Em situações em que o paciente apresenta cirurgias abdominais prévias, em especial com presença de incisões laparotômicas na região a ser operada ou em pacientes com significativa distensão abdominal, deve-se optar por acesso sob visão direta à cavidade peritoneal. Kawahara e Zantut (18) preconizam esse tipo de acesso de rotina no trauma abdominal. Nesse caso, o acesso pode ser feito com o uso de sistemas especiais de trocartes óticos ou por uma minilaparotomia. Inicia-se a insuflação com CO_2 de forma lenta (1 litro por minuto). Após a insuflação de pelo menos 1 litro, havendo certeza de que o posicionamento da agulha está correto e o paciente não está apresentando qualquer intercorrência clínica, aumenta-se a velocidade de insuflação para o máximo do aparelho, até alcançar a pressão intraperitoneal desejada (normalmente 14 mmHg).

A colocação dos trocartes depende do tipo de lesão, da sua posição e da anatomia do paciente. Utiliza-se a técnica de posicionamento dos trocartes semelhante à descrita por Kawahara e Zantut (18), com utilização inicial de dois trocartes de 10 mm e um de 5 mm. A utilização de pelo menos dois trocartes de 10 mm propicia a troca de posição da ótica, facilitando a visualização de toda a cavidade abdominal. A utilização de óticas de 5 mm prescinde do uso inicial de trocartes de 10 mm. O primeiro trocarte é colocado na linha mediana (10 mm), de 2-4 cm acima da cicatriz umbilical. O segundo trocarte (10 mm) é colocado na linha mediana na região suprapúbica sob visão direta. O terceiro trocarte (5 mm) é colocado na linha hemiclavicular em posição pararretal, próximo à cicatriz umbilical, no lado oposto do local de entrada do ferimento abdominal, exceto nos ferimento da transição toracoabdominal, em que o terceiro trocarte é posicionado do mesmo lado do ferimento. O cirurgião se posiciona na frente do monitor, o qual é colocado ao lado do ferimento ou do local mais provável de lesão nos traumas contusos. O auxiliar fica em frente ao cirurgião inicialmente, mudando, após, para trás desse para que possa fazer a câmera com melhor ergonomia (Figura 21.8).

Inicia-se o procedimento videolaparoscópico com a introdução da ótica (preferencialmente de 30 graus) e a revisão sistemática da cavidade peritoneal com procura de sinais indiretos de penetração abdominal ou lesões de órgãos. A revisão da cavidade deve ser bem sistematizada. O andar supramesocólico pode ser investigado com a ótica na primeira punção e a pinça auxiliar na terceira punção. Para a revisão do quadrante superior direito, o paciente é colocado em posição de cabeceira elevada e decúbito lateral esquerdo. Observam-se peritônio parietal, diafragma, lobo direito e segmento medial do lobo esquerdo do fígado, vesícula biliar, grande epíploon e ângulo hepático e porção direita do cólon transverso. Para a revisão do quadrante superior esquerdo, coloca-se o paciente com a cabeceira elevada e em decúbito lateral direito. Observam-se peritônio parietal, diafragma, segmento lateral do lobo esquerdo do fígado, baço, hiato esofágico, estômago, grande epíploon e ângulo esplênico e porção esquerda do cólon transverso. Nas lesões diafragmáticas, com a ótica na primeira punção, pode-se realizar inventário da cavidade pleural através do orifício da lesão e também ação terapêutica (lavagem e aspiração pleural, hemostasia e sutura diafragmática) com pinça de dissecção em punção auxiliar de 5 mm na região subxifóidea e porta-agulha na terceira punção. O andar inframesocólico é investigado com a ótica na primeira punção. Para a revisão do quadrante inferior direito, a melhor posição é a de Trendelemburg com decúbito lateral esquerdo. Observam-se peritônio parietal, ceco, apêndice cecal, cólon ascendente e intestino delgado. Na

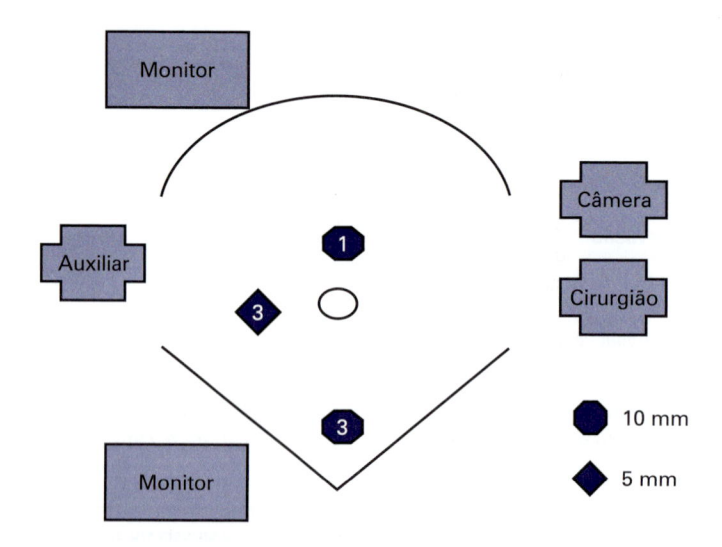

FIGURA 21.8 Posicionamento da equipe cirúrgica e do equipamento.

revisão do quadrante inferior esquerdo, em posição de Trendelemburg e decúbito lateral direito, visualizam-se peritônio parietal, cólon descendente, cólon sigmóide e intestino delgado. A avaliação da pelve é feita em posição de Trendelemburg. Revisam-se peritônio parietal pélvico, possíveis orifícios herniários inguinais e crurais, reto e junção retossigmóide, bexiga e útero e anexos. A manipulação uterina facilita o procedimento. A revisão do intestino delgado (passagem de alças) deve ser realizada de rotina no trauma, a não ser que não haja penetração peritoneal. Para a realização da inspeção dinâmica das alças, coloca-se a ótica na segunda punção, e, com pinça de apreensão atraumática na primeira punção, levanta-se o cólon transverso, localizando-se a primeira alça fixa jejunal, seguindo-se as alças até o íleo terminal (melhor em posição com cabeceira elevada). Pode-se também fazer a revisão das alças de forma retrógrada do íleo terminal até o ângulo de Treitz (melhor em posição de Trendelemburg). A revisão de órgãos retroperitoneais é efetuada quando indicada. Nesse caso, uma quarta punção pode ser colocada, contralateralmente à terceira punção, para a realização da abertura do ligamento gastrocólico com exposição da retrocavidade dos epíploons e exame da parede posterior do estômago e pâncreas ou procedimentos terapêuticos como sutura gástrica. Pode-se deslocar o cólon direito ou esquerdo na goteira parietocólica para visualização de suas porções retroperitoneais ou exposição de outras estruturas retroperitoneais, como ureter, vasos gonadais, aorta, veia cava e vasos ilíacos. Nos hematomas de retroperitônio, devido à infiltração da região, torna-se difícil descartar lesões associadas nessa região.

Procede-se ao tratamento das lesões encontradas por via laparoscópica ou vídeo-assistida. Quando indicado, deve-se usar a via laparotômica para o tratamento das lesões.

Ao término do inventário da cavidade abdominal, faz-se revisão da hemostasia, limpeza da cavidade com soro fisiológico, esvaziamento lento do pneumoperitônio e fechamento com fio de poliglactina 2-0 das punções iguais ou maiores do que 10 mm. Fechamento da pele com fio de náilon monofilamentar 4-0.

CUIDADOS E ORIENTAÇÕES PÓS-OPERATÓRIAS

- NPO, dieta líquida conforme aceitação quando o paciente estiver bem acordado ou quando retorno da função intestinal no caso de tratamento de lesão visceral, em especial de víscera oca.
- Manter curativos das feridas operatórias, trocar se necessário.
- Antiinflamatório não-esteróide fixo (cetoprofeno 100 mg por via IV diluído de 8/8 horas).
- Analgésico não-opióide fixo (dipirona 500 mg por via IV de 6/6 horas).
- Analgésico opióide parenteral se necessário (morfina 10 mg por via subcutânea ou 5 mg, IV, até de 3/3 horas se necessário ou tramadol 100 mg por via IV até de 6/6 horas ou codeína 60 mg por via subcutânea ou oral de 4/4 horas).
- Se náuseas ou vômitos: antiemético parenteral (metoclopramida 10 mg ou ondasetron 4 mg por via IV até de 4/4 horas se necessário).
- Solução hidreletrolítica (glicofisiológica ou similar) por via IV contínua a 40 gotas/minuto.
- Medicações específicas como glicocorticóides, heparina, insulina, antibióticos, etc., utilizados conforme indicação.

COMPLICAÇÕES

As complicações da videolaparoscopia no trauma podem ser diretamente relacionadas à abordagem do trauma abdominal por videolaparoscopia ou ao método de uma forma geral. Podem ser divididas em complicações sistêmicas (relacionadas ao pneumoperitônio) e complicações da técnica laparoscópica, as quais podem ser subdivididas em complicações de acesso ou complicações abdominais.

As complicações sistêmicas podem estar relacionadas ao procedimento anestésico e ao uso do pneumoperitônio de CO_2. A criação do pneumoperitônio determina uma série de alterações metabólicas, geralmente bem toleradas em indivíduos sadios, mas que podem causar distúrbios importantes em pacientes politraumatizados, idosos e portadores de doenças cardiopulmonares. Entre as mais referidas na literatura, encontram-se hipertensão intracraniana, intubação brônquica, aspiração do conteúdo gástrico, arritmia cardíaca, enfisema subcutâneo, pneumomediastino, pneumotórax, pneumopericárdio e embolia gasosa. No trauma abdominal, em especial naqueles penetrantes de transição toracoabdominal, há o risco de pneumotórax hipertensivo durante a realização do pneumoperitônio em função de uma lesão diafragmática. Caso aconteça, o procedimento deve ser imediatamente interrompido com o pneumoperitônio totalmente evacuado e o tórax drenado, retomando-se o procedimento assim que o paciente estiver em condições, de outra forma, a laparotomia deve ser feita. Também é referida a possibilidade de embolia gasosa causada pelo uso do CO_2 em pacientes com lesões de grandes vasos ou de fígado. O embolismo gasoso é raríssimo, porém com alta taxa de mortalidade. Os sinais de embolismo gasoso são hipotensão, estase venosa jugular, taquicardia, hipoxemia e cianose. O tratamento consiste na interrupção imediata do exame, com evacuação completa do pneumoperitônio, posicionamento do paciente em decúbito lateral esquerdo com a cabeça para baixo, hiperventilação e passagem de cateter venoso central para tentar aspirar o gás coletado no átrio direito.

As complicações de acesso são aquelas decorrentes das punções da parede abdominal e não são freqüentes. A introdução de diferentes instrumentos necessários ao procedimento laparoscópico na cavidade abdominal pode resultar em perfuração de vísceras ocas (estômago, intestino e bexiga) e sólidas, lesão de vasos da parede abdominal, do mesentério ou retroperitoneais e formação de enfisema. A maioria das complicações decorrentes do acesso à cavidade ocorre pela realização de manobras sem a visualização direta do operador, principalmente na punção da cavidade com a agulha de Veress e na introdução do primeiro trocarte. Podem também ser secundárias às inserções dos demais trocartes, secundárias à manipulação dos trocartes ou secundárias à retirada dos trocartes.

As complicações abdominais são de natureza técnica e ocorrem também em baixa porcentagem. Sua incidência varia na dependência da magnitude e do tipo de procedimento. Esses índices refletem, na verdade, diferentes níveis de dificuldades técnicas, características das doenças primárias tratadas e estão associados às áreas de atuação e à experiência do cirurgião. O uso inadequado do instrumental laparoscópico, em especial na manipulação de alças intestinais, é uma das causas de complicações abdominais no trauma e pode ser minimizado com a manipulação cuidadosa das alças com pinças atraumáticas e a monitorização rotineira da entrada das pinças. A freqüente utilização de formas de energia para corte e coagulação em um abdome fechado, em especial da eletrocirurgia, também pode ser responsável por complicações. O seu uso deve ser criterioso e cuidadoso. Lesões despercebidas, uma das grandes limitações da videolaparoscopia no trauma, são seguidas de grande morbi-mortalidade e são evitadas com o uso de critérios rígidos de indicação e com boa tática de revisão da cavidade abdominal. A conversão para laparotomia quando não se conseguir obter um inventário seguro da cavidade abdominal é mandatória.

Outras complicações relacionadas ao procedimento cirúrgico, porém expressas em outros sistemas, como, por exemplo, infecção do trato urinário, infecção respiratória, trombose venosa profunda e lesões por mau posicionamento do paciente na mesa cirúrgica, devem ser prevenidas ou tratadas por meio de medidas específicas. É por meio do conhecimento das complicações de um determinado procedimento cirúrgico que elas podem ser evitadas, diagnosticadas ou tratadas adequadamente. Para isso, cuidados como o acesso por visão direta quando indicado, o uso de bom equipamento e instrumental, a presença de uma equipe treinada e boa técnica cirúrgica são fatores fundamentais na prevenção das complicações em videolaparoscopia. Ter e manter normas de segurança nos procedimentos e converter para cirurgia aberta quando indicado e no momento adequado são condutas importantes para a segurança do procedimento.

CONVERSÃO

As indicações para conversão incluem hemoperitôneo maciço, lesões de órgãos não-plausíveis de reparo laparoscópico e visualização inadequada de potenciais órgãos lesados ou possíveis fontes de sangramento. Nos casos em que forem identificadas lesões possivelmente reparáveis por via laparoscópica, havendo exclusão de outras lesões associadas, a laparoscopia pode ser utilizada como uma ferramenta terapêutica no tratamento definitivo desses pacientes.

RESULTADOS

No período de março de 1997 a abril de 2003, no Serviço de Cirurgia do Trauma do Hospital de Pronto Socorro de Porto Alegre, 116 pacientes foram submetidos a videolaparoscopia, 103 por trauma abdominal penetrante e 13 por trauma abdominal contuso.

As lesões penetrantes correspondem a aproximadamente 88% das indicações de videolaparoscopia no trauma no Hospital de Pronto Socorro de Porto Alegre. A idade média foi de 29 anos, com predomínio de 85% do sexo masculino. Nos traumas penetrantes, constatou-se que a arma branca (FAB) foi responsável por 78% (n = 81) dos casos, e a arma de fogo (FAF), por 22% (n = 22) do restante. Na topografia da parede abdominal, as lesões localizaram-se, principalmente, no abdome superior (transição toracoabdominal, hipocôndrio direito e epigástrio). A indicação de videolaparoscopia nos ferimentos por arma branca baseou-se na penetração duvidosa da cavidade, lesão em transição toracoabdominal e indicação duvidosa de laparotomia. Nos ferimentos por arma de fogo, o trajeto tangencial e, em casos selecionados, lesões em transição toracoabdominal foram as indicações. Os achados videolaparoscópicos mais freqüentes foram violação peritoneal sem lesão, ausência de penetração peritoneal, hemoperitônio, lesões hepática e gástrica. A partir do uso de videolaparoscopia, foram evitados, no período analisado, aproximadamente 73% das laparotomias nos casos de ferimento por arma branca e 50% nos casos de ferimento por arma de fogo. A videolaparoscopia teve caráter diagnóstico em 58% dos procedimentos por FAB e 45% por FAF. O uso terapêutico da videolaparoscopia foi verificado em 17% dos casos de FAB e 4% dos casos de FAF. O tempo cirúrgico médio encontrado foi de 75 minutos nos procedimentos por FAB e de 87 minutos para procedimentos por FAF. A média do tempo de internação foi de 2,7 dias nos casos de FAB e 3,8 dias nos casos de FAF. Vinte e dois pacientes com FAB (27%) e 11 com FAF (50%) foram convertidos para laparotomia. Ambos os grupos foram semelhantes quanto à incidência de complicações. Dentre elas, foram encontradas infecção urinária, broncopneumonia, infecção de ferida operatória e lesão ureteral. Houve um caso de óbito no grupo de FAF devido à broncopneumonia associado à necessidade de relaparotomia.

Treze pacientes foram submetidos à videolaparoscopia por trauma contuso no período estudado. A média de idade foi de 27 anos, e houve um predomínio de 77% do sexo masculino. Constatou-se que o acidente automobilístico foi o principal agente causador das lesões fechadas, seguido pela agressão interpessoal. Na topografia da parede abdominal, as lesões localizaram-se difusamente no abdome anterior. Houve acometimento de áreas localizadas em casos de agressão interpessoal, como transição toracoabdominal, hipocôndrios direito e esquerdo. A videolaparoscopia foi indicada em pacientes que apresentavam exame físico ou exames diagnósticos alterados. Os achados videolaparoscópicos mais freqüentes foram hemoperitônio, lesão hepática e esplênica. A videolaparoscopia teve caráter puramente diagnóstico em todos os casos. O tempo cirúrgico médio encontrado foi de 95 minutos. Sete casos (54%) foram convertidos para laparotomia. A média do tempo de internação foi de seis dias. As complicações foram relacionadas à dificuldade existente na visualização das faces diafragmática do baço e posterior do fígado, além de lesões situadas no espaço retroperitoneal. Casos de complicações pós-operatórias como peritonite, comprometimento hemodinâmico e respiratório também foram encontrados. O desfecho foi positivo na totalidade dos casos, não tendo sido encontrado nenhum caso de óbito. A partir do uso da videolaparoscopia foram evitados aproximadamente 46% de laparotomias.

CONCLUSÃO

A videolaparoscopia tem sido apontada como mais um recurso na abordagem do trauma abdominal, mostrando-se útil no diagnóstico e no tratamento de lesões intra-abdominais e auxiliando na redução da taxa de laparotomias negativas. O sucesso da sua utilização no trauma depende de criteriosa seleção de pacientes, organização estrutural e apoio tecnológico, além de desenvolvimento técnico e vivência laparoscópica. A videolaparoscopia no trauma é tecnicamente difícil, pois o trauma abdominal pode determinar diferentes tipos de lesões em qualquer região da cavidade peritoneal. O procedimento pressupõe uma ampla e detalhada avaliação da cavidade abdominal. Por isso, a incidência de lesões não-diagnosticadas pode ser maior, determinando a perda dos benefícios e das vantagens do método quando aplicado em condições ótimas.

A videolaparoscopia não é uma alternativa à anamnese e ao exame físico nem substitui os métodos diagnósticos já consagrados, devendo ser realizada com objetivos diagnósticos e/ou terapêuticos bem determinados. O grande valor da videolaparoscopia no trauma é a prevenção das laparotomias desnecessárias e o diagnóstico e o tratamento de lesões diafragmáticas que passariam despercebidas por outros métodos diagnósticos como ultra-som, lavado peritoneal diagnóstico e tomografia computadorizada. O seu papel na abordagem do trauma abdominal pode ser considerado ainda restrito com maiores possibilidades diagnósticas do que terapêuticas, podendo substituir a laparotomia em casos selecionados. Nos ferimentos abdominais penetrantes, as indicações estão mais bem estabelecidas, em especial nos ferimentos por arma branca da transição toracoabdominal e têm maior potencial de ampliação, em especial na abordagem dos ferimentos por arma branca da parede abdominal anterior. Já no trauma abdominal contuso, o seu papel é limitado e específico com menores possibilidades evolutivas.

A videolaparoscopia deve ser desenvolvida em todos os serviços que atendem trauma. O avanço tecnológico com o desenvolvimento de instrumentos melhores e o avanço técnico com maior experiência cirúrgica e análise cuidadosa dos resultados por meio de estudos metodologicamente bem conduzidos devem permitir aplicações ainda mais largas das técnicas minimamente invasivas no trauma, trazendo respostas para importantes questões que envolvem o tema.

REFERÊNCIAS

1. Lamy R, Sarles H. Interêt de la peritonéoscopie chez le polytraumatisés. Mars Chir 1956; 8: 82-5.
2. Heselson J. Peritoneoscopy: a review of 150 cases. S Afr Med J 1965; 39: 371-4.
3. Gazzaniga AB, Stanton WW, Bartlett RH. Laparoscopy in the diagnosis of blunt and penetrating injuries to the abdomen. Am J Surg 1976; 131: 315-9.
4. Carnevale N, Baron N, Delany HM. Peritoneoscopy as an aid in the diagnosis of abdominal trauma: a preliminary report. J Trauma 1977; 17: 634-41.
5. Carrilho IJ, Zeitune JMR. Laparoscopia em urgências. Gastroenterol Endosc Digest 1983; 2: 9-13.
6. Zantut LFC, Junior AJR, Birolini D. Laparoscopy as a diagnostic tool in the evaluation of trauma. Panam J Trauma 1990; 2: 6-11.
7. Berci G, Dunkelman D, Michel SL, Sanders G, Wahlstrom E, Morgenstern L. Emergency minilaparoscopy in abdominal trauma. Am J Surg 1983; 146: 261-5.
8. Zantut LFC, Zantut PEC, Birolini D. Laparoscopia e autotransfusão em pacientes traumatizados: estudo de 21 casos. Rev Col Bras Cir 1991; 18(4): 139-42.
9. Poole GV, Thomae KR, Hauser CJ. Laparoscopy in trauma. Surg Clin Nor Am 1996; 76: 547-56.
10. Smith RS, Fry WR, Morabito DJ, et al. Therapeutic laparoscopy in trauma. Am J Surg 1995; 170: 632-6; discussão 636-7.
11. Simon Rj, Rabin J, Kuhls D. Impact of increased use of laparoscopy on negative laparotomy rates after penetrating trauma. J Trauma. 2002: 53(2):297-302.
12. Ivatury RR, Simon RJ, Sthal WM. Selective celiotomy for missile wounds of the abdomen based on laparoscopy. Surg Endosc 1994; 8:366-9.
13. Lowe RJ, Saletta JD, et al. Should laparotomy be mandatory or selective in gunshot wounds of the abdomen? J Trauma 1977; 17(12):903-7.
14. Ivatury RR, Simon RJ, Sthal WM. A critical evaluation of laparoscopy in penetrating abdominal trauma. J Trauma 1993; 4(6):822-7.
15. Sosa JL, Arrillaga A, et al. Laparoscopy in 11 consecutive patients with abdominal gunshot wounds. J Trauma 1995; 39(3):501-4.
16. Zantut LFC. Videolaparoscopia no abdome agudo traumático. In: Freire E. Trauma: a doença do século. Atheneu; 2001. p. 949-53.
17. Sosa JL, Baker M, Puente I, et al. Negative laparotomy in abdominal gunshot wounds: potential impact of laparoscopy. J Trauma. 1995; 38(2):194-7.
18. Kawahara N, Zantut LF, Fontes B. Laparoscopic treatment of gastric and diaphagmatic injury produced by thoracoabdominal stab wounds. J Trauma 1998; 45(3): 613-4.

BIBLIOGRAFIA

Bratzler DW, et al. Antimicrobial prophylaxis for surgery: an advisory statement from the National Surgical Infection Prevention Project. Clin Infect Dis 2004 Jun 15;38 (12):1706-15.

Campos F, Roll S. Complicações do acesso abdominal e do pneumoperitônio em cirurgia laparoscópica: causas, prevenção e tratamento. Rev. Bras. Videocir 2003; 1(1): 21-8.

Cohen R, Fusco PE, Schiavon CA, Rodrigues Jr AJ. Alterações sistêmicas e metabólicas secundárias à laparoscopia intervencionista. In: Goldenberg S, Goldenberg A, Deutsch C, Cohen R. Avanços em cirurgia videolaparoscópica. Reichmenn & Affonso; 1999. p.9-17.

Costa GOF, et al. Estudo comparativo entre os inventários da cavidade abdominal pelos métodos vídeo-laparoscópico e laparotômico no trauma abdominal. Rev Col Bras Cir 2002; 29(4): 217-25.

Demetriades D, Velmahos G. Technology-driven triage of abdominal trauma: the emerging era of nonoperative management. Annu Rev Med 2003; 54: 1-15.

Elliott DC, Rodriguez A, Moncure M, Myers RA, Shillinglaw W, Davis F, et al. The accuracy of diagnostic laparoscopy in trauma patients: a prospective, controlled study. Int Surg 1998; 83(4): 294-8.

Este-McDonald JR, Josephs LG, Birkett DH, Hirsch EF. Changes in intracranial pressure associated with apneumic retractors Arch Surg. 1995 Apr;130(4):362-5; discussão 365-6.

Fabian TC, Croce MA, Stewart RM, et al. A prospective analysis of diagnostic laparoscopy in trauma. Ann Surg 1993; 217(5):557-64.

Fuchs F, Wannamacher L, Ferreira MB.Farmacologia clínica: fundamentos da terapêutica racional. 3. ed. Rio de Janeiro: Guanabara Koogan; 2004. v. 1.

Halverson A, Buchanan R, Jacobs L, Shayani V, Hunt T, Riedel C, et al. Evaluation of mechanism of increased intracranial pressure with insufflation Surg Endosc 1998 Mar;12(3):266-9.

Henderson VJ, Organ CH Jr, Smith RS. Negative trauma cleiotomy. Am Surg 1993;59(6):365-70.

Josephs LG, Este-McDonald JR, Birkett DH, Hirsch EF. Diagnostic laparoscopy increases intracranial pressure. J Trauma 1994 Jun;36(6):815-8; discussão 818-9.

Leppaniemi AK, Haapiainem R. Diagnostic laparoscopy in abdominal stab wounds: a prospective, randomize study. J Trauma 2003; 55(4):636-45.

Liu M, Lee CH, P'eng FK. Prospective comparison of diagnostic peritoneal lavage, computed tomographic sacanning, and ultrasonography for the diagnosis of blunt abdominal trauma. J Trauma. 1993; 35(2):267-70.

Livingston DH, Tortella BJ, et al. The role of laparoscopy in abdominal trauma. J Trauma 1992;33:471-5.

Lowe RJ, Boyd DR, et al. The negative laparotomy for abdominal trauma. J Trauma 1996; 12(10):853-61.

Madden MR, Paul DE, et al. Occult diaphragmatic injury from stab wounds to the lower chest and abdomen. J Trauma 1989;29:292-8.

Matthews BD, Bui H, Harold KL, Kercher KW, Adrales G, Park A, et al. Laparoscopic repair of traumatic diaphragmatic injuries. Surg Endosc 2003; 17(2): 254-8.

McQuay N Jr, Britt LD. Laparoscopy in the evaluation of penetrating thoracoabdominal trauma. Am Surg. 2003; 69(11):788-91.

Merlotti GJ, Dillon BC, et al. Peritoneal lavage in penetrating thoracoabdominal trauma. J Trauma 1988;28:17.

Meyer AA, Crass RA, Lim RC, et al. Selective nonoperative management of blunt liver injury using computed tomography. Arch Surg 1985; 120: 550-4.

Moncure M, Salem R, Moncure K, Testaiuti M, Marburger R, Ye X, Brathwaite C, Ross SE. Central nervous system metabolic and physiologic effects of laparoscopy Am Surg. 1999 Feb;65(2):168-72.

Moore EE, Moore JB, et al. Mandatory laparotomy for gunshot Wounds penetrating the abdomen. Am J Surg 1980; 140(6):847-51.

Nasi LA, et al. Rotinas em pronto-socorro. Porto Alegre: Artmed; 1994.

Nichols R, Condon R, Barie P. Antibiotic prophylaxis in surgery: 2005 and beyond. Surg Infections 2005; 6(3).

Pachter HL, Lian G, Howard G, Hofstetter S. Liver and biliary tract trauma. In: Mattox KL, Feliciano DV, Moore EE. Trauma. 4.ed. McGraw-Hill; 1999. p. 633-682.

Renz BM, Feliciano DV. Length of hospital stay after an unnecessary laparotomy for trauma: a prospective study. J Trauma. 1996:40(2):187-90.

Rosenthal RJ, Friedman RL, Chidambaram A, Khan AM, Martz J, Shi Q, Nussbaum M. Effects of hyperventilation and hypoventilation on PaCO2 and intracranial pressure during acute elevations of intraabdominal pressure with CO2 pneumoperitoneum: large animal observations. J Am Coll Surg 1998 Jul;187(1):32-8.

Rosenthal RJ, Hiatt JR, Phillips EH, Hewitt W, Demetriou AA, Grode M. Intracranial pressure: effects of pneumoperitoneum in a large-animal model. Surg Endosc 1997 Apr;11(4):376-80.

Salvino CK, Esposito TJ, et al. The role of diagnostic laparoscopy in the management of trauma patients: a preliminary assessment. J Trauma 1993;34(4):506-15.

Schauer P. Physiologic consequences of laparoscopic surgery. In: Mastery of endoscopic and laparoscopic surgery. Edited by Eubanks WS, Swanström LL, Soper NJ. 1ª ed. Lippincott Williams & Wilkins; 1999. 22-38.

Sherwood R, Berci G, Austin E, Morgenstern L. Minilaparoscopy for blunt abdominal trauma. Arch Surg 1980; 115: 672-3.

Soldá, SC. Videolaparoscopia diagnóstica e terapêutica na urgência abdominal. In: Freire E. Afecções cirúrgicas de urgência; 1994. Cap. 27.

Soldá SC. Videolaparoscopia terapêutica no trauma abdominal. In: Trauma: a doença do século. Edited by 1ª ed. Atheneu; 2001: 2127-34.

Towsend MC, Flancbaum L, Choban PS, et al. Diagnostic laparoscopy as an adjunct to selective conservative management of solid organ injuries after blunt abdominal trauma. J Trauma 1993; 35: 647-51.

Villavicencio RT, Aucar JA. Analysis of laparoscopy in trauma. J Am Coll Surg 1999; 189(1):11-20.

Velho AV, Júnior MS, Gabiatti G, Ostermann RAB, Poli D. Videolaparoscopia no trauma abdominal. Rev Col Bras Cir 1999; 27: 120-5.

Von Bahten L, Rangel M, Kondo W, Vasconcelos Cn, Reichmann Ap, Garcia Mj. Análise da videolaparoscopia no trauma. Rev Bras Videocir 2004; 2(2): 56-62.

Zantut LFC, Alster C, Lorenzi F. Trauma da transição tóraco-abdominal (videolaparoscopia). In: Petry de Souza H, Bregeiron R, Gabiatti G. Cirurgia do trauma: condutas diagnósticas e terapêuticas. Atheneu; 2003. p. 211-22.

Zantut LFC, Birolini D. Laparoscopia como recurso auxiliar em urgências abdominais. Rev Paul Med 1991; 109(6): 259-64.

Zantut LF, Ivatury RR, Simth RS, et al. Diagnostic and therapeutic laparoscopy for penetrating abdominal trauma: a multicenter experience. J Trauma 1997;42(5): 825-9.

CAPÍTULO 22

Cirurgia bariátrica restritiva: banda gástrica

ANTONIO SÉRGIO BASTOS SILVA

INTRODUÇÃO

A obesidade é um verdadeiro problema de saúde pública, já considerada a epidemia do século XXI, cuja prevalência tem vindo a aumentar em todos os grupos etários, duplicando em cada década. É a grande responsável pelo crescimento da prevalência do diabetes tipo II e, associada a muitas outras patologias, atualmente é a maior forma de má nutrição, razão pela qual não deve nunca deixar de ser tratada.

O grau de obesidade mede-se por meio do Índice de Massa Corporal (IMC), obtendo-se, assim, a gradação da mesma consoante os seus índices de gravidade.

IMC > 18 < 25 kg/m^2	Normal
IMC > 25 < 30 kg/m^2	Excesso de peso
IMC > 30 < 35 kg/m^2	Obesidade moderada (grau I)
IMC < 35 < 40 kg/m^2	Obesidade grave (grau II)
IMC > 40 kg/m^2	Obesidade mórbida (grau III)

A cirurgia bariátrica é atualmente o único tratamento efetivo para doentes que sofrem de obesidade mórbida, diminuindo os custos e aumentando inclusive a sobrevida desses doentes (1).

O tratamento cirúrgico da obesidade está indicado em doentes que possuam 45 kg acima do peso ideal, ou um IMC igual ou superior a 40 kg/m^2, um IMC entre 35-40 kg/m^2, desde que possuam pelo menos duas co-morbidades de alto risco (apnéia do sono, diabetes, hipertensão, etc.) ou problemas físicos que afetem adversamente o seu estilo de vida, incluindo emprego, mobilidade e atividades familiares (2).

A aplicação, na última década, das técnicas laparoscópicas a todas as áreas da cirurgia geral tem-se intensificado, e a cirurgia bariátrica não é exceção, aliás, citando Henry Buchwald, "provavelmente a maior inovação na cirurgia bariátrica é a revolução laparoscópica" (3). É cada vez mais aceito que a cirurgia laparoscópica, na obesidade, deve ser o método de eleição (4) para realizar cirurgias que levem à perda de peso, desde que os princípios da cirurgia bariátrica sejam mantidos e sejam realizados com toda a segurança, beneficiando o paciente das conhecidas vantagens da cirurgia laparoscópica: recuperação e mobilização precoce com menos dor, conseqüente melhora da função respiratória e cicatricial e diminuição do risco de infecção.

Em 1978, Lawrence H. Wilkinson, utilizando uma rede de Marlex à volta da parte alta do estômago, desenvolveu bolsas gástricas com volume entre 25 e 50 mL sem secção do estômago, que, desde então, são amplamente utilizadas. Em particular na década seguinte, Molina e colaboradores, embora nunca tivessem publicado o seu trabalho, realizaram mais bandas não-ajustáveis por via clássica em todo o mundo, como explica Oria, que teve a oportunidade de trabalhar com Molina (5). Foi por meio dele, no entanto, com o aparecimento das bandas de volume ajustável, no fim da década de 1980 e início de 1990, desenvolvidas por Kuzmak e Peter Forsel (6,7), que essas se tornaram o método preferencial no tratamento dessa patologia, em particular na Europa, Austrália, alguns países da América Latina e, a partir de junho de 2001, nos Estados Unidos com aprovação da *lap-band* pela FDA. A simplicidade do processo, a baixa morbi-mortalidade, a inexistência de invasão de um órgão oco (estômago) e, particularmente, a sua completa reversibilidade fizeram da banda gástrica a técnica cirurgica mais inócua para o controle da obesidade severa.

Na última reunião de consenso na ASBS, em 2004, sobre as indicações para a utilização de banda gástrica, ficou definido (8):

- Apropriação dos critérios de NIH;
- Há evidência clara para suportar a segurança e a eficácia da utilização da banda gástri-

ca ajustável em se tornar uma intervenção primária para doentes bariátricos em centros apropriados, com *follow-up* a longo prazo;
- Nesse momento, há pouca evidência de que qualquer grupo de doentes específico responda melhor a outro tipo de cirurgia de obesidade;
- Necessidade de cuidados a longo prazo pela cronicidade da doença.

AVALIAÇÃO E PREPARAÇÃO PRÉ-OPERATÓRIA

Nos últimos anos, a cirurgia emergiu como o tratamento mais eficaz dos doentes com obesidade mórbida (9), em particular com o advento da cirurgia laparoscópica, tirando proveito de todas as suas potencialidades. No entanto, com o aumento do número de doentes operados, constatou-se que a cirurgia por si só, embora ocupasse o papel fundamental no tratamento dessa patologia, pelas características muito próprias da doença, não era suficiente para a sua resolução, atribuindo-se cada vez mais importância à multidisciplinaridade da equipe de cirurgia bariátrica, no sentido de melhorar os resultados obtidos por meio do esclarecimento e da co-responsabilidade do paciente no processo terapêutico (10). Se esse fato é importante em todas as cirurgias, na cirurgia com colocação de banda gástrica torna-se um instrumento fundamental para o sucesso, porque, ao contrário das outras cirurgias, só tem uma característica – restrição, e a maior parte dos pacientes apresenta maus hábitos alimentares que a cirurgia por si só não resolve. É necessário o apoio de uma ótima equipe de suporte, com o intuito de trabalhar esta vertente da doença, tornando o doente o mais participativo possível, co-responsabilizando-o nos resultados, por meio do conhecimento completo da cirurgia e uma participação ativa no processo de emagrecimento, única forma de obter um bom resultado a longo prazo, pois, como Van Houf e colaboradores (11) comentam, "a cirurgia bariátrica é uma modificação comportamental forçada".

Avaliação médica

Uma história clínica e um exame criteriosos são instrumentos fundamentais na triagem e preparação para a cirurgia. Os doentes obesos em sua maioria são portadores de uma ou mais co-morbidades associadas, por vezes descuradas na sua importância, o que os torna muitas vezes complexos na sua avaliação. É fundamental a colaboração de especialistas de outras áreas clínicas no sentido de otimizar o paciente, evitando ou diminuindo ao máximo o risco cirúrgico. Assim, vários são os sistemas e aparelhos que se impõem uma observação rigorosa.

- Estudos da função pulmonar devem ser efetuados sempre que existe patologia pulmonar associada, nomeadamente asma, doença pulmonar crônica obstrutiva, apnéia do sono, e em todos os que, embora não possuam doença declarada, manifestem dificuldade intensa, mesmo que seja somente pela obesidade, de realizar pequenos esforços, como subir um lance de escadas ou apagar uma vela a 1 m. São medidas simples que funcionam como indicador inicial na avaliação superficial da função pulmonar. As alterações na função pulmonar associadas à obesidade incluem redução da capacidade pulmonar, aumento da resistência do sistema respiratório, redução dos volumes pulmonares e aumento do trabalho respiratório (12). O risco de complicações pulmonares nos doentes superobesos mantém-se pelo menos durante cerca de 72 horas. Da preparação pré-operatoria, devem constar medidas que promovam a perda de peso antes da cirurgia; uma perda de 10% do peso torna-se significativa na melhoria da função (13), bem como a prática de cinesiterapia. A gasometria arterial é outro dos instrumentos disponíveis para avaliação do compromisso da função, com a vantagem de fornecer os valores normais de cada paciente, que serão os valores de referência para o pós-operatório imediato. A apnéia do sono é outra das síndromes que colocam problemas (14), tanto no pré como no pós-operatório pelo agravamento da hipoxia. Assim, pacientes com história clínica compatível com apnéia do sono (adormecimento fácil durante o dia, cansaço ao acordar, cefaléias ao acordar que melhoram com o decorrer do dia, etc.) devem realizar polissonografia para instituição de CPAP ou BPAP, consoante os casos, e, assim, melhorar a hipoxemia e a função ventricular direita. Se os doentes utilizarem um desses aparelhos, devem trazê-los para o hospital para seu uso no pós-operatório.

- A função cardíaca deve também ser avaliada. São sobejamente conhecidas as co-morbidades que acompanham esses doentes e a sua influência na função cardíaca: hipertensão arterial, doença coronariana, insuficiência cardíaca congestiva, cardiomiopatia e hipercolesterolemia. Devem-se realizar não só eletrocardiograma para despiste das alterações do ritmo cardíaco provocadas pela obesidade, que podem ser causa de morte súbita, como a fibrilação auricular, mas também um ecocardiograma para avaliação das funções sistólica e diastólica ventricular. No entanto, em doentes com comprometimento da função cardíaca provocado por isquemia prévia, a avaliação deverá ser efetuada com teste de perfusão cardíaca.
- A avaliação da função renal é efetuada sempre com a medição da creatinina no sangue, necessitando muito raramente de BUN e *clearance* da creatinina (somente quando vem alterada no sangue).
- Um *scanning* abdominal é realizado para pesquisa de existência de volume hepático aumentado, em particular do lobo esquerdo, que possa comprometer a cirurgia e/ou necessite de tratamento adicional com o intuito de diminuí-lo. Útil também para o diagnóstico de litíase vesicular, que, quando confirmada, implica a remoção da vesícula biliar no mesmo ato cirúrgico.
- A avaliação do aparelho digestivo será talvez a mais controversa (15); no entanto, a endoscopia digestiva alta nunca deve ser excluída, no sentido de despistar a existência de eventuais patologias associadas: a hérnia do hiato com ou sem refluxo, por exemplo, implica modificação da técnica, embora não a inviabilize; por outro lado, úlceras gástricas ou duodenais, por exemplo, podem inviabilizar a utilização dessa técnica (varizes esofágicas ou neoplasias gástricas, estas tendo sido encontradas em dois pacientes jovens propostos para cirurgia de obesidade, o que exigiu a modificação do tratamento).

Preparação pré-operatória

Devido à complexidade da doença na sua gênese e evolução, que assume características de doença crônica, o tratamento cirúrgico deve ser encarado de uma forma global, não como curativo da doença, mas como a melhor ferramenta disponível para ajudar a controlá-la, em particular esse tipo de cirurgia restritiva. Tão importante como a avaliação anteriormente descrita é a preparação pré-operatória, parte integrante e fundamental do tratamento desses doentes para a obtenção de bons resultados. Assim, a todos os doentes eleitos para cirurgia (e devem ser considerados somente aqueles que possuam risco operatório aceitável sem contra-indicações, como abuso de álcool e drogas, psicose intratável ou falência maior de qualquer órgão ou sistema) deve ser proporcionado um conhecimento completo do ato cirúrgico e processo terapêutico a que vão submeter-se. É fundamental que o paciente tome conhecimento do mecanismo de funcionamento da cirurgia, nunca omitindo que essa é somente uma parte do tratamento, uma ferramenta para ajudá-lo a emagrecer e não um milagre, e não vem acompanhada de garantia de perda de peso. A cirurgia pode falhar, e essa possibilidade será tanto maior quanto menor for a cooperação constante entre ambas as partes, paciente e equipe multidisciplinar. É fundamental que o paciente tenha consciência de que os seus hábitos alimentares irão imperiosamente modificar-se e que o seu comportamento é peça fundamental para os resultados que procura. Desde 1999, tem-se utilizado a estrutura de grupos de suporte, que realiza reuniões mensais para os pré-operatórios e semanais para os pós-operatórios.

É importante que nessas reuniões participem pacientes para quem a cirurgia foi um sucesso completo e pacientes para os quais a cirurgia envolveu complicações ou tenha mesmo fracassado, para que as pessoas compreendam a dinâmica cirúrgica e quais as causas mais prováveis das complicações ou do insucesso e como preveni-las. Verificou-se que, após institucionalização desses atos na seqüência do início de uma equipe multidisciplinar no tratamento da doença, os resultados melhoraram, não só no período pré-operatório (Figura 22.1), mas também pós-operatoriamente (Figura 22.2).

O impacto que a perda de peso terá na saúde e na qualidade de vida é sempre valorizado nessas reuniões, enfatizando-se, sempre, que a cirurgia não é um milagre ou um passe de mágica, mas uma peça fundamental no combate à obesidade. O paciente deve sentir-se apoiado e esclarecido e não julgado; deve, sobretudo, sentir a garantia de que tem ao dispor um vasto leque de profissionais, das mais variadas áreas,

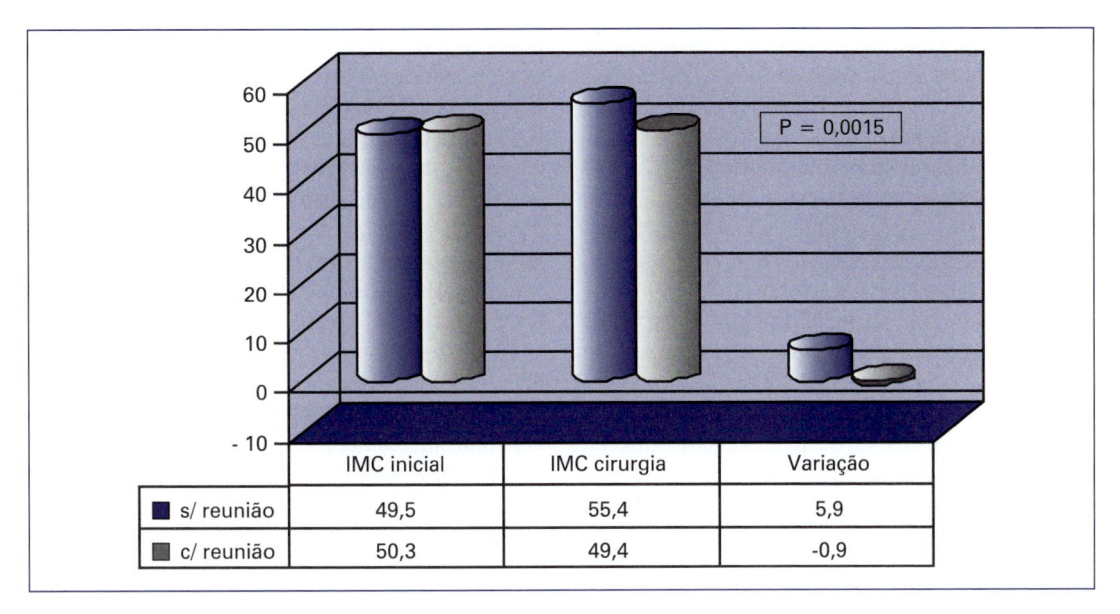

	IMC inicial	IMC cirurgia	Variação
s/ reunião	49,5	55,4	5,9
c/ reunião	50,3	49,4	-0,9

FIGURA 22.1 Evolução do IMC com e sem reuniões.

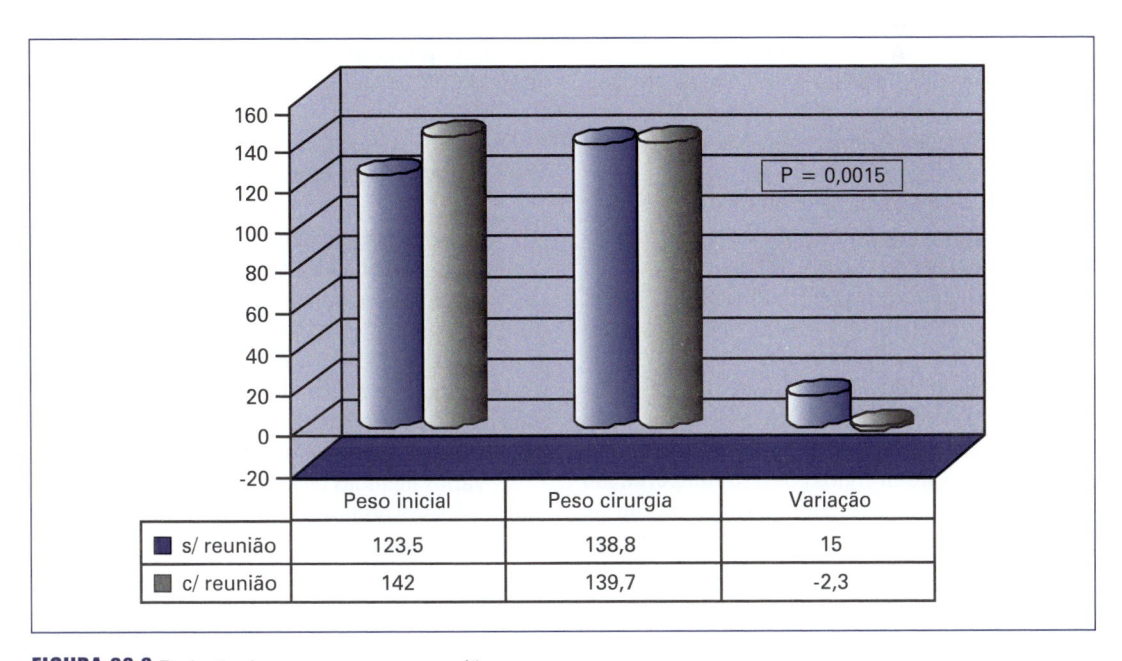

	Peso inicial	Peso cirurgia	Variação
s/ reunião	123,5	138,8	15
c/ reunião	142	139,7	-2,3

FIGURA 22.2 Evolução do peso com e sem reuniões.

prontos a ajudá-lo, esclarecê-lo e orientá-lo no processo terapêutico.

Para que o trabalho desenvolvido pelas equipas multidisciplinares seja eficaz, o seu funcionamento terá de assentar em várias premissas:

- Existir empatia entre as pessoas que o constituem, fundamental para evitar desentendimentos entre os membros do grupo que podem afetar a imagem e o próprio desempenho do mesmo.

- Manter informação atualizada entre os membros do grupo. Cada elemento deve ter conhecimento do trabalho desenvolvido pelo outro membro da equipe, de forma que as informações transmitidas não sejam contraditórias.
- Estabelecer relação de empatia com os pacientes fazendo-os sentir que "não estão sós" no caminho que traçaram.
- Ter a capacidade de diminuir o medo e a ansiedade nos pacientes, em particular relativamente ao medo de falhar. Nunca julgar o paciente, pois na maioria das vezes é esta a reação quando o emagrecimento falha ou se verifica recuperação de algum peso. É fundamental procurar as causas para estes fatos, que por vezes os doentes são alheios (ruptura no sistema de conexão da banda gástrica).
- Proporcionar ambiente em que o paciente não receie expor todas as suas experiências, quer antigas, como a perda da auto-estima, a forma como é tratado pela sociedade, bem como as novas sensações até aí nunca experimentadas, a perda de peso, as novas oportunidades que se deparam, a nova imagem e, não menos importante, o medo de falhar ou ganhar peso novamente.
- Ter a capacidade de informar o paciente dos mecanismos de funcionamento da cirurgia e como conseguirá perda de peso, e que o *follow-up*, qualquer que seja a cirurgia que realize, é sempre para toda a vida, e que o não-cumprimento de determinadas orientações pode implicar complicações desnecessárias.

Durante a preparação, além do esclarecimento dos riscos que o ato cirúrgico por si só comporta, são valorizadas e esclarecidas as formas de prevenir de pelo menos três situações que podem pôr em perigo a vida do paciente, não só no ato operatório, mas também no pós-operatório:

- Tromboembolismo pulmonar;
- Hiperglicemia pós-operatória;
- Infecção.

Prevenção do tromboembolismo pulmonar

Na obesidade mórbida, o risco de tromboembolismo pulmonar encontra-se aumentado. Embora nesse tipo de cirurgia o risco seja menor, na experiência de Sérgio e colabordores, em 1.000 casos, ocorreu 1 no 31º dia de pós-operatório, que se recuperou sem conseqüências graves. Mais uma vez se enfatiza a necessidade de uma história clínica elaborada na pesquisa da existência de fenômenos tromboembólicos prévios, a existência de condições familiares predisponentes, a existência de trombose venosa profunda antiga, história de tromboflebites dos membros inferiores (16).

Nas cirurgias por banda gástrica, como os doentes se encontram imobilizados por um curto espaço de tempo, é adequado fazer prevenção com heparinas de baixo peso molecular e enfaixamento dos membros inferiores (17). Indica-se enoxiparina administrada por via subcutânea, em uma dose em mg múltipla de 10 que esteja mais próxima do IMC do doente (IMC = 40 kg/m^2, enoxiparina = 40 mg), duas vezes ao dia, começando 12 horas previamente à cirurgia, e continua-se por um período de 10 dias pós-cirurgia. Esse modelo não é validado por nenhum estudo prospectivo e randomizado, mas a descrição na literatura da existência desses fenômenos em particular nos primeiros 10 dias permeou a adoção desse tipo de atitude.

Hiperglicemia pós-operatória

Diabetes tipo II é uma doença importante que acompanha freqüentemente a obesidade (na experiência de Sérgio e colabordores, 24% dos doentes eram portadores de diabetes tipo II). O controle da hiperglicemia nesses doentes quer pré quer pós-operatoriamente é uma condição fundamental, até porque existe uma associação grande entre o diabetes e a infecção pós-operatória, e a sua correção diminui esse risco.

Várias medidas devem ser tomadas no ambulatório, desde a otimização da dieta e da terapêutica. Quando isso não é possível, deve-se adotar a utilização de insulina (vários esquemas se encontram disponíveis).

Prevenção da infecção

A infecção é um fenômeno a ter sempre em conta ao realizar-se um procedimento invasivo, em particular nessa cirurgia, porque o doente já por si tem risco aumentado, e além disso a utilização de uma prótese aumenta o risco de infecção. A aposta recai sempre na prevenção; para minimizar o risco, o doente faz tricotomia no dia anterior à cirurgia, e lava-se com solução antibacteriana. Sérgio e colaboradores indicam uma cefalosporina de primeira geração administrada pré-operatoriamente e, até agora em 1.200 casos operados, observaram-se 2 infecções da banda que obrigaram a sua remoção e 3 infecções do portal que foram tratadas com remoção do reservatório, antibioticoterapia oral e nova recolocação ao fim de 30 dias.

Técnica cirúrgica

Houve desde o início uma grande variabilidade nas técnicas cirúrgicas utilizadas, não só na via de abordagem, em que a via inicial era a clássica (laparotomia), e que o advento da laparoscopia revolucionou, pois essa via parecia perfeitamente desenhada para a cirurgia bariátrica, nomeadamente para a colocação de banda gastrica ajustável.

A primeira inserção de banda gástrica por via laparoscópica é atribuída a Cadiére (18), no ano de 1993. Várias modificações deram-se na técnica durante esses anos, e várias técnicas foram descritas por autores como R. Weiner (19), Fielding (20) e Belachew (21). O maior impacto obteve-se quando se passou da técnica de inserção perigástrica, em que a banda gástrica era colocada a cerca de 3 cm abaixo da junção esofagogástrica, com dissecção da grande curvatura acima do 1º vaso curto, dissecção direta da pequena curvatura muitas vezes junto ao vértice da retrocavidade (a fixação era limitada a um ou dois pontos centrais, colocada abaixo de uma bolsa de tamanho variável entre 15 e 25 mL e a colocação do reservatório poderia ser em vários locais desde xifóide, subcostal, etc.), para a técnica via *pars flácida*, onde a banda é colocada 1 cm abaixo da junção esofagogástrica, a dissecção da grande curvatura é realizada no nível do diafragma sobre o ramo esquerdo do pilar, a dissecção da pequena curvatura é realizada através da *pars flácida* acima do pequeno saco, a fixação anterior é mais extensa e a bolsa que fica é mais virtual, tendo no máximo 10 mL, e o reservatório é colocado na bainha dos grandes retos abdominais à esquerda. Com esse tipo de colocação, o número de complicações diminuiu (22). Segundo a experiência de Sérgio e colaboradores, os casos colocados por via perigástrica possuem um maior número de dilatações e *slippages* (16,6 para 3,5% e 10 para 2%, respectivamente).

Atualmente, a técnica-base instituída para se conseguir uma correta colocação de uma banda gástrica incide em três princípios fundamentais:

1. Criação de uma abertura junto ao ângulo de His, minimizando o trauma gástrico (Figura 22.3A);
2. Criação de um túnel retrogástrico logo abaixo da junção esofagogástrica, assegurando-se que esse fica acima da *bursa omentalis* (Figura 22.3B);
3. Confecção de um túnel anterior livre de tensão, sem apertar o estômago sobre qualquer área da banda, minimizando, assim, o aparecimento de erosão gástrica (Figura 22.3C).

A técnica assenta, portanto, nesses três pontos fundamentais, nunca esquecendo que deve-se evitar sempre a manipulação desnecessária da banda, em particular do balão, no sentido de evitar que esse sofra danos como perfuração, que pode não ser notada, implicando posteriormente a impossibilidade de ajustar a banda, e que o doente não perca peso, levando à sua inevitavel substituição.

Para a realização dessa técnica por via laparoscópica, recorre-se normalmente a 4-5 portais de entrada (Figura 22.4), sendo o portal mais mediano de 10 mm colocado cerca de 8 cm abaixo do apêndice xifóide 1-2 cm para a esquerda da linha média para a ótica, um portal de 10/12 mm colocado na linha mamária à esquerda imediatamente abaixo da

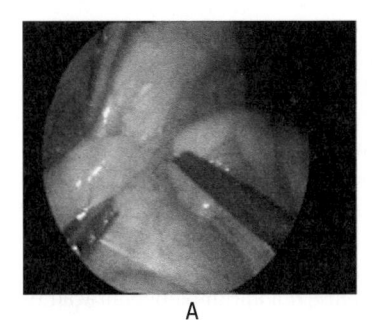

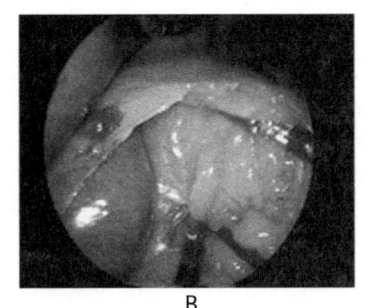

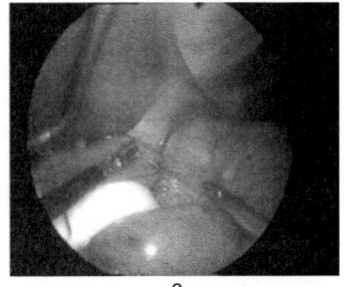

FIGURA 22.3 Passos para a colocação de uma banda gástrica (ver detalhes no texto).

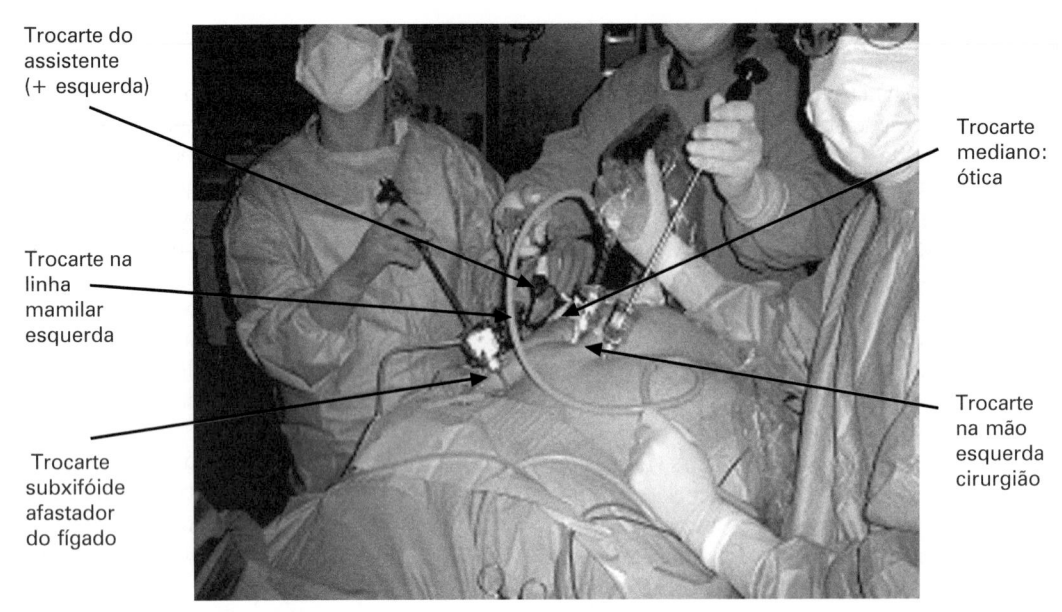

FIGURA 22.4 Inserção dos portais.

Labels:
- Trocarte do assistente (+ esquerda)
- Trocarte na linha mamilar esquerda
- Trocarte subxifóide afastador do fígado
- Trocarte mediano: ótica
- Trocarte na mão esquerda cirurgião

grade costal, portal de trabalho do cirurgião, que serve posteriormente para colocação do reservatório, um portal de 5 mm subxifóide para o afastador do fígado, um portal de 5 mm para a mão esquerda do cirurgião situada 2-3 cm para a direita da linha média e 4 cm acima do portal mediano. Por vezes, é necessário um quinto portal, situado mais à esquerda do portal de 10/12 mm e cerca de 1 cm abaixo para um assistente; esse portal é normalmente necessário quando se trata simultaneamente hérnia do hiato ou o paciente apresenta uma obesidade predominantemente central.

A técnica adotada por Sérgio e colaboradores desde 1998 é a técnica via *pars flácida*, a maneira mais fácil de se manter sempre acima da *bursa omentalis*.

Após a colocação dos trocartes, inicia-se a cirurgia sempre fazendo uma pequena abertura com electrocautério no ângulo de His junto ao ramo esquerdo do pilar do diafragma, expondo-o, afastando, assim, o estômago (Figura 22.3). Seguidamente, abre-se o pequeno epíploon, procura-se o pilar direito do diafragma, afastando o lóbulo caudado, e, junto à sua inserção na vértebra, realiza-se uma pequena incisão também com eletrocautério do folheto peritoneal (Figura 22.4), depois introduz-se um instrumento dissector (o autor utiliza o Goldfinger da Johnson & Johnson), dirigindo-o em uma posição oblíqua em direção ao ombro esquerdo, até encontrar a abertura feita no ângulo de His, confeccionando, assim, o túnel posterior com uma dissecção menor. Essa dissecção tem de ser muito cuidadosa, pois a maior parte "é feita às cegas", implicando grande cuidado e perícia. Se se encontrar resistência, é porque não se está no plano correto, tendo de se alterar o sentido de colocação do instrumento para passar sem qualquer dificuldade. Se, na dissecção, se encontrar resistência, deve-se parar, pois o esófago ou o estômago pode intrometer-se, ocorrendo risco de lesão das vísceras, nomeadamente perfuração.

Após a dissecção do túnel posterior, a banda é introduzida dentro da cavidade abdominal através do orifício do trocarte de 10/12 mm; o instrumento dissector faz com que ela passe pelo túnel posterior (Figura 22.5).

Depois introduz-se uma sonda orogástrica que possui na sua extremidade uma bolsa cheia com 15 mL de soro fisiológico, que é posicionada na junção esofagogástrica, abaixo da qual se encerra a banda e dará o tamanho da bolsa.

Seguidamente, utiliza-se o estômago inferior, pegando-se na sua face anterior para cubrir a banda e criar, assim, um túnel anterior. Normalmente, fixa-se o estômago com 3-4 pontos gastrogástricos de material monofilamentar; deve-se ter sempre o cuidado de o primeiro ponto ser dado o mais posterior possível para encerrar o ângulo posterior e os outros 3 pontos distribuídos de modo a não fazer pregas e a não ficarem com tensão, encerrando completamente o túnel e não penetrando completamente a parede gástrica, minorando a probabilidade de erosão gástrica (23).

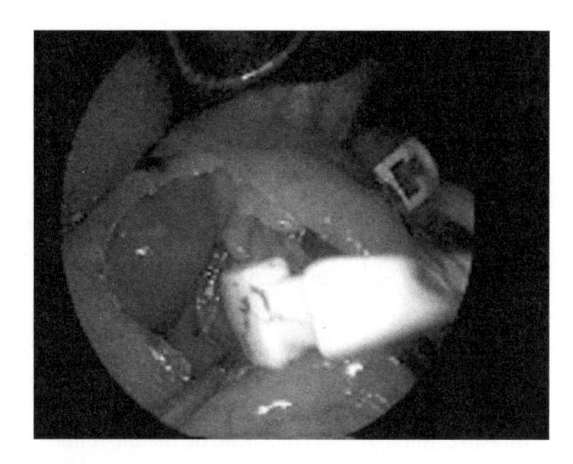

FIGURA 22.5 Introdução da banda gástrica.

Depois de terminada a técnica intra-abdominal, exterioriza-se o tubo que faz a junção com o reservatório pelo orifício do trocarte 10/12 mm, alargando ligeiramente a incisão da pele, dissecando o tecido celular subcutâneo até a aponeurose, fixando o reservatório com fio monofilamentar 2-0 à aponeurose, recolocando dentro do abdome o tubo de conexão restante. Atualmente, tanto a Johnson & Johnson (Ethicon Endosurgery) como a Inamed possuem máquinas para inserção dos portais que tornam a sua colocação mais rápida, segura e eficaz.

A mortalidade dessa cirurgia é muito baixa, variando entre 0-0,5% (24, 25) nas grandes séries. Em 1.300 doentes operados, tem-se o registro de um óbito (0,08%) em doente que fez uma aspiração de vômito no pós-operatório e veio a falecer 31 dias mais tarde.

Cuidados e orientações pós-operatórias

Sempre que um paciente é operado, vários são os problemas que posteriormente se levantam, mas o doente deve já ser portador de informação suficiente proveniente de toda a preparação fornecida previamente.

Os doentes têm alta nas primeiras 24 horas pós-operatórias; assim, os primeiros cuidados vão para a continuação da prevenção de fenômenos tromboembólicos por meio do incentivo ao levante e à deambulação precoce e formação para a administração da heparina de baixo peso molecular no domicílio, dado que irão efetuar o tratamento nos 10 dias seguintes. Cuidados de higiene e vigilância visando à prevenção e ao despiste precoce de infecção, em particular do reservatório, estão mais na dependência do paciente. Orientação para a ingestão de alimentos líquidos nas primeiras 4 semanas, que não deve ser hipercalórica, caso contrário o paciente tem mais dificuldade em perder peso. Nesse período, os pacientes são encorajados a ingerir uma quantidade de líquidos entre os 2-3 L por dia, evitando a desidratação, mas com moderação. A ingestão deve ser feita devagar, aos goles e pouco de cada vez, nunca para além da sensação de saciedade; bebidas com gás não devem ser ingeridas, pois, como possuem uma bolsa gástrica pequena, ao ingerirem grandes quantidades de líquidos ou bebidas com gás, podem despertar dor retroesternal, por espasmo esofágico, e vômitos, que devem ser evitados. Nessa fase, os líquidos podem ter alguma consistência, como, por exemplo, a sopa ralada dos bebês. Se aparecerem vômitos e se mantiverem, os pacientes devem procurar a equipe médica para serem avaliados, com o intuito de despistar alguma complicação como *slippage* precoce, ou apenas o reforço da orientação das regras de ingestão.

Normalmente ao 4º-5º dia, o paciente pode iniciar a sua atividade profissional sem qualquer limitação (desde que esta não envolva esforços físicos violentos) e é aconselhado a iniciar exercício em uma base regular ao fim de 3 semanas. Em princípio, prefere-se que o programa de exercício se inicie pela hidroginástica, pois não implica sobrecarga articular; no entanto, se tal não for possível, bicicleta ou caminhada pode ser realizada sem grande esforço ou investimento econômico.

A atividade física nunca deve ser violenta, podendo acarretar problemas graves, em particular osteoarticulares, no entanto é fundamental que o paciente se envolva em algum programa de atividade física regular, pois ajuda não só a manter a massa magra, mas também um balanço protéico positivo (26).

Um dos problemas que pode ocorrer neste período é a obstipação, devida à grande alteração não só no volume dos alimentos ingeridos, mas também nas suas características (ausência de fibras). Assim, no sentido de minimizar essa ocorrência, os doentes são instruídos a ingerirem o maior volume de líquidos e quantidade de fibras possível, e, se mesmo assim não se consegue obter um movimento cólico diário adequado, inicia-se a administração de lactulose e, por vezes, macrogol associado (movicol).

Como a restrição é o ponto-chave dessa cirurgia e para evitar que haja falhas de macro e micronutrientes, aqueles doentes que apresentam um déficit (27) por vezes de ferro, vitaminas B1 e B12, zinco e vitamina C devem ser instruídos nesse sentido e devem ser administrados suplementos vitamínicos, em particular sob a forma de líquidos e com as quantidades adequadas desses nutrientes ao consumo diário. O ferro merece uma atenção especial, em particular nas mulheres em idade fértil, porque de fato a ingestão é muito baixa, e pode haver perdas aumentadas.

Em 4 semanas de pós-operatório, os doentes recorrem à consulta para se fazer a primeira injeção de soro fisiológico na banda (a quantidade depende do tipo de banda introduzida) e alterar o tipo de alimentação, iniciando agora dieta mole por um período de 4-5 dias. Posteriormente, a alimentação será a mais variada possível, reforçando as orientações previamente fornecidas relativamente à forma de ingestão/mastigação, pois o sucesso da cirurgia pode ser conseguido, e muitas das complicações podem ser evitadas, se as duas principais regras forem obedecidas: mastigar bem os alimentos e engolir devagar. A não-ocorrência de vômitos permite uma maior diversidade nos alimentos que poderão ser ingeridos, aumenta a confiança e permite uma perda de peso mais eficaz.

Durante o primeiro ano, normalmente serão necessários em média 3-4 ajustes por paciente, após o que é muito raro haver necessidade de novos ajustes, embora em alguns doentes a banda sofra uma perda ligeira de líquido, em torno de 10% ao ano, e haja necessidade de repicar 1-2 vezes para manter o peso.

Aos 6 meses, é efetuada avaliação analítica, medindo-se os macro e micronutrientes, repetindo-se ao ano; essa avaliação é posteriormente feita anualmente caso não existam déficits. Na eventualidade da existência de alguma carência, procede-se à sua correção, e a avaliação analítica é repetida de acordo com o tratamento efetuado.

Complicações e resultados

As complicações devem ser divididas em 2 tipos diferentes:

- Pós-operatórias imediatas e a curto prazo (30 dias);
- Tardias.

Complicações pós-operatórias imediatas e a curto prazo

As complicações imediatas incorporam as intra-operatórias que podem, como em todas as cirurgias do andar superior do abdome, englobar lesões esplênicas que podem obrigar a esplenectomia, lacerações hepáticas, lesões da veia cava e da aorta abdominal. As mais freqüentes são as lesões de perfuração de víscera oca (24), que podem ser quer do esôfago, quer do estômago, obrigando a sua reparação imediata, ou de outro modo coloca em risco a vida do doente. Nos primeiros 1.000 doentes operados por Sérgio e colaboradores, documentaram-se 3 perfurações gástricas, todas no início da experiência, tendo no primeiro caso modificado a via de abordagem, rafiando a lesão e alterando a técnica cirúrgica por receio de infecção da banda. Nos últimos 2 casos, foi realizada rafia do estômago com colocação de banda, tendo os doentes se recuperado sem intercorrências. Houve também 3 casos de laceração hepática que se resolveram somente com compressão e uma laceração esplênica que se resolveu com eletrocoagulação.

A disfagia e os vômitos são intercorrências que podem se verificar no pós-operatório imediato. Se os vômitos se resolvem na maior parte das vezes com antieméticos (embora muito raramente possa provocar um deslizamento por ruptura dos pontos gastro-gástricos do túnel anterior), a disfagia não (28, 29), porque pode ser provocada por interposição de tecido, ou por edema pós-operatório, pelo fato de o diâmetro da banda ser pequeno para a quantidade de tecido que envolve. Essa complicação é mais freqüente após a utilização da via *pars flácida*. Quando essa situação acontece, pode resolver-se de duas formas: aguardando em média 8-10 dias (resolução do edema) reoperando para destruição da gordura do *fat pad* interposta. A experiência de Sérgio e colaboradores envolve três casos com disfagia imediatamente a seguir à cirurgia, dois deles foram reoperados e destruída a gordura do *fat pad*, sem se remover a banda; o terceiro, por opção do doente, ficou internado com fluidoterapia, e ao fim do 8º dia os sintomas desapareceram.

O problema maior no pós-operatório imediato é a infecção (30). Porque se fala na colocação de uma prótese à volta do estômago, ela está condicionada aos problemas das próteses que é a infecção. Para diminuir esse risco, como já dito anteriormente, fazemos profilaxia com cefalosporina de primeira geração, mas, mesmo assim, em 2 doentes, ocorreu infecção da prótese. Quando uma infecção da prótese acontece, normalmente as queixas não são imediatas. O doente tem alta, e só posteriormente inicia quadro de soluços, hipertermia e dor abdominal. Perante esses sintomas, dá-se imediatamente início à avaliação clínica com hemograma para pesquisa de leucocitose e imagiologia, de preferência a TAC (Figura 22.6), que poderá ser diagnóstico. O tratamento implica a remoção da banda gástrica, drenagem do abscesso e antibioticoterapia sistêmica. Os 2 casos foram resolvidos com sucesso; um dos pacientes já recolocou nova banda sem complicações.

Uma complicação que pode surgir nessa fase é a infecção do reservatório, complicação rara (3 casos em 1.000 doentes operados), mas que obriga a um diagnóstico e tratamento rápidos e eficazes. Procede-se sempre à remoção do reservatório e introdução do tubo de conexão no abdome, antibioticoterapia de largo espectro e posterior recolocação do reservatório (após a infecção estar completamente tratada) em outro local e reconexão ao tubo.

Complicações a médio e longo prazo

As queixas mais comuns nos doentes submetidos à colocação de banda gástrica ajustável são náusea, vômitos e refluxo gastresofágico. Se as náuseas e os vômitos normalmente aparecem após as primeiras insuflações do balão da banda gástrica, havendo por vezes necessidade de desinsuflar um pouco a banda, o refluxo gastresofágico aparece por norma tardiamente à cirurgia, normalmente após o primeiro ano e é devido à dificuldade de esvaziamento esofágico que a banda à volta do estômago promove.

De notar que esse refluxo (regurgitação) é predominantemente noturno, acordando o doente por vezes pela tosse que provoca, sendo causa freqüente de pneumonias. Revela-se infrutífero nesses casos combater o refluxo com inibidores da bomba de prótons ou propulsores esofagogástricos, pois não resolvem o problema, dado que o mecanismo esfincteriano esofágico inferior é destruído, ocorrendo dilatação esofágica, sendo necessário aliviar a pressão exercida pela banda sobre a parede gástrica, permitindo, assim, um melhor esvaziamento gástrico (Figura 22.7).

Por vezes, essa sintomatologia de regurgitação noturna não é mais do que um sinal de inadaptação do doente à banda gástrica, que insiste em comer e beber inusitadamente, ocasionando vômitos e forçando a bolsa de forma repetida, provocando conseqüentemente a dilatação da bolsa gástrica (31), o que obriga muitas vezes a reintervenção cirúrgica (32, 33) para recolocação da banda (Figuras 22.8 e 22.9).

A porcentagem de dilatação de bolsa gástrica com necessidade de recurso à cirurgia para recolocação da banda é de 2,9% nos 1.000 doentes operados. É de se ter em conta que sempre que exista dilatação da bolsa gástrica, a banda deve ser removida

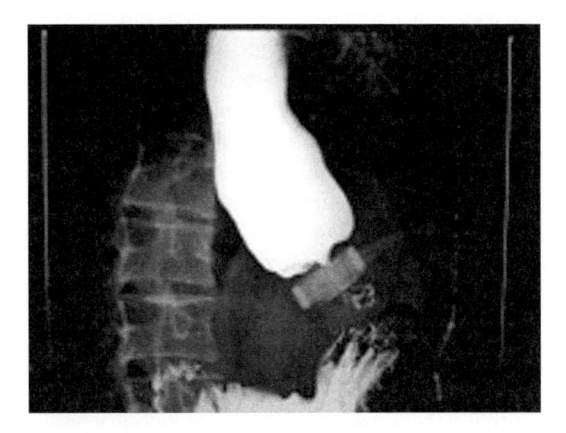

FIGURA 22.7 Dilatação esofágica.

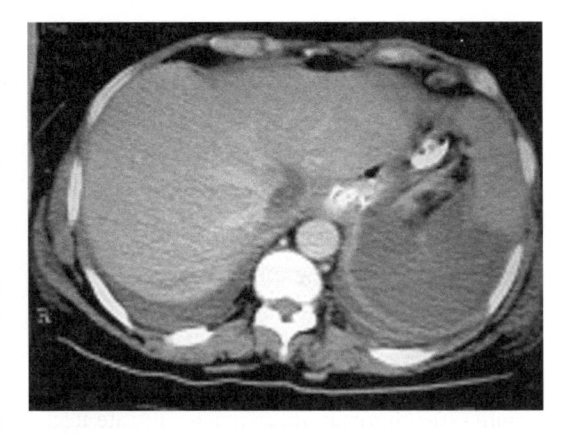

FIGURA 22.6 Tomografia abdominal computadorizada.

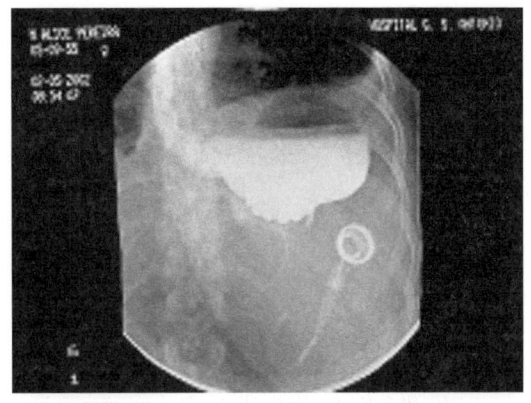

FIGURA 22.8 *Slippage*.

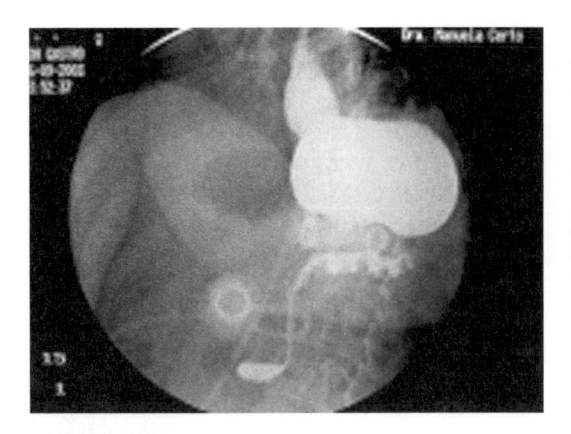

FIGURA 22.9 *Slippage.*

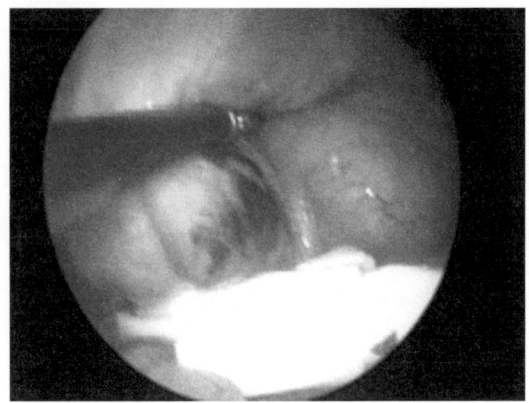

FIGURA 22.11 Distensão gástrica.

do seu leito e recolocada novamente, mais superiormente, ou optar por outra atitude cirúrgica.

Outra complicação que pode se desenvolver e que pode estar diretamente relacionada com crises heméticas graves é o deslizamento do estômago através da banda ou *slippage* (32) (Figuras 22.8 e 22.9), provocando sintomas de obstrução e dor epigástrica, que pode ser provocada somente pela distensão gástrica ou por necrose da parede. É uma verdadeira urgência cirúrgica, pelo risco de necrose do estômago e conseqüências que daí possam advir (Figuras 22.10 e 22.11).

A complicação provavelmente mais grave é a erosão provocada pela banda através da parede para o lúmen gastrico (34, 35, 36). Pensa-se que as duas principais razões para que isso aconteça são a banda se encontrar demasiado apertada ou infecções que possam acontecer e passar despercebidas, provocando a erosão (Figura 22.12).

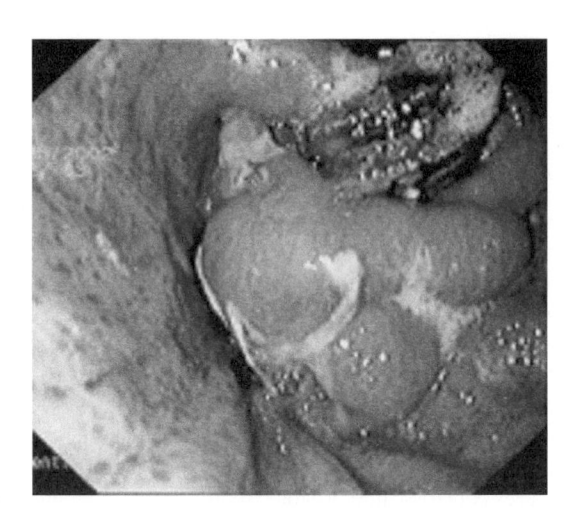

FIGURA 22.12 Erosão da banda.

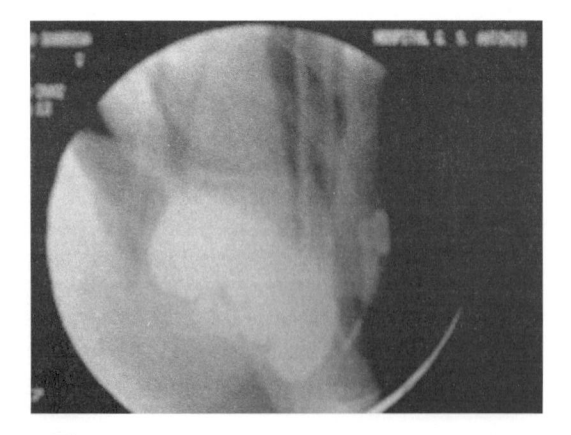

FIGURA 22.10 Raio X: distensão gástrica.

Normalmente, essa complicação não se manifesta por peritonite ou abscesso intra-abdominal. A banda é envolvida por uma película que vai até ao reservatório, que juntamente com os órgãos vizinhos formam uma barreira de defesa impedindo o suco gástrico de sair livremente para a cavidade abdominal. No entanto, o suco gástrico pode seguir o tubo de conexão da banda ao reservatório, manifestando-se por um abscesso da parede abdominal. A banda deixa de ser eficaz, e o doente queixa-se de aumento de peso. Outra das manifestações clínicas, além do aumento de peso, é o abscesso do reservatório e a hemorragia digestiva alta por erosão de um vaso sangüíneo. Nos primeiros 1.000 doentes operados, foram verificadas 22 migrações (2,2%), uma delas manifestando-se por hemorragia digestiva, que obrigou a intervenção cirúrgica de urgência, as outras 8 por abscesso do reservatório, e as restantes por aumento de peso, sem outra sintomatologia. Essas migrações apareceram na sua maioria entre os 12-24 meses de pós-operatório; no entanto, as 4 últimas migrações sucederam em doentes portadores de banda gástrica há 8 anos, sem manifestação clínica prévia.

É de se referir que, até ao presente momento, as migrações documentadas nos doentes avaliados ocorreram sempre com o mesmo tipo de banda, que viria por esse motivo a sofrer múltiplas transformações.

O tratamento passa pela remoção da banda e posterior realização de outra cirurgia ou colocação de nova banda. Das 22 migrações intragástricas referidas, 4 dos pacientes colocaram nova banda, optando os outros por outra técnica cirúrgica, como *bypass* gástrico. Ao contrário de outros autores (35), Sérgio e colaboradores defendem a posição de que a remoção da banda e a execução de nova técnica cirúrgica devem ser realizadas em tempos distintos.

Outro dos problemas maior verificado está também relacionado com a estabilidade do material protético utilizado e a sua durabilidade. A banda aparece ao final de algum tempo danificada (rompe-se), tendo várias sido já removidas devido a esse problema (Figuras 22.13 e 22.14).

Esse acontecimento, que se verificou em 5% dos doentes, provoca um extravasamento do líquido contido no balão da banda, diminuindo a sensação de saciedade e conseqüente aumento de peso, sem outras queixas. Como acontece com a migração, também a ruptura da banda é mais freqüente em tipos de banda específicos.

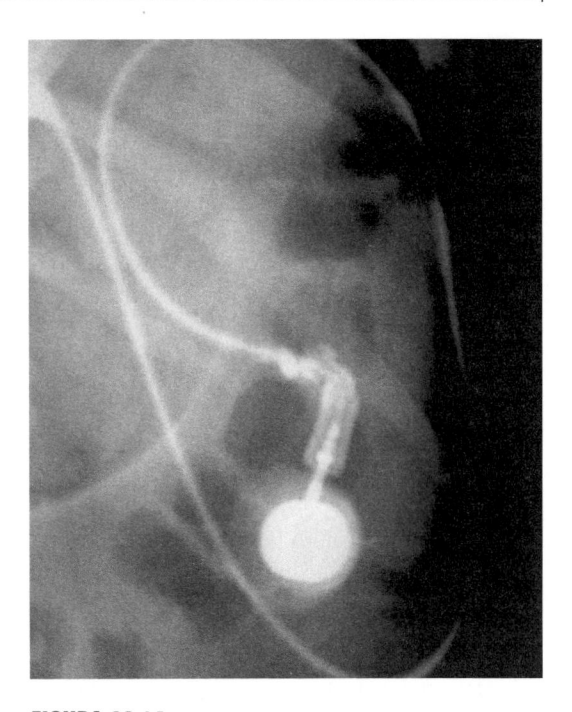

FIGURA 22.14 Ruptura da banda.

Outra situação clínica verificada após o emagrecimento é a erosão da pele pelo tubo (Figura 22.15), que ocorreu em 1 paciente. O tratamento eleito envolveu a remoção da banda no sentido de debelar precocemente uma possível infecção e posterior colocação de nova prótese.

A perda de peso pode ser expressa em porcentagem do excesso de peso perdido (% EPP) ou em porcentagem da perda de índice de massa corporal; no entanto neste capítulo optou-se por exprimir a perda de peso em % EPP (39, 40, 41).

A % EPP varia muito de acordo com os autores, e, na cirurgia com banda gástrica, há uma difi-

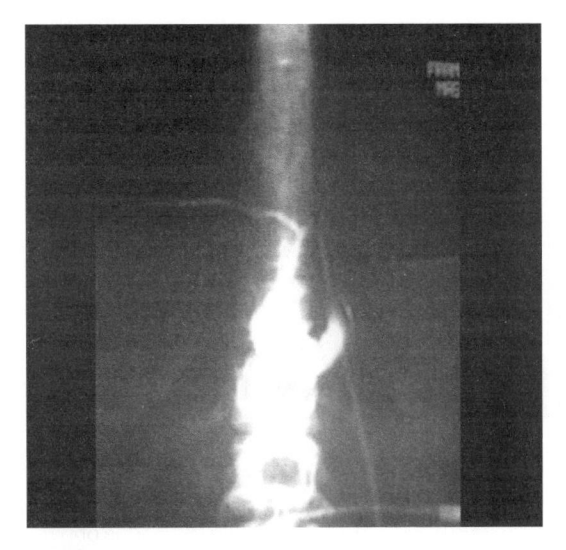

FIGURA 22.13 Ruptura da banda.

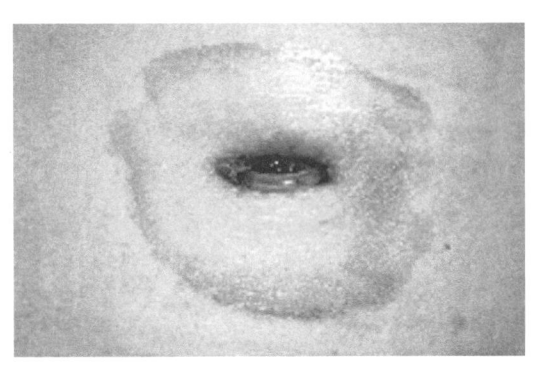

FIGURA 22.15 Erosão da pele pelo tubo.

culdade muito grande, ao contrário da derivação biliopancreática ou mesmo *bypass* gástrico, em se obterem resultados em séries longas e com muitos anos de evolução.

O perfil da perda de peso nos doentes com banda gástrica é um pouco diferente do que acontece com o *bypass* gástrico. Normalmente, o doente perde peso de uma forma mais lenta, em média 45-50% do excesso de peso no primeiro ano, para se tornar ainda mais lento posteriormente. O emagrecimento implica ajustes regulares da banda, de forma a promover uma saciedade precoce. A perda de peso máxima estabelece-se por volta do 3º, 4º ano (Figura 22.16), para se manter a partir de então.

O gráfico corrobora esses dados e caracteriza uma população obesa estudada de 1.000 doentes, operada entre novembro de 1996 e novembro de 2005, com um IMC médio de 47 kg/m², para um mínimo de 33 kg/m² e máximo de 77,3 kg/m², um peso médio de 121 kg para um mínimo de 86 kg e máximo de 242 kg.

A estabilidade do peso é conseguida pelo fato de existir sempre a possibilidade de reajustar a banda com pequenas quantidades de líquido, quando o paciente aumenta de peso; isso é justificado pela possibilidade que o sistema tem de, com o tempo, perder uma pequena porcentagem de líquido contido no balão (purosidade), diminuindo a sensação de saciedade; após a sua reposição, desaparece a sensação de fome, e o peso mantém-se estável.

Deve-se referir a necessidade de estudos com duração mais longa e, em particular, com número maior de doentes, com *follow-up* estendido, para se atribuir um papel fundamental a essa ferramenta para o tratamento da obesidade.

Os bons resultados não se medem somente pela perda de peso; isso seria o menos importante se esta perda de peso não estivesse associada à melhoria das co-morbidades (42, 43), e é esta melhoria e, por vezes, mesmo a resolução de parte das doenças associadas com essa doença que inferem em um bom resultado (Tabela 22.1). Na mesma população de 1.000 doentes estudada, 602 (60%) tinham patologia associada, e parte deles, mais de uma doença:

- 60% dos doentes tinham osteoartropatia;
- 40% hipertensão arterial;
- 24% diabetes tipo II;
- 30% roncopatia;
- 14% apnéia do sono;
- 6% hérnia hiato;
- 8% refluxo gastresofágico com hérnia hiato;
- 6% litíase vesicular.

DISCUSSÃO

Na evolução dos processos cirúrgicos desde a década de 1950, a banda gástrica ajustável foi indiscutivelmente o último processo com caráter restritivo e eficácia no tratamento da obesidade a fazer parte do armamentário nesta luta constante contra a epidemia deste século. Manter a inviolabilidade gástrica, a ajustabilidade do estoma criado, a sua reconversão fácil sempre que necessário parecia tornar esse ato cirúrgico a cirurgia de eleição para o trata-

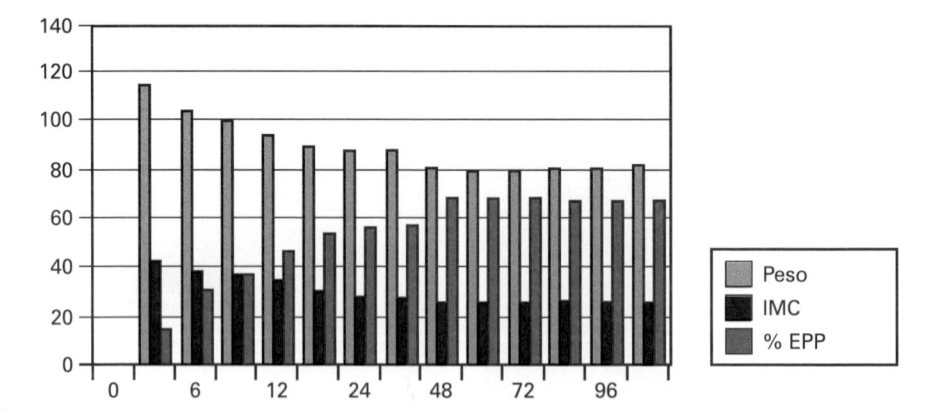

FIGURA 22.16 Evolução de peso, % EPP e IMC: 9 anos (comunicação pessoal).

mento da obesidade, mas a colocação de material protético cuja durabilidade e estabilidade são desconhecidas, o fato de serem tratados doentes que têm características muito próprias (11), a necessidade de grupos de suporte e a falta de trabalhos com *follow-up* mais longo, embora não inviabilizem o método, desencadeiam ainda alguma desconfiança no meio médico.

No entanto, uma técnica cirúrgica bem conduzida, a possibilidade da sua realização em regime ambulatorial, um *follow-up* adequado (44) com um suporte franco ao doente (grupos de suporte) tornam a banda gástrica ajustável (45) uma solução segura e eficaz no tratamento da obesidade mórbida.

- Segurança. A mortalidade pós-operatória é baixa, apontada entre 0-0,5%, é a mais baixa de todas as técnicas cirúrgicas, assim pode-se dizer que é 1/10 da mortalidade do *bypass* gástrico e derivação biliopancreática.
- Eficácia. Como referido anteriormente, a perda de peso é progressiva e ocorre normalmente nos primeiros 3 ou mesmo 4 anos, em particular nos superobesos, com uma variabilidade grande de 50-60% de perda do excesso de peso; Sérgio e colaboradores observaram 64% EPP aos 8 anos.

Uma franca redução das co-morbidades, por vezes com cura completa das doenças associadas, acompanha essa perda de peso, com melhorias significativas nas condições componentes da síndrome metabólica, com melhoria ou mesmo cura em uma porcentagem grande do diabetes tipo II, minorando assim as suas conseqüências. Houve melhoria significativa da hipertensão, que, juntamente com a melhoria da dislipidemia, reduz francamente o risco de desenvolvimento de doenças cardiovasculares; melhoria de todas as condições agravadas pela obesidade como incontinência urinária de esforço, apnéia do sono, melhorando a fertilidade da mulher com gestações de menor risco.

A qualidade de vida melhora francamente, com aumento da auto-estima, diminuição dos sintomas depressivos, fomentada não só pela melhoria da imagem corporal, bem como pela recuperação de atividades por vezes há muito tempo perdidas.

CONCLUSÃO

A cirurgia é a única forma de tratamento da obesidade mórbida que oferece uma solução a longo prazo do problema, promovendo não só a perda de peso, mas também a melhoria das doenças que lhe estão relacionadas. O tratamento da obesidade mórbida com banda gástrica ajustável é uma forma de cirurgia bariátrica aceitável pela sua segurança, eficácia e reversibilidade. No entanto, a sua aplicação deve ser confinada a centros que promovam um *follow-up* compreensivo para toda a vida, fazendo o doente entender que é parte integrante do tratamento. A cirurgia por si só não traz resultados; é necessário o desenvolvimento de esforços por parte da equipe, de forma a trabalhar em conjunto com o paciente, com o intuito de modificar comportamentos.

A cirurgia não cura a obesidade, mas é uma arma muito potente no seu combate.

Tabela 22.1

Evolução de co-morbidades

Co-morbidades	Nº de doentes	Sem doença	Melhorados
Osteoartropatia	360	210	150
Hipertensão	240	138	102
Diabetes tipo II	144	95	49
Apnéia do sono	84	50	34
Roncopatia	180	110	70

REFERÊNCIAS

1. Cariston, Nicolas, Sampalis. Surgery decreases long term mortality, morbidity and healthcare use in morbidly obese patients. Annals of Surgery 2004; 240(3): 416-424.
2. Gastrointestinal surgery for severe obesity: consensus development conference panel. Ann Inter Med 1991; 115(2):956-61.
3. Buchwald H. Overview of bariatric surgery. J Am Coll Surg 2002; 232:515.
4. Westling A, Gustavsson S. Laparoscopic vs open ronx en y gastric bypass: a prospective, randomized trial Obes Sur 2001; 11(3):284-92.
5. Oria HE. Gastric banding for morbid obesity. Eur J. Gastroenterol Hepatol 1999; 11(2):105-14.
6. Kuzmak LI. Silicone gastric banding: a simple and effective operation for morbid obesity. Contemp Surgery 1986; 28:13-8.
7. Forsell P, Hallberg D, Helleis G. Gastric banding for morbid obesity: initial experience with a new adjustable band. Obes Surg 1993; 3:369-74.
8. Ponce J, Dixon JB. 2004 ASBS Consensus Conference Laparoscopic Adjustable gastric banding surgery for obesity and related diseases 1(2005) 310-6.
9. Effective Health Care 1997; 3(2).
10. Elakkary E, Ekorr A, Aziz F, Gazayerli MM, Silva YJ. Do support groups play a role in weight loss after laparoscopic adjustable gastric banding. Obes Surg 2006; 16(3):331-4.
11. Van Hout GC, Van Oudhensden I, Van Heck GL. Psychological profile of the morbidly obese. Obes Surg 2004; 14(5): 579-88.
12. Biring MS, Lewis MI, Liu JT, Mohsenifar Z. Pulmonary physiologic changes of morbid obesity. Am J Med Sci 1999; 318(5): 293-7.
13. Hakalak K, Mustajoki P, Aittomaki J, Sovijarvi AR. Effect of weight loss and body position on pulmonary function an gas exchange abnormalities, in morbid obesity. Int J Obes 1995; 19(5): 343-6.
14. Charuzi I, Fraser D, Peiser J, Ovnat A, Lavie P. Sleep apnea syndrome in the morbidly obese undergoing bariatric surgery. Gastroenterol Clinic North Am 1987; 16: 517-9.
15. Sauerland S, Angrisani L, Belachew M, Chevallier JM, Favretti F, Finer N, et al. Obesity surgery: evidence-based guidelines of the European Association for Endoscopic Surgery (EAES). Surg Endosc 2005; 19(2):200-21.
16. Blazyck H, Wollan PC, Witkiewicz AKY, Bjornsson J. Death from pulmonary thromboembolism in severe obesity: lack of association with established genetic and clinical risk factors. Virchows Arch 1999; 434(6): 529-32.
17. Hamad GG, Choban PS. Enoxaparin for thromboprophylaxis in morbidly obese patients undergoing bariatric surgery: findings of the prophylaxis against VTE outcomes in bariatric surgery patients receiving enoxaparin (PROBE) study. Obes. Surg 2005; 15(10): 1368-74.
18. Cadiere GB, Bruyns J, Himpens J, et al. Laparoscopic gastroplasty for morbid obesity. Br J Surg 1994; 81(10): 1524.
19. Weiner R, Bockhorn H, Roserthal R, Wagner D. A prosfective randomized trial of different laparoscopic gastric banding techniques for morbid obesity. Surg Endosc 2001 Jan;15(1):63-8.
20. Fielding GA, Allen JW. A step by step guide to placement of the lap-band adjustable gastric banding system. Am Surg 2002; 184(6B): 26S-30S.
21. Belachew M, Legand M, Vincent VV, et al. Laparoscopic placement of adjustable silicone gastric band in the treatment of morbid obesity: how to do it. Obes Surg 1995; 5(1): 66-70.
22. O'Brien PE, Dixon JB, Laurie C, Anderson M. A prospective randomized trial of placement of the laparoscopic adjustable gastric band: comparison of the perigastric and pars flaccida pathways. Obes Surg 2005;15(6): 820-6.
23. Meir E, Van Baden M. Adjustable silicone gastric banding and band erosion: personal experience and hypotheses. Obes. Surg 1999; 9(2): 191-3.
24. Chevallier J-M, Zinzindohoué F, Douard R, Blanche J-P, Berta J-L, Altman J-J, Cugnenc P-H. Complications after laparoscopic adjustable gastric banding for morbid obesity: experience with 1,000 patients over 7 years. Obes Surg 2004; 14(3): 407-14.
25. O'Brien PE, Dixon JB. Weight loss and early and late complications: the international experience. Am J Surg 2002; 184(6B): 42S-45S.
26. Metcalf B, Rabkin RA, Rabkin JM, Lehman-Becker LB. Weight loss composition: the effects of exercise following obesity surgery as measured by bioelectrical impedance. Analysis Obes Surg 2005;15(2): 183-6.
27. Ledoux S, Msika S, Moussa F, Larger E, Boudou P, Salomon L, Roy C, Clerici C. Comparison of nutritional consequences of conventional therapy of obesity, adjustable gastric banding and gastric bypass. Obes Surg 2006;16(8): 1041-9.
28. Shen R, Ren CJ. Removal of peri-gastric fat prevents acute obstruction after lap-band surgery. Obes Surg 2004; 14(2): 224-9.
29. Watkins BM, Montgomery KF, Ahroni JH. Laparoscopic adjustable gastric banding: early experience in 400 consecutive patients in the USA. Obes Surg 2005; 15(1): 82-7.

30. Abu-Abeid S, Szold A. Results and complications of laparoscopic adjustable gastric banding: an early and intermediate experience. Obes Surg 1999; 9(2): 188-90.

31. Dargent J. Esophageal dilatation after laparoscopic adjustable gastric banding: definition and strategy. Obes Surg 2005; 15(6): 843-8.

32. Dargent J. Pouch dilatation and slippage after adjustable gastric banding: is it still an issue. Obes Surg 2003; 13(1):111-5.

33. Lanthaler M, Mittermair R, Erne B, Weiss H, Aigner F, Nehoda H. Laparoscopic gastric re-banding versus laparoscopic gastric bypass as a rescue operation for patients with pouch dilatation. Obes Surg 2006; 16(4): 484-7.

34. Niville E, Dams A, Vlassetaers J. Lap-band erosion: incidence and treatment. Obes Surg 2001; 11(6): 744-7.

35. Abu-Abeib S, Bar Zohar D, Sagie B, Klausner J. Treatment of intra-gastric band migration following laparoscopic banding: safety and feasibility of simultaneous laparoscopic band removal and replacement. Obes Surg 2005; 15(6): 849-52.

36. B. Ventienen B, W. Vaneerdeweg W, D'Hoore A, Hubbens G, T. Chapelle T, Eyskens E. Intragastric erosion of laparoscopic adjustable silicone gastric band. Obes Surg 2000; 10(5): 474-6.

37. Mittermair RP, Weiss HG, Nehoda H, Peer R, Donnemiller E, Moncayo R, Aigner F. Band leakage after laparoscopic adjustable gastric banding. Obes Surg 2003; 13(6): 913-7.

38. Ponson AE, Janssen IMC, Klinkenbijl JH. Leakage of adjustable gastric bands. Obes Surg 1999; 9(3): 258-60.

39. Weiner R, Blaco Engest R, Weiner S, et al. Outcome after laparoscopic adjustable gastric banding: 8 years experience. Obes. Surg 2003; 13(3):427-34.

40. Angrisani L, Alkilani M, Basso N, et al. Laparoscopic Italian experience with the lap band. Obes Sur 2001; 11(3):307-10.

41. O'Brien PE, Dixon JB. Lap band: outcome and results. J Laparoendosc Adv Surg Tech A 2003 Aug;13(4): 265-70.

42. Frigg A, Peterli R, Peters T, Ackerman C, Tondelli P. Reduction in co-morbidities 4 years after laparoscopic adjustable gastric banding. Obes Surg 2004;14 (2):216-23.

43. Tolonen P, Victorzon M, Makela J. Phd Impact of laparoscopic adjustable gastric banding for morbid obesity on disease-specific and health-related quality of life. Obes Surg 2004; 14(6):788-95.

44. Shen R, Dugay G, Rajaram K, Cabrera I, Siegel N, Ren CJ. Impact of patient follow-up on weight loss after bariatric surgery. Obes Surg 2004; 14(4): 514-9.

45. De Waele B, Lauwers M, Van Nieuwenhove Y, Delvaux G. Outpatient laparoscopy gastric banding. Obes Surg 2004; 14(8): 1108-10.

CAPÍTULO 23

Cirurgia bariátrica disabsortiva: derivação biliopancreática com *switch* duodenal

MICHEL GAGNER
CAMILO BOZA
LUIZ ALBERTO DE CARLI

INTRODUÇÃO

A derivação biliopancreática com *switch* duodenal (DBP/SD) foi descrita primeiramente por Hess e Hess (1) em 1988, para a reoperação de um paciente com um procedimento restritivo malsucedido. A DBP/SD incorporou duas operações previamente realizadas: a derivação biliopancreática (DBP) descrita por Scopinaro em 1976 e o *switch* duodenal de DeMeester (SD). A DBP-padrão é um dos procedimentos mais eficazes no tratamento de pacientes morbidamente obesos. O controle satisfatório de peso tem sido alcançado no acompanhamento a longo prazo. Entretanto, esse tem sido associado a efeitos indesejáveis: síndrome de *dumping*, úlcera marginal (com estrituras aumentadas quando o estômago distal é deixado no lugar). Essas complicações levaram à procura por uma alternativa. DeMeester descreveu o SD para o tratamento do refluxo duodenogástrico. Essa modificação que preservou o canal antropilórico foi incorporada por Hess e Marceau (2) associada à *sleeve gastrectomy** em vez de uma gastrectomia distal. A *sleeve gastrectomy* diminuiu o volume do reservatório gástrico e baixou a massa parietal da célula para minimizar a ulcerogenicidade. Outra modificação foi a anastomose íleo-ileal 100 cm da válvula ileocecal, duplicando o canal-padrão de 50 cm, melhorando consideravelmente os efeitos secundários, como diarréia, desnutrição protéica e hipocalcemia. Por isso, a DBP/SD combina uma restrição moderada de alimentação com a má absorção de gordura para otimizar a perda de peso.

A perda consistente de excesso de peso (PEP) de 70-80% é alcançada com aceitáveis complicações nutricionais de longo prazo. Esse procedimento é especialmente indicado no subgrupo de pacientes com um IMC acima de 50 kg/m^2 que têm um índice de fracasso mais alto com outros procedimentos bariátricos. A abordagem laparoscópica criou com sucesso uma técnica cirúrgica com a vantagem de uma recuperação pós-operatória mais rápida e uma baixa incidência pós-operatória de hérnia ventral.

TÉCNICA CIRÚRGICA

Aparelhos apropriados de monitoramento e botas de compressão pneumáticas seqüenciais são colocados, e anestesia geral endotraqueal é administrada. Antibióticos intravenosos pré-operação são administrados com a redose a cada 3 horas durante o procedimento para assegurar níveis de soro. Um cateter urinário é colocado. O paciente é colocado em posição tipo ginecológica, posição de pernas abertas presas e com o cirurgião em pé entre elas. Plataformas de fixação para mesa operatória com os membros fixos apropriadamente são essenciais para permitir várias posições da mesa para que o paciente não caia (ver Figura 23.1). Prefere-se uma mesa de Maquet (Rastatt, Alemanha). Um tubo 18 Fr orogástrico é inserido para descomprimir o estômago do ar e do fluido gástrico para se ter mais espaço para trabalhar durante a mobilização gástrica e ter um estômago descomprimido para uma gastrectomia adequada.

Colocação dos portais

A cavidade peritoneal é penetrada usando-se uma técnica aberta no umbigo para realizar o pneumoperitônio de 15 mmHg. Sete trocartes são geral-

---

**Sleeve gastrectomy*: gastrectomia em manga.

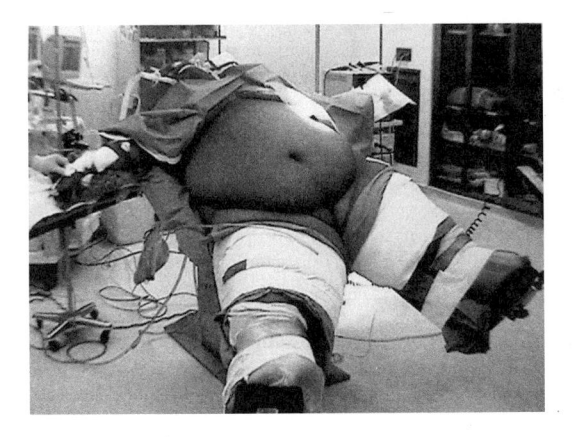

FIGURA 23.1 Posição do paciente (superobesidade).

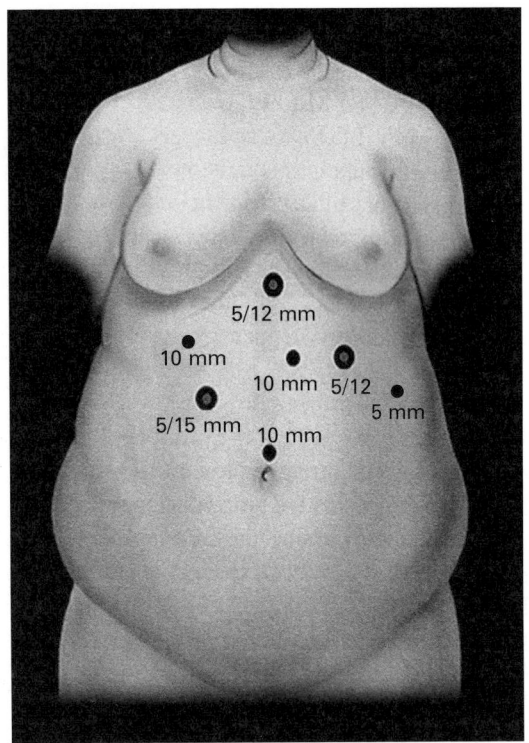

FIGURA 23.2 Posição dos portais (trocartes).

mente necessários, com uma necessidade ocasional de trocartes extralongos. Com o paciente em posição de Trendelemburg reversa e com uma pequena rotação para o lado direito, 3 portais de 10 mm são inseridos no umbigo, à posição paramédia epigástrica esquerda e à posição subcostal direita na linha média clavicular. Dois Versaportes de 5-12 mm (Tyco Healthcare, Norwalk, Conn.) são inseridos na posição subxifóidea no nível da margem do fígado e na esquerda, posição lateral na linha axilar anterior no nível do umbigo. Finalmente, um Versaporte de 5-15 mm com um adaptador de 5-12 mm disponível é inserido sob a visão direta no abdome médio direito acima do nível do umbigo medial para a linha média clavicular. As posições dos portais são mostradas na Figura 23.2.

Sleeve gastrectomy

Com o paciente em alto reverso Trendelemburg, a *sleeve gastrectomy* começa pelo corte transversal das pequenas artérias gástricas sem ferir o baço ou seus vasos. Alguns cirurgiões preferem começar a operação com uma íleo-ileostomia (anastomose distal). Descobriu-se que alguns pacientes não são capazes de tolerar um longo pneumoperitônio e podem necessitar que o procedimento seja encurtado neste ponto; a gastrectomia permite essa escolha sem comprometer o resto do procedimento ou o paciente. Um retrator de fígado de 10 mm é usado através do portal subcostal direito para retrair o fígado para expor o comprimento total do estômago. A seguir, a dissecção continua distalmente, de modo que as ramificações da artéria gastrepiplóica são divididas perto da parede gástrica, começando no nível dos vasos gástricos distais menores para aproximadamente 2 cm além do piloro. A palpação do instrumento é feita para se confirmar a posição do piloro. Os tecidos retroduodenais e supraduodenais são retirados a fim de facilitar o corte transversal do duodeno nesse ponto com um grampeador linear Endo-GIA 3,5 mm (Tyco Healthcare, Norwalk, Conn.). Isso permite um segmento duodenal de 2-5 cm, dependendo da forma e da mobilização realizadas. A janela duodenal é pequena e deve ser medial para o ducto comum biliar e lateral para a artéria hepática. A artéria gastroduodenal pode ser vista posteriormente. Danos ao pâncreas e às artérias gastrepiplóicas devem ser evitados. A linha de grampo duodenal é suturada com uma sutura contínua de seda 2-0 incorporando gordura periduodenal, em uma tentativa de se reduzir um possível vazamento pós-operatório.

Aproximadamente 5-8 cm proximal ao piloro, a *sleeve gastrectomy* começa com disparos seqüenciais dos grampos lineares de 4,8 mm através do Versaporte de 10-15 mm com o estômago retraído plano e lateralmente. Uma atenção cuidadosa é necessária para se assegurar que o grampeamento esteja a uma boa distância da incisão e da menor curvatura do estômago. Material de suporte é freqüentemente usado, inicialmente pericárdio bovino e Seamguard bioabsorvente mais recentemente (Gore, Flagstaff, Ariz.), um material semelhante ao Maxon. Esse material mais recente está entre as, sobre as e abaixo das paredes gástricas anterior e posterior. Isso permite uma diminuição do coeficiente de sangramento e possivelmente um decréscimo do coeficiente de vazamento. A seguir, uma *bougie* (sonda) esofágica de 60 Fr é introduzida orogastricamente por um anestesista experiente e é alinhada medialmente ao longo da curvatura menor. Uma *sleeve gastrectomy* é criada por disparos subseqüentes de um grampeador linear de 3,5 ou 4,8 mm com 60 mm de comprimento paralelo à *bougie*. Na parte superior do estômago, a linha do corte transversal é feita para desviar da *bougie*. Um corte transversal muito perto da junção gastresofágica pode resultar em estenose severa, e um corte muito afastado pode levar a uma dilatação do fundo do órgão e à recuperação de peso. Clipes hemostáticos são raramente necessários se o apoio da linha de grampos foi aplicado apropriadamente.

Medição do intestino delgado

A mesa de operação é colocada novamente na posição neutra e inclinada para a esquerda. Com o cirurgião e seu assistente agora no lado esquerdo do paciente, o intestino delgado distal é, então, medido, usando-se uma fita umbilical de 50 cm pré-medida, começando na válvula ileocecal, e fórceps laparoscópicos planos e macios de 5 mm (Dorsey, Karl Storz, Tutlingen, Germany) para evitar lesões serosas durante a medição. Um canal comum de 100 cm é marcado com clipes no mesentério do íleo. Outro de 150 cm é medido próximo a esse ponto, e o íleo é cortado transversalmente com um grampo linear de 2,5 mm. O bisturi harmônico (Ethicon) é usado para cortar transversalmente uma pequena distância de mesentério entre as duas extremidades do intestino delgado.

Anastomose duodenoileal

A anastomose pode ser feita de muitas maneiras, e será descrita com três métodos diferentes, similares à gastrenterostomia em desvio gástrico. Ela foi inicialmente descrita com um grampeador circular. De fato, um grampeador de 25 mm circular de ponta a ponta (CEEA) (Tyco Healthcare, Norwalk, Conn.) é introduzido através do canal duodenal proximal, usando-se um aparelho, isto é, um tubo nasogástrico modificado. O grampeador CEA é, então, passado no abdome através de um portal de 15 mm depois de se alargar o lugar em 1 cm. Uma cortina de câmera plástica presa em volta do grampeador circular atua como um protetor de ferimento durante a remoção do aparelho contaminado. O grampeador segue para o lúmen do íleo distal, que é ligado ao duodeno. Um grampeador circular flexível mediado computadorizado pode também ser usado. A extremidade aberta do íleo é fechada com um grampeador adicional linear de 2,5 mm assim que o grampo circular é removido e a amostra extraída. Azul de metileno salino esterilizado é, então, usado sob pressão para se ter um teste de vazamento da anastomose duodenoileal. O tamanho da bolsa gástrica, calculado pela quantidade de solução usada, é de aproximadamente 120-150 mL.

O CEEA, entretanto, pode ser difícil de ser introduzido em um íleo distal relativamente pequeno, assim, o EEA 21 tem sido usado mais recentemente. O problema com este tipo de grampeador é que ele não se flexiona e pode ser desalojado em uma hipofaringe pequena. Por isso, a liberação de um EEA 21 é geralmente feita localmente (transabdominalmente), ou via gastrostomia, que é fechada depois da *sleeve gastrectomy*, ou via duodenotomia. O método transgástrico é prejudicado pelo fato de que tem de se dilatar o piloro a fim de acomodar esse diâmetro. A extensão da válvula pilórica pode aumentar as síndromes de *dumping*. Quando o EEA 21 é liberado em uma duodenotomia, essa pode ser fechada por uma sutura fina de prolene 2-0 ou por grampeamento, o último diminui posteriormente o volume da câmara duodenal. O CEEA 21 é manuseado mais facilmente na abertura do íleo distal, e o perfurador branco de plástico é avançado na parede antimesentérica mais distalmente. Essa anastomose é criada da extremidade para o lado.

O outro modo de se realizar essa anastomose é com um grampeador linear pequeno, depois de uma pequena enterotomia ter sido feita inferiormente no duodeno e no lado antimesentérico do íleo. Uma tensão mínima entre os dois é obrigatória, pois isso resultará em uma enteretomia ampla depois dos disparos. A abertura é, então, fechada com uma sutura contínua, geralmente de seda 2-0. O último método é, de fato, uma anastomose suturada a mão em uma ou duas camadas, terminolateral ou terminoterminal com tensão mínima. Ocasionalmente o cólon direito tem de ser mobilizado para que o íleo seja movido mais para cima. A maioria das anastomoses realizadas por Gagner e colaboradores foi feita em uma posição antecólica, que também exige, às vezes, a divisão de epíploon maior de aproximadamente um terço para a direita, para permitir a passagem do íleo com o seu mesentério. Essas têm sido modificadas com uma anastomose retrocólica, deixando intacto todo o suprimento de sangue do antro inferior e do piloro e mobilizando as veias superiores do piloro; isso permite ao estômago girar inferiormente e criar menos tensão na anastomose. As técnicas manuais para essa cirurgia com anastomose realizada através de uma pequena incisão são outra variante popularizada inicialmente por Jossart e Rabkin. Isso, entretanto, pode resultar em um coeficiente mais alto das hérnias ventrais, como demonstrado por DeMaria em sua experiência de *bypass* gástrico manual, e não é mais justificada, exceto talvez como um modelo de treinamento ou em experiências anteriores.

Anastomose ileoileal distal

O íleo proximal é, então, anastomosado a 100 cm do íleo distal para formar o canal comum. Isso é realizado em um estilo-padrão lado a lado com o grampeador linear de 2,5 mm. Cada membro do grampeador é introduzido em uma enterotomia feita em cada alça do intestino delgado. Uma sutura de seda 2-0 é usada de modo plano para fechar a enterotomia. A alça biliopancreática deve vir do lado esquerdo do abdome, enquanto a alça alimentar e a alça comum estão do lado direito. Não deve haver uma torção do mesentério, e isso deve ter sido testado antes das anastomoses.

Fechamento dos defeitos mesentéricos

Os defeitos mesentéricos são, então, fechados em seqüência. O defeito na íleo-ileostomia é fechado da direita para a esquerda, de modo transversal com uma sutura plana de seda 2-0. Sangramento pode ocorrer, mas raramente é grave, e uma pessoa deve manter a tensão sobre a sutura. Após, o defeito entre o mesentério do cólon transverso e o mesentério do íleo pode ser abordado do lado direito para o esquerdo. O fechamento é mais fácil do lado esquerdo por duas razões. Primeiro, existe um espaço maior no esquerdo; o epíploon deve ser posicionado superior ao cólon transverso e não ser incluído no fechamento mesentérico. Segundo, permite a visualização do ligamento de Treitz e ajuda o cirurgião a evitar apanhar o jejuno proximal no fechamento. O fechamento desse defeito deve ser realizado com suturas não-absorventes de modo seqüencial e incorporar todo o comprimento do mesentério do cólon transverso. É importante aproximar a serosa do cólon transverso com a serosa do íleo, porque somente o fechamento de gordura abaixo deste pode com o tempo alargar e recriar uma hérnia interna superior. Não se sabe se o defeito acima do cólon transverso deve ser fechado (defeito supracólico-retrogástrico), porque uma hérnia interna raramente pode ocorrer e pode não justificar o fechamento, criando uma incidência superior de aderências e obstruções intestinais a partir disso.

Inspeção e fechamento

O estômago e as anastomoses proximal e distal são inspecionados mais uma vez com o uso de azul de metileno e eventual sangramento deve ser observado apropriadamente. A configuração anatômica final é mostrada na Figura 23.3. Todos os defeitos maiores do que 5 mm são fechados com um aparelho de sutura (Karl, Stortz, Tudingen, Germany) com suturas absorventes de Vicryl 0. Não se realiza apendicectomia de rotina. Colecistectomia seletiva é realizada para uma bem documentada colelitíase sintomática. Uma ultra-sonografia intra-operativa pode ajudar no diagnóstico ou na confirmação. Uma drenagem de rotina não é realizada. Os ferimentos são irrigados com solução salina normal e solução de iodo. A pele é fechada com uma sutura interrompida de monofilamento subcuticular.

CONSIDERAÇÕES PÓS-OPERATÓRIAS

Um estudo gastrintestinal superior de contraste de solução aquosa (Gastrografin) é realizado seletivamente, isto é, para pacientes com algumas dificuldades técnicas intra-operatórias, incluindo um vazamento no teste do azul e para pacientes que mostraram sinais clínicos e sintomas de possíveis vazamentos (febre maior do que 38°C, taquicardia, sonolência grave, leucocitose ou pós-operatório não-usual). De outro modo, pacientes recebem uma dieta líquida clara no primeiro dia pós-operação, seguida de uma dieta de purê no segundo dia. Uma consulta de nutrição do paciente é feita. Os pacientes recebem

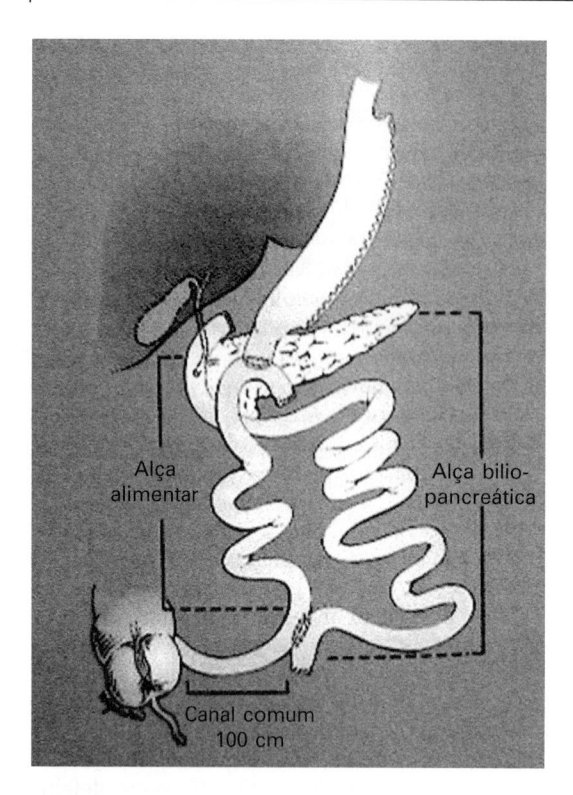

FIGURA 23.3 DBP/SD laparoscópica.

alta geralmente no terceiro dia pós-operatório, com analgésicos orais, e todos os medicamentos são triturados, e os bloqueadores H_2 são úteis por várias semanas em pacientes com disfagia ou sintomas de refluxo. Mantém-se o uso de medicação para pacientes previamente hipertensos. A dosagem oral de hipoglicemiantes, se necessário, é ajustada. Consultas de acompanhamento são agendadas para 3 semanas, 3 meses, 6 meses, 12 meses e anualmente depois disso. Nas três primeiras semanas, os pacientes recebem aconselhamento nutricional para uma dieta rica em proteína e lhes são administrados, duas vezes ao dia, multivitaminas, suplementos por via oral de cálcio, ferro e vitaminas lipossolúveis (ADEK). Aos pacientes com bile intacta, é receitado ursacol 300 mg, duas vezes ao dia (Actigall, Ciba-Geigy, Summit, N.J.), por 6 meses durante o tempo de perda de peso maximal para profilaxia biliar. Nos três meses, uma avaliação laboratorial para deficiências nutricionais é feita a cada consulta, incluindo ferro, ferritina, B12, ácido fólico, albumina, PTH, cálcio, fósforo, fosfatase alcalina, zinco, selênio, perfil lipídico, níveis de vitaminas A e D, eletrólitos, proteínas totais, albumina, enzimas hepáticas e painéis de hematologia. Os pacientes são incentivados a participar mensalmente de um grupo de apoio.

RESULTADOS

Em outubro de 2000, 40 pacientes consecutivos que se submeteram à laparoscopia DBP/SD primária para obter perda de peso cirúrgico foram estudados. Doze pacientes tiveram um IMC maior do que 40 kg/m^2; o valor médio foi de 60, e a variação foi de 41-89. Dos 40 pacientes, os procedimentos de 39 foram completados com sucesso por laparoscopia, chegando a 109 ± 0,5 kg (65% ± 10 PEP) em 12 meses. Coeficientes maiores de complicações de 39% foram observados a um IMC maior do que 65, comparados a um coeficiente de complicação de 8,3% para pacientes com um IMC menor do que 65. Os coeficientes de vazamento anastomótico foram de 2,5%. Esses coeficientes são comparáveis aos pacientes que se submeteram ao procedimento aberto.

Mais recentemente na experiência de julho de 1999 a julho de 2002, 248 pacientes foram analisados. Desses, 77% eram mulheres, com média de 42 anos de idade (variação: 20-67), e tinham uma média de IMC de 54 kg/m^2 (variação de 39-89). O peso médio era de 328 libras*, com uma variação de 228-600 libras e uma média de 372 libras. Pacientes dessa série eram mais pesados do que a maioria das séries publicadas com ou *bypass* gástrico ou banda gástrica laparoscópica ajustável, também mais pesados do que os dos estudos previamente publicados em DBP ou DBP/SD abertas tradicionais. A maioria dessas cirurgias foi realizada com 7 trocartes (variação: 6-9), com uma média operatória de 200 minutos (variação de 110-360 minutos). A média de perda de sangue calculada é de aproximadamente 150 mL. Houve dois vazamentos intra-operatórios significativos identificados e corrigidos com suturas extras. Uma conversão teve de ser feita devido a aderências severas de uma colecistectomia aberta prévia em um homem de porte grande (IMC de 67 kg/m^2). A média de permanência foi de 4 dias (variação: 3-2-10), embora, atualmente, os pacientes tenham alta rotineiramente no terceiro dia pós-operatório.

Morbidade maior foi encontrada em 15% dos pacientes, com septicemia e obstrução intestinal sendo os problemas graves mais freqüentes. Morbidade

---

* 1 libra = aproximadamente 0,45 kg.

menor foi encontrada menos freqüentemente em 11,4% dos pacientes, com infecções de ferimentos e hérnias sendo as mais freqüentes. A mortalidade de 30 dias foi de 0,8% e foi encontrada em dois pacientes, ambos com IMC acima de 60 kg/m^2 e uma forma andróide e co-morbidades significativas. Ambos morreram de falência respiratória, um no décimo dia, e o outro no décimo quarto dia. Uma análise posterior de mortalidade e morbidade em *switch* duodenal laparoscópico ajudou a identificar um IMC maior do que 60 kg/m^2 e o sexo masculino como sendo os mais importantes fatores para complicação e mortalidade pós-operatória. Em pacientes com um IMC menor do que 60 kg/m^2, a morbidade maior foi reduzida para 13% sem mortalidade ou conversão para cirurgia aberta, enquanto um IMC maior do que 60 kg/m^2 aumentou a morbidade para 23% e aumentou o coeficiente de mortalidade para 6,5%, com uma conversão para cirurgia aberta nesse grupo. Em termos de perda de peso, esta tem sido paralela à perda de peso vista anteriormente nas séries avaliadas de *bypass* gástrico laparoscópico, e ambas as operações são definitivamente superiores à banda gástrica laparoscópica, para pacientes com IMC menor do que 50 kg/m^2, entre 50-60 kg/m^2 e acima de 60 kg/m^2. Ainda precisa ser analisado se os pacientes com *switch* duodenal laparoscópico terão readquirido menos peso do que aqueles com *bypass* gástrico, como resultado de um grau maior de má absorção. Esses resultados provavelmente se tornarão evidentes no período de 5 anos depois da cirurgia. Como se realizou somente poucas operações DBP/SD em 1999 e 2000, esses resultados ainda não estão disponíveis. Devido aos altos coeficientes de morbidade e mortalidade em pacientes com IMC maior do que 60 kg/m^2, a DBP/SD laparoscópica foi separada em dois estágios para tais pacientes. Quando se observam a segurança e a eficácia de realizar um procedimento DBP/SD laparoscópico comparado à cirurgia aberta em pacientes supersuperobesos (IMC > 60 kg/m^2), observaram-se retrospectivamente 54 operações realizadas entre julho de 1999 e junho de 2001: DBP/SD laparoscópica em 26 pacientes e cirurgia aberta em 28. A média de peso pré-operatório foi de 189,8 kg (variação: 155,1-271,2 kg) no grupo laparoscópico e 196,5 kg (variação: 160,3-298,90 kg) no grupo aberto. A morbidade maior ocorreu em 23% dos pacientes com abordagem laparoscópica e 17% no grupo aberto (não-significativo). Houve uma relação semelhante em relação à mortalidade. Co-morbidade foi marcadamente identificada na DBP/SD laparoscópica em oposição à aberta (p = 0,02).

Outros critérios para se considerar a abordagem de dois estágios incluíram intolerância ao pneumoperitônio, aderências intra-abdominais extensivas ou falta de espaço apesar de altas pressões do pneumoperitônio. Especialmente em um paciente que é supersuperobeso, a *sleeve gastrectomy* pode ser realizada primeiramente. Depois de aproximadamente 6-9 meses, com o IMC reduzido para menos do que 50, a duodenoileostomia e a íleo-ileostomia podem ser realizadas sem risco maior de vazamento anastomótico ou morbidade e mortalidade pós-operatórias. Os resultados de curto prazo são encorajadores sem morbidade e mortalidade.

O desvio biliopancreático laparoscópico com *switch* duodenal pode ajudar o paciente a obter uma maior perda de peso do que outros procedimentos e, mais importante, pode ajudar o paciente a manter o longo prazo de perda de peso. Os riscos de desnutrição são altos comparados aos procedimentos bariátricos puramente restritos, laparoscópicos ou abertos, mas podem ser evitados na maioria dos pacientes. O desenvolvimento continuado na otimização desse procedimento continua a ser um desafio no equilíbrio dos riscos e dos benefícios. Contudo, especialmente em pacientes superobesos, são os componentes restritos e malabsortivos do procedimento que fornecem os melhores resultados, especialmente com a abordagem laparoscópica.

Resultados da DBP/SD

Provavelmente, nenhum teste aleatório comparou o desvio biliopancreático aberto com *switch* duodenal com outros procedimentos bariátricos. Entretanto, uma ampla série de casos confirmou a praticidade, a segurança e uma excelente perda de peso além do tempo estipulado. A Tabela 23.1 mostra um resumo de séries publicadas em DBP e DBP/SD abertas. Anthone e colaboradores (3) relataram, em 2001, 701 pacientes em um período de dez anos com um IMC médio pré-operatório de 52,8 submetidos a DBP/SD. Eles realizaram uma *sleeve gastrectomy* de 100 mL com um canal comum de 100 cm e uma alça alimentar de 100 cm. A mortalidade pós-operatória foi de 1,4% e a morbidade, 2,9%. Homens de idade mais avançada e de IMC pré-operatório mais alto foram associados de modo significativo à mortalidade pós-operatória. Três anos após a operação, 98,3% dos pacientes tinham nível de albumina normal, e 51,7% tinham hemoglobina normal. A PEP depois de 5 anos foi de 67,2%. Hess e colaboradores (4) recentemen-

Tabela 23.1
Resultados em cirurgia aberta DBP e DBP/SD

Autor	Procedimento	Número	IMC pré-operatório	Complicações	Mortalidade	*Follow-up*	PEP (%)
Lemmens (1993)	DBP	170		NR			64
Scopinaro (1998)	DBP	2241		NR			75
Doldi (1998)		70	53	NR			78
Marceau[5] (1998)	SD	465	47	NR			73
Totte (1999)	DBP	180	48,8	31,2	0	3	55
Baltasar (2001)	SD	125	50			5	81
Anthone (2003)	SD	701	53	2,9	1,4	5	66
Hess (2005)	SD	1454	50	5,6	0,57	10	75

te publicaram uma ampla série com 1.404 casos de DBP/SD aberta. Nesse relatório, o canal comum foi decidido como 10% do comprimento total intestinal de 50-100 cm. A *sleeve gastrectomy* foi construída em volta de um dilatador 40 French resultando em um reservatório de 100 cc. A *duodenoileostomia* foi realizada usando um anel Valtrac anastomótico biofragmentável. Nos 10 anos de acompanhamento de 167 de 182 pacientes (92% acompanhados), a PEP foi de 75% com 94% dos pacientes > 50% PEP. As complicações maiores foram de vazamentos gástricos (0,7%) com uma mortalidade de 0,8% nos pacientes de riscos mais altos. Trinta e sete pacientes necessitaram de revisão, 21 deles devido à perda excessiva de peso e de deficiência de proteínas. Esses pacientes se submeteram ao alongamento do canal comum. Cinco pacientes com diarréia freqüente não-controlada tiveram um alongamento da alça alimentar, e 11 pacientes com perda de peso inadequada tiveram uma *sleeve re-gastrectomy* ou um encurtamento do canal comum.

Com relação a DBP e DBP/SD laparoscópicas, um total de 595 pacientes foram relatados na literatura em 7 estudos de séries de casos (Tabela 23.2). Desses, 464 foram SD, e 131, DBP. Entretanto, 345 das DBP/SD foram feitas usando-se uma técnica manual assistida. O primeiro caso de DBP/SD laparoscópica foi realizado em julho de 1999 por Gagner, e as séries de 40 pacientes consecutivos com um IMC médio de 60 kg/m^2 (variação 42-82 kg/m^2) mostraram que um paciente foi submetido a uma conversão para laparotomia (2,5%), que o tempo médio de estadia foi de 4 dias (variação 3-210 dias) e que houve uma mortalidade aos 30 dias (2,5%). A morbidade maior ocorreu em seis pacientes (15%), e houve uma PEP estimada de 58% em 9 meses. Baltasar publicou uma série de casos de 16 pacientes com bons resultados e sem mortalidade. A técnica manual assistida tem sido usada com bons resultados por Rabkin (6). Entretanto, o tempo de operação permanece em volta de 3 horas com alto risco de hérnias incisionais. Sudan usou uma técnica intracorpórea robótica assistida para SD laparoscópica que levou muito tempo. Paiva, do Brasil, relatou 40 casos de DBP laparoscópica. Os pacientes tiveram um IMC médio de 43,6 kg/m^2, não houve conversões, e a colecistectomia foi adicionada. Mortalidade foi observada em 2,5% dos pacientes, e morbidade maior em 12,5% dos pacientes (2 embolias pulmonares, 2 sangramentos GI e 1 fístula). A perda média de peso excessivo em 10 meses foi de 90%. Scopinaro publicou uma série de 26 DBP laparoscópicas com um IMC médio de 43 kg/m^2. A perda de peso foi relatada como sendo a mesma do procedimento aberto. Weiner (7) relatou séries iniciais de 63 DBPL/SD. Ele comparou 3 alternativas técnicas para a ileostomia duodenal: usando grampeador circular de 21 mm, anastomose linear lado a lado e anastomose suturada a mão. Nenhuma

Tabela 23.2

Cirurgia laparoscópica DBP e DBP/SD

Autor	Procedimento	Nº	IMC pré-operatório	Tempo operatório	Conversão	Complicações	Morte	*Follow-up*	PEP (%)
Gagner[8] (2000)	SD	40	60	210	2,5	15	2,5	9	58
Paiva (2002)	DBP	40	43	210	0	25	2,5		
Scopinaro (2002)	DBP	26	43	240	26		0		
Baltasar (2002)	SD	16	43-56	232	0				
Rabkin (2003)	SD	345	50	201	2	10	0	12	72
Resa (2004)	DBP	65	48	176	NR	7,6	1,5	36	81
Weiner (2004)	SD	63	56	207	0	25,3	0	NR	NR

diferença no tempo operatório foi observada entre as técnicas. Foram experimentados alguns problemas com a técnica do grampeador circular, especialmente para passar o piloro.

Recentemente, estudou-se a possibilidade de diminuir o comprimento do canal comum a fim de obter melhores resultados na perda de peso. Nenhuma diferença foi observada em termos de complicações devido ao comprimento do canal comum (diarréia e desnutrição de proteína) em 121 pacientes com um canal comum de 100 cm comparados aos 14 pacientes com 75 cm. Uma estratificação posterior para pacientes superobesos com IMC maior do que 50 kg/m² não mostrou diferenças pré-operatórias ou pós-operatórias. Portanto, ao se diminuir o canal comum, a perda de peso não foi afetada após 1 ano de operação.

Hérnias internas também são uma questão em DBPL/SD. Uma análise recente de quase 800 casos de *bypass* gástrico laparoscópico e DBP/SD resultou em uma incidência de 2% do último grupo citado. A maioria das hérnias internas (78%) tem estado relacionada ao defeito de Pettersen, sendo que 74% foram reoperadas laparoscopicamente com sucesso. Devido a 2 casos de recorrência, foi preciso fechar a parte superior do defeito com uma sutura serosa-serosa entre o cólon transverso e o íleo antecólico da alça alimentar.

CONCLUSÃO

A exeqüibilidade da DBP/SD laparoscópica foi provada, mas pouca evidência está disponível atualmente, considerando a eficácia do procedimento, devido a uma série pequena de casos e de *follow-up*. Uma pesquisa posterior é necessária para examinar a eficácia de longo/curto prazo. Uma maior prioridade deveria ser dada a testes randomizados controlados.

REFERÊNCIAS

1. Hess DS, Hess DW. Biliopancreatic diversion with a duodenal switch. Obes Surg 1998; 8(3):267-82.
2. Marceau P, Biron S, Bourque RA, et al. Biliopancreatic diversion with a new type of gastrectomy. Obes Surg 1993; 3(1):29-35.

3. Anthone GJ, Lord RV, DeMeester TR, Crookes PF. The duodenal switch operation for the treatment of morbid obesity. Ann Surg 2003; 238(4):618-27; discussão 627-8.

4. Hess DS, Hess DW, Oakley RS. The biliopancreatic diversion with the duodenal switch: results beyond 10 years. Obes Surg 2005; 15(3):408-16.

5. Marceau P, Hould FS, Simard S, et al. Biliopancreatic diversion with duodenal switch. World J Surg 1998; 22(9): 947-54.

6. Rabkin RA, Rabkin JM, Metcalf B, et al. Laparoscopic technique for performing duodenal switch with gastric reduction. Obes Surg 2003; 13(2):263-8.

7. Weiner RA, Blanco-Engert R, Weiner S, et al. Laparoscopic biliopancreatic diversion with duodenal switch: three different duodeno-ileal anastomotic techniques and initial experience. Obes Surg 2004; 14(3):334-40.

8. Ren CJ, Patterson E, Gagner M. Early results of laparoscopic biliopancreatic diversion with duodenal switch: a case series of 40 consecutive patients. Obes Surg 2000; 10(6):514-23; discussão 524.

Bypass gástrico com e sem anel por videolaparoscopia

24

DAOUD NASSER
ADRIANA SALES FINIZOLA

INTRODUÇÃO

Em 1967, Mason iniciou o *bypass* gástrico fazendo a septação horizontal com gastrojejunostomia (1). Ward Griffen modificou o procedimento de Mason realizando um Y de Roux retrocólico em 1977 (2). Torres e Oca iniciaram a septação gástrica por meio da pequena curvatura (3). Em 1984, Linner relata a utilização de um anel de silicone em torno da anastomose gastrojejunal (4). Em 1986, Salmon descreveu a utilização do anel de silicone restritivo na gastroplastia (4).

O *bypass* gástrico com anel e o Y de Roux já eram consagrados por Capella (5) e Fobi (6) por meio de via convencional e após a publicação de Wittgrove e Clark em 1994 (7), mostrando serem factíveis de aplicação por via laparoscópica no tratamento da obesidade mórbida. Desde então, passou-se a reproduzir a técnica com "anel" de silicone ou "banda de Marlex" utilizando essa via.

Os benefícios da via laparoscópica foram demonstrados por vários autores (8, 9, 10, 11), sendo considerada um procedimento em que os pacientes sentem menos dor no pós-operatório e permanecem menos tempo internados. As repercussões cardiorrespiratórias são menores na laparoscopia, levando a um menor trauma ao paciente, menor incidência de hérnias incisionais e aderências internas no pós-operatório.

Alguns cuidados especiais devem ser observados, principalmente na via laparoscópica:

1. Treinamento do cirurgião em centros especializados, pois a cirurgia laparoscópica exige uma curva de aprendizado maior;
2. O emagrecimento pré-operatório nos pacientes superobesos facilita o procedimento cirúrgico e a recuperação do paciente;
3. Deve-se possuir equipamentos e instrumentais apropriados (pinças, insuflador de CO_2 de 30-40 L/min, processador de imagem de alta resolução, ótica de 30 ou 45 graus);
4. Possuir afastadores apropriados se houver necessidade de laparotomia;
5. Os pacientes que possuem o lobo esquerdo do fígado grande, abdominoplastias e peritonites prévias com aderências internas dificultam a cirurgia.

A indicação da cirurgia foi baseada nos critérios definidos pela literatura (12).

PRÉ-OPERATÓRIO

O paciente interna-se na noite anterior, recebe instruções da equipe cirúrgica, sedativos e heparina 2 horas antes da cirurgia. Durante a cirurgia, o paciente recebe compressão intermitente nos membros inferiores e profilaxia antibiótica.

Técnica

Posição dos trocartes e equipe cirúrgica

O paciente deve ficar em decúbito dorsal horizontal, sob anestesia geral, e o cirurgião se posiciona à direita, o câmera/primeiro auxiliar, à esquerda, e o instrumentador, à esquerda do paciente. A cirurgia pode também ser realizada com o cirurgião posicionado entre as pernas do paciente.

O pneumoperitônio é realizado por meio de punção com agulha de Veress no hipocôndrio esquerdo ou no local da introdução da ótica.

As punções dos trocartes são muito importantes para que se realize uma cirurgia confortável ergonomicamente (13). Realizam-se cinco punções de trocartes na maioria das cirurgias.

A punção do trocarte A (10 mm) para ótica de 30 ou 45 graus é através da cicatriz umbilical em pacientes brevilíneos ou na linha média aproximadamente à 12-15 cm abaixo do apêndice xifóide em pacientes longelíneos e superobesos. A punção do trocarte C (12 mm) se faz na linha axilar anterior abaixo do rebordo costal esquerdo. A punção do trocarte B (12 mm) se faz na linha do mamilo esquerdo com uma linha imaginária no nível da punção da ótica. A punção do trocarte E (12 mm) se faz na linha axilar anterior, abaixo do rebordo costal direito. A punção do trocarte D (5 ou 10 mm) se faz no nível do apêndice xifóide (Figura 24.1).

Após o inventário da cavidade abdominal, inicia-se a cirurgia pela dissecção do ângulo de Hiss com liberação do tecido gorduroso perigástrico, pois essa manobra facilita o posicionamento do grampeador durante o último disparo na bolsa gástrica.

Bolsa gástrica com anel

Inicia-se a dissecção na pequena curvatura no nível da "pata de corvo" do nervo vago, mais ou menos 10 cm da transição esofagogástrica, até se atingir a retrocavidade gástrica. A liberação de aderências retrogástricas é muito importante para um grampeamento uniforme do estômago. Em seguida, inicia-se o grampeamento no sentido oblíquo ascendente na pequena curvatura por meio do trocarte da direita (TE), e, posteriormente, molda-se a bolsa gástrica com uma sonda de Fouchet de 1,2 cm de diâmetro, e inicia-se o grampeamento vertical no sentido do ângulo de Hiss, por meio do trocarte da linha axilar esquerda (TC) paralelo e justo à sonda. Antes do último disparo do grampeador, é importante dissecar-se o ângulo de Hiss através da retrocavidade gástrica para se ter uma boa visão dessa região. Utiliza-se carga de cor azul ou dourada no grampeamento gástrico em um total de 4 cargas (Figura 24.2).

O *pouch* gástrico fica com um comprimento de 8-10 cm. O anel de silicone de 6,2 cm de comprimento, com um fio de náilon 0 em seu interior, é colocado em volta da bolsa gástrica aproximadamente 4 cm da transição esofagogástrica. Realiza-se uma abertura lateral do anel para que o nó não fique em contato com a serosa do estômago (Figura 24.3).

Faz-se uma sutura serosserosa invaginando a linha de grampeamento na bolsa gástrica menor e no estômago excluso com fio prolene 3-0.

Bolsa gástrica sem anel

Utilizam-se as mesmas punções dos trocartes descritas anteriormente, disseca-se a pequena curva-

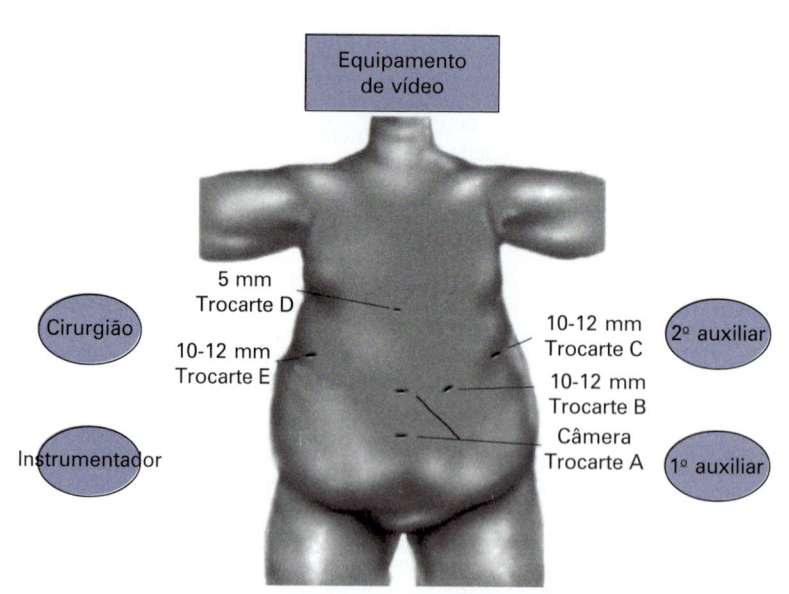

FIGURA 24.1 Posição da equipe e dos trocartes.

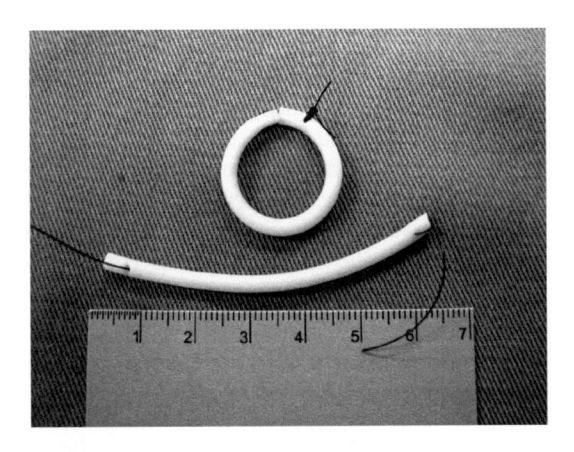

FIGURA 24.2 Anel de restrição.

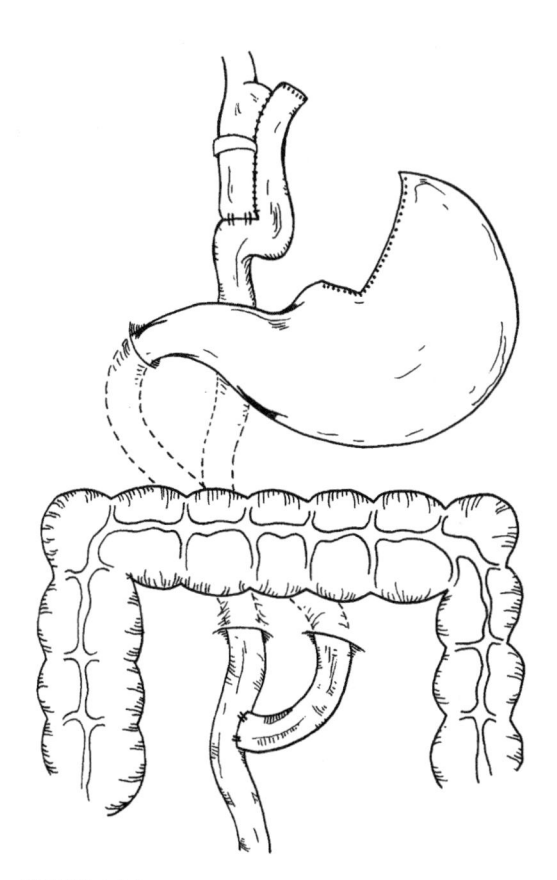

FIGURA 24.3 *Bypass* com anel.

tura a 4 cm da junção esofagogástrica, onde é feito o primeiro grampeamento gástrico por meio do trocarte E, horizontal oblíquo. O segundo e o terceiro grampeamento se fazem por meio do trocarte C, justo a sonda de Fouchet de 1,2 cm até o ângulo de Hiss, e são utilizadas cargas de cor azul ou dourada (Figura 24.4).

Anastomose gastrojejunal com e sem anel

Nesse momento, busca-se o andar inframesocólico, e inicia-se uma medida no intestino delgado a partir do ângulo de Treitz de 50-60 cm, onde se fazem a anastomose gastrojejunal término-lateral, pré-cólica e em dois planos, com a retirada total da linha do primeiro grampeamento na cirurgia com anel e retirada parcial na cirurgia sem anel.

A impressão que se tem é que o tamanho da abertura da bolsa gástrica e da alça intestinal será muito importante para a calibração da anastomose gastrojejunal no *bypass* sem anel e, com isso, a criação de um mecanismo restritivo no pós-operatório. Portanto a sonda de "Fouchet" deverá ser exteriorizada através da bolsa gástrica o mais justo possível, para que a anastomose mantenha seu mecanismo de restrição a longo prazo. Já foi demonstrado que, quanto mais lento for o esvaziamento gástrico, maior será a perda de peso.

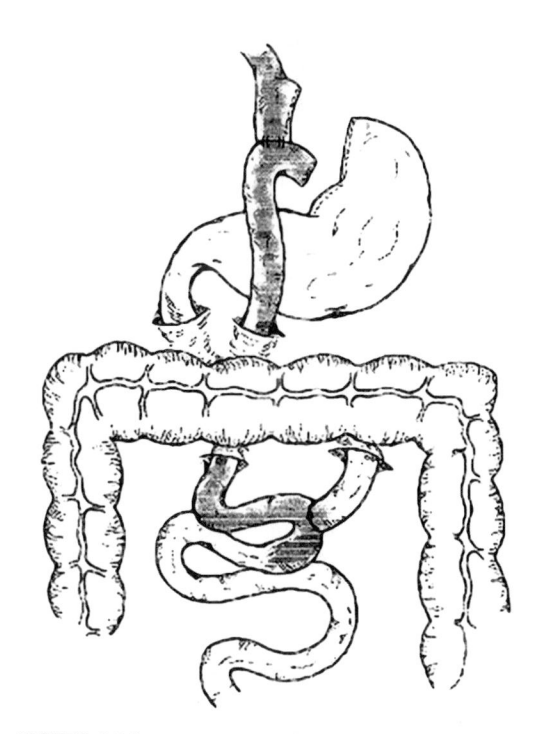

FIGURA 24.4 *Bypass* sem anel.

Enteroenteroanastomose

Faz-se a secção do intestino delgado junto à anastomose gastrojejunal, mede-se a alça alimentar de 100-150 cm, e faz-se a enteroenteroanastomose látero-lateral com grampeador (carga branca). Faz-se o fechamento do orifício do intestino delgado com fio absorvível de PDS 3-0 em plano único, e fecha-se os orifícios, mesentério e Petersen, com fio inabsorvível de prolene 3-0. Drena-se a cavidade.

ORIENTAÇÕES PÓS-CIRÚRGICAS

Inicia-se uma dieta líquida fracionada no primeiro dia pós-operatório de 60 em 60 minutos após as 14 horas. A dieta será de 30 em 30 minutos no 2º dia pós-operatório até que o paciente ingira aproximadamente 2.000 mL/dia. Nos primeiros 15 dias, a dieta é triturada e peneirada, sendo triturada sem peneirar nos próximos 15 dias. Posteriormente, 7-10 dias de alimentos pastosos, e depois uma dieta balanceada em torno de 1.000-1.200 cal/dia.

O paciente deve ter o cuidado para não engolir pedaços grandes, mastigar bem, alimentar-se calmamente, sem pressa e em pequenas porções divididas em 5 vezes ao dia. Evitar beber líquidos às refeições e procurar ingerir alimentos de várias cores, incluindo legumes e verduras, carnes e carboidratos no dia-a-dia. Além disso, evitar açúcares, bebidas alcoólicas e comidas gordurosas. O paciente é orientado a utilizar um suplemento vitamínico, que pode ser iniciado antes da cirurgia.

As caminhadas poderão ser feitas após alta hospitalar, e exercícios mais intensos, após 60 dias. O retorno é mensal até o 6º mês, bimestral até 1 ano, trimestral até 2 anos e posteriormente semestral. O controle laboratorial é realizado de 6 em 6 meses ou quando necessário.

O paciente mantém acompanhamento com equipe multidisciplinar.

INTERCORRÊNCIAS

As intercorrências mais freqüentes encontradas em *bypass* gástrico em Y de Roux são as descritas a seguir.

Hérnia interna/obstrução intestinal

Aparecem com uma freqüência de 1,5 a 4,0% (8, 14, 15, 16, 17, 18) e ocorrem através de orifícios artificiais criados pelo Y de Roux (mesentério, mesocólon, Petersen), orifício de punção do trocarte, como também por aderências da cirurgia. A transposição da alça alimentar pela via pré-cólica evita as herniações pelo orifício do mesocólon transverso. Rosenthal e colaboradores, em uma série de 4.313 pacientes de vários autores operados, mostram uma média de 2,4% de obstrução intestinal (15). Como profilaxia, todos esses orifícios criados devem ser fechados com fio inabsorvível e sutura contínua. O quadro clínico cursa com dor abdominal, tipo cólica, náuseas, vômitos e distensão abdominal. O raio X simples de abdome e a tomografia computadorizada podem confirmar o diagnóstico. Se a obstrução for na alça comum, os vômitos podem ser tardios e retardar o diagnóstico. A obstrução da alça biliopancreática pode não vir acompanhada de vômitos e apresentar um desconforto com dor em faixa localizada no andar superior do abdome. Nesse caso, a tomografia de abdome confirmará o diagnóstico, e a cirurgia será indicada. Alguns pacientes apresentam dor abdominal crônica, tipo cólica, intermitente e que pode ser um sintoma precoce de suboclusão intestinal, podendo evoluir para um quadro obstrutivo. Se não se encontrar uma causa aparente para o quadro clínico, a laparoscopia exploradora deverá ser indicada.

Fístula/deiscência

Geralmente são da pequena bolsa gástrica. O extravasamento de secreção gástrica precoce pode levar o paciente a um quadro de peritonite grave. A presença de taquicardia, 120 bpm, é um sinal importante de complicação. Geralmente, estão presentes taquipnéia, facies de desconforto, cianose, dor abdominal, hipotensão arterial e oligúria. Os exames laboratoriais podem mostrar leucocitose com desvio à esquerda, aumento do lactato e hipoxemia. Dessa maneira, deve-se agir rápido, com grande reposição de volume, para manter a pressão arterial e o débito urinário o melhor possível. A oxigenoterapia e antibióticos de largo espectro devem ser instalados. Em caso de se manterem a hipotensão e a oligúria, devem-se instalar drogas vasoativas, para que o paciente seja submetido à cirurgia em uma melhor condição clínica. A conduta é limpeza da cavidade, identificação do orifício fistuloso (suturar se possível), realização de gastrostomia ou jejunostomia e drenagem da cavidade. As reoperações programadas devem ser consideradas. Quando a fístula aparece entre 7-10 dias, geralmente já existe um trajeto do dreno que orienta a secreção para fora da cavidade, e o paciente pode ser tratado conservadoramente. Deve-se introduzir um suporte nutricional. A retirada do anel nas reoperações por peritonite pode diminuir a pressão dentro da bolsa gástrica e poderá contribuir para abreviar o fechamento da fístula, mas, após a solução desse problema, provavelmente o paciente não terá um bom resultado, a longo prazo, de perda de peso.

A incidência de fístulas se faz entre 0,6-2,2% (8, 19, 20, 21) e é uma das principais causas de óbito. Gonzales e colaboradores em uma série de 6.135 pacientes de vários autores, mostram uma incidência de 1,4% de fístula (22). As fístulas gastrogástricas aparecem em 0,7% dos casos (8), são tardias e responsáveis também pelo ganho de peso do paciente e pela manutenção de úlceras intratáveis (Tabela 24.1).

Estenose do "anel" de silicone

A estenose pode levar o paciente a um quadro de vômitos freqüentes e dificuldade de ingerir alimentos, ocasionando até mesmo desnutrição. Se a estenose for no nível do "anel", e o mesmo estiver bem posicionado na bolsa gástrica, a dilatação poderá ser realizada com sucesso (19), mas, se houver deslizamento do "anel", e a estenose for junto à gastrenteroanastomose, a simples dilatação não terá bom resultado, sendo necessário um procedimento complementar que poderá ser:

a) Retirada do "anel" (8, 19), a incidência é de 0,2-2 % (8, 19, 23).
b) Reposição do "anel".
c) Ressecção da gastrenteroanastomose junto ao "anel" e transformação para *bypass* sem "anel".

Tromboembolismo pulmonar

É uma causa de morte súbita inesperada que aparece em 0,3% dos pacientes (20). Deve-se ter um cuidado especial em pacientes idosos com história de trombose venosa profunda, pacientes usando anticoncepcional ou fumantes. A deambulação precoce e o uso de pressão intermitente nos membros inferiores no trans e no pós-operatório imediato, anticoagulante e meia elástica poderão diminuir a sua incidência.

Óbito

A mortalidade varia de 0,1-0,5% (8, 20). O preparo do paciente no pré-operatório e o diagnóstico precoce das intercorrências contribuem para a diminuição dessa fatalidade. Rosenthal e colaboradores apresentam uma taxa de 0,18% de óbito em 4.313 pacientes operados (15).

Úlcera péptica

Aparece em até 3% dos pacientes, principalmente quando se indica endoscopia digestiva alta de rotina. Ela pode ser da anastomose gastrojejunal, mas freqüentemente se localiza na flexura mesentérica da alça jejunal. A causa pode estar relacionada com isquemia, corpo estranho (fio, grampo), *Helicobacter pylori*, tamanho da bolsa gástrica, fístula gastrogástrica, fumo e uso de medicação.

Perda de peso

A grande dificuldade que se observa hoje é conscientizar os pacientes a fazerem os controles no

Tabela 24.1

Incidência de fístula

Fonte	Ano	Número de pacientes	Fístula (%)
Schauer e cols.	2000	275	3,3
Wittgrove e cols.	2000	500	2,2
Nguyen e cols.	2001	79	1,3
Higa e cols.	2001	1.500	0,9
Oliak e cols.	2002	300	1,3
Champion e cols.	2002	743	0,4
Gonzalez e cols.	2003	108	0
Hamilton e cols.	2003	210	4,3
Papasavas e cols.	2003	246	1,6
Gould e cols.	2004	100	3
Dresel e cols.	2004	120	0,8
Fernandez e cols.	2004	554	4,3
Carrasquilla e cols.	2004	1.000	0,1
Total		5.735	1,4

pós-operatório. Quanto maior o tempo de pós-operatório, menor é o *follow-up*. A perda do excesso de peso (PEP) varia com o passar dos anos (16). Fobi e colaboradores mostram um índice de 69% de PEP em 9 anos de pós-operatório, no *bypass* aberto com anel (Gráfico 24.1).

Pode-se observar o resultado da PEP de vários autores com *bypass* laparoscópico sem anel (Tabela 24.2)

Erosão do "anel"

Essa intercorrência ocorre entre 0,5-2%. Fobi e colaboradores apresentaram um índice de erosão de 1,87% em 3.007 pacientes operados por via aberta (24). White e colaboradores relatam 2% em 167 pacientes submetidos ao *bypass* laparoscópico com acompanhamento de 9 anos (23). Marema e colaboradores apresentam índice de 0,2% de retirada do anel em 1.077 *bypass* (8). A erosão do anel pode levar à perda do mecanismo de restrição, e o paciente pode voltar a recuperar peso (Figura 24.5).

A retirada do anel pode ser realizada por videoendoscopia ou videolaparoscopia. Em alguns casos, devemos realizar uma degastrectomia com ressecção do anel e confecção de uma anastomose gastrojejunal calibrada (*bypass* sem anel). Alguns cuidados devem ser tomados para diminuir essa intercorrência (Figuras 24.6 e 24.7):

a) bolsa gástrica estreita e longa;
b) fixar a alça interposta no estômago excluso;
c) colocar o anel a 4 cm da transição esofagogástrica e a 4 cm da anastomose gastrojejunal;
d) fixação anterior do anel;
e) fazer o nó ficar "embutido" no anel;
f) anel macio e flexível;
g) anel de 6,2 cm de comprimento.

Revisões/reoperações

Deve-se ter muito cuidado para se indicar uma reoperação, pois os índices de intercorrências, nesses casos, são maiores. O erro no controle alimentar (transtornos compulsivos) tem sido a causa mais freqüente de ganho de peso. Nesses casos uma forte participação da equipe multidisciplinar poderá reverter o quadro. A PEP menor do que 50% pode chegar a 15% de todos os pacientes operados e até 40% dos superobesos (25), mostrando, assim, que nos superobesos a vigilância deve ser maior. As causas mais freqüentes de indicações de revisões são ganho de peso, estenose e erosão do anel, dilatação da bolsa gástrica, vômitos freqüentes e esofagite (26, 27). A conduta cirúrgica depende da possível falha técnica, e a resolução pode ser:

a) transformar o *bypass* com anel em sem anel com anastomose calibrada;
b) transformar o *bypass* em *switch* duodenal (Figura 24.8);
c) ressecção parcial da bolsa gástrica dilatada (Figura 24.9);
d) transformar em *bypass* distal.

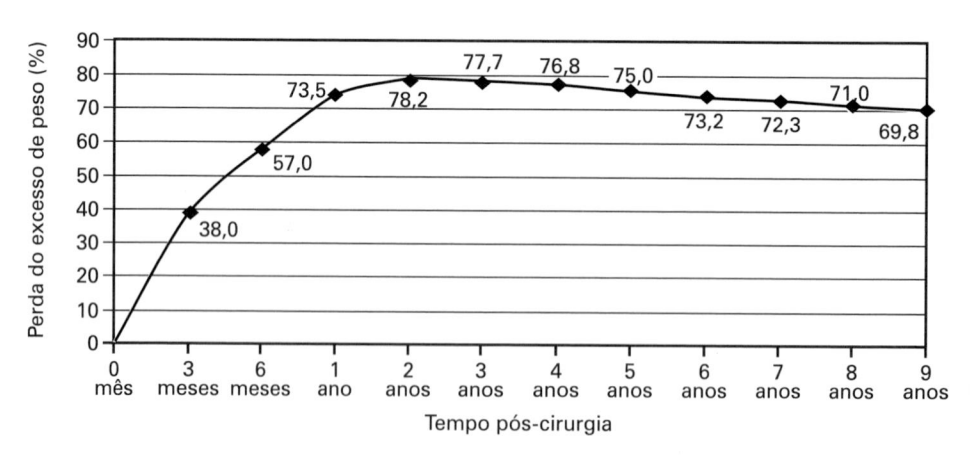

GRÁFICO 24.1 Perda percentual do excesso de peso (*bypass* com anel).

Tabela 24.2
Perda percentual do excesso de peso (*bypass* sem anel)

Referência	Nº	Mulher (%)	IMC	Tempo operatório	Conversão	Tempo de internação	Complicações	Percentual do peso perdido
Higa e cols.	1.500	81	NA	NA	1,3	1,5	14,8	69%(12)
Kennedy e cols.	849	80	56	95	0,6	3,9	30,6	73%(12)
Wittgrove e cols.	500	NA	NA	120	NA	2,6	12,6	73%(54)
DeMaria e cols.	281	87	48	162	2,8	4	23	70%(12)
Schauer e cols.	275	81	48	247	1,1	2,6	30,3	77%(30)

NA = Não avaliado; IMC = índice de massa corporal.

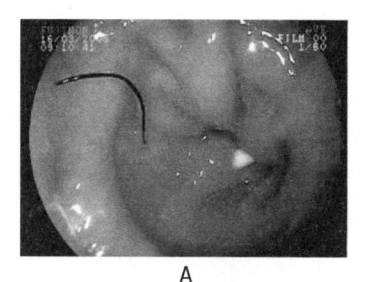

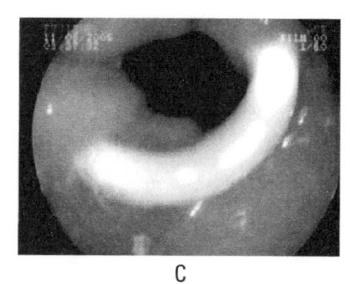

FIGURA 24.5 Erosão do anel.

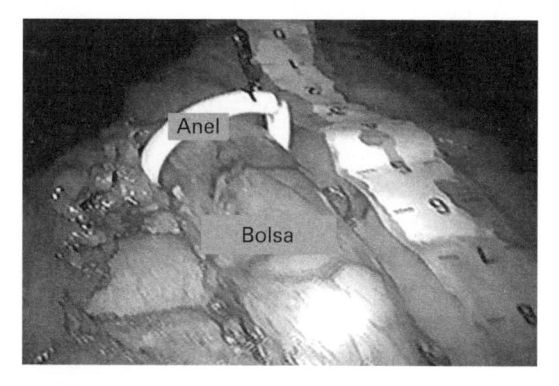

FIGURA 24.6 *Bypass* com anel (fixação).

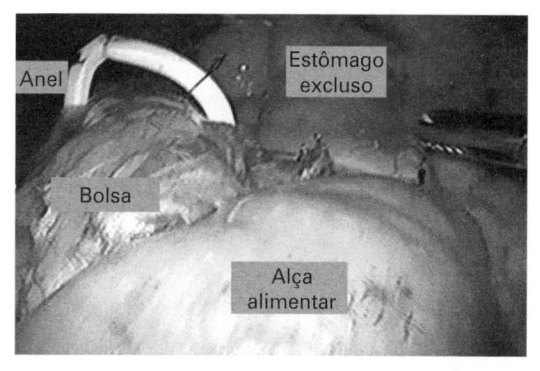

FIGURA 24.7 *Bypass* com anel.

Estenose gastrojejunal

A anastomose gastrojejunal no *bypass* sem anel tem o objetivo de criar um mecanismo restritivo, auxiliando na perda de peso. A dilatação dessa anastomose estenosada deve ser feita com bastante cuidado, pois, se a mesma dilatar muito, perderá a sua função de restrição. Deve-se fazer a dilatação com balão hidrostático de 10 ou 12 mm de diâmetro. Rosenthal relata em uma série de vários autores 5% de estenose (Tabela 24.3).

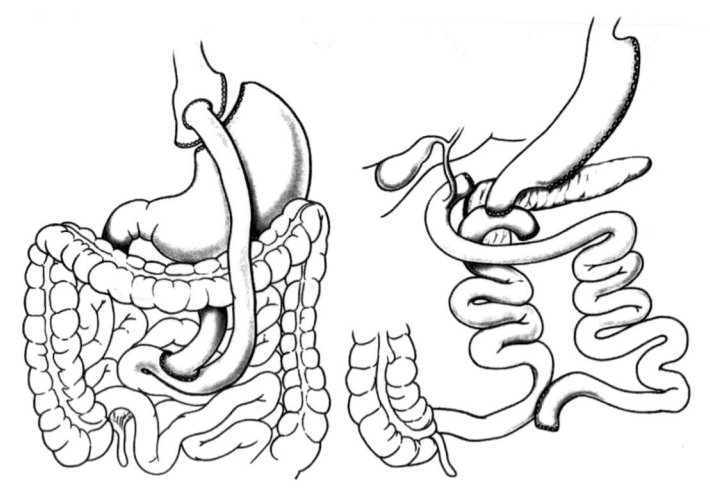

FIGURA 24.8 Bypass em *switch* duodenal.

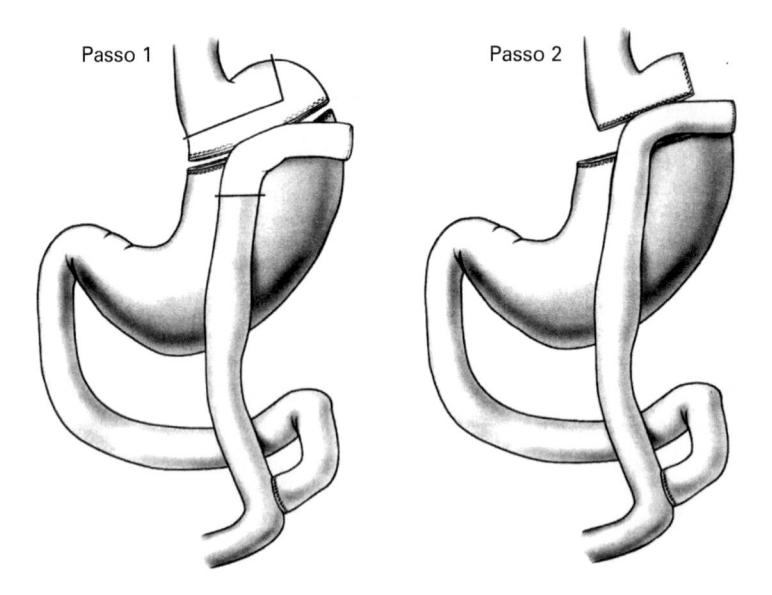

FIGURA 24.9 Ressecção parcial da bolsa gástrica dilatada.

A infecção de ferida operatória, que pode chegar a 3,1% (28) e é de baixa incidência, e a hemorragia intra-abdominal causada por sangramento no local das punções dos trocartes também devem ser esperadas em pequena quantidade. Alguns pacientes podem evoluir com atelectasia. A fisioterapia pré-operatória, os cuidados anestésicos e a fisioterapia precoce no pós-operatório podem diminuir essa incidência. Deve-se ficar alerta, pois a atelectasia pode ser um sinal indireto de fístula gástrica.

RESULTADOS DO *BYPASS* COM ANEL

No Centro de Cirurgia da Obesidade, de Maringá, foram operados 512 pacientes entre janeiro de 2000 e março de 2006, sendo 71% do sexo feminino e 29% do sexo masculino. A idade variou de 13-63 anos (média de 34 anos). O IMC foi de 32-63 (média de 42 kg/m^2), e o paciente mais pesado que foi operado foi de 185 kg.

Em dois pacientes, foram introduzidas as punções dos trocartes, mas não se inicia a cirurgia por

Tabela 24.3

Intercorrências

Referência	Nº de pacientes	Embolia (%)	Fístula (%)	Obstrução intestinal (%)	Sangramento digestivo (%)	Infecção na ferida (%)	Estenose (%)	Hérnia (%)	Morte (%)
Schauer e cols.	275	2(0,7)	12(4,4)	3(1,1)	3(1,1)	24(8,7)	13(4,7)	2(0,7)	1(0,4)
Wittgrove e cols.	500	ND	11(2,2)	3(0,6)	ND	28(5,6)	8(1,6)	0(0)	0(0)
Nguyen e cols.	79	0(0)	1(1,3)	3(3,8)	3(3,8)	1(1,3)	9(11,4)	0(0)	0(0)
Higa e cols.	1.500	3(0,2)	14(0,9)	52(3,5)	ND	2(0,1)	73(4,9)	4(0,3)	3(0,2)
Dresel e cols.	100	0(0)	3(3)	5(5)	3(3)	2(2)	3(3)	1(1)	0(0)
DeMaria e cols.	281	3(1,1)	14(4,9)	5(1,8)	ND	3(1,1)	18(6,4)	5(1,8)	0(0)
Abdel-Galil e cols.	90	ND	5(5,5)	9(10)	ND	ND	18(20)	ND	0(0)
Papasavas e cols.	116	1(0,8)	3(2,6)	12(10,3)	2(1,7)	ND	4(3,4)	ND	1(0,8)
Oliak e cols.	300	2(0,6)	4(1,3)	5(1,7)	ND	20(6,7)	6(2,0)	2(0,8)	3(1,0)
Gould e cols.	223	ND	4(1,8)	4(1,8)	ND	17(7,6)	12(5,3)	2(0,8)	0(0)
Kenedy e cols.	849	7(0,8)	16(1,8)	2(0,2)	21(2,5)	31(3,6)	53(6,2)	2(0,2)	0(0)
Total	4.313	18/3.500(0,5)	87/4.313(2,0)	103/4.313(2,4)	32/1.419(2,3)	128/4.107(3,1)	217/4.313(5,0)	16/3.807(0,4)	8/4.313(0,18)

ND = não-disponível.

vídeo em virtude do tamanho do fígado, que dificultava o acesso ao ângulo de Hiss.

Houve fístulas em 1,17% dos casos, estenose da anastomose gastrojejunal em 0,91%, estenose do "anel" em 0,68%, atelectasia em 0,68%, obstrução intestinal em 0,45%, hérnia incisional em 0,58%, erosão do anel em 0,58%, embolia pulmonar em 0,19%, lesão de esôfago abdominal posterior em 0,19%, óbito em 0,19%, que ocorreu no paciente com perfuração de alça.

RESULTADOS DO *BYPASS* SEM ANEL

No Centro de Cirurgia da Obesidade, de Maringá, foram operados 109 pacientes, dos quais 2,72% apresentaram fístula gástrica, e 13,7% evoluíram com estenose gastrojejunal sendo resolvida por dilatação endoscópica com balão hidrostático de 10 mm. A perda de peso em uma amostragem de 86 pacientes é mostrada na Tabela 24.4.

ASPECTOS NUTRICIONAIS NO PÓS-OPERATÓRIO

A obesidade mórbida (OM) é uma epidemia nos Estados Unidos. De 1976 a 2000, a taxa de obesidade nesse país dobrou de 15 para 30%.

O impacto econômico da obesidade na sociedade e, em particular nas doenças correlacionadas, é significante. O gasto público com saúde para pessoas obesas mórbidas é o dobro do que para pacientes não-obesos.

Programas médicos e comportamentais para a perda de peso não têm tido sucesso na melhora das co-morbidades em função da pouca perda de peso que induzem.

Portanto a cirurgia bariátrica se tornou o principal tratamento para OM (16), e tem sido bem documentado que o *bypass* gástrico produz perda de peso significante e duradoura (29).

Um estudo recente estima que 9,1% (16, 30) dos gastos com saúde nos Estados Unidos são feitos para tratamento das co-morbidades da obesidade mórbida (23). Em 2002, isso representou $92,6 bilhões.

Diferentes técnicas de cirurgia bariátrica são realizadas no mundo, porém o *bypass* gástrico com Y de Roux é a mais utilizada nos Estados Unidos. Tem sido bem documentado que o *bypass* gástrico promove uma redução duradoura do peso, mas os efeitos endócrinos ainda estão sendo estudados.

A diminuição da absorção de vitaminas, sais minerais e nutrientes é uma conseqüência da alteração do trânsito intestinal e restrição gástrica da cirurgia bariátrica.

O *bypass* gástrico com Y de Roux causa deficiência principalmente de vitamina B12, ferro, folato e cálcio. A Figura 24.10 representa os locais de absorção dos nutrientes ao longo do trato gastrintestinal.

O tratamento cirúrgico da obesidade intencionalmente altera a passagem dos alimentos pelo trato digestivo, o mecanismo de digestão e a absorção dos seus nutrientes. Em decorrência desse fato, deve-se, médicos e pacientes, estar atento aos princípios de nutrição. Nutrição é definida como a relação do alimento e o bem-estar do corpo. A nutrição está inadequada quando o organismo está recebendo a quantidade inapropriada de elementos para suprir suas funções essenciais.

Somando-se às diferenças individuais em tolerar diferentes texturas de alimentos, açúcares doces podem causar a síndrome de Dumping. Essa síndrome é uma resposta fisiológica a açúcares simples e é caracterizada por um conjunto de sintomas, incluindo sudorese, taquicardia, tremor, sensação de desmaio e, às vezes, diarréia. Os pacientes portadores dessa síndrome aprendem rapidamente a evitar o açúcar, e a sensibilidade à quantidade de açúcar para desencadear os sintomas é variável.

O cálcio é absorvido preferencialmente no duodeno, e esse processo é facilitado pela vitamina D(31). Um Estudo com 226 pacientes submetidos ao *bypass* gástrico, às dosagens de cálcio sérico, paratormônio (PTH) e 25-hidróxi-vitamina D, os resultados mostraram diminuição dos níveis séricos de cálcio de 9,8 mg/dL para 9,2 mg/dL no primeiro ano para 8,8 mg/dL no segundo ano, por outro lado o PTH aumenta de 59,7 pg/mL no pré-operatório para

Tabela 24.4

Percentual de perda de peso em relação ao peso inicial pré-operatório

Mês	Sem anel (n = 86)	Com anel (n = 312)
1	10,3%	9,8%
2	14,9%	14,6%
3	19,3%	19,3%
6	27,9%	27,4%
12	33,9%	34,5%

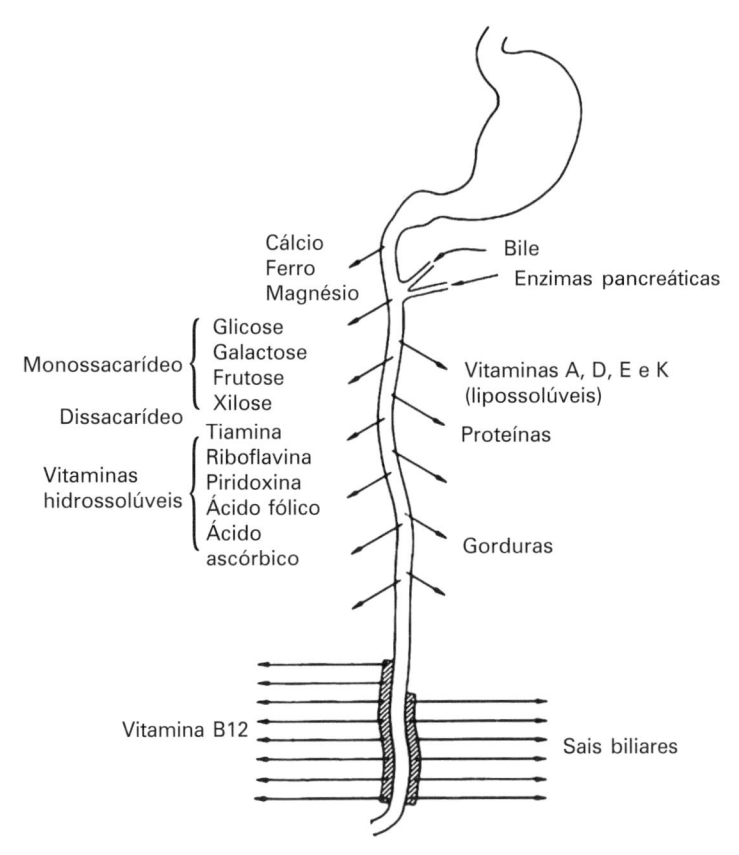

FIGURA 24.10 Local de absorção dos nutrientes no trato digestivo.

63,1 pg/mL e 64,7 pg/mL no primeiro e segundo anos, respectivamente. Não houve diferença nos níveis de 25-hidróxi-vitamina D (32). O PTH aumenta a produção de 1,25-diidróxi-vitamina D e aumenta a reabsorção de cálcio do osso (33). A deficiência de vitamina D resulta em elevação do PTH. Já é sabido que o hiperparatireoidismo geralmente precede a osteoporose, resultando diretamente em hipocalcemias ou deficiência da vitamina D (32). Está sendo aceito que um nível plasmático de 25-hidróxi-vitamina D de 10 ng/mL ou menos já significa uma deficiência profunda na vitamina; portanto, os níveis de vitamina devem ser mantidos de 25-30 ng/mL para evitar as seqüelas de sua deficiência. A dose recomendada é de 400-800 U/dia (32).

A reposição do cálcio é feita com citrato de cálcio, pois nessa forma não necessita do ácido para ser quebrado (34). A dose recomendada é de 1.200-1.500 mg por dia. Sua deficiência é comum, e as doenças ósseas metabólicas representam um risco potencial a longo prazo, pois, se a ingesta for pequena, haverá constante descalcificação óssea. Muitas vezes o paciente só perceberá quando começar a ter problemas ósseos degenerativos ou cáries dentárias (34).

Entre as cirurgias, o *bypass* gástrico com Y de Roux com ou sem anel, por videolaparoscopia ou via aberta, é o procedimento mais utilizado. Devido às alterações na composição da dieta, na quantidade e na qualidade dos alimentos, complicações nutricionais podem ocorrer (35).

Em relação ao zinco, em virtude da redução de enzimas digestivas, as maiores fontes desse mineral, como carne, frutos do mar, fígado, grãos integrais, vegetais e tubérculos, estão diminuídas.

A preocupação com esse mineral é em função da sua importância no organismo, e sua deficiência está relacionada a retardo no crescimento, hipogonadismo, dermatites, alopecia, diminuição da imunidade, acrodermatite, retardo na cicatrização e alterações neurofisiológicas (35).

À sua deficiência tem sido atribuída a queda de cabelo após a cirurgia restritiva. Nem e colaboradores demonstraram reversão da perda de cabelo com 200 mg de sulfato de zinco, 3 vezes ao dia, apesar de não se terem monitorado os níveis plasmáticos. Altas doses podem causar náusea, vômito, febre, diarréia, descordenação muscular, insuficiência renal.

Segundo Gibson, 10-20% do zinco sangüíneo estão no plasma, e o restante nos eritrócitos.

Em um estudo realizado por Cornietti (35), 24 pacientes obesos mórbidos foram estudados em relação ao zinco no pré e pós-operatório da cirurgia bariátrica, e os resultados sugerem que o *bypass* gástrico mudou principalmente o zinco eritrocitário e urinário (Tabela 24.5). A concentração de zinco plasmático normalmente é utilizada para determinar o estado nutricional relacionado ao zinco; uma redução nesse parâmetro reflete perda de zinco do osso e fígado e um risco aumentado de desenvolver sinais clínicos e metabólicos de sua deficiência (35).

A restrição alimentar associada a vômitos permanentes e um grau de má absorção podem explicar a deficiência de vitaminas, especialmente a tiamina (B1), causando a encefalopatia de Wernicke, que é um distúrbio neurológico e consiste em sinais cerebelares (vertigem e nistagmo), anormalidades oculomotoras (visão dupla), amnésia para fatos recentes. A reposição é feita com tiamina intravenosa ou intramuscular, e a dose deve ser de 50-100mg por 7-14 dias e seguida de uma dose oral de 10 mg/dia até recuperação total, seguida de 1,2 mg/dia (36, 37).

Madam (38) avaliou 100 pacientes com dosagem de vitaminas e oligoelementos no pré e pós-operatório e encontrou os resultados demonstrados na Tabela 24.6.

Apesar das dificuldades de dosagens em diferentes laboratórios, pode-se demonstrar que, apesar da característica má absortiva da técnica cirúrgica, os níveis não necessariamente estão baixos, provavelmente pelo uso continuado e diário de suplementação de vitaminas. Os níveis podem estar baixos também no pré-operatório. O excesso de peso não significa nutrição adequada em termos de vitaminas e oligoelementos.

Em relação à vitamina B12, com a diminuição da câmara gástrica, essa se torna incapaz de produzir a quantidade suficiente de ácido hidroxiclorídrico, pepsina e fator intrínseco, que iniciam a liberação da vitamina B12 dos alimentos. Apesar de a reserva corporal de vitamina B12 ser substancial (2 μg), a deficiência é comum após 1-9 anos do *bypass*. Os sintomas são pouco freqüentes, portanto há necessidade de controle laboratorial freqüente; alguns serviços preconizam o uso de doses diárias de 350 μg. O risco de dano neurológico irreversível está presente, se a deficiência for mantida por longo período (39). A vitamina B12 é encontrada em carne vermelha, galinha, leite, peixe, frutos do mar. A reposição pode ser feita com doses mensais de 1.000 μg, quando taxas baixas são encontradas.

A literatura refere de 33-50% de deficiência de ferro nesses pacientes. Sua deficiência pós-operatória normalmente é secundária à menor ingesta de ferro e à diminuição do ácido no *pouch* não permitindo aos íons de ferro serem convertidos na sua forma absorvível (34). Além disso, o ferro é absorvido no duodeno, que está excluso do trânsito intestinal. A deficiência e a anemia microcítica são comuns em adolescentes e em mulheres que menstruam. A suplementação diária recomendada é de 40-65 mg,

Tabela 24.5

Característica bioquímica no pré e pós-operatório

	Pré-operatório (n = 24)			Pós-operatório (n = 22) – 2 meses		
	Média ± (desvio-padrão)	Mediana	Total	Média ± (desvio-padrão)	Mediana	Total
Zinco sérico (μg/dL)	68,0 ± 11,9	66,7	51,3 a 101,0	66,3 ± 11,9	64,6	47,2 a 94,4
Concentração de zinco eritrocitário (μg/g Hb)	36,8 ± 8,8	35,8	20,2 a 54,2	43,8 ± 6,9	44,5	28,8 a 56,9
Excreção urinária de zinco (μg/24 h)	884,7 ± 377,3	8.333,0	411,6 a 1.807,3	385,9 ± 253,6	335,9	128,5 a 1.004,8
Ingesta de zinco (mg/dia)	10,5 ± 7,6	7,3	3,8 a 31,9	6,7 ± 4,2	5,3	2,2 a 16,7

Tabela 24.6
Porcentagem de pacientes com deficiências

	Pré-operatório	3 meses	6 meses	12 meses
Vitamina A	7%	26%	28%	17%
Vitamina B12	5%	2%	0%	0%
Vitamina D-25	40%	21%	13%	19%
Zinco	28%	23%	23%	36%
Ferro	14%	15%	10%	6%
Ferritina	6%	13%	20%	16%
Selênio	58%	43%	19%	3%
Folato	2%	5%	3%	8%

principalmente nos pacientes supracitados. Nos casos de anemia persistente, a dose é de 300 mg de sulfato de ferro, 3 vezes ao dia, associados a ácido ascórbico (35). No Centro de Cirurgia da Obesidade, de Maringá, se a hemoglobina é menor do que 10 mg/dL, utiliza-se o ferro injetável, seja na forma intramuscular ou endovenosa.

A deficiência do folato é menos comum, mas pode ser secundária à menor ingesta de alimentos que o contém. Pode ser absorvido no intestino delgado, além do duodeno, que foi excluído. Sua deficiência causa anemia megaloblástica, fadiga, depressão, irritabilidade, fraqueza, perda do apetite, língua avermelhada. É encontrado em aspargo, fígado de boi, espinafre e germe de trigo (25). A dose diária recomendada é de 800-1.000 μg por dia, e sua correção se faz sem dificuldade com essa dose.

A ingestão de proteína deve ser estimulada, pois essa atua na cicatrização de feridas, mantém a massa magra, previne fraqueza no sistema imunológico, promove sensação de saciedade e previne desnutrição protéica. A proteína de origem animal deve ser ingerida sempre em primeiro lugar no almoço e jantar. Desde o primeiro mês pós-operatório, o seu uso deve ser estimulado em forma líquida (sopas feitas com carne) ou por meio de suplementos protéicos pré-fabricados, que também podem ser utilizados no decorrer dos meses, se necessário for.

Outras vitaminas têm uma incidência menor de diminuição, como as vitaminas A e E, que podem ser suplementadas com doses de 50.000 u, a cada 2 semanas, e 500 mg por dia, respectivamente. A riboflavina (vitamina B2) é encontrada em fígado, leite, grãos enriquecidos, germe de trigo, e sua suplementação deve ser de 1,7 mg por dia. A vitamina B6 é encontrada em proteína animal, banana, legumes, germe de trigo, com dose de suplementação de 1,6 mg por dia (40, 41, 42).

CONCLUSÃO

Atualmente, as derivações gastrojejunais com o uso ou não de anel contensor rivalizam, nos Estados Unidos – país com o maior número anual de cirurgias bariátricas realizadas (mais de cem mil casos em 2003) – e no Brasil, no sentido de serem chamadas padrão-ouro da técnica operatória da cirurgia de obesidade mórbida. As técnicas mais realizadas são as propostas por Fobi e Capella (com anel contensor) e por Wittgrove e Clarck (sem anel de contensão). A restrição se fundamenta na feitura de um pequeno estômago com anastomose gastrojejunal estenosada (Wittgrove & Clarck) ou com uma cinta restritiva feita por um tubo de silicone (Fobi) ou uma fita de polipropileno (Capella), que engloba a circunferência do neoestômago. A disabsorção fica por conta da exclusão de um segmento do jejuno do trânsito alimentar (alça biliopancreática) e de um segmento de delgado entre o estômago e a anastomose jejunojejunal (alça alimentar). A absorção próxima do normal ocorre no intestino após a enteroanastomose, chamado de alça comum. Pode-se obter maior ou menor disabsorção pelo tamanho das alças alimentar e biliopancreática. Pode-se dizer que, em termos de complicações cirúrgicas e perda de excesso de peso, as operações de derivação gastrojejunal em Y de Roux – com ou sem anel contensor – têm excelentes resultados, sendo os mesmos superponíveis na literatura internacional que trata do assunto. Por outro lado, pode-se igualmente afirmar que, na contraposição da cirurgia laparoscópica *versus* a cirurgia aberta, o procedimento do *bypass* videolaparoscópico apresenta menor agressão tecidual, melhor resultado estético, possibilita um retorno à atividade física de forma mais rápida e apresenta um potencial de complicações relacionadas à parede abdominal menor. Isso leva a crer que a cirurgia minimamente invasiva será, com o decorrer do tempo, consagrada como abordagem preferencial para a realização de *bypass* gástrico.

REFERÊNCIAS

1. Mason EE, Ito C. Gastic bypass in obesity. Surg Clin N Am 1967; 47:1345-52.
2. Giffen WO, Young VL, Stevenson CC. A prospective comparison of Gastric and jejuno-ileal bypass procedures for morbid obesity. Ann Surg 1977; 186: 500-9.
3. Torre JC, Oca CF, Garrisson RN. Gastric bypass roux en Y gastrojejunostomy from the lesser curvature. South Med J 1983; 76: 1217-21.
4. Fobi M, Lee H, Holness R, Cabinda D. Gastric bypass operation for obesity. World J Surg 1998; 22: 925-35.
5. Capella RF, Capella JF, Mandac H. Vertical banded gastroplasty-gastric bypass:preliminar report. Obes Surg 1991;1:389.
6. Fobi MAL, Lee H, Holness R, Cabinda D. Gastric bypass operation for obesity.World J Surg 1998; 22:925-35.
7. Wittgrove AC, Clark GW, Tremblay LJ. Laparoscopic gastric bypass, Roux-en-Y: preliminary report of five cases. Obes Surg 1994;4(4):353-7.
8. Marema RT, Perez M, Buffington CK. Comparison of the benefits and complications between laparoscopic and open Roux-en-Y gastric bypass surgeries. Surg Endosc 2005; 19(4): 525-30.
9. Nguyen NT, Ho HS, Palmer LS, Wolfe BM. A comparison study of laparoscopic versus open gastric bypass for morbid obesity. J Am Coll Surg 2000; 191(2):149-57.
10. Nguyen NT, Lee SL, Goldman C, Fleming N, Arango A, McFall R, et al. Comparison of pulmonary function and postoperative pain after laparoscopic versus open gastric bypass: a randomized trial. J Am Coll Surg 2001;192(4):469-77.
11. Podnos YD, Jimenez JC, Wilson SE, Stevens CM, Nguyen NT. Complications after laparoscopic gastric bypass: a review of 3464 cases. Arch Surg 2003; 138(9):957-61.
12. Nasser D, Elias AA. Indicação de tratamento cirúrgico da obesidade grave. In: Garrido Jr AB, editor. Cirurgia da obesidade. São Paulo: Atheneu, 2003. p.45-6.
13. Nasser D. Cuidados pré e pós-operatórios na cirurgia da obesidade. Porto Alegre: AGE; 2005. p.195-201.
14. Champion JK, Williams M. Small bowel obstruction and internal hernias after laparoscopic roux-en-Y gastric bypass. Obes Surg 2003;13(4):596-600.
15. Higa KD, Ho T, Boone KB. Internal hernias after laparoscopic Roux-en-Y gastric bypass: incidence, treatment and prevention. Obes Surg 2003;13(3):350-4.
16. Schauer PR, Ikramuddin S, Gourash W, Ramanathan R, Luketich J. Outcomes after laparoscopic Roux-en-Y gastric bypass for morbid obesity. Ann Surg 2000;232(4):515-29.
17. DeMaria EJ, Sugerman HJ, Kellum JM, Meador JG, Wolfe LG. Results of 281 consecutive total laparoscopic roux-en-Y gastric bypasses to treat morbid obesity. Ann Surg 2002;235(5):640-7.
18. Nguyen NT, Huerta S, Gelfand D, Stevens CM, Jim J. Bowel obstruction after laparoscopic Roux-en-Y gastric bypass. Obes Surg. 2004;14(2):190-6.
19. Szego T, Mendes CJL, Bitran A. Derivação gastrojejunal por laparoscopia com e sem anel. In: Garrido Jr AB, editor. Cirurgia da obesidade. São Paulo: Atheneu, 2003. p.189-96.
20. Higa KD, Boone KB, Ho T. Complications of the laparoscopic Roux-en-Y gastric bypass: 1,040 patients: what have we learned? Obes Surg 2000;10(6):509-13.
21. Wittgrove AC, Clark GW. Laparoscopic gastric bypass, Roux-en-Y- 500 patients: technique and results, with 3-60 month follow-up. Obes Surg 2000;10(3):233-9.
22. Gonzalez R, Nelson LG, Gallangher SF, Murr MM. Anastomotic leak after laparoscopic gastric bypass. Obes Surg 2004; 14: 1299-307.
23. White S, Brooks E, Jurikova L, Stubbs RS. Long-term outcomes after gastric bypass. Obes Surg 2005; 15: 155-63.
24. Fobi M. Banded gastric bypass: combinig two principles. SARDS 2005; 1: 304-9.
25. Johnson Jm, Maher JW, Heitshusen D, et al. Effects of Gastric Bypass procedures on bone mineral density, calcium, parathyroid hormone, and vitamin D. J Gastrointest Surg 2005;9:1106-11.
26. Keshisshian A, Zahirya K, Hartoonian T, Ayagian C. Duodenal switch is a seve operation for pacient who have failed other beriatric operation.Obes Surg 2004; 14: 1187-192.
27. Roller Je, Provost DA. Revision of failed gastric restritive operation to roux en Y gastric bypass: impact of multiple prior bariatric operation on outcomes. Obes Surg 2006; 16: 865-9.
28. Rosenthal R, Simpfendeorfer CH, Szomstein S. Laparoscopic gastric bypass for refractory morbid obesity. Surg Clin N Am 2005;85:119-27.
29. Buchwald H, Avidor Y, Braunwald E, Jensen M, Pories W, Fahrbach K, et al. Bariatric surgery: a systematic review and meta-analisis. JAMA 2004; 292: 1724-37.
30. Hamoui N, Kiwan K, Anthone G, Crookers PF. The significance of elevated levels of parathyroid hormone in patients with morbid obesity before an after bariatric surgery. Arch Surg 2003; 138(8): 891-7.
31. Johnson JM, Maher JW, DeMaria E, Dows R. The long term effects of gastric bypass on vitamin D metabolism. Ann Surg 2006; 243(5);701-5.

32. Schauer PR, Ikramuddin S, Gourash W, Ramanatha R, Luketich J. Outcomes after laparoscopic Roux-en-Y gastric bypass for morbid obesity. Ann Surg. 2000; 232(4):515-29.
33. Higa KD, Ho T, Boone KB. Internal Hernias after laparoscopic Roux-en-Y gastric bypass: incidence, treatment and prevention. Obes Surg 2003;13(3): 350-4.
34. Madan AK, Orth W, Tichansky DS, Ternivits CA. Vitamin and trace mineral levels after laparoscopic gastric bypass. Obes Surg 2006;16,2006: 603-6.
35. Alvarez-Leite JI. Nutrient deficiencies secondary to bariatric surgery. Curr Opin Clin Nutr Metab Care. 2004 Sep;7(5):569-75.
36. Cominetti C, Garrido Jr AB, Cozzolino MF. Zinc nutricioanl status of morbidly obese patients before na after Roux-en-Y gastric bypass: a preliminary report. Obes Surg 2006; 16:448-53.
37. Al-Fahad T, Ismael A, Soliman O, Khoursheed M. Very early onset of Wernickie s encephalopathy after gastric bypass. Obes Surg 2006; 16: 671-2.
38. Inabnet WB, DeMaria EJ, Ikramudin S. Laparoscopic bariatric surgery. Lippincott Williams&Wilkins; 2004:263-81.
39. Inabnet WB, DeMaria EJ, Ikramudin S. Laparoscopic bariatric surgery. LW&W;2005.
40. Gould JC, Garren MJ, Starling JR. Laparoscopic gastric bypass results in decreased prescription medication costs within 6 months. J Gastrointest Surg 2004 Dec;8(8):983-7.
41. Ledoux S, Msika S, Moussa F, Larger E, Boudou P, Salomon L, et al. Comparison of nutricional consequences of conventional therapy of obesity, adjustable gastric banding, and gastric bypass. Obes Surg 2006; 16:1041-9.
42. Elliot K. Nutricional considerations after bariatric surgery. Crit Care Nurse 2003; 16(2): 133-8.

25 | Reoperações laparoscópicas para revisão cirúrgica bariátrica

NILTON TOKIO KAWAHARA
RENATO SOUZA DA SILVA

INTRODUÇÃO

O crescente número de cirurgias bariátricas vem gerando novas discussões a respeito da falha nos resultados em relação à perda do excesso de peso no seguimento pós-operatório tardio.

Além das técnicas cirúrgicas atuais, que são possíveis de ser realizadas por videolaparoscopia, herdaram-se algumas cirurgias feitas no passado, como o *bypass* jejuno-ileal e a gastroplastia vertical com anel, que em uma porcentagem significativa necessitam de revisão cirúrgica.

Neste capítulo, serão discutidos o diagnóstico de falha no pós-operatório de cirurgias bariátricas, a indicação cirúrgica para reintervenção e a abordagem cirúrgica.

À medida que o tempo passa, os cirurgiões deparam-se com um maior número de insucessos pós-operatórios, como a falha de perda de peso ou mesmo o reganho de peso associado ao aparecimento de co-morbidades, que necessitam de uma solução.

Nos casos de indicação de revisão cirúrgica, atualmente todas as cirurgias podem ser iniciadas pela videolaparoscopia, que possibilita os mesmos resultados da cirurgia aberta, porém com as vantagens da cirurgia minimamente invasiva.

CONSIDERAÇÕES GERAIS

O cirurgião que se propõe a revisar uma cirurgia bariátrica deve estar preparado para suas dificuldades, complicações e eventualmente falhas após revisão.

No intuito de melhorar os resultados de uma reintervenção cirúrgica bariátrica, é muito importante entender cada técnica cirúrgica específica, bem como os efeitos nutricionais e comportamentais em relação ao paciente.

O cirurgião tem limitações, e isso deve ser colocado de forma clara ao paciente, não criando dessa maneira falsas expectativas em relação à nova intervenção cirúrgica. Além disso, o paciente deve estar bem esclarecido quanto ao maior risco em relação à reoperação, e para isso um consentimento informado completo ajudaria nesse passo.

Tecnicamente, o cirurgião deve, no pré-operatório de uma reintervenção, ter feito um estudo completo da cirurgia prévia, o qual inclui avaliação radiológica contrastada, endoscópica e ultra-sonográfica e/ou tomográfica.

Hoje, é possível iniciar todas as reintervenções cirúrgicas bariátricas por videolaparoscopia, porém certos cuidados devem ser levados em conta.

O cirurgião que se candidata a iniciar uma revisão cirúrgica bariátrica por videolaparoscopia deve ter uma grande experiência com o acesso videolaparoscópico, além de conhecer profundamente os princípios da cirurgia bariátrica e suas técnicas cirúrgicas, inclusive das técnicas já proscritas e utilizadas no passado.

INDICAÇÕES PARA REVISÃO CIRÚRGICA

A indicação para revisão cirúrgica mais comum é a falha na perda do excesso de peso, que pode ocorrer em todas as técnicas cirúrgicas atuais, e tem como definição a incapacidade do paciente em atingir ou manter 50% de perda do excesso do peso inicial após a cirurgia bariátrica.

Outras indicações estão relacionadas a problemas técnicos e clínicos tangentes a cada técnica específica.

Antes de indicar-se uma cirurgia para revisão cirúrgica bariátrica, é muito importante, além de todo processo pré-operatório, descartar possíveis falhas clinicas relacionadas aos erros alimentares e comportamentais do paciente, pois certamente, nesses casos, há grande probabilidade de o paciente voltar a falhar na perda do excesso de peso necessário, apesar da revisão cirúrgica.

A indicação de reintervenção será dividida para cada técnica a seguir.

Gastroplastia vertical com anel

Perda insatisfatória do excesso de peso, geralmente devida a erro alimentar ou fístula gastrogástrica, que pode ocorrer em até 50% dos pacientes. Outras indicações são a estenose da "boca do *pouch*", erosão do anel e refluxo gastresofágico.

Banda gástrica ajustável

Dilatação do *pouch* gástrico, deslizamento da banda gástrica, erosão da banda gástrica, perda inadequada do excesso de peso e/ou reganho de peso e vazamento do cateter e/ou infecção do porte.

Bypass gástrico em Y de Roux

Insuficiente perda do excesso de peso, fístula gastrogástrica, dilatação do *pouch* gástrico, alargamento da boca gastrojejunal (controverso), úlcera de boca gastrojejunal, estenose da anastomose gastrojejunal, obstrução intestinal, deficiências nutricionais e dor crônica a esclarecer.

Derivação bileopancreática com *switch* duodenal ou Scopinaro

Deficiências nutricionais, diarréias severas e intratáveis, perda do excesso de peso insatisfatória, perda excessiva de peso.

ABORDAGEM CIRÚRGICA

Em todas as reoperações cirúrgicas bariátricas, pode-se iniciá-las pelo acesso videolaparoscópico. Nesse acesso, é aconselhável que a primeira punção seja feita sob visão direta da óptica ou punção aberta, para diminuir a possibilidade de lesão de órgãos intra-abdominais com o uso da agulha de Veress.

Iniciar o procedimento com a passagem dos demais portais pelos mesmos acessos da primeira cirurgia, pois os ângulos de ataque serão os mesmos, porém colocar tantas punções quanto se achar necessário.

A utilização do bisturi harmônico evitará lesões elétricas despercebidas, principalmente no tempo inicial para desfazer as aderências intra-abdominais. O uso de pinças atraumáticas e longas pode prevenir lesões durante a manipulação das vísceras intra-abdominais.

A equipe de endoscopia deve estar preparada na sala cirúrgica, pois pode ser de grande valia no auxílio para melhor estratégia cirúrgica a ser tomada em algum tempo cirúrgico.

A proteção das suturas mecânicas, por meio do uso de suturas de reforço ou de tecidos para revestimento da linha de grampeamento, pode diminuir o aparecimento de fístulas, que são mais freqüentes nas reoperações, provavelmente pela presença da fibrose da cirurgia prévia, bem como da maior desvascularização local.

Testes com azul de metileno ou manobra do borracheiro devem ser sempre realizados para checar a permeabilidade das linhas de grampeamento e das anastomoses.

A colocação de drenos deve ser rotineira, e o uso de gastrostomias ou jejunostomias deve ser considerado em casos seletivos.

A seguir, será discutida a revisão cirúrgica de cada técnica especificamente.

Gastroplastia vertical com anel

A maioria dos estudos mostra que, para a grande parte das indicações de revisão cirúrgica dessa técnica, a melhor conduta é a conversão para o *bypass* gástrico em Y de Roux, pois eliminaria complicações como a perda inadequada de peso, a erosão da banda, a estenose da anastomose e o refluxo gastresofágico.

No acesso laparoscópico, após a colocação dos portais, devem-se desfazer as aderências entre o lobo hepático esquerdo e o estômago, com o objetivo de identificar o *pouch* gástrico e a presença do anel. Geralmente há aderências rígidas entre o anel contensor e o lobo hepático esquerdo, que dificultam essa dissecção.

A passagem de uma sonda orogástrica de grosso calibre, de 10-12 mm, ou preferencialmente a realização de endoscopia digestiva ajudará a identificar a transição esofagogástrica e o anel contensor, para, a partir deste parâmetro, iniciar a dissecção para a feitura do novo *pouch* gástrico para a conversão para o *bypass* gástrico. Na realização da endoscopia, é importante clampear o intestino delgado no nível do ângulo de Treitz, a fim de evitar a dilatação do delgado em virtude da passagem de ar, o que dificultaria o tempo cirúrgico intestinal.

Para facilitar a localização do local certo do primeiro grampeamento, acima do anel contensor, a manobra de acesso à retrocavidade gástrica, pela dissecção da grande curvatura gástrica, identificará a artéria gástrica esquerda posteriormente, possibilitando um grampeamento com maior segurança, além de evitar uma área com mais aderências e suas complicações.

A dissecção do ângulo de Hiss geralmente não é difícil, pois é uma área com pouca aderência.

O restante dos grampeamentos para a realização do *pouch* gástrico é feito em direção ao ângulo de Hiss e moldado na sonda orogástrica.

A realização do Y de Roux segue a padronização normal, pois a área inframesocólica encontra-se não-manipulada previamente.

É prudente a passagem antecólica da alça alimentar para a realização da anastomose gastrojejunal, que pode ser feita com grampeador circular, linear ou sutura manual.

Deve-se drenar rotineiramente a cavidade abdominal, pois o índice de fístulas é maior nas reintervenções, e a associação de gastrostomia deve ser feita nos casos em que o procedimento apresentou uma dificuldade maior, com uma manipulação excessiva.

Banda gástrica ajustável

As indicações mais comuns para revisão cirúrgica da cirurgia de banda gástrica ajustável é o deslizamento da banda gástrica, a dilatação do *pouch* gástrico e a perda de peso insuficiente. Outras indicações são a erosão da banda gástrica e o vazamento do cateter/portal.

A taxa de reoperações tem uma incidência em torno de 15%, e a conduta cirúrgica pode ser a conversão para o *bypass* gástrico em Y de Roux ou a derivação bileopancreático com *switch* duodenal, ambos por videolaparoscopia.

Nos casos de erosão da banda gástrica, pode-se optar pela retirada da banda gástrica por endoscopia ou pela laparoscopia. Em ambos os casos, é aconselhável esperar pelo menos 6 meses antes de uma nova reintervenção cirúrgica.

A abordagem cirúrgica inicia-se desfazendo-se as aderências, geralmente entre o lobo hepático esquerdo e o estômago, com o objetivo de se identificar o cateter que conecta a banda gástrica ao reservatório do subcutâneo.

Seguindo-se o cateter, encontra-se a banda gástrica, envolvida por uma fibrose, que deve ser desfeita em toda sua extensão, com o cuidado para não lesar a parede gástrica.

Após essa dissecção e a retirada da banda gástrica, têm-se já identificados o ângulo de Hiss e o pilar diafragmático esquerdo.

Na conversão para o *bypass* gástrico em Y de Roux, é aconselhável dissecar a pequena curvatura gástrica abaixo do posicionamento prévio da banda para dar o primeiro grampeamento, evitando-se a área com maior fibrose e provavelmente mais desvascularizada, que poderia propiciar mais complicações.

O uso de carga verde, associado ao reforço com sobressutura, poderia diminuir o risco de fístulas no pós-operatório. O restante dos grampeamentos para a confecção do *pouch* gástrico é completado, utilizando-se uma sonda de 12 mm como molde, em direção ao ângulo de Hiss.

O tempo intestinal segue a padronização usual, com a alça bileopancreática de 50 cm e a alça alimentar entre 100-150 cm, com passagem da alça antecólica para a anastomose gastrojejunal.

O teste do azul de metileno ou o teste do "borracheiro" para testar a presença de vazamentos, tanto no *pouch* gástrico quanto na anastomose, podem possibilitar o diagnóstico intra-operatório e sua correção no mesmo tempo cirúrgico.

A drenagem da cavidade deve ser feita rotineiramente nas reoperações, e o uso de gastrostomia em casos selecionados pode ser de grande valia.

Na conversão para a derivação bileopancreática com *switch* duodenal, após os tempos cirúrgicos da retirada da banda gástrica, descritos previamente, deve-se identificar o restante do estômago, acessando a retrocavidade gástrica pela grande curvatura, com a ligadura de todos os vasos da grande curvatura, inclusive dos vasos breves, do piloro até o ângulo de Hiss.

Segue-se com a dissecção do duodeno, 2-3 cm abaixo do piloro e secção do mesmo, com grampeamento com carga azul, tomando-se o cuidado para não lesar a via biliar.

É necessária a passagem de uma sonda orogástrica de 58 Fr, para moldar a feitura da gastrectomia vertical, com feitura de uma luva gástrica com aproximadamente 150-200 mL de volume. Recomendam-se a sobressutura da linha de grampeamento e o uso de carga verde nesse tempo cirúrgico.

O tempo intestinal é feito com uma alça alimentar ileal de 250 cm da válvula ileocecal, que anastomosada no duodeno, e uma enteroenteroanastomose da alça bileopancreática na alça alimentar a 75 cm da válvula ileocecal. Nesse tempo cirúrgico, utilizam-se cargas brancas nos grampeamentos.

A anastomose duodenoileal é feita em dois planos com sutura manual, utilizando-se pontos separados de fio monofilamentar 3-0 absorvível.

Realizam-se rotineiramente a colecistectomia e a drenagem da cavidade abdominal.

Bypass gástrico em Y de Roux

As principais indicações para a revisão cirúrgica do *bypass* gástrico em Y de Roux são úlcera de boca anastomótica gastrojejunal persistente, estenose gastrojejunal, obstrução intestinal, deficiência nutricional e perda de peso inadequada.

Será enfocada a reintervenção devida à perda de peso inadequada, pois, com o crescimento do número de cirurgias, provavelmente será o grande desafio a ser enfrentado. A literatura médica mostra um índice de 15% de falha na perda de peso, no pós-operatório de pacientes obesos mórbidos com mais de 5 anos, porém esse índice sobe para 40% quando se analisa pacientes superobesos, ou seja, com IMC > 50 kg/m^2.

Nos casos de falha de perda de peso, é necessário um estudo clínico completo do paciente, envolvendo uma equipe multidisciplinar com psicólogo, nutricionista e psiquiatra, para se descartarem falhas comportamentais do paciente, as quais provavelmente serão de novo a causa de uma nova falha, apesar de uma revisão cirúrgica.

Deve-se tentar exaustivamente identificar esses casos e tratá-los clinicamente, pois a revisão cirúrgica nesses pacientes não produzirá resultados esperados.

Nos casos de *bypass* gástrico em Y de Roux com reganho de peso devido à dilatação do *pouch* gástrico, a reoperação tem um bom resultado com a redução do *pouch* gástrico com o uso de grampeadores. O uso do teste de azul de metileno ou borracheiro é importante para checar a impermeabilidade dos grampeamentos e de anastomoses, e a drenagem rotineira é obrigatória.

O alargamento da anastomose, ainda é um fator controverso como causa de reganho de peso, sendo que a literatura médica não tem um consenso a respeito de reintervenção cirúrgica nesses pacientes.

O grande desafio são os pacientes que se encontram com a cirurgia tecnicamente perfeita, porém reganharam peso a ponto de ter indicação de reintervenção cirúrgica, mesmo com seguimento clínico adequado.

Nesses casos, a maioria dos cirurgiões optou por acrescentar uma maior carga de disabsorção, por meio da alteração da alça alimentar e bileopancreática e tendo em comum a diminuição do canal comum.

Conforme experiência dos autores, é importante deixar uma alça alimentar de 250 cm, predominantemente composta pelo íleo terminal, vindo da válvula ileocecal, e um canal comum de 100 cm. Na maioria dos *bypasses* gástricos em Y de Roux, grampeia-se o jejuno o mais próximo possível da anastomose gastrojejunal (30-50 cm), evitando-se manusear a anastomose gastrojejunal e anastomosando a alça jejunal proveniente da gastrojejunoanastomose à alça ileal (200 cm), o Y de Roux deve ser desfeito por meio do grampeamento, e deve-se refazer o trânsito intestinal com uma nova anastomose jejunojejunal. Essa reconstrução tenta aproximar-se da parte disabsortiva intestinal das derivações bileopancreáticas com *switch* duodenal, pois, nesses casos, os pacientes estão se alimentando bem, porém com uma restrição semelhante a luva gástrica, e provavelmente não tolerariam uma grande disabsorção como na cirurgia de Scopinaro, com 50 cm de canal comum.

Nessas reoperações, é recomendável se iniciar pelo andar inframesocólico do abdome, desfazendo-se todas as aderências e identificando-se as alças intestinais.

O acesso retrocólico prévio trará mais dificuldade, principalmente para realizar a medida correta da alça alimentar, devido à presença das aderências retrogástricas.

Nas reoperações envolvendo somente manipulações das alças intestinais, não se vê a necessidade de drenagem rotineira. A jejunostomia deve ser utilizada em casos selecionados.

Cirurgia de Scopinaro e derivação bileopancreatica com *switch* duodenal

As indicações para revisão cirúrgica da derivação bileopancreática são geralmente em virtude de desnutrição protéica, diarréias intratáveis, insociabilidade devida ao mau odor proveniente das fezes e flatulência e raramente falha de perda de peso.

Na experiência de Hess, idealizador da técnica de *switch* duodenal, o índice de revisão cirúrgica é de 3,8%, tanto para pacientes com perda de peso insuficiente como para pacientes com perda excessiva de peso.

Scopinaro relata taxa de 6% de revisão cirúrgica, sendo, na maioria dos pacientes, a excessiva perda de peso associada à desnutrição protéica a causa para revisão.

Nos casos de falha de perda de peso, Gagner relata pacientes com dilatação da luva gástrica, e a revisão cirúrgica é feita para diminuir o volume gástrico, por meio de novo grampeamento do estômago.

Nesses casos, é importante a passagem de uma sonda de 58 French para moldar o novo grampeamento, que deve ser feito com cargas verdes e com reforço da linha de grampeamento com sobressutura. O teste de azul de metileno ou borracheiro deve ser feito com o objetivo de checar a impermeabilidade da nova linha de grampeamento.

Nas revisões eletivas, a colecistectomia é um procedimento associado, visando a evitar complicações futuras em relação à via biliar.

Nos pacientes com excessiva perda de peso, o alongamento do canal comum pode ser feito sem maiores dificuldades e com bons resultados.

A literatura médica mostra apenas alguns relatos de casos de revisão cirúrgica para derivação bileopancreática com *switch* duodenal, sem nenhuma grande experiência nessa área, porém a incidência de revisão cirúrgica por excessiva perda de peso com desnutrição protéica diminuiu nas derivações bileopancreáticas com o advento do *switch* duodenal.

Gagner apresentou relato de 2 casos em que converteu o *bypass* gástrico em Y de Roux para a derivação bileopancreática com *switch* duodenal, com sucesso.

CONCLUSÃO

A revisão cirúrgica bariátrica é um campo novo e ainda sem grandes experiências em números de reoperações e seguimento na literatura médica.

Provavelmente esse número de revisões vai aumentar gradativamente à medida que o tempo passa, principalmente devido à perda de peso inadequada ou ao reganho de peso.

Tratar esses casos, geralmente de grande dificuldade tanto técnica como clínica, é um grande desafio, que todo cirurgião bariátrico deve estar preparado para enfrentar.

É muito importante que o cirurgião bariátrico conheça bem todas as técnicas cirúrgicas bariátricas e suas conseqüências, com o objetivo de se estruturar para realizar a melhor estratégia nas revisões cirúrgicas.

O mais importante aprendizado nas revisões cirúrgicas bariátricas é evitar a repetição de erros da cirurgia primária bariátrica, para que se tenha sucesso na segunda tentativa de tratamento.

BIBLIOGRAFIA

Baltasar A, Bou R, Miro J, et al. Laparoscopic biliopancreatic diversion with duodenal swit: technique and initial experience. Obes Surg. 2002;12(2):245-248.

Buchwald H. Overview of Bariatric Surgery. J Am Coll Surg. 2002;194:367-75.

De Maria E, Sugerman H, Meador J, et al. High failure rate after laparoscopic adjustable gastric banding for treatment of morbid obesity. Ann Surg. 2001;233:809-18.

Favretti F, Cadieri G, Segato G. Laparoscopic banding: selection and technique in 830 patients. Obes Surg. 2002 Jun;12(3):385-90.

Fobi MAL, Lee H, Igwe D, et al. Revision of failed gastric by pass to distal Roux-en-Y gastric by pass: a review of 65 cases. Obes Surg. 2001;11:190-5.

Gagner M, Gentileschi P, Csepel J, et al. Laparoscopic reoperative bariatric surgery. Obes Surg. 2002;12: 254-60.

Garrido Jr. AB. Cirurgia em Obesidade Mórbida. Arq Bras Endocrinol Metabol. 2000;44:106-13.

Hess DS, Hess DW. Biliopancreatic diversion with duodenal switc. Obes Surg. 1998;8:267-82.

Higa KD, Boone KB, Tienchin H. Complications of the laparoscopic Roux-en-y gastric by pass. Obes Surg. 2000;10:509-13.

Marchesini JB, Marchesini JCD, Marchesini SD. Scopinarização. In: Congresso Brasileiro de Cirurgia Bariátrica; 2001;São Paulo.

Pareja JC, Pilla VF. Cuidados e Medicação: Pós-Operatório Imediato de Cirurgia Bariátrica. Cirurgia da Obesidade do Prof. Garrido; 2002.

Pitrez FAB, Pioner SR. Pré e Pós-Operatório em Cirurgia Geral. Porto Alegre: Artmed; 1999.

Scopinaro N. Liver Failure. Obes Surg. 2001;11:642.

Silva RS, Kawahara NT. Reoperações em Cirurgia Bariátrica, em Cuidados Pré e Pós-Operatórios na Cirurgia da Obesidade. Porto Alegre: AGE; 2005. p.333-43

Suter M. Laparoscopic band repositioning for pouch dilatation. Obes Surg. 2001;11:507.

Wittgrove AC, Clark GW, Trembley LJ. Laparoscopic gastric bypass: Roux-en-Y. Obes Surg. 1994;4:353.

CAPÍTULO 26

Resultados em cirurgia bariátrica laparoscópica

ALMINO CARDOSO RAMOS
MANOEL GALVÃO NETO
MANOELA GALVÃO

INTRODUÇÃO

Este capítulo tem como objetivo apresentar os resultados do emprego de diferentes técnicas operatórias em cirurgia da obesidade (bariátrica) no tratamento da obesidade mórbida com base em uma abordagem individualizada da indicação do tipo de procedimento conforme perfil do paciente.

De modo geral, os serviços de cirurgia bariátrica indicam o tipo de procedimento com fundamento em duas filosofias de trabalho; a maioria opta por indicação do tipo *one size fits all*, que é uma expressão americana, a qual bem traduz a opção por uma técnica operatória específica com a qual o cirurgião tem mais afinidade, que é utilizada para tratar cirurgicamente todos os seus pacientes obesos mórbidos. Alguns serviços, como é o caso do oferecido pela Clínica Gastro Obeso Center, optam por trabalhar com diversas técnicas bariátricas para tratar seus pacientes, utilizando as particularidades de cada uma delas de modo a particularizar o tratamento de acordo com características específicas de cada paciente. Essa particularização é dinâmica e foi mudando ao longo desses cinco anos com base na análise objetiva dos dados tabelados e na análise subjetiva dos cirurgiões da equipe multidisciplinar no seguimento desses pacientes. Em dezembro de 1999, iniciou-se na clínica a banda gástrica ajustável (BGA); em dezembro de 2001, introduzem-se o *bypass* laparoscópico, empregando a técnica da gastroplastia de Fobi-Capella (GFC), e o *bypass* laparoscópico convencional, no qual o grupo introduziu modificações técnicas e de processos até chegar ao que se chama de *bypass* simplificado com (BPS)

e sem anel (BPSA) com reconstrução em duplo-*loop* (gastrojejunostomia em "ômega" isoperistáltica antecólica seguida de enteroanastomose em *brown* e secção ao final, sendo todas as anastomoses no andar supramesocólico com o cirurgião entre as pernas do pacientes e 5 trocartes à moda da fundoplicatura); em 2002, teve início a experiência com derivação bileopancreática (DBP) empregando a técnica de Scopinaro, e, em 2003, começa-se a empregar a técnica de *switch* duodenal, também adaptada à moda simplificada. Em 2004, inicia-se a experiência com o *mini-gastric bypass*, e, em 2005, com a *sleeve gastrectomy*, ambos em casos selecionados. Já em 2006, inicia-se a experiência com o tratamento cirúrgico do diabetes tipo 2 por meio da exclusão duodenal com *bypass* duodenojejunal por abordagem simplificada.

INDICAÇÃO DA CIRURGIA E DO TIPO DE PROCEDIMENTO

Para indicar a cirurgia bariátrica, utilizam-se os critérios já clássicos do Instituto Nacional de Saúde (NIH) dos Estados Unidos, que são também os mesmos adotados, com pequenas variações, pelo Ministério da Saúde (MS) do Brasil, pelas Sociedades Brasileira (SBCB) e Americana (ASBS) de Cirurgia Bariátrica e pela Federação Internacional de Cirurgia da Obesidade (IFSO). De modo geral, esse critérios indicam a cirurgia bariátrica em pacientes com índice de massa corpórea (IMC) maior do que 40 kg/m^2 ou em pacientes com IMC maior do que 35 kg/m^2 que apresentem co-morbidades significantes e diretamente associadas à obesidade. Fora dessas indicações, têm-se protocolos de pesquisa específicos para cirurgia bariátrica em adolescentes e idosos. Já a indicação do tipo de procedimento individualizado para cada tipo de

---

Agradecemos a colaboração dos cirurgiões da Clínica Gastro Obeso Center, São Paulo, com sugestões para este capítulo.

paciente se baseia na análise de questionários sobre os hábitos alimentares e comportamentais do paciente, em um "guia" de ajuda na escolha do procedimento (Tabela 26.1) e na opinião do paciente e do cirurgião quando do retorno do mesmo para a segunda consulta após ter passado pelo processo educacional de um curso pré-operatório de seis horas e pelas avaliações da equipe multidisciplinar em regime de *total patient care* (TPC). Se tomar-se como bases o substrato de pacientes com mais de 90% de bons resultados em dois procedimentos – BGA e BPS – e se analisarem as características desses pacientes, pode-se traçar um perfil dos mesmos e de como são indicados (Figura 26.1), ficando a BGA mais indicada a homens, adolescentes, idosos, pacientes com desvio alimentar caracterizado por volume com número de refeições entre 3-4 ao dia, alto nível de compromisso do paciente com o seguimento pós-operatório e uma equipe multidisciplinar própria e estruturada. O BPS fica, então, indicado aos pacientes que não se encaixarem no perfil anterior. Dentre os pacientes indicados para *bypass* com relação à colocação de anel ou não na gastroplastia (BPSA), a tendência atual da clínica é colocar anel nos pacientes superobesos (IMC entre 50 e 60 kg/m^2) e em pacientes com compulsão alimentar severa. As DBP indicam-se aos supersuperobesos (IMC acima de 60 kg/m^2) e em distúrbios metabólicos severos associados à obesidade. Em termos percentuais, a BGA responde atualmente por 10% dos procedimentos, o *bypass* laparoscópico, por 70%, e as DBP, por 10%; os outros 10% das indicações ficam entre o balão intragástrico e os procedimentos abertos.

Tabela 26.1

Avaliação pré-operatória para escolha da técnica cirúrgica

	A	B	C
Objetivo de perda de peso	até 35%	35-45%	> 45%
Alimentação predominante	salgado	doce	doce gordura
Alimento preferido	pão	doce	carne
Doce preferido	bolos tortas	sorvete *milk shake* refrigerante	chocolate
Nível de compulsão	baixo	moderado	alto
Levanta à noite para comer	nunca	raramente	freqüentemente
IMC (kg/m^2)	35-45	46-44	> 56
Atividade física	regular	de vez em quando	ausente nunca
Facilidade de perder peso	perde fácil	perde com esforço	não perde perde com dificuldade
Carrega alimentos aonde vai	nunca	às vezes	sempre
Sexo	masculino	–	feminino
Idade	< 28	28-39	> 40
Número de evacuações/dia	1	2-3	> 3
Para perder peso, prefiro...	restrição moderada (vômitos ocasionais)	restrição severa (vômitos freqüentes)	manter dieta a gosto (diarréia moderada/severa)
Dislipidemia	negativo-leve	moderada	severa
Diabetes	negativo	hipoglicemiantes	insulina

Banda é mais bem adequada a...	**Bypass é mais bem adequado a...**
• Homens • Adolescente/idosos • Comedores de "volume" • Pacientes de alto risco • Expectativas moderadas em termos de perda de peso • Alto compromisso do paciente com o tratamento • Cirurgiões com "cultura de banda gástrica" • Cirurgião na curva de aprendizado • Seguimento rígido • TPC pleno • Mortalidade quase zero	• Mulheres • Comedores de doce • Qualquer grau de comer compulsivo • Pacientes de risco moderado/baixo • Altas expectativas/necessidade de perda de peso • Compromisso moderado/baixo do paciente com a cirurgia • Seguimento não tão rigoroso • TPC no começo • Mais de 80% de perda do excesso de peso

FIGURA 26.1 Como fazer a melhor opção?

SEGUIMENTO (*FOLLOW-UP*) E PROCESSOS

Resumidamente, o processo de TPC da clínica consiste em uma primeira consulta, em que se decide se o paciente é ou não candidato à cirurgia bariátrica, e, uma vez decidido que o mesmo é candidato ao procedimento, o informativo pré-consentimento e o consentimento livre e informado são entregues ao paciente, os exames pré-operatórios são solicitados, e um guia do processo multidisciplinar orienta o paciente. Após a primeira consulta, o paciente deve freqüentar um curso multidisciplinar pré-operatório de 6 horas com lista de presença agendada e fornecimento de diploma ao final, que é ministrado 3 vezes por semana na Gastro Obeso Center, com aulas interativas em ambiente multimídia de cirurgiões, nutricionistas, psicólogos, fisioterapeutas, anestesiologistas, enfermeiros, cirurgiões plásticos, *personal trainers* e esteticista. As avaliações por profissionais da equipe multidisciplinar da clínica são agendadas preferencialmente para um mesmo dia, visto que as ditas obrigatórias de psicologia, nutrição e fisioterapia têm expediente diário na clínica. Após realizar os exames e a avaliação multidisciplinar e ter atendido ao curso pré-operatório, o paciente retorna para a segunda consulta acompanhado de um familiar, na qual recebe e preenche o guia de escolha do tipo de operação, esclarece as dúvidas finais, tem o tipo de procedimento definido de comum acordo com o cirurgião, ao passo em que o mesmo avalia os pareceres da equipe multidisciplinar e assina o consentimento livre e esclarecido. Após a segunda consulta com o cirurgião, o paciente é encaminhado para a consulta pré-anestésica na clínica, na qual é avaliado e preenche o termo de consentimento anestésico. Em paralelo, o paciente é encaminhado para os setores de agendamento e financeiro, onde os detalhes burocráticos são definidos e recebe orientação quanto aos mesmos.

Nos hospitais atendidos pelo serviço, os pacientes são submetidos aos procedimentos laparoscópicos por equipe própria de cirurgiões, anestesiologistas, instrumentadores e técnicos, obedecendo a critérios qualitativos em termos de processos cirúrgicos advindos da experiência do grupo com implantação de centro de excelência em cirurgia minimamente invasiva. De um modo geral, após a cirurgia, todos os pacientes retornam à consulta 7 dias após o procedimento, e todos devem atender aos encontros multidisciplinares pós-operatórios e a reuniões temáticas que são realizadas 3 vezes por semana na clínica pelo menos a cada dois meses. Na BGA, o paciente retorna todo mês durante um ano, e os ajustes são realizados na clínica sempre que os pacientes estabilizarem a perda de peso, até o limite máximo permitido, caso necessário. Os pacientes de BPS retornam com 30, 60, 90 e 120 dias. Os pacientes com DBP retornam mensalmente por 6 meses. Após esse seguimento inicial, os pacientes retornam anualmente para serem avaliados pelo cirurgião e pela equipe multidisciplinar e serem submetidos a exames de sangue, endoscopia digestiva e ultra-sonografia. A partir do segundo ano, é realizado um *call-back* (busca) ativo dos pacientes pela data da cirurgia para retorno, pois esse é período crítico em que os pacientes passam a não retornar às consultas e correm riscos maiores de reganho de peso. Todos os pacientes têm acesso aos telefones dos cirurgiões e da equipe multidisciplinar, e orientações específicas quanto a complicações são fornecidas durante o processo pré-operatório.

NÚMEROS E RESULTADOS

Entre dezembro de 1999 e junho de 2006, 4.598 pacientes foram submetidos a procedimentos bariátricos laparoscópicos pelos cirurgiões da clínica Gastro Obeso Center na cidade de São Paulo. Também foram realizados 883 *bypass* gástricos por via convencional e 301 balões intragástricos, perfazendo um total de 5.782 procedimentos bariátricos primários.

Foram 1.298 pacientes com BGA (idade média de 34,7 anos; peso médio de 123 kg; IMC médio de 44,9), 2.796 pacientes com *bypass* laparoscópicos, sendo 1.321 por BPSA (idade média de 37,3 anos; peso médio de 128 kg; IMC médio de 45,7) e 1.475 por BPS (idade média de 36,8 anos; peso médio de 132 kg; IMC médio de 45,1). Cento e cinqüenta pacientes foram submetidos a DBP-Scopinaro (idade média de 40 anos; peso médio de 162 kg; IMC médio de 49) (Figuras 26.2 e 26.3, Tabelas 26.2 e 26.3). Nessas variáveis, foi estatisticamente significante (p < 0,05) o IMC dos pacientes submetidos a DBP-Scopinaro. Com relação às outras variáveis (Tabelas 26.2 e 26.3, Figuras 26.4-26.10), os tempos operatórios médios de 37 minutos da BGA (p < 0,01) e de 80 minutos do BPS (p < 0,05) foram significativamente menores, a taxa geral de complicações dos procedimentos, que variou de 6,7%, no BPSA, a 10,2%, na DBP, foi significativa nesses casos (p < 0,05). Todos os procedimentos tiveram reoperações, sendo que, na BGA com uma taxa de 5,3%, esse índice foi significativamente maior. A taxa de mortalidade variou de zero, na BGA, a 1,1%, na DBP, sendo estatisticamente significante. No *bypass* laparoscópico, registraram-se 5 óbitos nos primeiros 500 casos, passando 3 anos sem mortalidade, e, em 2006, ocorreram mais 2 óbitos (Figura 26.6). A curva de emagrecimento em % de perda do excesso de peso (% PEP) comparativa assim como os IMC de entrada de *follow-up* das diversas técnicas aparecem nas Figuras 26.7 e 26.8. Perda de peso insatisfatória existiu em todas as técnicas, porém a BGA com 13% de perda de peso insatisfatória (< 50% de % PEP) significativamente apresentou pior desempenho nessa variável, sendo responsável por 78 (46% dos 13%) procedimentos de revisão

Tabela 26.2
Comparativo entre as cirurgias bariátricas

Casuística	Número	Idade (Y)	Peso (M)	IMC (M) inicial	Tempo operatório
BGA	1.298 pacientes	34,7 anos	213 kg	44,9 kg/m^2	37 min**
BPSA	1.321 pacientes	37,3 anos	128 kg	45,7 kg/m^2	98 min
BPS	1.475 pacientes	36,8 anos	132 kg	45,1 kg/m^2	80 min*
DBP-Scopinaro	150 pacientes	40 anos	162 kg*	49 kg/m^2	130 min

* p < 0,05
** p < 0,01

Tabela 26.3
Perda de peso e complicações nas cirurgias bariátricas

Resultados	IMC (M) final	Perda de peso insatisfatória	Complicação (%)	Reoperação (%)	Mortalidade (%)
BGA	30,1 kg/m^2	13%*	7,9	5,3*	zero*
BPSA	26,9 kg/m^2	0,6%	6,7	0,66	0,12
BPS	27,1 kg/m^2	2,7%	7,5	1,51	0,25
DBP-Scopinaro	25,6 kg/m^2	0,8%	10,2	1,8	1,1

* p < 0,01

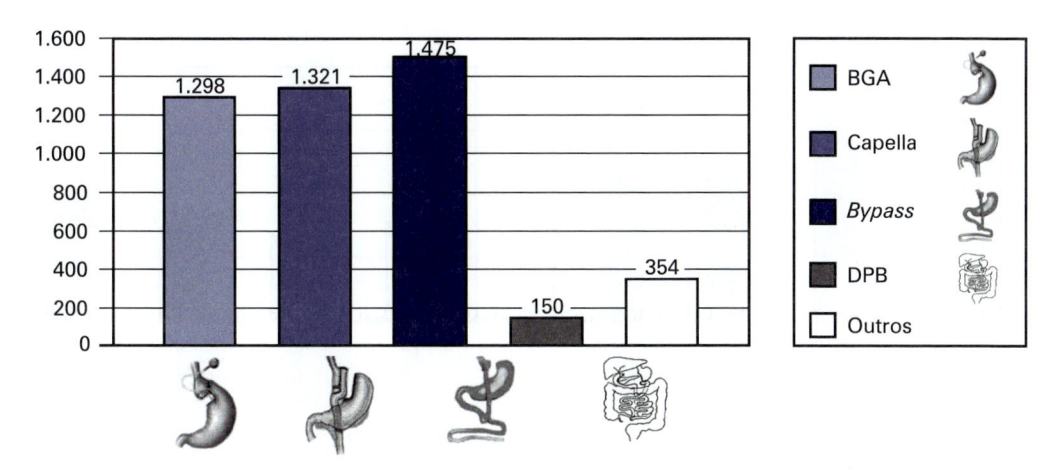

FIGURA 26.2 Cirurgia bariátrica total (cirurgia bariátrica laparoscópica – 4.598 casos). Período: dezembro de 1999 a junho de 2006.

Casuística	
Banda gástrica ajustável	1.298 p
Bypass	2.796 p
Bypass simplificado com anel laparoscópico	1.321 p
Bypass simplificado sem anel laparoscópico	1.475 p
Derivação bileopancreática	150 p
Outros	354
Total laparoscópica	4.598 p

FIGURA 26.3 Cirurgia bariátrica total. Período: dezembro de 1999 a junho de 2006.

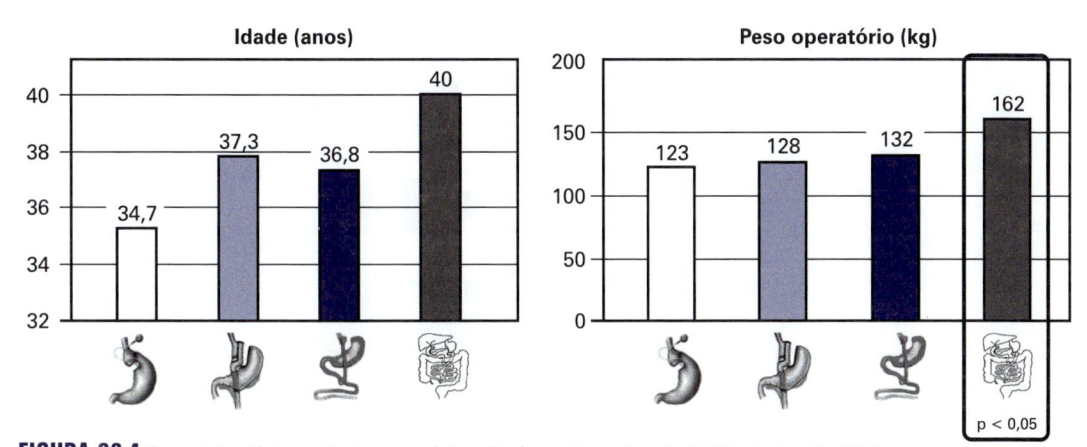

FIGURA 26.4 Cirurgia bariátrica videolaparoscópica. Período: dezembro de 1999 a junho de 2006.

$p < 0,05$

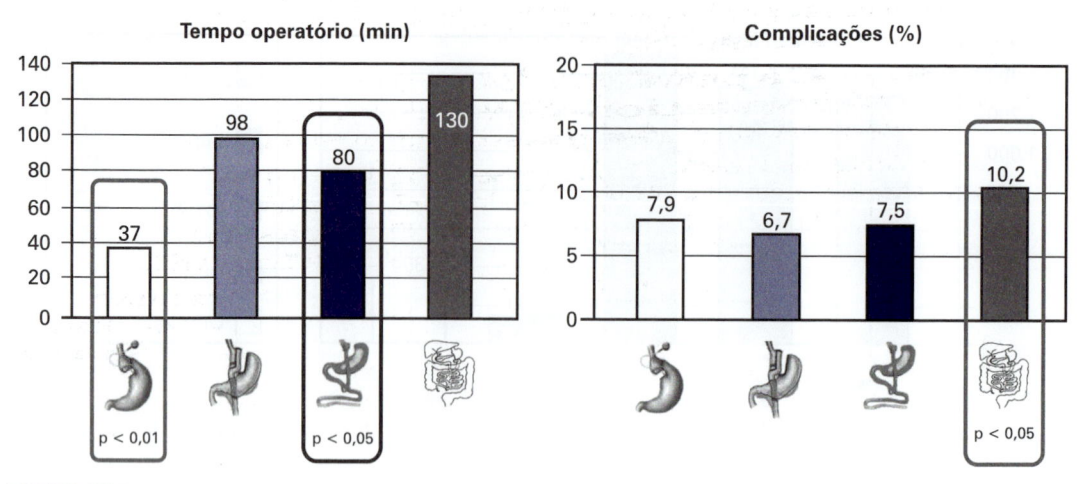

FIGURA 26.5 Cirurgia bariátrica videolaparoscópica. Período: dezembro de 1999 a junho de 2006.

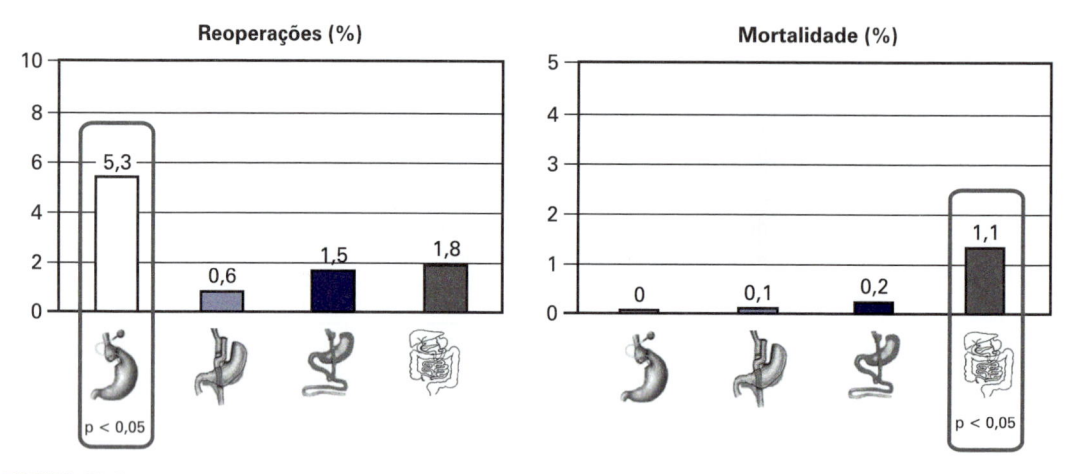

FIGURA 26.6 Cirurgia bariátrica videolaparoscópica. Período: dezembro de 1999 a junho de 2006.

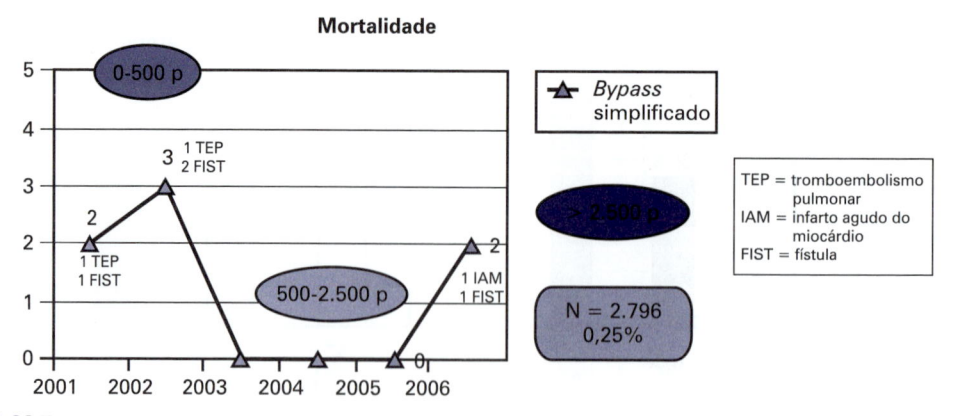

FIGURA 26.7 Cirurgia bariátrica videolaparoscópica. Período: dezembro de 1999 a junho de 2006.

TEP = tromboembolismo pulmonar
IAM = infarto agudo do miocárdio
FIST = fístula

N = 2.796
0,25%

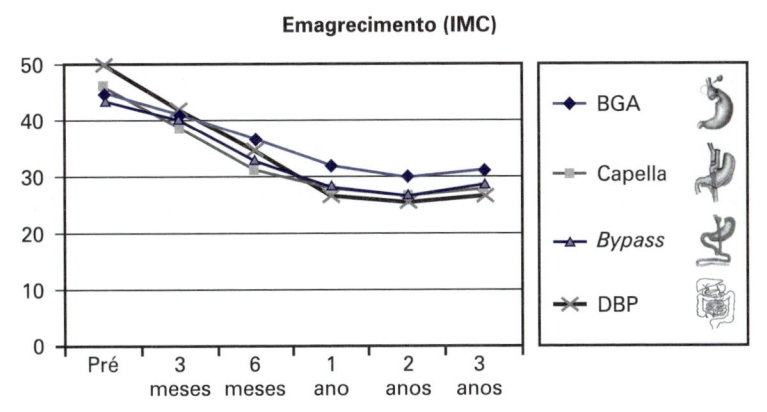

FIGURA 26.8 Cirurgia bariátrica videolaparoscópica. Período: dezembro de 1999 a junho de 2006.

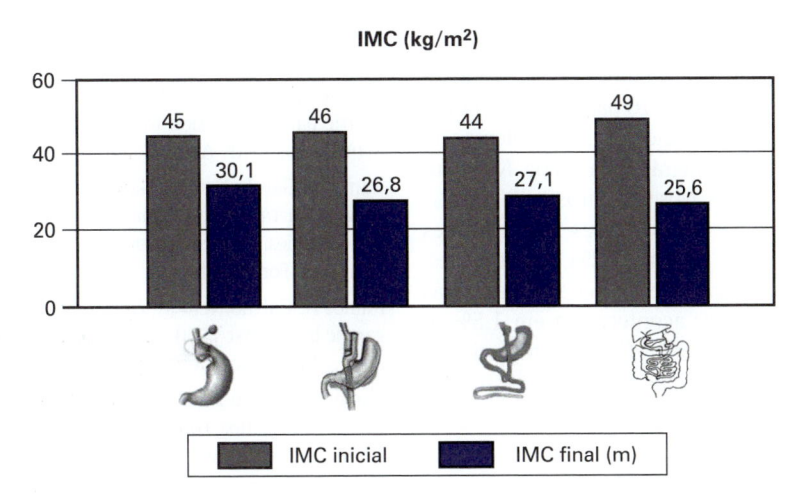

FIGURA 26.9 Cirurgia bariátrica videolaparoscópica. Período: dezembro de 1999 a junho de 2006.

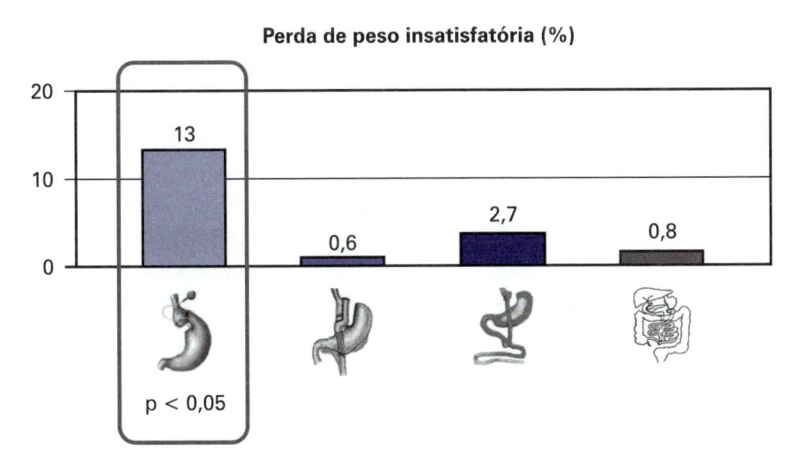

FIGURA 26.10 Cirurgia bariátrica videolaparoscópica. Período: dezembro de 1999 a junho de 2006.

laparoscópica de banda em *bypass* até o momento (Figura 26.8). Os procedimentos de *switch* duodenal, *sleeve gastrectomy* e *mini-gastric bypass* foram realizados em 34, 119 e 153 pacientes, respectivamente, sendo que, por terem seguimento recente, não foram colocados neste capítulo. Ainda por via laparoscópica, realizaram-se 48 procedimentos de banda gástrica não-ajustável.

COMPLICAÇÕES

Analisando os 1.028 primeiros casos de BGA, têm-se as seguintes complicações: 2,6% de deslizamentos (*slippagge*), 1,1% de problemas no portal, 0,2% de *acalasia like*, 0,5% de impactação alimentar, 0,87% de migração da banda e 0,1% de TEP. Perda de peso insatisfatória ocorreu em 12%. Reoperações aconteceram em 57 pacientes (5,5%), sendo 29 pacientes por deslizamento, 16 pacientes por perda de peso insatisfatória, 7 pacientes por problemas no portal e 7 pacientes por migração da banda. Não houve conversões ou óbitos. Nos primeiros 1.000 *bypass* laparoscópicos houve complicações nas seguintes proporções: 0,8% de fístulas, 5,2% de estenoses, 1,1% de úlceras marginais e 0,4% de hemorragias digestivas. Reoperações aconteceram em 1,5%, e óbitos em 0,5% dos pacientes (3 pacientes por TEP e 2 pacientes por sepse pós-fístula da gastrenteroanastomose).

CONCLUSÃO

A utilização de diversos procedimentos bariátricos no tratamento da obesidade mórbida com uma abordagem seletiva e individualizada dos pacientes pode levar a bons resultados. Deve-se sempre avaliar o que cada uma tem de melhor para oferecer.

BIBLIOGRAFIA

Galvão Neto M, Ramos A, Campos J. Marca-passo, próteses e outras perspectivas de tratamento endoscópico da obesidade. In: Endoscopia gastrointestinal terapêutica. Livro SOBED 2006.

Galvão Neto M, Ramos A, Campos J, Falcão M. Remoção endoscópica de banda gástrica ajustável migrada. In: Endoscopia gastrointestinal terapêutica. Livro SOBED 2006.

Galvão Neto M, Ramos A. Moura E, Secchi T, Campos J, Joya A. Gastrojejunostomy stenosis.endoscopic dilatation with TTS balloons in 107 patients. Surgical Endoscopy Abstracts; 2006. SAGES Congress. Dallas.

Ramos A. Galvão Neto M, Galvão M, Carlo A. Simplified gastric bypass: first 2500 cases. Obesity Surgery Abstracts; 2006. I.F.S.O Congress. Sidney.

Ramos A, Galvão Neto M, Galvão M, Carlo A. Prospective study of a new model of silicone band in gastroplasty. Surgical Endoscopy Abstracts; 2006. SAGES Congress. Dallas.

Ramos A, Galvão Neto M, Galvão M, Carlo A. Stitchless technique with the new Swedish Ajustable GastricBband (SAGB) Quick-close. SOARD Abstracts. ASBS Congress; 2006. San Francisco.

Ramos A, Galvão Neto M, Galvão M, Carlo A. One step gastric band conversion to lap bypass: a 52 cases series. SOARD Abstracts. ASBS Congress; 2006. San Francisco.

Ramos A, Galvão Neto M, Galvão M, Carlo A. Lap bariatric surgery: a tailored approach in a 2843 single center patient series. Surgical Endoscopy Abstracts; 2005. SAGES Congress. Fort Lauderdale.

Ramos A, Galvão Neto M, Galvão M, Carlo A. Adjustable gastric band: first 1000 cases. Obesity Surgery Abstracts; 2004. I.F.S.O Congress. Tokyo.

Ramos A, Galvão Neto M. Galvão M, Carlo A. Simplified gastric bypass: first 1000 cases. Obesity Surgery Abstracts; 2004. I.F.S.O Congress. Tokyo.

Ramos A, Galvão Neto M, Galvão M, Carlo A. Laparoscopic gastric fobi-capella bypass: preliminary results of the first 295 cases with no gastrostomy and no drainage. Obesity Surgery Abstracts; 2003. I.F.S.O Congress. Salamanca.

Ramos A, Galvão Neto M, Galvão M, Zilberstein B. Laparoscopic biliopancreatic diversion without gastrectomy: Preliminary report of the firs 30 cases. Obesity Surgery Abstracts; 2002. I.F.S.O Congress. Sao Paulo.

Zilberstein B, Galvão Neto M, Ramos A. O papel da cirurgia no tratamento da obesidade. RBM 2001; 59(4): 258-64.

Zilberstein B, Galvão Neto M, Ramos A. Avaliação crítica dos métodos restritivos em cirurgia bariátrica. In: Atualização em cirurgia do aparelho. digestivo. São Paulo: Frontis; 2001.

Tratamento cirúrgico do diabetes tipo 2

ALMINO CARDOSO RAMOS
FRANCESCO RUBINO
MANOEL GALVÃO NETO

INTRODUÇÃO

O diabetes melito tipo 2 (DM 2) envolve um grupo de doenças metabólicas com etiologias diversas, caracterizado por hiperglicemia que resulta de secreção deficiente de insulina pelas células β do pâncreas, aumento da resistência periférica à ação da insulina, ou ambas. A ocorrência de hiperglicemia crônica do diabetes freqüentemente está associada a dano, disfunção e insuficiência de vários órgãos, principalmente olhos, rins, coração e vasos sangüíneos (1, 2).

PREVALÊNCIA DO DIABETES MELITO

A prevalência mundial da doença tem tido um crescimento em proporções epidêmicas e geométricas. Atualmente existem cerca de 150 milhões de diabéticos no planeta, e estima-se que, no ano 2025, haverá aproximadamente 300 milhões.

Esse aumento de prevalência do DM deve-se à maior longevidade das pessoas, associada a um crescente consumo de gorduras saturadas, sedentarismo e, conseqüentemente, mais obesidade (3, 4), fator esse intimamente associado ao DM.

Segundo uma estimativa de prevalência da Organização Mundial da Saúde, aproximadamente 4,6 milhões de pessoas tinham DM no Brasil no ano 2000, e a previsão é de que, em 2030, esse número tenha, no mínimo, duplicado, segundo a OMS (5).

Um estudo multicêntrico brasileiro realizado nas capitais, no final da década de 1980, demonstrou uma prevalência de 7,6% entre indivíduos com 30-69 anos de idade. Essa taxa aumentava com a idade e foi de 17,4% no grupo etário de 60-69 anos. Cerca da metade dos pacientes desconheciam ter DM, e aproximadamente 20% daqueles com diagnóstico prévio não mantinham nenhuma forma de tratamento (6).

CLASSIFICAÇÃO DO DIABETES MELITO

A classificação atual do DM em diabetes tipo 1 e tipo 2 foi proposta pela Associação Americana de Diabetes (ADA), em 1997, e baseia-se na etiologia da doença.

O DM tipo 1 (DM 1) caracteriza-se por deficiência absoluta na produção de insulina, decorrente em geral da destruição auto-imune das células β. A hiperglicemia permanente manifesta-se quando 90% das ilhotas estão improdutivas. Esse tipo de diabetes está fortemente relacionado à suscetibilidade genética e responde por uma incidência mundial entre 10-20%. A doença predomina em crianças e adolescentes, e cerca de 80% dos casos surgem antes dos 18 anos. Geralmente os pacientes têm índice de massa corporal (IMC) normal, porém a presença de obesidade não exclui o diagnóstico. No Brasil, a incidência anual estimada é de 8,4/100.000.

O DM tipo 2 (DM 2) é responsável por 80-90% de todos os casos de diabetes, surge habitualmente após os 40 anos de idade, e a maioria dos pacientes é obesa. Contudo, pode acometer adultos mais jovens, mesmo crianças e adolescentes, e também indivíduos magros. Aproximadamente 80-90% dos pacientes com DM 2 têm também a síndrome metabólica, caracterizada por um aglomerado de fatores (dislipidemia, obesidade abdominal, resistência insulínica, tolerância alterada à glicose ou diabetes e hipertensão) (7), implicando risco cardiovascular elevado.

Como uma significativa proporção de diabéticos tipo 2 é formada por assintomáticos ou oligossintomáticos, o diagnóstico da doença em geral é feito tardiamente, com um atraso estimado de quatro a sete anos. Tal fato justifica que as complicações micro e macrovasculares estejam freqüentemente presentes quando da detecção inicial da hiperglicemia. Em conseqüência das complicações crônicas, os diabéticos apresentam, em comparação à população nãodiabética, elevada morbidade, perda de visão, insuficiência renal em estágio terminal, amputação não-traumática dos membros inferiores, infarto agudo do miocárdio e acidente vascular cerebral. Dessa forma, nesses pacientes, a mortalidade costuma ser de duas a três vezes maior com importante redução na expectativa de vida. Essa evolução indesejada do diabetes poderia ser amenizada ou parcialmente evitada pelo diagnóstico e pelo tratamento precoces da doença e suas complicações (1, 2, 3, 4).

Ultimamente tem ocorrido em alguns países como EUA, Canadá e Japão um aumento dramático e quase exponencial na incidência de DM 2 em crianças e adolescentes (1, 8, 9). Segundo alguns autores, esse aumento foi de quase dez vezes nos últimos 10 anos. Em alguns centros americanos, novos casos de DM 2 têm aparecido predominantemente em indivíduos com menos de 18 anos. Os mais afetados são adolescentes afro-americanos e hispânicos. O grande aumento na incidência e na prevalência de DM 2 na infância e na adolescência está diretamente relacionado a um aumento na taxa de obesidade desse grupo etário (8, 9). Na Europa e no Brasil, o DM 2 continua sendo raro em crianças e adolescentes. Entre 103 crianças obesas do Reino Unido, um terço apresentava a síndrome metabólica, e 11%, tolerância alterada à glicose, mas nenhuma tinha diabetes (10).

O tratamento medicamentoso inicial do DM 2 é feito com hipoglicemiantes ou anti-hiperglicemiantes orais. Entretanto, pelo menos 30% futuramente vão requerer insulinoterapia para obtenção de controle glicêmico adequado. Isso ocorre porque lenta e progressiva exaustão da capacidade secretória de insulina é uma característica intrínseca da célula β no DM 2.

DIAGNÓSTICO DO DIABETES MELITO

A diferenciação entre DM 1 e DM 2 é, em geral, relativamente simples e baseia-se fundamentalmente em dados clínicos (Quadro 27.1). O diagnóstico se confirma pela dosagem dos auto-anticorpos contra antígenos da célula β e do peptídeo C.

A ocorrência da agregação familiar do diabetes é mais comum no DM 2 do que no DM 1. No entanto, estudos recentes descrevem uma prevalência duas vezes maior do DM 1 em famílias com tipo 2, sugerindo uma possível interação genética entre dois tipos de diabetes (11, 12, 13, 14).

O DIABETES MELITO E A OBESIDADE

A obesidade é conhecida como fator de risco significativo para o desenvolvimento de DM 2. Estudos recentes mostram que o grau de obesidade está muito associado à incidência de diabetes. Aproximadamente 80% dos indivíduos com DM 2 apresentam sobrepeso ou obesidade. Embora nem todos os obesos desenvolvam diabetes e nem todos os indivíduos com diabetes sejam obesos, o aumento da incidência de obesidade tem sido associado ao aumento da incidência de diabetes. Nos Estados Unidos, a terceira pesquisa do National Health and Nutrition Examina-

QUADRO 27.1 Principais diferenças entre DM 1 e DM 2

	Tipo 1	Tipo 2
Início usual	Crianças e adolescentes	> 40 anos
Freqüência relativa	10%	90%
Prevalência	0,1-0,3%	7,5%
Concordância em gêmeos idênticos	Até 50%	80-90%
Associação a HLA	Sim	Não
ICA/anti-GAD	Geralmente presentes	Ausentes
Peptídeo C sérico	Baixo	Normal ou elevado
Peso usual ao diagnóstico	Baixo	Elevado (80% são obesos)
Sintomas clássicos	Quase sempre presentes	50% dos pacientes são assintomáticos
Complicação aguda característica	Cetoacidose diabética	Síndrome hiperosmolar Hiperglicemia não-cetótica
Tratamento medicamentoso inicial	Insulina	Hipoglicemiantes orais

tion demonstrou a incidência de diabetes em homens de 25-54 anos com IMC entre 30 e 34,9 kg/m². Outros estudos mostram que o risco de apresentarem diabetes aumenta aproximadamente 4,5% a cada quilo acima do peso ideal.

A prevalência da obesidade está crescendo no Brasil, principalmente na população com baixo nível socioeconômico (15, 16). Definida como índice de massa corpórea (IMC: peso em quilogramas dividido pelo quadrado da altura em metros) maior ou igual a 30 kg/m², a obesidade está associada a um aumento de risco para outras doenças, particularmente doença cardiovascular, resistência à insulina, DM 2, dislipidemia, apnéia do sono, problemas ortopédicos, pneumopatias e distúrbios psicológicos (17). Segundo dados da Organização Mundial de Saúde, na maior parte da América Latina, a obesidade é o segundo maior fator de risco para aumento da morbi-mortalidade das patologias supracitadas (18, 19).

Pacientes com obesidade grave, ou seja, IMC maior ou igual a 40 kg/m², têm ainda maior risco de apresentar as co-morbidades descritas anteriormente (20). Para esses indivíduos, bem como para aqueles com IMC igual ou maior do que 35 e que já apresentam doenças associadas, a cirurgia bariátrica é a opção terapêutica mais eficaz para a perda de peso e redução das complicações decorrentes do excesso de peso (21). Os principais mecanismos que explicam a perda de peso após a cirurgia bariátrica estão relacionados à restrição gástrica e à má absorção intestinal. As diversas técnicas utilizadas diferenciam-se principalmente quanto ao volume residual do estômago e ao grau de má absorção produzidos, relacionados ao segmento de intestino isolado (22). Um dos procedimentos mais freqüentemente utilizados atualmente é a gastroplastia vertical com *bypass* gástrico em Y de Roux, que associa a redução do estômago a uma bolsa de 30-50 mL de capacidade com desvio intestinal com alça bileopancreática de 60-80 cm e alça alimentar de 80-100 cm. Assim o volume gástrico é reduzido por meio da criação de uma pequena bolsa junto à curvatura menor do estômago, e o alimento é redirecionado para o jejuno medial ou distal. Dessa maneira, a maior parte do estômago, o duodeno e o jejuno proximal deixam de fazer parte do circuito de passagem do alimento, com uma redução no comprimento do trajeto de alça comum ao alimento e ao suco bileopancreático para cerca de 450 cm (23).

Outra técnica utilizada, porém com caráter muito mais mau absortivo, é a derivação bileopancreática, que tem como principal característica a má absorção por desviar as secreções bileopancreáticas para o íleo terminal, ficando, assim, a absorção de nutrientes limitada a essa porção intestinal, de cerca de 50 cm. Diferentemente da técnica descrita anteriormente, o volume gástrico final é maior, com cerca de 400 mL. A derivação bileopancreática leva a uma perda de peso significativamente maior quando comparada à gastroplastia vertical em Y de Roux, porém pode causar complicações como desnutrição protéica, hipocalcemia, desmineralização óssea, diarréia, úlcera gástrica, deficiência de ferro, de vitamina B12 e de vitaminas lipossolúveis. Por esses motivos, tem sido reservada para os superobesos (IMC > 50 kg/m²) (24).

O DIABETES MELITO E A CIRURGIA BARIÁTRICA

A constatação de que há uma melhora acentuada na sensibilidade à insulina após a cirurgia bariátrica tem se mostrado um dos principais efeitos do tratamento cirúrgico. Uma metanálise mostrou que cerca de 85% dos pacientes diabéticos têm melhora do controle glicêmico após a cirurgia bariátrica, sendo que mais de 75% dos indivíduos operados têm resolução completa dessa patologia. A resolução do diabetes é mais freqüente após cirurgias nas quais há predomínio da má absorção (98,9% para derivação bileopancreática ou *switch* duodenal), seguida pelas técnicas que combinam má absorção e restrição gástrica (83,7% para *bypass* gástrico). As técnicas puramente restritivas são as que têm menor prevalência de resolução (71,6% para gastroplastia e 47,9% para banda gástrica) (25). Muscelli e colaboradores (26) demonstraram recentemente que grandes perdas de peso levam a um ganho diferente com relação à sensibilidade à insulina, dependendo do tipo de cirurgia realizada: gastroplastia vertical com *bypass* gástrico em Y de Roux *versus* derivação bileopancreática. Apesar de ter ocorrido uma perda de peso semelhante nos dois grupos, os pacientes submetidos à derivação bileopancreática atingiram níveis de sensibilidade à insulina duas vezes maior em relação aos pacientes submetidos ao *bypass* gástrico, sendo inclusive maior do que os controles magros.

TEORIAS DO TRATAMENTO CIRÚRGICO DO DIABETES MELITO TIPO 2

Para explicar a melhora do DM 2 após a cirurgia bariátrica, as duas primeiras hipóteses aventadas foram de que a redução da glicemia estaria relacionada à perda de peso e à dieta restrita dos pacientes após a cirurgia. Esse raciocínio logo caiu em descrédito com os trabalhos de Rubino e Scopinaro demonstrando que a melhora do diabetes costuma ocorrer logo na primeira semana após a cirurgia e que os pacientes que são submetidos à derivação bileopancreática a Scopinaro ou *switch* duodenal são os que apresentam os maiores índices de melhora, embora estejam com dieta normal, inclusive para carboidratos, 20-30 dias após a cirurgia. Assim a normalização da glicemia acontece em uma fase precoce do período pós-operatório, antes mesmo que haja perda de peso significativa para explicar tal melhora (27). Esse dado sugere que as alterações anatômica e funcional provocadas pela cirurgia são os fatores que mais contribuem para a melhora e, na maior parte dos casos, a **normalização dos parâmetros relacionados à síndrome metabólica**. Duas hipóteses são levantadas: a de que a redução da ingestão calórica, imediatamente após a cirurgia, poderia ser responsável por essa melhora, e a segunda advoga que a exclusão de parte do trato gastrintestinal, que tem importante atividade endócrina, seria o mecanismo responsável pela normalização rápida da glicemia (28).

O controle glicêmico, embora previsível, ocorre de forma muito precoce, precedendo a perda de peso, sugerindo que o controle do diabetes possa ser mais um efeito direto da cirurgia do que secundário à melhora da resistência à insulina.

Os procedimentos descritos (*bypass* gástrico e derivação bileopancreática) incluem o desvio do duodeno e parte do jejuno. Vários peptídeos são liberados nessa parte do trato digestório com função de regulação das células β pancreáticas, produtoras de insulina, nos estados fisiológicos e no diabetes. Mudanças induzidas pela cirurgia no eixo êntero-insular podem explicar o efeito antidiabetogênico das cirurgias. Assim, a melhora do diabetes não seria um efeito do tratamento da obesidade, e, sim, um efeito direto na exclusão duodeno-jejunal, podendo esse efeito ser alcançado em indivíduos sem obesidade. Para testar essa hipótese, Rubino e Marescaux (29) estudaram o efeito do *bypass* duodeno-jejunal (Figura 27.1) em camundongos Goto-Kakizaki (GK), o modelo mais usado para o estudo do diabetes em animais sem obesidade. A cirurgia manteve intacto o volume do estômago, com manutenção da ingestão calórica e manutenção do peso dos animais. O resultado desse estudo foi a melhora rápida e intensa do diabetes independentemente de modificações dietéticas e no peso dos animais. Os autores concluem que esse procedimento deva ser implementado em humanos com diabetes para reverter a doença sem causar os potenciais danos nutricionais comuns aos procedimentos bariátricos usuais, como deficiência de vitaminas e anemia ferropriva.

Dessa forma, o efeito de melhora do DM 2 ligado à cirurgia bariátrica, antes associado a um simples mecanismo de redução do peso e dieta alimentar, tem se mostrado um sistema complexo, porém extremamente eficaz intimamente relacionado ao eixo êntero-insular de produção hormonal no estômago e no intestino delgado.

Os principais hormônios (incretinas) de que se tem evidência de participação no eixo êntero-insular são GLP-1, GIP e PYY.

O glucagon-like peptide-1 (GLP-1) é produto do gene do pré-pró-glucagon, expresso no sistema nervoso central e nas células L do intestino delgado, e é rapidamente secretado após alimentação, de maneira proporcional à ingestão calórica (30). O GLP-1 é principalmente secretado na forma GLP-1 (7-36)NH2, enquanto o restante é secretado como GLP-1 (7-37), ambos bioativos e interagem com receptores específicos nas células β pancreáticas, trato gastrintestinal e sistema nervoso central. O GLP-1 circulante é rapidamente clivado pela enzima dipeptil-peptidase IV (DPP IV) em GLP-1 (9-36)NH2, supostamente inativo e cujo *clearance* é mais demorado do que a degradação do GLP-1 (7-36)NH2, sendo, portanto, a forma mais presente no plasma no estado pós-prandial (31).

Esse peptídeo tem efeito sacietógeno e possivelmente influencia o peso corpóreo em longo prazo (32). Evidências sugerem que a secreção e a resposta ao estímulo alimentar de GLP-1 estão reduzidas em obesos (33) e que a perda de peso normaliza esses níveis (32). Além do papel no controle da fome, o GLP-1 também aumenta a secreção de insulina (glicose e dose-dependente), por estimular a expressão do gene da insulina e por potencializar todos os passos da biossíntese. Há, ainda, redução da motilidade gástrica, da secreção ácido-gástrica e da secreção de glucagon.

Em dois estudos, um com indivíduos insulino-resistentes não-diabéticos (33) e outro com diabéticos (34), não houve aumento do GLP-1 após o estímulo de uma refeição mista, sendo que a magnitude do defeito mostrou-se ligada ao grau de resistência à insulina. Uma das explicações para essa redução na secreção de GLP-1 pode ser a lentificação do esvaziamento gástrico, alteração da absorção no intestino proximal, que influencia a chegada do alimento ao intestino distal, onde é produzido. Um autor demonstrou maior elevação das incretinas (GIP e GLP-1) em diabéticos tipos 1 e 2 e em magros e obesos não-diabéticos, frente a um estímulo alimentar maior (520 kcal) *versus* um estímulo menor (260 kcal) (35). Já a ação do GLP-1 está preservada nos indivíduos diabéticos, pois há normalização da hiperglicemia de jejum quando esse peptídeo é infundido (36). A capacidade do GLP-1 de atuar como fator de crescimento estimula a formação de novas células pancreáticas e diminui a velocidade de morte (apoptose) dessas células (1).

O polipeptídeo insulinotrópico dependente de glicose (GIP) é sintetizado e secretado no duodeno e jejuno proximal, principalmente em resposta à glicose e à gordura. Ele estimula a síntese e a secreção de insulina. Um autor mostrou níveis de GIP acima do normal em pacientes obesos mórbidos diabéticos e dentro dos padrões de normalidade em obesos mórbidos não-diabéticos. Houve redução do GIP após a realização da cirurgia bariátrica no grupo de diabéticos, mas não no grupo de obesos não-diabéticos (29). Outro estudo mostrou aumento das concentrações do GIP em jejum em obesos saudáveis, em comparação com magros. Sugere-se que o GIP aumenta a captação de nutrientes e o acúmulo de triglicerídeos no tecido adiposo e que esse acúmulo possa predispor ao desenvolvimento da obesidade (35). Especula-se também que haja um estado de "resistência ao GIP" em pacientes diabéticos, devido à diminuição na expressão do receptor de GIP (GIPR). Observou-se falha na resposta do GIP ligada ao grau de insulinoresistência, frente ao estímulo de uma refeição mista, o que sugere que o estado de resistência à insulina está associado a um defeito na resposta do GIP e GLP-1 (33).

O PYY é uma incretina homóloga ao GLP-1que é produzida nas células L do tubo digestório em toda sua extensão. É um polipeptídeo co-localizado com GLP-1 nas células endócrinas. Sua produção é estimulada pelos nutrientes intraluminais, e ele modula e inibe várias funções do trato gastrintestinal, inclusive a pancreática, e especialmente a insulina. Também participa do mecanismo determinante do apetite do controle do peso e pode ter um papel primário na supressão do apetite e na diminuição do peso observadas após algumas operações bariátricas, especialmente as que fazem um Y de Roux com o intestino como o *bypass* faz (33).

Exclusão duodenal *versus* diabetes melito tipo 2

A cirurgia interfere nesse mecanismo êntero-insular influenciando positivamente a produção dos hormônios como GIP, PYY e GLP-1, que, de alguma forma, atuam diretamente nas células β pancreáticas, favorecendo a produção de insulina.

O objetivo desse procedimento (*bypass* duodeno-jejunal ou "exclusão duodenal") é criar um efeito semelhante ao das cirurgias bariátricas no controle do DM 2, com modificação no aparelho digestivo, pela exclusão do contato do bolo alimentar com a mucosa intestinal na sua primeira porção alcançando o jejuno sem ser normalmente digerido (Figura 27.1). Isso acarretará um estímulo adicional potente para a produção de incretinas, resultando em estímulo insulinotrópico e melhora ou reversão do DM 2. Após a ingestão alimentar, a secreção de insulina depende não somente dos níveis glicêmicos, mas também do efeito insulinotrópico de hormônios gastrintestinais denominados incretinas. As incretinas são responsáveis por metade da liberação de insulina es-

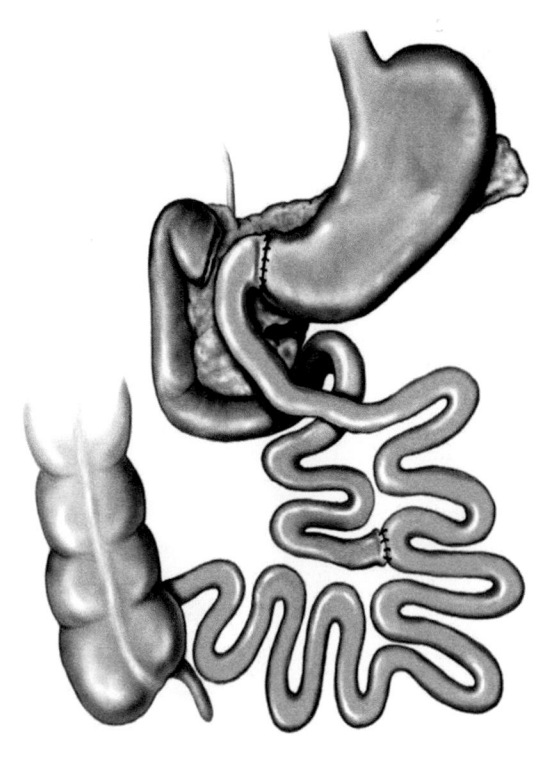

FIGURA 27.1 *Bypass* duodeno-jejunal. Modificada de Rubino (37).

timulada pela alimentação. Está bem estabelecido que a glicose intestinal estimula a secreção das incretinas, mas não está claro se essa secreção é controlada negativamente pela insulina. Há evidências de que a resistência à insulina influencia a resposta endógena das incretinas (33).

Outra hipótese é a de que, se a parte distal do intestino for exposta precocemente ao alimento, a produção de GLP1 e PYY aumentaria, onde ele é mais produzido, levando à regularização da glicemia (hipóteses *hindgut* ou *ileal break*). DePaula, em artigo recente, apresentou técnica onde a realização de uma *sleeve gastrectomy* vertical associada à uma interposição do íleo distal no jejuno proximal (Figura 27.2) obtém bons resultados no controle glicêmico (38, 39).

A melhora do diabetes com a cirurgia bariátrica está relacionada à modulação de produção de hormônios gastrintestinais que desempenham funções relevantes na produção de insulina (efeito incretina). Fobi e Cohen também já comprovaram a melhora do DM 2 em pacientes com IMC entre 32-35 kg/m². Arguelles realizou a operação de exclusão duodenal em pacientes com baixo IMC com melhora importante do DM 2. Pareja e Cohen, no Brasil, têm realizado a cirurgia em pacientes com peso normal com resultados promissores. Almino Ramos e colaboradores iniciaram a experiência com o procedimento de *bypass* duodeno-jejunal modificado (Figura 27.3) com bons resultados iniciais semelhantes aos descritos por Cohen em 4 pacientes diabéticos tipo 2 (3 mulheres e 1 homem). Três pacientes usavam hipoglicemiantes orais, e um pacientes usava hipoglicemiante e insulina, esses pacientes tinham diagnóstico entre 4-8 anos com idade entre 32-46 anos, IMC entre 27-30 kg/m². Todos apresentaram hiperglicemia no primeiro dia de pós-operatório com normalização até o quinto dia. Não ocorreram complicações intra-operatórias nem no pós-operatório imediato; os pacientes estão sendo acompanhados e se encontram sem medicações para o diabetes em um seguimento máximo de 180 dias até o momento.

CONCLUSÃO

Em tese, e na experiência inicial de Almino Ramos e colaboradores, a exclusão duodenal, à semelhança das cirurgias bariátricas já consagradas no controle do DM 2 (Scopinaro, *switch* duodenal e *bypass* gástrico), pela exclusão do contato do alimento com a mucosa duodenal, acarreta um estímulo adicional para a produção de incretinas. Apesar de promissores, trata-se no entanto, de resultados ainda iniciais que devem ser monitorados sob protocolo e seguidos para se ter uma posição mais definitiva quanto a durabilidades, efeitos colaterais e complicações.

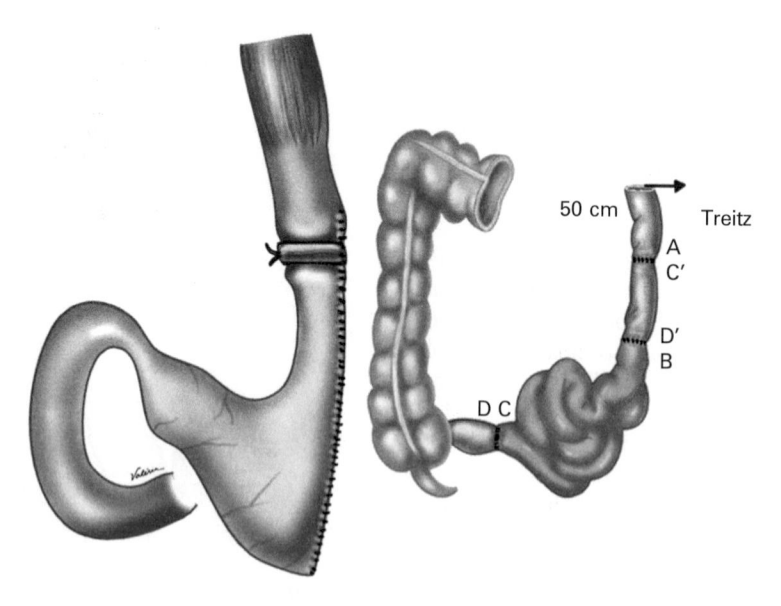

FIGURA 27.2 *Sleeve gastrectomy* vertical com interposição ileal. Modificada de De Paula (38).

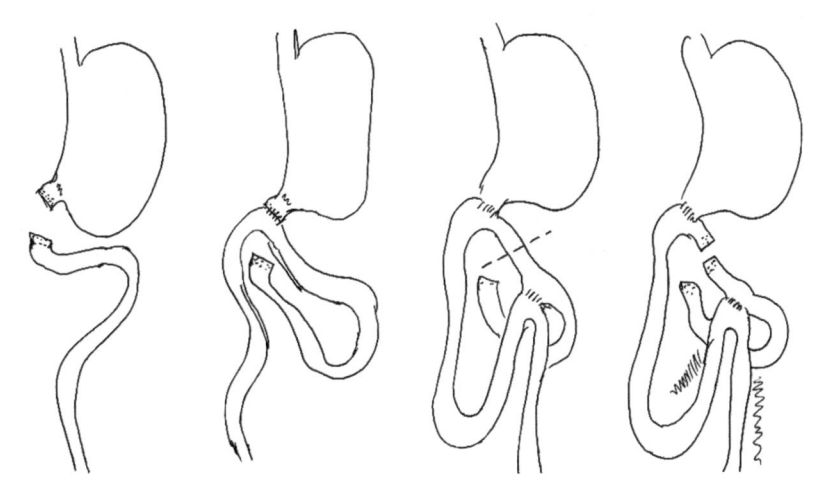

FIGURA 27.3 *Bypass* duodeno-jejunal laparoscópico modificado por técnica simplificada.

REFERÊNCIAS

1. American Diabetes Association. Diagnosis and classification of Diabetes Mellitus (Position Statements). Diabetes Care 2005;28(Suppl. 1):S37-S42.
2. American Diabetes Association. Standards of medical care en diabetes (position Statements). Diabetes Care 2005;28 (Suppl.1): S4-S36.
3. Winer N, Sowers JR. Epidemiology of diabetes. J Clin Pharmacol 2004;44:397-405.
4. Lefebvre P, Pierson A. The global challenge of diabetes. World Hosp Health Serv 2004;40: 37-40,42.
5. World Health Organization (WHO). Prevalence of diabetes in the Who Region of the Americas.
6. Malerbi DA, Franco LJ. Multicentri study of the prevalence of diabetes mellitus and impaied tolerance in urban Brazilian population aged 30-69 yr. Diabetes Care 1992;15:1509-16.
7. Laaksonem DE, Niskanen L, Lakka HM. Epidemiology and treatment of the metabolic syndrome. Ann Med 2004;36:332-46.
8. Rivzi AA. Type 2 diabetes: epidemiologic, evolving pathogenic concepts, and recent changes in therapeutic approach. South Med J 2004,97:1079-87.
9. Chiasson Jl, Rabasa-Lhoret R. Prevention of type 2 diabetes: insulin resistance and beta-cell function. Diabetes 2004;53(Suppl.3):S34-8.
10. Porter JR, Barret TG. Acquired non-type 1 diabetes in child-hood:. Subtypes. diagnosis, and management. Arch Dis Child 2004;89:1138-44.
11. Tuomilehto J, Hu G, Bidel S, et al. Coffee consumption and risk of type 2 Diabetes mellitus among middle-aged Finnish men and women. JAMA 2004; 291:1213-9.
12. Gross JL, Silverio SP, Camargo JL, et al. Diabetes melito: diagnóstico, classificação e avaliação do controle glicêmico. Arq Bras Endocrinol Metab 2002; 46:16-26.
13. Albright Es, Ovalle F, Bell DS. Artificially low hemoglobin alc caused by of dapsone. Endocrin Pract 2002;79;56-63.
14. American Diabetes Association. Tests of glycemia in diabetes. Diabetes Care 2001;24(Suppl.):S80-2.
15. Monteiro CA, Moura C, Conde WL, Popkin BM. Socioeconomic status and obesity in adult populations of developing countries: a review. Bulletin of the World Health Organization 2004; 82(12): 940-6.
16. Monteiro OCA, Conde WL, LU B, Popkin BM. Obesity and inequities in health in the developing world. International Journal of Obesity 2004; 28: 1181-6.
17. World Health Organization. Obesity: preventing and managing the global epidemic. Geneva: Who; 2000. (Who Technical Report Series, n. 894).
18. World Health Organization. The world health report 2002. Reducing risks, promoting health life. Geneva: Who;2002.
19. Wren AM, Small CJ, Ward HL, Murphy KG, Dakin CL, Taheri S, et al. The novel hypothalamic peptide ghrelin stimulates food intake and growth hormone secretion. Endocrinology, 2000 Nov;141: 4325-8.
20. Sjostrom L. Morbidity of severely obese subjects. J Clin Nutr 1992a; 55: 508S-515S.
21. Sjostrom L. Mortality of severely obese subjects. J Clin Nutr 1992b;55: 516S-23S.

22. Flanebaum L. Mechanisms of weught loss after surgery for clinically severe obesity. Obes Surg 1999; 9:516-23.
23. Capella JF, Capella RF. The weight reduction operation of choice: vertical banded gastroplasty or gastric bypass? Am J Surg 1996; 71:74-9.
24. Fobi MA, Lee H, Igwe D Jr, Felahy B, James E, Stanczyk M, et al. Revision on failed gastric bypass to distal Roux-en-Y gastric bypass: a review of 65 cases. Obes Surg 2001;11:190-5.
25. Buchwald H, Avidor Y, Braunwald E, Jensen MD, Pories W, Fahrbach K, et al. Bariatric surgery: a systematic review and meta-amalysis. JAMA 2004; 292(14): 1724-37.
26. Muscelli E, Mingrone G, Camastra S, Manco M, Pereira JA, Pareja JC. et al. Differential effect of weight loss on insulin resistance in surgically treated obese patients. Am J Med 118(1): 51-7.
27. Pories WJ, Swanson MS, Macdonald KG, et al. Who would have thought it? An operation proves to be the most effective therapy for adult-onset diabetes mellitus. Ann Surg 1995; 222: 339-52.
28. Hickey MS, Pories WJ, MacDonald KG, Cory KA, Dohm GL, Swanson MS, et al. A new paradigm for type 2 diabetes mellitus. Could it be a disease of the foregut? Ann Surg 1998; 227(5): 637-44.
29. Rubino F, Gagner M, Gentileschi P, Kini S, Fukuyama S, Feng J, et al. The early effect of the Roux-en-Y gastric bypass on hormones involved in body weight regulation and glucose metabolism. Annals of Surgery 2004; 240(2):236-42.
30. Holst JJ. Glucagon-like peptide 1 (GLP-1): an intestinal hormone, signaling nutritional abundance, with an unusual therapeutic potencial. Trends Endocrinol Metab 1999; 10:229-35.
31. Vahl TP, Paty BW, Fuller BD, Prigeon RL, D'alessio DA. Effects of GLP-1(7-36)NH2, GLP-1(7-37), and GLP-1(9-36)NH2 on intravenous glucose tolerance and glucose-induced insulin secretion in healthy humans. J Clin Endocrinol Metab 2003; 88(4):1772-9.
32. Wynne K, Stanley S, Bloom S. The gut and regulation of body weight. J Clin Endocrinol Metab 2004; 89(6):2576-82.
33. Rask E, Olsson T, Soderberg S, Johnson O, Seckl J, Holst JJ, et al. Impaired incretin response after a mixed meal is associated with insulin resistence in nondiabetic men. Diabetes Care 2001; 24(9):1640-5.
34. Vilsboll T, Krarup T, Deacon CF, Madsbad S, Holst JJ, et al. Reduced post-prandial concentrations of intact biologically active glucagons-like peptide 1 in type 2 diabetic patients. Diabetes 2001; 50:609-13.
35. Vilsboll T, Krarup T, Sonne J, Madsbad S, Volund A, Juul AG, et al. Incretin secretion in relation to meal size and body weight in healthy subjects and people with type 1 and type 2 diabetes mellitus. J Clin Endocrinol Metab 2003; 88(6): 2706-13.
36. Nathan DM, Schreiber E, Fogel H, Mojsov S, Habener JF. Insulinotropic action of glucagons-like peptide 1 (7-37) in diabetic and nondiabetic subjects. Diabetes Care 1992; 15:270-6.
37. Rubino F, Forgione A, Cummings DE, Vix M, Gnuli D, Mingrone G, et al. The Mechanism of diabetes control after gastrointestinal bypass surgery reveals a role of the proximal small intestine in the pathophysiology of type 2 diabetes. Ann of Surg 2006; 244:741-9.
38. DePaula A, Macedo ALV, Prudente AS, Queiroz L, Schraibman V, Pinus J. Laparoscopic sleeve gastrectomy with ileal interposition ("neuroendocrine brake"): pilot study of a new operation. SORD 2006; 2: 464-7.
39. Ballanthyne GH. Peptide YY(1-36) and Peptide YY(3-36) Part I. Distribution, release and actions. Obesity Surgery 2006; 16:651-8.

PARTE **4**

VIDEOCIRURGIAS ESPECIALIZADAS

28

Videocirurgia ginecológica: manejo dos tumores genitais

LEO FRANCISCO LIMBERGER
LUCIANA SILVEIRA CAMPOS

INTRODUÇÃO

As técnicas videolaparoscópicas trouxeram vantagens em relação às cirurgias tradicionais. Os menores tempos cirúrgicos, períodos de internação reduzidos, retorno precoce ao trabalho e resultados estéticos mais favoráveis são vantagens demonstradas pela videolaparoscopia em várias técnicas cirúrgicas. O aumento da expectativa de vida e o aumento da incidência de alguns tumores ginecológicos em mulheres jovens fazem das técnicas videolaparóscopicas uma opção no tratamento das pacientes. A manutenção da qualidade de vida das pacientes, com a preservação da radicalidade das cirurgias é factível do ponto de vista técnico, desde que haja a adequada seleção das pacientes.

CARCINOMA DE ENDOMÉTRIO

Os tumores de corpo uterino ocupam a quarta posição entre todas a neoplasias diagnosticadas na mulher no Brasil, com uma incidência de 12,89 por 100.000 mulheres (1). Em 1999, os tumores de corpo uterino corresponderam a 2,28% dos óbitos por câncer em mulheres no Brasil, segundo o INCA (Instituto Nacional do Câncer) (2). Apesar da importância desse tumor e do seu impacto na saúde da população, não existe um exame de rastreio cujo benefício seja satisfatório (3).

A maioria das pacientes desenvolve o carcinoma de endométrio a partir dos 50 anos (4, 5, 6, 7), e a incidência varia amplamente ao redor do mundo (1), possivelmente em função das variações de peso corporal, uso de terapia de reposição hormonal, características reprodutivas e níveis de estrogênios endógenos circulantes (8). A maioria dos carcinomas de endométrio é diagnosticada nos estádios iniciais, provavelmente em função do sangramento uterino anormal, fato que chama atenção para essa neoplasia, que tem prognóstico favorável (9).

Epidemiologia

Estudos epidemiológicos identificaram vários fatores de risco para adenocarcinoma de endométrio. Eles incluem idade (4, 6, 8), menarca precoce, infertilidade, nuliparidade, obesidade (4, 5, 8), disfunções ovarianas (10), terapia de reposição hormonal estrogênica isolada (4, 7, 8), menopausa tardia (4, 6, 8), diabetes melito (5, 6, 8) e uso de tamoxifeno (11). Entre os fatores protetores descritos na literatura estão gestações a termo (4, 5), contraceptivos orais (8, 12, 13), fumo (8, 13) e atividade física (14).

Estrogênio e progesterona

A maior parte dos fatores de risco e protetores pode ser explicada pela hipótese que postula sobre a exposição aos estrogênios endógenos e exógenos, sem antagonismo da progesterona ou de progestogênios sintéticos, aumentando a atividade mitótica das células endometriais, o que resulta em um aumento nos erros de replicação do DNA e mutações somáticas e leva à hiperplasia endometrial e neoplasia (15). Essa hipótese é consistente com as características epidemiológicas conhecidas da doença (4, 5, 6, 7).

Existem evidências que associam os estrogênios a determinados tipos histológicos de carcinoma endometrial, como os carcinomas endometrióides, também denominados carcinomas endometriais tipo I. Esses possivelmente se originam das hiperplasias induzidas pela exposição excessiva aos estrogênios e possuem um prognóstico favorável (8, 16). Os carcinomas endometriais tipo II são compostos pelos carcinomas serosos, que não parecem estar relacionados com a exposição estrogênica, provavelmente se desenvolvendo muito mais a partir do epitélio atrófico do que do hiperplásico e têm um curso menos favorável (16). Um estudo classificou 76 carcinomas endometriais a partir do tecido adjacente em atróficos (28 casos) e hiperplásicos (48 casos). As pacientes com neoplasias associadas à hiperplasia não fumavam e apresentavam menarca precoce, de maneira estatisticamente significativa, sugerindo uma relação desses tumores com exposição ao estrogênio (17).

As evidências moleculares apóiam a existência de um modelo dualístico de carcinogênese. Os carcinomas tipo I estão comumente associados a mutações no oncogene *ras*, no gene supressor de tumor PTEN (gene supressor tumoral produtor da proteína tensina) e instabilidades microssatélites, enquanto o carcinoma endometrial tipo 2 está associado a mutações no gene p53 (9, 16).

Um estudo pesquisou perda de heterozigocidade e instabilidade em sete seqüências de microssatélites descritas em outros tumores, na tentativa de detectar um marcador genético comum entre carcinomas e hiperplasias endometriais. A perda de heterozigocidade de pelo menos um marcador foi observada em 8/14 (57%) das hiperplasias e 16/29 (55%) dos carcinomas endometriais estudados (55%). Todas as hiperplasias exibiram pelo menos uma perda no braço curto do cromossomo 8. Dos 29 carcinomas da amostra, 25 eram endometrióides (18).

Outro estudo comparou os perfis de pacientes portadoras de carcinoma endometrial a partir da pesquisa de instabilidade microssatélite. Dos 229 carcinomas estudados, 70 eram positivos para os microssatélites pesquisados. No grupo positivo, 93% das pacientes eram brancas, e, no grupo negativo, 78%, sendo essa diferença estatisticamente significativa. As pacientes positivas para as instabilidades pesquisadas apresentavam uma chance 2,73 vezes maior de estarem no estádio inicial da doença, em comparação com as pacientes negativas. Entretanto, não houve uma diferença estatisticamente significativa no percentual de carcinomas endometrióides e da sobrevida nos dois grupos (19).

História familiar

O carcinoma de endométrio participa do grupo de neoplasias associadas à doença de Lynch (carcinoma colorretal hereditário não-associado à polipose) (20). Nas famílias afetadas, as mulheres têm um risco 20-30% maior do que o da população em geral de desenvolver os carcinomas de endométrio, e esses são diagnosticados 15 anos antes daqueles da população em geral. Entretanto, a maioria dos carcinomas de endométrio não está associada a essa síndrome (5, 9).

Tabagismo

Há evidências de que o tabagismo seria um fator protetor para o carcinoma endometrial (21). O tabagismo exerceria um efeito antiestrogênico, por meio da manutenção de peso das usuárias, por levar à menopausa mais precocemente, ou ainda por meio de diferenças no metabolismo do estrogênio existentes entre fumantes e não-fumantes. Os autores concluíram que parece haver uma diminuição pequena nos riscos de carcinoma endometrial, principalmente na pós-menopausa e se o tabagismo for de grande intensidade ou de longa duração. Entretanto, a existência de poucos estudos de maior poder estatístico (três coortes) limitou a generalização desses dados (21).

Terapia de reposição hormonal

Há uma vasta quantidade de literatura descrevendo a associação entre terapia de reposição hormonal (TRH) e o risco de carcinoma endometrial (4, 7, 22). O risco para o desenvolvimento do carcinoma endometrial após o uso de estrogênio isolado por um ano ou mais está associado a riscos relativos que variam de 1,5 a 10, dependendo do grupo-controle (4, 7, 8).

Uma metanálise avaliou em 30 estudos observacionais a associação entre uso de estrogênio sem oposição e/ou estrogênio associado a progestogênio no risco de desenvolvimento ou morte por carcinoma endometrial. A estrogenioterapia sem oposição mais do que dobra o risco relativo (RR: 2,3) entre as usuárias comparadas com não-usuárias, e o risco eleva-se com doses maiores e tempo de uso prolongado (uso por mais de 10 anos: RR: 9,5). A maior elevação de risco foi para o câncer não-invasor, mas o câncer invasor e o risco de morte por câncer endometrial também se elevaram. O RR para câncer endometrial entre mulheres usuárias de estrogênio associado a progestogênio foi de 0,8 (95% CI: 0,6, 1,2) (23).

Em outra metanálise, a terapia estrogênica em doses moderadas ou altas está associada significativamente a um aumento na taxa de hiperplasia, de uma OR de 5,4 (1,4-20,9) em 6 meses de tratamento a uma OR de 16,0 (9,3-27,5) em 36 meses de tratamento, com doses moderadas de estrogênio. Tanto o regime com progestogênio seqüencial como o com contínuo forneceram proteção para hiperplasia endometrial em mulheres que recentemente entraram na menopausa (menos de cinco anos), mas, em três anos de tratamento, as pacientes em esquema contínuo apresentaram uma freqüência menor de hiperplasia. Não houve diferença entre os grupos nas taxas de carcinoma (24).

Os progestogênios antagonizam o efeito dos estrogênios no endométrio e previnem o desenvolvimento de hiperplasia endometrial quando adicionados aos estrogênios (8). Desde 1980, os progestogênios foram adicionados à terapia de reposição hormonal para prevenir o risco de carcinoma endometrial comprovadamente existente com a terapia estrogênica isolada (8).

Estudos randomizados recentes, comparando uso de terapia de reposição hormonal combinada (estrogênio e progesterona) com placebo, não evidenciaram um aumento do risco nos carcinomas de endométrio (25, 26). O *Women's Health Initiative* (WHI) randomizou 16.608 mulheres na pós-menopausa para receber 0,625 mg de estrogênios conjugados e 2,5 mg de acetato de medroxiprogesterona ou placebo por mais de cinco anos (25). O *Heart and Estrogen/Progestin Replacement Study* randomizou 2.763 pacientes para receber a mesma dosagem de medicação ou placebo por 4 anos, quando o cegamento das pacientes foi quebrado e 2.321 mulheres foram acompanhadas por mais 2,7 anos (26). Nos dois estudos, não houve um aumento no risco de carcinoma de endométrio no grupo tratado (25, 26).

Tamoxifeno

O tamoxifeno é a medicação antineoplásica mais amplamente prescrita para o tratamento adjuvante do câncer de mama. É um modulador seletivo do receptor estrogênico (8). Existem estudos que sugerem que o tamoxifeno exerce um efeito estrogênico no endométrio, e vários relatos documentaram um aumento na incidência de hiperplasia endometrial e pólipos em mulheres tratadas com tamoxifeno (8).

Os primeiros resultados que avaliaram a associação entre carcinoma endometrial e tamoxifeno provenientes de um ensaio clínico randomizado são de 1989; esse ensaio comparava um grupo usando 40 mg/dia de tamoxifeno com outro recebendo tratamento placebo por dois anos, como terapia adjuvante, em 1.846 mulheres pós-menopáusicas portadoras de carcinomas mamários. Comparadas com o grupo-controle, o risco relativo de usuárias de tamoxifeno por mais de cinco anos para o desenvolvimento de carcinoma endometrial era 6,4 (1,4-2,8) vezes maior do que o dos controles (11).

O ensaio clínico *National Surgical Adjuvant Breast and Bowel Project* incluiu 2.843 pacientes com carcinoma de mama invasor, sem linfonodos comprometidos e com receptores estrogênicos positivos, que foram randomizadas para receber 20 mg/dia de tamoxifeno ou placebo por oito anos. Em comparação ao grupo placebo, o risco relativo para carcinoma endometrial foi significativamente maior no grupo tratado (RR: 7,5; IC: 1,7-32,7), e os tumores não apresentaram um prognóstico pior ou diferentes tipos histológicos do que o grupo não-tratado (27).

Outro estudo, com o objetivo de avaliar a redução na incidência de casos novos de carcinoma de mama em pacientes sem neoplasia e de alto risco, randomizou mulheres na pré e na pós-menopausa para receber 20 mg/dia de tamoxifeno ou placebo por cinco anos. Nesse estudo, também foi observado um aumento do risco relativo para carcinoma endometrial no grupo tratado, (RR: 2,53; IC: 1,35-4,97), e houve uma redução de 50% nos tumores não-invasivos e invasivos de mama nesse grupo, e os tumores das usuárias de tamoxifeno eram geralmente restritos à pelve e bem diferenciados (28).

Embora a literatura associe os carcinomas endometriais ao uso de tamoxifeno com melhor prognóstico por serem tumores mais diferenciados, um estudo de casos e controles realizado na Noruega, comparando pacientes com carcinoma de mama usuárias e não-usuárias de tamoxifeno, em relação ao desenvolvimento posterior de carcinoma endometrial, e usando a base de dados de todo o país, apresentou resultados menos favoráveis (29). O estudo incluiu 309 casos (portadoras de carcinoma endometrial e de mama) e 860 controles (portadoras de carcinoma de mama), e o risco de desenvolvimento de carcinoma endometrial após dois anos de uso foi significativamente maior nas usuárias de tamoxifeno. O risco relativo foi duas vezes maior para usuárias por 2-5 anos (IC: 1,2-3,2) e um risco relativo de 6,9 vezes maior para usuárias por mais de cinco anos (IC: 2,4-19,4). Os carcinomas estádios III e IV da FIGO (Federação Internacional de Ginecologia e Obstetrícia) ocorreram significativamente com mais freqüência nas usuárias de tamoxifeno por mais de dois anos do que em não-usuárias (17,4% e 5,4%, respectivamente, p: 0,006) (29).

Estrogênios endógenos

Enquanto os estrogênios exógenos foram amplamente estudados na literatura, as evidências avaliando o papel dos estrogênios endógenos são limitadas (8). Na pós-menopausa, a produção de estrogênios persiste pela conversão periférica de androgênios que ocorre predominantemente no tecido adiposo (8, 30). Alguns estudos epidemiológicos detectaram uma correlação positiva entre níveis séricos de estrona (22, 30), estradiol (22, 30, 31) e negativa para SHBG (31) (globulina de ligação dos hormônios sexuais) e o peso corporal em mulheres pós-menopáusicas saudáveis e em portadoras de carcinoma endometrial na pós-menopausa.

Um estudo incluiu 68 portadoras de carcinoma endometrial na pré-menopausa e 208 na pós-menopausa e 107 controles pré-menopáusicas e 209 pós-menopáusicas. Foi detectada uma associação entre níveis aumentados de androstenediona e carcinoma de endométrio na pré-menopausa (OR: 3,6, IC: 1,2-11) e na pós-menopausa (OR: 2,8; IC: 1,5-5,2) e níveis elevados de estrona apenas na pós-menopausa. (OR: 2,2, IC:1,2-4,4). Níveis elevados de SHBG na pós-menopausa (OR: 0,51; IC: 0,27-0,95) foram relacionados com uma diminuição na associação (13). Outro estudo detectou uma associação entre níveis elevados de androstenediona e estradiol entre portadoras de carcinoma de endométrio (118 pacientes) e controles saudáveis (334 pacientes), mesmo após a correção para o índice de massa corporal (32). Nos dois estudos, a associação entre carcinoma de endométrio e alguns hormônios foi alterada pelo IMC (índice de massa corporal). Neste último estudo, a associação diminuiu para o estradiol e desapareceu para a estrona após a correção, e, no estudo anterior, a associação desapareceu para o estradiol e diminuiu para a estrona na pós-menopausa, sendo que, na pré-menopausa, a associação desapareceu para ambos. Por outro lado, a correção da associação entre carcinoma endometrial e obesidade praticamente não foi influenciada pelos níveis hormonais, sugerindo a hipótese de que os níveis aumentados de estrogênios isoladamente não explicariam o risco associado à obesidade (13).

Obesidade e diabetes

Entre os fatores de risco associados ao carcinoma de endométrio, a obesidade ocupa um papel de destaque (3, 4, 5, 6). O ponto de corte a partir do qual o aumento no risco começa a ser detectado varia, mas os estudos geralmente detectam o risco com IMC a partir de 28 kg/m (2, 4, 7, 13, 22), e o risco aumenta com o aumento do IMC. Há consenso na literatura quanto à associação entre a obesidade e o carcinoma de endométrio, mas a relação com deposição central de gordura é controversa (7, 12, 13). Em estudo epidemiológico publicado em 1984, de caso-controle, o risco relativo para o desenvolvimento de carcinoma de endométrio para mulheres pré-menopáusicas com IMC entre 25-29 kg/m^2 foi de 3,9 (1,2-12,9), e, para pacientes, com IMC maior do que 30, o RR foi de 20,3 (4,0-103,5) para o desenvolvimento de carcinoma de endométrio. Para mulheres na pós-menopausa, o RR foi de 3,3 (1,8-6,0), para pacientes com IMC entre 25-29, e o RR foi de 7,6 (4,2-14,0) para mulheres com IMC maior do que 30 (4). Outro estudo de casos-controle incluiu 188 pacientes com carcinoma de endométrio e 334 controles saudáveis e avaliou quatro grupos de IMC. O risco foi significativamente aumentado apenas no grupo de IMC maior ou igual a 36,4 kg/m2, com um risco relativo de 2,3, variando entre 1,2-3,9 (22). Um estudo de caso-controle aninhado à coorte do *Iowa Women's Health Study* incluiu 63 casos e 1.274 controles detectando associação do carcinoma de endométrio à obesidade a partir de IMC de 28,33 kg/m^2 (OR: 2,63; IC: 1,44-4,80) (7).

Um estudo analisou o prognóstico das pacientes obesas com carcinoma endometrial, avaliando 492 mulheres obesas e não-obesas, e detectou que o IMC se relacionava com o grau de diferenciação e o estádio, conhecidos fatores prognósticos. As pacientes mais obesas apresentavam tumores mais diferenciados e menos invasores. Houve também uma diferença estatisticamente significativa no tempo para a recorrência, que aumentava com o aumento do IMC (p: 0,0136). Embora houvesse uma tendência de uma proporção maior de tumores serosos ou de células claras nas pacientes não-obesas, a diferença não foi estatisticamente significativa (33).

A obesidade na pós-menopausa leva a um aumento na produção periférica de estrogênios (13, 22, 30, 31), principalmente pela aromatização da androstenediona em estrona nas células adiposas (8, 30, 34). Em alguns estudos, a associação entre níveis elevados de estrogênios e carcinoma de endométrio não é observada (31), e autores sugerem a possibilidade de produção de estrogênios pela aromatização dos precursores adrenais no tecido endometrial (13). Embora a existência de aromatase não tenha sido documentada no endométrio normal, existem relatos de sua presença em células de carcinoma endometrial obtidas após histerectomia (35). Níveis elevados de androstenediona estão associados a carcinoma de endométrio (12, 13) em vários estudos, e, em alguns deles, não houve correlação com o peso corporal das pacientes (11). Os níveis diminuídos de SHBG nas mulheres com IMC maior (13, 31) aumentariam a biodisponibilidade do estradiol (8). Existem estudos relatando uma diminuição do risco de carcinoma de endométrio com níveis elevados de SHBG (13).

Embora o diabetes melito seja classicamente descrito como fator de risco para carcinoma de endométrio (5, 6, 13, 22, 36), a literatura apresenta dados controversos ao avaliar o papel da insulina na sua gênese. Um estudo de casos-controle com o objetivo de avaliar a contribuição específica do diabetes melito como fator de risco para o carcinoma de endométrio verificou que as pacientes diabéticas apresentavam uma chance quase duas vezes maior de terem carcinoma de endométrio (OR: 1,86; IC: 1,37-2,52), e as pacientes obesas também apresentavam uma chance maior de desenvolverem carcinoma de endométrio, se comparadas às pacientes de peso normal (OR: 3,88; IC: 3,11-4,85). Esses dados foram analisados com modelos de regressão logística, e, ao se comparar pacientes diabéticas de peso normal ou com sobrepeso com controles sem diabetes e de peso normal, os riscos detectados não foram estatisticamente significativos (respectivamente, OR: 1,10; IC: 0,66-1,86 e OR: 1,58; IC: 0,81-3,05). Apenas as mulheres obesas e diabéticas apresentaram um risco estatisticamente significativo (OR: 2,95; IC: 1,60-5,46). Os autores concluíram que mulheres diabéticas não-obesas não apresentaram uma chance maior de terem carcinoma de endométrio em comparação a mulheres não-diabéticas e não-obesas, mas eles não descartaram a relação da insulina com esse tumor, aventando a hipótese de mecanismos celulares ainda não-esclarecidos (32). Outro estudo também verificou o desaparecimento da associação entre diabetes e carcinoma de endométrio após o controle para o índice de massa corporal (7).

Existe um estudo recente tentando relacionar uma medida indireta de insulina em jejum, o peptídeo C, que observou uma relação positiva entre níveis de peptídeo C e carcinoma de endométrio (excluídas as pacientes com diabetes melito). A relação desaparecia ao se corrigirem os níveis em função do índice de massa corporal, e os autores concluíram que os dados não eram compatíveis com a hipótese de que o efeito da obesidade no carcinoma de endométrio seja mediado por altos níveis de insulina. Por outro lado, a correção dos níveis de peptídeo C praticamente não influenciou na associação entre IMC e carcinoma de endométrio (12). Entretanto, os autores fizeram a ressalva de que o peptídeo C pode ser um indicador de hiperinsulinemia a curto prazo, enquanto que o IMC pode ser um indicador melhor de exposição à insulina a longo prazo.

Histologia

A classificação histológica inclui vários subtipos de carcinomas endometrióides (adenocarcinoma com diferenciação escamosa, viloglandular, secretor, com células ciliadas) e não-endometrióides (mucinoso, seroso, com células claras, misto, escamoso, com células transicionais, com pequenas células, indiferenciado). Cerca de 80% dos carcinomas endometriais são endometrióides (37). A graduação histológica da FIGO é aplicável apenas aos carcinomas endometrióides. Atualmente são considerados carcinomas tipo I os carcinomas endometrióides GI e GII, e os carcinomas tipo II incluem os carcinomas endometrióides GIII e os não-endometrióides (37).

Os carcinomas serosos são a variante mais agressiva, e sua provável lesão precursora é o carcinoma endometrial intra-epitelial, um achado raro, podendo estar associado à disseminação intraperitoneal transtubal (38). Com exceção do carcinoma endometrial intra-epitelial, o conceito de adenocarcinoma *in situ* não é mais considerado válido. Não deve ser confundido com o adenocarcinoma intramucoso ou intra-endometrial, em que há invasão do estroma endometrial (estadio IA da FIGO) (37).

O carcinossarcoma endometrial tem sido considerado como um subtipo de carcinoma endometrial, já que estudos epidemiológicos, clinicopatológicos, imuno-histoquímicos e moleculares sugerem uma natureza monoclonal com origem endometrial. Dada a tendência de disseminação linfática, transperitoneal e altas taxas de recorrência, a abordagem cirúrgica é aquela proposta para os carcinomas não-endometrióides (37).

Diagnóstico

O sangramento uterino anormal é o sintoma mais freqüentemente encontrado no carcinoma endometrial (9). Todas as mulheres com carcinoma endometrial na pós-menopausa e mulheres no menacma com sangramento uterino anormal e fatores de risco para o desenvolvimento de carcinoma endometrial e hiperplasia devem ser submetidas a investigação diagnóstica. A probabilidade de uma mulher pós-menopáusica com sangramento apresentar carcinoma de endométrio é entre 5-10% e aumenta com a idade e os fatores de risco (39). A estratégia de iniciar com biópsia endometrial é mais custo-efetiva quando a prevalência de carcinoma endometrial é maior do que 15%. A estratégia de iniciar com ecografia transvaginal e biópsia, caso haja anormalidade, é mais custo-efetiva nas populações em que a prevalência do carcinoma de endométrio é menor (40). Normalidade para ecografia transvaginal é definida como uma linha endometrial menor do que 4-5 mm. Para um examinador experiente, um endométrio fino e regular está associado a um risco muito baixo de carcinoma endometrial. Acima desse limiar, a maioria dos autores recomenda biópsia. Existem vários dispositivos para obtenção de amostragem endometrial. A acurácia de biópsia tipo *pipelle* é de 81-99% de sensibilidade e de 98% de especificidade. O Ca-125 é um marcador tumoral em potencial, mais comumente elevado nos carcinomas tipo II ou tumores avançados (37).

Estadiamento e prognóstico

O estadiamento da FIGO do carcinoma de endométrio está descrito na Tabela 28.1. Os fatores prognósticos histológicos mais importantes são estadiamento da FIGO, invasão miometrial, tipo histológico, grau de diferenciação. Entre 5-15% das pacientes com citologia peritoneal positiva não têm sinais de doença extra-uterina e são estadiadas como EC IIIA. Os estádios da FIGO refletem a sobrevida das pacientes: 85% I, 75% II, 45% III, 24% IV. A sobrevida de 5 anos da FIGO nos estádios IA-IC é alterada pela gradação tumoral, chegando a 45% nos carcinomas IC de grau III (37).

Tratamento cirúrgico

O tratamento cirúrgico do carcinoma de endométrio inclui a obtenção de lavados peritoneais para citologia, histerectomia total incluindo a cérvice uterina e salpingooforectomia bilateral. Em casos selecionados, há lugar para omentectomia e ressecção ampla dos linfonodos retroperitoneais (3). Embora

Tabela 28.1

Estadiamento da FIGO para o carcinoma endometrial (3)

Estádio	Descrição
Estádio I	Restrito ao corpo uterino
Estádio IA	Tumor limitado ao endométrio
Estádio IB	Invasão de menos da metade do miométrio
Estádio IC	Invasão de mais da metade do miométrio
Estádio II	Envolvimento cervical
Estádio IIA	Envolvimento glandular
Estádio IIB	Envolvimento do estroma cervical
Estádio III	Invasão da pelve
Estádio IIIA	Invasão da serosa ou anexos ou citologia peritoneal positiva
Estádio IIIB	Metástase vaginal
Estádio IIIC	Metástases para linfonodos pélvicos ou paraaórticos
Estádio IV	Metástases à distância
Estádio IVA	Envolvimento da mucosa vesical ou retal
Estádio IVB	Metástases à distância

os resultados ainda sejam iniciais, a histerectomia videolaparoscópica é factível para o tratamento do carcinoma endometrial. Líquido para citologia, biópsias peritoneais, amostragem linfonodal e omentectomia podem ser realizadas em um único procedimento (41). A histerectomia videolaparoscópica foi descrita inclusive para mulheres obesas (42).

Dúvidas e comentários são freqüentemente antepostos às histerectomias videolaparoscópicas pelos mais céticos e enfadonhos motivos. Assim, deve estar claro e consistente que a histerectomia laparoscópica veio substituir a histerectomia abdominal e acrescentar novos ensinamentos para a histerectomia vaginal. A histerectomia vaginal é de mais difícil execução do que a histerectomia abdominal, e a laparoscópica é mais difícil do que a vaginal, porém é a única que oferece uma ampla e completa visualização de toda a cavidade abdominal. Os volumes uterinos contrapõem semelhante dificuldade até volumes equivalentes a 14 semanas de gravidez. Superada essa curva de aprendizado, dependerá da motivação do cirurgião executá-la ou não.

A técnica laparoscópica preenche todas as exigências da FIGO, 1988, para tratamento do carcinoma de endométrio. Poucos cirurgiões, todavia, satisfazem as exigências para cirurgias avançadas, quiçá videolaparoscópicas. Assim, enumeraremos as propostas e a técnica laparoscópica para o tratamento do carcinoma de endométrio. Os carcinomas de endométrio tipo I disseminam-se primariamente para os linfonodos pélvicos. A excisão dos linfonodos obturadores e ilíacos permite a identificação de 90% dos linfonodos positivos. Os obturadores são os mais comumente envolvidos, sendo raro o envolvimento isolado de linfonodos paraaórticos.

As indicações para linfadenectomia paraaórtica seriam linfonodos pélvicos positivos, metástases anexiais e infiltração da serosa. A indicação de linfadenectomia é controversa na literatura, talvez sendo curativa para tumores GIII, com mais de 11 linfonodos retirados. Os carcinomas endometrióides tipo I, GI e GII da FIGO, restritos ao endométrio ou miométrio inicial, têm uma probalidade pequena de positividade linfonodal. Estas últimas pacientes não se beneficiariam da linfadenectomia.

Técnica operatória

1. Raquianestesia com morfina, anestesia geral e sondagem nasogástrica.
2. Fixação dos membros superiores ao longo do corpo.
3. Posicionamento dos membros inferiores em perneiras cômodas em ângulo de 170°, com as nádegas distando 10 cm da mesa, conforme demonstração na Figura 28.1.
4. Anti-sepia, colocação de campos operatórios, sondagem vesical com sonda 18 e colocação de manipulador uterino tipo cânula para cromotubagem, sendo esse dispositivo considerado pelos autores deste capítulo o mais adequado, por permitir amplo manuseio uterino e vaginal, bem como não interceptar abordagem dos espaços pararretais, paravesicais, do reto, dos paramétrios em todos os seus pontos. Realizar a manipulação uterina com obliteração do colo uterino, para evitar recidiva em cúpula vaginal.
5. Posicionamento do cirurgião à esquerda da paciente e do primeiro auxiliar à direita. O segundo auxiliar realiza a manipulação uterina por via vaginal.
6. Insuflação com agulha de Veress e punção com trocarte de 10 mm supra-umbilical, para introdução de ótica, sempre de 30°. Inicia-se a insuflação com 1 L/min até se introduzirem 2 L de CO_2 na cavidade, quando se passa à insuflação máxima disponível no aparelho. Trabalha-se com pressões que variam de 15-18 mmHg, conforme tolerância da paciente.
7. Amplo inventário de toda a cavidade peritoneal, iniciando-se pelo diafragma, peritônio, fígado, baço, estômago, cólon, intestino delgado, epíploon e dos órgãos pélvicos.
8. Realização de outras três punções suprapúbicas de 5 mm. Neste momento promove-se a coleta

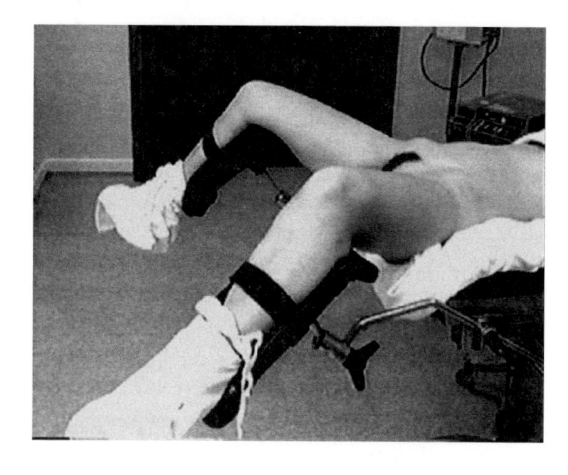

FIGURA 28.1 Posição para cirurgia pélvica laparoscópica.

de líquido, ou lavado peritoneal, bem como de eventuais biópsias.
9. Selagem e secção dos vasos do ligamento infundibulopélvico com gerador de ligadura para vasos (ligasure) ou bisturi ultra-sônico (auto-sonix).
10. Secção do ligamento redondo e do ligamento largo.
11. Dissecção do peritônio vesicouterino com descolamento rombo da bexiga, sendo por vezes necessário o uso de gaze normal não-laparoscópica, que é introduzida pelo trocarte da ótica.
12. Selagem e secção dos vasos uterinos, do paramétrio em toda sua extensão, bem como do pilar vesical e de parte do ligamento uterossacro.
13. Realização dos mesmos passos contralaterais.
14. Introdução de uma pinça de Rochester no fundo de saco vaginal anterior, para avaliar se o descolamento vesical foi suficiente.
15. Promoção da abertura da parede vaginal anterior, que é ampliada com a pinça de Rochester, sendo nesse momento retirada a gaze utilizada no descolamento vesical.
16. Desfeito o pneumoperitônio, retirada do manipulador uterino e utilização de uma pinça extratora dentro de uma luva cheia de gazes para a preservação do pneumoperitônio, que é fixada à abertura vaginal e ao colo uterino.
17. Secção circunferencial da vagina.
18. Retirada do útero por via vaginal, com abertura da cavidade uterina para estudo da invasão miometrial.
19. Realização de sutura vaginal laparoscópica com vicryl 2-0, quando o procedimento for dado por satisfatório.
20. Realização da linfadenectomia pélvica quando necessário (ver técnica de histerectomia radical laparoscópica).
21. Realização da omentectomia quando estiver indicada. Posicionamento da paciente em proclive; a torre é girada para a cabeceira direita da paciente, e a omentectomia é realizada junto ao cólon transverso e o omento é retirado igualmente por via vaginal.
22. Retirada dos trocartes sempre sob visão direta, com o cuidado de esvaziar o pneumoperitônio.
23. Realização de sutura da pele com monocryl 4-0.
24. Retirada da sonda vesical em 24 horas, e a alta da paciente é dada em 48 horas.
25. Administração de antibioticoterapia profilática, com cefazolina, 2 g, na indução anestésica e, se o procedimento se prolongar, repete-se 1 g a cada 2 horas.

CARCINOMA DE COLO UTERINO

Introdução

O carcinoma de colo uterino é uma doença de morbidade e mortalidade consideráveis. Aproximadamente 500.000 mulheres desenvolvem carcinoma de colo uterino a cada ano no mundo (43), sendo que 80% dos casos acontecem nos países menos desenvolvidos. Para o ano de 2006, a estimativa do INCA é de 19.260 novos casos de carcinoma do colo uterino, aproximadamente 20 casos para cada 100.000 mulheres. Cerca de 17.090 casos novos são esperados no Rio Grande do Sul (44). Nos EUA, a média de idade do diagnóstico é de 47 anos, com a metade dos casos sendo diagnosticada antes dos 35 anos. Entretanto, mulheres acima dos 35 anos contribuem desproporcionadamente para a mortalidade, em função do diagnóstico de doença avançada (45).

Etiologia e fatores de risco

O principal agente etiológico implicado no desenvolvimento do carcinoma de colo uterino e das suas lesões precursoras é papiloma vírus humano (HPV), com mais de 95% dos carcinomas cervicais contendo o DNA do vírus HPV, demonstrando que o HPV é causa necessária para o desenvolvimento do carcinoma de colo (46, 47). O vírus é adquirido principalmente pela via sexual (48). Os subtipos virais claramente implicados nas neoplasias anogenitais são 16, 18, 31, 35, 39, 45, 51, 52 e 58, sendo que os subtipos 16 e 18 são os mais freqüentes (46, 48). Os subtipos 16 e 18 têm duas unidades transcricionais, E6 e E7, que codificam proteínas essenciais para a replicação viral. A oncoproteína E6 exerce seu efeito pela ligação e inativação do agente supressor de tumor TP53, e a E7 inativa produtos do gene do retinoblastoma, o pRB, que controla a integridade do DNA no ciclo celular (48).

Embora esteja claramente estabelecido na literatura que o HPV é o agente etiológico necessário para o desenvolvimento do carcinoma de colo uterino (46, 47), a infecção pelo HPV pode não ser suficiente para o estabelecimento do processo neoplásico, havendo possivelmente outros fatores atuando em conjunto com o HPV (49). Os co-fatores podem atuar na carcinogênese de três maneiras: influenciando o contágio do vírus, aumentando o risco de persistência ou facilitando a carcinogênese propriamente dita. A paridade talvez seja o co-fator mais importante no processo de carcinogênese, sendo que o risco aumenta com o aumento da prole (OR: 3,88; IC 95%: 1,99-7,55 para cinco ou mais filhos) (49). O aumento do risco associado ao uso dos contraceptivos orais é controverso (49). Outros fatores de risco seriam início da atividade sexual antes dos 16 anos, número de parceiros maior do que 4 e história de condilomas genitais (48).

Pacientes recebendo agentes imunossupressores (48) e HIV-positivo (50) também têm um risco aumentado de desenvolver carcinoma de colo uterino. O tabagismo é um fator de risco independente associado ao carcinoma invasor. O risco ajustado para fumantes de mais de 5 pacotes/ano é de 2,81 (IC 95%: 1,73-4,55), estando também aumentado em fumantes eventuais (2,21; lC 95%: 1,44-3,39) e fumantes passivas (OR: 3,43; IC 95%: 1,23-9,54) (51). Carcinógenos específicos do tabaco e hidrocarbonetos aromáticos policíclicos foram identificados no muco cervical e epitélio de mulheres tabagistas (52).

Diagnóstico e histologia

O diagnóstico do carcinoma de colo uterino deve ser feito mediante confirmação histológica de lesão suspeita na cérvice. Se a biópsia amostrar células que sugerem microinvasão, e a paciente não apresenta lesão que sugira invasão aparente, uma conização do colo uterino deve ser feita. Para estadiar lesões ocultas, deve-se obter uma quantidade suficiente de estroma para permitir a avaliação adequada da profundidade e da largura da lesão abaixo da membrana basal (48).

Cerca de 80% dos carcinomas primários do colo uterino se originam de uma lesão intra-epitelial de alto grau preexistente (LIEAG) (48). Os adenocarcinomas de cérvice contribuem para 20% dos carcinomas invasores (48). Nos países desenvolvidos, a incidência dos adenocarcinomas está aumentando em relação aos carcinomas escamosos (53). O HPV 16 estaria presente em 68% dos tumores escamosos, e o HPV 18 estaria presente em 71% dos adenocarcinomas e 71% dos carcinomas adenoescamosos (54), embora outros estudos sugiram que essa diferença na preponderância do HPV 18 nos adenocarcinomas em relação aos carcinomas escamosos esteja restrita apenas ao sudoeste asiático (53). Outros subtipos de adenocarcinomas seriam o carcinoma de células claras e o carcinoma de pequenas células (neuroendócrino) (48). O tabagismo não parece ser um fator de risco importante para os adenocarcinomas (53).

Estadiamento

O estadiamento do carcinoma de colo uterino deve ser estabelecido por ocasião do diagnóstico; é baseado na avaliação clínica e não deve ser mudado, mesmo quando achados transoperatórios documentem doença mais avançada. O estádio é determinado clinicamente, com base no tamanho do tumor e em sua extensão para a pelve. Modificações no estádio da FIGO foram feitas em 1994 para estabelecer a definição de carcinoma microinvasor e subdividir os carcinomas IB em IB1 e IB2 (55). A proposta atual de estadiamento para carcinoma do colo uterino consta na Tabela 28.2.

A drenagem linfática do colo uterino segue rotas pré-ureterais, pós-ureterais e uterossacrais, seguindo esta ordem: linfonodos parametriais, obturadores e hipogástricos (ilíacos internos), ilíacos externos, présacrais e ilíacos comuns. Linfonodos paraaórticos são a segunda estação e são considerados metastáticos. Os locais mais comuns de metástases à distância incluem linfonodos aórticos e mediastinais, pulmões e ossos (55). No Brasil, entre 1995 e 2002, a partir de dados coletados em 96 centros de alta complexidade em oncologia cadastrados pelo SUS, compreendendo 29.263 casos de carcinoma de colo uterino, inferiu-se que 45,5% das pacientes chegaram ao atendimento nos estádios III e IV, sem condições de receber tratamento curativo (56, 57).

Exames subsidiários adicionais são permitidos, mas o difícil acesso é fato na maioria dos países, como tomografia computadorizada, ressonância nuclear magnética, tomografia por emissão de pósitrons (PET), ultra-sonografia, cintilografia óssea e linfangiografia. Embora os resultados de tomografia computadorizada, ressonância nuclear magnética e PET não possam ser usados no estadiamento da FIGO, as informações obtidas desses estudos têm sido usadas para avaliar mais acuradamente a extensão da doença pélvica e as metástases linfonodais, o que pode afetar as recomendações de tratamento. Entretanto, o uso dessas modalidades de tratamento não melhorou a sobrevida de mulheres com carcinoma de colo uterino em estudo recente (48).

Tabela 28.2
Resumo esquemático do estadiamento do câncer do colo uterino da FIGO (55, 56)

Estádio	Descrição
Estádio 0	Carcinoma *in situ*
Estádio I	Carcinoma invasor confinado ao colo uterino
Estádio IA	Carcinoma invasor diagnosticado somente pela microscopia
Estádio IA1	Invasão do estroma ≤ 3 mm profundidade, ≤ 7 mm extensão horizontal
Estádio IA2	Invasão do estroma ≤ 5 mm profundidade, ≤ 7 mm extensão horizontal
Estádio IB	Lesões maiores do que IA2 restritas ao colo
Estádio IB1	Lesões clínicas < 4 cm
Estádio IB2	Lesões clínicas > 4 cm
Estádio II	Além do útero, mas não parede pélvica ou terço inferior da vagina
Estádio IIA	Invasão de até dois terços da vagina, sem invasão do paramétrio
Estádio IIB	Invasão parametrial
Estádio III	Invasão de terço inferior da vagina/parede pélvica/hidronefrose
Estádio IIIA	Invasão do terço inferior da vagina, sem invasão da parede pélvica
Estádio IIIB	Invasão da parede pélvica e/ou hidronefrose ou rim não-funcionante
Estádio IV	Invasão da mucosa, vesical ou retal ou além da pelve verdadeira; edema bolhoso não categoriza estádio IV
Estádio IVA	Invasão da mucosa vesical ou retal
Estádio IVB	Metástase à distância

A recomendação do Ministério da Saúde do Brasil para a solicitação de exames subsidiários inclui exames de bioquímica, raio X de tórax e ultrassonografia abdominal e pélvica. Tomografia, ressonância nuclear magnética e urografia excretora devem ser solicitadas apenas em casos selecionados. Nos estádios III e IV, há a recomendação para a solicitação de uretrocistoscopia e retossigmoidoscopia (58).

O estadiamento cirúrgico dos pacientes com tumores maiores, que inclua principalmente o acesso a linfonodos pélvicos e paraaórticos, teria a vantagem teórica de identificar doença microscópica que possa ser tratada com radioterapia aos linfonodos paraaórticos, sendo sugerido por alguns autores (48). O estadiamento clínico é recomendado pela FIGO, pois permite a comparação entre os resultados dos diferentes tipos de tratamento em diferentes centros (55). Esse tema é importante porque o acesso ao tratamento cirúrgico em países em desenvolvimento pode ser restrito (48).

Prognóstico

O estadiamento clínico é um indicador prognóstico confiável para pacientes com carcinoma cervical. A sobrevida em cinco anos chega a 100% em pacientes no estádio IA e 70-85% no estádio IB1 e lesões pequenas do estádio IIA. A sobrevida para tumores mais localmente avançados varia e é modificada significativamente pelo volume de doença, idade e co-morbidades. A sobrevida livre de doença é de 50-70% nos estádios IB2 e IIB, 30-50% no estádio III e 5-15% no estádio IV (48). Metástases em linfonodos pélvicos e linfonodos paraaórticos estão associadas à piora da sobrevida. Entre pacientes que foram submetidas a estadiamento cirúrgico ou linfadenectomia, a sobrevida em 5 anos foi relacionada com o número de linfonodos positivos: 62% para um linfonodo positivo, 36% para dois linfonodos positivos, 20% para três ou quatro linfonodos positivos e zero para cinco ou mais (59). Para 732 pacientes no estádio I tratadas com cirurgia radical, metástases linfonodais, tamanho do tumor, invasão estromal profunda e envolvimento do espaço intravascular foram fatores prognósticos independentes para a recorrência (60). Outro estudo do GOG também confirmou um aumento na taxa de recorrência para pacientes sem linfonodos comprometidos, apresentando as variáveis histopatológicas citadas (61).

O tamanho do tumor está relacionado ao risco de doença extrapélvica bem como ao risco de recorrência central pós-tratamento (62, 63). Tumores maiores de 4 cm são classicamente descritos na literatura como tendo um maior risco de apresentarem metástases em linfonodos retroperitoneais no momento do diagnóstico e um maior risco de virem a apresentar recorrências locais e metástases à distância (62), sendo 4 cm o ponto de corte para divisão do estádio IB (55). Entretanto, estudo recente sugere que a presença de invasão do espaço linfovascular para os carcinomas no estádio IB2 seja, talvez, o fator mais importante (63).

Outros fatores prognósticos importantes incluem subtipo histológico, idade da paciente e outras co-morbidades, incluindo anemia. Embora sejam menos do que 5% dos carcinomas cervicais, os carcinomas adenoescamosos e os carcinomas de pequenas células com características neuroendócrinas têm prognóstico particularmente desfavorável. Mulheres HIV-positivo, com baixa contagem de células CD4, têm também um prognóstico reservado, mesmo aquelas aparentemente nos estádios iniciais da doença (48).

Tratamento

O tratamento do carcinoma do colo uterino proposto pela FIGO em 2000 está descrito na Tabela 28.3.

O melhor tratamento para os carcinomas escamosos microinvasores em que há invasão do espaço linfático ou vascular permanece indefinido (48). A invasão do espaço vascular ou linfático está associada ao risco de mestástases para os linfonodos pélvicos e recorrência (63). Portanto, a maioria dos ginecologistas oncológicos recomenda histerectomia radical com linfadenectomia prévia ou radioterapia nessa situação (55).

O tratamento no estádio IB deve levar em conta tamanho do tumor, idade da paciente, presença de co-morbidades e recursos disponíveis no local de tra-

Tabela 28.3
Tratamento da FIGO para o carcinoma invasor do colo uterino

Estádio	Descrição
Estádio IA1	Histerectomia vaginal ou abdominal
Estádio IA2	Histerectomia radical modificada com linfadenectomia pélvica
Estádio IB1	Histerectomia radical abdominal com linfadenectomia pélvica ou radioterapia[1]
Estádio IB2	Quimiorradioterapia[2]/histerectomia radical abdominal com linfadenectomia pélvica[3]/ quimioterapia neo-adjuvante seguida de histerectomia radical com linfadenectomia pélvica[4]
Estádio IIA[5]	Quimiorradioterapia[2]/histerectomia radical abdominal com linfadenectomia pélvica/ quimioterapia neo-adjuvante seguida de histerectomia radical com linfadenectomia pélvica[4]
Estádio IIB	Quimiorradioterapia[2]
Estádio IIIA	Quimiorradioterapia[2]
Estádio IIIB	Quimiorradioterapia[2]
Estádio IVA	Quimiorradioterapia ou exenteração pélvica
Estádio IVB	Tratamento paliativo

1. Inclui radioterapia externa e braquiterapia.
2. Inclui radioterapia externa e braquiterapia com doses semanais concomitantes de cisplatina.
3. Inclui radioterapia se necessário.
4. Três ciclos de platina seguidos de cirurgia e de radioterpia, se necessário.
5. Tumores menores do que 4 cm podem ser tratados como no estádio IB2.

tamento (55). Em 1994, a FIGO dividiu o estádio IB em tumores menores e maiores do que 4 cm (estádios IB1 e IB2) para refletir a maior taxa de recorrência e o risco de disseminação nodal dos tumores maiores (48). Há consenso na literatura de que tamanho tumoral é um dos principais fatores prognósticos (60, 61, 62, 63).

A controvérsia em relação ao melhor tratamento para o carcinoma de colo uterino inicial existe há muitas décadas. Há algumas vantagens do tratamento cirúrgico em relação à radioterapia, especialmente em mulheres mais jovens e se esse for o único tratamento necessário. O tempo de tratamento é mais curto, a função ovariana é preservada, a extensão acurada da doença é estabelecida; pode haver vantagens na preservação da função sexual (embora isso nunca tenha sido claramente estabelecido), e as seqüelas tardias de radiação são evitadas. Entretanto, se tratamento adjuvante com quimioterapia ou radioterapia forem necessários, essas vantagens desaparecem (64). O único ensaio clínico randomizado comparando tratamento cirúrgico com radioterapia demonstrou que essas duas modalidades são comparativamente efetivas (65). O estudo incluiu 496 mulheres nos estádios IB e IIA que foram randomizadas para receber cirurgia ou radioterapia. Pacientes com envolvimento parametrial e amplo envolvimento estromal e linfonodos positivos receberam tratamento radioterápico adicional. A distribuição dos fatores de risco histopatológicos diferiu significativamente de acordo com o diâmetro cervical, especialmente estadiamento cirúrgico e invasão do espaço linfovascular. A terapia adjuvante foi indicada em 54% das pacientes no grupo cirúrgico que estavam no estádio IB1 e 84% das pacientes no estádio IB2. O grupo que recebeu cirurgia e radioterapia adjuvante apresentou o maior número de complicações. O tamanho tumoral foi considerado o principal fator de risco para recorrência, independentemente de outros fatores, e também foi o fator que mais se relacionou com a necessidade de radioteria complementar. Os autores concluíram que o grupo que apresentou os melhores resultados cirúrgicos foi o das pacientes com tumores menores do que 4 cm (65). A radioterapia pós-operatória está associada a menores taxas de recorrência em comparação a nenhum tratamento para pacientes no estádio IB com uma combinação de fatores histopatológicos de mau prognóstico (61).

Desde os primeiros relatos de linfadenectomia pélvica laparoscópica em 1987 (24), algumas técnicas laparoscópicas para o tratamento do carcinoma do colo uterino têm sido descritas na literatura. O primeiro relato de tratamento laparoscópico para carcinoma de colo uterino descrevia linfadenectomia pélvica retroperitoneal. Desde então, várias técnicas videolaparoscópicas têm sido descritas. Factibilidade técnica e segurança foram demonstradas em carcinomas de colo uterino e endométrio. Vários autores identificaram vantagens específicas das cirurgias laparoscópicas, como redução da perda sangüínea, redução no tempo de internação hospitalar, menor custo e melhora na qualidade de vida (67). Foram descritas histerectomia radical vaginal assistida por laparoscopia com linfadenectomia pélvica (68), histerectomia radical completamente laparoscópica com abordagem vaginal apenas para retirada da peça (69, 70, 71) ou abordagens combinadas das duas técnicas (72, 73). A importância particular de uma determinada variante técnica é desconhecida em virtude da factibilidade demonstrada para cada variante do procedimento, das taxas similares de complicação e das melhoras comparáveis no tempo de internação de recuperação. A variedade de procedimentos torna a reprodutibilidade difícil entre cirurgiões e sugere que cada cirurgião desenvolva sua própria técnica (74). Provavelmente, o tipo da cirurgia é menos importante se o resultado final em termos de linfonodos comprometidos, margens, recidivas e tempo livre de doença forem similares à histerectomia radical por via abdominal (74).

Cirurgia de Wertheim-Meigs (Figura 28.2)

A histerectomia radical foi descrita pela primeira vez em 1895 (75), tendo sido aprimorada por

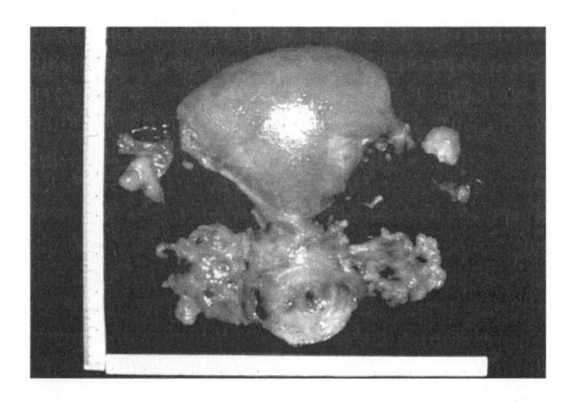

FIGURA 28.2 Cirurgia de Wertheim-Meigs.

Ernest Wertheim, quando tinha uma mortalidade alta, em torno de 19% (76). Em função disso, o tratamento preconizado era a radioterapia (77). A cirurgia foi novamente popularizada por Jonh Meigs em 1955, que publicou uma série de 100 pacientes operadas, todas elas sobrevivendo à cirurgia, tendo introduzido linfadenectomia (78).

A histerectomia radical propõe extirpar os tecidos pélvicos desde uma fossa obturadora à outra. Assim, é necessária a separação completa da bexiga, dos ureteres, da vagina e do reto. A dissecção precisa e completa desses tecidos deve ser sempre alcançada, visto que o tumor tende a progredir aos tecidos adjacentes (75). Faz parte do conceito básico igualmente extirpar em bloco as estruturas adjacentes, paramétrios e uterossacros e o terço superior da vagina, bem como as cadeias linfáticas, quais sejam: cadeias ilíacas primitivas, hipogástricas, ilíacas externas e as imediatamente acima do nervo obturador. Essa dissecação predispõe a lesões do assoalho vesical e dos ureteres e do reto. A tentativa de economizar a dissecação para evitar essas lesões pode, contudo, aumentar a probabilidade de extirpação incompleta do processo maligno, com conseqüências desastrosas. Um transtorno da cirurgia clássica era, sem dúvidas, a dificuldade de uma boa visualização das estruturas, quer por sangramento, quer pela quantidade de pinças, quer pela disposição das estruturas pélvicas. Esse foi certamente um ganho importante da videolaparoscopia. Têm-se, hoje, sempre uma boa visualização e pouco sangramento. Existem poucos estudos comparando a técnica aberta com a videolaparoscópica (79, 80), alguns deles com delineamentos que impedem a comparabilidade entre os grupos (81). Um estudo de caso-controle comparou 57 mulheres submetidas à histerectomia radical assistida com histerectomia radical abdominal, pareadas por idade, estádio da FIGO, subtipo histológico e metástases linfonodais. Os autores desse estudo relataram tempo cirúrgico mais longo, menor perda sangüínea e diminuição no tempo de hospitalização da cirurgia laparoscópica (79). Outro estudo, comparando séries de casos de um serviço incluiu 75 pacientes que realizaram histerectomia radical vaginal assistida e 205 pacientes que realizaram histerectomia radical abdominal. Esse estudo apresentou resultados similares ao anterior (80). Não foram localizados na literatura, em ensaios clínicos randomizados, quaisquer tipos de estudo comparativo entre histerectomia radical laparoscópica e histerectomia radical abdominal e seguimentos de longo prazo (superiores a cinco anos).

Técnica operatória

Histerectomia radical

1. Raquianestesia com morfina e anestesia geral e sondagem nasogástrica.
2. Fixação dos membros superiores ao longo do corpo.
3. Posicionamento dos membros inferiores em perneiras cômodas em ângulo de 170°, com as nádegas distando 10 cm da mesa conforme demonstração na Figura 28.1.
4. Realização de anti-sepsia, colocação de campos operatórios, sondagem vesical com sonda nº 18 e colocação de manipulador uterino com cânula para cromotubagem, sendo aquele dispositivo considerado pelos autores deste capítulo o mais adequado, por permitir amplo manuseio uterino e vaginal, bem como não interceptar abordagem dos espaços pararretais, paravesicais, do reto, dos paramétrios em todos os seus pontos.
5. Posicionamento do cirurgião à esquerda da paciente e primeiro auxiliar à direita. O segundo auxiliar realiza a manipulação uterina por via vaginal.
6. Insuflação com agulha de Veress e punção com trocarte de 10 mm supra-umbilical, para introdução da ótica, sempre de 30°. Inicia-se a insuflação com 1 L/min até se introduzirem 2 L de CO_2 na cavidade, quando passa-se à insuflação máxima disponível no aparelho. Trabalha-se com pressões que variam de 15 a 18 mmHg, conforme tolerância da paciente.
7. Realização de amplo inventário de toda a cavidade peritoneal, iniciando-se pelo diafragma, peritônio, fígado, baço, estômago, cólon, intestino delgado, epíploon e dos órgãos pélvicos.
8. Realização de outras três punções suprapúbicas de 5 mm.
9. Selagem e secção dos vasos do ligamento infundibulopélvico, com gerador de ligadura para vasos (ligasure) ou bisturi ultra-sônico (autosonix).
10. Secção do ligamento redondo.
11. Abertura do ligamento largo ao longo da artéria vesical superior, isolando-a, bem como o espaço paravesical até os planos musculares.
12. Identificação do ureter posteriormente, sobre o qual realiza-se a abertura do espaço pararretal, liberando o reto, o ureter posteriormente e o paramétrio anteriormente, até comunicá-lo com o espaço paravesical.

13. Secção da artéria e a veia uterinas na sua confluência com a artéria hipogástrica, bem como o paramétrio junto à parede óssea com o gerador de ligadura para vasos.
14. Impulsão cranial do útero e separação da bexiga da parede vaginal até o ponto em que os ureteres implantam-se na bexiga.
15. Destunelização do ureter, desinserindo-o do paramétrio em toda a sua extensão até o ponto em que penetra na parede vesical, liberando-o totalmente.
16. Dissecção do paracolpo, porção de tecido parametrial lateral externo, inferior e lateral externo ao ureter e posterior à parede vesical, o que possibilita liberar completamente o paramétrio e a parede lateral da vagina.
17. Realização dos mesmos tempos contralateralmente.
18. Dissecção e liberação do reto da parede vaginal posterior, para ressecção dos ligamentos uterossacros em toda a sua extensão.
19. Completa-se, então, a dissecção do peritônio vesicouterino com descolamento rombo da bexiga, sendo necessário, por vezes, utilizar uma gaze, que é introduzida pelo trocarte da ótica.
20. Desfeito o pneumoperitônio, retira-se o manipulador uterino e utiliza-se uma pinça extratora dentro de uma luva cheia de gazes para a preservação do pneumoperitônio, que é fixada à abertura vaginal e ao colo uterino.
21. Secção circunferencial da vagina.
22. Retirada do útero por via vaginal, e um dedo de luva com soro fisiológico faz o tamponamento vaginal para refazer o pneumoperitônio.

Linfadenectomia pélvica (Figura 28.3)

1. A dissecção inicia-se pela artéria ilíaca externa, ampliando-se, a seguir externamente até a face anterior do nervo gênito-crural, que é considerado do limite lateral.
2. Segue-se inferiormente até o linfonodo de Cloquet, que se situa internamente à veia hipogástrica, superior à veia circunflexa ilíaca interna e ao orifício inguinal interno.
3. Dissecação sobre o ligamento de Cooper, e, descendo a parede interna da veia ilíaca, dissecam-se os ductos linfáticos, internos ao nervo e os vasos obturadores, finalizando junto à bifurcação das ilíacas.

4. Dissecação isolada de um pequeno grupo de linfonodos sob o ureter e junto aos vasos ilíacos comuns.
5. Esses linfonodos são guardados em dedos de luvas previamente marcados para identificar os direitos e os esquerdos.
6. Realização do tempo contralateral.
7. Retirada do material por via vaginal.
8. Sutura da cúpula por via laparoscópica com vicryl 2-0 ou 4-0.
9. Lavagem e revisão minuciosa da cavidade, das estruturas pélvicas; teste vesical com azul de metileno para afastar possibilidade de fístula e colocação de dreno de aspiração fechada (Figura 28.4).
10. Retirada dos trocartes sempre sob visão direta, com cuidado de esvaziar o pneumoperitônio.
11. Sutura da pele com monocryl 4-0.
12. Administração de antibioticoterapia com cefazolina 2 g na indução anestésica e, se o procedimento se prolongar, repetição de 1 g a cada 2 horas.
13. Administração de antibioticoprofilaxia com nitrofurantoína ou sulfametoxazol-trimetroprim, durante o uso de sonda vesical e/ou auto-sondagem.

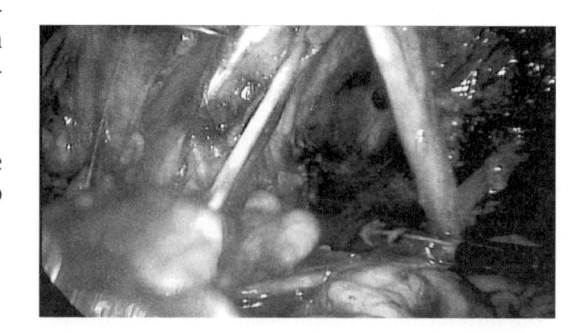

FIGURA 28.3 Linfadenectomia pélvica.

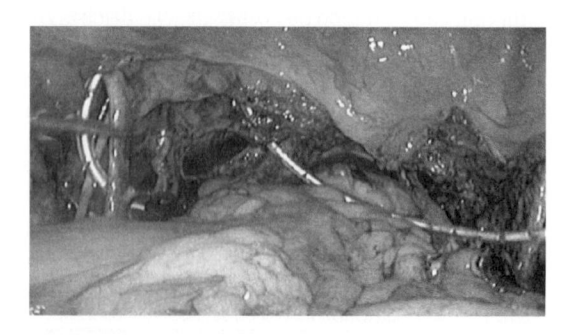

FIGURA 28.4 Drenagem da pelve.

14. Manutenção da drenagem fechada até a coleção de linfa ser inferior a 100 mL em 24 horas, o que tende a ocorrer em 6 dias.
15. Nesse momento também retira-se a sonda vesical, e ensina-se a paciente a auto-sondagem, cujo aprendizado leva em torno de 2 dias, quando recebe alta hospitalar para seguimento ambulatorial. Adota-se a conduta do M. D. Anderson Câncer Center com cateterismo feito pela paciente a cada 4 horas, até que a urina residual durante 1 semana seja igual a 25 mL (82).

Complicações

As taxas de mortalidade nos procedimentos laparoscópicos ainda são difíceis de mensurar pelas pequenas séries existentes, mas devem ser semelhantes às séries grandes de técnicas cirúrgicas convencionais, situadas entre 0,27-2,5%, variando muito com as indicações. As complicações específicas envolvem predominantemente as vias urinárias com fístulas ureterais e vesicais (78, 79). As fístulas intestinais situam-se em torno de 0-0,5 % (79). Importante ressaltar que as complicações urológicas (pielonefrite e obstrução urinária, ou perda renal) podem ocorrer mesmo em pacientes curadas.

A fisiopatologia da disfunção vesical após uma histerectomia radical não é totalmente conhecida. Ramon Lopes acredita que a inervação incompleta da bexiga produzia efeitos parassimpaticomiméticos temporários e que se regenerariam com o tempo. A utilização de fármacos parassimpaticolíticos mostra-se, todavia, ineficaz nestas pacientes. Forney sugeriu que a destruição de fibras simpáticas que viajam através da rede paracervical produziria uma perda da inibição do detrusor e do trígono vesical e um domínio parassimpático descoordenado. Estudos cistométricos realizados nestas pacientes definiram os comemorativos da disfunção: desenvolve-se uma hipertonia do detrusor, caracterizada por uma diminuição da capacidade vesical, um tônus alto quando vazia e uma alta pressão quando cheia. Ocasiona também uma insensibilidade vesical. Assim as pacientes freqüentemente referem dificuldade, ou falta de vontade de iniciar a micção e micção incompleta, acarretando em infecções urinárias de repetição. Várias modalidades de drenagem vesical foram propostas: transuretrais, suprapúbicas ou auto-sondagens intermitentes, sendo que nenhuma mostrou resultado significativo.

Outras complicações menos freqüentes incluem os linfocistos, a septicemia, a embolia pulmonar, as doenças tromboembólicas e cardiovasculares, as complicações anestésicas, a disfunção sexual. As fístulas vesicais estabelecem-se normalmente até o quarto dia pós-operatório, enquanto que as fístulas ureterais estabelecem-se predominantemente após o décimo quarto dia da cirurgia. A cintilografia com Tc-99 é superior à urografia excretora para definir o diagnóstico.

LIGADURA DAS ARTÉRIAS HIPOGÁSTRICAS

A inversão de valores, no diagnóstico do tratamento do carcinoma ginecológico, obriga os ginecologistas a conhecerem sobremaneira suas complicações, visto que essas são com freqüência o motivo pelo qual as pacientes procuram atendimento, dentre elas o sangramento incoercível vaginal. Embora os sangramentos sejam relativamente comuns, a literatura que trata do seu manejo é escassa.

Os sangramentos vaginais abundantes nos carcinomas cervicais avançados podem resultar em hipovolemia e necessitar de tranfusão sangüínea e intervenção imediata. Esses sangramentos se originam de grandes lesões exofíticas cervicais em pacientes com tumores *bulky* ou da infiltração vaginal. Podem provocar anemia importante e deterioração do estado geral da paciente, com piora do prognóstico (83). O manejo inicial inclui repouso e tamponamento do colo uterino com substâncias hemostáticas. Quando o tratamento conservador falha, as indicações são embolização da artéria uterina ou a ligadura das artérias hipogástricas. O tratamento cirúrgico está associado a morbidade significativa e a longos períodos de recuperação pós-operatórios (83).

A ligadura das artérias hipogástricas por laparotomia foi descrita como procedimento exitoso nos quadros de sangramento incoercível por carcinoma de colo uterino (84, 85). A ligadura por via laparoscópica foi descrita na literatura e têm mostrado sucesso em um pequeno número de casos (86, 87). As desvantagens da laparotomia são conhecidas e incluem incisão laparotômica em uma paciente que está anêmica e freqüentemente em más-condições clínicas. A desvantagem mais importante em relação à laparoscopia seria o tempo de recuperação mais longo, que retardaria o início, ou a retomada, do tratamento radioterápico (83). Outro método indicado para o tratamento das hemorragias maciças é a embolização das artérias hipogástricas ou uterinas, que tem altas taxas de sucesso. A embolização é contra-indicada na presença de coagulopatia e é um procedimento dispendioso, dependente de material sofisticado (88). Uma consideração a ser feita é o risco teórico de diminuição da efetividade do tratamento posterior após a ligadura ou embolização, por provocar hipoxia tumoral (83). Entretando, a gravidade dos quadros hemorrágicos justifica seu uso.

Técnica cirúrgica

1. Realização de anestesia geral, com sondagem vesical, decúbito dorsal, sendo impossível, nesses casos, a manipulação uterina por via vaginal.
2. Procedência de abordagem supra-umbilical, após infiltração com cloridrato de ropivacaína 7,5 mg, para introdução da ótica de 30º. Mantém-se a pressão intra-abdominal entre 15 e 18 mm.
3. Realização de outras 3 punções de 5 mm, duas delas junto às cristas ilíacas e outra mediana.
4. Identificação da bifurcação das artérias ilíacas e realização de uma pequena janela no peritônio entre 3 e 4 cm.
5. Descolamento do peritônio, juntamente com o ureter. Esse peritônio é mantido medialmente pelo auxiliar.
6. Utilização de uma pinça de Maryland para circundar a artéria, com o cuidado de não lesar a veia, que passa posteriormente.
7. A ligadura da artéria hipogástrica é feita com fio inabsorvível, mediante nós internos (Figura 28.5).
8. Realização dos mesmos procedimentos contralateralmente. Deve-se lembrar que à esquerda necessita-se freqüentemente descolar e tracionar medialmente o sigmóide quando se posiciona sobre a hipogástrica.
9. Não se recomenda a peritonização. Como a recuperação cirúrgica é muito rápida, as pacientes têm alta hospitalar precoce, assim que estejam hemodinamicamente compensadas. Elas são, então, encaminhadas para o início ou retomada da radioterapia, quando indicado, ou para o serviço de cuidados paliativos.

EXENTERAÇÃO PÉLVICA ANTERIOR VIDEOLAPAROSCÓPICA (FIGURAS 28.6 E 28.7)

A exenteração pélvica é um procedimento radical que compreende a extirpação dos órgãos pélvicos de reprodução: útero, trompas, ovários, vagina, ureteres terminais, bexiga, peritôneo e gânglios pélvicos. A exenteração pélvica tradicional está entre as cirurgias mais mutilantes realizadas para neoplasias ginecológicas e urológicas, sendo um tratamento de exceção para pacientes com doença avançada, tumores centrais e em bom estado geral. Conhecer o comportamento clínico e a evolução de uma doença é requisito fundamental para planejar estrategicamente seu tratamento. As recidivas dos carcinomas cervicais póstratamento cirúrgico e ou radioterápico sempre foram um desafio para ginecologistas e oncologistas em geral. Agrupam-se a essas os carcinomas de uretra, bexiga e reto.

As primeiras descrições de exenteração pélvica são de 1948, apresentando uma taxa de mortalidade de 23%, tendo sido indicadas para o tratamento de pacientes dos tumores ginecológicos avançados apresentando dor, infecção e fístulas e que não respondiam a radioterapia (89). Desde as primeiras descrições, foram desenvolvidos conceitos para os dois maiores desafios para essa técnica: o manejo da pelve esvaziada e o desvio da urina e das fezes. A combinação de antibioticoterapia, cuidados intensivos e profilaxia tromboembólica reduziu a mortalidade perioperatória para 2-14% e aumentou a sobrevida

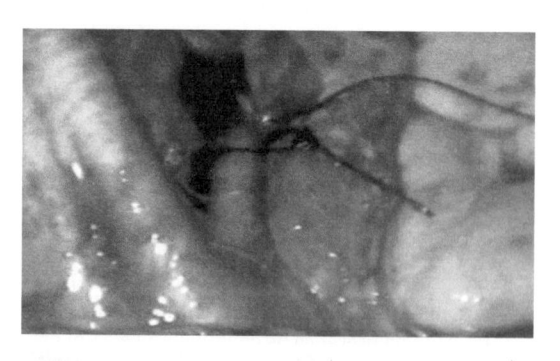

FIGURA 28.5 Ligadura da artéria hipogástrica.

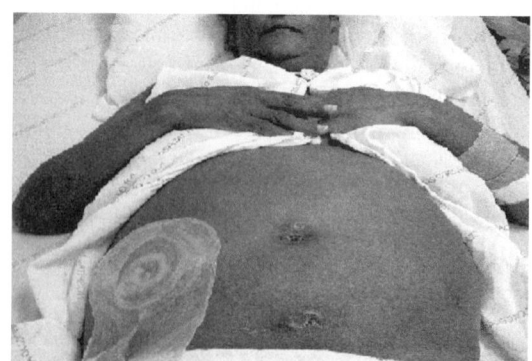

FIGURA 28.6 Exenteração anterior.

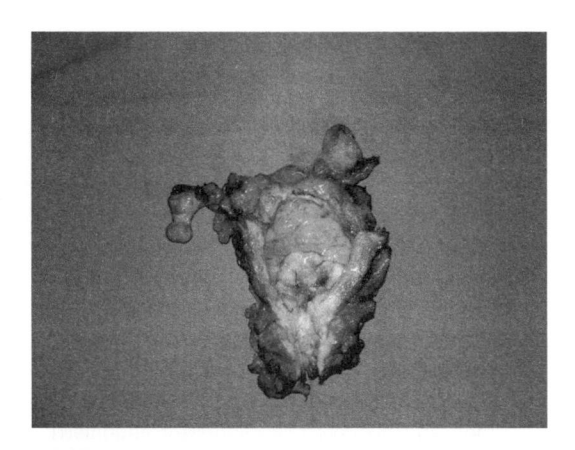

FIGURA 28.7 Exenteração anterior.

em cinco anos para 20-60%, com boa qualidade de vida (90). Recentemente, foram descritas técnicas videolaparoscópicas (91, 92, 93, 94).

A indicação para exenteração primária estaria restrita a pacientes que apresentem fístulas urinárias ou geniturinárias associadas ao tumor ou tratamento (90). As indicações para exenteração secundária variam consideravelmente, e as contra-indicações citadas pelos autores seriam disseminação intraperitoneal do tumor, metástases à distância, presença de linfonodos positivos, tumores grandes, infiltração tumoral da parede pélvica (90). Outros autores incluem más condições clínicas, obesidade, idade superior a 70 anos, instabilidade psíquica e irradiação externa superior a 7.000 rads. A tríade composta por edema unilateral de membro inferior, uropatia obstrutiva e dor ciática é considerada sinal de irressecabilidade da doença e indicação de tratamento paliativo.

Revisão recente da literatura detectou taxas de morbidade (33-75%) e mortalidade perioperatória (2-14%) altas, sendo maiores nas pacientes submetidas à exenteração total e nas que receberam radioterapia prévia. É necessário, portanto, que as indicações sejam precisas e que haja um aconselhamento prévio extenso da paciente (90). A exenteração pélvica pode ser considerada como tratamento primário para o carcinoma de colo uterino estádio IVA, sem extensão para as paredes pélvicas, particularmente se fístulas retovaginais ou vesicovaginais estiverem presentes. Embora haja consenso na indicação para o tratamento primário, os pré-requisitos para a cirurgia secundária e seleção de paciente são inconsistentes e variam entre os serviços. Os fatores prognósticos desfavoráveis mais importantes foram comprometimento linfonodal, fixação do tumor à parede pélvica e margens comprometidas (90).

Com o objetivo de diminuir a morbidade e a agressividade do tratamento tradicional, tentando ainda aumentar a radicalidade, é proposta a realização da exenteração pélvica inteiramente laparoscópica. Os avanços tecnológicos da cirurgia laparoscópica, como os dispositivos geradores de ligadura para vasos (ligasure), ultra-som (auto-sonix) e técnicas de auto-sutura, podem diminuir os tempos cirúrgicos, riscos transoperatórios e possibilitar que um maior número de cirurgiões possam adquirir as habilidades necessárias para a realização das cirurgias.

Técnica operatória

1. Técnica anestésica, posicionamento, anti-sepsia e sondagem seguem os mesmos critérios expostos para a cirurgia de Wertheim-Meigs (*vide* técnica anterior). Deve-se sempre ter em conta que essa cirurgia terá um tempo perineal.
2. As punções devem também satisfazer os critérios anteriormente descritos.
3. Realização de um inventário amplo da cavidade incluindo peritônio, diafragma, fígado, vísceras, órgãos pélvicos e linfonodos paraaórticos. A exclusão de metástases à distância constitui um dos tempos decisivos para a opção da viabilidade cirúrgica. Em caso de dúvidas, estudos histológicos transoperatórios devem ser realizados. Os índices de desistência transoperatórios somam em torno de 20-30%.
4. Selagem e secção dos vasos do ligamento infundibulopélvico com gerador de ligadura para vasos (ligasure) ou bisturi ultra-sônico (auto-sonix) de 5 mm. Selagem e secção dos vasos ovarianos e do ligamento redondo.
5. Promoção de abertura do ligamento largo ao longo da artéria vesical superior, isolando-a, bem como o espaço paravesical até os planos musculares.
6. Identificado o ureter, posteriormente e sobre o mesmo, realiza-se a abertura do espaço pararretal, liberando o reto, o ureter posteriormente e o paramétrio anteriormente, até comunicar-se com o espaço paravesical.
7. Selagem e secção da artéria e a veia uterinas na confluência com a artéria hipogástrica. Selagem e secção do paramétrio junto à parede óssea.
8. Impulsão cranial do útero e dissecação do peritônio junto ao púbis por sobre a bexiga, incluindo-a na peça.
9. Realizam-se os mesmos tempos cirúrgicos contralateralmente.

10. Secção do ureter sempre que possível com o máximo de tecido peritoneal em um ponto distal fora da massa tumoral.
11. Liberação do reto da parede posterior da vagina para ressecção dos ligamentos uterossacros.
12. Antes do tempo perineal, é importante verificar se todas as estruturas foram suficientemente liberadas para retirada da peça.
13. Tempo perineal: ressecção elíptica da pele que se estende desde a frente do clitóris, seguindo lateralmente à junção da vagina com a vulva e terminando anteriormente ao reto.
14. Dissecação da vagina até se encontrar a abordagem realizada por via laparoscópica.
15. Minuciosa hemostasia, lavagem por via perineal e sutura da pele com monáilon 3-0.
16. Retorno à via laparoscópica, com execução de mais uma punção de 12 mm em flanco esquerdo para a realização da auto-sutura. Identificação de um segmento de delgado para anastomose a cerca de 30 cm do ceco, isolando-o com auto-sutura em um comprimento de 25 cm.
17. Procedência da enteroenteroanastomose mediante auto-sutura posterior, com sutura manual anteriormente, reconstituindo-se o trânsito intestinal.
18. Exteriorização de uma das extremidades para a formação do conduto ileal, que é fixado na aponeurose e na pele.
19. Preparação dos ureteres com colocação de sonda-guia no seu interior
20. Condução dos ureteres da pelvis renal até a face externa da cavidade abdominal pelo conduto ileal, implantação na borda antimesentérica do íleo pela técnica de Bricker.
21. Fechamento da brecha mesentérica para evitar hérnias internas, bem como a extremidade distal do reservatório ileal, que deve ser fixado à parede posterior da cavidade abdominal para evitar torções.
22. Revisão final da cavidade, com lavagem e colocação de drenagem de aspiração.

REFERÊNCIAS

Carcinoma de endométrio

1. Ferlay J, Bray F, Pisani P, Parkin DM. GLOBOCAN 2000: Cancer incidence, mortality and prevalence worldwide. Version 1.0.IARC CancerBase n. 5. Lyon, IARCPress, 2001. Last updated on 03/02/2001 [acesso em 2003 Maio 10].
2. Instituto Nacional do Câncer (INCA). Estimativas da incidência e mortalidade por câncer: Rio de Janeiro, INCA; 2003.
3. Benedet JL, Bender H, Jones H III, Ngan HYS, Pecorelli S. FIGO staging classifications and clinical practice guidelines in the management of gynecologic cancers. FIGO Comittee on Gynecologic Oncology. Int J Gyncol Obstet 2000; 70:209-62.
4. La Vecchia C, Franceschi S, Decarli A, Gallus G, Tognongi G. Risk factors for endometrial cancer at different ages. J Natl Cancer Inst 1984; 73: 667-71.
5. Brinton LA, Berman LB, Rodrigue M, Twigss LB, Barret RJ, Wilbanks GD, et al. Reproductive, menstrual, and medical risk factors for endometrial cancer: results from a case-control study. Am J Obstet Gynecol 1992; 167:1317-25.
6. Elwood JM, Cole P, Rothman K, Kaplan S. Epidemiology of endometrial cancer. J Natl Cancer Inst 1977; 59:1055-61.
7. Folsom AR, Kaye AS, Potter JD, Princas RA. Association of incident carcinoma of endometrium with body weight and fat distribution in older woman: findings of Iowa woman´s health study. Cancer Res 1989; 49: 6823-31.
8. Akmedkhanov A, Zeleuniuch-Jacquotte A, Toniolo P. Role of exogenous and endogenous hormones in endometrial cancer: review of the evidence and research perspectives. Ann N Y Acad Sci 2001; 943: 296-315.
9. Emons G, Fleckenstein G, Hinney B, Huschmand A, Heyl W. Endocr Relat Cancer 2000; 7:227-42.
10. McDonald TW, Malkasian GD, Gaffey TA. Endometrial cancer associated with feminizing ovarian tumor and polycystic ovarian disease. Obstet Gynecol 1977; 49: 654-8.
11. Fornander T, Cedermark B, Mattsson A, Skoog L, Theve T, Askergren J, et al. Adjuvant tamoxifen in early breast cancer: occurence of new primary cancers. Lancet 1989; 117-20.
12. Troisi R, Potischman N, Hoover RN, Siiteri P, Brinton LA. Insulin and endometrial cancer. Am J Epidemiol 1997; 146: 476-82.
13. Potischman N, Hoover RN, Brinton LA, Siiteri P, Dorgan JF, Swanson CA, et al. Case-control study of endometrial cancer. J Natl Cancer Inst 1996; 88: 1127-35.
14. Goodman MT, Hankin JH, Lyu LR, McDuffie, Liu L, Kolonel L. Diet, body size, physical activity and the risk of endometrial cancer. Cancer Res 1997; 57:5077-85.
15. Henderson BR, Feigelson HS. Hormonal carcinogenesis. Carcinogenesis 2000; 21:427-33.
16. Sherman ME. Theories of endometrial carcinogenesis: a multidisciplinary approach. Mod Pathol 2000; 13: 295-308.

17. Westhoff C, Heller D, Drosinos S, Tancer L. Risk factors for hyperplasia-associated versus atrophy-associated endometrial carcinoma. Am J Obstet Gynecol 2000; 182:506-8.

18. Fabjani G, Kucera E, Schuster E, Minai-Pour M, Czerwenka K, Sliutz G, et al. Genetic alterations in endometrial hyperplasia and cancer. Cancer Let 2002, 175: 205-11.

19. Basil JD, Goodfellow PJ, Rader J, Muntch DG, Herzog TJ. Clinical significance of microssatellite instability in endometrial carcinoma. Cancer 2000; 89:1758-64.

20. Lynch LT, Chapelle de la A. Hereditary colorrectal cancer. N Engl J Med 2003; 348:919-32.

21. Terry PD, Rohan T, Franceschi S, Weiderpass E, et al. Cigarrete smoking and the risk of endometrial cancer. Lancet Oncol 2002; 3:470-80.

22. Austin H, Austin JM, Partridge EE, Hatch KD, Shingleton HM. Endometrial cancer, obesity and body fat distribution. Cancer Res 1991; 51: 568-72.

23. Grady D, Gebretsadik T, Kerlikowske K, Ernster V, Petitti D. Hormone replacement therapy and endometrial cancer risk: a meta-analysis Obstet Gynecol 1995; 85: 304-13.

24. Farquhar C, Sarkis A, Roberts H, Jepson R, Barlow D. Hormone replacement therapy in postmenopausal women: endometrial hyperplasia and irregular bleeding (Cochrane Review). Cochrane Library 2001; 4. Oxford: Update Software.

25. Wrintig Group for the Women's Health Iniciative Investigators. Risk and benefits from the women's health iniciative randomized controlled trial. JAMA 2002; 288:321-33.

26. Hulley S, Furberg C, Barret-Connor E, Cauley J, Grady D, Haskell W, et al. Noncardiovascular disease outcomes during 6.8 years of hormone replacement therapy: Heart and Estrogen/Progestin Replacement Study Follow-up (HERS II). JAMA 2002; 288(1): 58-66.

27. Fisher F, Constantino JP, Redmond CK, Fisher ER, Wickerham DL, Cronim WM, et al. Endometrial cancer in tamoxifen-treated breast cancer patients: findings from the National Surgical Adjuvant Breast and Bowel Project (NSABP) B 14. J Natl Cancer Inst 1994; 86:527-37.

28. Fisher F, Constantino JP, Wickerham DL, Redmond CK, Kavanah M, Cronim WM, et al. Tamoxifen for prevention of breast cancer: Report of National Surgical Adjuvant Breast and Bowel Project P 1. J Natl Cancer Inst 1998; 90:1371-88.

29. Bergman L, Beelen Ml, Gallee Mp, Hollema H, Berraadt J, van Leeuwen FE. Risk and prognosis of endometrial cancer after for tamoxifen and breast cancer. Lancet 2000; 356: 881-7.

30. Judd HL, Lucas WE, Tem SC. Estrogens endometrial cancer patients. J Clin Endocrinol Metab 1976; 43:272-8.

31. Davidson BJ, Gambone JC, Lagasse LD, Castaldo TW, Hammond GL, Siiteri PK, et al. Free estradiol in postmenopausal women with and without endometrial cancer. J Clin Endocrinol Metab 1981; 52:404-8.

32. Shoff SM, Newcomb PA. Diabetes, body size, and risk of endometrial cancer. Am J Epidemiol 1998; 148: 234-40.

33. Anderson B, Connor CP, Andrews JI, Davis CS, Buller RE, Sorosky JI, et al. Obesity and prognosis in endometrial cancer. Am J Obstet Gynecol 1996; 174:1171-9.

34. MacDonald, Edman CD, Hemsell DL, Porter JC, Siiteri PK. Effect of obesity on conversion of plasma androstenedione to estrone in postmenopausal women with and without endometrial carcinoma. Am J Obstet Gynecol 1978; 130: 448-55.

35. Bulum SE, Economos K, Miller D, Simpsim ER. CYP19 (Aromatase Cytochrome p450) gene expression in human malignant endometrial tumors. J Clin Endocrinol Metab 1994; 79:1831-4.

36. Parazzini F, La Vecchia C, Negri E, Riboldi GL, Surace M, Benzi G, et al. Diabetes and endometrial cancer: an Italian case-control study. Int J Cancer 1999; 81:539-42.

37. Amant F, et al. Endometrial cancer. Lancet 2005; 366:491-505.

38. Slomovitz BM, et al. Uterine papillary serous carcinoma (USPC): a single institution review of 129 cases. Gynecol Oncol 2003; 91:463-9.

39. Gredmark T, et al. Histopathological findings in women with postmenopausal bleeding. BJOG 1995; 102:133-6.

40. Dijkuizen FP, et al. Cost-effectiveness of th use of transvaginal sonography in the evaluation of postmenopausal bleeding. Maturitas 2003; 45:275-82.

41. Spirtos N, Schlaerth J, Gross G, Spirtos T, Schalerth A, Ballon S. Cost and quality of life analyses of surgery for early endometrial cancer: laparotomy versus laparoscopy. Am J Obstet Gynecol 1996; 174:1795-800.

42. Yu CK, et al. Total laparoscopic hysterectomy as primary surgical treatment for endometrial cancer in morbidly obese women. BJOG 2005; 112:17-7.

Carcinoma de colo uterino

43. Ferlay J, Bray, F, Pisani P, Parkin DM. GLOBOCAN 2002: Cancer Incidence, Mortality and Prevalence Worldwide. IARC CancerBase No. 5. version 2.0, IARCPress, Lyon, 2004.

44. Instituto Nacional do Câncer (INCA). Estimativas da incidência e mortalidade por câncer: Rio de Janeiro, INCA; 2006.
45. Sung H, Kearney KA, Miller M, Kinney W, Sawaya GL, Hiatt RA. Papanicolaou smear history and diagnosis of invasive cervical carcinoma among members of a largem prepaid health plan. Cancer 2000; 88:2283-89.
46. Bosh FX, Sanjosé S. Human Papilloma Virus and Cervical Cancer: Burden and Assessment of Causality. J Natl Cancer Inst Monogr 2003; 31:3-13.
47. Dillner J, Lehtinen M, Björge T, et al. Prospective Seropetidemiologic Study of Human Papillomavirus Infection as a Risk Factor for Invasive Cervical Cancer. J Natl Cancer Inst 1997; 89:1293-1299.
48. Waagoner SE. Cervical Cancer. Lancet 2003; 361: 2217-25.
49. Castellsagué X, Munoz N. Cofactors in Human Papillomavirus Carcinogenesis: Role of Parity, Oral Contraceptives and Tobacco Smoking. J Natl Cancer Inst Monographs 2003; 31:20-28.
50. Frish M, Biggar RJ, Goedert JJ. Human Papillomavirus-Associated Cancer in Patients with Human Immunonodeficiency Virus Infection and Acquired Immunodeficiency Sindrome. J Natl Cancer Inst 2000; 92:1500-10.
51. Slattery ML, Robinson LM, Schuman KL, et al. Cigarette smoking and expouser to passive smoke are risk factor for cervical cancer. JAMA 1989; 261: 1593-8.
52. Prokopczyk B, Cox J, Hu P. Identification of tobacco-specific carcinogens in the cervical mucus of smokers and nonsmokers. J Natl Cancer Inst 1997; 89:868-73.
53. Castelsagué X, Diaz M, Sanjose S. Worlwide Human Papilloma Virus Etiology of Cervical Adenocarcinoma and Its Cofactors: Implications for Screeening and Prevention. J Natl Cancer Inst 2006; 98:303-15.
54. Bosch FX, Manos MM, Muñoz N, et al. Prevalence of Human Papillomovirus in Cervical Cancer: a Worldwide Perspective. J Natl Cancer Inst 1995; 87:796-802.
55. Benedet JL, Ngam HYS, Hacker NF. FIGO Comitte on Gynecologic Oncology. Staging classifications and clinical practice guidelines of gynaecologic cancer. Retirado de www.figo.org em 14/10/2006 às 14:30.
56. Instituto Nacional do Câncer/ Ministério da Saúde. TNM: classificação dos tumores malignos. Traduzido por Eisenberg AL. INCA, 2004. Tradução de TNM: Classification of Malignant Tumours. 6[th]ed., 2002.
57. Thuller LCS, Mendonça GA. Estadiamento inicial dos casos de câncer de mama e colo uterino em mulheres brasileiras. Rev Bras Ginecol Obstet 2005; 27: 656-60.
58. Condutas do INCA/MS. Câncer do Colo Uterino. Rev Bras Cancerol 2000; 46:351-4.
59. Tanaka Y, Sawada S, Murata T. Relationship between lymph node metastases and prognosis in patients irradiated postoperatively for carcinoma of uterine cervix. Acta Radiol 1984; 23: 455-59.
60. Delgado G, Bundy B, Zaino R, Sevin BU, Creasman WT, Major F. Prospective surgical-pathological study of disease-free interval in patients with stage IB squamous cell carcinoma of the cervix: A Gynecologic Oncology Study Group study. Gynecol Oncol 1990; 38: 352-57.
61. Sedlis A, Bundy B, Rotman M, et al. A randomized trial of pelvic radiation therapy versus no further therapy in selected patients with Stage IB carcinoma of ther cervix after radical hysterectomy and pelvic lymphadenectomy: a Gynecolgic Oncolgy Group study. Gynecol Oncol 1999; 73:177-83.
62. Chung CK, Nahhas WA, Stryker JA, Curry SL, Abt AB, Mortel R. Analysis of factors contributing to treatment failures in stages IB and IIA carcinoma of the cervix. Am J Obstet Gynecol 1980; 138: 550-6.
63. Kamelle SA, Rutledge TL, Tilmanns TD, et al. Surgical-pathological predictors of disease-free survival and risk groupings for IB2 cervical cancer: Do the traditional models still aply? Gynecol Oncol 2004; 94:249-55.
64. Ackermann I. FIGO Stage IB2 cervix cancer and putting all your eggs in one basket. Gynecol Oncol 2004; 94:245-6.
65. Landoni F, Maneo A, Colombo A, et al. Randomized study of radical surgery radiotherapy for stage IB-Iia cervical cancer. Lancet 1997; 350:535-40.
66. Dargent D. A new future to Schauta's operation trhough pre-surgical retroperitoneal pelviscopy. Eur J Gynecol Oncol 1987; 8:292-6.
67. Spirtos N, Schlaerth J, Gross G, Spirtos T, Schalerth A, Ballon S. Cost and quality of life analyses of surgery for early endometrial cancer: laparotomy versus laparoscopy. Am J Obstet Gynecol 1996; 174:1795-800.
68. Hertel H, Kohler C, Michels W, Possover M, Tozzi R, Schneider A. Laparoscopic-assisted radical vaginal hysterectomy (LARVH): prospective evaluation for 200 patients with cervical cancer. Gynecol Oncol 2003; 90:505-11.
69. Spirtos N, Schalerth J, Kimball R, Leiphart, Ballon S. Laparoscopic radical hysterectomy (type III) with aortic and pelvic lymphadenectomy. Am J Obstet Gynecol 1996; 174: 1763-8.
70. Ramirez PT, et al. Total laparoscopic radical hysterectomy and lymphadenectomy: The M.D. Anderson Cancer Center Experience. Gynecol Oncol 2006; 102:252-5.

71. Limberger LF, Koch R, Campos LC. Description of the Wertheim-Meigs radical histerectomy by videolaparoscopy. 10th World Congress of Cervical Pathology and Colposcopy – abstract book 1999, 187.
72. Schneider A, Possover M, Kamprath S, Endisch U, Krause N, Noschel H. Laparoscopy-assisted radical vaginal hysterectomy modified according to Schauta-Stoekel. Obstet Gynecol, 1996; 88: 1057-60.
73. Renaud M, Plante M, Roy M. Combined laparoscopic vaginal radical surgery in cervical cancer. Gynecol Oncol 2000; 79:59-63.
74. McMeekin, S. Laparoscopic management of cervical cancer: Because we can, or because we should? Gynecol Oncol 2004; 93:586-587.
75. Clark JG. A more radical method of performing hysterectomy for cancer of uterus. John Hopkins Med Bull 1895; 6:120-4.
76. Wertheim E. The extended abdominal operation for carcinoma uteri. Am J Obstet 1912; 66: 169-232.
77. Holland C, Shafi M. Radical hysterectomy. Best Prac Res Clin Obstet Gynaecol 2005; 19:387-401.
78. Meigs JV. Radical hysterctomy with bilateral pelvic lymph nod dissections: a report of 100 patients operated on five or more years ago. Am J Obstet Gynecol 1951; 62:854-70.
79. Jackson KS, et al. Laparoscopically assisted radical vaginal hysterectomy vs. radical abdominal hysterectomy for cervical cancer: a match controlled study. Gynecol Oncol 2004; 95:655-61.
80. Steed H, et al. A comparison of laparascopic-assisted radical vaginal hysterectomy and radical abdominal. Gynecol Oncol 2004; 93:588-93.
81. Patsner B. Radical abdominal versus laparoscopic hysterectomy for stage IB cervical cancer: what's the point? Eur J Gynaecol Oncol 2000; 21(5): 466-8.
82. Naik R, et al. A prospective randomised controlled trial of intermittent self-catheterisation vs. Suprapubic catheterisation for post-operative bladder care following radical hysterectomy. Gynecol Oncol 2005; 99:437-42.

Ligadura das artérias hipogástricas

83. Sobiczewski P, Bidzinski M, Derlatka P. Laparoscopic ligadure of the hypogastric artery in the case fo bleeding in advanced cervical cancer. Gynecol Oncol 2002; 84:344-8.
84. Papp Z, et al. A life-saving hemostatic procedure by ligation of the hypogastric artery in homorrhage caused by cervix carcinoma. Orvosi Hertilap 1989; 130:715-8.
85. DiSaia P, Creasman W. Complications of disease and therapy. In DiSaia P, Creasman W, editors. Clinical gynecologic oncology. St Louis: Mosby 1993:643-7.
86. Skret A, Obrzut B, Stachurski J. Laparoscopic ligature of the iliac arteries in the treatment of hemorrhage related to uterine cervical cancer. Ginekol Pol 1994; 65:527-60.
87. Gassibe EF, Gassibe E. Laparoscopic ligation of hipogastric arteries using th Hulka clip to arrest massive vaginal bleeding due to stage IIb cervical carcinoma. J Am Assoc Gynecol Laparosc 1997; 4:259-61.
88. Grischin GL et al. Transcatheter embolization of hypogastric artery in patients with tumour of the bladder and uterus. Rontgenblatter 1986; 39:323-7.

Exenteração pélvica anterior videolaparoscópica

89. Brunshwig A. Complete excision of pelvic viscera for advanced carcinoma. Cancer 1948;1:177-83.
90. Marnitz S, et al. Indications for primary and secondary exenterations in patients with cervical cancer. Gynecol Oncol, 2006. *In Press.* Available online at www.sciencedirect.com
91. Lin MY et al. Laparoscopyc-assisted transvaginal total exenteration for locally advanced cervical cancer with bladder invasion after radiotherapy. J Endourol 2004;18 (9):867-70.
92. Pomel C, et al. Laparoscopic total pelvic exenteration for cervical cancer relapse. Gynecol Oncol 2003;91: 616-8.
93. Limberger LF, et al. Realização de exenteração pélvica inteiramente laparoscópica. SOBRACIL-RS Informa. Boletim Informativo da Sociedade de Videocirurgia-RS/Junho 2006.
94. Puntambekar S, et al. Laparoscopic pelvic exenteration for advanced pelvic cancers. A review of 16 cases. Gynecol Oncol 2006; 102:513-6.

29

Videocirurgia ginecológica: abordagem laparoscópica da endometriose e dos miomas subserosos e intramurais

PAULO RICARDO ROSSI SITYÁ
MARIANO BARCELOS FILHO
RAQUEL PADANDREUS DIBI

ABORDAGEM LAPAROSCÓPICA DA ENDOMETRIOSE

Introdução

A endometriose é caracterizada pela presença de tecido endometrial (glândula e/ou estroma) ectópico, fora da cavidade uterina. É a patologia ginecológica mais comum, acometendo uma em cada dez mulheres em idade fértil ou 2% da população geral.

Apesar dos inúmeros trabalhos científicos realizados, a endometriose continua sendo uma doença enigmática quanto à sua origem, persistência e progressão. Tais fatos a tornam um problema de saúde pública no Brasil e no mundo (1).

As hipóteses etiológicas da endometriose mais aceitas e estudadas são desenvolvimento *in situ* por metaplasia, desenvolvimento como conseqüência da disseminação do endométrio e indução (metaplasia induzida pelo endométrio).

A endometriose é uma doença sistêmica com manifestações locais em cuja etiologia influenciam fatores genéticos, mecanismos imunológicos, hormonais, enzimáticos e químicos, além de influências ambientais. As mulheres com endometriose exibem um perfil psicológico próprio, o que facilitaria o início, o desenvolvimento, a propagação e a recidiva, explicando a infertilidade que as acompanha.

Atualmente, a classificação da endometriose mais aceita é a da American Fertility Society (2, 3, 4). Algumas proposições têm sido feitas no sentido de se acrescentar à essa classificação uma etapa zero, representada pelo acometimento das tubas por endometriose intrínseca, sem sinais de microfocos na superfície tubária (5), e a etapa V, proposta pelo grupo de Clermont-Ferrand, para casos com pontuação superior a setenta, com bloqueio pélvico.

As queixas clínicas mais freqüentes são a dor pélvica e a infertilidade. As pacientes podem apresentar dor abdominal, sacral ou lombar, cíclica ou intermitente.

A endometriose pode provocar dor de diversas maneiras (6, 7, 8, 9): inflamação, pressão, aderências, envolvimento neural, fatores psicológicos e liberação de prostaglandinas peritoneais. A localização da dor é de extrema importância, sendo a endometriose com localização neural responsável pela dor pélvica crônica. Quando há infiltração maior do que 10 mm, podem-se ter taxas de dor pélvica crônica na totalidade das pacientes (10, 11).

A infertilidade causada pela endometriose pode ser explicada por diversos mecanismos: fator mecânico pelo comprometimento das tubas uterinas (aderências externas ou internas – endossalpingiose), presença de endometrioma, contratilidade subendometrial (defeitos de implantação); fator peritoneal pela ativação dos macrófagos peritoneais e diminuição da capacidade de implantação embrionária; fator imunológico pela associação da endometriose a doenças auto-imunes graves, como lúpus e síndrome antifosfolipídeos (12, 13, 14), e fator endócrino pela alteração na secreção de LH, assim como insuficiência luteal precoce, valores elevados de prolactina e síndrome do folículo não-roto.

O quadro clínico é caracterizado pela dor (dismenorréia, dispareunia ou dor pélvica crônica) e infertilidade.

A laparoscopia é o padrão-ouro na avaliação da endometriose, tanto para diagnóstico quanto para tratamento cirúrgico. A endometriose peritoneal (Figuras 29.1A, B, C e D) pode ser reconhecida pelas lesões típicas (vermelhas ativas, pretas pouco ativas e brancas cicatriciais) e atípicas (vesículas, lesões amarronzadas, lesões em "chama de vela", falhas peritoneais e aderências periovarianas ou em fundo-de-saco de Douglas.

O endometrioma (Figuras 29.2A e B), na maioria das vezes, é uniloculado e, em 8% dos casos, pode ser multiloculado, com a parede comum, razão pela qual deve-se explorar o ovário para evitar recidivas.

O nódulo de endometriose (adenomiose externa), segundo Donnez, pode ser definido de dois tipos: endometriose intraperitoneal e endometriose do espaço retroperitoneal – RAD (*retroperitonial adenomyotic disease*) (15). Está associado em 50% dos casos a uma endometriose peritoneal. O nódulo pode estar presente no espaço retovaginal e/ou vesicouterino. O principal sintoma do nódulo retovaginal é a dispareunia profunda e queixas relacionadas à periviscerite retal. Em 20% dos casos, a paciente é assintomática, e o diagnóstico é feito por meio do toque vaginal associado ao toque retal.

A ultra-sonografia transretal, o enema opaco com duplo contraste e a ressonância magnética podem confirmar o diagnóstico e mostrar o grau de acometimento da parede retal.

Nódulos em situação lateral ou maiores do que 3 cm podem envolver o ureter, causando estenose, hidronefrose e perda renal (16, 17).

A endometriose do septo retovaginal (Figura 29.3) é constituída por duas patologias distintas: o Tipo 1 (base maior peritoneal e a ponta fina penetrando no espaço retovaginal) e os Tipos 2 e 3 (doença adenomiótica do septo, avançando para o espaço gorduroso subperitoneal).

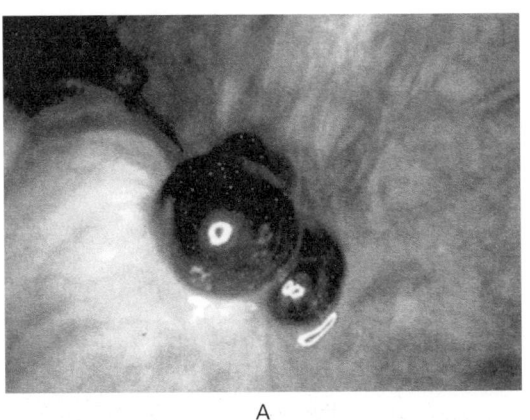

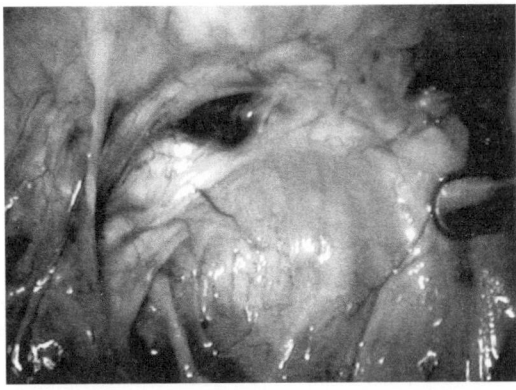

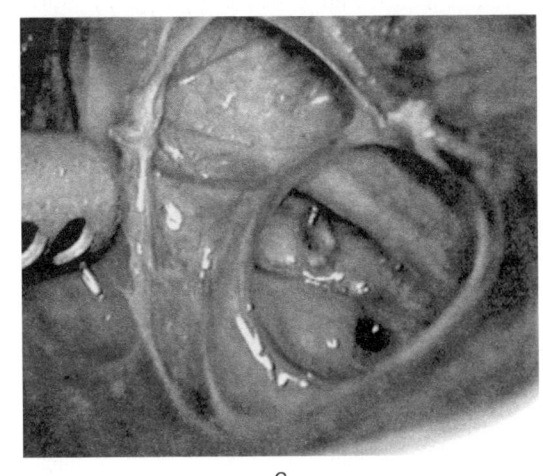

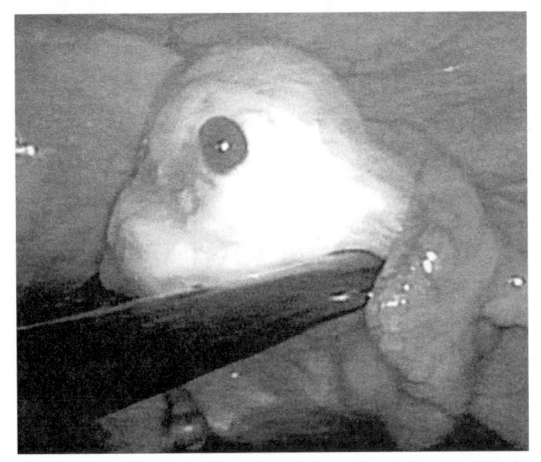

FIGURA 29.1 Endometriose peritoneal.

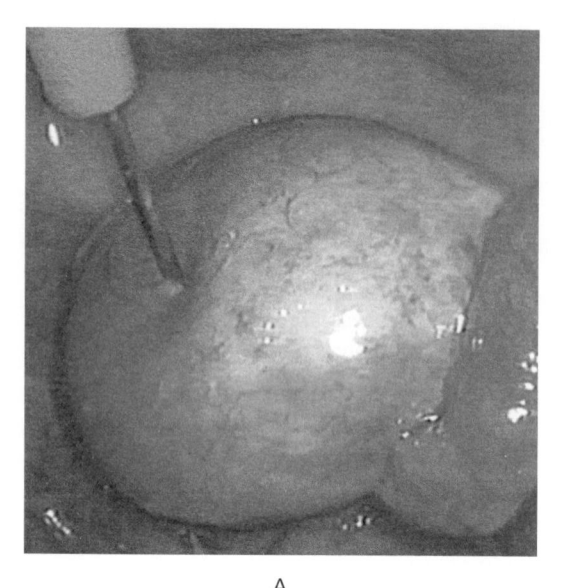

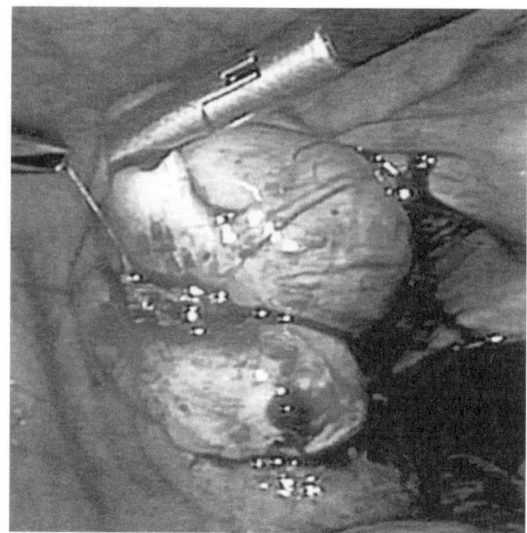

FIGURA 29.2 Endometrioma.

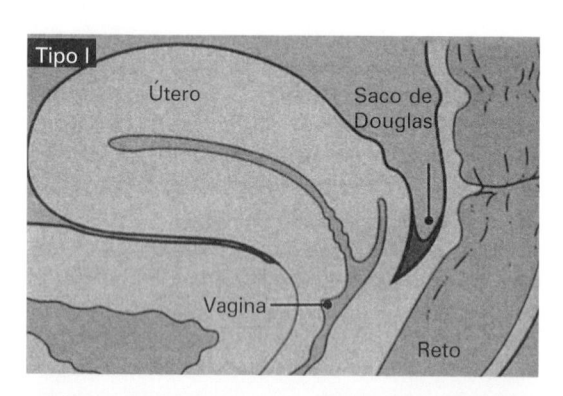

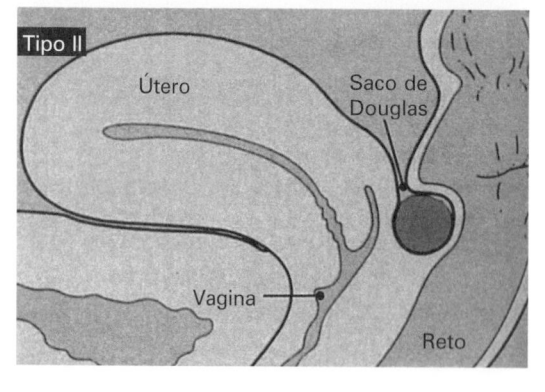

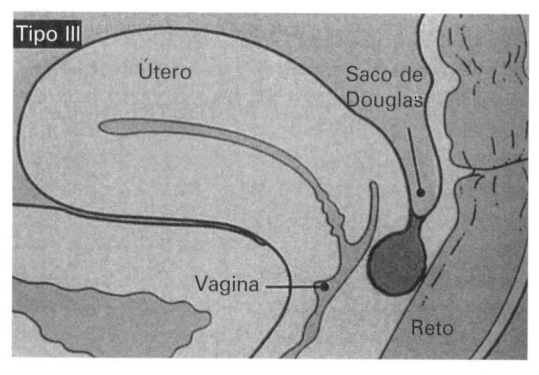

FIGURA 29.3 Diagrama dos tipos de endometriose do septo retovaginal (Koninckx).

Endometriose extragenital

Várias publicações relatam a relação da doença extrapélvica com transformação maligna da endometriose (18). As principais entidades são a endometriose do trato digestivo e a do trato urinário (Figuras 29.4A e B).

A endometriose do trato digestivo incide em 25-37% dos casos nos seguintes locais: retossigmóide (95%), apêndice cecal (10%) e intestino delgado (5%) (19, 20).

O acometimento pode ser superficial (serosa) ou profundo (atinge a muscular, raramente perfurando a mucosa). Nesses casos, podem ocorrer diarréia, constipação, distensão e desconforto abdominal, náuseas, vômitos, sangramento retal cíclico, tenesmo, diminuição do calibre das fezes e dor no período menstrual.

O quadro de obstrução intestinal é freqüente quando as lesões são extensas e antigas. Perfuração e fistulização são raras, ocorrendo no pós-parto ou na vigência de malignização.

A endometriose do trato urinário incide entre 0,5-16% dos casos, dos quais 90% são vesical e 10% são ureteral. O acometimento vesical pode ser superficial (mais comum) ou profundo (muscular, raramente perfurando a mucosa). Nesse último caso, a doença se deve à metaplasia (21) ou à extensão direta através da cicatriz de histerorrafia (22).

Diagnóstico da endometriose

O diagnóstico precoce é essencial para a seleção do melhor tratamento. O diagnóstico clínico de certeza não existe, e há necessidade de se realizar a laparoscopia. Outro dado importante é que ainda não se dispõe de um marcador biológico 100% específico.

O diagnóstico da endometriose deve ser feito por meio da laparoscopia e do exame anatomopatológico.

Evidências referem que o Ca 125 é útil para avaliar populações de risco, acompanhar o curso da doença e até mesmo o prognóstico (23).

A associação de dados clínicos e Ca 125 maior do que 35U/mL tem sensibilidade de 87% e especificidade de 83%. O Ca 125 ajuda a diferenciar um endometrioma de um cisto de corpo lúteo hemorrágico, uma vez que, em 78% dos endometriomas, encontra-se um Ca 125 aumentado (24). Não se pode esquecer que outras patologias também podem provocar aumento do Ca 125.

O ultra-som é um excelente método para avaliação dos endometriomas. Recomenda-se realizar o ultra-som no período pós-menstrual imediato, com uma sensibilidade de 83% e especificidade de 98% (25), resultados comparáveis aos obtidos pela ressonância magnética (26).

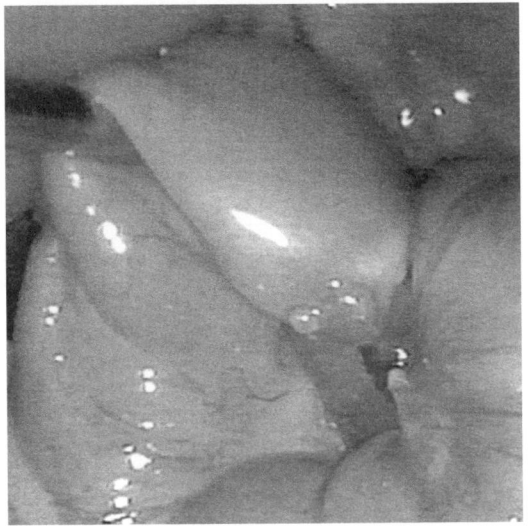

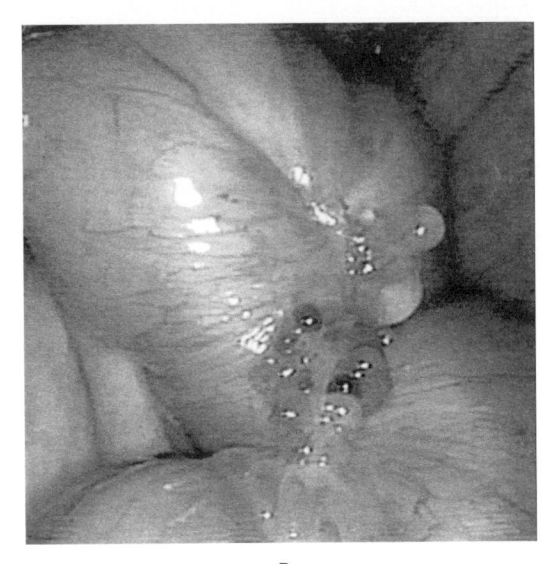

A

B

FIGURA 29.4 Endometriose intestinal.

A história clínica, o Ca 125 e o ultra-som com doppler, juntos, apresentam uma sensibilidade e uma especificidade de 99% para os endometriomas (27).

Recomenda-se a realização de ultra-som transretal ou ecocolonoscopia para diagnóstico do nódulo do septo retovaginal com o objetivo de orientar a conduta terapêutica, o preparo pré-operatório (urografia excretora, preparo intestinal) e o preparo para uma conduta mais agressiva, como ressecção intestinal.

A retossigmoidoscopia e a colonoscopia estão indicadas na presença de retrorragia cíclica e perimenstrual.

A cistoscopia deve ser realizada para avaliar o comprometimento da mucosa e planejar o tratamento cirúrgico da endometriose vesical.

A laparoscopia, no diagnóstico e tratamento, permite estadiar a doença (Figura 29.5), afastar malignidade e auxiliar no diagnóstico diferencial en-

Classificação da American Society for Reproductive Medicine revisada em 1996, extraída do texto original

Estádio	Pontuação
Estádio I (mínima)	1-5
Estádio II (leve)	6-15
Estádio III (moderada)	16-40
Estádio IV (severa)	> 40

	Endometriose	< 1 cm	1-3 cm	> 3 cm
Peritônio	Superficial	1	2	4
	Profunda	2	4	6
Ovário	D superficial	1	2	4
	Profunda	4	16	20
	E superficial	1	2	4
	Profunda	4	16	20
Obliteração do fundo de saco posterior		Parcial		Completa
		4		40
	Aderência	< 1/3 Envolvido	1/3-2/3 Envolvidos	> 2/3 Envolvidos
Ovário	D velamentosa	1	2	4
	Densa	4	8	16
	E velamentosa	1	2	4
	Densa	4	8	16
Trompa	D velamentosa	1	2	4
	Densa	4*	8*	16
	E velamentosa	1	2	4
	Densa	4*	8*	16

*Se as tímbrias tubáreas estiverem totalmente envolvidas por aderências, mude o escore para 16.

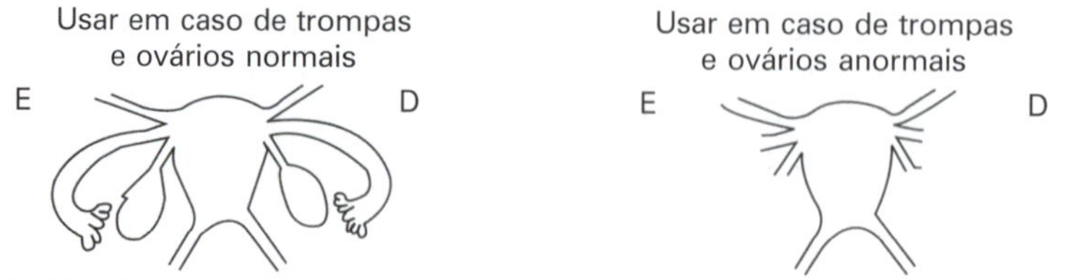

Usar em caso de trompas e ovários normais

Usar em caso de trompas e ovários anormais

FIGURA 29.5 Classificação da American Society for Reproductive Medicine.

tre endometrioma e cisto de corpo lúteo hemorrágico.

Complicações da endometriose

As complicações mais relatadas são rotura do endometrioma, fistulização, intussuscepção ou obstrução intestinal e malignização (rara). Atipias epiteliais nos endometriomas já foram demonstradas entre 3,6-12% dos casos. Atenção especial deve ser dada a toda paciente na perimenopausa, com história de endometriose associada a sangramento uterino anormal, crescimento ou ruptura do útero.

Tratamento

Atualmente, dispõe-se de vários medicamentos e procedimentos cirúrgicos para o tratamento da endometriose. Os tipos de tratamentos devem ser individualizados, caso a caso, e a escolha do tratamento mais adequado é baseada na idade da paciente, no desejo de gravidez, na gravidade dos sintomas, no(s) tipo(s) e na(s) localização(ões) da(s) lesão(ões) e no estádio da doença. Outro dado a considerar é se houve ou não tratamento anterior.

Os objetivos do tratamento são aliviar os sintomas, promover ou preservar a fertilidade e, principalmente, melhorar a qualidade de vida das pacientes.

Dentre os tratamentos, dispõe-se de tratamento clínico (medicamentoso) e tratamento cirúrgico. A terapia combinada clínico-cirúrgica é a opção indicada para pacientes com estádios avançados ou inférteis.

Em geral, opta-se pela associação do tratamento cirúrgico videolaparoscópico complementado pelo tratamento hormonal.

Tratamento clínico

Tem por objetivo impedir a progressão da doença e aliviar os sintomas. As medicações utilizadas visam à atrofia ou à decidualização do foco endometriótico. As mais utilizadas são progestogênios – medroxiprogesterona por via oral na dose de 10-30 mg/dia por 6 meses ou mais ou, na forma de depósito, 150 mg cada 15 dias por 6 meses ou mais; anticoncepcionais orais – optar por pílulas com maior ação androgênica e sem interrupção – Desogestrel 75 µg/dia é o de escolha (28); Gestrinona – age em dois locais: no endométrio, ocupando os receptores de estrogênio e progesterona, e no eixo hipotálamo-hipófise, bloqueando o pico de LH. Pode ser usada por via oral, 2,5 mg, duas vezes por semana (27, 28, 29); Danazol – nas doses de 400-800 mg/dia. Pode apresentar efeitos colaterais como hiperandrogenismo (acne, seborréia, vaginite atrófica, alteração lipídica e da função hepática); Análogos do GnRH – entre os mais utilizados, estão a gosserrelina (via subcutânea, 3,6 mg/mês ou 10,8 mg/trimestral), o leuprolide e a triptorelina (via intramuscular, 3,75 mg/mês) e a buserelina ou nafarelina (via intranasal diária).

Deve-se observar que o tratamento prolongado (mais de 6 meses) com análogos do GnRH pode provocar efeitos colaterais graves como osteopenia, secura vaginal, fogachos e depressão. Para evitar esses efeitos adversos, recomenda-se utilizar um tratamento adicional (*add back therapy*) com tibolona, 2,5 mg/dia, ou estrógenos conjugados, 0,625 mg, associados com acetato de medroxiprogesterona, 2,5 mg diariamente.

Tratamento cirúrgico

O inventário laparoscópico da cavidade abdominal é o tempo inicial do tratamento cirúrgico da endometriose. O tratamento laparoscópico fornece uma série de vantagens sobre a laparotomia no que se refere ao trauma cirúrgico tecidual. Além disso, a laparoscopia mostra as lesões endometrióticas com mais evidência, especialmente aquelas localizadas abaixo dos ovários e lesões profundas retrouterinas (29).

Preparo pré-operatório

Deve ser feita uma avaliação pré-operatória completa, incluindo exame pélvico ginecológico, ultra-sonografia, colonoscopia, ressonância magnética, enema baritado e endossonografia transretal (ecocolonoscopia) (12, 23).

O preparo intestinal adequado é fundamental para permitir, se necessário, a completa ressecção do segmento acometido. Recomenda-se, no preparo intestinal, uma dieta líquida sem resíduo e uso de laxante cerca de 24 horas antes do procedimento.

A investigação das vias urinárias pela urografia excretora ou da urorressonância é importante nos casos de lesões maiores do que 3 cm pelo risco de envolvimento ureteral.

Conduta cirúrgica

Na abordagem das lesões peritoneais recomenda-se a destruição ou excisão dos implantes endometrióticos (28, 29) (Figuras 29.6 e 29.7)

Nos casos de lesões profundas em região retovaginal (Figuras 29.8 e 29.9), retrocervical e em ligamentos uterossacros, a abordagem deve ser cuidadosa e criteriosa. A ressecção segmentar dos ligamentos uterossacros é recomendada nos casos de nódulos profundos nesses locais. Nessa situação, deve-se ter atenção especial na identificação e na preservação da inervação simpática adjacente a essas estruturas para se evitarem disfunções de reto, bexiga e da sexualidade no pós-operatório dessas pacientes.

O tratamento cirúrgico dos endometriomas tem como objetivo primário afastar a possibilidade de malignidade e remover todo endométrio ectópico, minimizando o trauma ovariano, preservando os folículos e reduzindo a formação de aderências (25, 27).

A técnica cirúrgica indicada é a cistectomia (Figura 29.10), devendo-se fazer uma incisão na borda antimesentérica e identificar o plano de clivagem entre a cápsula do cisto e o parênquima ovariano. Realizam-se movimentos de rotação e tração para retirada completa da cápsula. Após a retirada da cápsula, realiza-se hemostasia com corrente bipolar (potência de 35-40 W). A própria eletrocauterização bipolar favorece a aproximação dos bordos ovarianos, sem a necessidade de sutura local.

Entre as técnicas para controle da dor – dismenorréia central –, recomenda-se a ablação dos ligamentos uterossacros (LUNA) (Figura 29.11). A secção dos uterossacros deve ser realizada na base de inserção dos mesmos junto à parede posterior da cérvice.

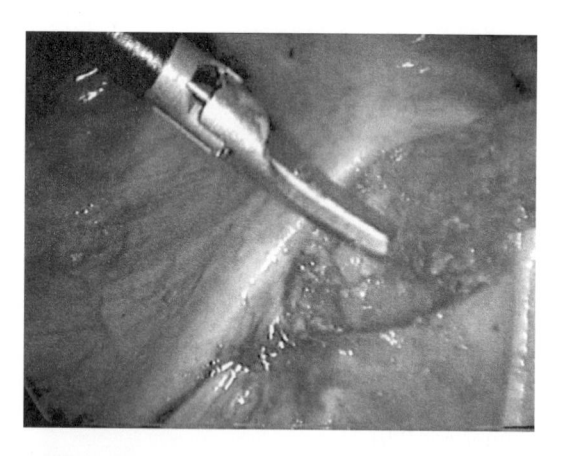

FIGURA 29.6 Excisão.

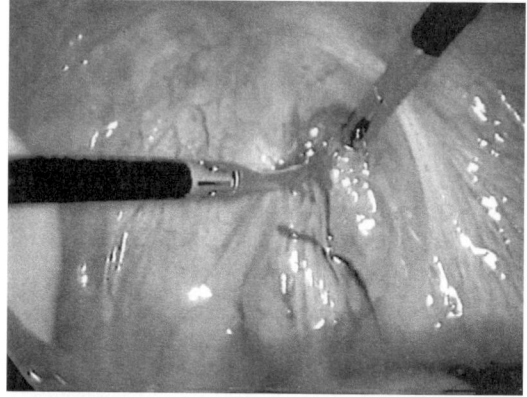

FIGURA 29.7 Eletrocoagulação.

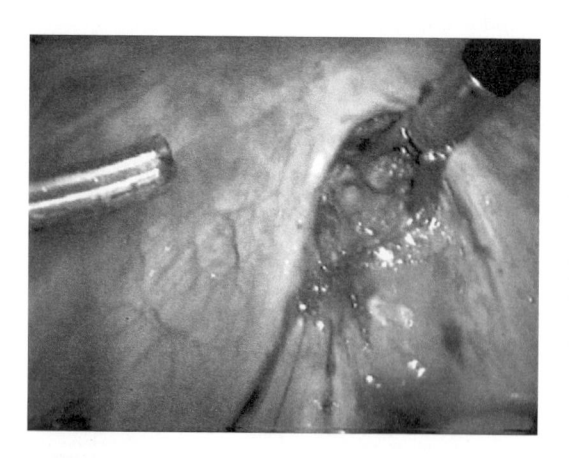

FIGURA 29.8 Imagem de lesão retovaginal.

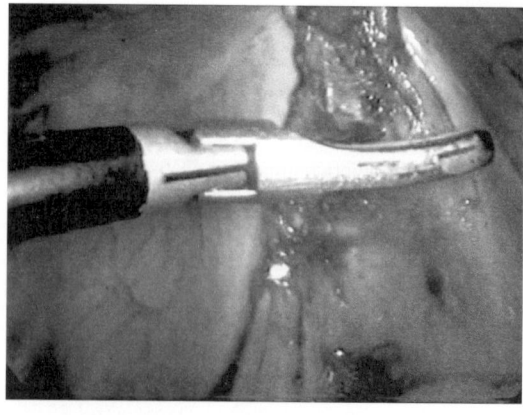

FIGURA 29.9 Visão laparoscópica.

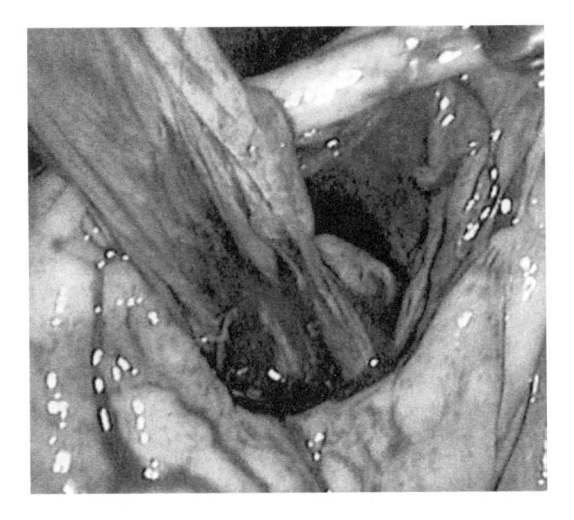

FIGURA 29.10 Remoção da cápsula do endometrioma.

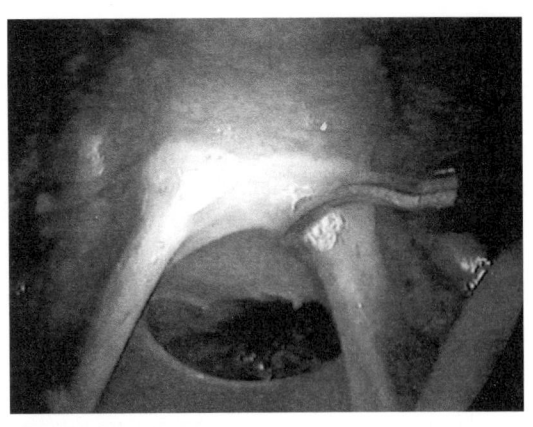

FIGURA 29.11 Ablação dos ligamentos uterossacros com monopolar.

As indicações de cirurgia radical – histerectomia total com ou sem anexectomia bilateral – devem ser recomendadas somente para pacientes com prole completa, com função ovariana esgotada ou nos casos recidivantes após tratamento cirúrgico conservador.

Na endometriose vesical, recomenda-se a abordagem multidisciplinar (cirurgiões ginecológico e urológico), e a abordagem cirúrgica deve ser a exérese total da lesão e posteriormente o fechamento da parede vesical com sutura laparoscópica com fio monofilamentar absorvível, em dois planos. Sondagem vesical pós-operatória por 10-14 dias.

Nos implantes profundos com infiltração da reflexão vesicouterina, invadindo o músculo detrussor, deve-se proceder à ressecção total do nódulo (nodulectomia ou cistectomia parcial).

Na avaliação e na abordagem da endometriose intestinal, adota-se a Classificação Echo-logic (30), que divide a penetração dos focos endometrióticos na parede intestinal em cinco estágios (Figura 29.12).

No manejo cirúrgico da endometriose intestinal, recomenda-se que a equipe seja formada pelo cirurgião ginecológico e pelo cirurgião do aparelho digestivo. O preparo intestinal mecânico com lactulona (240 mL de lactulona diluídos em 760 mL de

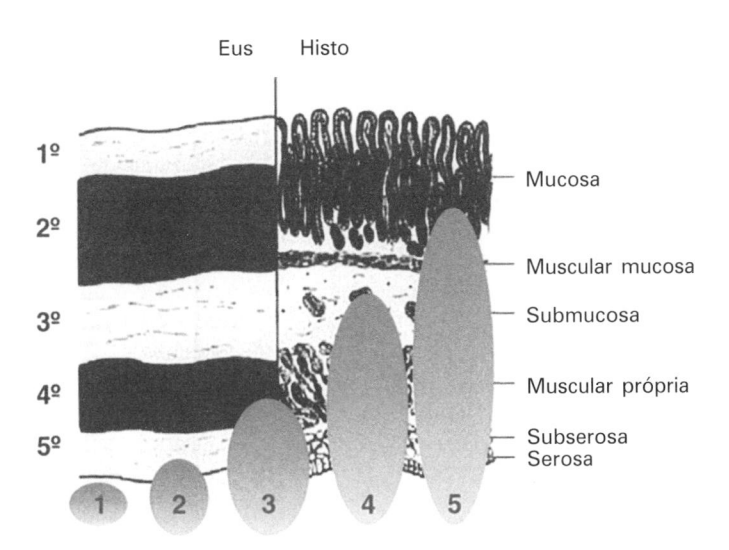

FIGURA 29.12 Classificação de Rossini.

suco de laranja) dá-se na véspera e antevéspera da intervenção cirúrgica.

A técnica cirúrgica laparoscópica recomendada é com quatro punções (ótica e mais três punções auxiliares) e a paciente em posição semiginecológica.

Lesão superficial (comprometimento da serosa ou muscular externa com espessura < 5 mm, extensão < 10 mm e arco da lesão < 1/3 da circunferência intestinal), procede-se à ressecção linear com emprego de grampeador linear ou sutura manual.

Lesão profunda (infiltração da muscular própria, espessura > 5 mm, extensão > 10 mm e arco da lesão > 1/3 da circunferência intestinal), recomenda-se ressecção segmentar com anastomose término-terminal mecânica com grampeador circular. Nesses casos de ressecção segmentar, recomenda-se a técnica de duplo grampeamento, isto é, aplicação via laparoscópica do grampeador linear distal à lesão, seguida de exteriorização do segmento a ser ressecado através de pequena incisão na fossa ilíaca direita. A ressecção é feita sob visão direta, sem contaminação da cavidade, seguida da introdução da ogiva do grampeador circular, que será utilizada na anastomose. Após o fechamento da bolsa do sigmóide, introduz-se o grampeador circular por via retal e anastomosa-se pela técnica habitual. Outra opção é a ressecção do retossigmóide por via vaginal assistida por laparoscopia.

Recomenda-se drenagem rotineira da cavidade pélvica após esse procedimento.

Tratamento combinado

O tratamento combinado tem por objetivo melhorar o sucesso do tratamento cirúrgico ou facilitar a realização do mesmo. O tratamento clínico pré-operatório tem a vantagem de diminuir a vascularização e o volume do tecido endometriótico, gerando menor sangramento intra-operatório, e as desvantagens pela mudança do aspecto da lesão, os custos das medicações e os efeitos colaterais das mesmas. Na Clínica Endogyne, utilizam-se as medicações somente no pós-operatório, após um perfeito estadiamento laparoscópico da doença. O emprego pré-operatório fica restrito às grandes massas pélvicas, com comprometimento ureteral ou intestinal, nas quais a redução do tumor reduz a morbidade e permite a realização de uma cirurgia completa e segura.

O tratamento clínico pós-operatório deve ser considerado sempre que não houver destruição ou retirada completa da doença ou em casos de sintoma doloroso recorrente. Se a excisão da(s) lesão(ões) foi completa, o tratamento pós-operatório é questionável.

Controle pós-operatório

O segmento ou acompanhamento pós-operatório é clínico, devendo-se considerar os sintomas e o desejo reprodutivo da paciente. Nas pacientes com endometriose e inférteis, os procedimentos de reprodução assistida devem sempre ser discutidos e oferecidos (25).

Recomenda-se, nos casos de endometriose moderada ou grave, com endometriomas maiores do que 3 cm ou a persistência da lesão residual, a realização de um *second look* para excisão ou destruição completa das lesões.

Nos casos de endometriose vesical, recomenda-se que as pacientes permaneçam sondadas por um período de 10-14 dias.

Discussão

O tratamento cirúrgico das pacientes com endometriose sempre foi a viga mestra do tratamento dessa doença. Na última década, com a disponibilidade de uma melhor instrumentação laparoscópica, a maioria das mulheres pôde ser submetida a intervenções diagnósticas e terapêuticas no mesmo tempo cirúrgico.

Os focos peritoneais devem ser ressecados, para obtenção de amostra anatomopatológica, e/ou vaporizados com corrente monopolar, bipolar ou *laser*.

A literatura parece ser unânime em afirmar que o tratamento de eleição da endometriose associada à dor é cirúrgico, com exérese ou destruição dos focos endometriais ectópicos.

Na Clínica Endogyne, opta-se pela ressecção dos focos com tesoura por se acreditar que a cauterização pode ser muito superficial em alguns focos que são mais profundos. Observa-se que as taxas de gravidez espontânea e o alívio da dor quando se realiza a exérese dos focos, em qualquer estádio da doença, são melhores.

As pacientes com endometriomas ovarianos devem ser submetidas a tratamento cirúrgico para alívio da dor, tratamento da infertilidade, diminuição da recorrência em comparação ao tratamento clínico e pelo risco de transformação maligna.

A literatura parece ser unânime em afirmar que a laparoscopia é o método de eleição na abordagem dos endometriomas. Os endometriomas podem ser abordados de três maneiras: a primeira, por meio da exérese da cápsula (adotada na Clínica Endogyne por apresentar menor taxa de recorrência da dor, menor taxa de recidiva e melhores taxas de gravidez natural no pós-operatório); a segunda, abertura da cápsula com drenagem do conteúdo e cauterização da cápsula do endometrioma, e a terceira, ooforectomia (indicada para pacientes menopausadas ou climatéricas sem desejo reprodutivo).

As pacientes com endometriose severa freqüentemente têm algum grau de obliteração do fundo-de-saco de Douglas com significante distorção da anatomia local, envolvendo intestino, vagina, cérvice posterior, ureter e grandes vasos. Nesses casos, recomenda-se que a abordagem cirúrgica seja feita por equipe experiente composta pelo cirurgiões ginecológico e do aparelho digestivo. Um ótimo preparo intestinal pré-operatório é fundamental na abordagem dessas pacientes.

A endometriose do trato urinário é sempre classificada como profunda (mais do que 5 mm de profundidade) e, na bexiga, deve comprometer as camadas musculares. As lesões localizadas no peritônio da reflexão vesicouterina são superficiais e devem ser classificadas como endometriose peritoneal e não como de bexiga.

MIOMECTOMIA LAPAROSCÓPICA: UMA VISÃO ATUALIZADA

Introdução

Os miomas são definidos como crescimentos benignos da camada muscular do útero que, em geral, ocorrem durante o menacma (mais comum entre 30-40 anos), e sua prevalência é em torno de 25-40% (dado discutido na literatura em função dos casos assintomáticos e não-diagnosticados). Podem ser submucosos, intramurais e/ou subserosos.

Considera-se um maior risco para a prevalência de miomas o aumento da idade antes da menopausa, quando, então, os níveis de estradiol decrescem (31). Depois da menopausa, os miomas diminuem de tamanho. História familiar é associada a risco aumentado, três vezes maior em familiares de primeira geração (32).

Mulheres da África e do Caribe apresentam alta prevalência de miomas, são mais propensas à histerectomia em idade jovem e tendem a apresentar um número maior de miomas comparados a mulheres brancas (33).

Existe uma associação entre obesidade e miomas (34): mulheres com mais de 70 kg têm um risco três vezes maior comparadas com mulheres com peso < 50 kg. A relação entre número de gestações e presença de mioma é inversa.

O uso de ACO não parece ter associação de risco à presença de miomas, embora alguns estudos sejam conflitantes (35, 36, 37, 38, 39, 40). O uso de depoprovera é associado a efeito de proteção (RR = 0,44) (41).

Os sintomas mais comuns são sangramento uterino anormal e sintomas decorrentes da compressão exercida pelo mioma. Após a miomectomia, pode haver recorrência em torno de 27% dos casos até dez anos após a cirurgia (42).

A recorrência é inferior (15%) em mulheres que tiveram filhos após a miomectomia em relação às que não tiveram (30%). A recorrência também é menor naquelas mulheres que apresentavam poucos miomas no momento da cirurgia.

Estudos histeroscópicos realizados encontraram miomas submucosos em 6-34% das mulheres investigadas por sangramento uterino anormal (43, 44, 45), em 2-7% das mulheres inférteis (46) e em 1,5% das pacientes assintomáticas, que realizaram histeroscopia para esterilização (47, 48). Esses dados sugerem uma associação entre localização do mioma e sintomatologia.

Estudos prospectivos em mulheres gestantes demostraram que 80% dos miomas reduziram ou não alteraram seu tamanho (49). Se ocorre um aumento, em geral é superior a 25% do tamanho inicial do mioma. A redução do número e do tamanho dos miomas ocorre após a menopausa (49).

O leiomiossarcoma é um tumor raro. É mais comum na pós-menopausa e se apresenta com história de dor, sangramento pós-menopáusico e crescimento rápido. O ACOG não considera o risco de leiomiossarcoma suficientemente alto para se justificar uma histerectomia em casos de miomatose (50).

Quando existe a associação entre mioma uterino e sangramento anormal, a histerectomia vem sendo considerada o tratamento definitivo. A presença de miomatose representa uma das indicações mais comuns dessa cirurgia (51, 52, 53, 54). Muitas mulheres assintomáticas com miomas são submetidas a cirurgias desnecessárias, e, mesmo na presença de sintomas, existem outras opções de tratamento que podem reduzir a necessidade de histerectomia (cirurgia que requer em média 4-6 semanas de recuperação) (55).

Diagnóstico

A maioria das mulheres portadoras de miomas permanece assintomática; quando sintomática, as principais queixas são o sangramento uterino anormal, a infertilidade e a dor pélvica. Geralmente, o diagnóstico é feito por meio do exame ginecológico ou ultra-sonográfico. No exame clínico ginecológico, o toque bimanual, associado ao toque retal, permite a sensação tátil da superfície e das dimensões do útero, apontando irregularidades na parede externa.

A histerossalpingografia (HSG) realizada na pesquisa da infertilidade pode evidenciar defeitos de enchimento intracavitários, levando à suspeita de mioma submucoso. Nesses casos, a abordagem deve ser por meio da histeroscopia. Quando a localização do(s) mioma(s) for subserosa ou subserosa/intramural, a abordagem é laparoscópica.

A ultra-sonografia transvaginal (UTV) informa o número de nódulos miomatosos, as dimensões, a localização, a extensão da porção intramural do mioma, além de investigar os anexos uterinos. A UTV é o exame de escolha para a realização do "mapeamento" do(s) mioma(s) e definição da conduta terapêutica.

A ressonância nuclear magnética (RNM) pode auxiliar no diagnóstico de outras causas de sangramento uterino anormal (SUA), principalmente a adenomiose. A aplicação da RNM é reservada para casos específicos, devido ao seu custo elevado.

A investigação histeroscópica avaliando a cavidade uterina por completo pode identificar outras doenças associadas e, principalmente, o aspecto do endométrio e orientar ou dirigir a biópsia.

A biópsia dirigida ou orientada do endométrio ou da lesão associada completa a pesquisa e confirma apenas a presença de doença uterina benigna. Nos casos de pacientes com queixas de sangramento uterino anormal, a histeroscopia diagnóstica com biópsia dirigida possibilita o diagnóstico diferencial de mioma submucoso com componente intramural comprimindo a cavidade, pólipo endometrial fibroso, restos embrionários, hiperplasia endometrial e adenocarcinoma do endométrio.

Tratamento

Atualmente, existem várias técnicas de tratamento dos miomas, como embolização, miomectomia e histerectomia. O uso de agonistas do GnRh passou a constituir terapia clínica no pré-operatório ou a curto prazo. Esses agentes provocam um estado hipoestrogênico reduzindo o tamanho dos miomas. Todavia, esse efeito é temporário, e, ao se interromper o uso da medicação, o mioma pode voltar a crescer.

A miomectomia é a técnica cirúrgica indicada nos casos selecionados e pode ser realizada por meio da videolaparoscopia ou pela técnica convencional – laparotomia. A histerectomia é reservada para os casos de existência de adenomiose ou outra patologia associada, contra-indicações ao tratamento conservador ou desejo da paciente.

A miomectomia laparoscópica foi descrita pela primeira vez no final dos anos de 1970, exclusivamente para miomas subserosos (56). No início dos anos de 1990, a técnica foi desenvolvida para incluir a exérese de miomas intramurais (57, 58, 59, 60).

Atualmente, várias equipes utilizam essa técnica na abordagem dos miomas subserosos em virtude das vantagens comprovadas, como diminuição da dor pós-operatória, menor tempo de hospitalização e rápido retorno às atividades (61). Entretanto, a miomectomia laparoscópica é assunto de debate considerável. Duas questões estão envolvidas nesse debate: a primeira, nos miomas intramurais há um maior risco de sangramento transoperatório e um incremento nas taxas de conversão para laparotomia; a segunda é que a qualidade da parede uterina no local da histerorrafia, no que se refere ao futuro obstétrico, é questionável.

Descrição da técnica cirúrgica

Paciente submetida a anestesia geral, posição de litotomia, com sondagem vesical e colocação do manipulador uterino. Realiza-se quatro punções: duas de 5 mm (laterais) e 2 de 10 mm (umbilical e suprapúbica).

Segue-se a seguinte técnica operatória: histerotomia com exposição do mioma, enucleação do mioma, sutura do local da miomectomia e extração do mioma da cavidade abdominal.

Histerotomia com exposição do mioma

É realizada no ponto de maior abaulamento causado pelo mioma, alinhado acima do mesmo (Figura 29.13). No caso de um mioma em parede posterior, recomenda-se utilizar a histerotomia sagital. Em parede anterior, utiliza-se a histerotomia transversa ou oblíqua, pois facilita a sutura.

A   B

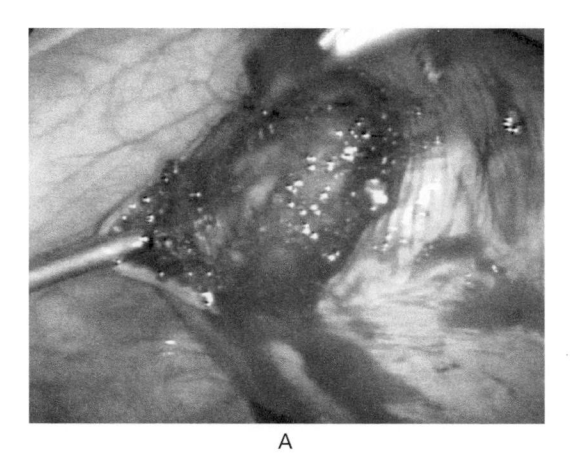

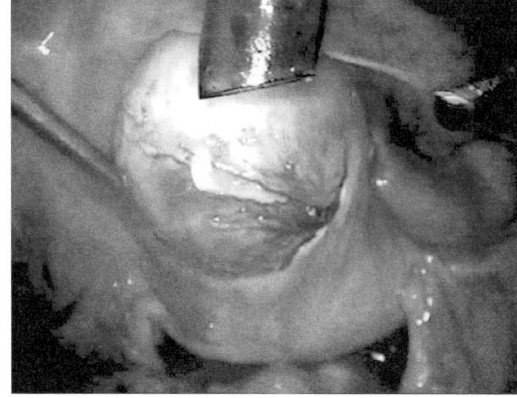

- Transversa ou longitudinal
- Ponto de maior protusão do mioma
- Corrente monopolar ou bisturi ultra-sônico

FIGURA 29.13 Incisão e exposição do mioma.

O miométrio é excisado utilizando corrente monopolar de baixa tensão ou o bisturi ultra-sônico, com a finalidade de proteger o miométrio sadio adjacente tão distante quanto possível.

A hemostasia dos vasos intramiometriais é realizada progressivamente utilizando corrente bipolar, alternando-se com lavagem com solução fisiológica e aspiração.

Enucleação do mioma (Figura 29.14)

A dissecção do mioma deve ser realizada dentro de um plano muscular que cerca o mioma (pseudocápsula). O mioma é apreendido com pinça saca-miomas e tracionado para fora da parede uterina por meio de movimentos de tração e rotação. Por meio da punção contralateral, utiliza-se uma pinça ou tesoura ligada à corrente monopolar ou o bisturi ultra-sônico para seccionar as traves de miométrio aderidas ao mioma. A dissecção prossegue do plano superficial ao profundo até a completa enucleação do mioma. Outra opção para realização dessa etapa é a utilização da cânula de irrigação-aspiração (hidrodissecção). A eletrocoagulação do pedículo vascular do mioma é realizada com bipolar ou com sistema ligasure (Figura 29.15).

Histerorrafia

Após uma boa hemostasia, inicia-se a histerorrafia. Utiliza-se fio absorvível – vicril 2-0 – para reali-

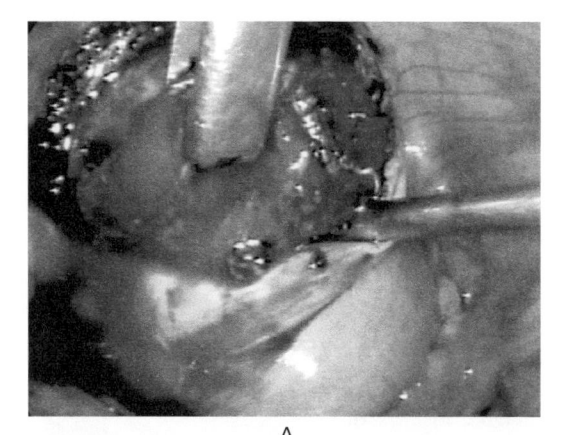

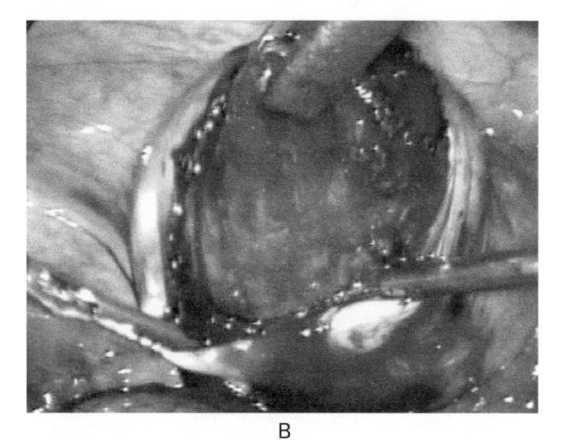

A

B

- Trabalho dentro da pseudocápsula
- Hemostasia cuidadosa

FIGURA 29.14 Enucleação do mioma.

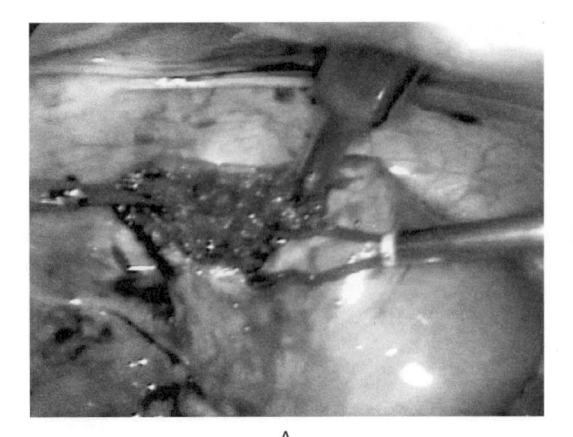

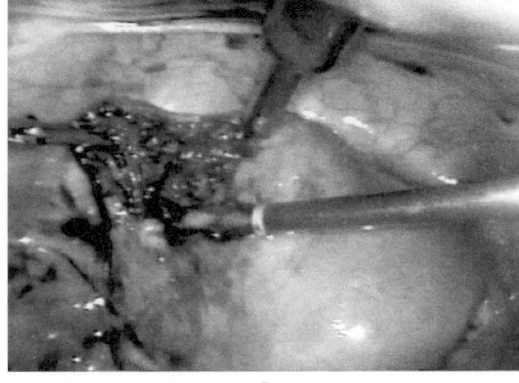

FIGURA 29.15 Hemostasia com bipolar.

zar a sutura endoscópica. Realizam-se pontos separados em plano único ou em vários planos, de acordo com a espessura da parede uterina a ser restaurada. Sutura-se todo o "defeito" miometrial com a finalidade de evitar um hematoma secundário na profundidade, o que poderia comprometer a cicatrização miometrial ou o surgimento de uma fístula. Quando houver dificuldade para suturar por via endoscópica, recomenda-se, sem demérito, utilizar uma minilaparotomia para executar a sutura (Figura 29.16).

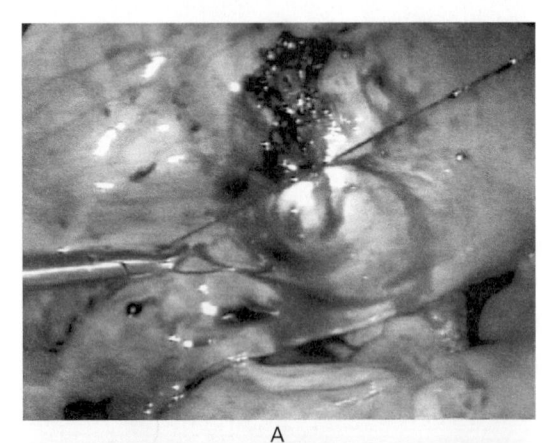

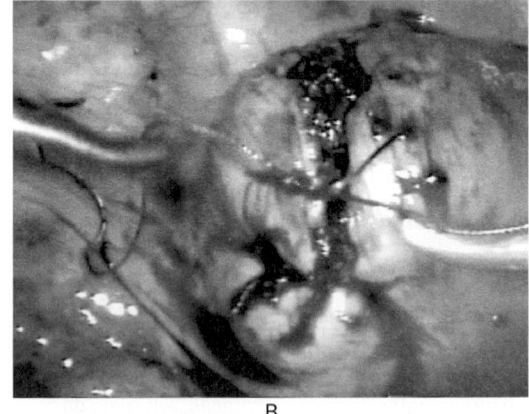

- Hemostasia adequada
- Evitar fístulas e ruptura uterina
  - Fio vicril 2-0
  - Pontos separados
  - Um ou mais planos

Dificuldade na sutura endoscópica

↓

Minilaparotomia

FIGURA 29.16 Sutura.

Extração do mioma

Realiza-se a retirada do mioma com o auxílio do morcelador elétrico ou, em alguns casos, pela ampliação da punção suprapúbica. Outra opção de retirada da peça seria por meio de colpotomia posterior (Figura 29.17).

Após uma lavagem da cavidade com solução fisiológica e revisão da hemostasia e do local de sutura, em alguns casos, têm-se utilizado barreiras antiaderências.

Utilização de barreiras antiaderências

Alguns autores alertam para o risco de formação de aderências pós-operatórias no local da histerotomia. Essa situação deve ser considerada, principalmente, em pacientes inférteis, cuja abordagem foi em parede posterior ou fúndica. Utiliza-se, em casos selecionados, o *interceed* ou o filme bioabsorvível (SurgiWrap).

Resultados

Na clínica Endogyne, adquiriu-se uma experiência valiosa nesse assunto: no último Congresso da Sociedade Brasileira de Endoscopia Ginecológica e Endometriose (SOBENGE), foi apresentada uma análise retrospectiva de 104 casos de pacientes submetidas à miomectomia laparoscópica no período de janeiro de 2002 a março de 2006.

A finalidade dessa revisão foi descrever a técnica da miomectomia laparoscópica no manejo dos miomas subserosos e intramurais, avaliar as indicações, as contra-indicações, a técnica, os resultados e as perspectivas futuras da miomectomia laparoscópica. As indicações estão descritas no Quadro 29.1.

Complicações

As principais complicações da miomectomia laparoscópica são hemorragia transoperatória (às vezes com necessidade de conversão para laparotomia), fístulas, infecção e ruptura uterina durante a gestação ou durante o trabalho de parto. As fístulas e a ruptura uterina podem ser evitadas desde que se realizem a hemostasia e a sutura adequadas, conforme a técnica recomendada anteriormente.

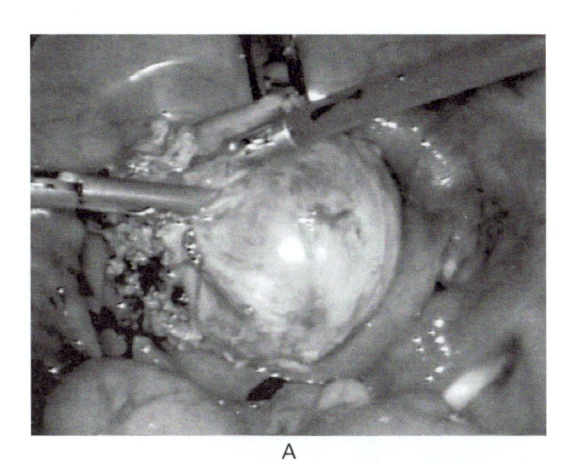

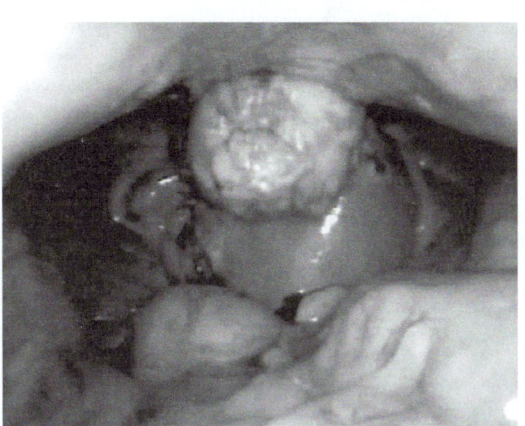

A

B
- Ampliação da incisão suprapúbica
- Colpotomia posterior
- Morcelador

FIGURA 29.17 Extração do mioma.

QUADRO 29.1 Indicações da miomectomia laparoscópica

Indicação	Nº (casos)
Sangramento uterino anormal	68
Infertilidade	32
Dor pélvica	4
Total	104

QUADRO 29.2 Classificação dos miomas de acordo com o comprometimento da parede uterina

Localização	Nº
Miomas subserosos/intramurais	99
Miomas pediculados	35
Total de miomectomias	134

QUADRO 29.3 Classificação dos miomas quanto à localização	
Localização	Nº
Fundo	50
Parede posterior	40
Parede anterior	35
Parede lateral	9
Total	134
Média de idade →	36,2 anos (23-46 anos)
Diâmetro tumoral médio →	4,9 cm (2-10 cm)

Conclusões

- A execução de uma sutura miometrial apropriada e o uso criterioso de coagulação da parede uterina são fatores que aumentam a segurança da técnica.
- Os resultados reprodutivos são semelhantes aos dados da literatura.
- Em casos selecionados, a miomectomia videolaparoscópica é uma opção factível, considerando-se a necessidade de treinamento do cirurgião em sutura endoscópica.

DISCUSSÃO

Qualquer que seja a via da miomectomia (laparoscópica ou laparotômica), a técnica segue os mesmos tempos cirúrgicos.

Habitualmente, miomas únicos ou acompanhados de outros pequenos miomas não apresentam dificuldade para se indicar a via laparoscópica.

A sutura miometrial é considerada um dos tempos fundamentais e requer treinamento e habilidade da equipe cirúrgica.

Além de uma equipe cirúrgica treinada, há necessidade de utilização de instrumental especial como morcelador elétrico.

A embolização de miomas ou uso de análogos do GnRH, no pré-operatório, é uma tática que reduz o volume do(s) mioma(s) e diminui o sangramento transoperatório, facilitando a retirada do(s) mesmo(s) (Quadro 29.4).

A decisão pela via laparoscópica ou abdominal convencional deve estar baseada em critérios individuais de dificuldade técnica proporcionada por número, volume e localização dos miomas, instrumental disponível e experiência do cirurgião em laparoscopia (44, 45).

CONCLUSÃO

O advento da videoendoscopia mudou completamente a história da cirurgia ginecológica, transformando-a em uma realidade no arsenal diagnóstico e terapêutico do ginecologista moderno.

Como os procedimentos em ginecologia variam desde videolaparoscopias diagnósticas ou esterilização tubária até procedimentos de grande porte, como miomectomias, histerectomias e linfadenectomias, o instrumental cirúrgico deve ser adequado a todas essas situações.

Além do conhecimento de todo o instrumental e dos recursos disponíveis, o cirurgião laparoscópico necessita de um conhecimento teórico consistente

QUADRO 29.4 Uso do análogo GNRH – Zilodex® → 24 pacientes – 3,6 mg/mês – 3 meses		
Mioma fúndico próximo ao óstio tubário		
Nas pacientes que utilizaram análogo do GnRH (24 casos), observou-se um menor sangramento transoperatório e um menor tempo cirúrgico. Houve dificuldade para enuclear o mioma quando não foi obedecido um período mínimo de 60 dias entre a última dose do análogo e a cirurgia.		
Tempo cirúrgico médio	→	116 min (50-190 min)
Tempo médio de internação hospitalar	→	1,5 dias (1-3 dias)
Complicações	→	3 casos de sangramento intra-operatório
Retorno às atividades	→	9 dias (4-14 dias)
Infertilidade (causa única): 32 casos	→	20 gestaram (62,5%)

associado a um treinamento cirúrgico específico. A experiência prévia em cirurgia convencional (aberta) transforma a competência técnica em cirurgia laparoscópica. O cirurgião laparoscópico deve ter a capacidade de resolução por via laparotômica do procedimento proposto em caso de conversão cirúrgica.

Na paciente com endometriose, são fundamentais o reconhecimento e a caracterização dos diversos tipos de lesões, bem como sua abordagem cirúrgica correta. Nos casos de endometriose intestinal, endometriose profunda – septo retovaginal e do trato urinário –, deve-se contar com uma equipe multidisciplinar com excelente treinamento cirúrgico.

Desde 1990, a miomectomia laparoscópica surgiu como uma alternativa à miomectomia laparotômica no tratamento de miomas subserosos e intramurais. Entretanto, a via laparoscópica é ainda assunto de debate.

A técnica da miomectomia laparoscópica compreende quatro fases principais: a histerotomia, a enucleação do mioma, a sutura do local onde se encontrava o mioma e a retirada do mioma da cavidade abdominal.

A miomectomia laparoscópica oferece a possibilidade de uma abordagem minimamente invasiva. Quando executada por cirurgiões experientes, o risco de complicações trans e pós-operatórias é menor. A ruptura uterina espontânea parece ser rara, porém há necessidade de mais estudos avaliando a qualidade da histerorrafia nas pacientes submetidas à miomectomia laparoscópica.

A cirurgia videoendoscópica ginecológica evolui rapidamente, e novos procedimentos são realizados diariamente, ficando a abordagem laparotômica cada vez mais restrita.

Essa evolução técnica reforça a necessidade do desenvolvimento de novos equipamentos para um melhor conforto operatório. Isso faz com que se tenha obrigação de acompanhar essa evolução tecnológica para se disponibilizar às pacientes o melhor tratamento existente, cada vez menos invasivo.

REFERÊNCIAS

Abordagem laparoscópica da endometriose

1. Safe Jr JV, Safe GMS. Epidemiologia da endometriose: 1° curso básico de vídeo-laparoscopia ginecológica. Nova Iguaçu, Rio de Janeiro, 2001.
2. American Fertility Society. Revised American Fertility Society Classification of endometriosis: 1985. Fertil Steril. 1985 Mar;43(3):351-2.
3. Olive DL. Classificação da endometriose. In: Olive DL. Clínicas Obstétricas e Ginecológicas da América do Norte. Belo Horizonte: Interlivros, 1997. v.2, p. 327.
4. REVISED American Society for Reproductive Medicine classification of endometriosis: 1996. Fertil Steril. 1997 May;67(5):817-21.
5. Tran DK. Atypical implants of the fallopian tube and associated infertility. In: World Congress on Human Reproduction, 7., 1990, Helsink, Finland.
6. Diamond MP, Osteen KG. The Disease endometriosis. In: Diamond MP, Osteen KG. Endometrium and endometriosis. Malden: Blackwell Science, 1997. p. 20-6.
7. Konincks PR, Ide P, Vandenbroucke W, et al. New aspects of pathophysiology of endometriosis and associated infertility. J Reprod Med. 1980 Jun;24(6): 257-60.
8. Koninckx PR, Meuleman C, Demeyere S, et al. Suggestive evidence that pelvic endometriosis is a progressive disease, whereas deeply infiltrating endometriosis is associated with pelvic pain. Fertil Steril. 1991 Apr;55(4):759-65.
9. Rock JA. Endometriosis and pelvic pain. Fertil Steril. 1993 Dec;60(6):950-1.
10. Cornillie FJ, Oosterlynck D, Lauwergus JM, et al. Deeply infiltrating endometriosis histology and significance. Fertil Steril. 1990 Jun;53(6):978-83.
11. Nisolle M, Casanas-Roux F, Ana FV, et al. Morphometric study of the stromal vascularization in peritoneal endometriosis. Fertil Steril. 1993 Mar; 59(3): 681-4.
12. Abrao MS, Ikeda F. Endometriosis and autoimune thyroide disease: associated diseases? BIENNAL WORLD CONGRESS OF ENDOMETRIOSIS, 7, 2000, London. Abstracts...Londres: [S. n.], 2000. v. 109.
13. Grimes DA, Lebolt SA, Grimes KR, et al. Systemic Lupus erythematosus and reproductive function: a case-control study. Am J Obstet Gynecol. 1985 Sep; 153(2):179-86.
14. Kennedy SH, Nunn B, Cederholm-Williams SA, Barlow DH. Cardiolipin antibody levels in endometriosis and systemic lupus erythematosus. Fertil Steril. 1989 Dec;52(6):1061-2.
15. Donnez J, Nicole M. The concept of retroperitonial adenomyotic disease is born. In: Donnez J, Nisole M. Atlas of operative laparoscopy. 2 nd ed. London: Parthenon; 2001. p. 113-9.
16. Kerr WS Jr. Endometriosis involving the urinary tract. Clinic Obstet Gynecol. 1966 Jun;9(2):331-57.
17. Brooks JJ, Wheeler JE. Malignancy arising extra gonadal endometriosis. Acas Report and Summary of the World Literature. Cancer. 1977;40:30-65.
18. Redwine DB, Sharpe DR. Laparoscopic segmental resection of the sigmoid colon for endometriosis. J Laparoendosc Surg. 1991 Aug;1(4):217-20.

19. Williams TJ, Pratt JH. Endometriosis in 1,000 consecutive celiotomies: incidence and management. Am J Obstet Gynecol. 1977 Oct;129(3):245-50.
20. Nisolle M, Donnez J. Peritoneal, ovarian and rectovaginal endometriosis: the identification of three separate diseases. New York: Pathernon, 1997.
21. Viscomi F, Gorga C, Guedes RC. Laparoscopic nodule detrusor resection in bladder endometriosis. Congresso Europeu de Endoscopia Ginecológica, Bratislava, 5 1996, Eslováquia. Anais...; Eslováquia: [S.n], 1996.
22. Abrão MS, Podgaec S, Pinotti JA, de Oliveira RM. Tumor markers in endometriosis. Int J Gynaecol Obstet. 1999 Jul;66(1):19-22.
23. Koninckx PR, Meuleman C, Oosterlynck D, et al. Diagnosis of deep endometriosis by clinical examination during menstruation and plasma CA-125 concentration. Fertil Steril. 1996 Feb;65(2):280-7.
24. Diamond MP, Osteen KG. Transvaginal sonography of emdometriosis. In: Diamond MP, Osteen KG. Endometrium and endometriosis. Malden: Blackwell Science, 1977. p.67-9.
25. Diamond MP, Osteen KG. Imaging of endometriosis, IRM. In: Diamond MP, Osteen KG. Endometrium and endometriosis. Malden: Blackwell science, 1977. p. 62-6.
26. Kujak A, Kupesic S. Scoring system for prediction of ovarian endometriosis based on transvaginal color and pulsed Doppler sonography. Fertil Steril. 1994 Jul;62(1):81-8.
27. Lachlan SC. The secondary Mullerian system. Obstet Gynecol Surv. 1972 Mar;27(3):133-46.
28. Kale S, Shuster M, Sahngold I. Endometrioma in a cesarean scar: case report and review of the literature. Am J Obstet Gynecol. 1971 Oct 15;111(4):596-7.
29. Davis VE. Menstrual coitus and endometriosis. Med J Aust. 1981 Jun;1(12):648-9.
30. Rossini L, Ribeiro PAG, Aoki T, et al. The echo-logic classification for deep pelvic endometriosis. Gastrointest Endosc. 2002;56(4 suppl):S133.

Miomectomia laparoscópica: uma visão atualizada

31. Acien P, Quereda F. Abdominal myomectomy: results of a simple operative technique. Fertil Steril. 1996 Jan;65(1):4151.
32. ACOG Committee on Practice Bulletins-Gynecology. ACOG practice bulletin. Surgical alternatives to hysterectomy in the management of leiomyomas. Number 16, May 2000 (replaces educational bulletin number 192, May 1994). Int J Gynaecol Obstet. 2001 Jun;73(3):285-93.
33. Agency for Healthcare Research and Quality. Management of uterine fibroids. Evidence Report/Technology Assessment, 34. AHRQ Publication No. 01-E051. Disponível em: http://www.ahrg.gov/clinic/epcsums/utersumm.htm. Rockville, Md: Agency for Healthcare Researchan and Quality; January 2001. [Full Text].
34. Agency for Healthcare Researchan and Quality: Management of Uterine Fibroids. Summary, Evidence Report/Technology Assassment, n. 34. AHRQ Publication Jan 2001; 01-E051. Disponível em: http://www.ahrq.gov/clinic/epcsums/utersumm.htm.
35. Day Baird D, Dunson DB, Hill Mc, et al. High cumulative incidence of uterine leiomyoma in black and white women: ultrasound evidence. Am J Obstet Gynecol. 2003 Jan;188(1):100-7.
36. Wallach EE, Vlahos NF. Uterine myomas: an overview of development, clinical features, and management. Obstet Gynecol. 2004 Aug;104(2):393-406.
37. Lethaby A, Vollenhoven B, Sowter M. Pre-operative GnRH analogue therapy before hysterectomy or myomectomy for uterine fibroids. Cochrane Database Syst Rev. 2001;(2):CD000547.
38. Bonney V. The technique and results of myomectomy. Lancet. 1931;217 (5604):171-77.
39. Deligdisch L, Hischmann S, Altchek A. Pathologic changes in gonadotropin releasing hormone agonist analogue treated uterine leiomyomata. Fertil Steril. 1997 May; 67(5):837-41.
40. Eldar-Geva T, Meagher S, Healy D, et al. Effect of intramural, subserosal, and submucosal uterine fibroids on the outcome of assisted reproductive technology treatment. Fertil Steril. 1998 Oct;70(4):687-91.
41. Farhi J, Ashkenazi J, Feldberg D, et al. Effect of uterine leiomyomata on the results of in-vitro fertilization treatment. Hum Reprod. 1995 Oct;10(10): 2576-8.
42. Grant JM, Hussein IY. An audit of abdominal hysterectomy over a decade in a district hospital. Br J Obstet Gynaecol. 1984 Jan;91(1):73-7.
43. Clarke A, Black N, Rowe P, et al. Indications for and outcome of total abdominal hysterectomy for benign disease: a prospective cohort study. Br J Obstet Gynaecol. 1995 Aug;102(8):611-20.
44. Farquhar CM, Sadler L, Harvey S, et al. A longitudinal case control study of premenopausal women undergoing hysterectomy. 2000. Enciado para publicação.
45. Paul C, Skegg D, Smeijers J, et al. Contraceptive practice in New Zealand. N Z Med J. 1988 Dec 14;101(859):809-13.

46. Lethaby A, Vollenhoven B, Sowter M. Pre-operative GnRH analogue therapy before hysterectomy or myomectomy for uterine fibroids. Cochrane Database Syst Rev. 2000;(2):CD000547.
47. Vollenhoven B. Introduction: the epidemiology of uterine leiomyomas. Baillieres Clin Obstet Gynaecol. 1998 Jun;12(2):169-76.
48. Cramer SF, Patel A. The frequency of uterine leiomyomas. Am J Clin Pathol. 1990 Oct;94(4):435-8.
49. Bronz L, Sufer T, Rusca T. The value of transvaginal sonography with and without saline instillation in the diagnosis of uterine pathology in pre- and postmenopausal women with abnormal bleeding or suspect sonographic findings. Ultrasound Obstet Gynecol. 1997 Jan;9(1):53-8.
50. Dijkhuizen FP, Brolmann HA, Potters AE, et al. The accuracy of transvaginal ultrasonography in the diagnosis of endometrial abnormalities. Obstet Gynecol. 1996 Mar;87(3):345-9.
51. Buttram VC Jr, Reiter RC. Uterine leiomyomata: etiology, symptomatology, and management. Fertil Steril. 1981 Oct;36(4):433-45. Review.
52. Cramer DW. Epidemiology of myomas. Semin Reprod Endocrinol. 1992;10(4):320-4.
53. Ross RK, Pyke MC, Vessey MP, et al. Risk factors for uterine fibroids: reduced risk associated with oral contraceptive. Br Med J (Clin Res Ed). 1986 Aug; 293(6543):359-62.
54. Lumbiganon P, Rugpao S, Phandhu-fung S, et al. Protective effect of depot-medroxyprogesterone acetate on surgically treated uterine leiomyomas: a multicentre case—control study. Br J Obstet Gynaecol. 1996 Sep;103(9):909-14.
55. Vikhlyaeva Em, Khodzhaeva ZS, Fantschenko ND. Familial predisposition to uterine leiomyomas. Int J Gynaecol Obstet. 1995 Nov;51(2):127-31.
56. Semm K. Advances in pelviscopy surgery. In: Muldoon TG, Mahesh VB, Perez-Ballester B. Recents advances in fertility research. New York, 1982. p. 127-49.
57. Daniel JF, Gurley LD. Laparoscopic treatment of clinically significant symptomatic uterine fibroids. J Gynecol Surg. 1991;7:37-40.
58. Duboisson JB, Lecuna F, Foulot H. Laparoscopic myomectomy. In: Sutton C, Diamond M. Endoscopic surgery of gynecologists. Philadelphia: WB Sounders Company; 1993. p 169-71.
59. Nezhat C, Nezhat F, Silfen SL, et al. Laparoscopic myomectomy. Int J Fertil. 1991 Sep-Oct;36(5):275-80.
60. Hasson HM, Rotman C, Rana N, et al. Laparoscopic myomectomy. Obstet Gynecol. 1992 Nov;80(5):884-8.
61. Mais V, Ajassa S, Guerriero S, et al. Laparoscopic versus abdominal myomectomy: a prospective, randomized trial to evaluate benefits in early outcome. Am J Obstet Gynecol. 1996 Feb;174(2):654-8.

BIBLIOGRAFIA

Aharoni A, Reiter A, Golan D, et al. Patterns of growth of uterine leiomyomas during pregnancy. A prospective longitudinal study. Br J Obstet Gynaecol. 1988 May; 95(5):510-3.

American College of Obstetricians & Gynaecologists. Uterine leiomymata. Technican Bulletin. 1994;192.

Candiani GB, Vercellini P, Fedele L, et al. Use of goserelin depot, a gonadotropin-releasing hormone agonist, for the treatment of menorrhagia and severe anemia in women with leiomyomata uteri. Acta Obstet Gynecol Scand. 1990;69(5):413-5.

Carlson KJ, Miler BA, Fowler FJ Jr. The Maine Women's Health Study: II. Outcomes of nonsurgical management of leiomyomas, abnormal bleeding, and chronic pelvic pain. Obstet Gynecol. 1994 Apr;83(4):566-72.

Decherney AH, Maheux, Polan ML. A medical treatment for myomata uteri. Fertil Steril. 1983;39:429-30.

Eldar-Geva T, Meagher S, Healy DL, et al. Effect of intramural, subserosal, and submucosal uterine fibroids on the outcome of assisted reproductive technology treatment. Fertil Steril. 1998 Oct;70(4):687-91.

Exacoustòs C, Rosati P. Ultrasound diagnosis of uterine myomas and complications in pregnancy. Obstet Gynecol. 1993 Jul;82(1):97-101.

Farhi J, Ashkenazi J, Feldberg D, et al. Effect of uterine leiomyomata on the results of in-vitro fertilization treatment. Hum Reprod. 1995 Oct;10(10):2576-8.

Lev-Toaff AS, Coleman BG, Arger PH, et al. Leiomyomas in pregnancy: sonographic study. Radiology. 1987 Aug; 164(2):375-80.

Lumsden MA, Wallace EM. Clinical presentation of uterine fibroids. Baillieres Clin Obstet Gynaecol. 1998 Jun; 12(2):177-95

Meilahn EN, Matthews KA, Egeland G, et al. Characteristics of women with hysterectomy. Maturitas. 1989 Dec;11(4):319-29.

Muram D, Gillieson M, Walters JH. Myomas of the uterus in pregnancy: ultrasonographic follow-up. Am J Obstet Gynecol. 1980 Sep;138(1):16-9.

Parazzini F, La Vecchia C, Negri E, et al. Epidemiological characteristics of women with uterine fribroids: a case-control study. Obstet Gynecol. 1996;72:853-7.

Semadi AR, Lee NC, Flanders WD, et al. Risk factors for self-reported uterine fibroids: a case-control study. Am J Public Health. 1996 Jun;86(6):858-62.

Shaw RW, Trabant H. Fibroid Study Group. Placebo controlled comparison of the effectiveness of buserelin: depot formulation in the pre-operative management of women with uterine fibroids In: Annual Meeting of the International Society for Gynecologic Endoscopy, 6, 1997.

Shikora SA, Niloff JM, Bistrian BR, et al. Relationship between obesity and uterine leiomyomata. Nutrition. 1991 Jul-Aug;7(4):251-5.

Strobelt N, Ghidini A, Cavallone M, et al Natural history of uterine leiomyomas in pregnancy. J Ultrasound Med. 1994 May;13(5):399-401.

Vercellini P, Bocciolone L, Rognoni MT, et al. Fibroids and infertility. In: Shaw RW (ed) Uterine Fibroids: United Kingdm: Parthenon, 1992. p. 47-56.

Ueki M, Okamoto Y, Tsurunaga T, et al. Endocrinological and histological changes after treatment of uterine leiomyomas with danazol or buserelin. J Obstet Gynecol. 1995 Feb;21(1):1-7.

Videocirurgia plástica

ANTONIO REZENDE
KATIA REZENDE
BIANCA GRECHI

VIDEOCIRURGIA PLÁSTICA

Introdução

A evolução da videocirurgia aplicada às diferentes especialidades cirúrgicas trouxe à cirurgia plástica a possibilidade de abordagens minimamente invasivas com rápida recuperação e resultados comparáveis aos da cirurgia convencional.

Procedimentos reconstrutivos, como o tratamento de fraturas faciais do terço superior que necessitavam de incisões coronais bilaterais, têm a possibilidade de tratamento por meio de técnicas de acessos mínimos. Retalhos, como o de músculo grande dorsal, que necessita de uma incisão longa nas costas, já são confeccionados através de pequenas incisões e balão de dissecção.

No campo de cirurgia da mão, o tratamento da síndrome do túnel do carpo usando o endoscópio tem sido proposto.

Os cirurgiões plásticos têm aceitado a videoendoscopia com grau de entusiasmo variado. Tendo em vista a rapidez das mudanças, alguns conceitos já estão bem estabelecidos. A cirurgia do rejuvenescimento facial, por exemplo, experimenta grandes avanços com resultados favoráveis. Nos segmentos corporais, o procedimento endoscópico vem sendo utilizado nas abdominoplastias para plicatura muscular e na cirurgia estética mamária para mastopexias, aumento de volume, ressecção de lesões e mamoscopia pós-colocação de implante.

FRONTOPLASTIA VIDEOENDOSCÓPICA

Os pioneiros da cirurgia facial estética, no início do século passado, reconheceram a necessidade do tratamento da ptose do supercílio e das rítides da fronte e periórbita para um resultado harmonioso e adequado do rejuvenescimento facial.

Os acessos, inicialmente limitados, evoluíram nos últimos cinqüenta anos com o advento do *lifting* coronal "aberto", que se tornou uma cirurgia efetiva no tratamento do terço superior da face. O acesso coronal para a elevação do supercílio nunca obteve, no entanto, muita popularidade entre os cirurgiões. Isto se deve, segundo Jones e colaboradores (1), ao conservadorismo inato tanto dos cirurgiões quanto dos pacientes, o que limitou o desenvolvimento potencial dessa cirurgia.

A introdução da via endoscópica possibilitou a aceitabilidade por muitos daqueles colegas contrários à incisão coronal. O tratamento das áreas frontal e temporal de forma menos invasiva (pequenas incisões) enfrentou, porém, um considerável ceticismo de uma parcela de colegas e incentivou vários artigos científicos sobre a efetividade do método.

O treinamento da técnica iniciou com porcinos em 1998, e, desde o segundo semestre de 1999, foi indicada e realizada com amparo na literatura que reconhecia o *endobrow* como um tratamento efetivo, pouco invasivo e com um mínimo de complicações (1, 2, 3).

O *endobrow* ou frontoplastia videoendoscópica é a cirurgia ideal para pacientes jovens e de meia idade com queda prematura do supercílio e blefarocalázio da pálpebra superior. Indica-se também em pacientes mais idosos com ptose do supercílio e rugas frontais e glabelares. O *lifting* endoscópico proporciona a elevação vertical verdadeira das regiões laterais e mediais do supercílio nos seus pontos apicais.

Técnica operatória

No pré-operatório, realizam-se registros fotográficos e medidas da altura do supercílio em seu ponto de maior elevação com relação ao ponto médio da pupila.

Instantes antes da cirurgia, com o paciente sentado, os vetores de elevação desejados são marcados, bem como a posição aproximada da veia sentinela e dos nervos supra-orbitário e supratroclear e as incisões. Marca-se também o nervo supra-orbitário no rebordo orbital superior em linha vertical, acompanhando o centro da pupila e o nervo supratroclear 0,9 mm medial ao nervo supra-orbitário (Figura 30.1) (4).

Cinco incisões na região capilar são marcadas: duas nas regiões temporais acompanhando os vetores de elevação, duas parassagitais acompanhando a linha vertical das pupilas bilaterais e uma sagital na linha média da glabela com aproximadamente dois centímetros de extensão. Os cabelos são previamente preparados com solução de clorexidina alcoólica e presos com atílios. A técnica cirúrgica é baseada na técnica descrita por Ramirez (3) com algumas modificações.

A infiltração para descolamento subperiostal é feita com uma solução contendo 65 mL de soro fisiológico a 0,9%, 15 mL de ropivacaína a 7,5% e adrenalina na concentração de 1:140.000 UI. São distribuídos 40 mL de cada lado da região frontal e temporoparietal, usando seringas de 3 mL e *abocath* número 22, para promover hidrodissecção. É importante aguardar 20 minutos após a infiltração para obter um maior efeito vasoconstritor no momento da operação.

As incisões podem ser efetuadas dentro do couro cabeludo ou pré-pilosas, respeitando os trajetos dos nervos sensitivos e motores da região. Em geral, três incisões são obrigatórias nos procedimentos endoscópicos: uma para a câmera e outras duas para os instrumentos. As incisões paramedianas devem ser paralelas à crista temporal e estar situadas diretamente acima do ápice do supercílio. Utiliza-se a abordagem dentro do couro cabeludo com incisões posteriores à linha pilosa frontal. A dissecção inicial a partir da linha pilosa é executada no plano subgaleal, seguida pela dissecção subperiostal na direção das sobrancelhas. Esse plano biselado de dissecção previne a lesão do ramo frontal do nervo facial e da divisão profunda do nervo supra-orbitário. Para uma mobilização otimizada do retalho temporal, é necessária a liberação da zona de aderência periostal e dos ligamentos orbitais. Os procedimentos de miotomia da região frontal e glabelar são realizados de forma romba, que, na experiência dos autores, é intrinsecamente mais hemostática e segura com relação à probabilidade de lesão dos nervos sensitivos.

A dissecção frontal é feita às cegas até aproximadamente 3 centímetros acima da margem orbital. Na região temporal, com visão endoscópica, o plano cirúrgico segue a porção superficial (subgaleal) sobre a fáscia temporal profunda. A dissecção da crista temporal é realizada com um descolador curvo, a órbita é dissecada lateral e superolateralmente no mesmo plano. O ligamento retentor orbicular é seccionado, e a veia sentinela é identificada, sendo

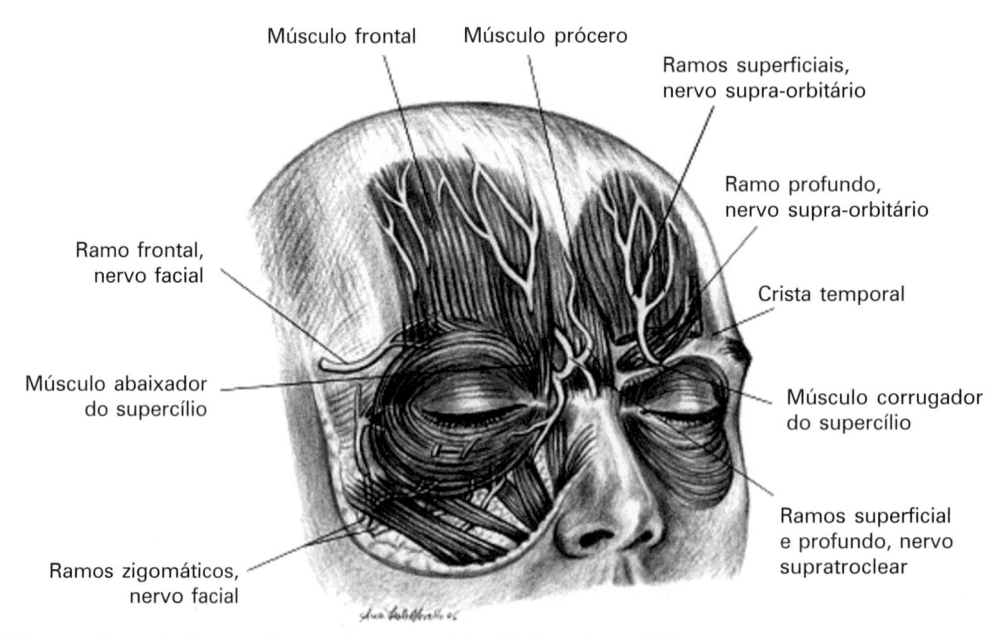

FIGURA 30.1 Anatomia da musculatura e dos nervos da região frontal e periórbita.

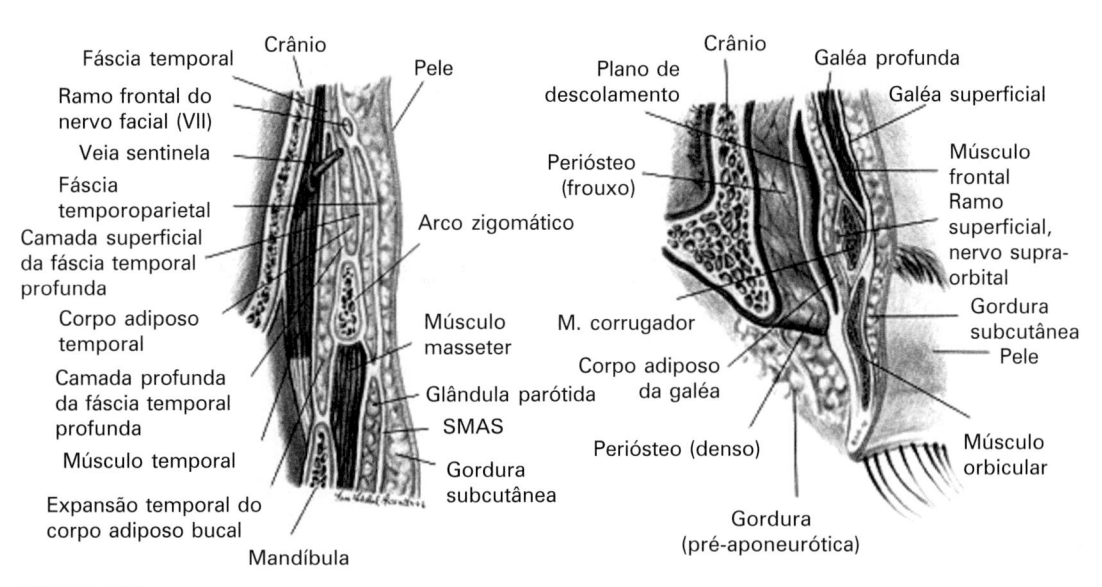

FIGURA 30.2 Planos de dissecção.

cautelosamente coagulada com cautério bipolar quando necessário. Utilizando os portais sagital e parassagitais, realiza-se o restante do descolamento subperiostal e procede-se a abertura do periósteo na altura da órbita com identificação e preservação dos nervos supra-orbitário e supratroclear (Figura 30.2).

A fixação no *lifting* endoscópico facial varia de simples a complexa.

Alguns cirurgiões não executam nenhum tipo de fixação (5). Eles simplesmente inserem um dreno de sucção fechado, fecham as incisões e relizam um curativo compressivo, contando com a readerência periostal para a fixação. A suposição é que, se a função dos músculos abaixadores foi efetivamente interrompida pelas miotomias do prócero e corrugador, os supercílios e a fronte irão naturalmente reajustar-se em um nível mais alto após algumas horas quando a função do músculo frontal retornar. Segundo Troilius (5), se a altura de elevação necessária ao supercílio for inferior a 4 mm, e a técnica utilizada subperiostal, não há necessidade de fixação. Um importante estudo experimental, entretanto, sugere que a aderência subperiostal demora de seis a doze semanas para ocorrer (6). Embora realizado em coelhos, esse estudo leva a crer que, para assegurar a estabilidade da elevação, é necessária uma sustentação pelo menos temporária durante esse período. Sutura subperiostal, à fáscia ou ao osso, parafusos biodegradáveis, artifícios metálicos internos ou externos, cola de fibrina, fio de Kirschner, parafusos de titânio, entre outros são descritos.

Aiache descreveu a plicatura subcutânea da gália com elevação dos tecidos por meio de pontos suturados posteriormente no couro cabeludo. O pregueamento da pele que ocorre nessa plicatura resultou em alopecia em alguns casos (7).

A colocação de microparafusos ou pinos na camada cortical com sutura de suspensão da gália e periósteo, microparafusos longos ou placas é uma técnica eficaz. Parafusos reabsorvíveis compostos de co-polímero de ácido polilático-poliglicólico (LactoSorb®) fixados na tábua externa do crânio, após perfuração com broca, são descritos. Eles ancoram uma sutura reabsorvível de suspensão, ocasionando uma reação tecidual mínima e reabsorção completa em 9-12 meses (8).

Nos primeiros casos realizados pela equipe dos autores deste capítulo, utilizou-se o parafuso de titânio. Alguns cirurgiões têm descrito uma falha na manutenção da elevação do supercílio após remoção dos parafusos com uma ou duas semanas de pós-operatório. Na pequena série realizada, o método mostrou-se eficaz, mas incômodo para os pacientes devido à protusão do metal e ao alto custo dos parafusos. Isso levou a optar-se pela sutura com agulha de Reverdain modificada por Casagrande. Nos pontos onde demarcam-se os vetores para a elevação dos tecidos, introduz-se percutaneamente a agulha através da pele e conduz-se a ponta da mesma até a exteriorização na incisão temporal. Introduz-se um fio de mononáilon 3-0 no orifício da agulha, e retrocede-se a mesma, sem exteriorizar na pele. Avança-se por um trajeto de tecidos moles, e exterioriza-se a agulha novamente na região temporal. Retira-se o fio da agulha, e tem-se o ponto fixado ao retalho que será elevado. Geralmente, coloca-se um ponto na direção do canto lateral do olho, outro no nível da cauda do supercílio e um terceiro próximo ao pé do cabelo. Esse método, do ponto de vista da equipe, é de fácil e rápida execução, seguro e barato.

Em 1996, McKiney descreveu uma abordagem envolvendo um túnel confeccionado na cortical do crânio através do qual a sutura de suspensão poderia ser ancorada. Esse método eliminava a tensão sobre o couro cabeludo promovendo uma sólida fixação na tábua externa da calota craniana. Infelizmente existiam alguns riscos na confecção do túnel, como a perfuração da tábua interna. Em 2001, o mesmo autor publicou uma revisão de 5 anos de sua técnica, apresentando algumas modificações importantes: remoção do túnel ósseo da área do seio sagital e o uso de uma fixação lateral na fáscia devido ao risco de lesão da artéria meningéia média (9).

Na experiência de Marchac e colaboradores, a utilização da cola de fibrina através de uma cânula longa para promover aderência do osso frontal apresentou 86% de resultados bons ou excelentes. O método ainda apresentava a vantagem de diminuir o risco de edema prolongado e sangramento no pós-operatório (10).

Entretanto, em publicação recente, comparando a cola de fibrina com a sutura e o túnel ósseo, a cola de fibrina mostrou-se estatisticamente inferior em um período de 9 meses. Uma queda na posição do supercílio foi detectada nos pacientes submetidos à fixação com cola, enquanto, no outro grupo, a posição do supercílio permaneceu estável a longo prazo (1). Permanece, assim, a dúvida quanto aos resultados duradouros com o uso isolado da cola.

Dentre as novas tecnologias disponíveis, o Endotine®, desenvolvido pela Coapt Systems, parece ser o mais promissor. A equipe teve a oportunidade de utilizar o Endotine® em 10 pacientes (Figura 30.5). O método mostrou-se extremamente rápido, eficaz e seguro. A possibilidade de ajustes, no intra ou pós-operatório precoce, em virtude de seus múltiplos pontos de fixação, permite corrigir o descenso ou a elevação do supercílio acima do desejado, proporcionando resultados mais próximos do ideal. A grande desvantagem do Endotine® é o alto custo, o que não justifica seu uso de rotina na presença de outros métodos eficazes e menos dispendiosos.

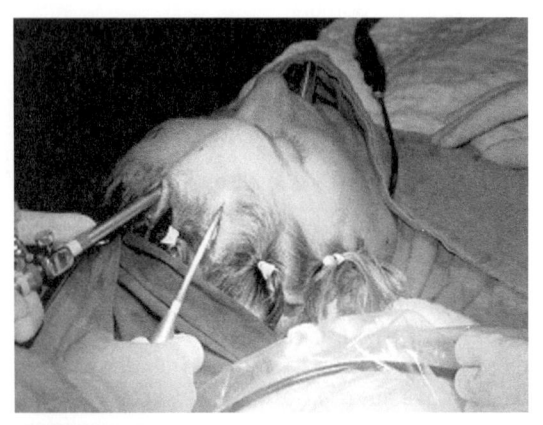

FIGURA 30.3 Posicionamento dos trocartes.

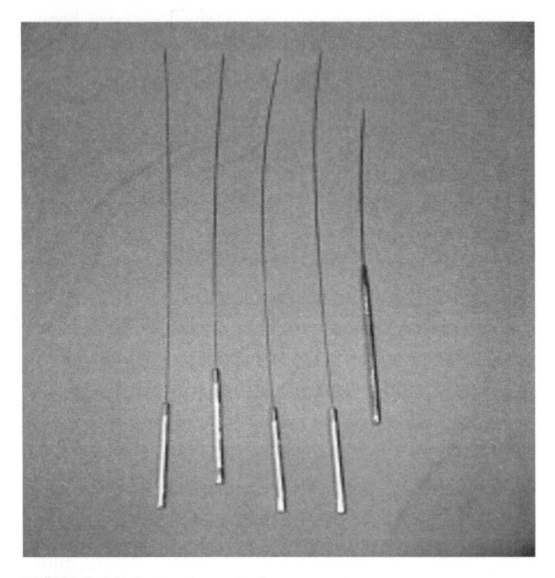

FIGURA 30.4 Agulhas de Casagrande.

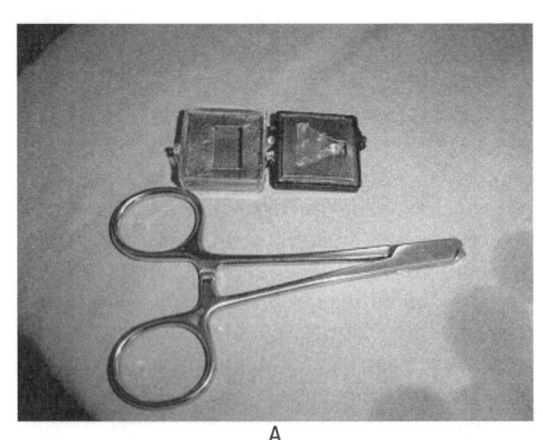

FIGURA 30.5A Endotine® e pinça para aplicação.

Videocirurgia **325**

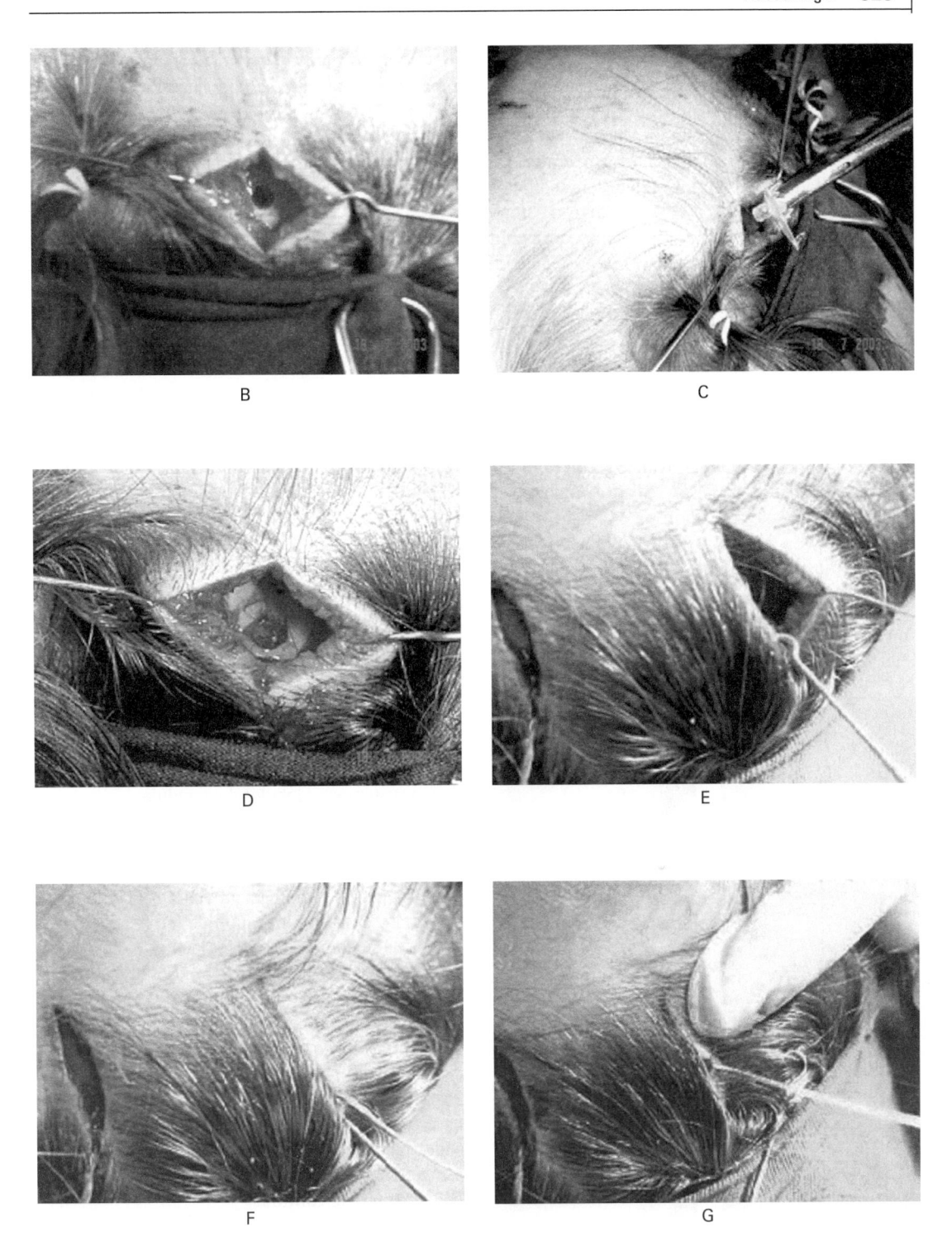

FIGURA 30.5 (B) Orifício com broca na tábua externa da calota craniana. (C) Colocação do Endotine® no crânio. (D) Endotine® fixado. (E) Tração superior do retalho frontal. (F) Tração superior do retalho frontal. (G) Fixação do retalho frontal no Endotine®.

Realiza-se ressecção de pele excedente nos portais laterais quando há necessidade e sutura da pele e subcutâneo com pontos simples de mononáilon 4-0. Um curativo de micropores finaliza a operação e costuma ser mantido por 7-10 dias no pós-operatório.

Resultados satisfatórios podem ser creditados ao cuidado na manipulação dos tecidos, ao campo operatório exangue devido à solução vasoconstritora e à marcação prévia dos pontos de orientação da localização anatômica dos ramos nervosos.

MAMAPLASTIA DE AUMENTO

A utilização do endoscópio como auxiliar na cirurgia de mama foi descrito primeiramente por Dowden (11), em 1993, nas avaliações de rupturas de próteses mamárias de silicone e para capsulotomias internas. No mesmo ano, Jhonson e Christ (12) publicaram técnica de colocação de implante mamário por via transumbilical com auxílio do endoscópio (12), e Ho (13) descreveu a mamaplastia de aumento transaxilar por via endoscópica.

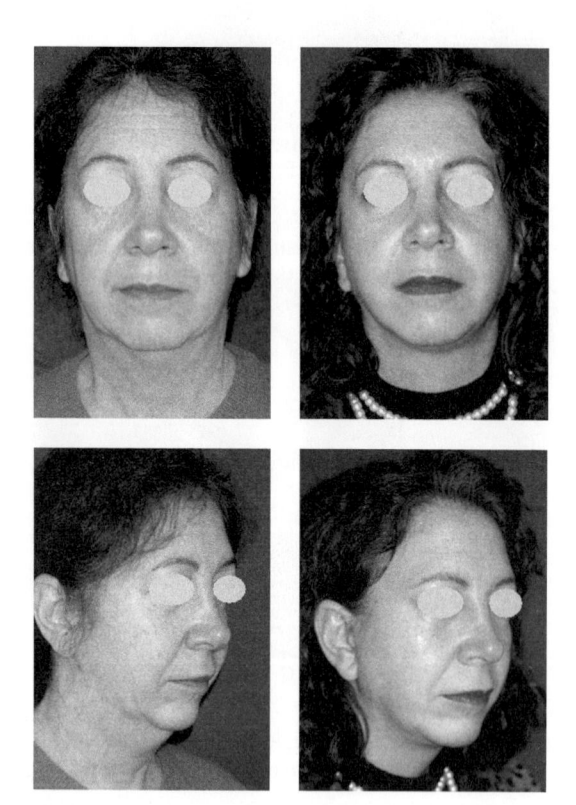

FIGURA 30.6 Pré e pós-operatório de frontoplastias.

A visão ampliada do videoendoscópio permitiu uma melhor visualização do sulco inframamário e controle de eventuais sangramentos, tornando a mamaplastia de aumento via axilar um procedimento seguro, com incisões remotas, passível de dissecção ampla e simétrica.

O conhecimento anatômico aplicado, no entanto, é essencial para o desenvolvimento dessa técnica. O leito da mama feminina estende-se transversalmente da margem lateral do esterno até a linha axilar média e, verticalmente, da segunda até a sexta costela (Figura 30.7). Uma pequena parte da glândula mamária pode se estender ao longo da borda ínfero-lateral do músculo peitoral maior até a axila, formando o processo axilar da mama (processo de Spence). Dois terços da mama repousam sobre a fáscia peitoral que cobre o músculo peitoral maior. O outro terço repousa na fáscia que reveste o músculo serrátil anterior. Entre a mama e a fáscia peitoral está um espaço que forma um plano potencial de tecido conectivo frouxo – o espaço retromamário (Figura 30.8).

Esse plano, contendo uma pequena quantidade de gordura, permite à mama um certo grau de movimento na fáscia peitoral. A glândula mamária está firmemente fixada à derme da pele suprajacente por ligamentos subcutâneos ou ligamentos suspensores (de Cooper) das mamas. Essas condensações fibrosas de estroma de tecido conectivo, especialmente bem desenvolvidas na parte superior da mama, ajudam a sustentar os lóbulos da glândula.

Durante a puberdade, as mamas normalmente crescem em razão do desenvolvimento glandular e da deposição aumentada de gordura. As aréolas e papilas mamárias também aumentam. O tamanho e o formato da mama resultam de fatores genéticos, raciais e alimentares. Os ductos lactíferos dão origem a brotamentos que formam de 15-20 lóbulos que constituem a glândula. Cada lóbulo é drenado por um ducto lactífero que converge para a papila. As papilas são compostas de fibras musculares lisas dispostas circularmente que comprimem os ductos lactíferos durante a lactação e erigem as papilas em resposta ao estímulo. As glândulas mamárias são glândulas sudoríparas modificadas; o contorno arredondado e a maior parte do volume mamário são produzidos pelos lóbulos de gordura.

O suprimento arterial é derivado de ramos mediais dos ramos perfurantes e ramos intercostais anteriores da artéria torácica interna; artérias torácica lateral e toracoacromial e artérias intercostais posteriores, ramos da aorta torácica (segundo, terceiro e quarto espaços intercostais).

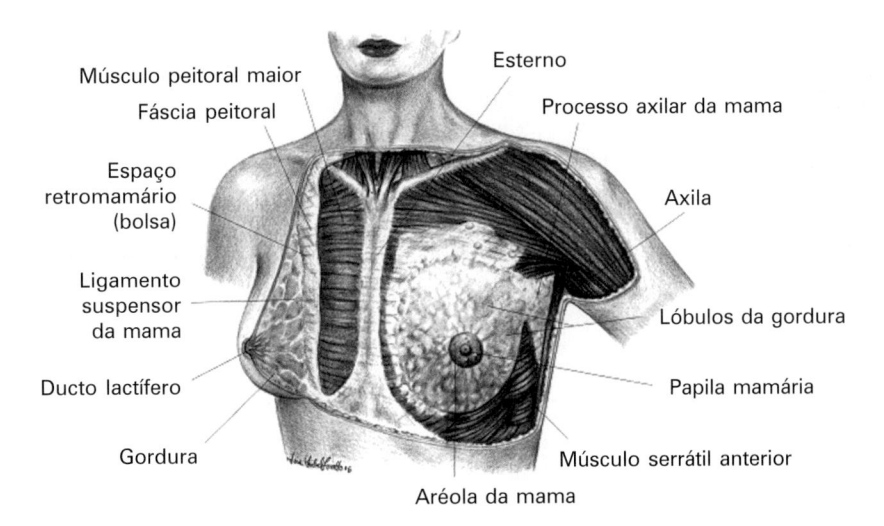

FIGURA 30.7 Leito mamário.

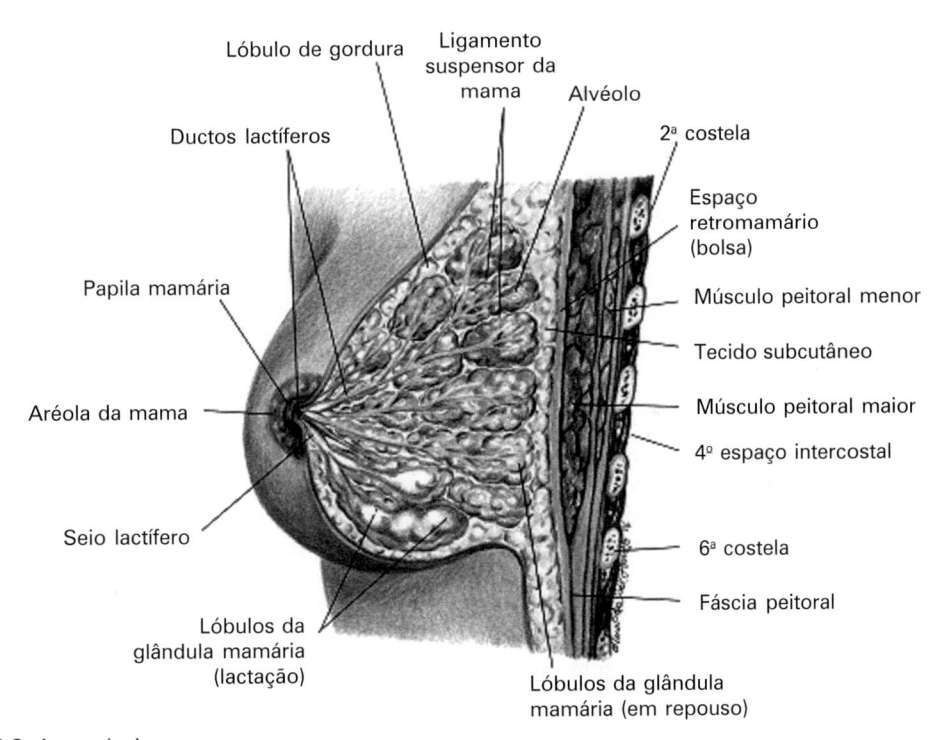

FIGURA 30.8 Anatomia da mama.

A drenagem venosa faz-se principalmente para a veia axilar, mas há alguma drenagem para a veia torácica interna.

A drenagem de linfa inicia nas papilas e nos lóbulos até o plexo linfático subareolar, e, a partir desse ponto, mais de 75% da linfa, especialmente dos quadrantes laterais, drenam para os linfonodos axilares e peitorais anteriores. A linfa restante, dos quadrantes mediais, drena para linfonodos paraesternais ou para a mama oposta, e a dos quadrantes inferiores segue profundamente para os linfonodos frênicos inferiores (abdominais) (Figura 30.9).

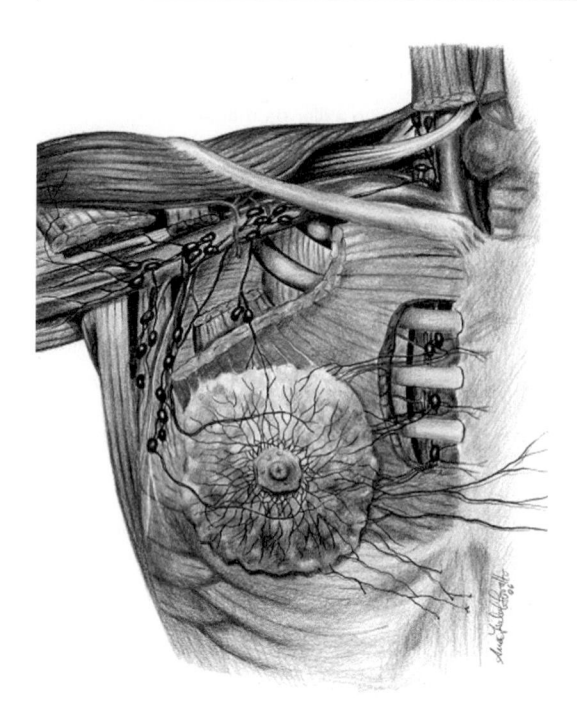

FIGURA 30.9 Drenagem linfática da mama.

Vasos linfáticos da pele da mama drenam para linfonodos axilares, cervicais profundos inferiores, infraclaviculares e paraesternais bilaterais.

Os nervos da mama originam-se dos ramos cutâneos anteriores e laterais do quarto ao sexto nervos intercostais. Os ramos primários ventrais de T1 a T11 passam através da fáscia profunda que cobre o músculo peitoral maior para alcançar a pele. Os ramos dos nervos intercostais conduzem fibras sensitivas para a pele da mama e fibras simpáticas para os vasos sanguíneos e para o músculo liso situado na papila mamária suprajacente (14).

Tendo em vista a importância estética e funcional das mamas e a delicada anatomia da região, a imagem ampliada em vinte vezes da videocirurgia permite a realização de procedimentos precisos, com incisões mínimas, em locais estratégicos à distância.

A escolha do sítio de incisão para inclusão mamária é amplamente discutida na literatura. O conhecimento do cirurgião das várias técnicas e o discernimento ao indicá-las são os primeiros passos de um tratamento adequado.

A incisão periareolar é um dos acessos mais versáteis. A incisão inframamária representa uma das mais simples e amplamente utilizadas para a mamaplastia de aumento. Um acesso novo surgindo é a incisão transumbilical. Embora com cicatriz pouco aparente, um túnel subcutâneo mais extenso precisa ser confeccionado acima da fáscia do reto até a mama. A criação da loja da prótese costuma ser efetuada através de expansores. Existem descrições de colocações do implante subglandular e submuscular com maior grau de dificuldade (15), mas o método permanece controverso.

A incisão transaxilar também evita cicatriz na mama e não causa alteração do parênquima mamário. É particularmente vantajosa em pacientes pícnicas, em que a distância entre axila e aréola é diminuta. Não há, entretanto, contra-indicação em pacientes longilíneas. Pode ser utilizada em mamas minimamente ptosadas com sulco inframamário pouco definido e aréola pequena. Teoricamente, parece apresentar um risco maior de assimetria e má posição do implante (16). Esse risco pode ser minimizado com o auxílio do endoscópio (17).

Técnica operatória

Instantes antes da cirurgia, procede-se à marcação com o paciente em posição ortostática. Avaliam-se o volume das mamas e a posição do complexo areolomamilar, marca-se o sulco inframamário original e uma linha imaginária, paralela, distando aproximadamente 2 cm abaixo da primeira. Desenha-se a área de descolamento da mama, com a aréola ao centro, para confecção da loja da prótese.

A altura vertical da aréola ao neo-sulco depende do tamanho do implante e costuma ficar em torno de 6-8 cm (Figura 30.10). Ainda nessa posição, marca-se no ápice da axila do paciente a prega cutânea que será usada para a incisão cirúrgica. Observando para que a prega axilar anterior não seja invadida, desenha-se uma incisão em forma de "S" de 3-4 cm. Marca-se também a borda lateral do músculo peitoral maior, que corresponderá, no transoperatório, ao local onde será incisada a fáscia muscular para dissecção do plano subfacial. Finalmente, desenha-se na pele da paciente a projeção da dissecção do túnel axilar.

As cirurgias são realizadas sob anestesia geral e infiltração de solução anestésica e vasoconstritora nos locais da incisão, túnel subcutâneo e área de descolamento na mama. A solução é composta por 20 mL de ropivacaína a 7,5%, 80 mL de soro fisiológico a 0,9% e adrenalina na concentração de 1:200.000 UI. Infiltram-se 50 mL de cada lado, o que permite uma analgesia e uma vasoconstrição adequadas, contribuindo para um campo operatório exangue.

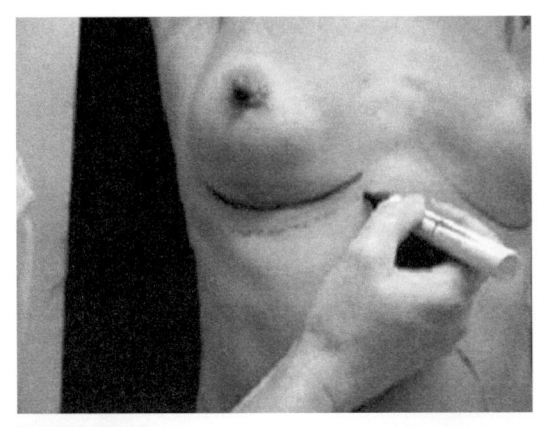

FIGURA 30.10 Marcação do neo-sulco para mamoplastia.

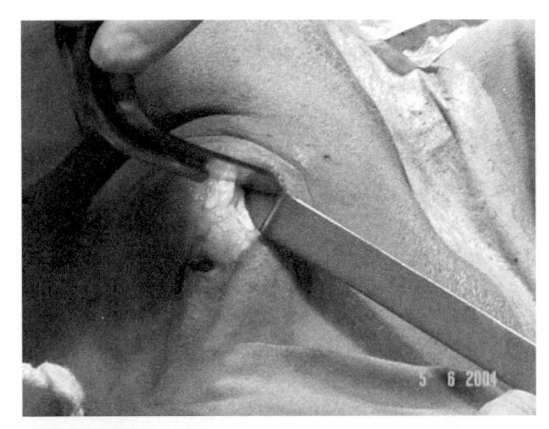

FIGURA 30.11 Túnel de acesso.

O posicionamento das pacientes na mesa cirúrgica é feito em decúbito dorsal, com os braços estendidos 90 graus.

O material para cirurgia é previamente separado e revisado antes de a paciente ser conduzida até a sala. Utilizam-se endoscópio rígido de Hopkins com ótica de 30 graus, 18 cm e 10 mm, retrator ótico, monitor de vídeo colorido, microcâmera, fonte de luz fria, cabo de iluminação de fibra ótica longo, pinças endoscópicas hemostáticas longas, tesoura endoscópica longa, gancho endoscópico de hemostasia, aspirador, pinça de cautério bipolar e descoladores do tipo "coração" e "bolacha".

Após a infiltração, de rotina, aguardam-se vinte minutos para efeito da solução.

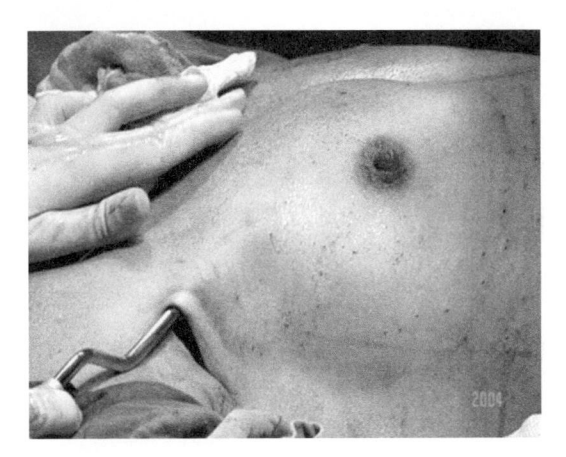

FIGURA 30.12 Descolamento rombo.

A técnica cirúrgica realizada é baseada na técnica descrita pela Dra. Graf (18), com algumas modificações. Após efetuar a incisão de acesso na marcação prévia da prega axilar, disseca-se subcutâneamente o túnel axilar com tesoura em direção ao bordo externo, lateral, do músculo peitoral maior (Figura 30.11).

A hemostasia do trajeto é realizada com pinça de cautério bipolar. Na borda do músculo, a dissecção passa para o plano subfacial, e, sob auxílio dos descoladores rombos e visualização direta, avança-se em direção ao novo sulco inframamário (aproximadamente 2 cm abaixo do original) (Figuras 30.12 e 30.13).

Na porção cefálica, a fáscia é mais definida e resistente e, na porção inferior, é mais friável e quebradiça. As bridas mais resistentes são encontradas em torno da aréola, no centro da mama e no sulco inframamário.

Seu tratamento e sua liberação são feitos com tesoura endoscópica. A hemostasia é revisada, e o descolamento bilateral, comparado, para certeza da

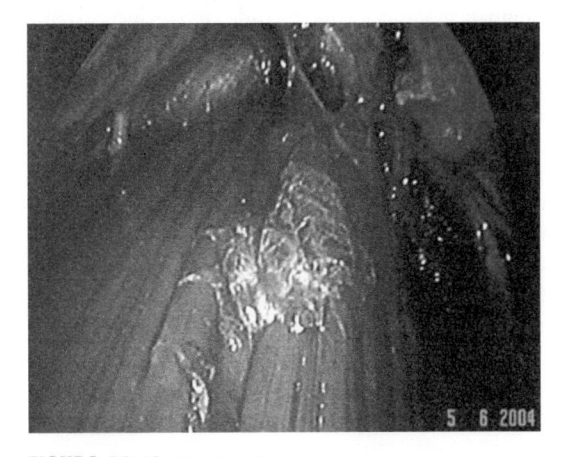

FIGURA 30.13 Visualização do descolamento.

confecção de lojas homogêneas. Após, procede-se à colocação do implante escolhido. Antes das mano-

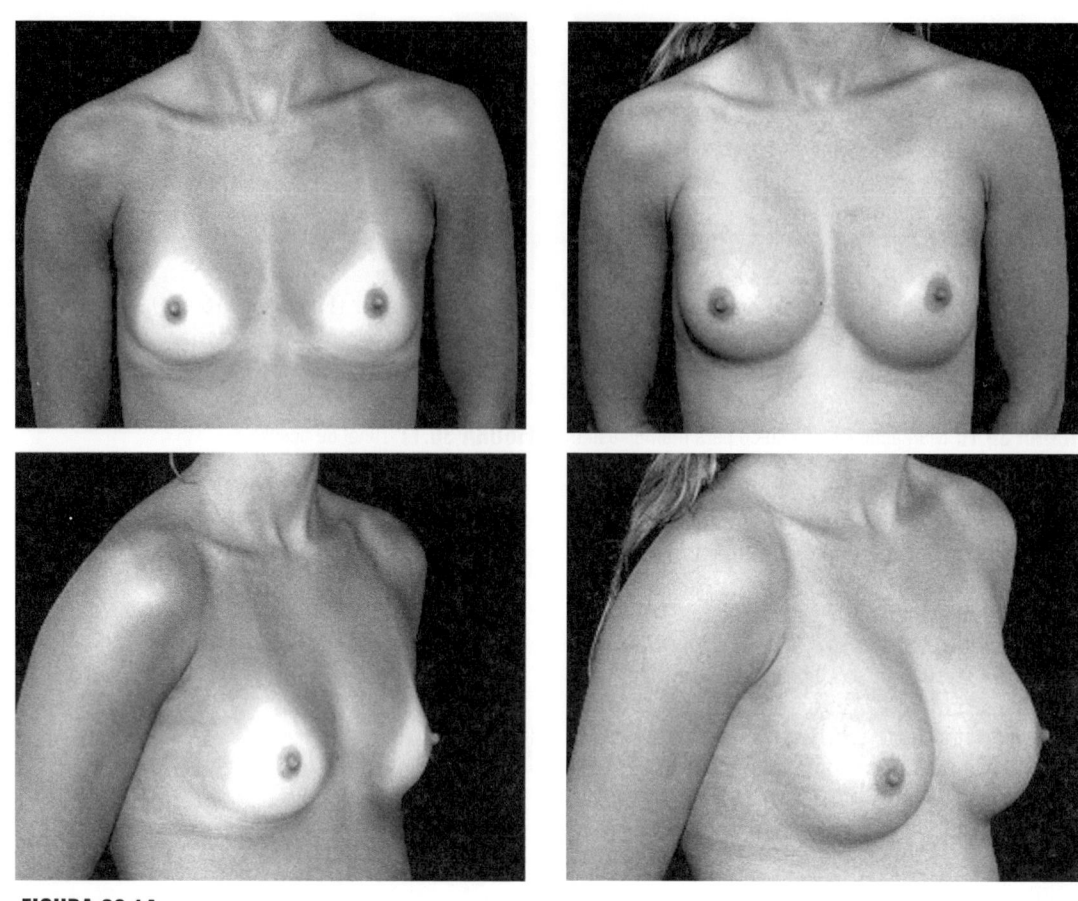

FIGURA 30.14 Pós-operatório de mamoplastia.

bras de colocação da prótese, costuma-se dar um ponto de mononáilon 3-0 de cada lado da incisão para evitar que o corte aumente e corra em direção que possa ficar visível na axila (Figura 30.15). Opta-se por próteses de gel de silicone com revestimento texturizado, redondas, perfil alto, em todos os casos. A seguir, fecha-se o túnel subcutâneo com mononáilon 4-0 e a pele com pontos simples separados de mononáilon 6-0.

Não realiza-se drenagem das mamas. Efetua-se microporagem na posição desejada do implante e mantém-se por sete dias no pós-operatório. Utiliza-se, também, uma faixa torácica abaixo dos braços e sobre a mama mantendo comprimido o túnel criado para introdução da prótese e auxiliando o posicionamento adequado da mesma por 30 dias.

Mantém-se restrição para dirigir por 7 dias e para exercícios peitorais com sobrecarga por 30 dias.

RECONSTRUÇÃO DA PAREDE TORÁCICA

Os defeitos da parede do tórax têm sido um grande desafio para os cirurgiões plásticos que trabalham com as cirurgias reparadoras.

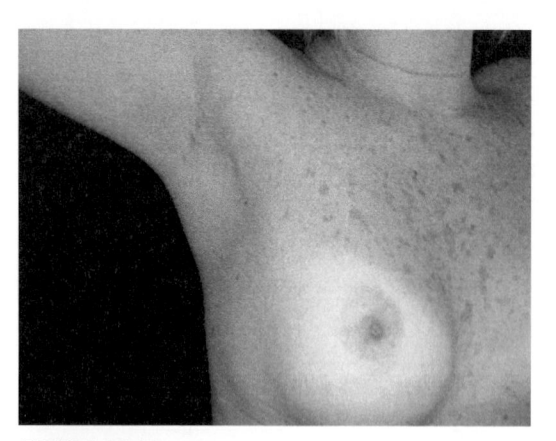

FIGURA 30.15 Cicatriz inconspícua em região axilar.

A escolha das técnicas para a reconstrução do tórax depende de fatores como tamanho, localização, espessura do defeito e condições dos tecidos vizinhos.

O objetivo deste capítulo é a descrição de reconstrução da parede torácica com a técnica videoendoscópica assitida para corrigir erros da parede torácica.

O retalho de omento tem sido usado para as reconstruções de mamas e do mediastino após mediastinite como complicações de cirurgia cardíacas. O retalho de omento é usado com freqüência por muitos cirurgiões para reconstrução de grandes defeitos, principalmente em áreas irradiadas por se tratar de um retalho com uma circulação exuberante. O retalho de omento pode ser obtido com dissecção no abdome com mínimas incisões por cirurgiões com treinamento videoendoscópico em cirurgias intracavitárias do abdome. Esse retalho é rotado por túneis no tórax para corrigir defeitos do mediastino e das mamas após mastectomias.

Alguns dos músculos mais usados para a reconstrução da parede torácica e que podem ser dissecados por técnica videoendoscópica são os músculos: grande dorsal, peitoral maior, trapézio e oblíquo externo. Desses, os mais usados são o grande dorsal e o peitoral maior (Figuras 30.16 a 30.20). Deve-se salientar que a técnica videoendoscópica é usada para a dissecção de retalho muscular quando indicado o uso do músculo e não do retalho musculocutâneo.

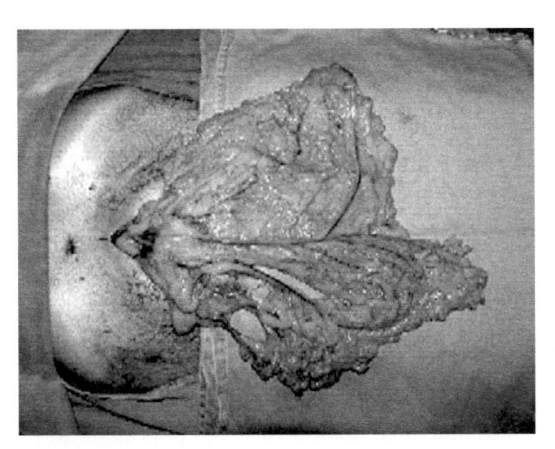

FIGURA 30.16 Retalho de omento com tecidos de granulação. Imagem gentilmente cedida pelo Dr. Francisco Tostes.

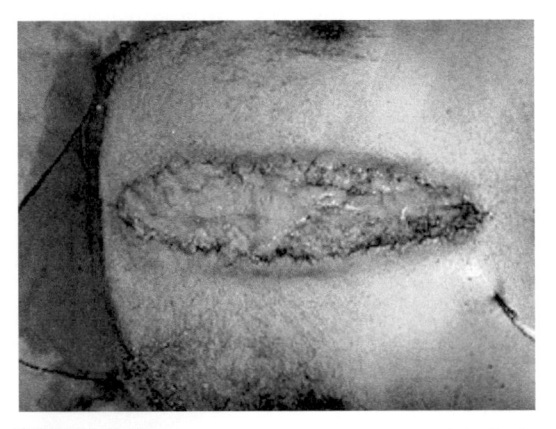

FIGURA 30.17 Retalho de omento suturado na deiscência do tórax. Imagem gentilmente cedida pelo Dr. Francisco Tostes.

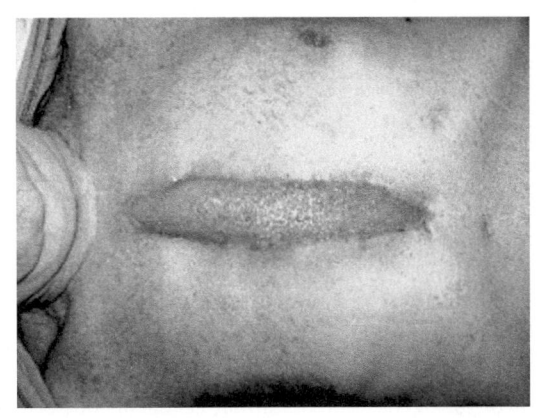

FIGURA 30.18 Retalho de omento com tecido de granulação. Imagem gentilmente cedida pelo Dr. Francisco Tostes.

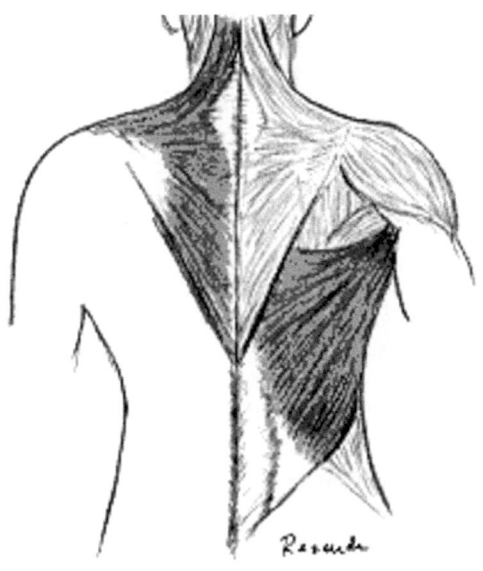

FIGURA 30.19 Músculo grande dorsal e trapézio.

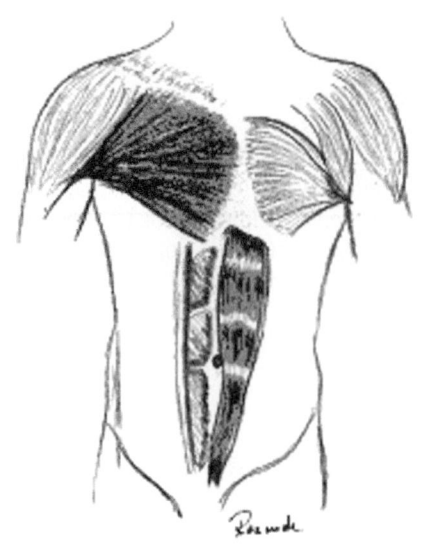

FIGURA 30.20 Músculo peitoral maior e músculo reto do abdome.

RECONSTRUÇÃO DA MAMA

As mamas representam um importante símbolo de feminilidade, e a ausência de seu contorno, em função de doenças oncológicas, infecciosas, traumáticas, iatrogênicas ou de caráter genético, pode ocasionar um enorme prejuízo na auto-imagem corporal e qualidade de vida feminina. Essa perda pode ocasionar graves seqüelas do ponto de vista psíquico e social. Para diminuir o dano originado pela mutilação da mama, o cirurgião plástico deve lançar mão de seu conhecimento e arte para definir um plano terapêutico individualizado para cada paciente, visto que o tempo, a técnica e a tática cirúrgica devem ser criteriosamente aplicados para a situação específica em que cada paciente se encontra.

O objetivo principal da reconstrução mamária é a obtenção de resultados que vão ao encontro das expectativas da paciente tanto do ponto de vista emocional quanto físico. Do ponto de vista técnico, o cirurgião plástico deve estar preparado para oferecer opções técnicas que restaurem o volume mamário, obtenham simetria com a mama contralateral e reconstituam o complexo áreolo-papilar.

Quando se tratar de neoplasia, deve-se sempre respeitar os princípios oncológicos que regem o tratamento da doença de base. A reconstrução mamária é atualmente parte integrante do tratamento do câncer de mama. A reconstrução deve ser comentada na consulta oncológica inicial; para isso, deve existir uma plena interação entre o mastologista e o cirurgião plástico, que, juntos, têm melhor condição de ajudar a paciente a escolher o momento e a técnica cirúrgica que sejam mais adequados.

A ressecção oncológica de patologias mamárias vem mudando ao longo das décadas. De uma cirurgia extremamente mutilante com ressecção de estruturas anatômicas (Figura 30.21) avançou até a adenomastectomia com esvaziamento axilar (Figura 30.22) e daí para mastectomias do tipo *skin-sparing*, possibilitando reconstruções de melhor qualidade tanto estética quanto funcional. Foge aos objetivos deste capítulo discutir os fatores diagnósticos, terapêuticos e de seguimento que ocasionaram essa mudança; entretanto, é necessário ressaltar que ela ocorre de uma maneira global. A Figura 30.23 mostra a marcação de uma mastectomia *skin-sparing* da qual se podem imaginar as possibilidades para reconstrução de ressecções mamárias menores.

Em 1998, Harder (19) em um artigo que ainda gera muita controvérsia, mostrou sua experiência na avaliação do envolvimento dos linfonodos axilares através de videoendoscopia e seu tratamento através de lipoaspiração, mostrando como principais vantagens a limitação de cicatrizes, a ausência de lesões de estruturas importantes, além da ausência de formação de linfedema no período pós-operatório. Seus bons resultados impulsionaram outros cirurgiões que lidam com oncologia mamária ao estudo e publicação de diversas técnicas que, com o auxílio da videoendoscopia, proporcionassem uma redução na extensão das cicatrizes resultantes de mastectomia.

Com a evolução dos métodos diagnósticos e terapêuticos, bem como em função do estabelecimento de meios mais efetivos para o estadiamento e seguimento de neoplasias, a reconstrução mamária vem

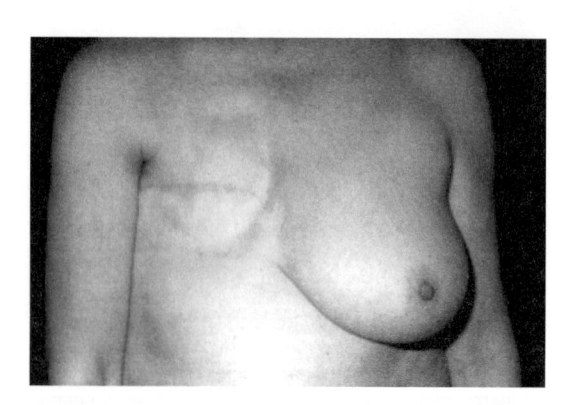

FIGURA 30.21 Mastectomia radical.

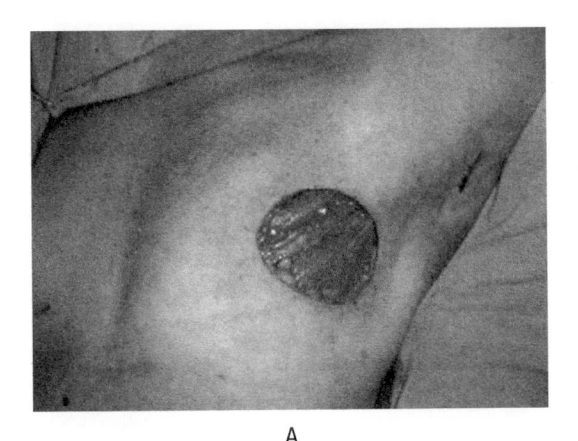

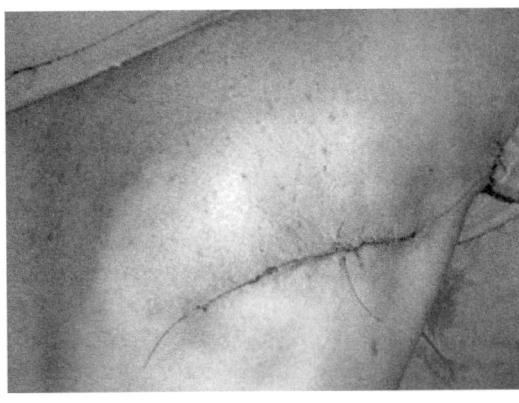

FIGURA 30.22 Adenomastectomia. (A) Ressecção. (B) Reconstrução.

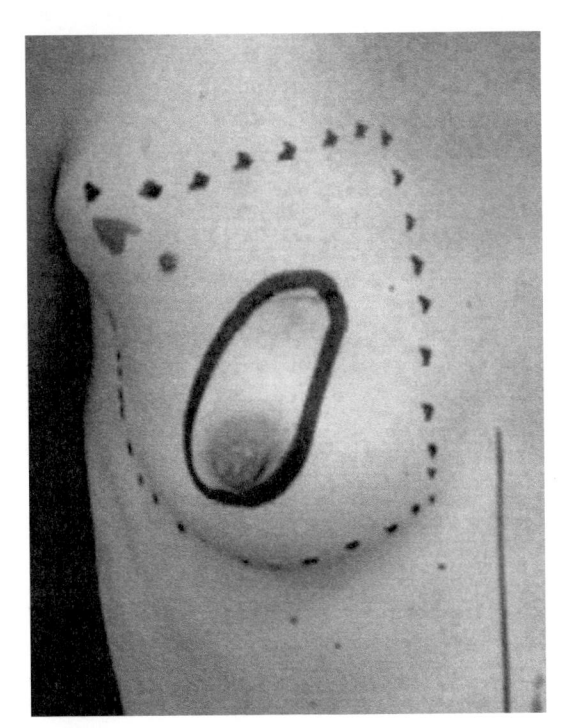

FIGURA 30.23 Marcação tipo *skin-sparing*.

ção mamária. Certamente a seleção criteriosa das pacientes é um fator primordial para evitar complicações e eventuais falhas no controle local da neoplasia mamária.

Similar às outras disciplinas cirúrgicas, a cirurgia plástica vem se beneficiando da utilização de tecnologia endoscópica. A criação e a modelagem da mama reconstruída podem ser realizadas através de incisões reduzidas que podem ser posicionadas em áreas que possibilitem que ela fique mais oculta do que as técnicas usualmente utilizadas antes do advento da videoendoscopia. Esse procedimento menos invasivo permite menos trauma tecidual e, conseqüentemente, uma diminuição no período de internação hospitalar associado, também, a uma menor morbidade trans e pós-operatória (Figura 30.24).

sendo considerada como uma extensão usual do tratamento do câncer mamário quando a mastectomia terapêutica se faz necessária. As técnicas que estão disponíveis atualmente permitem a reconstrução mamaria na maioria dos casos, mesmo quando as condições locais se encontram pouco favoráveis.

O resultado estético associado ao estadiamento oncológico é de vital importância na avaliação e na escolha de qualquer técnica cirúrgica para reconstru-

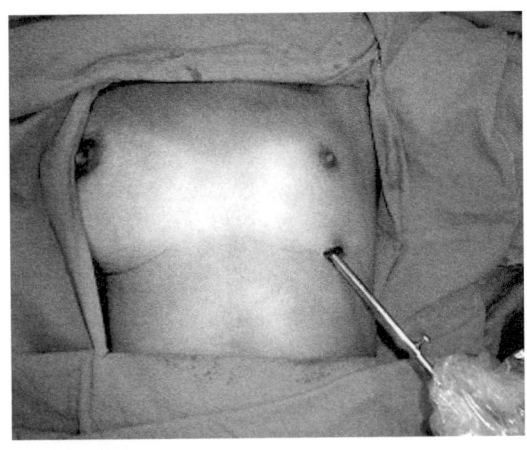

FIGURA 30.24 Uso da videoendoscopia com pequenas incisões.

Expansores teciduais

A reconstrução mamária com o uso de expansores teciduais é uma técnica tradicional que encontra uma relativa limitação de uso em função do período prolongado de tempo necessário para que se obtenha o resultado desejado, o que acaba por aumentar o índice de infecção e complicações. Com a técnica tradicional, a ferida criada pela implantação do expansor inibe a expansão tecidual até que a fase inicial do processo cicatricial ocorra, o que costuma levar cerca de duas semanas. Embora técnicas com cicatrizes reduzidas venham sendo executadas, existe ainda a necessidade de permitir um acesso que dê boa visibilidade para que se obtenha condições que possibilitem a realização de uma hemostasia adequada na área dissecada.

Sharobaro (20) publicou, em 2004, sua técnica para a introdução de expansores para mama que permite que, através de incisões inferiores a 1 cm, se consiga um bom acesso. Ele relatou ainda que não apenas na mama, mas na reconstrução de outros locais, a técnica endoscópica de introdução de expansor permite uma redução no período necessário para a plena expansão, tempo menor de internação hospitalar, maior conforto para o paciente e prevenção de complicações como hematoma, seroma, infecção e deiscência de ferida operatória. As Figuras 30.25, 30.26 e 30.27 mostram o uso de expansores e a colocação da prótese de silicone.

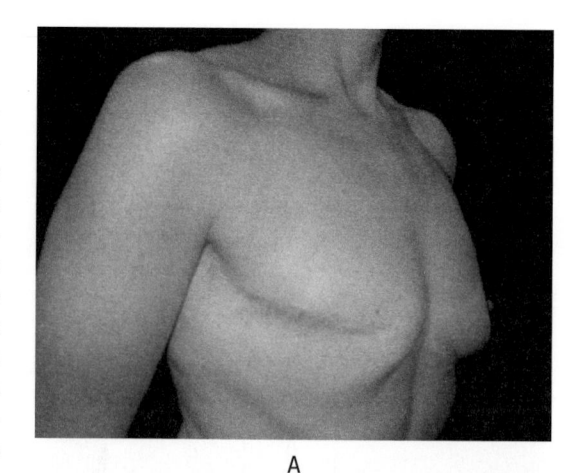

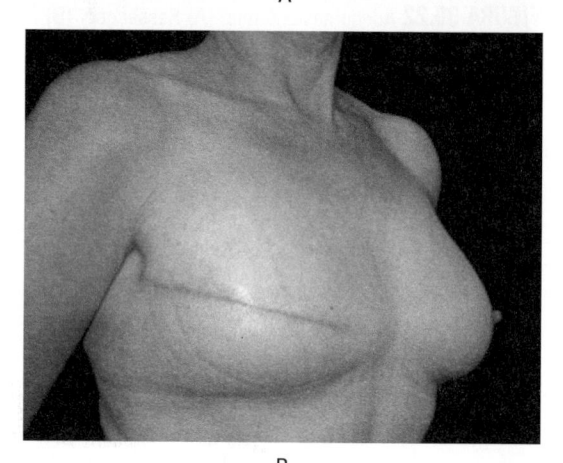

FIGURA 30.26 Uso de expansor.

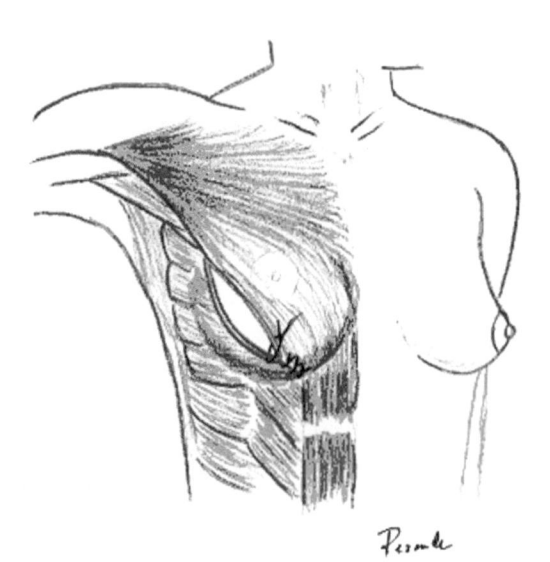

FIGURA 30.25 Uso de expansor.

O músculo grande dorsal

O retalho do músculo grande dorsal é um retalho completo para o uso em reconstrução tanto da parede anterior quanto da posterior do tórax em ambos os lados, principalmente em reconstrução de mamas após mastectomias.

História

O retalho do grande dorsal foi um dos primeiros retalhos musculares descritos. Foi proposto por Tansini (21) em 1996. Bostwick (22) e colaboradores descreveram 60 exemplos de diferentes tipos de defeitos corrigidos com o retalho do músculo grande dorsal em mamas, ombro, braço e cotovelo e também com o retalho microcirúrgico livre.

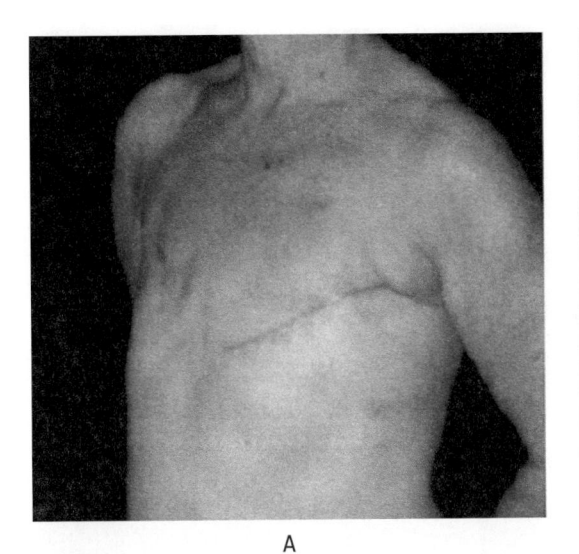

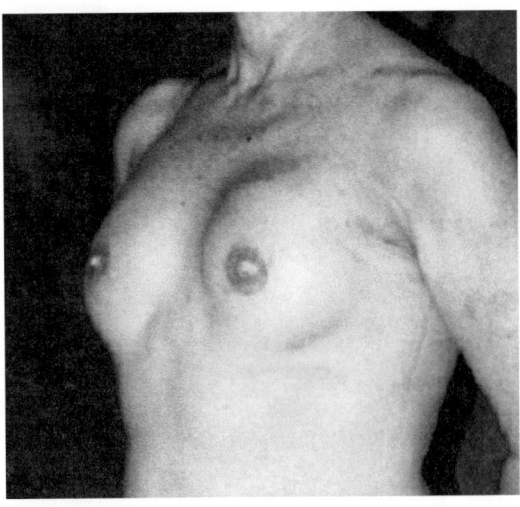

FIGURA 30.27 (A) Pré-operatório e (B) pós-operatório com uso de expansor.

Anatomia

O músculo grande dorsal é o maior músculo de cobertura do tronco, tem a forma triangular e plana. Suas inserções proximais são por meio da aponeurose dorsolombar sobre as apófises espinhosas das últimas vértebras torácicas e das vértebras lombares, sobre os ligamentos interespinhosos correspondentes, sobre a crista sacra e sobre a parte posterior da asa ilíaca. Apresenta também inserções sobre as últimas costelas que se entrecruzam com as do músculo serrátil anterior. As fibras musculares convergem dirigindo-se para cima e para fora. O grande dorsal rodeia a borda inferior do redondo maior descrevendo um movimento de torsão. As inserções distais se fazem por um tendão quadricular que se insere no lado interno do sulco bicepital.

A vascularização do músculo grande dorsal é dupla, com um pedículo principal e um pedículo acessório. Pertence ao grupo V da classificação de Mathes e Nahai (23); seu pedículo principal provém da artéria escapular inferior, que, por sua vez, vem da artéria axilar. A artéria toracodorsal dá um ramo para o músculo redondo maior e um dos ramos ao serrátil anterior; em seguida, penetra o músculo grande dorsal em sua face profunda, aproximadamente a 10 cm da sua inserção umeral. A vascularização acessória segmentar do músculo é garantida por ramos perfurantes procedentes das artérias intercostais e lombares que penetram o músculo por sua face profunda perto das suas inserções vertebrais. As inervações provêm do nervo torácico dorsal (c7, e algumas fibras de C5, C6 e C8). É um músculo grande adutor e extensor. Pode rodar o braço medialmente. É também um músculo acessório da respiração (24).

Reconstrução da mama com o músculo grande dorsal

O retalho do músculo grande dorsal pode ser indicado para a reconstrução mamária quando o volume muscular no tórax anterior não é suficiente para uma reconstrução com inclusão isolada de prótese de silicone precedida ou não do uso de expansores teciduais. A Figura 30.28 mostra a dissecção clássica desse retalho.

O retalho do músculo grande dorsal pode ser utilizado nas reconstruções de mamas com tegumento cutâneo quando se necessita de uma maior quantidade de pele ou somente retalho muscular, o qual pode ser dissecado por pequenas incisões usando a técnica de videoendoscopia (Figura 30.29).

O músculo grande dorsal mostra grande semelhança com o músculo peitoral maior. Ambos são músculos planos com inserções costais e umeral e são adutores do ombro. As utilidades de sua transferência anterior sobre o pedículo toracodorsal são descritas por vários autores.

Flageul (25), para reduzir cicatrizes, utilizou apenas uma via de acesso pela linha axilar posterior (Figuras 30.30 e 30.31), a qual permite liberar o músculo grande dorsal e fazer o descolamento anterior e posterior, fazendo a rotação do mesmo e

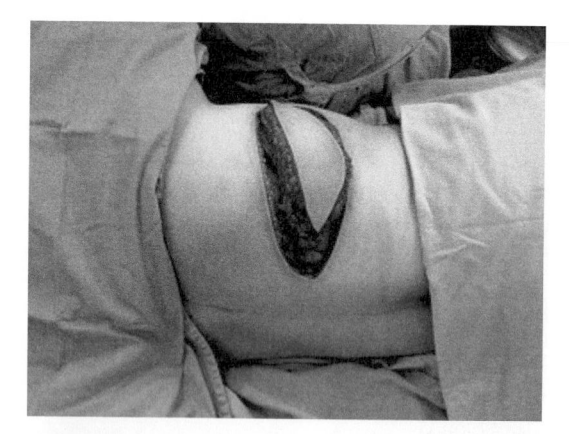

FIGURA 30.28 Retalho do grande dorsal.

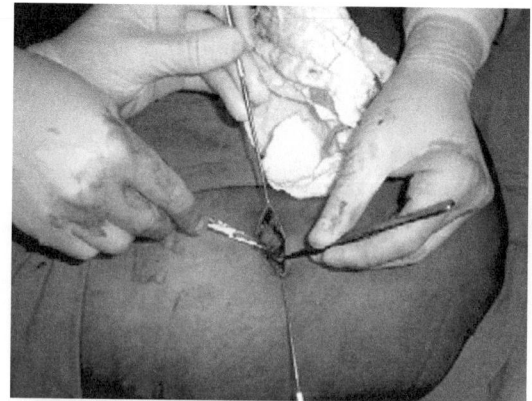

FIGURA 30.29 Incisão para introdução da óptica.

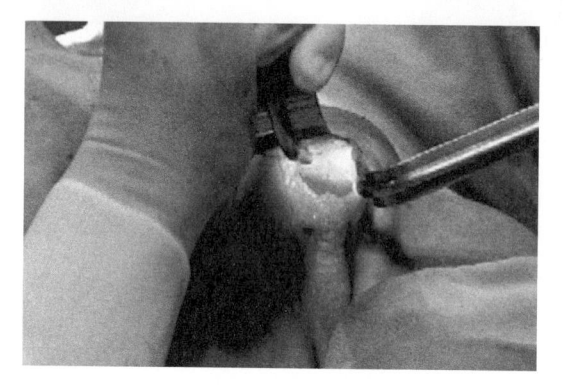

FIGURA 30.30 A óptica é introduzida e segue a dissecção videoendoscópica.

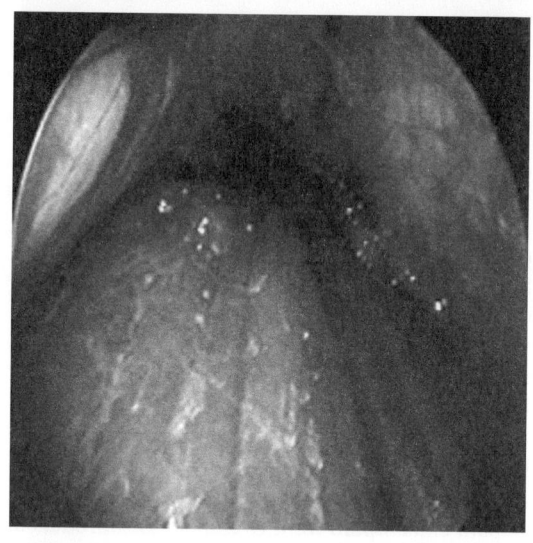

FIGURA 30.31 Pequena incisão e descolamento indo até o músculo.

utilizando como preenchimento das perdas do tecido mamário após ressecções, podendo ser utilizadas próteses de silicone sob o retalho muscular. Com o advento da videoendoscopia, é possível fazer a dissecção e a liberação do retalho muscular com pequenas incisões.

Técnica cirúrgica

A cirurgia é realizada em decúbito lateral ou semilateral. Uma incisão com cerca de 10 cm de comprimento na linha axilar média permite a dissecção dos dois lados do músculo grande dorsal. Usando o material endoscópico, é realizada a dissecção muscular em direção caudal e medial, liberando o pedículo toracodorsal, por técnica videoendoscópica, permitindo a rotação completa do retalho muscular para cobrir toda a região anterior do tórax (Figura 30.32).

Após a liberação do músculo, é realizada a dissecção anterior desde a região infraclavicular até a linha média e inferiormente até a linha do futuro sulco submamário. O músculo grande dorsal é, então, rodado e fixado com pontos no fascículo clavicular do músculo peitoral maior e fixado na fáscia de inserção do músculo peitoral maior na linha média. Na porção inferior, é fixado no rebordo costal de modo a fazer o novo sulco submamário. Nessa altura, recoloca-se a paciente em decúbito dorsal para adaptar melhor o volume da prótese e a posição do sulco submamário (Figuras 30.33a e 30.33b).

Hester (26) usa seccionar o tendão do músculo grande dorsal e reinserir no periósteo umeral abaixo da inserção clavicular do músculo peitoral maior.

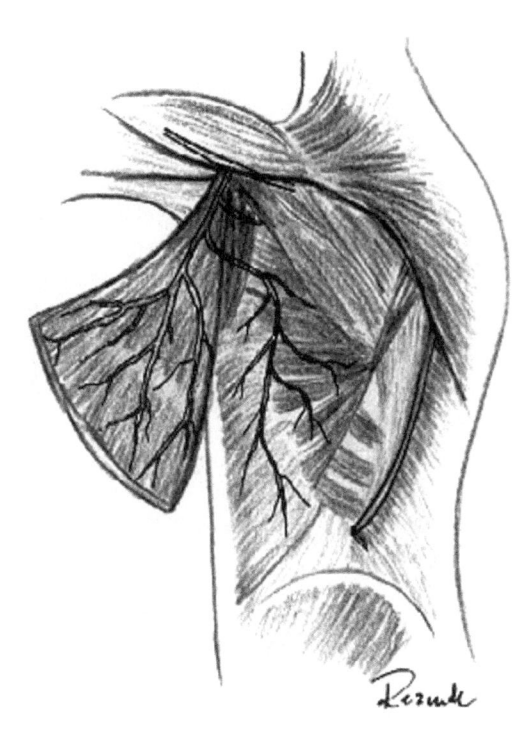

FIGURA 30.32 Rotação do retalho muscular.

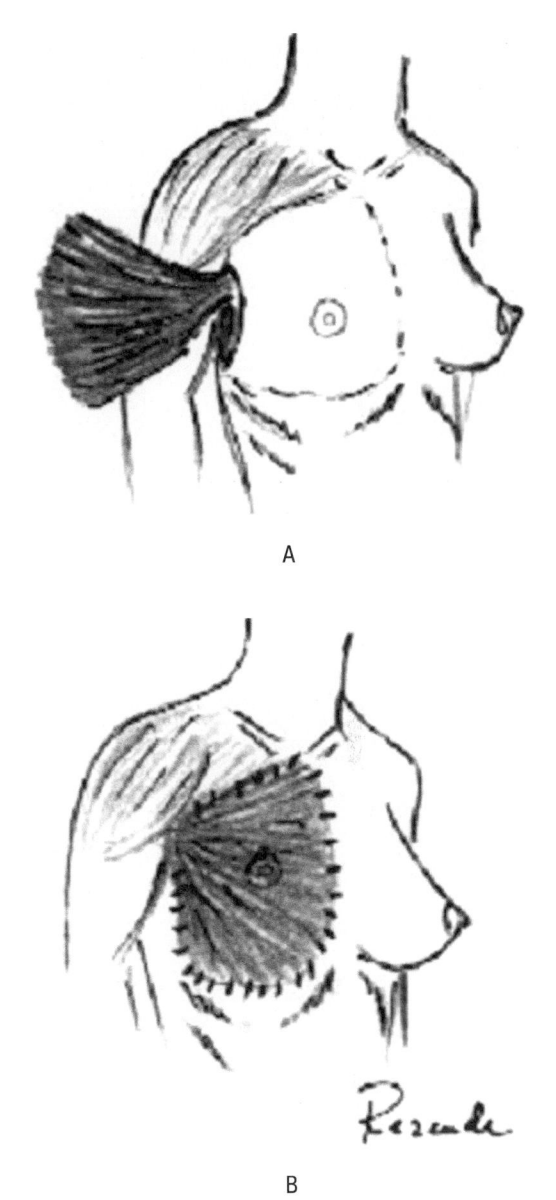

FIGURA 30.33A e B Rotação e sutura do retalho para a região anterior do tórax.

Visando a diminuir as cicatrizes da zona doadora em pacientes que foram submetidas a mastectomia do tipo *skin-sparing*, Pomel (27), em 2003, desenvolveu uma técnica para elevação do músculo grande dorsal, sem tecido subcutâneo ou pele, por meio da insuflação de gás carbônico, visando a ocasionar uma distensão que cria uma cavidade virtual, facilitando o procedimento. Obteve como resultados uma redução das cicatrizes necessárias para a reconstrução mamária com um índice de morbidade inferior à técnica sem videoendoscopia e sem complicações adicionais (Figuras 30.34, 30.35 e 30.36).

Em 2002, Ho (28) usou sua técnica para a reconstrução imediata de mama por meio do uso da videoendoscopia tanto por parte da equipe de cirurgia oncológica quanto por parte da equipe de cirurgia plástica. Em seu trabalho, ele descreveu que uma incisão com cerca de 5 cm na axila permite a introdução dos dissectores e retratores para a criação de uma loja subpeitoral que abrigará a prótese mamária após a conclusão de uma mastectomia subcutânea videoassistida e o esvaziamento linfonodal quando necessário. O autor concluiu que essa técnica possibilita o rigor oncológico necessário para a segurança da paciente, além de minimizar as cicatrizes, reduzir a perda sangüínea e aprimorar os resultados estéticos e funcionais da reconstrução.

Retalho de grande dorsal sem prótese

Em alguns casos, pode-se fazer a reconstrução mamária após mastectomia com o retalho do múscu-

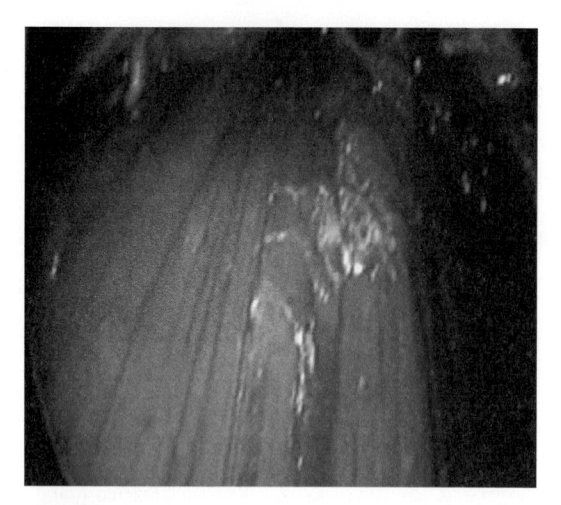

FIGURA 30.34 Descolamento muscular com videoendoscopia.

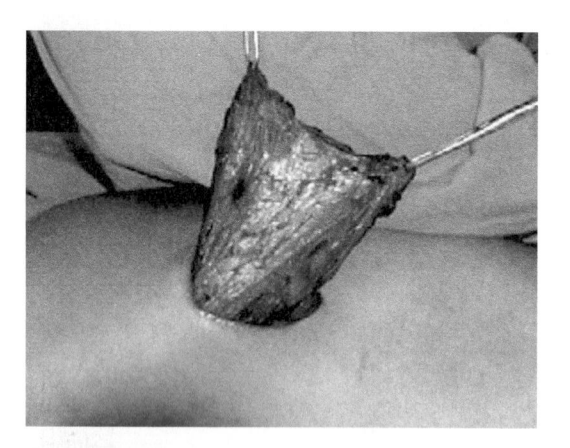

FIGURA 30.35 Retalho do grande dorsal descolado.

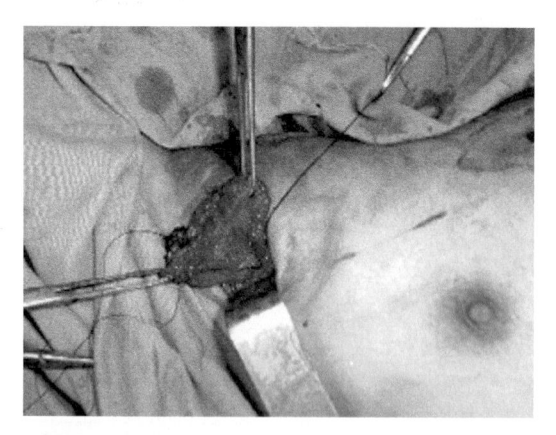

FIGURA 30.36 Retalho do grande dorsal rotado para corrigir a mama.

lo grande dorsal com um fuso de tecido celular subcutâneo desepidermisado que trará mais volume para a nova mama reconstruída naqueles casos em que não se necessitam grandes volumes.

As vantagens desse retalho são as de uma reconstrução autóloga: mamas macias de forma e consistência naturais. Pode-se manter um volume de aproximadamente 200 cc com esse retalho quando mantidas as medidas de 12 cm por 10 cm de retalho gorduroso junto ao músculo grande dorsal. Quando for usada essa técnica, deve-se hipercorrigir de 15-30% de volume desejado. Esse retalho pode ser obtido com dissecção videoendoscópica abaixo da derme na área onde foi preservado o tecido gorduroso preso ao músculo grande dorsal. Pode também ser associado ao retalho gorduroso de avançamento abdominal, para dar maior mobilidade à nova mama.

Vantagens e desvantagens

O retalho do grande dorsal é confiável, a obtenção é relativamente fácil tecnicamente e apresenta menos de 1% de necrose total.

A cicatriz pode ser pequena por usar dissecção com videoendoscopia. A proeminência das últimas costelas pode ser anormalmente visível como uma deformação. As repercussões na vida profissional e em atividades esportivas são mínimas.

Foram observados raros desvios de coluna vertebral do tipo escolioses após grandes retiradas de músculos em pessoas com menos de vinte anos.

Peitoral maior

História

Sisson (29) usou o peitoral maior com pedículo vascular medial rotando para tratar o mediastino após laringectomia radical para proteger os grandes vasos. Em 1968, Huestou e Mc Conchie (30) usaram o músculo peitoral maior para corrigir defeito no manúbrio do esterno. Ariyon (31) demonstrou a versatilidade do retalho do músculo peitoral maior para reconstrução de cabeça e pescoço.

Anatomia

O músculo peitoral maior é o músculo mais superficial da parede torácica; ele se estende em le-

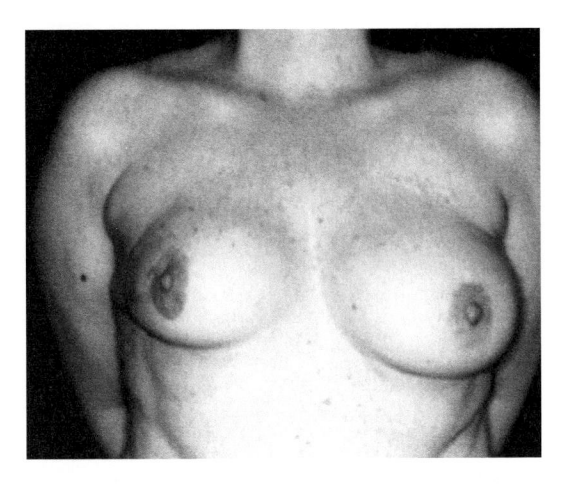

FIGURA 30.37 Pós-quadrantectomia: vista frontal.

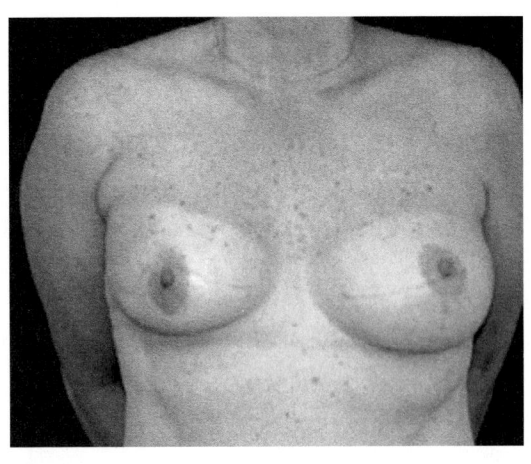

FIGURA 30.38 Pós-reconstrução com músculo grande dorsal, sem prótese: vista frontal.

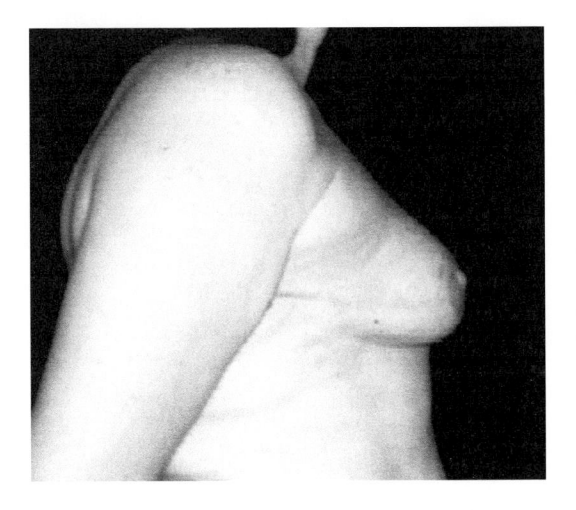

FIGURA 30.39 Pós-quadrantectomia: vista de perfil.

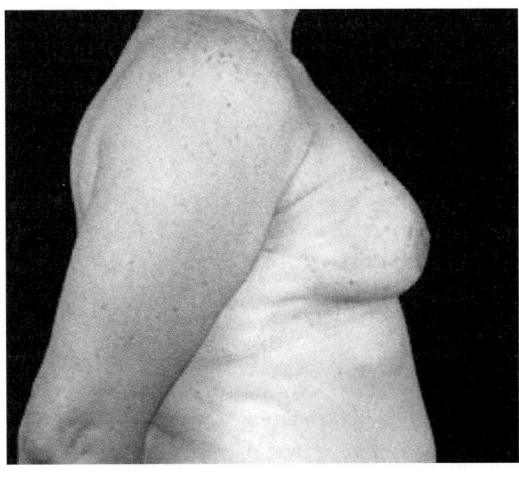

FIGURA 30.40 Pós-reconstrução com músculo grande dorsal, sem prótese: vista de perfil.

que do úmero até a parede torácica anterior. É um músculo multilaminar, que nasce da superfície anterior da metade medial da clavícula, da superfície anterior do esterno e nas primeiras seis cartilagens intercostais e na aponeurose do músculo reto e converge para um tendão que se insere no tubérculo maior do úmero (Figura 30.41).

O músculo peitoral maior pertence ao grupo V de classificação de Mathes y Nahai (23). A vascularização desse músculo é dupla. A artéria do pedículo principal nasce da artéria acromotorácica e tem um trajeto em L, com uma porção proximal e outra distal. Os pedículos acessórios são ramos acromiais que vão para o fascículo clavicular do peitoral maior, e é o ramo peitoral da mamária externa que irriga a borda externa do músculo. A drenagem venosa se faz pelas veias satélites das artérias correspondentes.

Técnica cirúrgica

O retalho do músculo peitoral maior pode ser usado como retalho musculocutâneo ou somente como retalho muscular. Ele pode ser usado de diferentes formas, de maneira a utilizar o pedículo vascular principal ou o pedículo acessório. Quando for utiliza-

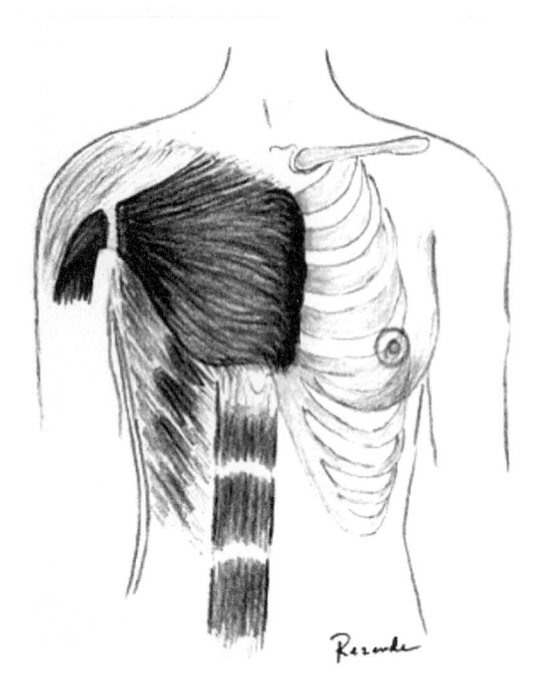

FIGURA 30.41 Músculo peitoral maior.

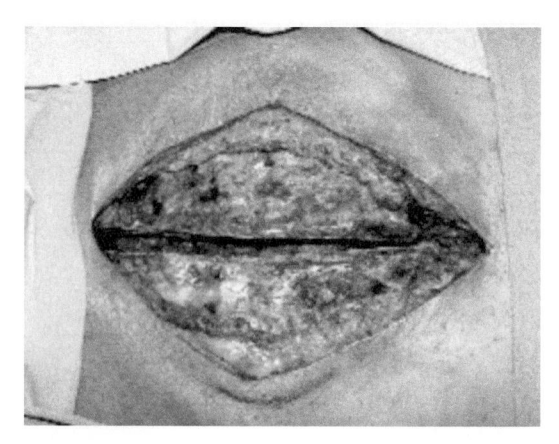

FIGURA 30.42 Mediastinite.

do o retalho muscular do músculo peitoral maior, a dissecção desse pode ser feito pela técnica videoendoscópica, de forma que se pode fazer a dissecção por cima e por baixo do músculo, utilizando pequenas incisões.

Após liberado de suas inserções umeral, esternocostais ou esternoclaviculares, o músculo pode ser rodado em diferentes direções, conforme o local da perda de substância esternal (Figuras 30.42 a 30.46).

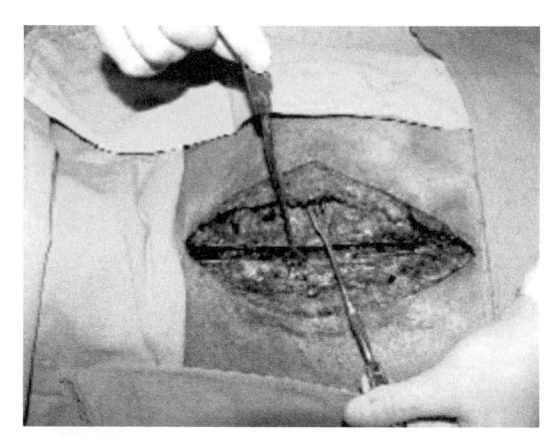

FIGURA 30.43 Descolamento dos músculos peitorais.

SÍNDROME DE POLAND

Além das doenças adquiridas que cursam com alterações que necessitam de reconstrução mamária, existe uma situação congênita que é igualmente importante: a síndrome de Poland (32), descrita em 1941 por Alfred Poland (Figura 30.47). Ele constatou deformidades na parede do tórax como ausência dos músculos peitorais associada à má formação do membro superior homolateral. Outros autores descreveram posteriormente que se tratava de uma síndrome que comprometia a mama, os músculos peitorais, algumas vezes a arcada costal e o membro superior homólogo em diferentes graus de comprometimento.

A síndrome de Poland é uma doença ainda sem etiologia definida e que costuma ocorrer em uma taxa

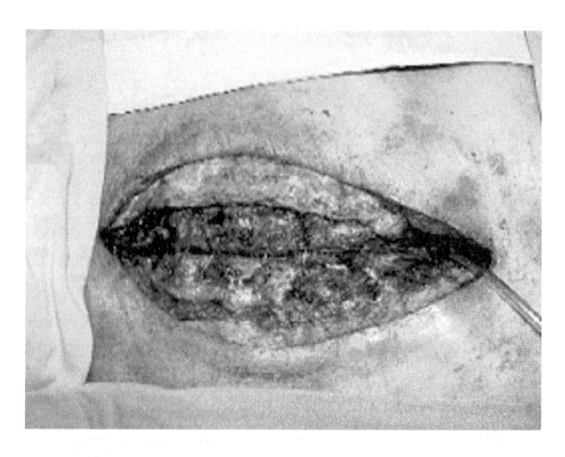

FIGURA 30.44 Sutura do esterno com Aciflex.

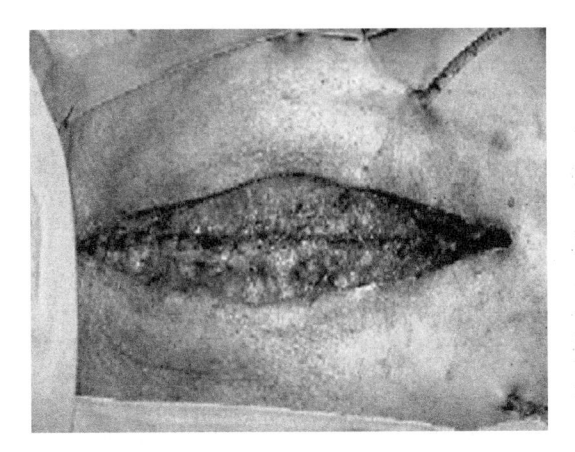

FIGURA 30.45 Rotação dos músculos e sutura.

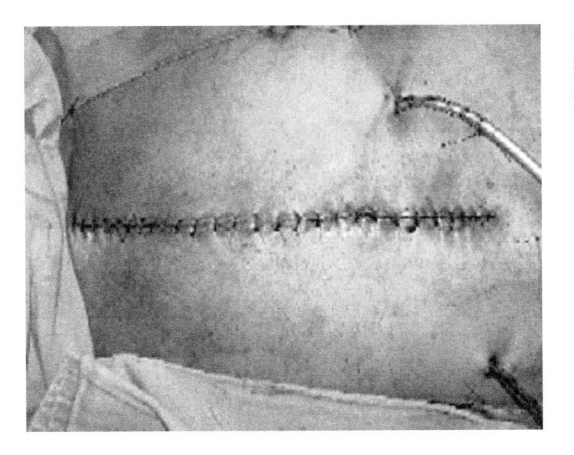

FIGURA 30.46 Sutura e drenagem de aspiração. Foto gentilmente cedida pelo Dr. Francisco Tostes.

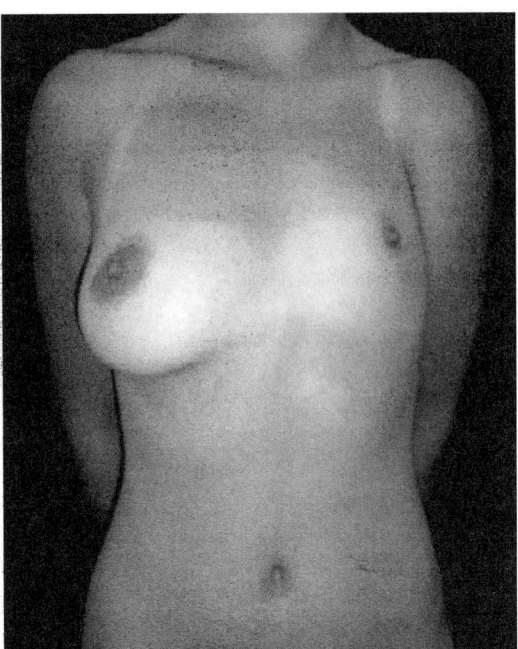

FIGURA 30.47 Síndrome de Poland.

de 1:22.000 nascidos-vivos. A síndrome afeta ambos os sexos. É muito raro o comprometimento bilateral. Não há relatos genéticos, mas casos familiares foram descritos. Ela se caracteriza pela hipoplasia ou aplasia do músculo peitoral maior, podendo ainda envolver a mama e todo o membro superior. O comprometimento pulmonar é raro. Em função disso, raramente se tem uma indicação cirúrgica com finalidade reparadora funcional. A indicação cirúrgica na quase totalidade das pacientes se deve aos aspectos estéticos que desencadeiam uma série de efeitos negativos, levando-se em consideração o aspecto psicossocial.

Diversas técnicas têm sido propostas para a reparação de pacientes com síndrome de Poland. Na atualidade, a técnica mais utilizada é a rotação do retalho muscular do grande dorsal com a inclusão de prótese de silicone sob o músculo. Esse retalho permite que o volume da região infraclavicular seja adequado e cria a linha axilar anterior; o implante abaixo do músculo proporciona o volume mamário desejado. Em alguns casos, só se faz necessário a colocação da prótese de silicone. Apesar dos bons resultados estéticos que podem ser obtidos com essa técnica, uma importante morbidade é ocasionada na área doadora para a elevação do retalho muscular.

A videoendoscopia pode auxiliar nessa operação para tornar o procedimento menos invasivo, diminuindo as cicatrizes resultantes da dissecção do retalho muscular. Conforme preconizado por Borschel (33), por uma incisão de 6 cm na linha axilar média se consegue obter acesso para a reconstrução de toda a parede torácica. A grande vantagem dessa via de acesso é a possibilidade de evitar incisões na mama ou no dorso. A correção da glândula mamária pode ser realizada com a cirurgia de inclusão de próteses de silicone gel. Poderão ser usados expansores teciduais previamente. O uso de próteses, entretanto, melhora a mama, mas permanece ainda o defeito infraclavicular e na axila pela falta muscular. O uso de inclusões de próteses não corrige o defeito dinâmico.

A cirurgia para a transposição do músculo grande dorsal para recobrir a prótese de silicone é uma das indicações propostas por vários autores. Para a dissecção do retalho, a endoscopia oferece a possibilidade de minimizar as deformidades estéticas associadas às incisões; visto que a depressão ocasionada pela ausência do músculo em seu sítio original permanece, o que muda é que aquela cicatriz com tendência a hipertrofia que usualmente fica no dorso é evitada.

Técnica cirúrgica

A cirurgia é realizada em decúbito lateral com uma incisão na linha axilar média de 6 cm de comprimento. Por essa incisão, é possível o deslocamento do músculo grande dorsal na sua face anterior e posterior com o auxílio da videoendoscopia. Uma ou duas incisões auxiliares podem ser usadas para facilitar o deslocamento e a secção da porção mais inferior do músculo. A liberação do pedículo toracodorsal é importante para a rotação do retalho anteriormente. Nessa fase da cirurgia, a paciente é posicionada em decúbito dorsal. Descola-se a parede anterior do tórax do lado comprometido desde a linha infraclavicular até o futuro sulco inframamário. É importante se manter íntegra a região axilar inferior para se evitar a migração da prótese lateralmente. O músculo grande dorsal é, então, suturado na linha média, na linha infraclavicular e inferiormente com pontos que fixam também na derme para evitar que a prótese migre para a frente do músculo.

A drenagem de aspiração pode ser usada tanto na área doadora quanto na receptora para evitar acúmulo de líquido devido à grande área de deslocamento.

MINIABDOMINOPLASTIA VIDEOASSISTIDA

A miniabdominoplastia videoassistida tem indicação restrita, mas oferece como vantagens cicatriz reduzida e possibilidade de nova gestação pós-operatória sem as restrições da abdominoplastia clássica. Fator a ser considerado é a ressecção de pele limitada, persistindo discreta flacidez residual principalmente infra-umbilical. É imprescindível que as pacientes candidatas a esse procedimento tenham a cicatriz umbilical alta, o que permite que, ao reinseri-la alguns centímetros abaixo (2-3 cm), ocorra certa correção da flacidez supra-umbilical, mantendo, ainda, adequada distância entre o umbigo e o púbis. A avaliação da paciente sentada é indispensável para mensurar se a prega supra-umbilical é passível de correção através de miniabdominoplastia.

Nas pacientes com panículo adiposo espesso, pode-se associar lipoaspiração.

A videocâmara é de grande contribuição, tanto no descolamento quanto na plicatura supra-umbilical. Outra grande vantagem dessa técnica consiste na melhor vascularização abdominal, com manutenção de todos os seus pedículos (epigástrica superior, epigástrica inferior e intercostais), o que diminui em muito as complicações por sofrimento do retalho (34). Essa técnica foi descrita e publicada pela primeira vez em 1992 pelo Dr. M. A. Faria-Correa (35, 36, 37).

RINOPLASTIA VIDEOASSISTIDA

A cirurgia estética nasal é uma das mais freqüentemente realizadas pelo cirurgião plástico. Uma aparência naturalmente bela com adequada função ventilatória são os objetivos a serem alcançados.

A rinoplastia fechada evita cicatrizes visíveis e está associada a menos edema no pós-operatório, mas a rinoplastia aberta possui muitos adeptos em virtude da visualização direta das estruturas nasais.

Tendo em vista a grande ampliação (10x) das imagens, o videoendoscópio é de grande utilidade nas rinoplastias. A videocâmara permite identificar e ressecar pequenas irregularidades nas cartilagens triangular e septal e nos ossos nasais. É particularmente importante em pacientes de pele fina, onde a menor espícula pode ser visível, e em rinoplastias secundárias. Também está indicada em correções cirúrgicas de deformidades da cartilagem septal e hipertrofia

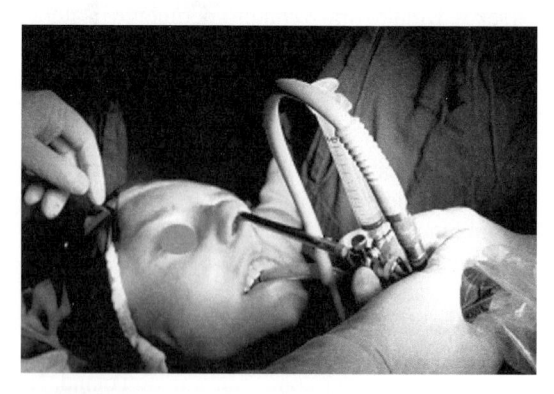

FIGURA 30.48 Videoendoscopia na rinoplastia.

de concha nasal inferior. Em adição, o auxílio do endoscópio é de grande valia no ensino da rinoplastia em serviços de residência (38).

Técnica operatória

Inicialmente, infiltra-se o nariz com solução anestésica de xilocaína a 2% e adrenalina na concentração de 1:80.000 UI, aguardam-se aproximadamente 20 minutos, e procede-se às incisões intercartilaginosa e interseptocolumelar. Realiza-se, então, o descolamento nasal com tesoura e bisturi e finaliza-se com faca de Joseph. (O músculo depressor do septo é ressecado sempre que necessário.)

A seguir, realiza-se o tratamento da giba osteocartilaginosa com serra, e resseca-se uma porção de septo caudal, visando ao encurtamento nasal e a rotação da ponta.

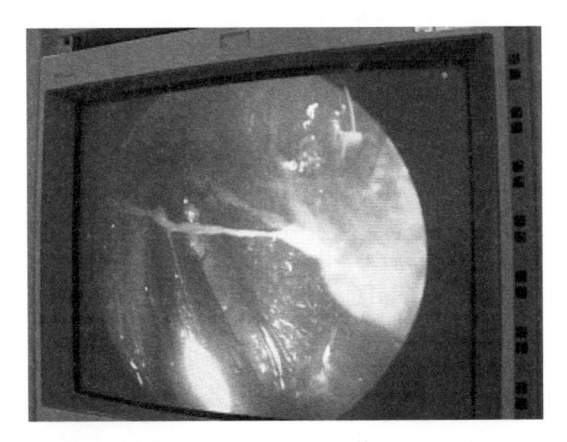

FIGURA 30.49 Tratamento do dorso nasal.

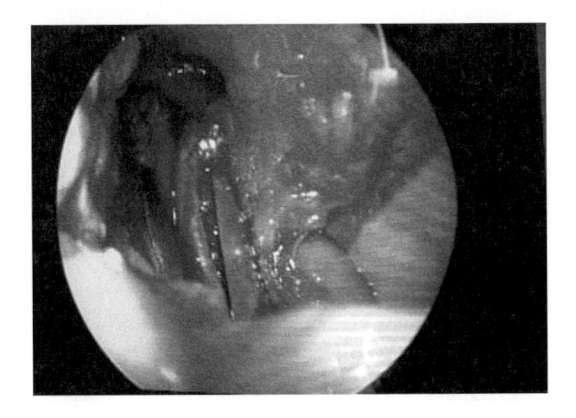

FIGURA 30.50 Tratamento das cartilagens laterais superiores.

O tratamento das alares finaliza o aprimoramento da ponta, e dá-se preferência sempre a uma ressecção parcimoniosa. Nesse momento, utiliza-se a videocâmara para avaliar irregularidades do dorso cartilaginoso e ossos nasais, para só, então, proceder-se à fratura lateral, se necessária.

CONCLUSÃO

A arte da medicina vem mudando com o avanço tecnológico, e a revolução endoscópica tem trazido um considerável progresso nos últimos anos.

Dentro da especialidade da cirurgia plástica, muitos foram os benefícios alcançados, mas o discernimento do cirurgião ao indicar e a perícia ao realizar essas novas técnicas continuam como o grande diferencial.

REFERÊNCIAS

1. Jones BM, Grover R. Endoscopic brow lift: a personal review of 538 patients and comparison of fixation techniques. Plast Reconst Surg. 2004 Apr;113(4): 1242-50.
2. Vasconez LO, Core B, Askren C, et al. Coronal face lift with endoscopic techniques. Plastic Surg Forum XXV, 227-8; 1992.
3. Ramirez OM. Endoscopic subperiostal browlift and facelift. Clin Plastic Surg. 1995;22: 639.
4. Cuzalina AL, Holmes JD. A simple and reliable landmark for the identification of the supraorbital nerve in surgery of the forehead: an in vivo anatomical study. J Oral Maxillofac Surg. 2005 Jan;63(1): 25-7.
5. Troilius C. Subperiosteal brow lifts without fixation. Plast Reconstr Surg. 2004 Nov;114(6):1595-603; discussion 1604-5.
6. Romo T 3rd, Sclafani AP, Yung RT, et al. Endoscopic foreheadplasty: a histologic comparison of periosteal refixation after endoscopic versus bicoronal lift. Plast Reconstr Surg. 2000 Mar;105(3):1111-7; discussion 1118-9.
7. Ayache AE. Evolution of the endoscopic face lift. Facial Plast Surg Clin North Am. 1997;5:167.
8. Eppley BL, Snadovc AM. A comparison of reabsorbable and mettalic fixation of calvareal bone grafts. Plast Reconst Surg. 1995;96:316.
9. McKinney P, Sweiss I. An accurate technique for fixation in endoscopic brow lift: a 5-year follow-up. Plast Reconstr Surg. 2001 Nov;108(6):1808-10

10. Marchac D, Ascherman J, Arnauld E. Fibrin glue fixation in forehead endoscopy: evaluation of our experience with 206 cases. Plast Reconst Surg. 1997 Sep;100(3):704-12.

11. Dowden RV, Anain S. Endoscopic implant evaluation and capsulotomy. Plast Reconstr Surg. 1993 Feb; 91(2):283-7.

12. Jhonson GW, Christ JE. The endoscopic breast augmentation: the transumbilical insertion of saline-filled breast implants. Plast Reconstr Surg. 1993 Oct;92(5):801-8.

13. Ho LC. Endoscopic assisted transaxillary augmentation mammaplasty. Br J Plast Surg. 1993 Jun; 46(4):332-6.

14. Moore KL. Anatomia orientada para clínica. Rio de Janeiro: Guanabara-Koogan, 2001. p. 64-8.

15. Sudarsky L. Experience with transumbilical breast augmentation. Ann Plast Surg. 2001 May;46(5): 467-72

16. Spear SL, Bulan EJ, Venturini ML. Breast augmentation. Plast Reconstr Surg. 2004 Oct; 114(5):73E-81E.

17. Howard PS. The role of endoscopy and implant texture in transaxillary submuscular breast augmentation. Ann Plast Surg. 1999Mar;42(3):245-8.

18. Graf RM, Bernardes A, Rippel R, et al. Subfascial breast implant: a new procedure. Plast Recontr Surg. 2003 Feb;111(2):904-8.

19. Harder F, Zuber M, Kocher T, et al. Endoscopic surgery to the axilla - a substitute for conventional axillary clearance? Recent Results Cancer Res. 1998;152:180-9.

20. Sharobaro VI, Moroz VY, Starkov YG, et al. First experience of endoscopic implantation of tissue expanders in plastic and reconstructive surgery. Surg Endosc. 2004 Mar;18(3):513-7.

21. Tanzini I. Nuovo processo per l'amputazione della mamella per cancer. Rif Med. 1896;122:3.

22. Bostwick J 3rd, Nahai F, Wallace JG. Sixty latissimus dorsi flaps. Plast Reconstr Surg. 1979 Jan;63(1): 31-41.

23. Mathes SJ, Nahai F. Classification of the vascular anatomy of muscles: experimental and clinical correlation. Plastic Reconstr Surg. 1981 Feb;67(2):177-87.

24. Gardner E, Gray D, O' Rahilly R. Anatomia. 3. ed. Rio de Janeiro: Guanabara Koogan; 1971. p.120-1.

25. Flageul G, Kassb S. Syndrome de Poland: pour une diminution de la rançon cicatricialle. Ann Chir Plast Esthet. 1987;32:144-7.

26. Hester TR Jr, Bostwick J 3rd. Poland's syndrome: correction with latissimus muscle transposition. Plast Reconstr Surg. 1982 Feb;69(2):226-33.

27. Pomel C, Missana MC, Atallah D, et al. Endoscopic muscular latissimus dorsi flap harvesting for immediate breast reconstruction after skin sparing mastectomy. Eur J Surg Oncol. 2003 Mar;29(2):127-31.

28. Ho WS, Ying SY, Chan AC. Endoscopic-assisted subcutaneous mastectomy and axillary dissection with immediate mammary prosthesis reconstruction for early breast cancer. Surg Endosc. 2002 Feb;16(2): 302-6.

29. Restifo RJ, Ahmed SS, Rosser J, et al. TRAM flap perforator ligation and the delay phenomenon: development of an endoscopic/laparoscopic delay procedure. Plast Reconstr Surg. 1998 May;101(6): 1503-11.

30. Hueston JT. Mc Conchie IH. A compound pectoral flap. Aust N Z J. Surg. 1968;38(1):61-3.

31. Ariyon S. The Pectoralis major myocutaneous flap. Plast Reconstr Surg. 1979;63(1)73.

32. Poland A. Deficiency of the pectoral muscles. Guys Hosp Rep. 1841. p. 191-3.

33. Borschel GH, Izenberg PH, Cederna PS. Endoscopically assisted reconstruction of male and female poland syndrome. Plast Reconstr Surg. 2002 Apr;109(5):1536-43.

34. Moraes LM, Gondek LB. Mini-abdominoplastia vídeo-assistida. Curitiba: Centro Medico Athena, 2001.

35. Faria-Correa MA. Videoendoscopic abdominoplasty (subcutaneoscopy) Rev Bras Cir Plast Est Reconstr. 1992;7:32-4.

36. Faria-Correa MA. Vidioendoscopy in plastic surgery: brief communication. Revista da Sociedade Brasileira de Cirurgia Plástica, Estética e Reconstrutiva. 1992;7:80-2.

37. Faria-Correa MA. Endoscopic abdominoplasty, mastopexy, and breast reduction. Clin Plast Surg. 1995 Oct;22(4):723-45.

38. Abramo CA, Filbo DA, Casas SG. Extramucosal rhinoplasty with videoendoscopic assistance. Aesth Plast Surg. 1998;22(1):25-8.

Videocirurgia pediátrica

LIONEL LEITZKE
PAULO SÉRGIO G. DA SILVA
MELISSA MIGOTTO SILVA

CAPÍTULO 31

INTRODUÇÃO

A cirurgia minimamente invasiva, ou videocirurgia, representou um grande avanço no tratamento cirúrgico de crianças na última década. Com a maior experiência e conseqüente segurança nessa nova abordagem e principalmente com o importante desenvolvimento e aperfeiçoamento no instrumental cirúrgico, a videocirurgia ocupa hoje lugar de destaque em todos os serviços de cirurgia pediátrica.

Atualmente, quase todos os procedimentos cirúrgicos abdominais e torácicos na criança são passíveis de ser realizados por videocirurgia, devendo as indicações dessa abordagem ser avaliadas individualmente, quanto aos binômios riscos-benefícios, segurança-custos e formação-experiência de cada cirurgião. Entusiastas têm realizado a nova abordagem em casos cada vez mais complexos e complicados e também em lactentes e neonatos. Considerando que a videocirurgia não se trata de uma nova técnica, e sim de uma abordagem alternativa, as normas da técnica operatória e os cuidados com os pacientes permanecem os mesmos da laparotomia ou toracotomia convencional.

PECULIARIDADES EM VIDEOCIRURGIA PEDIÁTRICA

Assim como no paciente adulto, é necessário um portal para a imagem, captada pela câmera, ampliada e transmitida a um televisor, e portais para a instrumentação, cujo número é variável conforme o procedimento. Atualmente, a maioria dos instrumentais videocirúrgicos pediátricos mede 2-5 mm de diâmetro. Inovações tecnológicas, como o bisturi harmônico e o emprego do braço robótico, têm facilitado esses procedimentos.

É necessária a insuflação de CO_2, criando pneumoperitônio ou pneumotórax com pressão de 6-12 mmHg, para obter um campo operatório adequado. Pacientes neonatos e lactentes são mais sensíveis à absorção do CO_2 e à hipotermia, podendo desenvolver acidose respiratória, que deve ser corrigida com o aumento da freqüência ventilatória e aquecimento do paciente, do CO_2 e do soro para lavagem da cavidade. As pressões maiores do que 6-8 mmHg nessa idade também podem causar diminuição importante do retorno venoso.

Para a insuflação do pneumoperitônio, na cirurgia pediátrica, a inserção do primeiro portal, umbilical, é realizada sob visão direta, sendo contra-indicada a punção com agulha de Veress, pelo risco de perfuração intestinal ou de vasos sangüíneos. Em neonatos, devido à existência do coto umbilical, a primeira punção é realizada logo abaixo ou acima do mesmo. Os demais trocartes utilizados para o instrumental cirúrgico devem ser colocados sob visão endoscópica e transiluminação da parede abdominal, que, por ser de menor espessura, permite a visualização dos vasos da parede, principalmente os epigástricos, evitando, assim, os sangramentos decorrentes de sua lesão.

VIDEOCIRURGIA UROLÓGICA PEDIÁTRICA

Básica

1. Diagnóstica: por exemplo, testículo não-palpável, trauma abdominal, genitália ambígua.
2. Biópsias: por exemplo, genitália ambígua, tumores renais, gânglios retroperitoneais.
3. Varicocelectomia.
4. Orquidoectomia ou orquidopexia.
5. Colocação do cateter de diálise peritoneal.

Avançada

1. Adrenalectomia.
2. Nefrectomia.
3. Pieloplastia.
4. Reimplante vesicoureteral.

ADRENALECTOMIA

Indicações cirúrgicas (1, 2, 3)

1. Feocromocitoma (1, 2, 4, 5, 6) (produção medular aumenta adrenalina e noradrenalina → hipertensão arterial, taquicardia, rubor): síndrome MEN. Somente 5 % desses raros tumores ocorrem na infância, e desses, 30% são extra-adrenais (4). Vários estudos mostram que o controle transoperatório da hipertensão não altera com o pneumoperitônio (3, 4, 5, 7, 8, 9). Pode ser feita adrenalectomia parcial nas formas hereditárias (Hippel-Lindau), com múltiplos tumores (10).
2. Adenoma funcional – síndrome de Cushing (1, 2, 5, 6) (excesso de cortisol → obesidade, face em lua cheia, estrias cutâneas, cicatrização lenta, depósitos de gordura no abdome e nas costas) e de Conn (hiperaldosteronismo → hipertensão arterial, hipernatremia e hipopotassemia).
3. Adenoma não-funcional (2, 5, 6).
4. Incidentaloma.
5. Carcinoma adrenocortical (2, 5, 6).
6. Ganglioneuroma (2, 5).
7. Neuroblastoma pequeno (3, 6). Discutível pela natureza infiltrativa, invasiva, e por não ser encapsulado (5).
8. Neurofibroma.
9. Fibroma.
10. Lipoma.
11. Metástases adrenais selecionadas.
12. Teratoma.
13. Hiperplasia congênita da supra-renal (11).

Contra-indicações absolutas

1. Carcinoma, pela extensão e complexidade da cirurgia, com ressecção em bloco do rim e da gordura perinefrética, e do baço e dos linfonodos (8).
2. Tumor maior do que 15 cm em adultos (8) e o tamanho correspondente em cada faixa etária.
3. Trombose na veia renal ou adrenal (5).

Contra-indicações relativas

1. Feocromocitoma maligno: quando o RNM ou a cintilo com metaiodobenzilguanidina mostram metástases ganglionares na cadeia periaórtica ou próximo à bexiga (5, 8).
2. Coagulopatia não-revertida adequadamente no pré-operatório (8).
3. Cirurgia ou trauma prévio na área (rim, baço ou fígado), em virtude das aderências e bridas (8). Opção nos tumores menores seria a laparoscopia retroperitoneal (12).
4. Obesidade mórbida. Dificuldade de visualizar as referências anatômicas (12).

Vantagens da videocirurgia

- Melhor iluminação e exposição do campo operatório.
- Menor necessidade de analgesia pós-operatória (38 mg de narcóticos *versus* 471 mg) (13).
- Redução no tempo de internação hospitalar (1,9 dias *versus* 7,6 dias) (13) (5 *versus* 7 dias) (8).
- Menor morbidade.
- Redução nas perdas sangüíneas (124 mL *versus* 564 mL) (13) (70 mL *versus* 200 mL) (8).
- Redução na admissão em UTI (2,6% *versus* 10% dos pós-operatórios) (13).
- Antecipação do retorno à vida produtiva.
- A cirurgia videoassistida por robótica (Da Vinci) diminui as complicações e o tempo de internação (Talamini, MA – John Hopkins University).

Vias de acesso laparoscópico

- Retroperitoneal. É limitada pelo estreito espaço de trabalho e pela dificuldade inicial de orientação devida à falta de referências anatômicas. Se for difícil identificar a adrenal na gordura perinefrética, pode ser feita a exérese em bloco (14). Pode ser a melhor opção nos tumores < 5 cm, por videocirurgiões mais experientes, quando houver laparotomia prévia supra-umbilical homolateral (14). Deve ser evitada nos tumores maiores e no feocromocitoma, pois exige maior manipulação do tumor (12).

- Transperitoneal (1, 2, 4, 5, 6, 8, 12, 13, 14). É a preferida pelas seguintes razões:
  1. amplo espaço de trabalho, mesmo em caso de sangramentos;
  2. mesmo em obesos, é mais fácil localizar o pedículo vascular;
  3. mesmo no lado esquerdo e em obesos, é mais fácil localizar a adrenal na gordura;
  4. a lateral exige menor tempo cirúrgico do que a anterior ou a retroperitoneal (14).

A laparotomia transperitoneal lateral permanece a via preferida para ressecção de tumores grandes (maiores do que 10 cm em adultos, ou proporcional em crianças) ou malignos com invasão de estruturas adjacentes (veias, rim, fígado, baço, intestino...) ou em casos de suspeita de invasão destas estruturas. Independe o fato de serem secretantes ou não.

A via toracoabdominal fica reservada para massas gigantes, de difícil acesso e ressecção. "Escolher entre o acesso anterior, lateral e posterior varia de acordo com a patologia, com o tamanho da massa adrenal, localização da lesão, morfologia do paciente e experiência do cirurgião" (8).

Diferenças conforme o lado da lesão

- Direita: necessita de afastador hepático e cuidadosa ligadura da curta veia adrenal.
  - A adrenal é claramente visível através do peritôneo após afastar o fígado, e o acesso pode ser ao longo da veia cava (12).
- Esquerda: é mais fácil após a mobilização do ligamento esplenocolônico, mas a identificação da glândula no meio da gordura perinefrética consome mais tempo, principalmente em obesos (12).
- Bilateral: necessita virar o paciente e recomeçar do outro lado.

Técnica transperitoneal lateral (G W Holcomb III – 1999) (4, 5)

- Sonda vesical e SNG transoperatórias mais acesso venoso central mais acesso arterial.
- Cefalosporina por 24-48 horas (6, 12).
- Posição: paciente em decúbito lateral, com coxim renal acentuado.
- Trocartes (2):
  - 12 mm LAA, ½ distância entre umbigo e rebordo costal – técnica aberta (Castilho [17] → Veress);
  - 5 mm, LAM, mesmo plano transverso do trocarte da ótica;
  - 5 mm, LAP, mesmo plano transverso do trocarte da ótica;
  - 5 mm, linha Alba, ½ distância entre umbigo e apêndice xifóide.
- Mobilização da flexura esplênica do cólon.
- Esquerda: incisão peritôneo lateral ao baço com cautério e *hook* ou tesoura, retraindo medialmente o baço, a cauda do pâncreas e a gordura periadrenal e expondo o rim e a adrenal (Castilho [6] → incisão peritoneal na linha de Toldt do ângulo esplênico até o anel pélvico, com mobilização medial do cólon, baço e pâncreas, e dissecando borda medial → lateral e cranial → caudal).
- Direita: incisão peritôneo lateral ao fígado com cautério e *hook* ou tesoura (ligamento triangular direito do fígado), retraindo medialmente o fígado e a gordura periadrenal, e expondo o rim e a adrenal (Castilho [6] → incisão peritoneal transversal, logo abaixo do fígado, e dissecando borda medial → lateral e cranial → caudal).
- Dissecção romba e delicada da borda inferior da adrenal, elevando-a até visualizar a veia adrenal.
- Clipagem e divisão da veia adrenal.
- Dissecção, cauterização monopolar e divisão das demais vênulas e arteríolas.
- Colocação da adrenal em um saco de recuperação e retirada pelo trocarte inicial ampliado.
- Revisão da hemostasia, lavagem da cavidade e fechamento (fáscia com vicryl 2-0 em duas camadas e pele com subcuticular de vicryl 5-0).

NEFRECTOMIA

Indicações cirúrgicas pediátricas

1. Displasia renal.
2. Atrofia renal.
3. Tumores renais pequenos.

Tabela 31.1

Experiência mundial

Local	Cleveland, EUA (3)	Kumamoto, Japão (8)	Pittsburgh, Kansas, EUA (4)	Nashville, EUA (11)	Kansas e California, EUA (12)	Paris, França (16)	São Paulo, Brasil (17)
Nº de adrenais	110	3	17	1	17	8	14
Acesso	Transperitoneal		Transperitoneal lateral	Transperitoneal lateral	Transperitoneal lateral	Transperitoneal Retroperitoneal	Transperitoneal lateral
> tamanho	12 cm	< 2 cm	Relativo pac.	4 cm Esq	8,5 cm	7 cm	8 cm
Malignos	Linfoma	Neuroblasto	Carcinoma	Não indica		1 Neuro	Neuroblastoma Carcinoma
Trocartes		5	4	4	4		4
Média de tempo cirúrgico	189 min	300 min	120 min	140 min	120 min		107 min (uni) 180 min (bil)
Conversões	2,7%	0	1 pac. = 5,9% Ca c/ trombo na veia renal	Não	1 pac.– Ca c/ trombo na veia renal	2 (25 %) 1 transper. e 1 retroperit.	2 pac. (15,4%)
Internação pós-operatória	1,9 dias			2 dias	1,5 dias		5,5 dias
Adultos/crianças	Crianças e adultos	8 e 9 meses	Crianças	12 anos	3-16 anos	2-16 anos	8 meses a 15 anos

Contra-indicações cirúrgicas pediátricas

1. Grandes tumores malignos.
2. Invasão neoplásica dos vasos renais.

Posição do paciente (via retroperitoneal)

- Decúbito lateral com coxim lombar e angulação na mesa operatória, ampliando o espaço de trabalho entre os arcos costais e a crista ilíaca.
- Proteção dos pontos de pressão e fixação do quadril, evitando que a posição do paciente seja alterada durante a cirurgia.
- Na técnica SIMPL, o paciente é posicionado em decúbito ventral.

Posição da equipe

- Cirurgião e 1º auxiliar atrás do paciente, iniciando com o cirurgião próximo às pernas do paciente.
- Instrumentador e monitor em frente ao paciente.
- Na técnica SIMPL, o cirurgião e o auxiliar ficam do lado do rim a ser retirado, e o instrumentador e o monitor, do lado oposto.

Posição dos trocartes (três na via retroperitoneal)

- Óptica: na ponta do 12º arco costal, logo atrás da linha medioaxilar.
- Posterior: 2-4 cm acima da crista ilíaca, na borda lateral dos músculos lombossacros.
- Anterior: 2-4 cm acima da crista ilíaca, na linha medioaxilar.
- Na técnica SIMPL, a óptica é posicionada em trocarte a meio caminho entre a 12ª costela e a crista ilíaca, na borda lateral do músculo sacroespinal, e o trocarte de trabalho abaixo da ponta do 11º arco costal.
- No uso da robótica (Figura 31.1), a câmera dupla de 12 mm é representada pelo círculo preto maior, e os trocartes de trabalho, pelos círculos brancos. O círculo branco menor representa o umbigo, e o círculo preto menor é um portal para o cirurgião auxiliar.

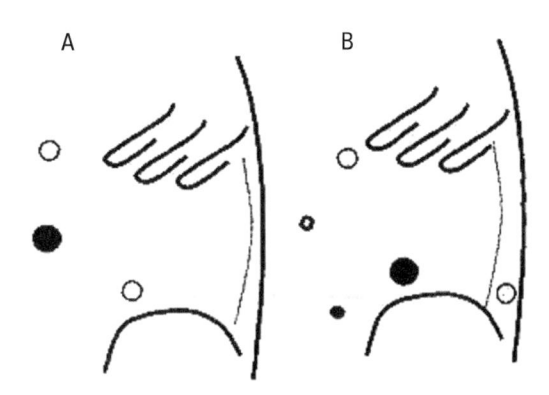

FIGURA 31.1 Posição dos trocartes nas cirurgias do trato urinário superior com robótica (a) transperitoneal e (b) retroperitoneal (Olsen).

Técnica cirúrgica

- Incisão de 10-12 mm no local da óptica e dissecção romba dos planos em direção posterior e caudal, com turunda a céu aberto, até abrir a fáscia perirrenal.
- Colocação do trocarte com sutura para prevenir a saída do mesmo e perda do gás CO_2.
- Criação do campo de trabalho e colocação dos trocartes sob visão direta.
- Dissecção renal posterior.
- Usando o ureter como guia, ligadura e secção dos vasos renais.
- Dissecção renal anterior.
- Dissecção ureteral o mais distal possível, ligadura distal e secção ureteral.
- Colocação da óptica no canal de trabalho anterior e introdução do saco coletor pelo portal anterior da óptica, na ponta do 12º arco costal.
- Retirada do rim e colocação de dreno de Penrose por 24-48 horas.
- Na técnica SIMPL, as fixações laterais e inferiores são mantidas na fase inicial para facilitar a exposição do pedículo renal, que, pela gravidade, traciona anteriormente o rim.

Complicações

- Hematoma, por ligadura inadequada de vasos.
- Urinoma, por ligadura inadequada de ureter com refluxo vesicoureteral.

PIELOPLASTIA

Indicações cirúrgicas pediátricas

Estenose de junção pieloureteral.

Contra-indicações cirúrgicas pediátricas relativas

1. Neonatos.
2. Reoperações.

Posição do paciente (via retroperitoneal)

- Decúbito lateral com coxim lombar e angulação na mesa operatória, ampliando o espaço de trabalho entre os arcos costais e a crista ilíaca.
- Proteção dos pontos de pressão e fixação do quadril, evitando que a posição do paciente seja alterada durante a cirurgia.

Posição da equipe

- Cirurgião e 1º auxiliar atrás do paciente, iniciando com o cirurgião próximo às pernas do paciente.
- Instrumentador e monitor em frente ao paciente.

Posição dos trocartes (três na via retroperitoneal)

- Óptica: na ponta do 12º arco costal, logo atrás da linha medioaxilar.
- Posterior: 2-4 cm acima da crista ilíaca, na borda lateral dos músculos lombossacros.
- Anterior: 2-4 cm acima da crista ilíaca, na linha medioaxilar.
- No uso da robótica (ver Figura 31.1), a câmera dupla de 12 mm é representada pelo círculo preto maior, e os trocartes de trabalho, pelos círculos brancos. O circulo branco menor representa o umbigo, e o círculo preto menor é um portal para o cirurgião auxiliar.

Técnica cirúrgica

- Colocação prévia de duplo J por via cistoscópica nas crianças maiores.
- Incisão de 10-12 mm no local da óptica e dissecção romba dos planos em direção posterior e caudal, com turunda a céu aberto, até abrir a fáscia perirrenal.
- Colocação do trocarte com sutura para prevenir a saída do mesmo e perda do gás CO_2.
- Criação do campo de trabalho e colocação dos trocartes sob visão direta.
- Dissecção renal posterior até o ureter.
- Usando o ureter como guia, dissecção da junção pieloureteral.
- Estabilizar o local da futura linha da anastomose com um ou mais pontos de reparo é essencial e evita a torção do ureter.
- Se não tiver duplo J, poderá ser colocado o cateter de nefrostomia percutânea de Pippi Salle.
- Pieloplastia desmembrada de Anderson-Hynes com sutura contínua (preferencial) ou pontos separados.
- Colocação de dreno de Penrose por 24-48 horas.

Complicações

- Hematoma.
- Urinoma, por sutura inadequada, sendo mais freqüente na VLP.
- Estenose da anastomose.

REIMPLANTE VESICOURETERAL

Indicações cirúrgicas pediátricas

São as mesmas do reimplante vesicoureteral por laparotomia, como as que seguem:

1. Refluxo vesicoureteral graus IV ou V, ou III complicado, ou resistentes ao tratamento clínico.
2. Estenose de junção ureterovesical, por megaureter obstrutivo, ou secundário a tratamento cirúrgico.
3. Ureterocele não-responsiva à punção cistoscópica.

Contra-indicações cirúrgicas pediátricas relativas

1. Neonatos.
2. Reoperações.
3. Ureteres distais muito dilatados.

Posição do paciente

- Decúbito dorsal em mesa reduzida ou transversalmente à mesma.

Posição da equipe

- Cirurgião principal, na cabeceira do paciente.
- Cirurgião auxiliar à esquerda do cirurgião principal.
- Instrumentador à direita do cirurgião principal.
- Monitor, nos pés do paciente.

Posição dos trocartes (três)

Técnica transperitoneal extravesical de Gregoir

- Ótica de 5 mm, 30° no umbigo.
- 3 mm, de trabalho, laterais e pouco abaixo do umbigo.

Técnica extraperitoneal vesicoscópica de Cohen

- Ótica de 5 mm, 30° na cúpula vesical.
- 3 mm, de trabalho, vesicais, bem laterais.

Técnica cirúrgica

A técnica vesicoscópica de Cohen, conforme descrita por Rama Jayanti, tem melhores resultados, e consta de:

- Cistoscopia com bexiga plena e cateterismo dos ureteres.
- Fixação da bexiga cheia com 3 pontos de reparo na parede abdominal, transcutâneos, sob visão cistoscópica.
- Colocação do trocarte para óptica no fundo vesical e introdução dos trocartes de trabalho laterais, sob visão cistoscópica.
- Pneumovesicoscopia com CO_2.
- Sutura dos cateteres no meato ureteral.
- Dissecção dos ureteres com *hook* e tesoura curva.
- Reimplante vesicoureteral pela técnica de Cohen.
- Colocação de sonda vesical por 3-5 dias.

Complicações

- As mesmas das referidas em técnicas por laparotomia.

VIDEOLAPAROSCOPIA DIGESTIVA PEDIÁTRICA

Entre os procedimentos abdominais mais freqüentes realizados por VLP na criança, podem-se destacar apendicectomia e tratamento cirúrgico do refluxo gastresofágico (diversas técnicas). A cirurgia anti-refluxo em crianças aumentou sua freqüência na última década, uma vez que os gastrenterologistas pediátricos reconheceram os bons resultados da abordagem e a diminuição da morbidade pós-operatória em relação à laparotomia convencional. Inúmeras patologias congênitas como atresia duodenal, atresia de vias biliares e más formações anorretais também têm sido realizadas por VLP.

Serão descritas as abordagens videolaparoscópicas das afecções cirúrgicas particulares a pacientes neonatos e/ou más formações do aparelho digestivo encontradas em pediatria. As abordagens e técnicas de colecistectomia, apendicectomia, fundoplicaturas, videolaparoscopia diagnóstica e outras são semelhantes às da população adulta.

Estenose hipertrófica de piloro

Assim como na abordagem convencional, deve-se, previamente ao tratamento cirúrgico, corrigir a hipovolemia e os distúrbios hidreletrolítcos (alcalose metabólica hipoclorêmica, hipopotassêmica).

Posição do paciente

- Decúbito dorsal, na extremidade inferior da cama cirúrgica ou transversalmente à mesma.

Posição da equipe cirúrgica

- Cirurgião principal aos pés do paciente.
- Cirurgião auxiliar à esquerda do paciente.
- Instrumentador à direita do paciente.
- Monitor na cabeceira à direita do paciente.

Técnica cirúrgica

- Punção umbilical sob visão direta para a óptica.
- Pneumoperitônio (6-8 mmHg).
- Trocarte: 3-4 cm da borda inferior do fígado (utilizado para tracionar o duodeno).
- Trocarte sobre o piloro após sua visualização.
- Piloromiotomia extramucosa (técnica de Fredet-Ramsted).

Shawn e colaboradores (15), em estudo prospectivo e randomizado, compararam a abordagem VLP e a convencional, concluindo que não há diferença no tempo operatório e no tempo de recuperação entre as duas abordagens; entretanto, a VLP resultou em menos dor, vômitos e complicações pós-operatórios, assim como maior satisfação do resultado estético.

Aganglionose colônica: doença de Hirchsprung

A doença de Hirschsprung vem passando por estágios de aprimoramento cirúrgico na última década. Inicialmente seu tratamento completo passava por três procedimentos cirúrgicos, sendo que hoje pode ser realizada somente uma cirurgia (abordagem endoanal – De La Torre Mondragon) sem laparotomia e/ou VLP.

Contra-indicação absoluta para a realização de um tempo cirúrgico único é a aganglionose colônica total. Entre as contra-indicações relativas, têm-se a enterocolite severa e recorrente e a incapacidade de descomprimir previamente o intestino, sendo necessária a realização prévia da colostomia.

Posição do paciente

- Crianças maiores: decúbito dorsal, com Trendelemburg;
- Lactentes e neonatos: posição ginecológica.

Posição da equipe cirúrgica

- Cirurgião principal na cabeceira do paciente.
- Cirurgião(ões) assistente(s) na cabeceira do paciente.
- Instrumentador à direita do cirurgião principal.
- Monitor nos pés do paciente.

Técnica cirúrgica

- Anti-sepsia corpórea total (pacientes menores), para posteriormente elevar os membros inferiores.
- Trocartes (4): 5 mm no quadrante superior direito, próximo à linha média, 2-3 cm da borda hepática inferior, 3-5 mm na linha axilar anterior esquerda, acima da cicatriz umbilical, e linha axilar anterior direita no nível da cicatriz umbilical.
- Através da VLP, podem-se primeiramente realizar as biópsias colônicas seromusculares (congelação) que confirmam a ausência de células ganglionares, características da patologia, e com isso define-se o segmento normal para realizar o *pull-through*, lembrando que 80% das zonas de transição são no retossigmóide.
- Dissecção e mobilização do segmento aganglônico pela VLP.
- Por via endoanal, realizam-se a dissecção transanal submucosa, a ressecção do segmento aganglônico e o abaixamento do segmento ganglônico com anastomose proximal à linha pectínea, por meio das técnicas já padronizadas (Soave, Swenson e Duhamel). A tendência atual é realizar a técnica de Soave quando pela abordagem videolaparoscópica.
- Durante a anastomose, a VLP é importante para visualizar se não houve torção do mesentério do segmento anastomosado.

Georgeson e colaboradores (16) avaliaram 80 pacientes de 6 centros de cirurgia pediátrica americanos submetidos ao tratamento laparoscópico; desses, a média do tempo operatório foi de 147 minutos, e 2 casos foram convertidos. A liberação de dieta normal foi com 28 horas pós-operatórias. Oitenta e seis por cento dos pacientes apresentaram aganglionose restrita ao retossigmóide, e o tempo médio de internação foi de 3,7 dias. Não foram observadas estenoses de anastomose, obstrução intestinal e complicações relacionadas à ferida operatória.

Em outro estudo, Jona J.Z. e colaboradores (1997) mostraram-se ser a VLP uma abordagem segura para o tratamento do megacólon congênito e confirmaram a redução no tempo de internação (média de 2 dias) comparativamente à abordagem convencional.

Atresia duodenal

É importante enfatizar que 30% dos pacientes apresentam síndrome de Down, e 50% têm anomalias congênitas associadas: anomalias pancreáticas, rotação intestinal incompleta, atresia de esôfago e doenças cardíacas.

Posição do paciente

Posição supina na extremidade inferior da maca.

Posição da equipe cirúrgica

- Cirurgião principal aos pés do paciente.
- Cirurgião auxiliar à esquerda do cirurgião principal.
- Instrumentador à direita do cirurgião principal.
- Monitor na cabeceira da mesa cirúrgica, à direita do paciente.

Técnica cirúrgica

- Trocartes (3) de 3 mm (umbilical, quadrante superior esquerdo e quadrante inferior direito).
- Liberação do duodeno por meio da manobra de Kocher.
- Duodenostomia com ressecção da membrana ou anastomose duodeno-jejunal em *diamond-shape*.

Vários estudos recentes demonstram o sucesso obtido pela VLP na correção cirúrgica da obstrução duodenal. Nessas análises, não houve diferença significativa no tempo operatório comparativamente à laparotomia, observou-se início mais precoce da alimentação na VLP, mas, pelo número ainda pequeno de pacientes, não há conclusões definitivas. Rothenberg e colaboradores (15) observaram duas grandes vantagens na abordagem VLP: excelente visualização e maior facilidade na anastomose.

Rotação intestinal incompleta e volvo intestinal

Os pacientes apresentam vômitos biliosos e dor abdominal intermitente em cólica. Pode ser uma emergência cirúrgica, quando presente o volvo do intestino médio, que ocorre mais freqüentemente no neonato.

Existem vários tipos de anomalias de fixação e rotação intestinal; a mais freqüente é aquela em que se encontra o ceco no hipocôndrio direito, anterior ao duodeno, formando as conhecidas "bandas de Ladd", que levam à obstrução do duodeno.

Posição do paciente

Em decúbito dorsal, com anti-Trendelemburg e leve declive para a esquerda.

Posição da equipe cirúrgica

- Cirurgião principal aos pés do paciente.
- Cirurgião auxiliar à esquerda do cirurgião principal.
- Instrumentadora à direita do cirurgião principal.
- Monitor na cabeceira, à direita do paciente.

Técnica cirúrgica

- Trocartes (3): região umbilical, flanco direito e flanco esquerdo.
- Realizadas a distorção do volvo, quando presente, e a avaliação da viabilidade das alças intestinais.
- Quando necessário, ressecar o segmento necrótico.
- Liberação da banda peritoneal que fixa o ceco no hipocôndrio direito (bandas de Ladd).
- Manobra de Kocher, com liberação do duodeno e incisão da banda anterior peri-

toneal entre o duodeno e o ceco, ampliando a raiz do mesentério.
- Na técnica original, era realizada apendicectomia, procedimento atualmente não realizado como rotina.

Má formação anorretal

As anomalias anorretais apresentam-se com um espectro variado, desde formas consideradas de bom prognóstico, como as fístulas perineais, até casos mais complexos, como a extrofia de cloaca. A abordagem VLP ainda é questionável nas formas em que a via sagital posterior expõe um bom campo operatório sem a necessidade de laparotomia (fístula reto-uretral). Entretanto, entusiastas da VLP defendem que a laparoscopia proporciona uma melhor visualização da pequena pelve para a dissecção. Os resultados tardios relacionados às continências fecal e urinária fornecerão os dados necessários para julgar sua aplicabilidade nesses casos.

Nos casos de más formações "altas", que necessitavam de laparotomia (fístula retovesical e alguns tipos de cloacas), a VLP progressivamente será a abordagem preferencial.

Posição do paciente

Em decúbito dorsal, com anti-Trendelemburg, e leve declive para a esquerda.

Posição da equipe cirúrgica

- Cirurgião principal aos pés do paciente.
- Cirurgião auxiliar à esquerda do cirurgião principal.
- Instrumentadora à direita do cirurgião principal.
- Monitor na cabeceira, à direita do paciente.

Técnica cirúrgica

- Trocartes (4): umbilical, quadrantes superior e inferiores direito e esquerdo.
- Dissecção do reto no nível da reflexão peritoneal.
- Identificação da fístula urinária, clipagem ou ligadura, seguida de secção da mesma.
- Via perineal: eletroestimulação da região anal, delimitando os limites anteriores e posteriores do complexo muscular (região do neo-ânus), *pull-through* do reto por meio de trocarte inserido no centro da área delimitada (esfincteriana), seguido de anoplastia com pontos separados.

Atresia de vias biliares

A colangiopatia obstrutiva neonatal, também denominada atresia de vias biliares, caracteriza-se pela icterícia progressiva a partir da segunda semana de vida, hepatomegalia, acolia e colúria. Ecografia, cintilografia e biópsia hepáticas são úteis para a confirmação diagnóstica

Posição do paciente

Em decúbito dorsal.

Técnica cirúrgica

- Trocartes (4): umbilical, subcostal direito, flanco esquerdo, flanco esquerdo (linha clavicular média).
- Dissecção do *porta hepatis*.
- Portoenterostomia de Kasai.
- Reconstrução do trânsito intestinal com anastomose a 30-40 cm da anastomose biliodigestiva.

A cirurgia VLP de patologias complexas das vias biliares, como a atresia de vias biliares, tem sido um desafio técnico, mas os avanços no instrumental e nas técnicas videolaparoscópicas têm possibilitado ao cirurgião pediátrico a prática de cirurgias cada vez mais delicadas. Como principal vantagem, a VLP apresenta alta magnificação da imagem, além da diminuição da dor pós-operatória e resultado estético indiscutível.

Invaginação intestinal

Quadro clínico

- Vômitos biliosos, distensão abdominal, sangramento anal com muco ("geléia de framboesa").

- Enema opaco ou ecografia confirmam o diagnóstico e permitem a redução hidrostática da alça invaginada.

Ao se realizar a cirurgia, é freqüente que a invaginação intestinal já tenha sido desfeita pelo enema hidrostático, assim a VLP evita uma extensa laparotomia. As limitações da VLP nesses casos são a importante distensão de alças intestinais, impossibilitando a visualização da região ileocecal, e/ou um segmento intestinal necrótico que necessite de ressecção.

Posição da equipe cirúrgica

- Cirurgião principal à esquerda do paciente.
- Cirurgião auxiliar à esquerda do paciente, acima do cirurgião principal.
- Instrumentador na frente do cirurgião principal, à direita do paciente.
- Monitor à direita do paciente, próximo à cabeceira.

Técnica cirúrgica

- Trocartes (2): tradicionalmente na região umbilical e do flanco esquerdo; como opção, podem-se posicionar os trocartes nos quadrantes superior e inferior esquerdo e quadrante inferior direito, devido à proximidade da região umbilical e ao intestino invaginado.
- Se necessária ressecção intestinal, colocar outro trocarte no flanco ou hipocôndrio direito. A pinça de apreensão atraumática é essencial, possibilitando a manipulação segura de todo o diâmetro intestinal.
- Se necessária anastomose intestinal, pode ser realizada via extraperitoneal, exteriorizando o segmento a ser anastomosado pela região umbilical.

TORACOSCOPIA PEDIÁTRICA

A moderna toracoscopia é uma evolução da toracoscopia clássica descrita por Jacobeus há menos de cem anos. Os avanços que ocorreram desde a aplicação inicial em cirurgia pediátrica, em 1970, tornaram a toracoscopia método diagnóstico e terapêutico consolidado. A partir de 1990, o grande desenvolvimento tecnológico possibilitou a indicação de procedimentos cada vez mais complexos, com grande potencial de substituir a toracotomia aberta, com a qual já se assemelha em efetividade à maioria dos procedimentos cirúrgicos torácicos de pequeno e médio portes. Na toracoscopia, a co-morbidade é menor, e há redução da dor e do tempo de internação.

Predomina nessa área conhecimento derivado de séries de casos e experiência de grupos isolados. Para muitas questões, ainda serão necessários estudos controlados; mas os poucos disponíveis vêm confirmando que a toracoscopia deve pertencer ao armamentário diagnóstico e terapêutico do cirurgião pediátrico.

A literatura refere diferentes nomes, de certa forma relacionados ao incremento tecnológico do procedimento, que não são empregados de forma homogênea (Figura 31.2). A toracoscopia com trocarte para

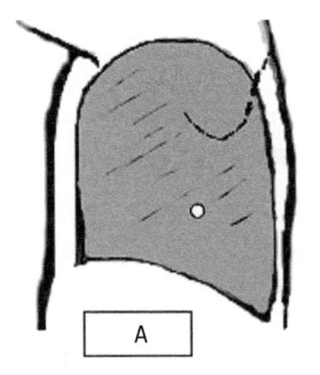

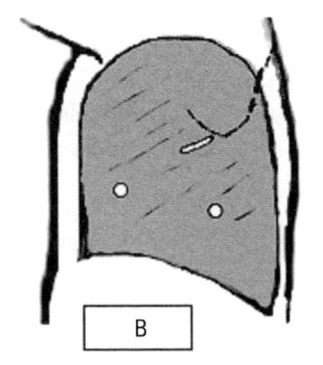

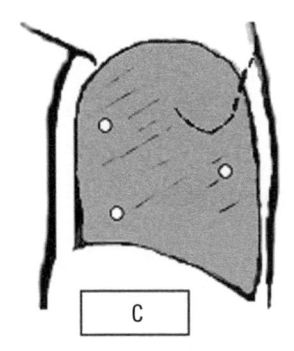

FIGURA 31.2 (A) Toracoscopia com um trocarte. (B) Cirurgia torácica videoassistida. (C) Toracoscopia (cirurgia toracoscópica) com três trocartes.

visualização e procedimentos (aspiração, dissecção com instrumentos rombos) lembra mais a originalmente descrita e ainda é utilizada, sendo também denominada toracotomia médica ou pleuroscopia. Ela teria a vantagem de ser menos invasiva e evitar anestesia geral. A cirurgia torácica videoassistida (sigla inglesa VATS), originalmente empregada dentro da idéia de cirurgia minimamente invasiva, é uma toracotomia mínima (em torno de 3 cm) associada a dois trocartes para "assistir" com toracoscopia. Essa sigla, porém, popularizou-se como sinônimo de cirurgia toracoscópica. A cirurgia toracoscópica, ou simplesmente toracoscopia, seria a denominação mais correta. O termo videotoracoscopia deveria ser evitado, porque *video* (agregado por analogia a *video-tape*) é palavra latina com o mesmo sentido da grega *skopeo*, que significa ver.

Posição do paciente

O paciente, uma vez submetido a anestesia geral, é posicionado de acordo com a lesão que apresenta. A definição normalmente é obtida por exames de imagem, podendo ser apenas o raio X de tórax, mas freqüentemente necessitando de ecografia torácica ou tomografia computadorizada e, por vezes, ressonância magnética. O decúbito lateral é o padrão para a maioria dos casos, mas pode ser lateral posterior (20-30°) para melhor acesso ao mediastino anterior, ou lateral posterior para visualizar o mediastino posterior.

Posição da equipe cirúrgica

- Cirurgião principal do lado oposto à lesão.
- Cirurgião auxiliar do lado da lesão.
- Instrumentador na frente do cirurgião principal.
- Monitor do lado da lesão, próximo à cabeceira.

Instrumental

Os trocartes utilizados dependem do tamanho do paciente e da natureza do procedimento. Idealmente seriam recomendados os expansíveis; na maioria dos casos, são indicados os de 5 mm, podendo ser necessário os de 10 ou 12 mm, conforme o instrumento designado; em crianças menores, os de 3 mm são adequados (em crianças pequenas, deve haver ao menos 5 cm de espaço na cavidade torácica). A ótica habitualmente utilizada é de 5 mm, podendo em toracoscopia ser de 30 ou 0 graus; óticas de 3 mm também podem ser utilizadas em crianças menores, mas deve-se lembrar que são caras e muito frágeis. Os instrumentos devem ser de 3 ou 5 mm, conforme o trocarte, e de preferência isolados.

Técnica cirúrgica

O primeiro trocarte pode ser introduzido com ou sem uso prévio de agulha de Veress; nos casos em que há aderência inflamatória ou neoplásica, o trocarte pode ser colocado pelo método aberto. Habitualmente, mais dois trocartes são suficientes e devem ser posicionados em disposição triangular; pode-se imaginar um semicírculo pela união desse pontos, que deve estar voltado para a lesão.

O colapso pulmonar pode ser conseguido por entubação seletiva, bloqueio brônquico com balão (Fogarty), pneumotórax aberto ou insuflação de CO_2 (4 mmHg).

PROCEDIMENTOS CIRÚRGICOS

Biópsia pulmonar

É a mais antiga e uma das mais freqüentes indicações. Ao se posicionar o paciente, deve-se lembrar que a ação da gravidade no pulmão colapsado pode ajudar a expor a lesão, se essa for localizada. Em crianças menores, em que há limitação para uso de grampeador, pode-se usar *endoloop*. Não é necessária drenagem de tórax, a menos que a criança esteja em ventilação.

Biópsia de massa mediastinal e linfonodos

A criança deve ser posicionada adequadamente; o mediastino anterior é bem acessível, fazendo com que cresça a indicação de biópsias; da mesma forma, a timectomia pode ser feita com facilidade. O mediastino posterior é igualmente visível, mas pode necessitar de secção do ligamento pulmonar inferior.

Hiper-hidrose palmar e axilar

Quando se tratar de problema primário, e não secundário a outras condições (como linfoma), pode ser realizada a simpatectomia, mais freqüentemente T2 a T4. Como o procedimento é bilateral, e a cadeia simpática está na junção costovertebral, o paciente fica em posição supina. Não há necessidade de drenagem pleural.

Empiema

É uma das indicações mais importantes e atualmente a mais comum. Originalmente indicada para empiemas que não respondem a dreno ou a antibiótico; vem crescendo a utilização do ultra-som para estagiar o empiema; presença de septação representa empiema no estágio II (ou III). A toracoscopia precoce nesse tipo de efusão tem sido apontada como método superior à drenagem pleural, que ficaria reservada para casos de derrame sem septação. A posição do paciente deve ser decúbito lateral com o lado afetado para cima. A posição dos trocartes, em geral três, depende de cada caso; deve-se debridar todo o pulmão, em especial a base. Deve-se deixar dreno pleural até vazão mínima (< 50 mL/dia).

Em caso de empiema avançado que necessite de decorticação, a toracoscopia parece alternativa efetiva à toracotomia. Lembrar que os radiogramas pós-operatórios podem mostrar opacidade por quatro a seis semanas, devendo a alta basear-se apenas em critérios clínicos.

Efusão pleural não-parapneumônica

Em caso de derrame pleural neoplásico, pode ser realizada pleurodese com talco, cáusticos ou antibióticos. Em quilotórax, pode ser feita a ligadura do ducto torácico, ou aplicação de cola de fibrina se a vazão de linfa for difusa.

Pneumotórax espontâneo é tratado por pleurodese, como em derrames neoplásicos; pode também ser utilizada abrasão mecânica. Em crianças maiores, pode ser associada bulectomia com grampeador.

Procedimentos de grande porte

Vem crescendo as indicações para lobectomia por infecção ou má formação pulmonar. Esses procedimentos necessitam de quatro ou cinco portais, e a extração é feita por pequena incisão intercostal. Lesões císticas, como cistos broncogênicos, podem ser esvaziadas com agulha para facilitar a dissecção e a retirada; o uso de bugia esofágica também pode facilitar a dissecção. Tumores neurogênicos podem requerer a técnica clássica de cirurgia. Procedimentos vasculares, como ligadura de ducto arterioso, tratamento de anel vascular e aortopexia, têm sido cada vez mais abordados por toracoscopia. O tratamento da atresia de esôfago está sendo apontado como alternativa à toracotomia sem repercussões no desenvolvimento torácico.

REFERÊNCIAS

Videocirurgia urológica pediátrica

1. Ponce JL, Silvestre J, Carbonell F, et al. Vídeo-Revista de Cirurgia (The World Journal of Vídeo Surgery). 1999;16(3):15-9.
2. Miller KA, Holcomb GW 3rd. Laparoscopic adrenalectomy and esophagomyotomy.. Semin Pediatr Surg. 2002 Nov;11(4):237-44.
3. Yamamoto H, Yoshida M, Sera Y. Laparoscopic surgery for neuroblastoma identified by mass screening. J Pediatr Surg. 1996 Mar;31(3):385-8.
4. Clements RH, Goldstein RE, Holcomb GW 3rd. Laparoscopic left adrenalectomy for pheochromocytoma in a child. J Ped Surg. 1999 Sep;34(9): 1408-9.
5. Miller KA, Albanese C, Harrison M, et al. Experience with laparoscopic adrenalectomy in pediatric patients. J Pediatr Surg. 2002;37(7):979-82.
6. Castilho LN, Castillo OA, Denes FT, et al. Laparoscopic adrenal surgery in children. J Urol. 2002 Jul;168(1):221-4.
7. Gagner M, Lacroix A, Bolte E. Laparoscopic adrenalectomy in Cushing's syndrome and pheochromocytoma. N Engl J Med. 1992 Oct 1;327(14):1033
8. Gagner M, Pomp A, Heniford BT, et al. Laparoscopic adrenalectomy: lessons learned from 100 consecutive procedures. Ann. Surg. 1997 Sep; 226(3): 238-46.
9. Guazzoni G, Cestari A, Montorsi F, et al. Eight-year experience with transperitoneal laparoscopic adrenal surgery. J Urol. 2001 Sep;166(3):820-4.
10. Walther MM, Herring J, Choyke PL, et al. Laparoscopic partial adrenalectomy in patients with hereditary forms of pheocromocytoma. J Urol. 2000 Jul;164(1):14-7.

11. Speiser PW. New developments in the treatment and diagnosis of congenital adrenal hyperplasia. New York Univ School of Medicine. Disponível em: http://www.medhelp.org/nadf/nadf5.htm
12. Guazzoni G, Cestari A, Montorsi F, et al. Eight-year experience with transperitoneal laparoscopic adrenal surgery. J Urol. 2001 Sep;166(3):820-4.
13. Gill IS, Schweizer D, Nelson D, et al. Laparoscopic vs. open adrenalectomy: Cleveland Clinic experience with 210 cases. J Urol. 1999;161(4):21.
14. Suzuki K, Kageyama S, Hirano Y, et al. Comparision of 3 Surgical Approaches to Laparoscopic Adrenalectomy: A Nonrandomized, background matched analysis. J Urol. 2001 Aug;166(2):437-43.

Videolaparoscopia digestiva pediátrica

15. Shawn D St Peter, et al. Open versus laparoscopic pyloromyotomy for pyloric stenisis-a prospective, randomized trial. Annals of Surgery (2006), p 363-370
16. Georgeson KE, Owings E. Advances in minimally invasive surgery in children. Am J Surg. 2000 Nov; 180(5):362-4.

BIBLIOGRAFIA

Videocirurgia urológica pediátrica

Bonnard A, Fouquet V, Carricaburu E, et al. Retroperitoneal laparoscopic versus open pyeloplastiy in children. J Urol. 2005 May;173(5):1710-13.

Claymann Rv, Kavoussi LR, Soper Nj, et al. Laparoscopic nephrectomy: initial case report. J Urol. 1991 Aug; 146(2):278-82.

El-Ghoneimi A, Valla JS, Steyaert H, et al. Laparoscopic renal surgery via a retroperitoneal approach in children. J Urol. 1998 Sep;160(3 Pt 2):1138-41.

Garg S, Gundeti M, Mushtaq I. The single instrument port laparoscopic (SIMPL) nephrectomy. J Ped Urol. 2006;2(3):194-196.

Gaur DD. Laparoscopic operative retroperitoneoscopy: use of a new device. J Urol. 1992 Oct;148 (4):1137-9

Gaur DD. Retroperitoneal surgery of the kidney, ureter and adrenal gland. Endosc Surg Allied Technol. 1995 Feb;3(1):3-8.

Gaur DD, Aganwal DK, Purohit KC. Retroperitoneal Laparoscopic nephrectomy: initial case report. J Urol. 1993 Jan;149(1):103-5.

Mello ELR, Ramagem C, Naylor C, et al. Advanced videolaparoscopic surgery in oncology: preliminary report. Revista da SOCIVERJ. 14(1):1-4.

Mirallié E, Leclair MD, Lagausie P, et al. Laparoscopic Adrenalectomy in children. Surg Endosc. 2001 Feb;15(2):156-60.

Olsen LH. Robotics in pediatric urology. J Ped Urol. 2006;2:40-45.

Peters CA. Laparoendoscopic renal surgery in children. J Endourol. 2000 Dec;14(10):841-7; discussion 847-8.

Robinson BC, Snow BW, Cartwright PC, et al. Comparison of laparoscopic versus open partial nephrectomy in a pediatric series. J Urol. 2003 Feb;169(2): 638-40.

Shanberg AM, Sanderson K, Rajpoot D, et al. Laparoscopic retroperitoneal renal and adrenal surgery in children. BJU Int. 2001 Apr;87(6):521-4.

Yao D, Poppas DP. A clinical series of laparoscopic nephrectomy, nephroureterectomy and heminephroureterectomy in the pediatric population. J Urol. 2000 May;163(5):1531-5.

Videolaparoscopia digestiva pediátrica

Bass KD, Rothenberg SS, Chang JH. Laparoscopic Ladd´s procedure in infants with malrotation. J. Pediatr Surg. 1998 Feb;33(2):279-81.

Bax NMA, Georgeson KE, Najmaldin AS, et al. Endoscopic Surgery in Children. Berlin, New York: Springer, 1999.

Esteves E, Clemente Neto E, Ottaiano Neto M, et al. Laparoscopic Kasai portoenterostomy for biliary atresia. Pediatr Surg Int. 2002 Dec;18(8):737-40.

Georgeson K. Minimally invasive surgery in neonates. Semin Neonatol. 2003 Jun;28(3):243-8.

Georgeson KE, Robertson DJ. Minimally invasive surgery in the neonate: review of current evidence. Seminars in Perinatol. 2004 Jun;28(3):212-20.

Inge TH, Georgeson KE. Laparoscopic Techniques. Pediatric Surgery-surgical directives, 2003. p. 787-92.

Lee H, Hirose S, Bratton B, et al. Initial experience with complex laparoscopic biliary surgery in children: biliary atresia and choledochal cyst. J. Pediatr Surg. 2004 Jun;36(6):804-7.

Rothenberg SS. Laparoscopic duodenostomy for duodenal obstruction in infants and children. J. Pediatr Surg. 2002 Jul;37(7):1088-89.

Tam PK. Laparoscopic surgery in children. Arch Dis Child. 2000 Mar;82(3):240-3.

Yamataka A, Segawa O, Yoshida R, et al. Laparoscopic muscle electrostimulation during laparoscopy-assisted anorectal pull-through for high imperfurate anus. J.Pediatr Surg. 2001 Nov;36(11):1659-61.

Ztsman JL. Pediatric minimal-access surgery: update 2006. Pediatrics. 2006 Jul;118(1):304-8.

Toracoscopia pediátrica

Bax NMA, Georgeson KE, Najmaldin AS, et al. Endoscopic Surgery in Children. Berlin, New York: Springer, 1999.

Bradley M, Rodgers EM. Thoracoscopy. In: Grosfeld JL, et al. Pediatric Surgery. Philadelphia: Mosby Elsevier, 2006. p. 977-80.

Brutsche MH, Tassi JF, Gyorik S, et al. Treatment of sonographically stratified multiloculated empyema by medical thoracoscopy. Chest. ,2005 Nov;128(5): 3303-9.

Finck CM; Smith SD In: Mattei, P. Surgical directives: pediatric surgery. Philadelphia: Lippincott Williams & Wilkins; 2003. p. 469-72.

Koizumi K, Haraguchi S, Hirata T, et al. Thoracoscopic surgery in children. J Nippon Med Sch. 2005 Feb;72(1): 34-42.

Lobe, T. In: Mattei P. Surgical directives: pediatric surgery. Philadelphia: Lippincott Williams & Wilkins; 2003. p. 463-7.

Pegoli Jr, Drugas GT. In: Mattei P. Surgical directives: pediatric surgery. Philadelphia: Lippincott Williams & Wilkins; 2003. p. 473-5.

Rothenberg SS. Thoracoscopy in infants and Children. In: Ashcraft KW, Holcomb III GW, Murphy JP. Pediatric Surgery. Philadelphia: W B Saunders Co, 2004.

Seydrakyan A, Van der Meulen J, Lewsey J, et al. Vídeo assisted thoracic surgery for treatment of pneumothorax and lung resections: systematic review of randomized clinical trials. BMJ. 2004 Oct; 329(7473):1008.

Wurnig PN, Wittmer V, Pridun NS, et al. Video-assisted thoracic surgery for pleural empyema. Ann Thorac Surg. 2006 Jan;81(1):309-13.

CAPÍTULO 32

Videocirurgia urológica

MIRANDOLINO BATISTA MARIANO
MARCOS VINICIUS TEFILLI

INTRODUÇÃO

Desde sua introdução no meio urológico no início da década de 1990, todos os procedimentos urológicos abertos têm sido realizados por laparoscopia. No início, apenas procedimentos diagnósticos eram realizados, tendo avançado progressivamente para procedimentos ablativos complexos e, mais recentemente, procedimentos reconstrutivos que são realizados em bases quase rotineiras por alguns serviços. Apesar de maior tempo cirúrgico consumido, necessidade de treinamento específico, logística e custos envolvidos com procedimentos laparoscópicos, a redução da morbidade e menor período de recuperação são vantagens evidentes e muito bem documentadas dos procedimentos cirúrgicos minimamente invasivos.

Na área das neoplasias urológicas, a laparoscopia tem se mostrado oncologicamente equivalente ao tratamento cirúrgico clássico, e possivelmente será visto, em um futuro próximo, melhoramento de muitos protocolos vigentes para tumores urológicos, reduzindo a morbidade do tratamento com a substituição de cirurgias clássicas por procedimentos laparoscópicos. Associadas a esse fato, a tendência crescente de melhora no diagnóstico e a possibilidade de identificar neoplasias em estágio inicial seguramente possibilitarão a utilização mais ampla da cirurgia laparoscópica em urooncologia.

Neste capítulo, serão revistas individualmente as principais cirurgias urológicas realizadas por laparoscopia, enfatizando aspectos técnicos, indicações e resultados com base em relatos da literatura e em experiência pessoal dos autores.

ACESSOS LAPAROSCÓPICOS TRANSPERITONEAIS EM CIRURGIA UROLÓGICA

Em urologia, rotineiramente têm-se empregado apenas dois posicionamentos para abordagens transperitoneais.

Posição 1

É utilizada para cirurgias adrenais, renais, em pelve e ureter proximal e linfadenectomias retroperitoneais.

Sob anestesia geral e com sondas vesical e orogástrica posicionadas, o paciente é colocado em decúbito lateral em ângulo de 45 graus. Um trocarte de 10/11 mm é inserido na borda lateral do músculo reto abdominal a 2-3 cm acima da cicatriz umbilical. A ótica é introduzida e utilizada para revisão da cavidade e inserção de outros dois trocartes de 10/11 mm, os quais serão os portais de trabalho. Esses são posicionados em ângulo de 30 graus com o portal da óptica em média 5 cm acima e abaixo da mesma. Portais adicionais são inseridos durante a cirurgia, dependendo das necessidades técnicas.

Inicia-se a dissecção laparoscópica com liberação do cólon medialmente com a incisão da fáscia de Toldt e exposição do retroperitônio. Para procedimentos do lado direito, a liberação do cólon ascendente e duodeno é imperativa; do lado esquerdo, é importante a boa liberação do baço e de seus ligamentos do cólon esquerdo, especialmente para acesso adequado ao retroperitônio superior.

Posição 2

É utilizada para cirurgias de próstata, bexiga, ureter distal, linfonodos pélvicos e testículos.

O paciente é colocado em posição de Trendelemburg, mantendo-se os membros inferiores abduzidos e braços ao longo do corpo, estando a torre de vídeo colocada nos pés do paciente. Emprega-se rotineiramente abordagem transperitoneal com 5 portais: após colocação do primeiro portal a céu aberto no nível do umbigo, estabelece-se o pneumoperitônio, e é realizada a revisão da cavidade e a colocação dos demais portais sob visão direta. Os trocartes adicionais são dispostos em forma de W, sendo o vértice no nível do umbigo para a óptica, como descrito anteriormente, outros dois trocartes de 10 mm são inseridos adjacentes e abaixo da câmera para pinça de trabalho e bisturi ultra-sônico, respectivamente, e outros dois trocartes de 5 mm são colocados lateralmente próximos às espinhas ilíacas ântero-superiores para aspirador e pinça auxiliar (Figuras 32.1 e 32.2).

PREPARO PRÉ-OPERATÓRIO

O preparo cirúrgico para cirurgias laparoscópicas urológicas é similar ao da cirurgia aberta, incluindo o uso de laxativos leves para higiene colônica de véspera e admissão no dia da cirurgia com oito horas de jejum. Tipagem sangüínea e reserva de sangue são realizadas rotineiramente. Todos os pacientes recebem antibioticoprofilaxia iniciando no momento da indução anestésica. O procedimento é realizado sob anestesia geral com entubação orotraqueal e sonda orogástrica, que é retirada ao final do procedimento.

Um regime de profilaxia para trombose venosa tem sido utilizado rotineiramente. O protocolo propõe uma injeção diária subcutânea de 3.500 unidades de heparina de baixo peso molecular iniciada 3 horas antes da cirurgia e continuada até a deambulação plena. Coloca-se bomba de retorno venoso antes de iniciar a cirurgia, e o paciente fica com compressão dos membros inferiores enquanto estiver no hospital. Atadura elástica é outra alternativa que pode ser utilizada. Nenhuma preparação especial de pele é necessária.

ABORDAGEM LAPAROSCÓPICA TRANSPERITONEAL PARA LITÍASE URINÁRIA

O manejo da litíase urinária depende de uma série de fatores, sendo os mais importantes o tamanho e a localização do cálculo. Embora não exista uma regra absoluta para nefrolitíase, cálculos de até 2 cm são tratados inicialmente com litotripsia extracorpórea por ondas de choque (ESWL), apresentando índices de resolução entre 75-90%. Cálculos renais com mais de 3 cm e coraliformes, preferencialmente, são tratados por via percutânea, reservando ESWL para fragmentos residuais. A maioria dos cálculos de ureter superior e médio é tratada com ESWL; já cálculos de ureter distal podem ser removidos segura e rapidamente com ureteroscopia.

NEFROLITOMIA/PIELOLITOTOMIA LAPAROSCÓPICA TRANSPERITONEAL

Para pielolitotomia simples, mobilização renal extensa não é necessária, sendo somente a exposição da pélvis renal acima da junção pieloureteral (JUP) suficiente para uma incisão adequada para a retirada do cálculo sem laceração de suas bordas. Na pielolitotomia laparoscópica, a incisão da pélvis renal deverá ser paralela à borda do rim, nunca incluindo a JUP. Para casos de pielolitotomia ampliada, pode-se dissecar um plano avascular entre a muscular da pélvis renal e adventícia do tecido conjuntivo, em direção aos cálices. Essa dissecção é facilitada pela boa visão proporcionada pela magnificação do sistema de vídeo e pela pressão exercida pelo pneumoperitônio.

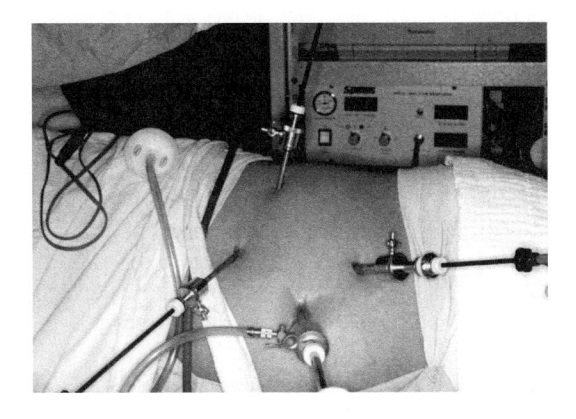

FIGURA 32.1 Posicionamento dos trocartes.

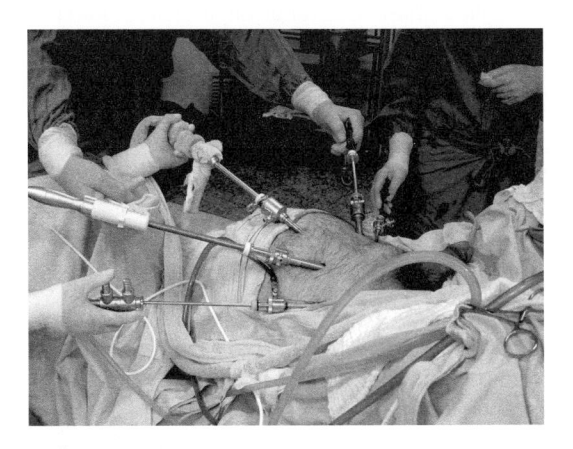

FIGURA 32.2 Posicionamento do paciente e da equipe.

Com a pélvis aberta, os cálices poderão ser facilmente inspecionados com ureteroscópio ou nefroscópio introduzidos por um dos trocartes, sem necessidade de irrigação, pois o próprio gás do pneumoperitônio permite uma visualização perfeita. Os cálculos são retirados com pinças de apreensão utilizadas em cirurgia percutânea, sendo também possível sua fragmentação *in situ* com litotridores se necessário.

Se dificuldades maiores são previstas, dissecção inicial e isolamento dos vasos renais são preconizados antes da incisão renal.

ABORDAGEM LAPAROSCÓPICA PARA CÁLCULOS CORALIFORMES

A remoção completa dos cálculos coraliformes é condição fundamental para o tratamento de infecções urinárias associadas, preservação da função renal e prevenção de recorrências. A cirurgia laparoscópica apresenta algumas indicações potenciais nessa complexa situação:

1. em pacientes que requerem correção concomitante de outras anormalidades urológicas;
2. pacientes com co-morbidades em que um procedimento único seria imperativo;
3. cálculos com falhas de múltiplos procedimentos percutâneos e litotripsias extracorpóreas;
4. obesidade mórbida ou anormalidades osteomusculares que dificultam o posicionamento do paciente para procedimentos endourológicos.

Tem-se dado preferência à abordagem transperitoneal, principalmente por se obterem espaço de trabalho mais amplo e melhor visualização relacionada a melhor hemostasia obtida. Os passos cirúrgicos são semelhantes aos da pielolitotomia anteriormente descrita, inclusive em relação à colocação de trocartes. A dissecção renal, porém, deverá ser mais ampla com liberação completa do rim e isolamento dos vasos renais no pedículo e no ureter proximal, o qual deverá ser reparado para evitar migração distal de fragmentos. Se for julgada adequada e for possível a retirada dos cálculos via pielolitotomia ampliada com bom acesso aos cálices, essa deverá ser feita, preservando-se inclusive parênquima renal e evitando-se sangramento excessivo.

A nefrolitotomia anatrófica poderá ser realizada por laparoscopia, porém é tecnicamente mais difícil, associada ao fato de ainda não se ter um sistema de resfriamento renal ideal para laparoscopia. O clampeamento do pedículo renal deverá ser seletivo, porém, se dificuldades técnicas surgirem, poderá também ser feito em bloco. Com o rim completamente mobilizado, realiza-se a incisão do parênquima na face lateral média do rim com acesso aos cálices renais, que são igualmente incisados, e retirados fragmentos que são deixados na cavidade. Após a retirada completa dos fragmentos, o parênquima renal é suturado com fio absorvível e drenado, preferencialmente, com drenos tubulares.

Litotomia laparoscópica transperitoneal do ureter proximal e médio

Inicia-se a dissecção laparoscópica com liberação do cólon medialmente com a incisão da fáscia de Toldt e exposição do ureter, dependendo da altura do cálculo, o qual é estimado por exame radiológico. Identificado o cálculo, pode-se passar um reparo no ureter proximal para evitar que o cálculo retorne para o rim dilatado. A seguir, com bisturi laparoscópico frio, faz-se a incisão longitudinal no ureter cortando diretamente sobre a pedra através de toda a espessura da parede ureteral, deixando o bisturi expor o cálculo. Se houver dúvidas, pode-se cateterizar o ureter proximal e distalmente antes do fechamento.

A sutura ureteral é feita com fio absorvível 4-0 em pontos separados. Um dreno tubular é deixado no local saindo pelo orifício de um dos trocartes.

Litotomia laparoscópica transperitoneal de ureter distal e vesical

Para litíase ureteral distal, acessa-se o ureter, em geral no cruzamento dos vasos ilíacos, sendo o ureter dissecado até a altura do cálculo. O ureter é seccionado longitudinalmente com bisturi diretamente sobre o cálculo que é removido e em seguida suturado com fio absorvível 4-0. Dreno é exteriorizado pela porta de entrada de um dos trocartes, é deixado no leito cirúrgico rotineiramente.

Para litíase vesical, disseca-se a bexiga iniciando pelo ligamento umbilical e acessando o espaço retropúbico até haver liberação completa da face anterior da mesma. Uma pequena cistostomia é realizada no doma vesical, permitindo acesso intravesical e inspeção da mesma. A distensão vesical é realizada pelo gás do pneumoperitônio, o que facilita a inspeção e a retirada dos cálculos que são deixados em uma posição pré-vesical ou ensacados para posterior retirada. O fechamento vesical é realizado com duas suturas contínuas de planos separados de mucos e muscular com fio absorvível 3-0. Sonda vesical e dreno exteriorizado por um dos trocartes laterais são mantidos rotineiramente.

Complicações e resultados

Vencidas as etapas transoperatórias e os conseqüentes riscos associados a sangramentos, lesões de vísceras intra-abdominais e complicações do pneumoperitônio, o pós-operatório é quase que inequivocamente seguro e sem complicações. Íleo adinâmico e dor abdominal pela distensão do pneumoperitônio são facilmente resolvidos. Urinoma tem sido descrito como a principal complicação nas pequenas séries relatadas na literatura, sempre relacionado a dificuldades técnicas de dissecção, má exposição ureteral ou problemas com sutura intracorpórea. O tratamento é com drenagem local adequada, com resolução espontânea na maioria dos casos; havendo dúvidas, um cateter de drenagem interno tipo duplo J poderá ser muito útil.

Para pielolitotomias laparoscópicas, o grande risco refere-se a sangramentos do pedículo ou parenquimatosos. Se houver dúvidas ou se previstas complicações potenciais, o pedículo renal deverá ser dissecado, e um *clamp* vascular deverá estar disponível para qualquer eventualidade.

Em relação à litíase do ureter superior, o grande risco é o retorno do cálculo para o rim dilatado. Por isso sempre se sugere realizar o procedimento com mesa radiotransparente e com intensificador de imagens a disposição para facilitar eventual localização. O reparo do ureter acima do cálculo previne essa complicação na maioria das vezes, como descrito na técnica anterior. Se o cálculo realmente voltar para o rim, deve-se inicialmente localizá-lo com fluoroscopia, e simplesmente amplia-se a dissecção, e realizam-se pielotomia e retirada do mesmo da pelve. Se estiver em um cálice, pode-se ainda assim abrir a pelve renal e utilizar ureteroscopia ou nefroscopia por um dos trocartes, acessando a porção intra-renal da via excretora, e retirar o cálculo com pinças apropriadas ou *basket*. Não há necessidade de irrigação, pois o próprio gás distenderá a via excretora, facilitando o procedimento.

Em relação aos cálculos do ureter médio, além do *push back*, outro risco potencial é o de lesão venosa da veia gonadal que viaja junto ao ureter nessa porção do ureter. Dissecção adequada evita essa complicação; se for lesada, clipagem e secção da mesma resolverão o problema.

Para ureter distal, dificuldades poderão surgir para se abordarem cálculos nos centímetros finais. Para resolver essa situação, deve-se seccionar o pedículo vesical superior para exposição adequada, seguindo os mesmos passos descritos para ureterolitotomia em outras porções do ureter.

Conclusão

Nos dias atuais, a cirurgia aberta é raramente empregada para tratamento de litíase renoureteral, sendo reservada para pacientes nos quais houve falha dos métodos endourológicos, ou casos de litíase complexa, como aqueles associados a anormalidades anatômicas que necessitem reparo aberto, ou pacientes com volumosa litíase coraliforme. Nesse contexto, a abordagem laparoscópica poderá ser uma alternativa útil no manejo, combinando as vantagens da abordagem minimamente invasiva com a eficácia dos procedimentos cirúrgicos tradicionais abertos.

PIELOPLASTIA LAPAROSCÓPICA TRANSPERITONEAL

Cirurgia nos pacientes com obstrução da junção pieloureteral (JUP) é realizada com o objetivo de evitar deterioração adicional da função renal e/ou alívio de sintomas. Se grandes perdas de parênquima já estão presentes, com conseqüente perda significativa de função renal, nefrectomia passa a ser o procedimento mais indicado.

Técnica cirúrgica

Cateter ureteral: apesar de se poder passar o *splint* ureteral por via anterógrada durante a cirurgia laparoscópica, tem-se dado preferência à passagem cistoscópica retrógrada do duplo J com controle fluoroscópico por se julgar de realização mais segura e fácil, além de permitir delimitar a extensão da estenose com pielografia retrógrada.

A pieloplastia laparoscópica desmembrada transperitoneal de Anderson-Hynes com três portais tem sido a técnica reconstrutiva preferencial de

Mariano e colaboradores. Portais adicionais são facilmente introduzidos se necessários, e em geral tem-se observado a necessidade de uma quarta punção, especialmente no lado direito para afastar o fígado, quando se necessita de um acesso para retirada de cálculos concomitantes ou outras cirurgias mais complexas como adrenalectomias ipsilaterais. Em casos muito selecionados, especialmente em mulheres jovens, no intuito de reduzir ainda mais a morbidade, melhorar aspectos estéticos e aceitação da cirurgia laparoscópica, pode-se utilizar a abordagem com 3 trocartes de 5 mm (Figura 32.3).

Inicia-se a dissecção com liberação do cólon medialmente com a incisão da fáscia de Toldt e exposição do rim. Após liberação do pólo inferior e dissecção do ureter e pelve renal, realiza-se a pieloplastia desmembrada de Anderson-Hynes com ressecção da pelve excedente, espatulação do ureter e reanastomose utilizando exclusivamente técnica de sutura e nós intracorpóreos.

O objetivo da pieloplastia é realizar uma anastomose elíptica e com calibre adequado entre ureter e pelve renal, de maneira que o ureter drene a parte inferior da pelve evitando vasos polares aberrantes e sem comprometer a função renal. Outros dois princípios básicos para o sucesso dessa cirurgia também podem ser alcançados durante a cirurgia laparoscópica, que é a anastomose sem tensão e suturas precisas mucosa-mucosa.

Têm-se passado dois pontos externos, perfurando a parede com a agulha retificada e passando essa sutura na pelve redundante e fixando-a externamente com esses fios. Dessa maneira, a pelve fica tracionada e expõe facilmente a JUP. Então a pelve é seccionada acima da JUP medialmente até expor o ureter, mas não é seccionada completamente. O ureter é, então, espatulado adequadamente, e passa-se o primeiro ponto de fora para dentro na parte mais distal da espatulação do ureter e de dentro para fora na parte mais pendente da pelve renal, sendo esse ponto amarrado e deteminando o local ideal do reimplante posterior do ureter na pelve sem risco de torção do mesmo. A seguir, cortam-se a JUP e o excesso de pelve com a sutura já fixando o ureter na pelve. O duplo J é colocado no interior da pelve, e a sutura é completada com pontos separados ou com sutura contínua. Na presença de vasos polares obstruindo a JUP, a anastomose deverá ser realizada anteriormente aos mesmos, de maneira idêntica à realizada na técnica aberta clássica. Ao final do procedimento, tem-se rotineiramente drenado a área cirúrgica com drenos de sucção.

Se o paciente apresentar patologias concomitantes, essas poderão ser tratadas no mesmo tempo cirúrgico. A mais comum é litíase renal associada. Adrenalectomia ipsilateral pode também ser realizada concomitantemente.

A abordagem laparoscópica parece ser muito conveniente para casos de estenose de JUP em pacientes com rim em ferradura. Da mesma forma, o raríssimo ureter retrocavo causa hidronefrose e faz da técnica de Anderson-Hynes o procedimento cirúrgico de escolha. Novamente, a abordagem laparoscópica transperitoneal é perfeita: a abordagem anterior facilita a mobilização do cólon medialmente, o ureter inferior é facilmente identificado e seccionado, e o excesso de pelve é exposto até o ponto onde desaparece atrás da veia cava inferior. Não há necessidade de ressecção do ureter retrocavo, que é inútil nessa situação. Os demais passos da pieloplastia são idênticos aos da pieloplastia em um rim normal com obstrução da JUP.

Complicações e resultados

Os índices gerais de complicações são em torno de 8%. Sangramentos, urinomas ou fístulas urinárias, infecções, acidentes de punção com lesões de víscera maciça ou oca, complicações com o pneumoperitônio são as mais comuns. Outras relatadas são migração de *stent* e reestenoses de JUP, a imensa maioria dessas ocorrendo nos primeiros 6 meses pós-cirurgia.

O manejo das complicações de pieloplastias é bastante simples na maioria dos casos. Fístulas urinárias, desde que bem drenadas externamente e com

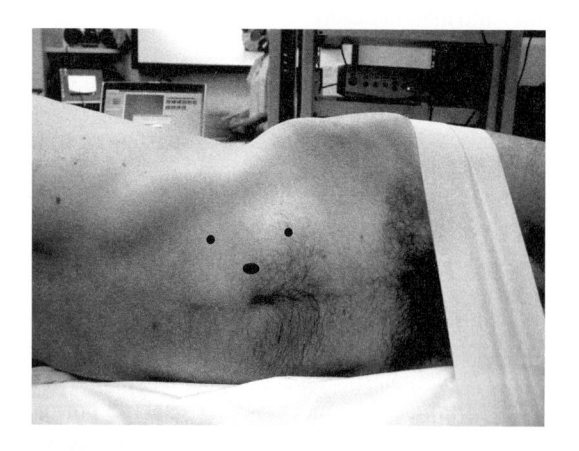

FIGURA 32.3 Posicionamento dos trocartes.

duplo J bem posicionado, fecham quase que universalmente, infecções são tratadas com antibioticoterapia e medidas clínicas. Migração de *stent* deverá ser reposicionada sob anestesia.

Complicação que merece mensão em relação ao seu manejo é a reestenose pós-pieloplastia laparoscópica. Os índices de reestenose pós-pieloplastia laparoscópica são em torno de 4%. A conduta nesses casos depende de fatores anatômicos (extensão da estenose, por exemplo) e preferência do cirurgião. A maioria dos pacientes e urologistas opta por tratamento endourológico com endopielotomia retrógrada ou anterógrada com taxas de sucesso em torno de 70%. Outra opção seria uma nova pieloplastia aberta ou laparoscópica. Os 30% que falham necessitam de uma terceira intervenção a discutir.

Discussão e conclusão

Pieloplastias, preferencialmente com a técnica desmembrada, têm sido, inequivocamente, o tratamento de escolha e resistem ao teste do tempo com taxas de sucesso superiores a 90%, especialmente em casos com vaso anômalo, hidronefroses de grandes proporções e extensão da estenose superior a 2 cm.

Pieloplastias laparoscópicas têm demonstrado os mesmos índices de sucesso das pieloplastias abertas clássicas, porém com mínima morbidade e, portanto, apresentando um grande potencial para tornar-se o tratamento de escolha para obstrução da JUP em um futuro próximo, especialmente em casos com vaso anômalo associado.

PROSTATECTOMIA SIMPLES PARA HIPERPLASIA PROSTÁTICA BENIGNA (HPB)

Para pacientes com grande volume de tecido hiperplásico, particularmente próstatas com mais de 75 g, o tratamento de escolha tem sido a prostatectomia aberta retropúbica ou transvesical. Embora a técnica aberta tenha as vantagens de ressecar um grande volume de tecido prostático com baixos índices de complicações (sangramento, estenose uretral e absorção de fluido), apresenta o inconveniente das cicatrizes cirúrgicas e maior período de recuperação. A prostatectomia simples laparoscópica pode proporcionar as vantagens da cirurgia aberta associada aos nítidos benefícios dos procedimentos laparoscópicos sobre a mesma. A técnica a seguir descrita é original dos autores.

Técnica cirúrgica

Aproximadamente a meio caminho entre o umbigo e a sínfise púbica, o peritônio é incisado, e o espaço de Retzius é dissecado expondo a bexiga e a próstata. A fáscia endopélvica é aberta bilateralmente, e o complexo da veia dorsal do pênis é definido, recebendo, então, sutura hemostática sem secção com pontos de vycril 2-0. Outras duas suturas de vycril 2-0 são agora passadas nos pedículos laterais arteriais da próstata no sulco vesicoprostático.

A seguir, realizadas as manobras hemostáticas, a cápsula prostática é aberta longitudinalmente em toda sua extensão e incluindo também o cólon vesical. Após a incisão transvesicocapsular longitudinal, têm-se utilizado rotineiramente suturas de sustentação da cápsula prostática que são ancoradas nos ligamentos de Cooper de cada lado, o que mantém a loja prostática armada para se trabalhar na ressecção do adenoma sem o auxílio obrigatório de outras pinças. Alternativamente, em casos de adenomas muito volumosos, pode-se exteriorizar os fios de ancoragem fixando-os externamente por via percutânea. O adenoma é, então, exposto, sendo liberado da cápsula prostática a partir de sua porção proximal com dissecção romba e secção de algumas estruturas utilizando o *prostatotomo*. O espécime é deixado junto ao ceco para posterior morcelamento e retirada ao final da cirurgia. A retrigonização da loja prostática e pontos hemostáticos realizados com suturas intracorpóreas são realizados com vycril ou monofyl 2-0. Uma sonda Foley 22 três vias para irrigação vesical é introduzida, e a cápsula prostática é fechada com sutura contínua. O espécime é retirado com morcelamento, e o espaço retropúbico é drenado.

Complicações e resultados

Os dados aqui descritos referem-se aos primeiros cem pacientes operados com essa técnica. O tempo operatório variou de 80-240 minutos, e a perda sangüínea, de 85-800 mL, não havendo necessidade de transfusão sangüínea, conversão para procedimento aberto ou outras complicações maiores, tanto cirúrgicas como anestésicas no transoperatório.

O período de internação variou de 2-7 dias, com utilização mínima de analgésicos. O período médio de cateterização foi de 4,6 dias (3-7 dias). Um paciente apresentou sepse urinária, e um paciente apresentou retenção por coágulos (1,7%). Todos os pacientes potentes antes da cirurgia preservaram função erétil. O fluxo urinário máximo subiu, em média, de 4,8 mL/seg para 19,9 mL/seg com seis meses da cirurgia.

Discussão e conclusão

Essa técnica é única em relação às abordagens laparoscópicas com ênfase em três pontos:

1. abordagem transperitoneal, o que proporciona um excelente acesso e campo de visão, além de amplo pneumoperitôneo;
2. manobras hemostáticas prévias à enucleação do adenoma, o que reduz significativamente o sangramento;
3. incisão vesicocapsular longitudinal, o que permite uma excelente visualização da loja prostática e visualização dos meatos ureterais.

Em laparoscopia, não se pode continuar a cirurgia se houver sangramento excessivo, especialmente pelo fato de não se poder aspirar constantemente sob pena de se perder o pneumoperitônio. Essa técnica é julgada como ideal nesse quesito porque, além dos efeitos do pneumoperitônio sobre o sistema venoso pélvico, reduzindo sangramento pelo colabamento parcial que induz, as manobras hemostáticas prévias à enucleação sobre os sistemas venoso e arterial da próstata tornam a cirurgia quase que exangue.

Não obstante as óbvias vantagens da laparoscopia sobre a cirurgia aberta, a prostatectomia simples laparoscópica, hoje uma alternativa real de tratamento para HPB, deverá ser comparada em estudos prospectivos ao padrão-ouro em HPB, que no momento ainda é a ressecção endoscópica, para se definir o exato papel da laparoscopia nessa importante patologia urológica.

LINFADENECTOMIA RETROPERITONEAL POR VIDEOCIRURGIA NAS NEOPLASIAS TESTICULARES

A identificação de doença metastática em linfonodos regionais é fator prognóstico fundamental para sobrevida em oncologia urológica. Infelizmente, métodos radiológicos para avaliação de linfonodos retroperitoneais não são suficientemente sensíveis ou específicos para serem utilizados isoladamente no processo decisório terapêutico final. A amostragem cirúrgica de linfonodos permanece como o método mais apropriado e confiável para identificação de metástases ganglionares em urooncologia.

Técnica cirúrgica

Tecnicamente, para tumores não-seminomatosos estágios I e II, a intenção é realizar a linfadenectomia retroperitoneal modificada, com abordagem unilateral dos vasos renais. O cordão espermático é o ponto inicial da cirurgia, devendo ser removido completamente a partir do orifício inguinal interno. Na linfadenectomia retroperitoneal laparoscópica (LRPL) direita, o tecido que envolve a veia cava inferior, os linfonodos interaortocavais, o tecido pré-aórtico cranial, a artéria mesentérica inferior e a área dos vasos ilíacos comuns são ressecados. O limite superior da dissecção são os vasos renais. Do lado esquerdo, a dissecção é similar, incluindo o tecido paraaórtico, os linfonodos pré-aórticos a partir da mesentérica inferior e os vasos ilíacos comuns, sendo o limite superior da dissecção novamente os vasos renais.

Nos casos de massas residuais pós-Qt, pode-se realizar a ressecção unilateral limitada, como descrito anteriormente, ou a ressecção isolada da massa retroperitoneal pós-Qt com exame de congelação na sala cirúrgica; se a mesma demonstrar apenas necrose, a cirurgia poderá ser interrompida nesse ponto com segurança. Se a massa apresentar neoplasia ativa, pode-se, então, completar a cirurgia por via laparoscópica e complementar o tratamento com Qt de resgate ou converter para cirurgia aberta e realizar a linfadenectomia clássica bilateral.

Atualmente, nos casos selecionados para abordagem minimamente invasiva, não se realizam mais dissecções extensas com ligaduras dos vasos lombares e ressecções retrocavais e retroaórticas. Isso porque as cadeias linfáticas retrocavais e retroaórticas quase nunca são os sítios primários das metástases e só estarão envolvidas em casos realmente avançados com invasão concomitante de outras cadeias linfonodais mais superficiais, em geral bem demonstrado em exames de imagem pré-operatório, não sendo esses casos adequados para abordagem laparoscópica.

Complicações e resultados

A morbidade da linfadenectomia retroperitoneal aberta é pequena (5-20%), relacionada geralmente a atelectasias, íleo adinâmico e linfoceles, sendo a mortalidade inferior a 1%. Redução adicional desses patamares tem sido demonstrada em trabalhos comparativos entre a abordagem clássica e a LRPL, devendo, porém, ressaltar que a LRPL é uma cirurgia de alta complexidade, e esses resultados só serão obtidos após a curva de aprendizado ser vencida. As taxas gerais de conversão variam de 2-10%, a maioria delas por sangramento, sendo mais altas para massas residuais pós-Qt.

Conclusões

A cirurgia videolaparoscópica parece ser uma abordagem atraente, tanto para tumores não-seminomatosos estágios I e II quanto para casos selecionados de pacientes com massas residuais pós-Qt. A LRPL mostrou-se tecnicamente exeqüível e com morbidade aceitável, apesar de ser um procedimento longo e que exige paciência e habilitação do cirurgião para executá-lo. É particularmente indicada para neoplasias não-seminomatosas estágios I e II e massas residuais pós-Qt, desde que essas sejam lesões unilaterais com tamanho não superior a 5 cm. A LRPL, apesar de ser um procedimento de alto grau de dificuldade técnica, representa uma alternativa promissora para estadiamento e tratamento de pacientes portadores de neoplasias testiculares, desde que realizada em casos selecionados e em centros com experiência no método.

ADRENALECTOMIAS VIDEOLAPAROSCÓPICAS

Desde seu início em 1992, a laparoscopia rapidamente tornou-se a abordagem-padrão para adrenalectomias devido à baixa morbidade e segurança do procedimento. Esse sucesso não surpreende, pois a abordagem laparoscópica evita incisões musculares e cutâneas extensas, em geral desproporcionais ao tamanho do espécime cirúrgico, sendo o mesmo prontamente removido da cavidade com uma pequena incisão junto ao trocarte. Estudos comparativos entre adrenalectomias abertas e laparoscópicas registram e confirmam menor perda sangüínea, redução do período de internação e menor índice de complicações quando do uso da técnica laparoscópica.

Técnica cirúrgica

O cólon é mobilizado medialmente com incisão da fáscia de Toldt. Para procedimentos do lado direito, o duodeno é liberado, sendo também o fígado exposto por afastamento com pinça apropriada; para o lado esquerdo, o cólon descendente deverá ser igualmente dissecado, e o ligamento esplenocólico seccionado, afastando o baço e a cauda do pâncreas para se ter acesso facilitado à adrenal. No lado direito, tem-se o hábito de seguir a cava inferior a partir do pedículo renal em direção cranial para dissecar a adrenal de medial para lateral, lembrando-se que a veia adrenal desemboca direto na cava inferior. No lado esquerdo, acessa-se e liga-se diretamente a veia adrenal na sua desembocadura na veia renal esquerda, e a partir daí inicia-se a dissecção da glândula no sentido cranial. Vasos maiores são ligados com *clip* de polímero, porém pequenos vasos arteriais que circundam a glândula são tratados com o bisturi ultrasônico. O espécime é ensacado e retirado por uma das punções.

Complicações e resultados

Os resultados da cirurgia laparoscópica para adrenal são muito bons quando comparados aos da cirurgia aberta, com menor tempo cirúrgico, menor perda sangüínea e redução da estadia hospitalar. Para pacientes com síndromes funcionais tipo hiperaldosteronismo primário, os índices de hipertensão e hipocalemia pós-operatório, bem como as taxas de uso de anti-hipertensivos, são superponíveis aos da cirurgia aberta.

Os índices de complicações são igualmente baixos com raros relatos de lesões de órgãos adjacentes ou de cava em adrenalectomias direitas.

Discussão e conclusão

Os procedimentos usados na adrenalectomia laparoscópica são principalmente ablativos e, portanto, não exigem técnica reconstrutiva que precise de treinamento especial ou destreza extrema.

Há controvérsia na indicação de adrenalectomia laparoscópica em casos de câncer adrenal primário ou metastático, embora a ressecção de tumores não-invasivos seja perfeitamente exeqüível por laparoscopia. O que afeta a dissecção laparoscópica em tumores adrenais, mais do que o tamanho da massa, é a clareza dos planos em volta da mesma, ou seja, a presença de possível invasão local. Os achados críticos de exames de imagem que definem a irressecabilidade da massa são a não-visualização de planos gordurosos entre adrenal e aorta ou veia cava, a invasão hepática ou de outros órgãos adjacentes e a presença de trombos venosos.

A adrenalectomia radical laparoscópica é indicada para tumores adrenais primários ou em casos de metástase adrenal solitária sem evidência de outra(s) lesão(ões) metastática(s) a distância. O consenso tem sido de limitar o tamanho da massa a 6 cm.

A abordagem laparoscópica para adrenalectomia, especialmente em pacientes em que se pode excluir malignidade, tornou-se o padrão-ouro devido à segurança, à baixa invasividade e à sua natureza técnica menos exigente, além da pronta retirada da peça cirúrgica pelo trocarte. Apresenta vantagens inquestionáveis em relação à recuperação do paciente sem comprometer índices de cura das patologias adrenais. Com o desenvolvimento técnico e de instrumental, é possível que as indicações se ampliem para adrenalectomia parcial em feocromocitoma bilateral e casos de câncer adrenal.

NEFRECTOMIA RADICAL VIDEOLAPAROSCÓPICA

Os carcinomas renais são rádio e quimiorresistentes, permanecendo a ressecção cirúrgica como a única opção terapêutica eficaz para o tratamento do carcinoma renal primário. A seguir, será descrita a técnica de nefrectomia radical transperitoneal para neoplasias renais primárias.

Técnica cirúrgica

A nefrectomia radical laparoscópica (NRL) implica a excisão da fáscia de Gerota e todo o seu conteúdo, incluindo rim e adrenal. Tem-se empregado rotineiramente a via transperitoneal com clipagem inicial da artéria e, após, da veia para posterior manipulação tumoral, como classicamente se tem feito na cirurgia aberta.

O controle vascular é o passo mais importante na NRL. As opções são nós clássicos, *clips* de titânio, *clips* de polímero (*hem-o-lock*) ou uso de grampeadores. *Hem-o-lock* tem sido a primeira escolha, sendo aplicadas duas unidades por vaso em sua porção proximal. O ureter é seccionado acima do cruzamento dos vasos ilíacos nesses casos.

A retirada da peça é feita por ensacamento em saco impermeável com morcelamento ou por minilaparotomia a escolha do cirurgião.

Complicações e resultados

As complicações transoperatórias mais importantes referem-se ao manejo das estruturas vasculares, pela peculiaridade da emergência dos vasos renais a partir da aorta, e à drenagem direto para o sistema cava. A dissecção adequada e o manejo seguro são as únicas formas de prevenção.

Nos últimos anos, dados suficientes foram gerados na literatura demonstrando que a NRL é oncologicamente equivalente ao procedimento aberto, apresentando todos os benefícios dos procedimentos minimamente invasivos. Existem relatos exporádicos na literatura de implantes tumorais nos portais. Evidências sugerem que esses ocorram quando princípios oncológicos não foram adequadamente seguidos ou em tumores muito avançados, como em pacientes com ascite neoplásica.

Discussão e conclusões

Na comparação das três abordagens para NRL, a abordagem transperitoneal tem sido associada a menor período de internação, menor dor e retorno mais rápido às atividades habituais, quando comparada aos acessos retroperitoneal e *hand-assisted*, apesar do último ter sido realizado com menor tempo cirúrgico.

A NRL tem sido considerada como o tratamento-padrão em muitos centros de referência para tumores renais estádio clínico T1-2. Tumores T3, embora possam ser operados por via laparoscópica, essa abordagem não tem sido a preferencial. A nefrectomia radical aberta tem sido reservada para tumores localmente avançados ou com extensos trombos no sistema venoso. Há uso potencial da laparoscopia para alguns casos selecionados com trombos venosos e alguns tumores metastáticos para citorredução no sítio primário.

NEFRECTOMIA PARCIAL

É uma cirurgia tecnicamente difícil, porém viável para casos selecionados e com potencial para expansão das indicações. Com treinamento e refinamentos técnicos, tem resultados comparáveis aos das grandes séries de cirurgia aberta.

O acesso transperitoneal é preferencial, proporcionando campo mais amplo, maior possibilidade de ângulos dos instrumentos para trabalho e reconstrução. O acesso retroperitoneal é preferencial para lesões póstero-mediais.

NEFRETOMIA PARA TRANSPLANTE

Existem basicamente três abordagens minimamente invasivas para retiradas de rins a partir de doadores vivos: via laparoscópica clássica, laparoscópica *hand-assisted* e a abordagem retroperitoneoscópica. A seguir, será descrita a abordagem laparoscópica transperitoneal empregada rotineiramente por estes autores. Será descrita a nefrectomia laparoscópica para doação realizada preferencialmente do lado esquerdo.

Técnica cirúrgica

Sob anestesia geral e com sondas vesical e orogástrica posicionadas, o paciente é colocado em decúbito lateral direito em ângulo de 45 graus. Incisão de aproximadamente 6 cm, suficiente para livre acesso manual e posterior retirada do rim intacto, é realizada na fossa ilíaca esquerda com acesso transperitoneal e inserção do Lap Disc device® (Ethicon Endo-Surgery), que é adaptado à incisão e fechado até acomodar um trocarte de 10 mm, sendo, então, o pneumoperitônio estabelecido com CO_2 a uma pressão de 14 mmHg (Figuras 32.4 e 32.5). Introduz-se a ótica de 0 grau para revisão da cavidade e definição do melhor ponto para a punção inicial, realizada com trocarte de 10 mm na borda lateral do músculo reto-abdominal, em geral de 3-5 cm acima da cicatriz umbilical. Outro trocarte de 5 mm, o qual será um dos portais de trabalho, é posicionado em ângulo de 30 graus com o portal da ótica em média de 3-5 cm acima do mesmo. Portais adicionais são inseridos durante a cirurgia dependendo das necessidades técnicas, sendo freqüentemente utilizada uma quarta punção abaixo do trocarte da ótica para suspensão renal e eventual utilização do clipador ao final da cirurgia, após dissecados os vasos do pedículo renal.

Inicia-se a dissecção laparoscópica com liberação do cólon esquerdo medialmente com a incisão da fáscia de Toldt e exposição do rim. É fundamental uma boa liberação do baço e seus ligamentos do cólon esquerdo para acesso adequado ao pólo superior.

Disseca-se inicialmente o ureter, juntamente com o vaso gonadal preservado, que é seguido cranialmente até o pólo inferior, mantendo o tecido periureteral íntegro, preservando sua irrigação. Nesse tempo cirúrgico, cuidado especial deverá ser dado ao tecido presente entre o pólo inferior do rim e o ureter para preservação da vascularização. Após liberação completa da artéria e veia renais, tendo a primeira sido dissecada junto a sua emergência na aorta, a dissecção continua no pólo inferior, porção posterior do rim e pólo superior. O ureter é seccionado o mais distalmente possível. Nesse ponto, o rim deve ser tracionado lateralmente com a mão do assistente que entrou pelo Lap Disc. Os vasos renais são ligados unicamente com *clip* de polímero tipo *hem-o-lock* (Weck Clousure System) e seccionados (primeiro a artéria e depois a veia), sendo imediatamente o rim retirado da cavidade.

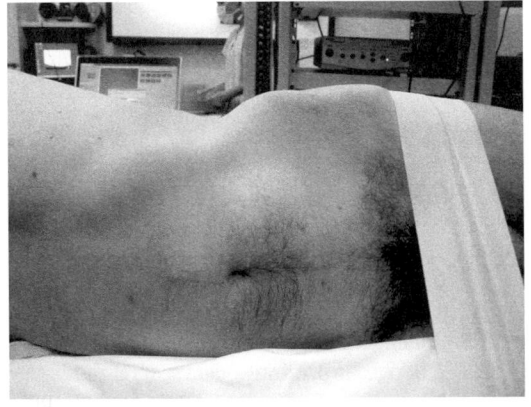

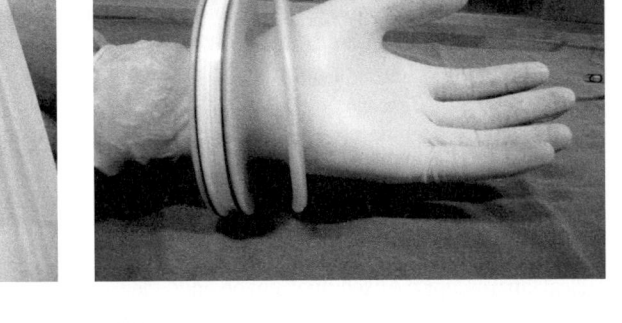

FIGURA 32.4 Posicionamento do paciente.

FIGURA 32.5 Inserção do Lap Disc device®.

Complicações e resultados

Complicações vasculares são as mais temidas nas retiradas dos rins para transplante por laparoscopia. Cuidados técnicos, treinamento adequado, boa visualização e disssecção adequada são chaves no sucesso da retirada.

A dissecção ureteral é de suma importância para se reduzirem os índices de complicações ureterais no receptor. A preservação da gordura periureteral e principalmente da gordura no espaço entre ureter e pólo inferior do rim são fundamentais para a preservação da vascularização.

Múltiplos estudos têm discutido os efeitos da laparoscopia na função dos enxertos e possíveis danos. Estudos comparativos da técnica aberta *versus* laparoscopia têm demonstrado igual qualidade do enxerto e funcionabilidade a médio prazo.

Conclusão

Há um consenso por parte destes autores de que a nefrectomia laparoscópica é a técnica de escolha para a obtenção de rins para transplante a partir de doadores vivos, oferecendo a esses uma abordagem minimamente invasiva com todas as suas vantagens.

CISTECTOMIA RADICAL VIDEOLAPAROSCÓPICA

Estudos laboratoriais e a vivência clínica acumulada ao longo de décadas têm demonstrado que o carcinoma vesical invasivo fica confinado à parede vesical por algum tempo em sua evolução, podendo-se obter cura com excisão local do mesmo. Falhas no tratamento dessa neoplasia são freqüentemente secundárias à presença de doença metastática no momento da cirurgia, e muitos pacientes invariavelmente morrem apesar do bom controle loco-regional obtido com a cirurgia. Cistectomia radical é o tratamento mais efetivo para pacientes com câncer de bexiga (CaB) e permanece como a abordagem de escolha para pacientes com doença músculo-invasiva.

O sucesso da laparoscopia nos mais diversos procedimentos urológicos, especialmente nas cirurgias oncológicas pélvicas, tem levado a ousar e empregar o método no tratamento do CaB. Muitos relatos da literatura vêm demonstrando que a cistectomia radical laparoscópica é exeqüível, envolvendo menor morbidade e sem comprometimento do controle oncológico a médio prazo.

Técnica cirúrgica

A linfadenectomia pélvica bilateral é realizada desde a bifurcação dos vasos ilíacos comuns, tendo como limites lateral o nervo genitofemoral, distalmente o anel inguinal e inferiormente a fossa obturadora e vasos hipogástricos. A seguir, dissecam-se os ureteres até a sua inserção na bexiga onde são ambos clipados e seccionados. Alternativamente, a linfadenectomia pélvica poderá ser realizada após a retirada da bexiga, tendo mais espaço para trabalhar.

No homem, o próximo passo é a identificação dos ductos deferentes, utilizando-os como referência para abertura do peritônio posterior e dissecção bilateral das vesículas seminais. Alternativamente, as vesículas seminais poderão não ser dissecadas, sendo posteriormente retiradas em bloco juntamente com o espécime final, especialmente nos casos em que se utiliza grampeadores para os pedículos vesicoprostáticos. Incisa-se, então, a fáscia de Denonvilliers e o plano entre a próstata, e o reto é exposto. Completa-se a dissecção posterior com ligadura dos pedículos vasculares vesicais e seguindo-se em sentido distal em direção aos ligamentos prostáticos laterais, o que poderá ser feito com dissecção e clipagem ou empregando grampeadores. A face anterior da bexiga é, então, dissecada da parede abdominal a partir da cicatriz umbilical, e o espaço retropúbico é abordado. A fáscia endopélvica é aberta bilateralmente, e os ligamentos puboprostáticos seccionados. O complexo da veia dorsal do pênis é suturado laparoscopicamente com vycril 2-0 (agulha CT-1). A secção do complexo da veia dorsal do pênis e da uretra é realizada com bisturi ultra-sônico, liberando completamente o espécime cirúrgico.

Na mulher, os tempos cirúrgicos são muito semelhantes, incisando-se com a linfadenectomia e a seguir liberando-se a parede posterior da vagina da face anterior do reto. Parte-se, então, para a liberação vesical anterior, devendo o espécime cirúrgico final incluir bexiga, útero, porção anterior da vagina e ovários. A remoção da peça se faz por via vaginal, sendo a cúpula, então, suturada, ou por via abdominal. Há relatos recentes de cistectomias com preservação de útero e ovários para casos iniciais.

A derivação urinária poderá ser uma ureterostomia cutânea, ureteroileostomia cutânea ou reservatórios continentes para autocateterismo ou ortotópicos uretrais. A derivação urinária poderá ser realizada completamente intracorpórea, porém tem-se dado preferência à realização aberta com uma incisão transversa de 6-10 cm no abdome inferior, sendo removido o espécime cirúrgico, e a seguir, então, realiza-se a derivação urinária utilizando íleo como tecido preferencial com sutura mecânica ou manual.

Após a confecção extracorpórea da neobexiga e implante ureteral, tem-se realizado a anastomose neobexiga uretral pela via laparoscópica.

Complicações e resultados

Não é recomendado que se realize cistectomia radical laparoscópica antes de o cirurgião adquirir segurança com prostatectomia radical laparoscópica e linfadenectomia pélvica.

O tempo cirúrgico para a cistectomia radical laparoscópica isolada varia de 120-360 minutos, podendo chegar a 10 horas se incluir a derivação urinária ortotópica totalmente realizada por via intracorpórea. O sangramento varia de 150-500 mL. O tempo de internação varia de 3-12 dias, dependendo mais do tipo de derivação urinária utilizada do que da cistectomia em si. Em revisão recente das 59 cistectomias radicais e derivações urinárias realizadas na América Latina por cinco grupos com experiência, incluindo 14 casos destes autores, o tempo cirúrgico médio foi de 337 minutos (150-600 minutos), o sangramento médio foi de 488 mL (50-1.500 mL), e os índices de transfusão, de 20%. Acidentes intra-operatórios foram relacionados a lesões vasculares, a maioria delas junto aos vasos ilíacos ou pedículos vasculares laterais. Dois óbitos foram relatados relacionados a eventos maciços embólicos pulmonares.

Embora a literatura careça de dados referentes aos índices de cura com cistectomia radical laparoscópica, série pessoal de 14 casos destes autores com seguimento médio de 36,9 meses (4-96 meses) apresenta taxas de doença sistêmica na faixa de 28%. Detectou-se também uma recente recorrência em um portal da incisão junto à ureterostomia cutânea em um paciente jovem com carcinoma de células transicionais de alto grau. Se comparado com séries de cistectomia clássica aberta relatadas na literatura, será visto que aproximadamente 20-35% dos pacientes com doença músculo-invasiva morrerão em decorrência da neoplasia, ficando os índices de sobrevida em cinco anos em torno de 60-80% para tumores estádio patológico T2 a T3a, caindo para índice de 30-50% para tumores T3b ou mais avançados. Apesar de se precisar esperar pelo teste do tempo, provavelmente a cirurgia laparoscópica preencherá os quesitos oncológicos de maneira igual à cirurgia aberta do ponto de vista de controle local e índices de cura.

Discussão e conclusões

Embora a experiência confirme que a cistectomia radical laparoscópica possa ser realizada com baixos índices de complicações, a reconstrução do trato urinário é um problema bem mais complexo. As derivações urinárias continentes são amplamente aceitas e sem dúvida têm melhorado a qualidade de vida apesar de sua relativa maior complexidade e complicações potenciais. Na literatura, muitas tentativas foram feitas para a realização das derivações urinárias pós-cistectomias, desde minilaparotomias para confecção de conduto ileal ou derivações continentes, ureterossigmoidostomias e suas variações e recentemente a confecção de ureteroileostomias cutâneas e reservatórios ortotópicos continentes realizados, com sucesso, completamente por via intracorpórea.

Cistectomia radical laparoscópica é exeqüível, podendo ser uma real alternativa cirúrgica no tratamento de pacientes selecionados com carcinoma vesical.

CISTECTOMIA PARCIAL VIDEOLAPAROSCÓPICA EM CÂNCER DE BEXIGA (CaB)

A cistectomia parcial é um procedimento que pode ser utilizado para tratamento de pacientes selecionados com CaB. Quando critérios rígidos de seleção são empregados, os resultados da cistectomia parcial em termos de controle oncológico são semelhantes aos das grandes séries de cistectomia radical, porém com todas as vantagens da preservação vesical. Em relação à cistectomia parcial laparoscópica, têm sido relatada sua utilização no tratamento de patologias benignas da bexiga, especialmente endometriose. Os autores detêm um relato único da sua utilização no tratamento de CaB.

Técnica cirúrgica

A linfadenectomia pélvica é realizada desde a bifurcação dos vasos ilíacos comuns, seguindo-os em toda sua extensão, tendo como limite lateral o nervo genitofemoral e medial o nervo obturador.

Com a bexiga vazia, inicia-se a dissecção posterior com incisão do peritônio adjacente ao fundo de saco de Douglas. A bexiga também é completamente liberada da parede abdominal anterior, permitindo acesso ao espaço retropúbico. A liberação vesical ampla é de extrema importância para que se tenha parede vesical suficiente para ressecção com margem de segurança e também para seu fechamento sem tensão.

Uma pequena cistostomia é realizada no nível do doma vesical para inspeção e delimitação da área a ser ressecada. O bisturi ultra-sônico é utilizado para dissecção peritumoral com margem de segurança de 1,5-2 cm de mucosa vesical aparentemente normal. Após a ressecção do tumor, o saco extrator é inserido, e o espécime cirúrgico é nele colocado e disposto como rotina na fossa ilíaca direita para retirada ao final da cirurgia. Biópsias de congelação são obtidas a partir das margens vesicais e, se negativas, o fechamento vesical é iniciado. A rotina de fechamento laparoscópico para bexiga têm sido com sutura contínua totalmente intracorpórea, em dois planos separados de mucosa e muscular, com fio absorvível 3-0.

A sonda vesical é mantida aberta em coletor, e um dreno é deixado no leito cirúrgico sendo exteriorizado por um dos orifícios dos trocartes de 5 mm. A sonda vesical é mantida por 7-10 dias, e o dreno é retirado assim que drenar menos de 50 mL em 24 horas.

Complicações e resultados

A experiência com cistectomia parcial laparoscópica para CaB é extremamente limitada, e até o momento somente seis casos foram relatados na literatura. Nessa série pessoal dos autores, todos os procedimentos foram completados conforme planejado, sem complicações transoperatórias significativas. O tempo médio da cirurgia foi de 205 minutos, (150-260 minutos) e com perda sangüínea estimada de 100-300 mL. O tempo de hospitalização foi em média de 4 dias.

O índice de controle oncológico nessa série inicial foi de 80%, com seguimento médio de 30 meses (12-50 meses). Todos os pacientes estão continentes e com função renal normal. Apenas um paciente (pT1G3) desenvolveu doença metastática e recorrência local pélvica após 9 meses de seguimento, sendo tratado com quimioterapia de resgate.

Discussão e conclusão

A cistectomia parcial deve ser reservada para um grupo especial de pacientes com CaB. Aqueles com neoplasia vesical invasiva única; sem evidência de carcinoma *in situ* ou história prévia de tumores superficiais múltiplos, sem envolvimento do trígono ou uretra posterior, e com bexiga de boa capacidade com possibilidade de obter margens cirúrgicas livres de 1,5-2 cm seriam bons candidatos a essa abordagem cirúrgica. Outras indicações claras de cistectomia parcial são tumores em divertículos vesicais e possivelmente alguns casos de adenocarcinoma uracal envolvendo o doma vesical.

Outro uso potencial da cistectomia parcial seria em protocolos de preservação vesical em CaB invasivo com quimioterapia e radioterapia neoadjuvantes. Alguns pacientes com respostas parciais a quimio e radioterapia e tumores vesicais residuais sem evidência de doença sistêmica seriam candidatos à cistectomia parcial permanecendo com suas bexigas *in situ*.

Apesar de ser realizada com pouca freqüência, existe um lugar para a cistectomia parcial laparoscópica em um grupo especial de pacientes com CaB. Tecnicamente, a cistectomia parcial laparoscópica poder ser realizada com os mesmos princípios básicos de ressecção e reconstução estabelecidos para a cistectomia parcial clássica. Vantagens potenciais do método laparoscópico são menor morbidade pós-operatória, menor período de hospitalização, melhor resultado cosmético e retorno mais rápido dos pacientes às suas atividades habituais, sem comprometimento do controle oncológico.

PROSTATECTOMIA RADICAL VIDEOLAPAROSCÓPICA

A abordagem laparoscópica é hoje responsável por até 25% das prostatectomias radicais realizadas, tornando-se a terceira técnica mais utilizada e com potencial exponencial de crescimento no tratamento do carcinoma localizado da próstata. Embora ainda faltem dados oncológicos finais, com base nas séries atuais, parece provável que os resultados preencherão as expectativas. Na última década, os problemas de qualidade de vida entraram em destaque na cirurgia oncológica em particular. Nesse aspecto, o objetivo da técnica laparoscópica é se tornar a melhor em termos de estresse operatório, morbidade e retorno às atividades habituais.

Técnica cirúrgica

Inicia-se a dissecção posterior com incisão do peritônio sobre o ducto deferente, sendo o mesmo dissecado e seguido até se encontrarem as vesículas seminais lateralmente. As mesmas são dissecadas completamente, e os deferentes, seccionados. Realiza-se, então, a dissecção vesical anterior seccionando o peritônio a meio caminho entre umbigo e sínfise púbica, tendo acesso ao espaço retropúbico. A bexiga é completamente liberada da parede abdominal anterior, bem como a face anterior da próstata. A fáscia endopélvica é incisada bilateralmente, e disseca-se a face lateral da próstata até o seu ápice, deixando ligamentos puboprostáticos e complexo da veia dorsal do pênis dissecados. Nesse ponto, retira-se a sonda vesical e utiliza-se um beniqué para facilitar o manuseio prostático e a identificação de estruturas. Passam-se duas suturas hemostáticas no complexo da veia dorsal com vycril 2-0. A seguir, inicia-se a dissecção do cólon vesical junto à base da próstata. Após a abertura da parte anterior da bexiga, visualizam-se os meatos ureterais, e incisa-se a parte posterior da bexiga na altura do cólon vesical tendo acesso aos ductos deferentes e às vesículas seminais que são tracionados cranialmente. Os pedículos prostáticos são seccionados com bisturi ultra-sônico a partir da base da vesícula seminal em direção à uretra. Completados esses passos, o complexo da veia dorsal é seccionado proximal às ligaduras previamente passadas, e realiza-se, então, a secção uretral, liberando completamente o espécime cirúrgico que é colocado no recesso cecal à direita para posterior remoção. Inicia-se a anastomose uretrovesical com fio absorvível 2-0, podendo ser realizada com sutura contínua ou pontos separados sobre uma sonda uretral 20. A seguir, retira-se a próstata com *endobag* pelo umbigo, cuja incisão do portal é ampliada. Deixa-se um dreno saindo por um dos orifícios dos trocartes de 5 mm.

Complicações e resultados

Além do treinamento do cirurgião, outros fatores que influenciam no tempo cirúrgico são o tamanho da próstata (acima de 45 g), a extensão da doença neoplásica (pT3), a dissecção linfonodal e a preservação nervosa.

Fatores que influenciam no sangramento transoperatório da prostatectomia radical laparoscópica são o treinamento do cirurgião, a técnica empregada e o estadiamento da neoplasia. Os índices de transfusões reduzem-se à medida que se aumenta a experiência com o método, reduzindo-se de 18% nos primeiros 50 pacientes para menos de 3% após a realização de 100 casos.

Lesões retais são descritas em séries de prostatectomias radicais laparoscópicas com índices de 1-3%. Elas geralmente ocorrem no final da excisão da glândula prostática, durante a dissecção dos pedículos laterais e músculo retouretral junto ao ápice prostático.

Lesões ureterais também merecem menção, sendo essas, sim, fáceis de evitar. Ocorrem em duas situações:

1. quando se confunde o ducto deferente com o ureter, somente ocorre em indivíduos pouco treinados, ou
2. quando há RTU prévia, o que impossibilita a visualização adequada dos meatos ureterais junto ao cólon vesical.

O tratamento é o reimplante ureteral laparoscópico.

Em relação a complicações relacionadas à anastomose uretrovesical laparoscópica, tem-se relatado um índice de vazamento anastomótico em torno de 10%, a imensa maioria delas se resolve espontaneamente com drenagem vesical e manutenção do dreno suprapúbico.

O índice de conversão tem sido na faixa de 2,4% (0-14%) predominantemente por razões técnicas como sangramento, aderências ou tempo cirúrgico excessivo, sem complicações de alta gravidade tendo sido relatadas.

Os índices de controle urinário têm estado aos 3, 6 e 12 meses em torno de 58, 68 e 82%, respectivamente. Deve-se lembrar que os índices de continência urinária são maiores e melhores em indivíduos mais jovens e nos quais se preservou os feixes vasculonervosos.

Os índices de preservação da função sexual variam amplamente desde 11-85% nas séries relatadas de prostatectomias radicais retropúbicas. Novamente, os índices de recuperação da função sexual relacionaram-se com faixa etária e preservação dos feixes vasculonervosos. Também houve recuperação gradativa temporal com análise aos 3, 6, 12 e 18 meses com índices variando de 38, 54, 73 e 86% nas melhores séries relatadas. Nas séries laparoscópicas relatadas, os índices de função erétil médios têm sido de 59% em 6 meses.

Os índices de margens positivas em prostatectomias radicais retropúbicas variam de 26-28% para tumores pT2 até 47-52% para tumores pT3. Se forem considerados pacientes com tumores não-palpáveis e diagnosticados por PSA elevado, os índices de margens positivas poderão ser tão baixos quanto 8%. Em várias séries de prostatectomias radicais laparoscópicas, os índices de margens postivas têm sido muito semelhantes aos descritos para prostatectomias retropúbicas, dependendo basicamente do grau de extensão da doença. A média de margens positivas tem sido entre 20-26%, sendo em média 4% para pT2a, 18% para pT2b e 33-39% para pT3. Por motivos técnicos, há diferenças na localização das margens positivas, sendo mais apicais nas prostatectomias retropúbicas, junto ao cólon vesical nas prostatectomias perineais e laterais nas prostatectomias laparoscópicas.

Os índices de recorrência bioquímica pós-prostatectomia radical laparoscópica têm ficado na faixa de 5-11% para pacientes com doença clinicamente localizada e seguimento de 1 ano, taxas essas superponíveis às estatísticas das grandes séries de prostatectomias radicais retropúbicas.

Discussão e conclusões

Há uma clara tendência à redução nas taxas de complicações pós-operatórias em todas as séries publicadas de prostatectomias radicais laparoscópicas de índices gerais de 25% para aproximadamente 3% após os 50 casos iniciais.

A anastomose uretrovesical é a parte tecnicamente mais exigente do procedimento. Embora a laparoscopia proporcione condições de luminosidade e magnificação ideais para a sutura, a colocação precisa das mesmas depende de treinamento em sutura intracorpórea, que precisa ser padronizada para se ganhar tempo. Pode-se utilizar pontos separados ou sutura contínua, a qual se tem dado preferência nos casos destes autores, já que reduz o número de nós, presumivelmente facilitando o procedimento e ganhando tempo. O índice de fístulas urinárias da anastomose uretrovesical bem como o índice de estenoses da anastomose uretrovesical são muito baixos em prostatectomias radicais laparoscópicas, estando em torno de 1%. A qualidade de vida tem sido reconhecida como um ponto válido para procedimentos cirúrgicos. As vantagens da laparoscopia incluem aspecto estético, hospitalização mais curta, redução dos índices de transfusão, mínimo desconforto pós-operatório e retorno mais rápido às atividades habituais. A prostatectomia radical laparoscópica é um procedimento padronizado e com resultados oncológicos superponíveis aos da cirurgia retropúbica. Com o desenvolvimento adicional de material, avanços da robótica, maior treinamento dos cirurgiões e apelo popular, a laparoscopia poderá se tornar a técnica-padrão para prostatectomia radical em um futuro próximo.

BIBLIOGRAFIA

Baldwin DD, Desai PJ, Baron PW, et al. Control of the renal artery and vein with the nonabsorbable polymer ligating clip in hand-assisted laparoscopic donor nephrectomy. Transplantation. 2005 Aug;80(3):310-3.

Castilho OA, Abreu S, Mariano MB, et al. Complications in laparoscopic radical cystectomy. The South American experience with 59 cases. Int Braz J Urol. 2006 May-Jun,32(3):300-5.

Derweesh IH, Goldfarb DA, Abreu SC, et al. Laparoscopic live donor nephrectomy has equivalent early and late renal function outcomes compared with open donor nephrectomy. Urology. 2005 May; 65(5):862-6.

Gill IS, Matin SF, Desai MM, et al. Comparative analysis of laparoscopic versus open partial nephrectomy for renal tumors in 200 patients. J Urol. 2003 Jul;170(1): 64-8.

Gill IS, Schweizer D, Nelson D, et al. Laparoscopic vs open adrenalectomy: Cleveland clinic experience with 210 cases (abstract). J Urol. 1999,161(suppl):21.

Guillonneau B, Cathelineau X, Doublet JD, et al. Laparoscopic radical prostatectomy: the lessons learned. J Endourol. 2001 May;15(4):441-5.

Higashihara E, Tanaka Y, Horie S, et al. A case report of laparoscopic adrenalectomy. Jpn J Urol. 1992, 83:395-400.

Inagaki T, Rha KH, Ong AM, et al. Laparoscopic pyeloplasty: current status BJU Int. 2005 Mar,95 (Suppl 2): 102-5.

Khauli RB, El-Hout Y, Hussein M: Technical modifications of laparoscopic donor nephrectomy: improved results with refinements in technique that mimic open nephrectomy. Tranplant Proc. 2005 Mar;37(2):635-6.

Mariano MB, Tefilli MV. Laparoscopic retroperitoneal lymphadenectomy after chemotherapy for stage iib testicular tumors. Braz J Urol. 2001. 27:527-534.

Mariano MB, Tefilli MV: Laparoscopic partial cystectomy in bladder cancer — initial experience. Int Braz J Urol. 2004 May-Jun;30(3):192-8.

Mariano MB, Goldraich IH, Tefilli MV. Nefrectomia parcial laparoscópica. Int Braz J Urol. 2001;(supl espec 30):255.

Mariano MB, Goldraich IH, Tefilli MV: Experiência com 450 prostatectomias radicais laparoscópicas. Int Braz J Urol. 2005;(supl espec 30):68.

Mariano MB, Graziottin TM, Tefilli MV. Laparoscopic prostatectomy with vascular control for benign prostatic hyperplasia. J Urol. 2002 Jun;167(6):2528-9.

Mariano MB, Tefilli MV, Graziottin TM, et al. Laparoscopic prostatectomy for benign prostatic hyperplasia: a six-year experience. Eur Urol. 2006 Jan;49(1):127-31.

Mariano MB, Tefilli MV, Ceballos EKG, et al. Abordaje laparoscópico transperitoneal para el tratamiento de la litiasis urinária. In: Sotelo R, Castillo O, Mariano M, Santinrelli F. Trucos y Secretos de la Cirurgía Laparoscópica en Urologia, 2006. p. 115-26.

Mariano MB, Tefilli MV, Ceballos EKG, et al. Pieloplastia laparoscópica transperitoneal. In: Sotelo R, Castillo O, Mariano M, Santinrelli F. Trucos y Secretos de la Cirurgía Laparoscópica en Urologia, 2006. p. 87-99.

Nadler RB, Loeb S, Clemens JQ, et al. A prospective study of laparoscopic radical nephrectomy for T1 tumors—is transperitoneal, retroperitoneal or hand assisted the best approach? J Urol. 2006 Apr;175(4):1230-3.

Permpongkosol S, Chan DY, Link RE, et al. Long-term survival analysis after laparoscopic radical nephrectomy. J. Urol. 2005 Oct;174(4 Pt 1):1222-5.

Rassweiller J, Stolzenburg T, Sulser S, et al. Laparoscopic radical prostatectomy: the experience of the German Laparoscopic Working Group. Eur Urol. 2006 Jan; 49(1):113-9.

Tefilli MV. Cistectomia radical laparoscópica no cancer vesical. Int Braz J Urol. 2005;(supl espec 30):180.

Tefilli MV, Stefani SD, Mariano MB. Abordagem laparoscópica de massa residual seminomatosa pós-quimioterapia. Revista AMRIGS. 2001;45:166-169.

Türk I, Deger S, Winkemann B, et al. Laparoscopic radical prostatectomy: technical aspects and experience with 125 cases. Eur Urol. 2001 Jul; 40(1):46-52

33 Videocirurgia colorretal

JOSÉ VINICIUS CRUZ
ADRIANE MARIA GORI PEDROSO
RENATO ARIONI LUPPINACCI
FRANCISCO SÉRGIO PINHEIRO REGADAS
MIGUEL ÂNGELO PEDROSO

INTRODUÇÃO

Da mesma forma como em outras áreas cirúrgicas, na proctologia, a utilização da cirurgia minimamente invasiva vem se desenvolvendo e se consagrando como um método importante no arsenal dos cirurgiões que se dedicam à propedêutica e à terapêutica colorretal. Neste capítulo, serão abordados alguns importantes aspectos pertinentes à cirurgia do intestino grosso, destacando características especiais na anestesia e na realização do pneumoperitônio. O conhecimento anatômico e o entendimento da visualização videolaparoscópica são muito importantes quando da realização de cirurgia sobre o cólon e o reto por peritonioscopia. Assim, são enfatizados aspectos relacionados à anatomia cirúrgica colorretal laparoscópica, bem como no que se refere aos pontos críticos da abordagem e da mobilização do cólon. São abordados, ainda, as principais indicações e contra-indicações da cirurgia videolaparoscópica colorretal, bem como alguns pontos referentes ao tratamento de afecções benignas e malignas.

TÉCNICAS DE PNEUMOPERITÔNIO, COLOCAÇÃO DE PORTAIS E COMPLICAÇÕES

O pneumoperitônio

O adequado pneumoperitônio constitui-se em um dos principais requisitos para a realização da cirurgia videolaparoscópica colorretal. A sua técnica de instalação deve ser rigorosamente observada, não só para propiciar um bom início do procedimento, mas também para a sua estabilidade durante toda a operação, visto que, ao lado de perdas gasosas inevitáveis, como na troca de instrumentos nos portais e no esvaziamento de fumaça da cavidade, outras podem ocorrer por instalação inadequada. Ao lado de outras medidas, a correta seleção de casos é a chave para o sucesso do procedimento videolaparoscópico. Algumas intercorrências influenciam e podem acarretar maiores índices de acidentes de punção, bem como afetar a realização e a manutenção do pneumoperitônio e o próprio sucesso da cirurgia. Dentre eles, podem-se mencionar obesidade, cirurgias abdominais prévias, hérnias abdominais internas e externas, hérnias diafragmáticas e intercorrências clínicas.

Realizando o pneumoperitônio

O pneumoperitônio é com freqüência realizado com a agulha de Veress inserida geralmente no local de escolha da cânula do laparoscópio. A incisão vertical periumbilical permite a visibilização mais segura das estruturas da parede abdominal, desde o plano subcutâneo até a membrana peritoneal, e é sempre conveniente evitar-se as cicatrizes de cirurgias prévias. Após incisar a pele, afasta-se de forma romba o tecido subcutâneo até a identificação da fáscia parietal na linha Alba, confeccionando-se a seguir uma sutura em forma de "U", com fio de prolene 2-0, o qual servirá para a vedação da incisão em torno da cânula e posterior fechamento da aponeurose. Eleva-se a aponeurose com uma ou duas pinças de Kocher, e introduz-se a agulha de Veress perpendicularmente à parede abdominal, com um apoio manual que permita a passagem segura através da fáscia, e, a seguir, direciona-se a agulha em direção à pelve para a perfuração da camada muscular e peritoneal (1). O passo seguinte consiste em injetarem-se 3 mL de soro fisiológico e aspirar através da agulha, para detectar-se eventuais punções acidentais em intestino, vias urinárias ou intravasculares. Faz-se o "teste da gota" de soro na entrada proximal da agulha, a qual cairá para dentro da cavidade peritoneal, indicando sua correta posição, por ação da suspensão da fáscia com as pinças de preensão. Cabe lembrar que, em situações de exceção, o teste poderá ser falso, por punção em víscera oca ou por localização da agulha no espaço pré-peritoneal.

Após a realização desses testes, inicia-se a insuflação com CO_2, e monitoram-se os níveis pressóricos que deverão crescer gradativamente acompanhados da correspondente distensão da parede abdominal. Níveis pressóricos altos desde o início da insuflação indicam mau posicionamento da agulha dentro da parede abdominal, no espaço pré-peritoneal ou dentro do omento – ocorrência de enfisemas – ou por oclusão do sistema. Se manobras de reposicionamento da agulha (pequenos movimentos) não forem bem sucedidas, é prudente o reinício do procedimento com a retirada da mesma. Níveis pressóricos baixos podem indicar vazamentos no sistema ou punção adversa em outras cavidades. Há de se verificar rotineiramente o volume de gás no cilindro antes do início dos procedimentos.

Técnica aberta de Hasson

A técnica aberta de Hasson tem sua melhor indicação em pacientes com cirurgias abdominais prévias, em que há suspeita de aderências abdominais, ou em casos de insucesso com a punção por agulha. Essa técnica, embora permita um acesso mais amplo para a passagem do trocarte dentro da cavidade peritoneal, não é por si só isenta de complicações, podendo levar a lesões viscerais. É adotada rotineiramente por muitos cirurgiões que reputam à técnica por agulha um índice maior de complicações. A técnica consiste em uma pequena incisão periumbilical, ou em outro sítio, e preferentemente não deve ultrapassar os 2 cm de extensão, para evitarem-se a fuga de gás e a excessiva mobilidade e saída acidental da cânula. Após dissecção romba do tecido subcutâneo, a cavidade peritoneal é aberta, e, após a palpação digital da cavidade por esse orifício, introduz-se a cânula sob visão direta, tracionando-se o peritôneo com uma ou duas pinças de preensão ou dois fios (0 ou 2-0), passados contralateralmente na fáscia, os quais servirão para fixação da cânula e mesmo para fechamento posterior da aponeurose. Conecta-se o tubo de insuflação, e o pneumoperitônio é iniciado sob monitorização contínua.

Trocarte com acesso óptico

Essa técnica de pneumoperitônio tem melhor indicação em paredes espessas (obesidade), que, portanto, reduzem a segurança de passagem da cânula através de pequenas incisões (2).

Consiste em um trocarte fechado e transparente, dentro do qual introduz-se a ótica, a qual permitirá monitorar sob visão o avanço de todo conjunto com movimentos de rotação e dissecção romba através dos planos da parede abdominal até alcançar a cavidade peritoneal. Pode-se, então, iniciar a insuflação diretamente através da cânula.

Portais: inserção, fixação e dificuldades técnicas

A colocação dos portais obedece a regras estratégicas que sobremaneira facilitam os procedimentos. Além da cânula do laparoscópio, são habitualmente usadas três ou quatro cânulas adicionais, de acordo com as preferências do cirurgião. Os seus diâmetros e a sua localização são escolhidos em função de cada instrumento a ser utilizado no procedimento.

Usualmente, dois portais são destinados ao cirurgião no lado oposto à patologia abdominal, e os demais são utilizados pelos cirurgiões auxiliares, podendo ocorrer variações nessa ordem, as quais são determinadas pelo transoperatório.

É importante observar-se uma distância mínima de 8 cm entre cada portal, de modo a evitarem-se o cruzamento e a limitação dos instrumentos bem como o deficiente aproveitamento visual do laparoscópio. Outrosssim, portais colocados demasiadamente perto ou longe do objeto da cirurgia geralmente dificultam a abordagem e a dissecção das estruturas anatômicas.

Geralmente, a região umbilical e periumbilical são os sítios preferenciais para a colocação do laparoscópio, a partir da instalação do pneumoperitônio. Há diversos tipos de trocartes e câmeras a serem utilizados, e as incisões na pele devem ser bem ajustadas ao diâmetro de cada instrumento, para a sua inserção segura e estável. A partir do primeiro portal, e sob visão laparoscópica, serão instalados todos os demais, evitando-se lesões de parede abdominal (vasculares), intra-abdominais e retroperitoneais, que podem ser agravadas por aderências, bloqueios viscerais, hérnias ou volumosas lesões patológicas inflamatórias ou tumorais (3). Uma dificuldade freqüentemente relacionada aos portais é a sua movimentação vertical, podendo até exteriorizar-se com risco para o paciente, com relação a lesões de órgãos sendo manuseados naquele momento, correção de hemorragias e perda do pneumoperitônio. Os trocartes com rosca – mais calibrosos – podem ser usados e minimizam esse problema. O artifício mais conhecido nesse sentido é com o uso de um fio cirúrgico, 0 ou 2-0, que vai de um ponto na pele, junto à base do trocarte, até a sua fixação na "cabeça" do mesmo, limitando a sua exteriorização e permitindo seu deslocamento para o interior da cavidade, muitas vezes involuntário e indesejável e, em outras circunstâncias, plenamente necessário (4).

ASPECTOS RELEVANTES DA ANESTESIA NA VIDEOCIRURGIA COLORRETAL

Procedimentos cirúrgicos incluindo a videolaparoscopia colorretal são cada vez mais freqüentes, com fortes evidências de que sejam acompanhados de uma menor resposta dolorosa, inflamatória, endócrina e metabólica ao trauma operatório, em comparação à cirurgia convencional. Entretanto, algumas de suas características próprias obrigam a uma visão dos aspectos relacionados não apenas à prática cirúrgica, mas também aos procedimentos anestésicos envolvidos, os quais poderão, se inadequados, inviabilizar ou comprometer seriamente a realização da cirurgia pela via laparoscópica. Dentre essas características próprias, destaca-se, em especial, a necessidade do uso prolongado do pneumoperitônio e as freqüentes alterações no posicionamento do paciente.

Pneumoperitônio

Sabe-se que as alterações fisiológicas decorrentes do pneumoperitônio podem resultar em intercorrências clínicas, em especial, quando associadas ao posicionamento dos pacientes durante as videocirurgias colorretais, as quais devem ser minimizadas pelo anestesiologista por meio de sua técnica anestésica. Essas alterações se devem ao aumento da pressão intra-abdominal (PIA), em que o dióxido de carbono (CO_2) é o gás mais utilizado, e sua eliminação ocorre apenas pelos pulmões. Durante o pneumoperitônio, pode ocorrer um aumento da $PaCO_2$ (pressão parcial do CO_2 arterial) em conseqüência de vários fatores, como absorção de CO_2 na cavidade peritoneal, piora na relação ventilação-perfusão por meio do aparecimento de eventuais *shunts* intrapulmonares, atelectasias resultantes da elevação do diafragma e aumento da pressão intratorácica (decorrentes do aumento da pressão intra-abdominal) (5, 6, 7, 8). Eventualmente, essas alterações podem ser minimizadas por meio da dinâmica ventilatória durante o ato operatório. Com relação às alterações cardiovasculares, é sabido que o aumento da PIA resulta em aumento da resistência vascular sistêmica por fatores mecânicos (compressão de artérias e veias abdominais) e fatores humorais como o aumento das concentrações de catecolaminas, hormônios do sistema renina-angiotensina-aldosterona (SRAA: conseqüente à redução do fluxo sangüíneo renal) e a vasopressina (neuro-hormônio com liberação aumentada em vigência do pneumoperitônio por estímulos de receptores peritoneais e intracardíacos). Além do aumento da resistência vascular sistêmica, a elevação da PIA contribui para a compressão das artérias e veias abdominais, o que, associada ao aumento da pressão intratorácica, resulta em diminuição do retorno venoso e conseqüentemente do débito cardíaco (6, 9, 10). Em relação à perfusão dos órgãos abdominais, sabe-se que essa é proporcional ao aumento da PIA, ocorrendo diminuição do fluxo sangüíneo visceral em aproximadamente 50% (estômago), 10% (duodeno), 30% (jejuno), 4% (cólon), 35% (fígado) e 25% (rins) (9, 10). No que diz respeito à perfusão cerebral, sabe-se que essa sofre influências das alterações cardiovasculares, das alterações da $PaCO_2$, do posicionamento do paciente no intra-operatório e dos aumentos das pressões intra-abdominais e intratorácicas. Como resultado, observam-se um aumento da pressão venosa cerebral e conseqüentemente uma maior incidência de edema cerebral, na maior parte dos casos de caráter transitório, desaparecendo algumas horas após a deflação do pneumoperitônio independentemente de tratamento específico (7, 11). Sabe-se que, durante o pneumoperitônio e o aumento da PIA, ocorre ainda uma redução do retorno venoso e conseqüente estase venosa em membros inferiores, favorecendo a incidência de fenômenos tromboembólicos, os quais podem ser minimizados com o uso de perneiras apropriadas e/ou de meias massageadoras de panturrilhas (7, 12).

Posição do paciente

No caso específico da videocirurgia colorretal, a variação de posicionamento da mesa cirúrgica representa um fator essencial em função da necessidade de uma grande amplitude de exposições e procedimentos a serem realizados em todos os quadrantes da cavidade abdominal. Essas variações de posicionamento demandam uma atenção especial por parte do anestesiologista não apenas em relação à segurança do paciente, devido ao risco de deslocamentos abruptos em virtude de uma fixação inadequada, mas também pelas eventuais alterações fisiológicas potenciais. Assim sendo, é de extrema importância uma atenção especial à fixação do paciente na mesa cirúrgica, principalmente da região craniana, de ombros e de membros inferiores. Além disso, como essas alterações de posicionamento podem requerer a utilização de campos esterilizados mais amplos, restringindo, por vezes, o acesso direto e visual à cabeça do paciente, é necessário um cuidado especial com a monitorização do paciente durante a videocirurgia colorretal, sendo todos os parâmetros relevantes, como freqüência cardíaca, pressão arterial, ritmo cardíaco, freqüência e ritmo pulmonares, saturação de oxigênio, tensão expiratória de CO_2, diurese e gasometria seriada (em casos de pneumopatias e/ou procedimentos por tempo prolongado).

Por meio da monitorização mínima adequada, o anestesiologista terá condições de suspeitar das graves complicações pelo pneumoperitônio, como embolia gasosa, pneumotórax, pneumomediastino, insuflação extraperitoneal, enfisema subcutâneo e colapso cardíaco (5, 8, 13, 14, 15).

Rotinas anestésicas específicas em videocirurgia colorretal

Avaliação pré-operatória

Considerando os aspectos fisiológicos anteriormente expostos, esses pacientes deverão submeter-se a uma criteriosa avaliação clínica pré-operatória, incluindo rigorosa investigação de acidentes vasculares cerebrais prévios, fenômenos tromboembólicos, avaliação das funções cardíaca, pulmonar, hepática e renal. Nos casos de pacientes portadores de patologias que incluam disfunções desses órgãos, na avaliação deverá constar exames específicos para tais distúrbios.

Técnica anestésica utilizada

No Serviço de anestesiologia e dor do Hospital Santa Paula, São Paulo, atualmente, submetem-se os pacientes à anestesia geral balanceada (endovenosa + inalatória), e, para intubação orotraqueal, realiza-se a seqüência rápida (indutor + opióide seguidos de curare despolarizante – succinilcolina), ou seja, evita-se a ventilação manual prévia à intubação, e, na seqüência após instituída a ventilação mecânica, realiza-se a passagem de sonda nasogástrica. Essa intubação em seqüência rápida tem-se mostrado de grande valor no sentido de reduzir um grande problema na videocirurgia colorretal representado pela distensão de alças de intestino delgado. A experiência mostra que, evitando-se a distensão gasosa gástrica, consegue-se menor distensão das alças intestinais e conseqüentemente maior adinamia das mesmas. Tal fato, associado a excelente curarização e plano anestésico adequado, facilita em muito o procedimento cirúrgico. Atualmente, não se utiliza escopolamina para obter adinamia das alças, exceto em casos eventuais em que haja um componente obstrutivo.

Em relação à hidratação endovenosa, realizam-se a reposição do jejum (lembrando do tipo de preparo) e possíveis perdas do intra-operatório (em média 8-10 mL/kg/h de cristalóides), considerando que as alterações causadas pelo pneumoperitônio (diminuição da perfusão/compressão de parênquima renal = ativação SRAA) podem resultar em débito urinário baixo ou ausente, independentemente do grau de hidratação. No caso de hiper-hidratação com cristalóides, pode ocorrer certo grau de edema em alças intestinais (principalmente da camada serosa), o que aumentaria a incidência de lesão dessas alças por meio do pinçamento e/ou complicações com anastomoses das mesmas (5, 16, 17).

Como citado anteriormente, o aumento da pressão venosa cerebral resultante do aumento da PIA e da pressão intratorácica, associado muitas vezes à posição de céfalo-declive prolongada, poderá ocasionar diversos graus de edema cerebral, o qual tem sido muito minimizado nos pacientes por meio do ajuste da mecânica ventilatória no intra-operatório, optando por volume corrente menor e alta freqüência respiratória associada à menor pressão intratorácica possível (10).

Ainda relacionado ao intra-operatório, deve-se estar atento a situações de alterações hidreletrolíticas, do equilíbrio ácido-básico (por jejum prolongado, preparos de cólon e outros) o que pode resultar em estados de acidose metabólica, comprometendo a ação dos curares.

Paciente portador de patologia pulmonar, porém em condições de submeter-se a videolaparoscopia, e nos casos de edema cerebral significativo, poderá ter indicação de ventilação mecânica por tempo mais prolongado no pós-operatório imediato, quando comparado com outros pacientes (5, 8, 13, 14).

Como terapêutica preventiva de fenômenos tromboembólicos, adotam-se o uso de perneiras apropriadas no intra-operatório, deambulação precoce e, em casos de patologias oncológicas e/ou antecedentes de tromboembolismo, o uso de anticoagulantes subcutâneos no pós-operatório imediato, embora suscetível de questionamentos. Para prevenção de náuseas e vômitos, utilizam-se de rotina a dexametazona e a ondansetrona logo após a indução anestésica, e mantém-se a ondansetrona no pós-operatório (12, 14, 18).

Para analgesia pós-cirúrgica, seguem-se os mesmos critérios utilizados em cirurgias pela técnica convencional, associando, se não houver contra-indicação, antiinflamatórios não-hormonais (cetoprofeno, tenoxican, dipirona) e opióides (nalbufina, meperidina, morfina), conforme indicação.

ANATOMIA CIRÚRGICA VIDEOLAPAROSCÓPICA

A anatomia é constante na sua normalidade bem como na possibilidade de variações, independentemente da via de acesso, seja ela laparatômica, seja laparoscópica.

Por ser indireta, o que muda é a visibilidade, ou pela perda da profundidade, ou pela diminuição da amplitude de campo. O espaço de visibilidade é criado pelo pneumoperitônio, e a percepção da anatomia é modificada pela manipulação da ótica com as suas diferentes inclinações (0, 30 e 45°) e pela largura do campo ótico (90 e 100°). Acrescente-se a isso a influência da qualidade do sistema ótico, da câmera e do monitor a serem utilizados. Também é relevante a perda da sensação tátil, a qual é minimizada pela possibilidade de caracterizar-se a resistência transmitida pelos instrumentos. Exemplo disso é a resistência anormal oferecida por um plano de dissecção erradamente tomado e que, por conseqüência, não corresponda ao plano anatômico. Um plano de clivagem não deve ser procurado "às cegas", e a dissecção deverá sempre ser realizada a partir de pontos anatômicos visíveis e demarcáveis, sem a perda das referências. Os folhetos peritoneais dos órgãos deverão ser seccionados e separados, antes de se mobilizar o órgão, visto que o trauma visceral é mais propenso a ocorrer quando se persiste por mais tempo com a tração instrumental sobre os órgãos.

Para fins didáticos, será revista em separado a anatomia do cólon, que é o segmento compreendido entre a junção íleo-cecal, facilmente identificável, e o reto, sendo esse último um limite menos preciso, pois o referencial anatômico muda em relação à cirurgia convencional. A utilização do promontório e a identificação da terceira vértebra sacral são mais complexos por laparoscopia, principalmente com relação à vértebra. A visibilização da coalescência das tênias e da ausência dos apêndices epiplóicos é realizável à maneira da cirurgia convencional, porém a identificação do nervo hipogástrico e da saída de seu 1º ramo (retal) é muito favorecida pela laparoscopia, em virtude da ampliação proporcionada pelos instrumentos óticos. Esse é um importante marco anatômico para determinar-se o ponto de transecção intestinal na moléstia diverticular, mesmo que o processo inflamatório e abscessos dificultem a clareza da parede anterior do órgão.

Classicamente, podem-se distinguir oito partes sucessivas do intestino grosso: ceco, cólon ascendente, ângulo hepático, cólon transverso, ângulo esplênico, cólon descendente, cólon ilíaco e cólon sigmóide ou pélvico.

O posicionamento do cólon direito (ceco e ascendente) é razoavelmente constante. O ceco apresenta mobilidade variável, e o ascendente é mais fixo, porém relativamente superficial, com o ângulo hepático caminhando em direção à parede abdominal anterior, tornando o segmento mais facilmente dissecável. O seu relacionamento com estruturas retroperitoneais, vasculares e urinárias acontece em planos espaciais diferentes e com angulação mais favorável para sua identificação em relação ao pedículo vascular do cólon.

Com base na embriologia, o cólon transverso é dividido em duas porções, a metade direita, mais superficial e que se posiciona quase horizontalmente ao longo da grande curvatura, e a porção esquerda que se dirige ao alto em direção ao ombro esquerdo, caminhando para a flexura esplênica no hipocôndrio esquerdo. O ângulo esplênico é profundamente situado, e o cólon esquerdo, ao contrário do direito, angula em sentido posterior, acolando-se ao retroperitônio e a importantes estruturas anatômicas de difícil identificação como o pâncreas e o rim.

A alça ilíaca toma uma direção oblíqua, vindo da profundidade para a superfície até o bordo do músculo psoas, e, nesse ponto, alonga-se o meso com a alça intestinal ocupando a fossa ilíaca esquerda e o hipogástrio. Essa porção apresenta diferentes graus de mobilidade, retornando a fixar-se nas estruturas posteriores em nível do sacro, vasos ilíacos internos e com proximidade muito íntima ao ureter, ao nervo hipogástrico e a estruturas vasculares.

A irrigação do cólon D depende basicamente da artéria mesentérica superior, mais complexa nas suas ramificações do que a artéria mesentérica inferior, a qual por sua vez é mais constante e de mais fácil identificação laparoscópica (19, 20). A junção dos cólons direito e esquerdo ocorre após a artéria cólica média, quando presente. Assim, o cólon direito e o cólon esquerdo são entidades anatômicas distintas com vascularização arterial e venosa e drenagem linfática independentes e com uma inervação separada (21). A morfologia externa do cólon facilita a identificação do intestino delgado nas suas diferentes relações com esse órgão. As tênias, condensações musculares no cólon, são em número de três, respectivamente no cólon direito, no transverso e no descendente, transformando-se em duas no cólon sigmóide (anterior e posterior) e terminando por fundirem-se no reto (22). O grande epíploon é aderido ao cólon transverso, podendo, entretanto, aderir-se também ao ascendente e ao descendente, tornando a dissecção laparoscópica mais difícil nos ângulos. O cólon é peritonizado em todas as suas faces pela serosa ou face visceral que se liga ao peritônio pré-aórtico, constituindo-se em um compartimento linfovascular fechado.

Fáscias de acolamento: fixação do cólon

O mesocólon dos segmentos cólicos direito e esquerdo no período embrionário vão se dispor em diferentes planos espaciais, confluentes no retroperitônio e constituindo as fáscias de acolamento (Toldt), que serão utilizadas como marco anatômico na cirurgia laparoscópica.

Em alguns locais, a fáscia recebe nome específico, como a fáscia pré-renal (Gerota), a qual, dada a sua fácil identificação, é outro importante referencial na cirurgia do cólon esquerdo, visto que o ureter e os vasos gonadais estão sempre situados abaixo dela (22).

As zonas de acolamento direito e esquerdo definem ambos os segmentos fixos e livres do cólon, caracterizando-se esses últimos por fácil esteriorização.

Segmentos móveis

Cólon transverso

A raiz do mesocólon transverso marca o limite superior do acolamento e a dobra do folheto peritoneal sobre a parede posterior. Ela cruza pela frente a segunda porção duodenal e a face anterior da cabeça do pâncreas e depois estende-se ao longo do corpo e da cauda pancreáticos.

A liberação das fáscias acoladas é sempre possível mantendo a integridade do cólon pela arcada marginal (Riolan), sendo que, se necessário, a artéria cólica média poderá ser seccionada na sua origem, e a vascularização, garantida com a arcada marginal pelos troncos mesentéricos superiores e inferiores. Assim também o cólon esquerdo poderá ser nutrido pela artéria cólica média, na vigência da ligadura da artéria mesentérica inferior na sua raiz.

O mesocólon pélvico é macio como no transverso e com a anatomia facilmente identificável. O limite inferior da face parietal esquerda, oblíqua em relação à pelve, constitui a raiz do mesossigmóide, raiz primitiva, aproximando a fáscia visceral da parietal com aproximação do reto na altura do promontório, formando um "V" invertido em direção ao sigmóide (Figura 33.7).

Grande epíploon

No nível do cólon transverso, o epíploon se acola ao órgão, separando o andar superior do inferior, e a sua mobilização é facilitada pela secção do ligamento redondo, permitindo uma melhor acomodação desse e das alças do intestino delgado no andar superior (Pedroso e Lupinacci in anais congresso de coloprocto). Passando sobre o cólon transverso na altura do ângulo esplênico, ele fixa-se à parede lateral e ao diafragma, formando o ligamento frenocólico. Iniciando-se na grande curvatura, aderido ao cólon e com diferentes pontos de fixação aos folhetos parietais, ele delimita a retrocavidade dos epíploons ou bolsa omental. O nome ligamento gastrocólico deve-se ao trecho compreendido entre a grande curvatura e o cólon transverso. Constituído basicamente de tecido gorduroso, a liberação do epíploon do cólon é possível em planos avasculares, que, entretanto, oferecem dificuldades na sua identificação devido às diferentes granulações e ao aspecto macroscópico do tecido gorduroso durante a laparoscopia. Ligaduras venosas são comumente necessárias durante a liberação do ângulo esplênico.

Ceco e sua relações

Posicionado normalmente na fossa ilíaca direita próxima aos músculos largos do abdome, apresenta acolamento posterior e, nesse plano, acha-se relacionado ao músculo psoas, ureter e ramos nervosos (crural, genitocrural, femurocutâneo), que descem sobre sua face anterior.

O acolamento cecal é variável, porém a sua irrigação é constante, salvo em grandes defeitos de rotação.

Cólon ascendente

Apresenta um trajeto vertical ligeiramente oblíquo, em direção à face inferior do fígado, caminhando em sentido posterior, com o seu ângulo situado em plano inferior ao ceco. Situa-se posteriormente à fáscia parietal (Toldt), relacionando-se com os músculos da parede posterior (psoas, quadrado lombar), com plexo lombar, rim, ureter e vasos gonadais. Extremamente importante é a sua fixação posterior ao bloco duodenopancreático e a segunda porção duodenal. Junto ao fígado, o cólon ascendente angula para cima e fixa-se por meio do ligamento cólico direito, o qual, por sua vez, não separa os andares inferior e superior do abdome e permite o fluxo dos líquidos na cavidade peritoneal em direção aos linfáticos do diafragma. Essa fixação peritoneal poderá ser mais ou menos intensa, infiltrada por gordura e percorrida por pequenos vasos, obrigando, na laparoscopia, a sua secção com instrumentos de coagulação. É descrito também um ligamento, nem sempre presente, entre a face inferior do fígado, a vesícula biliar e o duodeno, denominado ligamento cístico-duodeno-cólico.

Cólon transverso

É o segmento de maior dificuldade na cirurgia laparoscópica, devido ao seu comprimento, à sua topografia, à sua mobilidade e à sua vascularização. O ângulo esplênico é sempre mais alto e profundo do que o direito. Após a fixação já descrita à cabeça do pâncreas, ele se relaciona posteriormente, também, à terceira porção do duodeno. A artéria cólica média se bifurca profundamente e, logo após a sua origem na artéria mesentérica superior, relaciona-se intimamente com o pâncreas, assim como o mesocólon transverso relaciona-se com as artérias das alças jejunais proximais, o corpo e a cauda do pâncreas, o grande epíploon e a parede posterior do estômago. A sua relação com o baço poderá dificultar o procedimento cirúrgico, utilizando-se como referência na parte anterior o tecido gorduroso e posteriormente pela identificação inicial da retrocavidade e do pâncreas através de "janela cirúrgica" criada no mesentério em região avascular.

Cólon esquerdo e ângulo esplênico

É a porção mais cefálica do cólon e situa-se em nível da oitava costela com uma curvatura muito aguda em plano sagital. A parte inicial do cólon descendente localiza-se atrás do final do transverso, como que sobreposta por ele, e o ângulo esplênico situa-se profundamente no hipocôndrio esquerdo, com a grande curvatura gástrica sobre o mesmo. Ao alto, relaciona-se com o ligamento frenocólico e, posteriormente, com a cauda do pâncreas e, um pouco mais abaixo, em um plano paralelo mais profundo, com o rim esquerdo. A reflexão da fáscia de Gerota, às vezes, parece situar-se embaixo do pâncreas, quando, na verdade, o que existe é uma reflexão da mesma envolvendo-o. Todas essas noções são importantes para evitar-se as lesões pancreáticas durante as manobras de descolamento.

Cólon descendente

É o segmento entre o ângulo esplênico no hipocôndrio esquerdo até a crista ilíaca. Possui um calibre menor do que o do cólon direito e é aderido à parede posterior da cavidade peritoneal. Desce verticalmente em direção à pelve, seguindo a borda externa do rim e do músculo psoas e, em nível da crista ilíaca, muda de direção e dirige-se à parede abdominal anterior. Relaciona-se posteriormente com ureter, vasos gonadais e plexos lombar e crural.

Cólon sigmóide

Habitualmente móvel e longo no adulto, o cólon sigmóide pode ser pequeno e curto, quase fixo. Sua porção inicial é sempre fixa no nível do promontório à frente dos vasos ilíacos esquerdos, próximo ao ureter, aos vasos gonadais e ao nervo hipogástrico. A alça sigmoidiana habitualmente descreve uma dobra dentro da pelve, descendo dentro do fundo de saco de Douglas. Nos homens, situa-se entre o reto e a bexiga e, nas mulheres, entre o reto e os órgão genitais.

Vascularização do cólon direito

Das artérias procedentes da artéria mesentérica superior, podem-se distinguir a ileocólica e seus ramos: a cólica ascendente, que irriga a porção inicial do cólon ascendente, apêndice e ceco. A artéria cólica direita ou artéria do ângulo direito, nutre essa região, sendo possível uma artéria intermediária mais inconstante, que poderá ir diretamente da mesentérica superior ao segmento médio do cólon ascendente (10% dos casos) (23). É importante lembrar que a artéria ileocólica e a artéria cólica média poderão surgir de um tronco comum (20).

A artéria cólica média nasce da artéria mesentérica superior no bordo inferior do pâncreas, é curta e se ramifica logo após a sua origem. É bastante variável no seu trajeto e em ramificações, o que dificulta a cirurgia do cólon transverso. Encontra-se, eventualmente, uma artéria do ângulo esplênico com origem própria na artéria mesentérica superior e, o que é mais raro ainda, como ramo da artéria mesentérica inferior.

As veias seguem as artérias, podendo a veia cólica direita unir-se à veia gastrepiplóica e à veia pancreaticoduodenal superior e anterior para formar o tronco venoso gastrocólico (tronco de Henle). Esse tronco venoso relativamente curto, caminha dentro de um tecido gorduroso após o acolamento das fáscias, e poderá ser de difícil identificação, assim como de controle vascular, particularmente nos casos de câncer.

Os linfáticos seguem os pedículos arteriovenosos, classicamente divididos em cinco grupos: epicólicos, paracólicos, intermediários, principais e centrais (periaórtico e confluente retroportal posterior à cabeça do pâncreas).

Vascularização do cólon esquerdo

No cólon esquerdo, as artérias procedem da artéria mesentérica inferior, que surge dois a três centímetros abaixo do complexo duodenopancreático. Logo após sua origem, a aproximadamente dois a três centímetros, emite um ramo esquerdo (artéria cólica esquerda), e esse ramo é um dos limites, juntamente com a veia mesentérica inferior, da fosseta paraduodenal, marco importante na cirurgia laparoscópica.

As artérias sigmóideas, geralmente três e que podem nascer de um tronco comum, apresentam variações possíveis quanto a suas ramificações, porém, apesar de extremamente raro, um segundo tronco originário da aorta poderá ser encontrado.

As veias seguem as artérias até a formação da veia mesentérica inferior, quando elas se distanciam do tronco arterial e caminham em direção à porção inferior do pâncreas, juntando-se à veia cólica esquerda e posteriormente à veia esplênica.

Os linfáticos seguem a mesma topografia, e cabe mencionar que, para a linfadenectomia do grupo central, é necessária a mobilização do duodeno. É importante enfatizar que o cirurgião, ao utilizar a via laparoscópica, poderá deparar-se com aderências congênitas entre a quarta porção duodenal e jejuno proximal com o mesocólon transverso e descendente, o que implicará a liberação dessas aderências previamente à identificação dos vasos na cirurgia do cólon esquerdo.

Arcada marginal (Rioland)

É praticamente constante a comunicação vascular entre os cólons direito e esquerdo, porém as anomalias vasculares e a aterosclerose em pacientes idosos poderão determinar insuficiência do suprimento sangüíneo dessa arcada.

Inervação

Na ligadura da artéria mesentérica inferior, é importante ter-se em mente a disposição em malha do plexo simpático na posição paraaórtica, o qual somente formará um tronco identificável após a bifurcação da aorta, formando o nervo hipogástrico. Esse será facilmente individualizado por laparoscopia a partir de uma marca importante na sua relação constante com o ureter nessa região a aproximadamente 1,5 cm da borda interna do mesmo.

INDICAÇÕES E CONTRA-INDICAÇÕES NA CIRURGIA VIDEOLAPAROSCÓPICA COLORRETAL

Após 16 anos da utilização do acesso videolaparoscópico na cirurgia colorretal, as indicações, os limites e as contra-indicações já estão bem estabelecidos. A cirurgia colorretal laparoscópica executada com rigor é claramente benéfica aos pacientes no que se refere à perda sangüínea, ao retorno da função intestinal, à redução de complicações infecciosas pulmonares, à diminuição de fenômenos tromboembólicos, à menor necessidade de analgesia, à cosmética da ferida cirúrgica e, associado a todos esses, à preservação da imunidade do paciente (24, 25). A seguir, serão relacionadas algumas das principais patologias vistas na prática habitual.

Doença diverticular do sigmóide

Constitui-se na principal indicação para o acesso videolaparoscópico. Trata-se de um procedimento de grande porte, o qual, pela cirurgia aberta, geralmente demanda uma grande incisão abdominal pela necessidade de mobilização da flexura esplênica (26). Pelo acesso videolaparoscópico, o tempo operatório médio variou em torno de 150 minutos, com baixos índices de conversão (2,0-5,0%). As fístulas internas ou externas decorrentes da diverticulite constituem-se apenas em relativa limitação para o acesso laparoscópico. A contra-indicação preconizada atualmente é para os pacientes com perfuração diverticular e peritonite infecciosa (Hinchey III) ou fecal (Hinchey IV), devido ao intenso processo inflamatório-infeccioso pericólico, o que determina dificuldades na identificação das estruturas anatômicas circunvizinhas.

Megacólon chagásico

Considerado uma limitação no início dos anos 1990 em virtude do excessivo tamanho do cólon, o acesso laparoscópico constitui-se atualmente em uma ótima opção para mobilizar o cólon esquerdo. É freqüentemente necessário realizar-se uma incisão horizontal suprapúbica para secção do reto médio, pois o grampeador linear laparoscópico é em geral insuficiente para fazê-lo pela incompatibilidade do tamanho dos grampos com relação ao espessamento parietal nesses pacientes. Há circunstâncias em que o esvaziamento gasoso colônico é útil durante o transoperatório, por meio de punção parietal do cólon com uma agulha grossa, no sentido de diminuir o volume colônico dentro do cavidade peritoneal.

Procidência retal

Apesar da tendência atual com a abordagem perineal para o tratamento dessa afecção utilizando-se a técnica de Delorme ou de Altemeier, a sacro-promonto-reto-fixação associada ou não à sigmoidectomia tem sido preconizada como primeira opção nos pacientes com dolicossigmóide associado à constipação ou naqueles pacientes com recidiva após o emprego dos acessos perineais. O acesso laparoscópico deve ser utilizado como a principal opção, pois, nos casos em que não está indicada a ressecção intestinal, não há a necessidade de qualquer incisão adicional, resultando em uma internação de apenas 24 horas (27). A ausência de dor abdominal e a deambulação precoce são essenciais nesse tipo de procedimento, pois envolve geralmente pacientes idosos e, algumas vezes, com distúrbios mentais. A única contra-indicação refere-se às co-morbidades clínicas, sobretudo as cardiopulmonares.

Doenças inflamatórias intestinais (DII)

As DII inespecíficas (retocolite ulcerativa e doença de Crohn) constituem-se em excelente indicação para o acesso laparoscópico, sobretudo na doença de Crohn, que é geralmente tratada por ressecções de curtos segmentos de intestino delgado ou cólon, tornando-se mais extensa quando há o envolvimento do reto e do canal anal, podendo, então, ser indicada a técnica de amputação abdominoperineal de reto (técnica de Miles). Já no tratamento cirúrgico da retocolite ulcerativa com a indicação clássica de proctocolectomia total com bolsa ileal, essa exigirá uma equipe cirúrgica mais experiente pela complexidade do procedimento (28). O acesso videolaparoscópico é contra-indicado no tratamento da doença de Crohn perfurada, na hemorragia e no megacólon tóxico produzidos pela retocolite ulcerativa intestinal.

Com relação às colites específicas, a colite isquêmica crônica tem boa indicação para ser abordada pelo acesso laparoscópico. Nas fases aguda e/ou subaguda, torna-se tecnicamente difícil pelo método laparoscópico devido à necessidade de mobilização de todo o cólon esquerdo e flexura esplênica na vigência de intenso processo inflamatório associado a aderências em órgãos adjacentes.

Neoplasias benignas

As lesões neoplásicas benignas colorretais são prioritariamente tratadas pela via endoscópica, reservando-se a indicação videolaparoscópica nas lesões maiores ou na vigência de complicações após as ressecções endoscópicas, como a hemorragia e a perfuração. Todas as lesões polipóides sésseis com base maior do que 2,0 cm, localização em cólon direito ou com suspeita de malignidade devem ser inicialmente tratadas pela ressecção utilizando-se o acesso laparoscópico, tomando-se a precaução de realizar rotineiramente uma tatuagem distal à lesão. Uma outra opção no tratamento de pólipos colônicos maiores, especialmente em cólon direito, é a polipectomia endoscópica assistida por videolaparoscopia. A endometriose, com localização em reto, cólon ou em outros órgãos pélvicos, deve ser também abordada inicialmente por laparoscopia, pois, na maioria das vezes, é tratada de forma simples por meio da eletrocoagulação, reservando-se as ressecções para as lesões maiores e com infiltração de parede intestinal.

Neoplasias malignas

Todas a lesões malignas restritas aos cólons e ao reto podem ser tratadas pelo acesso laparoscópico, obtendo-se os mesmos resultados oncológicos que no acesso aberto e com as vantagens adicionais auferidas pela laparoscopia (29). Com a publicação do COST Trial no New England Journal of Medicine e a publicação um ano antes do artigo "Lacy no Lancet" (30), o tratamento do paciente com câncer colorretal tem sido entendido como equivalente ou mesmo superior à cirurgia laparotômica convencional (31).

É formalmente contra-indicado em lesões extensas, com envolvimento de órgãos vizinhos e/ou de grandes vasos e tem relativa limitação nos tumores grandes localizados no 1/3 médio do reto devido à dificuldade técnica em seccioná-lo e com a preservação de uma adequada margem de segurança distal ao tumor. Já nas lesões localizadas em 1/3 inferior, com ou sem envolvimento do canal anal, é possível indicar-se a ressecção abdominoperineal do reto por laparoscopia. Essa indicação pode ser mantida mesmo em grandes lesões comprometendo vagina ou períneo, pois, de qualquer forma, esse tempo operatório poupa o paciente de incisões maiores quando da realização da colostomia.

As lesões de cólon transverso apresentam maior dificuldade à cirurgia videolaparoscópica devido ao caráter bilateral de disseminação, à omentectomia radical e à maior incidência de invasão de órgãos vizinhos.

RESSECÇÕES VIDEOLAPAROSCÓPICAS PARA AFECÇÕES BENIGNAS: RESULTADOS

Devido à inexistência de extensas feridas cirúrgicas na parede abdominal, os pacientes submetidos aos procedimentos colorretais laparoscópicos referem ausência ou mínima dor pós-operatória. Por seu turno, essa quase ausência da dor não restringe os movimentos respiratórios e permite a expansão normal da caixa torácica e dos pulmões, estimulando a deambulação precoce nas primeiras 12 horas e, assim, auxiliando na prevenção das complicações tromboembólicas. A ausência de manipulação e exposição das vísceras abdominais ao meio ambiente reduz a intensidade da agressão cirúrgica, minimiza as alterações metabólicas ocorridas nos tecidos e possivelmente atenua o impacto sobre o sistema imunológico (24, 25). Foram operados entre dezembro de 1991 e junho de 2006, 278 pacientes com afecções benignas dos cólons e reto, sendo a maioria por doença diverticular do sigmóide (113 = 26,2%) (Tabela 33.1). Os procedimentos cirúrgicos mais executados foram a sigmoidectomia (113 = 40,6 %) e a reconstituição do trânsito intestinal após o procedimento de Hartmann (55 = 19,7%) (Tabela 33.2). Ocorreram 7 (2,5%) complicações transoperatórias, determinando duas conversões, uma devida à lesão da veia ilíaca direita durante reto-promonto-fixação e a outra por lesão de ureter esquerdo durante retossigmoidectomia para tratamento de megacólon (Tabela 33.3). Houve 16 (5,0%) conversões, devidas a aderências inflamatórias em pacientes com doença diverticular do sigmóide (2) e após procedimentos cirúrgicos prévios (5). As principais causas estão relacionadas na Tabela 33.4. Ocorreram 21 (7,5%) complicações, sendo a infecção de ferida cirúrgica a mais freqüente (6 = 4,8 %), complicação essa que praticamente desapareceu quando se instituiu a proteção da ferida operatória antes da abertura do cólon para a colocação da ogiva do grampeador mecânico. As deiscências (4 = 1,4%) ocorreram após sigmoidectomia para tratamento de diverticulite (1),

Tabela 33.1
Relação das afecções benignas

Doença diverticular	113 (26,2%)
Colostomia a Hartmann	55 (19,7%)
Procidência retal	22 (5,1%)
Megacólon	21 (4,8%)
Inércia cólica	13 (3%)
Pólipos	8
Polipose coli	8
Lipoma colônico	4
Doença de Crohn	2
Retocolite ulcerativa	4
Angiodisplasia	2
Outras	24
Total	278

Tabela 33.2
Tipos de procedimentos cirúrgicos

Sigmoidectomia	113	(40,6%)
Reconstituição do trânsito pós-Hartmann	55	(19,7%)
Sacropromonfixação	22	(7,9%)
Retossigmoidectomia	21	(7,6%)
Colectomia total	21	
Colectomia direita	8	(2,9%)
Polipectomia	8	
Proctocolectomia total com bolsa ileal	4	(1,4%)
Colectomia esquerda	1	(0,3%)
Outras	25	(9,0%)
Total	278	

Tabela 33.3
Complicações transoperatórias

Sangramento (lesão vascular)	4	(1,3%)
Lesão de delgado	1	(0,9%)
Sangramento na punção com trocarte	1	
Lesão de ureter esquerdo	1	
Total	7	(2,5%)

Tabela 33.4
Causas de Conversão

Aderências peritoneais	7	(2,5%)
Rotura do reto pelo grampeador	1	
Lesões de intestino delgado	1	
Lesão da veia ilíaca	1	
Falha do grampeador mecânico	1	
Coto retal curto	1	
Lesão de ureter esquerdo	1	
Outras	3	
Total	16	(5,0%)

Tabela 33.5
Complicações pós-operatórias

Infecção da ferida operatória	6	(4,8%)
Deiscência anastomótica com reoperação	4	(1,4%)
Atelectasia pulmonar	4	
Abscesso abdominal sem reoperação	1	
Hemoperitônio	1	
Embolia pulmonar	1	
Outras	4	
Total	21	(7,5%)

megacólon (2) e reconstituição pós-Hartmann (1). Ocorreu um óbito no 4º dia de pós-operatório devido à embolia pulmonar em um paciente que não fez uso de anticoagulante durante o período pós-operatório (Tabela 33.5). O tempo operatório médio foi de 162,3 minutos (2,7 horas), a dieta oral foi instituída no tempo médio de 1,6 dia de pós-operatório, e a permanência hospitalar média foi 4,4 dias.

O ACESSO VIDEOLAPAROSCÓPICO NO CÂNCER DO RETO

No câncer do trato digestivo, é o reto o local em que o tratamento inicial apresenta maior impacto na sobrevida (32). O tratamento quimio e radioterápico, nas lesões T3 e T4 do reto extraperitoneal, é consensual (33) até o presente momento, porém, no estadiamento T2, existem controvérsias, com indicações de que alguns subgrupos poderiam ser beneficiados com o tratamento neoadjuvante (34). No entanto, é indiscutível que a cirurgia é a chave para a cura dos pacientes com câncer de reto.

A técnica operatória é de fundamental importância na obtenção dos resultados, sendo clássicos os trabalhos que determinaram o índice de recidiva pélvica por cirurgião ou centro (35). Nesse aspecto, foram levantadas dúvidas quanto à efetividade da via laparoscópica no tratamento do câncer de reto.

É racional deduzir-se que, se os mesmos preceitos utilizados pela técnica convencional fossem transportados para a via laparoscópica, não haveria prejuízos quanto à radicalidade oncológica, agregando-se, isso sim, as vantagens da laparoscopia já claramente demonstradas em outras patologias abdominais e colônicas.

Alguns conceitos deverão ser considerados no tratamento cirúrgico do câncer retal pelo acesso laparoscópico. O primeiro é de que trata-se de um procedimento diferente e tecnicamente complexo apresentando o desafio de uma longa curva de aprendizado (36). O segundo é de que, comparativamente, poderá aumentar o tempo operatório para a maioria dos cirurgiões que utilizam as duas vias de acesso. O terceiro é de que a cirurgia de câncer de reto deverá ser analisada separadamente, considerando o reto superior, médio e inferior, pois, em cada uma dessas localizações, existem particularidades anatômicas e desafios próprios, tanto na dissecção quanto na reconstituição do trato digestivo, ou na necessidade de um estoma definitivo. O quarto conceito é o da margem distal, demonstrada em vários trabalhos com relação à infiltração por continuidade, em que uma margem de 2,0 cm seria adequada (37, 38), podendo precariamente ser de até 1,0 cm. O quinto conceito é o do *down stage*, em que vários centros de referência apontam a neoadjuvância como possibilidade de preservação esfincteriana para câncer de reto situado a menos de 5,0 cm da margem anal. O sexto conceito do câncer de reto implica a ressecção de todo o tecido gorduroso e linfovascular compreendido entre as duas fáscias, a parietal (endopélvica) e a visceral. O sétimo conceito refere-se às ligaduras vasculares: a ligadura da artéria mesentérica inferior junto à raiz na aorta, em termos de cura, aparentemente perdeu sua importância (39), porém, para que haja manutenção da continuidade do trato digestivo, é fundamental que haja a completa liberação do ângulo esplênico do cólon, implicando isso na ligadura da artéria mesentérica inferior na sua base e da veia mesentérica inferior junto à borda inferior do pâncreas. O suprimento sangüíneo é, então, mantido pela artéria cólica média. Essa abordagem facilita também a liberação das fáscias de acoplamento parietal e visceral sobre o corpo e a cauda do pâncreas. Vê-se, assim, que as ligaduras altas continuam sendo necessárias, além de contribuírem para um melhor estagiamento cirúrgico da neoplasia. O oitavo conceito refere-se às bolsas colônicas: se, após o primeiro ano do procedimento, os benefícios funcionais das bolsas colônicas não puderam ser confirmados, observou-se, no entanto, uma menor taxa de deiscência e complicações pélvicas. Assim, nas anastomoses colorretais baixas e ultrabaixas e nas coloanais, a realização das bolsas colônicas em "J" (40), ou apenas a anastomose término-lateral (41), é recomendável. As bolsas colônicas e ileais também podem ser realizadas pela laparoscopia (42). São menos evidentes as vantagens das coloplastias transversas, que apresentam taxas maiores de complicações.

Via de acesso perineal

Nos tumores de reto médio e inferior, o acesso perineal para a dissecação, retirada das peças e realização das anastomoses é uma importante tática a ser utilizada pelos cirurgiões.

A via endoanal é utilizada há varias décadas em nosso meio, e variações dessa técnica foram descritas e popularizadas por Cutait e Simonsen. A via posterior foi descrita e utilizada por Localio, e, no Brasil, a via endoanal no acesso laparoscópico foi proposta e utilizada por Renan Ramos.

A via vaginal, descrita para cirurgia da endometriose, foi pela primeira vez utilizada para o tumor de reto por Univaldo Sagae e foi adotada por Renato Arioni e colaboradores com algumas adaptações à técnica, com resultados oncológicos superponíveis às técnicas convencionais.

A técnica transperineal utiliza a via de acesso descrita para a prostatectomia perineal (43, 44) e foi adaptada por Renato Arioni e colaboradores na dissecação da fáscia anterior nos casos de tumores de reto médio, como também para a retirada da peça e confecção da anastomose.

Técnicas para via de acesso perineal

Via vaginal

Após a mobilização total do mesorreto até o plano dos elevadores, é realizada uma colpotomia posterior longitudinal. Posteriormente à aplicação de solução de povidine tópico, é realizada a transecção do reto, com grampeamento ou sutura manual, e por essa via é extraído o espécime cirúrgico. Poderá ser realizada a complementação da ligadura do mesocolo abaixado, e confecciona-se a bolsa colônica com a anastomose colorretal baixa mecânica, ou manual, ou coloanal.

Via posterior

Após completa mobilização do mesorreto, na rafe mediana posterior a cerca de 1,0 cm da borda anal, incisa-se paralelamente a pele e o tecido celular subcutâneo, seccionando-se o ligamento anococcígeo e abrindo-se a fáscia posterior até o nível dos elevadores do ânus. O reto previamente liberado é seccionado, o espécime é retirado, e a anastomose, confeccionada.

Via endoanal

Faz-se a liberação do mesorreto até o plano dos elevadores, iniciando-se, quando possível, também o plano interesfincteriano por via laparoscópica. Tempo perineal: por meio de um afastador autostático ou de suturas de tração, expõe-se o canal anal, e, com a infiltração com solução de adrenalina 1/200.000 em soro fisiológico, realiza-se a dissecção da mucosa e submucosa e, eventualmente, do esfíncter inferior e musculatura circular do complexo esfincteriano até atingir-se o plano previamente dissecado pela via abdominal. O espécime é, então, retirado por essa via após a secção e o tratamento do mesocolo abaixado. Como já mencionado, é aconselhável a realização de bolsa colônica com anastomose coloanal.

Acesso transperineal

A utilização do acesso transperineal nos tumores anteriores de reto médio poderá, em alguns casos, permitir a dissecção da fáscia de Denonvillier junto com o reto, com maior segurança e rapidez. Nos tumores extraperitoneais do reto médio anterior, é sempre aconselhável a ressecção em bloco com o mesorreto. Esse espaço permite também a retirada da peça e a realização da anastomose.

A incisão arciforme realizada tem como referências as espinhas isquiáticas e a distância média entre a base da bolsa escrotal e o reto. Esse acesso é clássico nas prostatectomias perineais e, nos tumores com invasão prostática, ele permite ainda a exenteração pélvica com a retirada da próstata em bloco com o reto, após a mobilização laparoscópica.

A fáscia de Denonvillier foi descrita em 1836 como uma fáscia membranosa prostatoperitoneal, entre o reto e a próstata mais vesículas seminais. Não está demonstrado de forma definitiva se a linha é um prolongamento da reflexão peritoneal com o fundo de saco ou uma fusão entre a reflexão peritoneal e o tecido mesenquimal existente entre o reto e a bexiga. A sua aparência anatômica varia consideravelmente de uma translucente linha ou uma espessa membrana fibrosa menos identificável no adulto (45), variando a sua estrutura com a idade, a radioterapia e com doenças intestinais associadas.

Estado atual da cirurgia de reto por via laparoscópica

Com base em trabalhos em que foram analisados resultados precoces quanto à recidiva local e complicações (46), ficou demonstrado que, se o cirurgião se ativer à técnica operatória correta, com a ligadura vascular alta e mobilização do ângulo esplênico, com a dissecção total do mesorreto respeitando as fáscias, com a preservação da inervação simpática e parassimpática e com a dissecção sob visão controlada das estruturas anatômicas, pode realizar a cirurgia oncológica laparoscópica com resultados similares à cirurgia convencional, agregando outras vantagens já conhecidas.

Trabalhos randomizados (47) de seguimentos mais longos também demonstraram a equivalência dos métodos, bem como trabalhos de metanálise recentes corroboraram essas afirmações (48,49). Benefícios imunológicos quanto ao prognóstico na cirurgia laparoscópica sugeridos por alguns autores (25) deverão demandar maior tempo de observação para sua comprovação.

PONTOS CRÍTICOS ANATÔMICOS, ABORDAGENS E MOBILIZAÇÕES NA CIRURGIA VIDEOLAPAROSCÓPICA COLORRETAL

A videocirurgia colorretal tornou-se um avanço irreversível na cirurgia do intestino grosso, com evidentes e inúmeros benefícios aos pacientes.

Por não disponibilizar normalmente o acesso manual para a apresentação e a sensação tátil dos órgãos, a videolaparoscopia requer um profundo conhecimento das referências anatômicas e dos planos de dissecção, principalmente em áreas de maior complexidade anatômica como o ângulo hepático e o ângulo esplênico do cólon.

Ângulo hepático

Patologias localizadas nessa região dos cólons ou próximas dela impõem a ligadura dos vasos cólicos direito e médio, os quais, além de apresentarem alta incidência de variações anatômicas, são vasos de grande calibre e com paredes adelgaçadas com localização muito próxima de estruturas nobres como o duodeno e o pâncreas. Complicações com a dissecção e a ligadura desses vasos podem ocorrer, comprometendo os resultados da videocirurgia, com as conseqüentes conversões (Figuras 33.1 e 33.2).

Ângulo esplênico

A maioria das técnicas cirúrgicas que cursam com a dissecção do ângulo esplênico objetiva as anastomoses baixas e demanda a preservação da arcada marginal do cólon transverso e a do cólon descendente proximal. Cuidados devem ser tomados na dissecção dessa área anatômica pela proximidade com

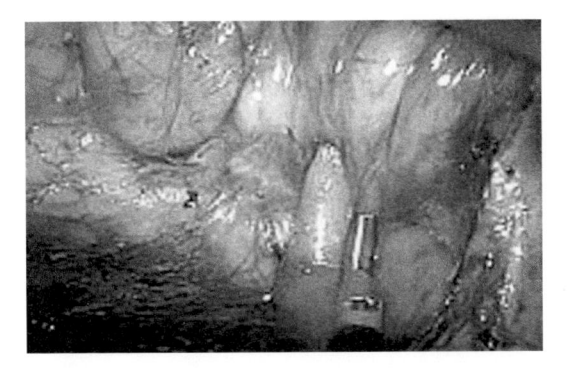

FIGURA 33.1 Ângulo hepático: dissecção do duodeno.

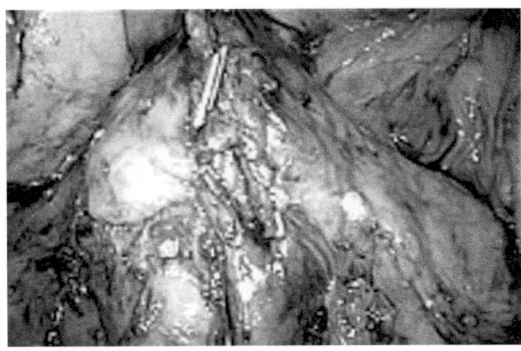

FIGURA 33.2 Aspecto final da dissecção das artérias cólicas direita e média.

o pâncreas (corpo e cauda) e com o baço. Em ambas as situações (ângulo hepático e esplênico), existem algumas formas de se realizar a dissecção, que poderá ser iniciada pelo mesocólon ou pela goteira parietocolônica – Figura 33.3a e b.

Desvascularização

A desvascularização colônica pode ser realizada como primeira etapa do ato cirúrgico, independentemente da dissecção inicial pelo mesocólon ou pela goteira parietocolônica, não existindo diferenças estatísticas significativas quanto aos resultados. Inicia-se a dissecção pelo mesocólon, com os seguintes objetivos:

a) manter o cólon fixo à parede abdominal, a qual funcionará como "pinça" facilitando a apresentação;
b) identificar as estruturas retroperitoneais com maior clareza;
c) diminuir a manipulação tumoral;
d) evitar de imediato a manipulação do processo inflamatório, como é o caso das diverticulites agudas;
e) padronizar a técnica cirúrgica e torná-la reprodutível.

A ligadura dos vasos cólicos pode ser feita com a aplicação de clipes de titânio, cintas de náilon, grampeadores e equipamentos com energia elétrica ou ultra-sônica. Quando não se utilizam clipes metálicos, a presença de placas de ateroma na íntima dos vasos pode determinar falhas na selagem dos vasos, resultando em importantes intercorrências (Figuras 33.4 a 33.6).

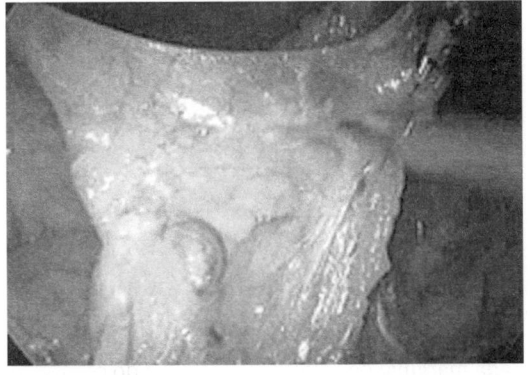

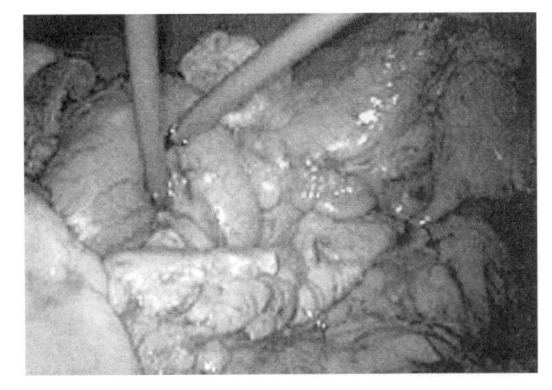

A   B

FIGURA 33.3 (A) Dissecção entre mesocólon transverso e pâncreas. (B) Dissecção final do ângulo esplênico do cólon.

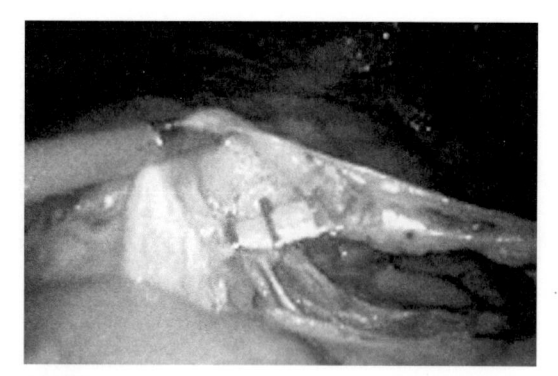

FIGURA 33.4 Ligadura da veia mesentérica inferior com clipe de titânio.

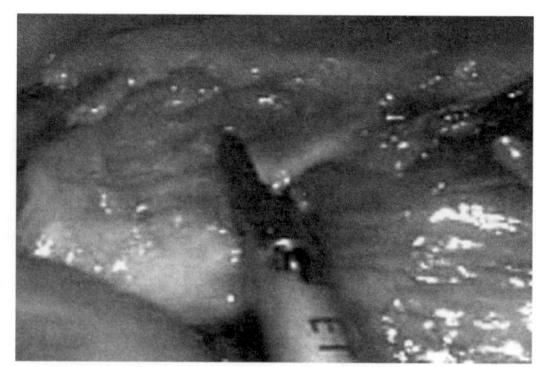

FIGURA 33.5 Ligadura e secção com bisturi ultra-sônico da veia mesentérica inferior.

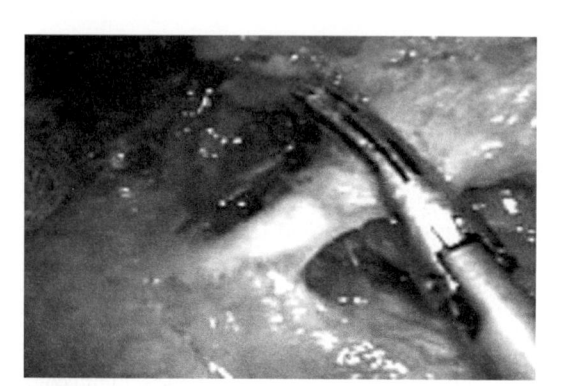

FIGURA 33.6 Ligadura e secção com bisturi da artéria mesentérica inferior.

Preservação dos nervos autonômicos

Na videocirurgia, apesar da falta da sensibilidade tátil, ganha-se em qualidade visual mediante a amplificação ótica das estruturas, associada à utilização de instrumentais ultra-sônicos (dissecção e hemostasia fina) que minimizam o sangramento e, pela menor dissipação lateral de energia, preservam as inervações autonômicas simpáticas e parassimpáticas (Figuras 33.7 e 33.8).

Linfadenectomias

As linfadenectomias nas cirurgias colorretais têm suas indicações bastante restritas. Para melhor discussão as linfadenectomias serão divididas em dois grupos: cólon direito e cólon esquerdo e pélvicas. As linfadenectomias do cólon direito e esquerdo estão limitadas às situações de tumores T3 N1 M0. A presença de quatro ou mais linfonodos pericolônicos comprometidos faz com que a linfadenectomia não se reflita em aumento da sobrevida (50), porém, de uma maneira geral e quando bem indicada, seus resultados oncológicos pela videolaparoscopia serão semelhantes aos da cirurgia convencional, mas com menor sangramento e trauma para o paciente (Figuras 33.9 a 33.10).

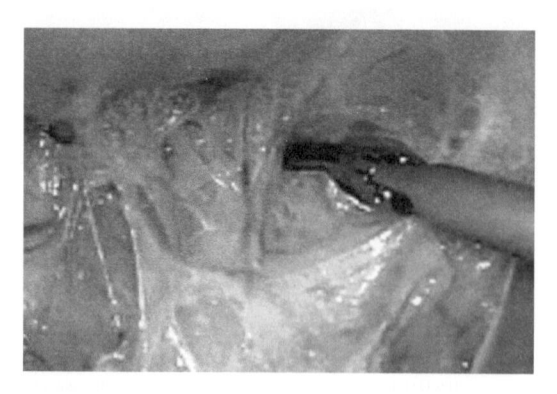

FIGURA 33.7 Nervos hipogástricos direito e esquerdo.

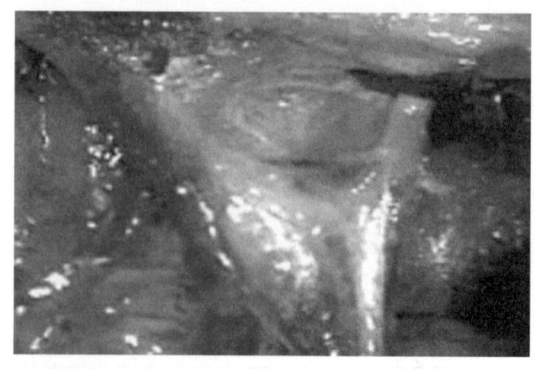

FIGURA 33.8 Secção do ramo retal do nervo hipogástrico esquerdo.

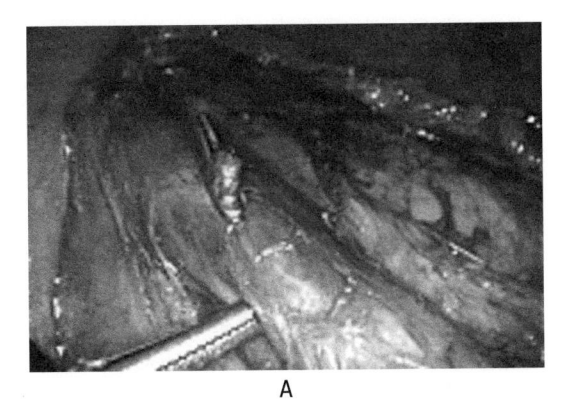

Figura 33.9 Linfadenectomia do cólon esquerdo.

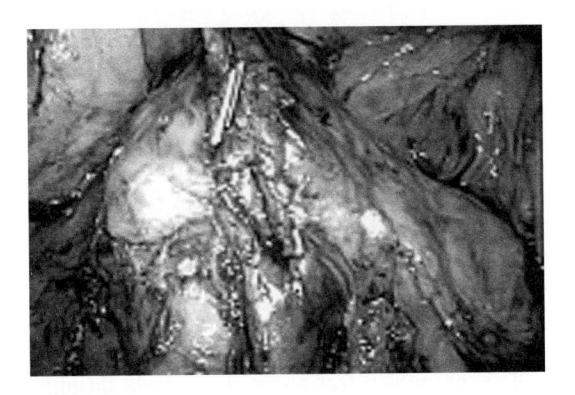

FIGURA 33.10 Linfadenectomia do cólon direito.

Linfadenectomias pélvicas

Divulgadas pela escola japonesa, as linfadenectomias pélvicas atualmente vem perdendo terreno nas indicações. Trabalhos japoneses avaliando ressecções a DI associadas a rádio e quimioterapia mostraram os mesmos resultados em relação à ressecção DII (51). No entanto, quando necessária, a linfadenectomia pélvica por videocirurgia torna-se perfeitamente factível, associada aos benefícios da técnica.

RETIRADA DO ESPÉCIME CIRÚRGICO: CUIDADOS E VIAS ALTERNATIVAS NA CIRURGIA COLORRETAL VIDEOLAPAROSCÓPICA

Durante a realização da videocirurgia colorretal, a escolha da via auxiliar para retirada do espécime cirúrgico é de extrema importância. Não menos importantes são os cuidados para a retirada dos espécimes, a saber:

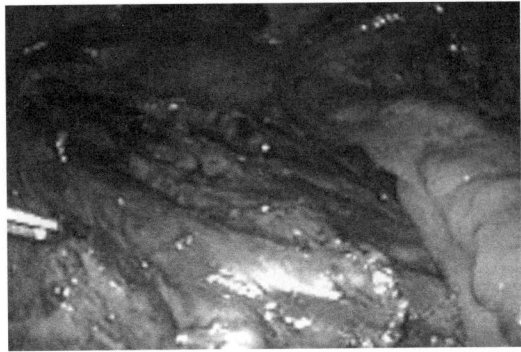

1. Incisão de tamanho superior ao tamanho da lesão, evitando-se que o espécime seja comprimido pela incisão.
2. Proteção das bordas da incisão cirúrgica com dispositivos plásticos apropriados, na intenção de evitar implantes tumorais e/ou contaminações infecciosas da mesma.
3. Lavagem exaustiva da cavidade com solução fisiológica.
4. Aplicação de substâncias citostáticas como as soluções iodadas (embora não existam trabalhos científicos comprovando sua eficácia).
5. Ao se optar por determinada incisão, deve-se ter como objetivo a facilidade e a segurança para a retirada do espécime, como também o conforto para a confecção das anastomoses. Didaticamente, as incisões serão classificadas relacionando-as aos segmentos intestinais envolvidos:
   a) cólon direito e transverso;
   b) cólon esquerdo e reto alto;
   c) reto médio;
   d) reto baixo.

Cólon direito e transverso

Esses dois segmentos do cólon, após a ampla dissecção por videocirurgia, tornam-se bastante móveis, facilitando uma eventual anastomose na incisão. Em associação ao biotipo do paciente, podem-se realizar as seguintes incisões:

1. transumbilical (Figura 33.11);
2. subcostal ou transversa direita ou esquerda (Figura 33.12);
3. suprapúbica (Figura 33.13).

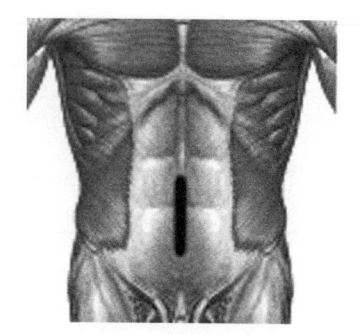

FIGURA 33.11 Incisão transumbilical.

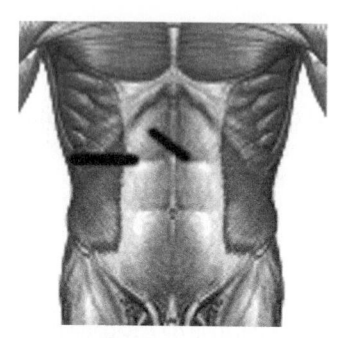

FIGURA 33.12 Incisão subcostal ou transversa.

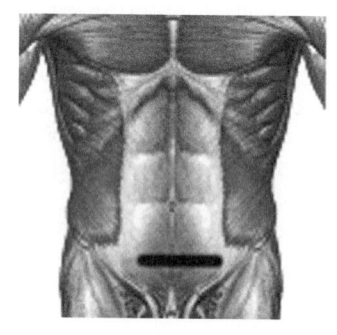

FIGURA 33.13 Incisão suprapúbica.

Cólon esquerdo e reto alto

Nesse segmento do cólon, as incisões utilizadas são:

1. ampliação da incisão da punção da fossa ilíaca direita (Figura 33.14);
2. suprapúbica transversa ou mediana (Figura 33.15);

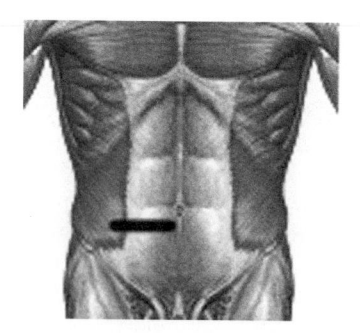

FIGURA 33.14 Ampliação da incisão da punção da fossa ilíaca direita.

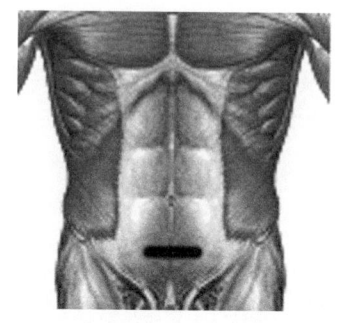

FIGURA 33.15 Incisão suprapúbica transversa ou mediana.

3. suprapúbica transversa à esquerda da linha mediana (Figura 33.16).

Essa última opção (Figura 33.16) é a preferida, visto que não é necessário seccionar o músculo para sua realização e proporciona um excelente efeito estético. Por essa incisão, podem utilizar-se pinças para o auxílio e o acoplamento da ogiva do grampeador

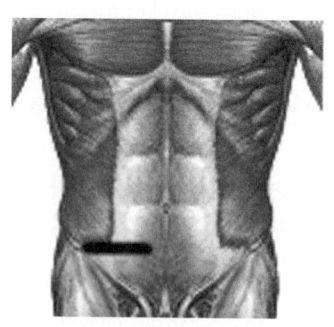

FIGURA 33.16 Incisão suprapúbica transversa à esquerda da linha mediana.

no seu corpo em casos de dificuldade na passagem do corpo do grampeador circular pelo reto.

Reto médio e baixo

Para esses segmentos do intestino grosso, não estão disponíveis grampeadores laparoscópicos que se adaptem adequadamente à pelve. Utiliza-se, nesses casos, a incisão suprapúbica para a retirada do espécime cirúrgico e anastomose. Para facilitar a retirada do espécime cirúrgico e, principalmente, confeccionar anastomoses com melhor qualidade técnica, adota-se o acesso perineal para esses segmentos do reto, no Serviço de Cirurgia Geral e Urologia do HSPE (São Paulo/SP – Brasil).

Após dissecção videocirúrgica do ângulo esplênico, cólon esquerdo e reto até o nível da musculatura do assoalho pélvico, realizam-se as seguintes incisões perineais:

- Reto médio – No sexo feminino, realiza-se colpotomia longitudinal posterior com retirada do espécime cirúrgico pela vagina e anastomose grampeada ou manual convencional (Figuras 33.17 e 33.18). No sexo masculino, utiliza-se a incisão transperineal, a mesma incisão da prostatectomia perineal (44) com retirada do espécime cirúrgico e também anastomose grampeada ou manual convencional (Figuras 33.19 e 33.20).

Obs.: As incisões vaginal e transperineal têm mostrado excelentes resultados em muitos casos operados, fazendo parte de protocolo de estudo a ser publicado em breve.

- Reto baixo – Se há indicação de preservação esfincteriana, realiza-se dissecção transanal ou transesfincteriana, com reti-

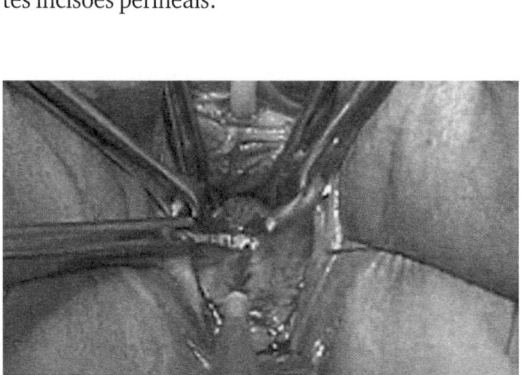

FIGURA 33.17 Colpotomia posterior.

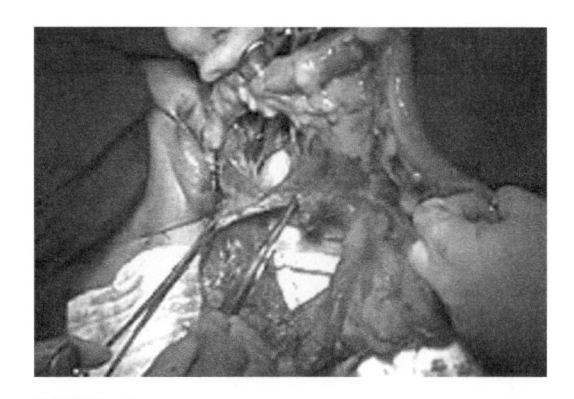

FIGURA 33.18 Espécime cirúrgico retirado pela vagina.

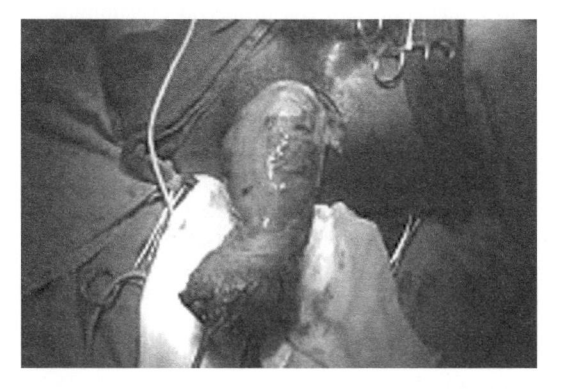

FIGURA 33.19 Espécime cirúrgico retirado pela incisão.

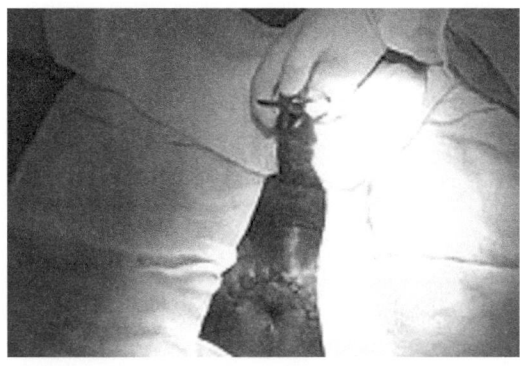

FIGURA 33.20 Aspecto final da incisão.

rada do espécime cirúrgico e anastomose manual (Figuras 33.21 e 33.22).

ASPECTOS FUTUROS DA CIRURGIA LAPAROSCÓPICA COLORRETAL

Ao contrário do que ocorreu com o tratamento videolaparoscópico da litíase biliar e da hérnia hiatal, os procedimentos colorretais evoluíram de forma muito lenta devido principalmente à complexidade dos procedimentos que requerem uma maior curva de aprendizagem (37). Também a publicação de Berends e colaboradores (52), em 1994, mencionando 3 (21,0%) casos de recidiva tumoral em ferida de trocartes em 14 pacientes operados, serviu como um freio no entusiasmo recém-instalado do acesso videolaparoscópico para a cirurgia do câncer colorretal. No entanto, após os estudos multicêntricos publicados demonstrando semelhança no tratamento do câncer colorretal e comparando os acessos laparoscópico e aberto entre 2002 e 2004 (29, 30, 31, 52, 53), houve um nítido acréscimo no interesse dos cirurgiões colorretais em aprender e utilizar o acesso laparoscópico nas afecções benignas e malignas.

Atualmente, de forma muito segura, há um estímulo muito grande na popularização dos procedimentos laparoscópicos, já que as indicações, limitações, contra-indicações e técnicas para ressecções colorretais encontram-se bem estabelecidas.

Do ponto de vista de tecnologia, há uma verdadeira explosão na pesquisa e nos lançamentos de novos equipamentos que abordam revolucionários conceitos da cirurgia minimamente invasiva, como o acesso cirúrgico endoluminal com aparelhos que permitem o processamento de imagens de alta definição, os grampeadores e endoscópios computadorizados, o uso das colas biológicas e dos adesivos, a microinstrumentação flexível e a expansão no uso da robótica (54, 55).

A oferta cada vez maior de novos programas de treinamento em vários centros nacionais e internacionais com capacidade de ensino-aprendizado local e a distância, com a transmissão de cirurgias ao vivo e as teleconferências, está cada vez mais acelerando o interesse, o aprendizado e a prática da cirurgia colorretal videolaparoscópica (56, 57).

No entanto, entende-se necessária a organização de programas para que os atuais cirurgiões especialistas sejam treinados de forma intensiva e com rigorosa supervisão, para que haja redução da curva de aprendizagem sem a concomitante elevação dos índices de morbi-mortalidade (58). Outro projeto de curto prazo deve ser a inserção de procedimentos videolaparoscópicos nos programas atuais de residência médica, de tal modo que os futuros cirurgiões colorretais concluam sua formação executando os procedimentos cirúrgicos por ambos os acessos.

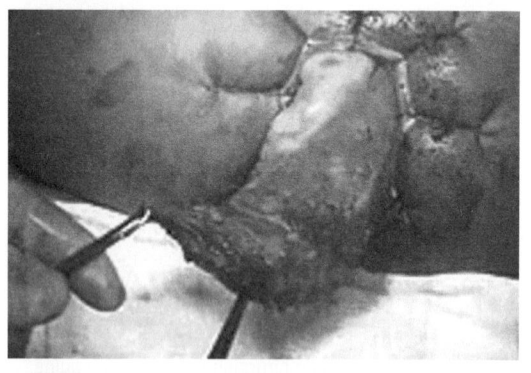

FIGURA 33.21 Espécime cirúrgico retirado.

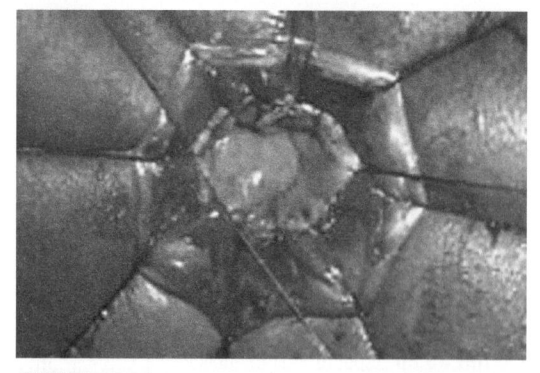

FIGURA 33.22 Aspecto final da anastomose manual pela incisão.

REFERÊNCIAS

1. Corson SL, Batzer FR, Gocial B, et al. Measurement of the force necessary for laparoscopic trocar entry. J Reprod Med. 1989 Apr;34(4):282-4.
2. Ternamian AM, Deitel M. Endoscopic threaded imaging port (EndoTIP) for laparoscopy: experience with different body weights. Endoscopic threaded imaging port (EndoTIP) for laparoscopy: experience with different body weights. Obes Surg. 1999 Feb;9(1):44-7.
3. Hashizume M, Sugimachi K. Needle and trocar injury during laparoscopic surgery in Japan. Surg Endosc. 1997 Dec;11(12):1198-201.

4. Lee DW, Chan AC, Kwok SP, et al. Ports, don't slip out! Surg Endosc. 1999 Jun;13(6):628.
5. Ganem EM. Anestesia para laparoscopia. In: Ferez D, Vane LA, Posso IP, Potério GMB, Torres MLA, editors. Atualização em anestesiologia. Editora Office. 2004;(IX):120-134.
6. Safran DB, Orlando R 3rd. Physiologic effects of pneumoperitoneum. Am J Surg. 1994 Feb;167(2): 281-6
7. O'Malley C, Cunningham AJ. Physiologic changes during laparoscopy. Anesthesiol Clin North America. 2001 Mar;19(1):1-19.
8. Wahba RW, Tessler MJ, Kleiman SJ. Acute ventilatory complications during laparoscopic upper abdominal surgery. Can J Anaesth. 1996 Jan;43(1):77-83.
9. Lentschener C, Axler O, Fernandez H, et al. Haemodynamic changes and vasopressin release are not consistently associated with carbon dioxide pneumoperitoneum in humans. Acta Anaesthesiol Scand. 2001 May;45(5):527-535.
10. Horvath KD, Whelan RL, Lier B, et al. The effects of elevated intraabdominal pressure, hypercarbia, and positioning on the hemodynamic responses to laparoscopic colectomy in pigs. Surg Endosc. 1998 Feb;12(2):107-14.
11. Halverson A, Buchanan R, Jacobs L, et al. Evaluation of mechanism of increased intracranial pressure with insufflation. Surg Endosc. 1998 Mar;12(3):266-9.
12. Millard JA, Hill BB, Cook PS, et al. Intermittent sequential pneumatic compression in prevention of venous stasis associated with pneumoperitoneum during laparoscopic cholecystectomy. Arch Surg. 1993 Aug;128(8):914-8.
13. Joris JL. Anesthesia for laparoscopic Surgery. In: Miller. Anesthesia. 5th. Philadelphia: Churchil livigstone; 2000. p. 2003-23.
14. Cunningham AJ. Anesthetic implications of laparoscopic surgery. Surg Endosc. 1998 Feb;12(2):93-4.
15. Browne J, Murphy D, Shorten G. Pneumomediastinum, pneumothorax and subcutaneous emphysema complicating MIS herniorrhaphy. Can J Anaesth 2000 Jan;47(1):69-72.
16. Razvi HA, Fields D, Vargas JC et al. Oliguria during laparoscopic surgery: evidence for direct renal parenchymal compression as an etiologic factor. J Endourol. 1996 Feb;10(1):1-4.
17. Dunn MD, McDougall EM. Renal physiology. Laparoscopic considerations. Urol Clin North Am. 2000 Nov;24(4):609-14.
18. Cunningham AJ, Brull S. Laparoscopic cholecystectomy: anesthetic implications. Anesth Analg. 1993 May;76(5):1120-33.
19. Nelson TM, Pollak R, Jonasson O, Abcarian H. Anatomic variants of the celiac, superior mesenteric, and inferior mesenteric arteries and their clinical relevance. Clin Anat. 1988;1:75-91.
20. Garcia-Ruiz A, Milsom JW, Ludwig KA, et al. Right colonic arterial anatomy. Implications for laparoscopic surgery. Dis Colon Rectum. 1996 Aug;39(8): 906-11.
21. Godlewski G. Anatomie du côlon. In: Chevrel JP, editor. Lê tronc. Paris:Springler-Verlag; 1994.
22. Chesbourg RM, Burkhard K, Martinez AJ, et al. Gerota versus Zuckerkandl: the renal fascia revisited. Radiology. 1989 Dec;173(3):845-6.
23. Kahle W, Leonnhardt H, Platzer W. Anatomie. Paris: Flamarion; 1978.
24. Bessler M, Whenlan RL, Halverson A, et al. Is immune function better preserved after laparoscopic versus open colon resection? Surg Endosc. 1994 Aug;8(8):881-3.
25. Delgado S, Lacy AM, Filella X, et al. Acute phase response in laparoscopic and open colectomy in colon cancer: randomized study. Dis Colon Rectum. 2001 May;44(5):638-46.
26. Dwivedi A, Chahin F, Agrawal S, et al. Laparoscopic colectomy vs. open colectomy for diverticular disease. Dis Colon Rectum. 2002 Oct;45(10):1309-14.
27. Kairaluoma MV, Viljakka MT, Kellokumpu IH. Open vs. laparoscopic surgery for rectal prolapse: a case-controlled study assessing short-term outcome. Dis. Colon Rectum. 2003 Mar;46(3):353-60
28. Gurland BH, Wexner SD. Laparoscopic surgery for inflammatory bowel disease: results of the past decade. Inflamm Bowel Dis. 2002 Jan;8(1):46-54.
29. Regadas FSP, Regadas SMM, Rodrigues LV, et al. Índices de Recidiva e sobrevida no tratamento do câncer colorretal comparando os acessos laparoscópico e laparotômico em cinco anos. Rev bras Coloproct. 2001 Mar;21(3):144-7.
30. Lacy AM, Garcia-Valdecasas JC, Delgado S, et al. Laparoscopy-assisted colectomy versus open colectomy for treatment of non-metastatic colon cancer: a randomised trial. Lancet. 2002 Jun 29;359(9325):2224-9.
31. Clinical Outcomes of Surgical Therapy Study Group. A Comparison of Laparoscopically assisted and open colectomy for colon cancer. N Engl J Med. 2004 May 13;350(20):2050-9.
32. Herrera L, Brown MT. Prognostic profile in rectal cancer. Dis Colon Rectum. 1994 Feb;37(2 Suppl):S1-5.
33. Otchy D, Simmang C, Hyman N, et al. Practice Parameters for Colon Câncer. Dis Colon Rectum. 2004 Aug;47(8):1269-84.
34. Bleiberg H; Kemeny N; Rougier P, et al. Colorectal cancer: a clinical guide to therapy. CRC Press, 2001. 752p.
35. Heald RJ; Ryall RD. Recurrence and survival after total mesorectal excision for rectal cancer. Lancet. Lancet. 1986 Jun;1(8496):1479-82.

36. Wu WX; Sun YM; Hua YB; et al. Laparoscopic versus conventional open resection of rectal carcinoma: a clinical comparative study. World J Gastroenterol. 2004 Apr;10(8):1167-70.

37. Schlachta CM, Mamazza J, Seschadri PA, et al. Defining a learning curve for laparoscopic colorectal resections. Dis Colon Rectum. 2001 Feb;44(2):217-22.

38. Refsasson AR, Sigurdsun ER. Management of locally advanced rectal câncer (review).Surg Oncol 2000; 9:193-204.

39. McKenzie SP, Barnes SL, Schwartz RW. An update on the surgical management of rectal cancer. Curr Surg. 2005 Jul-Aug;62(4):407-11.

40. Sasson AR, Sigurdson ER.. Management of locally advanced rectal cancer. Surg Oncol. 2000 Dec;9(4): 193-204.

41. Dehni N; Parc R; Church JM. Colonic J-pouch-anal anastomosis for rectal cancer. Dis Colon Rectum. 2003 May;46(5):667-75.

42. Tsang WW; Chung CC; Kwok SY; et al. Laparoscopic sphincter-preserving total mesorectal excision with colonic J-pouch reconstruction: five-year results. Ann Surg. 2006 Mar;243(3):353-8.

43. Walsh PC; Jewett HJ. Radical surgery for prostatic cancer. Cancer. 1980 Apr;45(7 Suppl):1906-11.

44. Walsh PC. Radical prostatectomy for the treatment of localized prostatic carcinoma. Urol Clin North Am. 1980 Oct;7(3):583-91.

45. Lindsey I; Guy RJ; Warren BF; et al. Anatomy of Denonvilliers' fascia and pelvic nerves, impotence, and implications for the colorectal surgeon. Br J Surg. 2000 Oct;87(10):1288-99.

46. Law WL; Chu KW; Tung HM. Early outcomes of 100 patients with laparoscopic resection for rectal neoplasm. Surg Endosc. 2004 Nov;18(11):1592-6.

47. Law WL; Lee YM; Choi HK; et al. Laparoscopic and open anterior resection for upper and mid rectal cancer: an evaluation of outcomes. Dis Colon Rectum. 2006 Aug;49(8):1108-15.

48. Kitano S; Kitajima M; Konishi F; et al. A multicenter study on laparoscopic surgery for colorectal cancer in Japan. Surg Endosc. 2006 Sep;20(9):1348-52.

49. Aziz O; Constantinides V; Tekkis PP; et al. Laparoscopic versus open surgery for rectal cancer: a meta-analysis. Ann Surg Oncol. 2006 Mar;13(3):413-24.

50. Slanetz CA, Grimson R. Effect of high and intermediate ligation on survival an recurrence rates following curative resection of colorectal cancer.Dis Colon Rectum. 1997 Oct:40(10):1205-18.

51. Nagawa H, Muto T, Sunouchi K, et al. Randomized, controlled trial of lateral node dissection vs. nerve preserving resection in patients with rectal cancer after preoperative radiotherapy. Dis Colon Rectum. 2001 Sep;44(9):1274-80.

52. Berends FJ, Kazemier G, Bonjer HJ, et al. Subcutaneous metastases after laparoscopic colectomy. Lancet. 1994 Jul 2;344(8914):58.

53. Zmora O, Weiss EG. Trocar site recurrence in laparoscopic surgery for colorectal cancer. Myth or real concern? Surg Oncol Clin N Am. 2001 Jul;10(3): 625-38.

54. Delaney CP, Lynch AC, Senagore AJ, et al. Comparison of robotically performed and traditional laparoscopic colorectal surgery. Dis Colon Rectum 2003 Dec;46(12):1633-9

55. Ruurda JP, Broeders IA. Robot-assisted laparoscopic intestinal anastomosis. Surg Endosc. 2003 Feb; 17(2):236-41.

56. Mavrantonis C, Wexner SD, Nogueras JJ, et al. Current attitudes in laparoscopic colorectal surgery. Surg Endosc. 2002 Aug;16(8):1152-7.

57. Ota D, Loftin B, Saito T, et al. Virtual reality in surgical education. Comput Biol Med. 1995 Mar;25(2): 127-37.

58. Wolfe BM, Szabo Z, Moran ME, et al. Training for minimally invasive surgery: need for surgical skills. Surg Endosc. 1993 Mar-Apr;7(2):93-5.

Videocirurgia vascular

NEWTON ROESCH AERTS
EDUARDO LICHTENFELS

34

INTRODUÇÃO

Desde a realização da primeira colecistectomia laparoscópica por Mühe (1), em 1986, a técnica endoscópica ou minimamente invasiva vem crescendo tanto acadêmica quanto industrialmente.

Os procedimentos vasculares laparoscópicos estão nos estágios preliminares. A simpatectomia torácica para tratamento de distrofia simpática reflexa e hiper-hidrose palmar é um dos procedimentos que mais evoluiu com a utilização da técnica minimamente invasiva, sendo, atualmente, realizada com rapidez e segurança por meio da técnica toracoscópica (2, 3, 4, 5).

Atualmente, encontram-se em estudo alguns procedimentos realizados através da técnica minimamente invasiva, são eles: a ligadura endoscópica subfascial de veias perfurantes, a simpatectomia lombar laparoscópica e a cirurgia laparoscópica da aorta.

CIRURGIA LAPAROSCÓPICA

Simpatectomia lombar laparoscópica

A simpatectomia lombar possui papel bem definido no tratamento das afecções vasculares periféricas. Os pacientes portadores de doença isquêmica que não possuem condições de revascularização arterial, portadores de causalgia ou distrofia simpática reflexa não-responsiva ao tratamento medicamentoso e doenças vasoespásticas sintomáticas são candidatos a simpatectomia lombar (6). Lee e colaboradores (7) demonstraram o benefício da simpatectomia lombar para o salvamento da extremidade inferior. A taxa de sucesso desse tratamento para pacientes com dor isquêmica em repouso varia de 50-70% (8). Bons resultados também têm sido relatados no tratamento da causalgia e distrofia simpática reflexa (9, 10).

Tradicionalmente, a técnica utilizada para a realização da simpatectomia lombar tem sido a cirurgia aberta (5, 11, 12). Atualmente, com o desenvolvimento de novos materiais e com a experiência adquirida com os demais procedimentos laparoscópicos, a técnica minimamente invasiva tem sido cada vez mais utilizada para a realização da simpatectomia lombar. Hourlay e colaboradores (13) foram os primeiros a relatarem esta técnica.

Simpatectomia lombar laparoscópica transperitoneal

A simpatectomia lombar realizada pela técnica transperitoneal ainda é uma técnica em fase de estudo. A exposição da cadeia simpática lombar é dificultada no acesso transperitoneal devido à sobreposição da veia cava e da aorta. O afastamento do intestino delgado é realizado através do decúbito oposto ao lado a ser acessado. Alguns fatores que tornaram essa técnica menos popular foram dor nas incisões, íleo prolongado no pós-operatório e desenvolvimento tardio de aderências abdominais (14).

A técnica consiste no posicionamento em decúbito lateral do paciente com a mesa cirúrgica angulada em 20 graus no centro. A agulha de Veress é inserida na linha do umbigo lateral ao músculo reto, o abdome é insuflado, e mais dois portais são obtidos na linha hemiclavicular através da inserção de trocartes de 5 e 10 mm por visão direta. O rim e o cólon são afastados medialmente, as fixações laterais peritoneais são incisadas da flexura hepática ou esplênica até a pelve. O cólon é rebatido medialmente, o rim é dissecado do retroperitônio e rotado para expor a coluna vertebral. A cadeia simpática é dissecada do pedículo renal até a artéria ilíaca, clipada e seccionada.

Watarida e colaboradores relataram a realização de um caso com sucesso através do acesso transperitoneal (12). Wattanasirichaigoon e colaboradores (15) relataram uma série de 5 pacientes operados por meio dessa técnica, sugerindo ser uma alternativa segura e efetiva para o tratamento de isquemia e doenças vasoespásticas dos membros inferiores.

Simpatectomia lombar laparoscópica extraperitoneal

A técnica extraperitoneal tem sido, na atualidade, a preferida para a realização da simpatectomia lombar laparoscópica. A menor incidência de complicações pós-operatórias a longo prazo, resultantes da formação de aderências abdominais, tem sido uma das razões dessa preferência (11).

A técnica é realizada por meio do posicionamento do paciente em decúbito lateral de 30 graus com a mesa cirúrgica angulada em 20 graus no centro para relaxar o músculo psoas. Uma incisão transversa de 11 mm é realizada acima da crista ilíaca ântero-superior em linha com o umbigo. Os planos são dissecados até ser possível a manipulação digital até o retroperitônio. O retroperitônio é dissecado digitalmente, e um trocarte rombo de 11 mm é inserido no portal, e a incisão, suturada. O espaço retroperitoneal é insuflado com gás carbônico até uma pressão de 13 mmHg. Um laparoscópio de 30 graus é inserido no portal, e dois trocartes de 5 e 10 mm são inseridos através de visão direta, formando um triângulo. Um quarto portal pode ser obtido para colocação de um afastador. A cadeia simpática é dissecada da veia renal até a artéria ilíaca, clipada e seccionada (Figura 34.1).

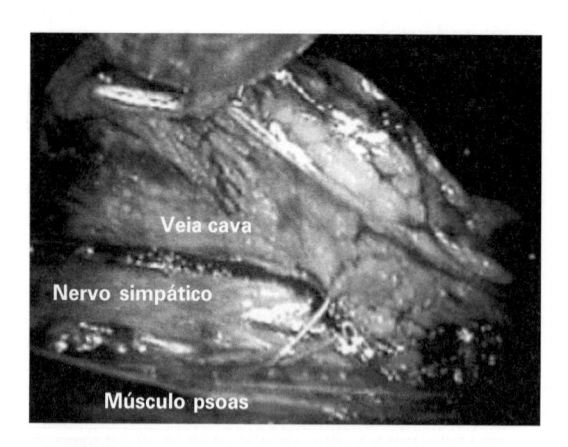

FIGURA 34.1 Simpatectomia laparoscópica.

Kathouda e colaboradores, em 1997, relataram uma série de 5 pacientes operados com sucesso por meio da técnica laparoscópica retroperitoneal. Na série mais recente, Watarida e colaboradores (12) demonstram os resultados de seis pacientes operados pela técnica retroperitoneal. Em todos os casos, foi alcançado sucesso terapêutico. Os autores salientam a importância do treinamento para a realização desse tipo de procedimento. A complicação mais freqüente é a dor incisional pós-operatória. Complicações graves, como lesão ureteral e dos grandes vasos, são raras (16).

CIRURGIA LAPAROSCÓPICA DA AORTA

Atualmente, o padrão-ouro para o tratamento da doença oclusiva aorto-ilíaca e aneurisma da aorta abdominal é a cirurgia convencional com o uso de prótese vascular, com uma mortalidade menor do que 5% (17, 18, 19). Com o advento da cirurgia endovascular, a exclusão do aneurisma por meio da colocação de prótese endovascular e a angioplastia com colocação de *stent* para tratamento da doença aorto-ilíaca vêm se tornando uma alternativa segura e com bons resultados a curto e médio prazos (20, 21). Todavia, os resultados a longo prazo da endoprótese para o aneurisma da aorta, principalmente a taxa de reoperação (10-34%) (22, 23, 24) devido a vazamentos (10-20%) (25), migração da endoprótese (3,6-15%) (26, 27), oclusões (3-4%) (28) e ruptura do aneurisma (1%) (29), ainda são motivo de preocupação. Para o tratamento de pacientes portadores de aneurismas da aorta abdominal e doença aorto-ilíaca significativa com limitações clínicas para a cirurgia convencional e não-candidatos à cirurgia endovascular, surge a cirurgia laparoscópica como uma alternativa.

Revascularização aorto-ilíaca laparoscópica

A técnica laparoscópica para o tratamento da doença aorto-ilíaca consiste no acesso transperitoneal retrocólico. A técnica baseia-se no posicionamento do paciente com o lado esquerdo elevado em 70 graus, com balão inflável. Um trocarte de 10 mm é inserido por meio de técnica aberta 3-4 cm abaixo da última costela na linha médio-axilar. Os demais trocartes (5) são introduzidos com visão direta. O último trocarte é inserido na linha média 2 cm abaixo do processo xifóide e será utilizado para o *clamp* de aorta. O acesso é transperitoneal retrocólico lateral esquerdo, com incisão do peritônio do ângulo esplênico até o cólon sigmóide. A dissecção estende-se até a veia renal esquerda. O mesocólon é fixado na parede abdominal por meio de clipes. A aorta infra-renal é exposta por meio de dissecção com coagulação. Após controle da artéria mesentérica inferior, a dissecção estende-se até as artérias ilíacas comuns (Figura 34.2). A prótese aórtica é inserida por um dos portais. O clampeamento é realizado utilizando-se *clamps* laparoscópicos, e a sutura da prótese é realizada com pinça de sutura acoplada ao fio de polipropileno, término-lateral ou látero-lateral.

Nas séries recentes, encontram-se mortalidade de 0-4,3%, morbidade de 9,7-24%, taxa de conversão de 2-4,8% e perda sangüínea média de 450-500 mL (30, 31). Cau e colaboradores (32), em um estudo prospectivo de 72 pacientes operados pela técnica laparoscópica, demonstraram uma morbidade de 9,7% e uma taxa de conversão para cirurgia aberta de 2,7%. A incidência de complicações pós-operatórias é pequena, entre elas: hérnia no acesso do trocarte, trombose do enxerto, pseudoaneurisma, embolia, hematoma retroperitoneal e infecção do enxerto (32, 33). A técnica laparoscópica é considerada segura e exeqüível, porém são necessários mais estudos para avaliar o custo e o benefício dessa técnica (Tabela 34.1).

Essa é uma técnica segura e minimamente invasiva para o tratamento do aneurisma da aorta abdominal, com resultados muito dependentes do treinamento cirúrgico. Pode ser considerada uma alternativa entre a cirurgia aberta e a laparoscópica exclusiva.

Cirurgia laparoscópica do aneurisma da aorta abdominal

A técnica realizada totalmente por meio da laparoscopia tem sido relatada em vários estudos. A técnica para tratamento laparoscópico do aneurisma da aorta abdominal é muito semelhante à descrita para a revascularização aorto-ilíaca. Um trocarte adicional é inserido para o clampeamento da ilíaca esquerda e o clampeamento da ilíaca direita é realizado por meio de um trocarte colocado na posição infraumbilical. Pontos na capa do aneurisma são colocados para tração lateral, os trombos murais são colocados em uma bolsa laparoscópica, as artérias lombares são controladas com clipes ou suturadas. A aorta proximal é completamente seccionada para facilitar a sutura término-terminal, distalmente são confeccionadas as anastomoses término-terminais.

Em uma série recente, que demonstrou os resultados da laparoscopia para o reparo do aneurisma da aorta, a mortalidade foi de 6,1%, a morbidade, de 18%, o sangramento médio, de 1.800 mL, e o tempo

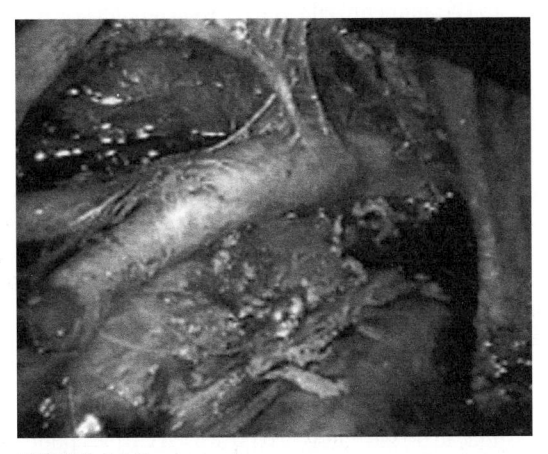

FIGURA 34.2 Dissecção aorto-ilíaca por via videolaparoscópica.

Tabela 34.1

Resultados da revascularização aorto-ilíaca laparoscópica (séries recentes)

	Tempo cirúrgico (min.)	Tempo de clampeamento (min.)	Perda sangüínea (ml)	Mortalidade (%)	Morbidade (%)	Conversão (%)
Coggia e cols. (30)	240	67,5	500	4,3	13,5	2
Dion e cols. (33)	–	–	–	2,2	13	2,2
Remy e cols. (31)	240	60	500	0	24	4,8
Cau e cols. (32)	216	57	450	0	9,7	2,7

cirúrgico médio, de 290 minutos (34). O mesmo autor, em 2005, apresentou os resultados de um estudo de caso-controle comparando a cirurgia convencional com a laparoscópica. A cirurgia laparoscópica apresentou maior tempo cirúrgico, maior tempo de clampeamento da aorta e maior perda sangüínea. Não houve diferença na incidência de complicações pós-operatórias ou mortalidade. A taxa de íleo, tempo de internação e retorno às atividades no pós-operatório foi menor no grupo laparoscópico (35).

A cirurgia laparoscópica do aneurisma da aorta é uma técnica que apresenta resultados semelhantes à técnica aberta no que concerne ao pós-operatório, porém a demanda técnica é muito maior.

Cirurgia laparoscópica manualmente assistida do aneurisma da aorta abdominal

A técnica laparoscópica manualmente assistida para o tratamento do aneurisma da aorta abdominal vem sendo utilizada desde 2000 (36, 37, 38). A técnica se baseia no princípio laparoscópico descrito anteriormente associado a uma minilaparotomia de 7-8 cm imediatamente sobre o cólon proximal do aneurisma (localizado por tomografia no pré-operatório). Essa incisão será utilizada pelo cirurgião para a inserção da mão não-dominante através de portal específico (sem perda do gás) para auxílio no afastamento inicial e colocação dos trocartes, bem como para realização das anastomoses proximal e distal a céu aberto.

Castronuovo e colaboradores (39) demonstraram pequenas taxas de mortalidade (5%) e morbidade com o uso dessa técnica, apesar de um tempo cirúrgico prolongado (7,7 horas). Ferrari e colaboradores (40) relataram os resultados dessa técnica em estudo recente, com mortalidade de 0%, morbidade de 12,2%, sangramento médio de 1.136 mL, permanência média em UTI de 14,3 horas e tempo médio de internação de 4,4 dias. O tempo de seguimento foi de 28,6 meses.

CIRURGIA ENDOSCÓPICA

Ligadura endoscópica subfascial de veias perfurantes

A incidência de úlcera venosa na população ocidental é de 1-2% (41). Os custos do tratamento ultrapassam US$ 2,5 bilhões anuais (42). Apesar dos diversos tratamentos conservadores disponíveis, muito pacientes não apresentam melhora da ulceração. Diversos procedimentos cirúrgicos existem para tentar eliminar veias perfurantes incompetentes associadas às ulcerações mediais da perna, entre eles a ligadura endoscópica subfascial de veias perfurantes.

O tratamento consiste em uma modificação do procedimento original descrito por Linton e colaboradores (43), no qual um endoscópio é utilizado para acessar as veias perfurantes incompetentes da face medial da perna, previamente localizadas pela ultra-sonografia com Doppler, através da fáscia muscular e ligá-las. Inicialmente, foram utilizados mediastinoscópios e broncoscópios. Atualmente, são utilizados endoscópios especificamente fabricados para tal fim (Figura 34.3), com câmera e pinça de trabalho fundidos em um aparelho. Apenas uma incisão é realizada na face medial da perna afetada 10 cm abaixo da tuberosidade da tíbia, sendo esse o portal por onde será realizada a dissecção com balão (Figura 34.4) e insuflação do gás carbônico no espaço virtual criado. Todas as perfurantes encontradas são ligadas com clipes e seccionadas, ou seccionadas com eletrocautério (Figura 34.5).

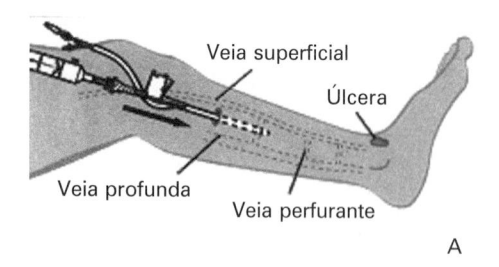

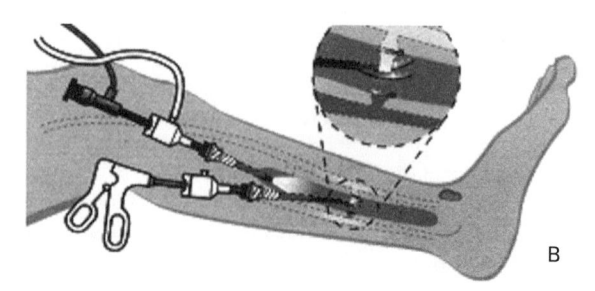

FIGURA 34.3 Diagrama demonstrando a inserção do balão para dissecção. (A) Localização anatômica. (B) Ligadura endoscópica.

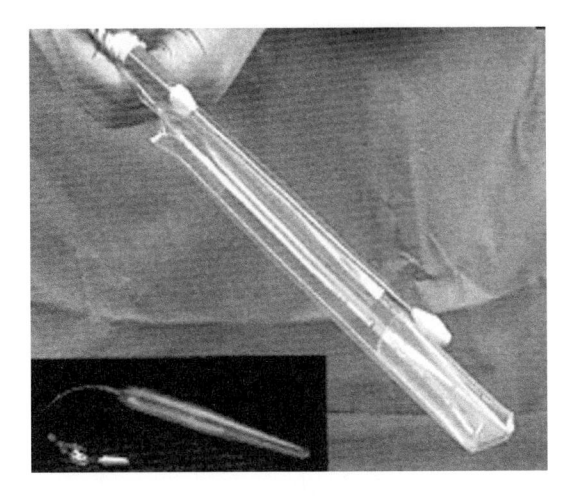

FIGURA 34.4 Balão de dissecção retroperitoneal.

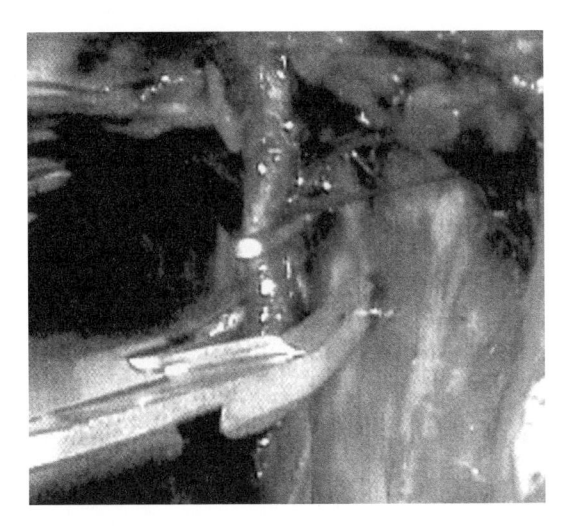

FIGURA 34.5 Visão endoscópica da ligadura de veia perfurante.

Dados do *North American subfascial endoscopic perforator surgery register* demonstraram uma taxa de recidiva da úlcera de 16% em 1 ano e 28% em 2 anos, sem complicações significativas associadas (44). Glovizcki e colaboradores (45) relataram taxas de recorrência de 12% nos pacientes tratados na Clínica Mayo. Sybrandy e colaboradores (46), em recente estudo randomizado, demonstraram resultados semelhantes entre a ligadura endoscópica e a cirurgia clássica com relação à taxa de cicatrização e de recidiva das úlceras de perna, porém com uma morbidade menor do procedimento endoscópico. Em suma, a taxa de cicatrização das úlceras de perna após ligadura endoscópica é de 88%, recidivas ocorrem em 13% dos pacientes após seguimento de 21 meses. As complicações relacionadas ao procedimento são infecção de ferida operatória (6%), hematoma (9%), neuralgia (7%) e trombose venosa profunda (1%) (47). Os resultados do tratamento em pacientes com ulceração associada à síndrome pós-trombótica são significativamente piores (44). Os resultados dos estudos mais recentes estão dispostos na Tabela 34.2.

A interrupção de perfurantes insuficientes por meio da técnica endoscópica é efetiva na diminuição dos sintomas da insuficiência venosa crônica e para a cicatrização de úlceras de perna, devendo ser utilizada como tratamento adjuvante de pacientes com doença venosa crônica.

CONCLUSÕES

Os procedimentos minimamente invasivos revolucionaram a especialidade cirúrgica, principalmente as cirurgias gastrintestinal, urológica e ginecológica. A cirurgia vascular periférica, tradicionalmente uma especialidade dominada pela técnica convencional, vem na última década incorporando novas técnicas para suprir uma demanda cada vez maior de pacientes que não são candidatos à cirurgia convencional, bem como para oferecer tratamentos menos invasivos como alternativa aos procedimentos clássicos.

Em relação à simpatectomia, vê-se que com a evolução do tratamento toracoscópico a simpatectomia torácica minimamente invasiva já ocupa lugar de destaque. A simpatectomia lombar por via laparoscópica ainda está em fase de estudos, apresentando resultados promissores em pacientes selecionados.

A cirurgia laparoscópica da aorta, para o tratamento de doença aorto-ilíaca e do aneurisma da aorta abdominal, vem sendo avaliada por diversos estudos nos últimos anos. A dificuldade técnica encontrada nesse tipo de abordagem, bem como a necessidade de material específico para tal procedimento, torna o procedimento laparoscópico pouco usual. Além disso, com o desenvolvimento acelerado da técnica endovascular e dos dispositivos intraluminais, a técnica laparoscópica vem tornando-se uma alternativa para os pacientes que não apresentam condições clínicas para realizar a cirurgia convencional e possuem contra-indicação para o procedimento endovascular.

O tratamento das veias perfurantes insuficientes por meio da técnica endoscópica já está bem esta-

Tabela 34.2

Resultados da cirurgia endoscópica para o tratamento de veias perfurantes incompetentes

	Data	Nº de membros tratados	Nº de membros com úlcera	Cicatrização ferida (%/tempo)	Recidiva da úlcera (%)	Seguimento (anos)
Pierik e cols. (48)	1997	19	19	90	0	1,8
NASEPS (44)*	1999	146	101	88/1 ano	28	2
Lee e cols. (49)	2001	36	19	58/1,5 meses	11	1
Sybrandy e cols. (46)	2001	20	20	89,5	12	3,8
Kalra e cols. (50)	2002	103	42	87/3 meses	27	5
Iafrati e cols. (51)	2002	51	29	74/6 meses	13	5
Bianchi e cols. (52)	2003	74	58	91/2,9 meses	4	2,5
Baron e cols. (53)	2005	128	68	100/24 semanas	0	2

* North American Subfascial Endoscopic Perforator Surgery registry.

belecido na literatura. Os resultados demonstrados pelos diversos estudos realizados colocam essa técnica como um adjunto importante no arsenal terapêutico para o tratamento da insuficiência venosa dos membros inferiores, principalmente àquela associada à ulceração.

REFERÊNCIAS

1. Chekan EG, Pappas TN. Cirurgia Minimamente Invasiva. In: Townsend CM, editor. Sabiston - Tratado de Cirurgia. Rio de Janeiro: Guanabara Koogan; 2002.
2. Aerts NR. Simpatectomia cérvico-torácica por toracoscopia: experiência inicial. Revista Angiologia e Cirurgia Vascular. 1995 Mar;11(3):11.
3. Aerts NR. Simpatectomia cérvico-torácica por videotoracoscopia. Revista Angiologia e Cirurgia Vascular. 2001 Maio;17(5):S105.
4. Aerts NR. Simpatectomia Torácica Vídeo-assistida: indicações, técnica e resultados. Fundação Faculdade Federal de Ciências Médicas de Porto Alegre; 2002.
5. McFadden PM, Hollier LH. Simpatectomia por Toracoscopia. In: Ascher E, editor. Haimovici – Cirurgia Vascular. Rio de Janeiro: Revinter; 2006.
6. Backer DM, Lamerton AJ. Operative lumbar sympathectomy for severe lower limb ischemia: still a valuable treatment option. Ann R Coll Surg Engl. 1994 Jan;76(1):50-3.
7. Lee BY, Madden JL, Thoden WR. Lumbar sympathectomy for toe gangrene. Long term follow-up. Am J Surg 1983 Mar; 145(3):398-401.
8. Norman PE, House AK. The early use of operative lumbar sympathectomy in peripheral vascular disease. J Cardiovasc Surg (Torino). 1988 Nov-Dec;29(6):717-722.
9. Mockus MB, Rutherford RB. Sympathectomy for causalgia: patient selection and long term results. Arch Surg. 1987 Jun; 122(6):668-672.
10. Olcott C, Eltherington LG. Reflex sympathetic dystrophy: the surgeon's role in management. J Vasc Surg. 1991 Oct;14(4):488-92.
11. Kathouda N, Wattanasirichaigoon S, Tang E, et al. Laparoscopic lumbar sympathectomy. Surg Endosc. 1997 Mar;11(3):257-60.
12. Watarida S, Shiraishi S, Fujimura M et al. Laparoscopic lumbar sympathectomy for lower-limb disease. Surg Endosc. 2002 Mar;16(3):500-3.
13. Hourlay P, Vengertruyden G, Verduyekt F, Trimpeneers F, Hendrickx J. Endoscopic extraperitonial lumbar sympathectomy. Surg Endosc. 1995 May; 9(5):530-3.
14. Tseng M, Tseng J. Endoscopic extraperitoneal lumbar sympathectomy for plantar hyperhidrosis: case report. J Clin Neurosci. 2001 Nov; 8(6):555-6.
15. Wattanasirichaigoon S, Ngaorungsri U, Wanishayathanakorn A, et al. Laparoscopic transperitoneal lumbar sympathectomy: a new approach. J Med Assoc Thai. 1997 May;80(5):275-81.
16. Bay JW, Dohn DF. Surgical sympathectomy. In: Wilkins RH, Rengachary SS, editors. Neurosurgery. New York: Mc Graw-Hill; 1996. p. 3251-6.

17. Creech O Jr. Endoaneurysmorrhaphy of aortic aneurysm. Ann Surg. 1966;164:935-946.
18. Powell RJ, Fillinger M, Bettmann M, et al. The durability of endovascular treatment of multisegment iliac occlusive disease. J Vasc Surg. 2000 Jun;31(6): 1178-84.
19. TASC Working Group. Management of peripheral arterial disease (PAD). Transatlantic Inter-Society Consensus (TASC). J Vasc Surg. 2000;31:S101-S107.
20. Brewster DC. Do current results of endovascular abdominal aortic aneurysms repair justify more widespread use? Surgery. 2002 Apr; 131(4):363-7.
21. Rzucidlo EM, Powell RJ, Zwolak RM, et al. Early results of stent-grafting to treat diffuse aortoiliac occlusive disease. J Vasc Surg. 2003 Jun;37(6):1175-80.
22. Becquemin JP, Kelley L, Zubilewicz T, et al. Outcomes of secondary interventions after abdominal aortic aneurysm endovascular repair. J Vasc Surg. 2004 Feb;39(2):298-305.
23. Sampran ESK, Karafa MT, Mascha EJ, et al. Nature, frequency, and predictors of secondary procedures after endovascular repair of abdominal aortic aneurysm. J Vasc Surg. 2003 May; 37(5):930-7.
24. Verhoeven ELG, Tiellin JFS, Prins TR, et al. Frequency and outcome of re-interventions after endovascular repair for abdominal aortic aneurysm: a prospective cohort study. Eur J Vasc Endovasc Surg. 2004 Out; 28(4):357-64.
25. Veith FS, Baum RA, Oki T, et al. Nature and significance of endoleaks and endotension: summary of options expressed at an international conference. J Vasc Surg. 2002 May;35(5):1029-35.
26. Cao P, Verzini F, Zanetti S, et al. Device migration after endoluminal abdominal aortic aneurysm repair: analysis of 113 cases with minimum follow up period of 2 years. J Vasc Surg. 2002 Feb; 35(2):229-35.
27. Ouriel K, Clair DG, Greenberg RK, et al. Endovascular repair of abdominal aortic aneurysms: device-specific outcome. J Vasc Surg. 2003 May;37(5):991-8.
28. Carroccio A, Faries PL, Morrisey N. Predicting iliac limb occlusions after bifurcated aortic stent grafting: anatomic and device-related causes. J Vasc Surg. 2002 Oct; 36(4):679-84.
29. Brewster DC, Cronenwett JL, Hallet JW, et al. Guidelines for the treatment of abdominal aortic aneurysms. J Vasc Surg. 2003 May;37(5):1106-17.
30. Coggia M, Javerliat I, Di Centa I, Colacchio E, Leschi JP, Kitzis M. Total laparoscopic bypass for aortoiliac occlusive lesions: 93-case experience. J Vasc Surg. 2004 Nov;40(5):899-906.
31. Remy P, Deprez AF, D'Hont Ch, et al. Total laparoscopic aortobifemoral bypass. Eur J Vasc Endovasc Surg. 2005 Jan;29(1):22-7.

32. Cau J, Ricco JB, Marchand C, et al. Total laparoscopic aortic repair for occlusive and aneurysmal disease: first 95 cases. Eur J Vasc Endovasc Surg. 2006 Jun; 31(6):567-74.
33. Dion YM, Griselli F, Douville Y, et al. Early and mid-term results of totally laparoscopic surgery for aortoiliac disease: lessons learned. Surg Laparosc Endosc Percut Tech. 2004 Dec; 14(6):328-34.
34. Coggia M, Di Centa I, Javerliat I, et al. Total laparoscopic abdominal aortic aneurysms repair. J Cardiovasc Surg (Torino). 2005 Aug;46(4):407-14.
35. Coggia M, Javerliat I, Di Centa I et al. Total laparoscopic versus conventional abdominal aortic aneurysm repair: A case-control study. J Vasc Surg. 2005 Nov;42(5):906-10.
36. Arous EJ, Nelson PR, Steven MY, et al. Hand-assisted laparoscopic aortobifemoral bypass grafting. J Vasc Surg. 2000 Jun;31(6):1142-8.
37. Kolvenbach R. Hand-assisted laparoscopic abdominal aortic aneurysm repair. Semin Laparosc Surg. 2001 Jun;8(2):168-77.
38. Kolvenbach R, Ceshire N, Pinter L, et al. Laparoscopy-assisted aneurysm resection as a minimal invasive alternative in patients unsuitable for endovascular surgery. J Vasc Surg. 2001 Aug;34(2):216-21.
39. Castronuovo JJ, James KV, Resnikoff M, et al. Laparoscopic-assisted abdominal aortic aneurysmectomy. J Vasc Surg. 2000 Aug;32(2):224-33.
40. Ferrari M, Adami D, Corso AD, et al. Laparoscopy-assisted abdominal aortic aneurysm repair: early and middle-term results of a consecutive series of 122 cases. J Vasc Surg. 2006 Apr; 43(4):695-700.
41. Nelzen O, Berqvist D, Lindhagen A. The prevalence of chronic lower-limb ulceration has been underestimated: results of a validated population questionnaire. Br J Surg. 1996 Feb; 83(2):255-8.
42. Simon DA, McCollum CN. Approaches to venous leg ulcer care within the community: compression, pinch skin grafts and simple venous surgery. Ostomy Wound Manage. 1996 Mar; 42(2):34-8, 40.
43. Linton RR. The post thrombotic ulceration of the lower extremity: its etiology and surgical treatment. Ann Surg. 1953 Sep;138(3):415-33.
44. Gloviczki P, Bergan JJ, Rhodes JM, et al. Mid-term results of endoscopic perforator vein interruption for chronic venous insufficiency: lessons learned from the North American subfascial endoscopic perforator surgery registry. The North American Study Group. J Vasc Surg. 1999 Mar;29(3):489-502.
45. Gloviczki P. Subfascial endoscopic perforator vein surgery: indications and results. Vasc Med. 1999; 4(3):173-80.

46. Sybrandy JEM, van Gent WB, et al. Endoscopic versus open subfascial division of incompetent perforating veins in the treatment of venous leg ulceration: Long-term follow-up. J Vasc Surg. 2001 May;33(5): 1028-32.
47. Tenbrook JA, Iafrati MD, O'Donnell Jr TF, et al. Systematic review of outcomes after surgical management of venous disease incorporating subfascial endoscopic perforator surgery. J Vasc Surg. 2004 Mar;39(3):583-89.
48. Pierik EG, van Urk H, Hop WC, et al. Endoscopic versus open subfascial division of incompetent perforating veins in the treatment of venous leg ulceration: a randomizad trial. J Vasc Surg. 1997 Dec;26(6):1049-54.
49. Lee DW, Chan AC, Lam YH, et al. Early clinical outcomes after subfascial endoscopic perforator surgery (SEPS) and saphenous vein surgery in chronic venous insufficiency. Surg Endosc. 2001 Jul;15(7):737-40.
50. Kalra M, Gloviczki P, Noel AA, et al. Subfascial endoscopic perforator vein surgery in patients with post-thrombotic venous insufficiency: is it justified. Vasc Endovascular Surg. 2002 Jan-Feb;36(1):41-50.
51. Iafrati MD, Pare GJ, O'Donnell TF, t al. Is the nihilistic approach to surgical reduction of superficial and perforator vein incompetence for venous ulcer justified? J Vasc Surg. 2002 Dec;36(6):1167-74.
52. Bianchi C, Ballard JL, Abou-Zamzam AM, et al. Subfascial endoscopic perforator vein surgery combined with saphenous vein ablation: results and critical analysis. J Vasc Surg. 2003 Jul;38(1):67-71.
53. Baron HC, Wayne MG, Santiago C, et al. Treatment of severe chronic venous insufficiency using the subfascial endoscopic perforator vein procedure. Surg Endosc. 2005 Jan;19(1):126-9.

Videotoracoscopia: condutas consensuais

AIRTON SCHNEIDER
MAURÍCIO PIPKIN

CAPÍTULO 35

INTRODUÇÃO

A videotoracoscopia vem sendo cada vez mais agregada ao arsenal cirúrgico do cirurgião torácico. Isso não só pela praticidade, mas também pela baixa morbidade e conseqüente melhor recuperação pós-operatória. A busca pelo desenvolvimento de procedimentos menos invasivos, mas não menos efetivos, vem agregando, cada vez mais, o conhecimento e o aprendizado sobre a videocirurgia torácica.

Dessa forma, atualmente, a videocirurgia é empregada não só como método diagnóstico, como também terapêutico de doenças do pulmão, pleura e mediastino.

VIDEOTORACOSCOPIA

Técnica cirúrgica

Para a realização da videotoracoscopia, é preconizada a utilização de ótica de 30 graus. O instrumental cirúrgico pode ser tanto o laparoscópico como o de cirurgia aberta. A colocação dos portais deve ser realizada sempre em triângulo, para melhor manipulação dentro da pequena cavidade torácica se comparada com a cavidade abdominal. A utilização de entubação seletiva facilita o ato operatório, embora crianças e pacientes com tubo simples possam ser submetidos à insuflação de CO_2 até 5 mmHg sem comprometimento do retorno venoso.

Indicações e aplicações da videotoracoscopia

Derrame pleural

O uso da videotoracoscopia no diagnóstico e tratamento de derrames pleurais já está estabelecido como a técnica de escolha. É possível a visualização da cavidade como um todo para a adequada aspiração do derrame e sua deloculação. Pode-se determinar a existência de lesão pleural e promover biópsias adequadas. A indicação deve ser precoce como método de diagnóstico.

Empiema

A videotoracoscopia está indicada no tratamento do empiema na fase fibrinopurulenta. Nessa fase, existe a formação de áreas de loculação, geralmente até três semanas após ao tratamento da doença basal. Dessa forma, pode-se imaginar que a simples colocação de drenos torácicos não será efetiva na drenagem, e a toracotomia, um procedimento muito agressivo. O objetivo do uso do vídeo é a deloculação do material purulento, fibrinoso ou do líquido gelatinoso presente no tórax, promovendo a expansão pulmonar.

A videotoracoscopia é importante também na diminuição do tempo de internação hospitalar, bem como na melhor recuperação do paciente. Alguns autores pregam o uso do vídeo na fase inicial e também no início da fase final, onde já existe algum grau de encarceramento pulmonar. A demora do diagnóstico tornará o procedimento tecnicamente mais difícil, com maior risco de lesão de parênquima, sangramento e conversão para a toracotomia.

Pode-se utilizar 2 ou 3 toracoportes para a realização do procedimento. A cirurgia tem como objetivo a deloculação, a lavagem da cavidade e a visualização da expansibilidade pulmonar.

Derrame pleural maligno: pleurodese

Aproximadamente 30% dos derrames malignos não apresentam diagnóstico com a toracocentese. A videotoracoscopia tem papel no diagnóstico em casos de derrame sem causa aparente e recidivados. Existe a possibilidade de aspirar o líquido pleural e biopsiar sob visão direta a pleura. O diagnóstico de malignidade é atingido em praticamente 100% dos casos. A pleurodese promovida com a infusão de papa de talco por um dreno torácico deve ser substituída pela aspersão de talco sob visão direta na cavidade torácica. Com o vídeo, existe uma maior segurança na avaliação das possíveis complicações. Não só a confirmação diagnóstica é mais segura, mas também a avaliação da expansibilidade pulmonar, fator básico para o sucesso da pleurodese, é mais precisa. O freqüente sucesso do procedimento e o menor tempo de drenagem e de internação compensam custos da utilização do sistema de vídeo.

Hemotórax

Tanto o hemotórax iatrogênico como o traumático podem ser tratados com toracoscopia. Inicialmente, é importante avaliar a gravidade do sangramento, excluindo a necessidade de uma toracotomia de urgência. Na maioria das vezes, a avaliação ocorre após a drenagem torácica fechada. A simples colocação de um dreno pode dar esse tipo de informação. Os raios X após a drenagem podem mostrar a presença de coágulos na cavidade (Figura 35.1).

A videotoracoscopia pode ser realizada de forma precoce, desde que o paciente esteja hemodinamicamente estável. A limpeza nessa etapa promove a diminuição das complicações pleurais como o fibrotórax, o empiema e a síndrome do coagulo retido. A sua realização em 24 horas após o evento traumático reduz o tempo de drenagem, diminui custos hospitalares e diminui a necessidade de conversão para toracotomia.

Pneumotórax espontâneo

A indicação para o tratamento cirúrgico consiste em escape aéreo persistente, pacientes que trabalham em pressões atmosféricas extremas, pacientes em áreas de difícil acesso ao tratamento e o pneumotórax bilateral. A cirurgia consiste em ressecar as bolhas subpleurais causadoras do pneumotórax e realizar pleurodese abrasiva. A utilização da videotoracoscopia é possível nesses casos devido ao advento da sutura mecânica endoscópica. É um procedimento seguro, com diminuição da morbidade cirúrgica, do tempo de internação e recuperação precoce. Alguns autores, pelos resultados satisfatórios, estão propondo o tratamento cirúrgico já no primeiro episódio de pneumotórax espontâneo.

Tumores pleurais

A avaliação de tumores pleurais, assim como tumores pulmonares periféricos, identificados no raio X ou na tomografia, pode ser realizada pela videotoracoscopia (Figura 35.2). Pode-se estabelecer diagnóstico e tratamento definitivo de lesões pleurais benignas, malignas ou metastáticas.

A biópsia pleural com agulha é eficaz no diagnóstico, porém não é possível acessar a pleura diafragmática ou a mediastinal. Em alguns tipos de tumores, como o mesotelioma, a amostra tecidual deve ser maior. O vídeo pode fazer uma avaliação comple-

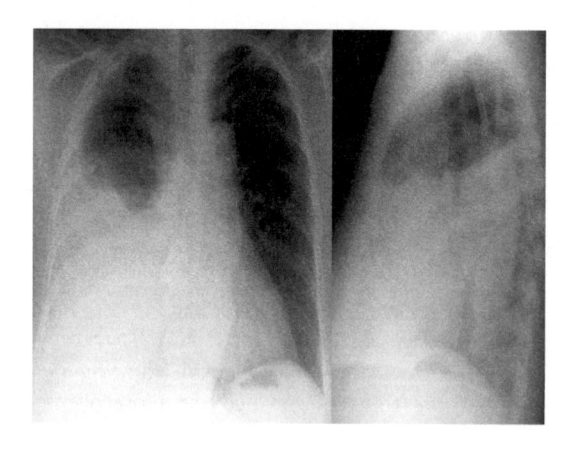

FIGURA 35.1 Hemotórax.

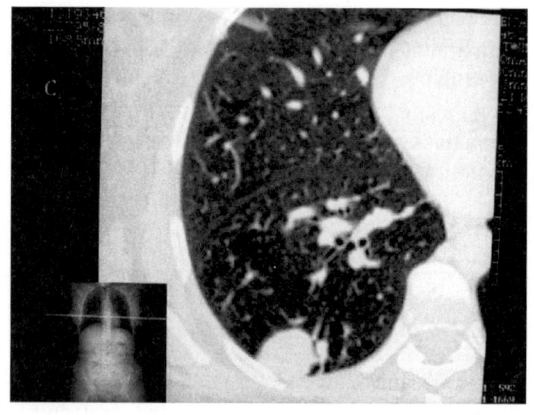

FIGURA 35.2 Tumor pleural.

ta da cavidade pleural, identificar a lesão, realizar o diagnóstico e até o tratamento. É possível a avaliação dos locais não-acessíveis com outros métodos como pleura diafragmática e mediastinal.

Doenças do pericárdio

Os pacientes com derrame pericárdico recidivante ou que necessitam de biópsia geralmente apresentam alguma doença concomitante na pleura. A videotoracoscopia está indicada para o tratamento de derrame pericárdico recidivante ou loculado. A realização da janela pericárdica por vídeo é tecnicamente simples e adequada. A avaliação da pleura parietal é importante para a identificação de alguma doença ou causa concomitante. Para alguns autores, o vídeo estaria indicado para pacientes com bom prognóstico ou de forma eletiva, pois não teriam a morbidade da toracotomia. Mesmo em pacientes críticos ela pode ser realizada.

Biópsia pulmonar

Os pacientes com dispnéia progressiva, infiltrado pulmonar no raio X ou pacientes com progressão à ventilação mecânica necessitam de biópsia pulmonar. Ela apresenta uma maior acurácia em relação ao lavado broncoalveolar e biópsia transbrônquica. A biópsia pulmonar pode ser realizada por videotoracoscopia ou por toracotomia.

A toracotomia anterior oferece uma exposição principalmente do lobo médio, língula e face anterior dos lobos inferiores. A exposição do restante do parênquima pulmonar fica prejudicada. A utilização de grampeadores lineares cortantes pode ficar dificultada devido ao pequeno espaço de exposição, sendo mais fácil a utilização de grampeador endoscópico mesmo nesses casos (Figura 35.3).

Com toracotomia póstero-lateral, pode-se ter uma ampla exposição pulmonar, porém com maior morbidade para o paciente. A videotoracoscopia promove uma melhor visualização do pulmão, bem como uma melhor seleção do local, sendo possível realizar múltiplas biópsias com menor morbidade. Indica-se principalmente para pacientes de forma eletiva. A rápida recuperação, a menor morbidade e a facilidade são os pontos positivos. Pacientes na UTI em ventilação mecânica, que não suportariam a ventilação monopulmonar, não apresentariam benefício com a videotoracoscopia.

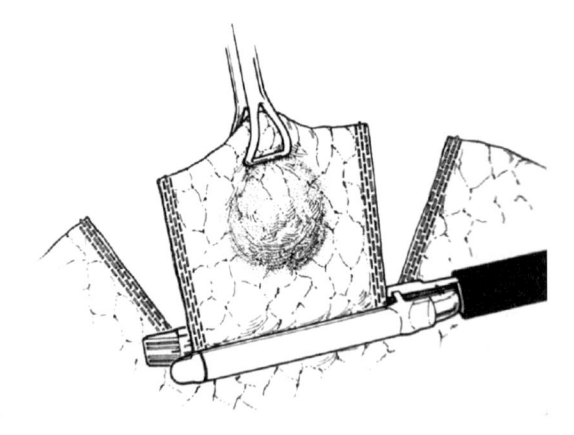

FIGURA 35.3 Grampeador endoscópico para videocirurgia torácica.

Nódulo solitário de pulmão

Os pacientes com nódulo solitário de pulmão podem ser avaliados com a videotoracoscopia. Ela serve como método diagnóstico e terapêutico. A avaliação e o planejamento com a tomografia (Figura 35.4) tornam possível o acesso da maioria das lesões periféricas e intercissurais. A biópsia percutânea com agulha tem uma acurácia próxima de 90%, mas um valor de falso-negativo entre 3-29%. A videotoracoscopia, por ser um método pouco invasivo e bem tolerado, acrescenta como opção diagnóstica. Sua acurácia é superior, pois realiza a ressecção de toda a lesão. É mais um instrumento na avaliação e no diagnóstico de neoplasias pulmonares iniciais. Segmen-

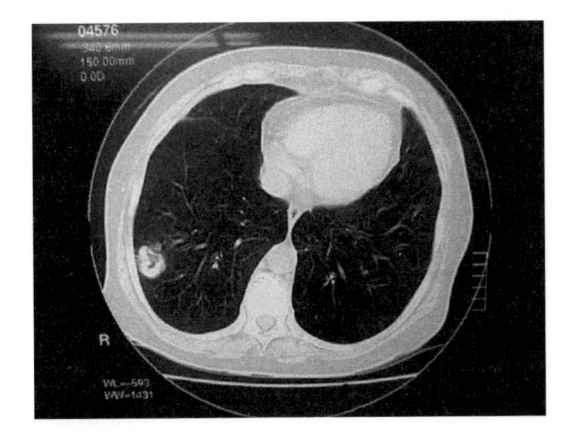

FIGURA 35.4 Nódulo solitário de pulmão.

tectomias, lobectomias e pneumonectomias estão sendo realizadas há alguns anos para doença benigna e maligna. Vários estudos atestam que a recuperação é mais rápida, o tempo de internação é menor, e a dor é menor. Embora a dor a médio prazo pareça ser a mesma que uma toracotomia com preservação muscular, há definido benefício em muitos procedimentos de ressecção. Dois fatores ainda são discutidos: primeiro, o custo. Em uma ressecção por vídeo, há a necessidade de utilizar muitos grampeadores endoscópicos, e isso encarece o procedimento. Segundo, oncologicamente, embora já existam trabalhos comparando ressecção com vídeo e aberta, não é consenso indicar ressecção videoassistida para câncer. A recidiva local e a sobrevida devem nortear a indicação do tipo de ressecção, que pode ser comprometida pela ausência de uma exposição cirúrgica adequada.

O real valor da videocirurgia no nódulo (Figura 35.5) está no diagnóstico fácil de uma patologia freqüentemente fatal se diagnosticada tardiamente. Atualmente, com a possibilidade de ressecar um nódulo com videotoracoscopia, acompanhar um nódulo inexistente em raios X anteriores em pacientes fumantes é uma conduta, pelo menos, questionável.

Videotoracoscopia no trauma

Pacientes politraumatizados apresentam trauma torácico associado em até 40% dos casos. A videotoracoscopia pode ser utilizada na avaliação de pacientes hemodinamicamente estáveis que apresentam drenagem torácica persistente e coágulos retidos e na identificação de lesões diafragmáticas, principalmente em traumas penetrantes.

A descorticação da cavidade torácica precocemente propicia recuperação mais rápida, diminuição da drenagem, prevenção de infecção secundária ao trauma e prevenção de complicações tardias como fibrotórax e empiema. É possível realizar a coagulação de pontos sangrantes do parênquima pulmonar ou da parede torácica.

Estadiamento do carcinoma de pulmão

A videotoracoscopia apresenta-se como mais um método de avaliação do paciente com neoplasia pulmonar (Figura 35.6). Os pacientes com tumores centrais, comprometimentos de parede torácica, suspeita de adenomegalia mediastinal ou comprometimento pleural suspeito são os pacientes propícios para esse método.

É possível avaliar a pleura parietal com realização de biópsia de lesões suspeitas. Os linfonodos de cadeias subcarinal baixa, janela aortopulmonar, mediastinal anterior, ligamento pulmonar, paraesofágico e hilar podem ser acessados e biopsiados. O planejamento cirúrgico de pacientes com função pulmonar limítrofe, com lesões centrais, com comprometimento de parede torácica junto à coluna ou invasão de outro lobo pode evitar uma toracotomia. Cada vez mais a busca pelo estadiamento correto do paciente vem aprimorando a investigação e a indicação adequada da terapêutica cirúrgica. O benefício de tratamentos neo-adjuvantes já está estabelecido e necessita de um estadiamento adequado e preciso. A videotoracoscopia é mais uma ferramenta cirúrgica à disposição do cirurgião.

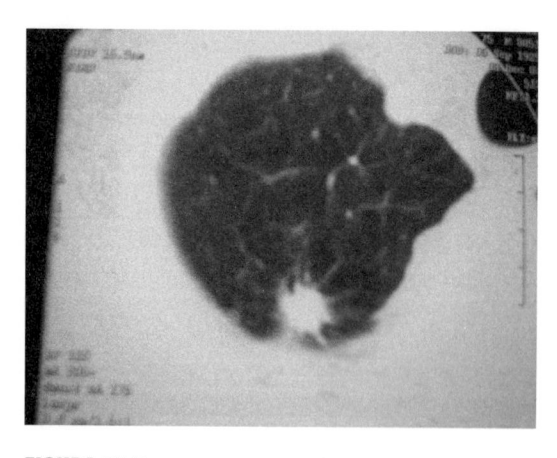

FIGURA 35.5 Nódulo de pulmão.

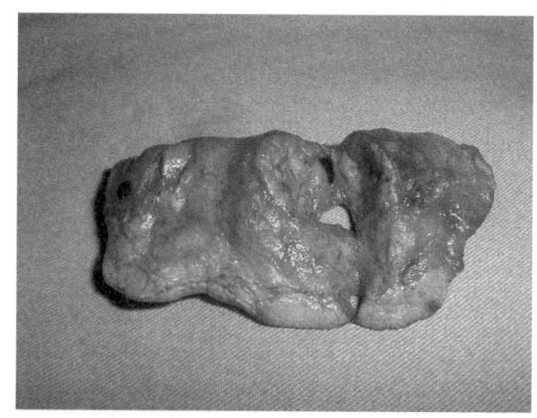

FIGURA 35.6 Carcinoma de pulmão.

Simpatectomia torácica

A simpatectomia torácica para o tratamento da hiper-hidrose palmar e axilar, síndrome de Reynauld e distrofia simpática reflexa só foi possível ser difundida no meio médico com o advento da videocirurgia. Anteriormente, a realização desse procedimento só era possível por toracotomia. A videotoracoscopia tornou o procedimento seguro, simples, de menos custo, com menor morbidade e com melhor aceitação pelo paciente. A hiper-hidrose reflexa, a lesão do gânglio estrelado, mesmo que na imensa maioria das vezes transitória, e todas as complicações de um procedimento no tórax devem ser explicadas detalhadamente aos pacientes, para que um procedimento tão eficaz não seja banalizado e realizado sem os devidos cuidados da equipe.

Cirurgias do esôfago

Válvula anti-refluxo, esofagomiotomia, dissecção do esôfago em esofagectomia transiatal podem ser realizadas com o auxílio da videotoracoscopia. Nas doenças malignas, a mesma discussão de preservar conceitos oncológicos deve ser avaliada. No entanto, há respaldo na literatura para realizar esofagectomia videoassistida sem que a sobrevida seja menor ou a recidiva local seja maior.

CONCLUSÃO

A videocirurgia cada vez mais vem sendo utilizada no arsenal diagnóstico e terapêutico do cirurgião torácico. Os principais motivos dessa acertiva são a praticidade, o melhor treinamento dos cirurgiões torácicos com a cirurgia minimamente invasiva, a baixa morbidade da técnica e, conseqüentemente, melhor recuperação pós-operatória. A busca pelo desenvolvimento de procedimentos menos invasivos, mas não menos efetivos, vem trazendo, cada vez mais, conhecimento e aprendizado na videocirurgia torácica. As principais utilizações da videotoracoscopia são o tratamento de derrames pleurais, hemotórax e pneumotórax, bem como o dianóstico e o estadiamento de neoplasias pleurais e pulmonares. As simpatectomias torácicas, nos dias atuais, já têm como padrão-ouro de abordagem a videotoracoscopia. A cirurgia do esôfago é outra área que vem rapidamente se desenvolvendo no que se relaciona à abordagem minimamente invasiva. Assim sendo, é definitivo que a videotoracoscopia é uma alternativa técnica importante na cirurgia torácica.

BIBLIOGRAFIA

Ambrogi MC, Lucchi M, Dini P, et al. Videothoracoscopy for evaluation and treatment of hemothorax. J Cardiovasc Surg (Torino). 2002 Feb;43(1):109-12.

Burdine J, Joyce LD, Plunkett MB, et al. Feasibility and value of video-assisted thoracoscopic surgery wedge resection of small pulmonary nodules in patients with malignancy. Chest. 2002 Oct;122(4):1467-70.

Cardillo G, Facciolo F, Carbone L, et al. Long-term follow-up of video-assisted talc pleurodesis in malignant recurrent pleural effusions. Eur J Cardiothorac Surg. 2002 Feb; 21(2):302-5.

Dumont P, Denoyer A, Robin P. Long-term results of thoracoscopic sympathectomy for hyperhidrosis. Ann Thorac Surg. 2004 Nov;78(5):1801-7.

Freixinet JL, Canalis E, Julia G, et al. Axillary thoracotomy versus videothoracoscopy for the treatment of primary spontaneous pneumothorax. Ann Thorac Surg. 2004 Aug; 78(2):417-20.

Hoffmann H. Invasive staging of lung cancer by mediastinoscopy and video-assisted thoracoscopy. Lung Cancer. 2001 Dec;34 Suppl 3:S3-5.

Houck WV, Fuller CB, McKenna RJ Jr. Video-assisted thoracic surgery upper lobe trisegmentectomy for early-stage left apical lung cancer. Ann Thorac Surg 2004 Nov; 78(5):1858-60.

Hoyos A, Litle VR, Luketich JD. Minimally invasive esophagectomy. Surg Clin North Am. 2005 Jun;85(3):-631-47.

Huang PM, Chang YL, Yang CY, et al. The morphology of diaphragmatic defects in hepatic hydrothorax: thoracoscopic finding. J thorac Cardiovasc Surg. 2005 Jul; 130(1):141-5.

Landreneau RJ, Mack MJ, Hazelrigg SR, et al. Video-assisted thoracic surgery: basic technical concepts and intercostal approach strategies. Ann Thorac Surg. 1992 Oct;54(4):800-7.

Lang-Lazdunski L, Chapuis O, Bonnet PM, et al. Videothoracoscopic bleb excision and pleural abrasion for the treatment of primary spontaneous pneumothorax: long-term results. Ann Thorac Surg. 2003 Mar;75(3):960-5.

Loscertales J, Jimenez-Merchan R, Congregado-Loscertales M, et al. Usefulness of videothoracoscopic intrapericardial examination of pulmonary vessels to identify resectable clinical T4 lung cancer. Ann Thorac Surg. 2002 May;73(5):1563-6.

McKenna RJ Jr, Benditt JO, DeCamp M, et al. Safety and efficacy of median sternotomy versus video-assisted thoracic surgery for lung volume reduction surgery. J Thorac Cardiovasc Surg. 2004 May;127(5):1350-60.

Pons L, Lang-Lazdunski L, de Kerangai X e cols. The role of videothoracoscopy in management of precordial thoracic penetrating injuries. Eur J Cardiothorac Surg. 2002 Jul;22(1):7-12.

Pun YW, Moreno Balsalobre R, Prieto Vicente J, et al. Multicenter experience of video-assisted thoracic surgery to treat mediastinal cysts and tumors Arch Bronconeumol. 2002 Sep;38(9):410-4.

Roviaro GC, Varoli F, Vergani C e Maciocco M. State of the art in thoracoscopic surgery: a personal experience of 2000 videothoracoccopic procedures and a overview of the literature. Surg Endosc. 2002;16:881-92.

Schaarschmidt K, Kolberg-Schwerdt A, Lempe M, Schlesinger F, Bunke K, Strauss J. Extrapleural, submuscular bars placed by bilateral thoracoscopy—a new improvement in modified Nuss funnel chest repair. J Pediatr Surg. 2005 Sep;40(9):1407-10.

Solaini L, Prusciano F, Bagioni P e cols. Vídeo-assisted surgery major pulmonary resections. Present experience. Eur J Cardiothorac Surg. 2001;20:437.

Thomas P, Doddoli C, Yena S, Thirion X, Sebag F, Fuentes P, et al. VATS is an adequate oncological operation for stage I non-small cell lung cancer. Eur J Cardiothorac Surg. 2002;21:1094-99.

Toker A, Eroglu O, Ziyade S, Tanju S, Senturk M, Dilege S, Kalayci G. Comparison of early postoperative results of thymectomy: partial sternotomy vs. videothoracoscopy. Thorac Cradiovasc Surg. 2005;53:110-3.

Yim AP. VATS major pulmonary resection revisited—controversies, techniques, and results. Ann Thorac Surg. 2002 Aug;74(2):615-23.

Yoshino I, Ushijima C, Tomiyasu M, et al. Unique minithoracotomy assisted by videothoracoscopy facilitates a maximal view even with a minimal wound for resection of primary lung cancer. Surg Endosc. 2002 Jan;16(1):148-50.

CAPÍTULO

Videoendoscopia digestiva diagnóstica e terapêutica

36

NELSON COELHO

INTRODUÇÃO

A endoscopia digestiva teve um avanço tecnológico enorme nas últimas décadas, considerando-se que a era dos endoscópios dos anos de 1950-1960 foi praticamente substituída em aproximadamente 40 anos pelos videoendoscópios flexíveis.

A primeira demonstração histórica do *fiberscope* ocorreu durante sessão da American Gastroscopic Society, em 16 de maio de 1957, no Broadmoor Hotel, no estado do Colorado, apresentado por Basil Hirschowitz e presenciado por menos de 40 pessoas (Figura 36.1).

Hoje, após quase 50 anos, além de sofisticados equipamentos e técnicas avançadas de diagnóstico, a terapêutica endoscópica parece ainda não ter chegado ao seu limite.

Dispõem-se de endoscópios ultrafinos (como os nasoendoscópicos) que aumentam o conforto do paciente sem perda na qualidade do exame e com os quais não há necessidade de sedação. Métodos novos também vêm sendo utilizados para realçar e melhorar a imagem endoscópica (NBI – *narrow band image*, magnificação, cromoscopia e alta resolução), além de técnicas que se baseiam nos diferentes efeitos teciduais da luz (espectroscopia, fluorescência e tomografia ótica coerente). O futuro de alguns desses métodos é instigante e ainda incerto (1).

Quanto à terapêutica endoscópica, paralelamente ao aprimoramento de várias modalidades, como tratamento endoscópico da hemorragia digestiva alta (varicosa e não-varicosa), dilatação endoscópica, colocação de próteses endoscópicas no tubo digestivo superior, retirada de corpos estranhos, gastrostomias endoscópicas, ecoendoscopia, outros métodos vão sendo incorporados, como tratamento endoscópico de lesões neoplásicas superficiais (mucosectomias), drenagens de coleções transgástricas ou transduodenais e ecopunções por via endoscópica.

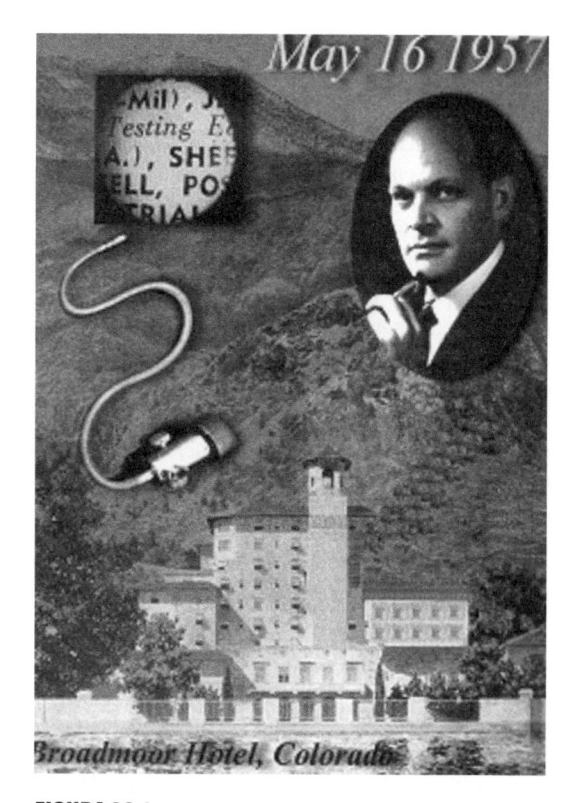

FIGURA 36.1 Primeira demonstração histórica do *fiberscope*.

O acesso endoscópico da cavidade peritoneal via transgástrica também vem sendo estudado. Série de 7 (sete) apendicectomias transgástricas com bons resultados já foi relatada (2).

Em março de 2006, a primeira conferência internacional sobre NOTES (*natural orifice translumenal endoscopic surgery*) foi realizada no estado do Arizona, onde 140 profissionais de 11 países reuniram-se para discutir o assunto.

Em contraste com a endoscopia dos anos de 1960 e 1970, não é possível nos dias de hoje abordar em um capítulo toda endoscopia diagnóstica ou terapêutica.

Será dada ênfase à endoscopia digestiva diagnóstica, e serão citados os procedimentos terapêuticos principais e suas complicações.

AVALIAÇÃO E PREPARO PRÉ-OPERATÓRIO

O objetivo da preparação para todos os procedimentos endoscópicos é possibilitar um exame seguro, confortável, acurado e completo. Uma postura segura do médico examinador, da enfermagem e dos demais assistentes, assim como o paciente colaborativo, esclarecido e motivado, é condição que contribui para a otimização do procedimento.

Diferentes situações clínicas (p. ex., urgências e presença de co-morbidades) vão influenciar o momento, o local e o preparo do exame. A abordagem pré-operatória obrigatoriamente inclui histórico breve de enfermidades, medicações utilizadas, cirurgias e endoscopias já realizadas, assim como alergias e tendências a sangramento.

O termo de consentimento informado deve ser obtido e documentado antes de sedar o paciente. Deve incluir a discussão do que será feito, do desconforto, dos riscos e benefícios esperados, incluindo aqueles decorrentes da sedação e dos métodos alternativos de investigação.

Medicação para endoscopia

Medicação pode ser utilizada antes, durante e eventualmente depois da endoscopia digestiva alta com o objetivo de diminuir secreções ou motilidade, reduzir a ansiedade e o desconforto, produzir amnésia e, se necessário, reverter a sedação com o uso de antagonistas. A presença de anestesista ou mesmo anestesia geral pode ser necessária em algumas circunstâncias especiais. A quantidade de sedação ou analgesia necessária irá depender da idade do paciente, de medicamentos em uso, co-morbidades, nível de ansiedade e duração do procedimento. Idealmente deve utilizar-se o mínimo de sedação para obter o efeito desejado.

Como analgésicos e/ou sedativos são muito freqüentemente utilizados em endoscopia, deve-se obter acesso venoso para uso eventual de antagonistas dos opióides, benzodiazepínicos ou mesmo de soluções salinas.

Mais recentemente, tem havido interesse no uso de propofol, um anestésico de ação rápida e que promove excelente sedação e amnésia e cuja recuperação é significativamente mais curta do que a de sedativos e/ou analgésicos.

Seu uso por não-anestesiologistas não é recomendado, e, portanto, nos exames de rotina de endoscopia digestiva alta diagnóstica sua utilização não encontra justificativa. Além disso, o fator custo também deve ser considerado.

O médico examinador, assim como a enfermagem, precisa manter rigorosa vigilância para identificar reações adversas à medicação administrada. A equipe deve ser treinada em ressuscitação cardiopulmonar, e o equipamento para ressuscitação deve estar disponível.

Especial atenção aos pacientes ao liberá-los da sala de exames e para a área de recuperação. Instruções devem ser fornecidas ao paciente ou responsável para não efetuar atividades que exijam atenção até que o efeito da droga não mais se manifeste. Essas atividades incluem dirigir, operar máquinas ou instrumentos e assinar documentos, devendo-se fornecer as instruções ao paciente antes do procedimento ou a acompanhante adulto responsável (instruções por escrito podem ser úteis). Observar cuidados com medicações em uso e ingesta de álcool após o exame.

Sinais e sintomas de reações adversas ou complicações após os procedimentos devem ser comunicados, e, para tanto, contato deve ser possível em telefone de emergência. Instruções por escrito quanto aos passos a seguir, em situações críticas, devem ser fornecidas aos pacientes e responsáveis.

Pacientes submetidos à endoscopia sob sedação só poderão deixar a área de recuperação acompanhados por adultos.

Para realizar endoscopia digestiva alta, os pacientes não podem ingerir sólidos por 6 horas e líquidos por 4 horas antes do procedimento. Mínima quantidade pode ser utilizada para medicamentos diários. Se há suspeita de retardo no esvaziamento gástrico, período maior de jejum deve ser adotado. Alguns pacientes toleram bem o procedimento apenas com utilização de anestesia tópica da orofaringe, particularmente se utilizados instrumentos de calibre menor. A nasoendoscopia, muito popular em alguns países como a França, possibilita a videoendoscopia digestiva alta de ótima qualidade com instrumentos de imagem excepcional e possibilidade de biópsias. Nesse método, instrumentos de fino calibre (diâmetro externo de 6-8 mm) são introduzidos pela fossa nasal (onde é aplicado o anestésico tópico), sendo ótima a tolerância na maioria dos pacientes, que são liberados imediatamente após o procedimento. Não é utilizada qualquer sedação venosa (3).

A anestesia tópica da orofaringe é realizada com *spray* de xilocaína ou outros agentes. Embora seja prática segura, há relatos de reações fatais com seu uso (meteglobulinemia) (4, 5).

TÉCNICA OPERATÓRIA: AMBIENTE E EXAME ENDOSCÓPICO

Como já mencionado inicialmente, será descrita unicamente a técnica endoscópica de endoscopia digestiva alta. As várias modalidades de endoscopia terapêutica envolvem treinamento específico após obtenção de *expertise* em endoscopia alta diagnóstica, e sua descrição técnica não é objetivo deste capítulo.

Em função da importância que adquiriu, o exame endoscópico não pode ser realizado em locais improvisados, prática comum nos hospitais nas décadas de 1970 e 1980. O ambiente endoscópico de hoje encontra-se em locais bem planejados e amplos na maioria dos melhores hospitais. As salas de exame devem ser de rápido acesso e estar equipadas com aparelhos de cardioversão, anestesia e acessórios que possibilitem assistência rápida e eficaz dos pacientes. Uma organização adequada para atender ampla variedade de procedimentos é primordial. As macas ou camas utilizadas devem suportar peso elevado face ao crescente número de obesos que vem sendo atendido. Deve também ser disponibilizada sala com proteção especial e que permita a realização de procedimentos sob fluoroscopia.

Há necessidade de amplo e arejado ambiente de esterilização dos endoscópios e acessórios.

A sala de observação onde o paciente permanece após o exame deve ser próxima e sob vista da equipe médica e de enfermagem. Idealmente, deseja-se que o profissional de enfermagem de nível superior com treinamento em endoscopia coordene o setor e os auxiliares, sendo o responsável pela organização do serviço. Um coordenador médico fará a supervisão geral da unidade.

O exame endoscópico

Com o paciente posicionado em decúbito lateral esquerdo e com a boca entre-aberta por dispositivo plástico (bocal), a extremidade do endoscópio é gentilmente introduzida na hipofaringe até cerca de 18 cm dos incisivos, no nível do esfíncter esofageano superior ou músculo cricofaríngeo. Leve pressão com o endoscópio possibilita a abertura e a passagem do instrumento para o esôfago. Resistência anormal, dor ou sangramento local implica imediata suspensão do procedimento.

O endoscópio é introduzido sob visão direta do esôfago para o estômago. Esse avanço deve acontecer com o lúmen sempre visível. O exame minucioso do esôfago deve incluir também inspeção cuidadosa da cárdia, parcialmente visualizada na introdução, mas completa e acuradamente examinada à retrovisão, com o instrumento em retroflexão no estômago.

A manobra de retroflexão é essencial para permitir adequada avaliação do fundo e da pequena curvatura gástrica.

Com o endoscópio no estômago superior, leve insuflação de ar é necessária para inspecionar a parede gástrica. O lago mucoso é inspecionado, e seu conteúdo, aspirado, evitando, assim, risco de broncoaspiração durante o procedimento. A mucosa gástrica é brevemente examinada, avaliando-se coloração, superfície, vasos e sua espessura. O exame completo do estômago é usualmente efetuado após a avaliação da mucosa duodenal (excetuando-se, por exemplo, situações em que patologia gástrica é encontrada).

Normalmente, a mucosa gástrica tem cor salmão uniforme. As dobras ou pregas de mucosa começam no corpo superior e cursam distalmente até o antro que é liso. As contrações gástricas (cerca de 3 por minuto) extendem-se até o piloro, onde cessam. O piloro em geral está aberto, mas fecha-se quando a onda peristáltica o alcança.

Vários órgãos adjacentes ao estômago podem causar compressões extrínsecas no lúmen, sendo o baço o mais freqüente (impressão posterior na grande curvatura).

A incisura angular é marcador útil para localizar a pequena curvatura, assim como o piloro, alguns centímetros distais.

Uma vez localizado o piloro, introduz-se o instrumento no bulbo duodenal. A mucosa duodenal tem a coloração semelhante ao estômago, havendo pouca ou nenhuma prega. A peristalse ativa pode dificultar o exame, sendo útil o uso de agentes que diminuam o tônus, como glucagon ou buscopan.

Manobras com o endoscópio para a direita e para baixo devem ser efetuadas para conduzi-lo do ápice bulbar para o duodeno descendente. Localizar e inspecionar a papila de Vater não é sempre possível com os endoscópios de visão frontal.

Após o exame do duodeno descendente, o endoscópio é lentamente retirado, examinando-se cuidadosamente as superfícies duodenais distal, bulbar, pilórica e gástrica. Uma vez completo o exame gástrico, é necessário efetuar aspiração do ar insuflado para reduzir o desconforto do paciente após o procedimento. O endoscópio é removido para o esôfago lentamente até a região do cricofaríngeo, podendo observar-se também as cordas vocais e a hipofaringe.

Após a retirada pela boca, o procedimento está completo.

CUIDADOS E ORIENTAÇÕES PÓS-ENDOSCOPIA

Como já salientado, após completar o procedimento endoscópico, os pacientes devem ser observados para monitorarem-se eventuais efeitos adversos da instrumentação e/ou medicação utilizada. O tempo de observação vai depender do risco individual de cada paciente. Somente podem ser liberados aqueles cujos sinais vitais estejam estáveis e o nível de consciência restabelecido. Alguns pacientes mesmo aparentemente recuperados apresentam longos períodos de amnésia e prejuízo nos reflexos induzidos pelas drogas utilizadas. Não se deve deixar de fornecer instruções aos pacientes antes de efetuar-se a sedação (por escrito), assim como ao acompanhante adulto responsável. O uso de antagonistas como flumazenil e naloxone reduz o tempo de recuperação e proporciona despertar mais rápido, assim como menor tempo de amnésia (6, 7).

Após exame endoscópico de rotina, a dieta deve ser normal.

COMPLICAÇÕES

Endoscopia digestiva diagnóstica

A endoscopia digestiva alta é um procedimento seguro, mas complicações importantes podem ocorrer em decorrência da instrumentação, como sangramento, perfuração e infecção, com uma freqüência aproximada de 0,1% (8, 9).

Eventos cardiopulmonares são responsáveis por aproximadamente 50% de todas as complicações, em sua maioria causados por aspiração, sedação excessiva, hipoventilação, episódio vasovagal e obstrução das vias aéreas (8, 10, 11). Em estudo prospectivo de 14.149 endoscopias altas, ocorreram 2/1.000 eventos cardiovasculares, imediatos ao procedimento (12).

A mortalidade em 30 dias que inclui casos de aspiração, tromboembolismo pulmonar e infarto do miocárdio foi de 1/2.000 exames.

Estudo retrospectivo de 21.011 procedimentos apresentou índice de eventos cardiovasculares de 5,4/1.000 (13). As complicações incluíram desde hipoxia transitória até comprometimento cardiorrespiratório grave e óbito.

O risco de complicações cardiovasculares está relacionado ao paciente e ao tipo de procedimento a ser efetuado. Pacientes idosos ou com enfermidades cardiovasculares, renais, pulmonares, hepáticas, metabólicas, neurológicas, assim como obesos mórbidos, têm riscos maiores quando submetidos à sedação. São pacientes que requerem monitorização contínua e intensiva durante o procedimento. Aqueles já usuários de sedativos, ansiolíticos ou hipnóticos também apresentam risco maior de receberem excessiva sedação. Situações terapêuticas específicas com tratamento endoscópico da hemorragia digestiva alta, dilatação endoscópica, remoção de corpos estranhos, polipectomias, mucosectomias, gastrostomias endoscópicas, colocação de endopróteses, drenagens e punções ecoguiadas estão associadas a riscos maiores de complicações.

Endoscopia digestiva terapêutica

Dilatação endoscópica

As complicações mais comuns observadas são perfuração, hemorragia, bacteremia e sepse. Fatores como a indicação da dilatação e do material utilizado é determinante de maior ou menor risco. Nas dilatações das estenoses benignas de esôfago, por exemplo, o material utilizado nos dias de hoje é bastante seguro, com índices de perfuração desprezíveis (tanto com os balonetes quanto com as velas de polyvinyl com fios-guia Savary-Gilliard).

Estudo comparativo entre vários sistemas de dilatação demonstrou que as perfurações ocorreram com a passagem às cegas de dilatador de Maloney através de estenoses complexas (14).

Dor intensa, sangramento e bacteremia (inclusive endocardite e infecção do SNC) são outras complicações associadas à dilatação endoscópica.

Estenoses cáusticas (devidas ao comprometimento do esôfago e de sua extensão) apresentam índices de perfuração maiores. Em revisão de 25 anos, observou-se perfuração em 17% (15).

Na acalasia da cárdia, com boa técnica obtém-se dilatação endoscópica com balonete de 30-40 mm com baixo índice de complicações. Evitando-se pressões maiores de 11 psi, obtêm-se menores riscos (16). É possível prevenir a perfuração limitando o calibre para menos de 15 mm. Dois estudos descreveram índices de perfuração de 4-6,7% com dilatação maior do que 15 mm (17, 18).

Nas estenoses malignas, os percentuais de perfuração são maiores do que nas estenoses benignas. Os índices na literatura são de aproximadamente 10% (19, 20, 21, 22).

Dois estudos que avaliaram os resultados da dilatação após radioterapia (câncer de esôfago) demonstraram percentuais de perfuração de 2-6,5% (23, 24).

Dilatação de estenose após radioterapia não apresentou percentual maior de perfuração quando comparada à dilatação de estenose maligna que não recebeu radioterapia (24).

A dilatação das estenoses pilóricas com balonetes tem demonstrado bons resultados com baixos índices de complicações (0-6,7%) (25, 26, 27, 28, 29, 30).

Suspeita-se que as perfurações ocorrem nas dilatações maiores do que 15 mm.

Gastrostomias endoscópicas

Complicações menores associadas à gastrostomia endoscópica ocorrem em cerca de 13-43% dos pacientes (31, 32, 33) e incluem oclusão das sondas, lesões da pele ao redor das sondas por refluxo de conteúdo gástrico e dor local.

Complicações maiores são estimadas em 0,4-8,4% (31, 33, 34, 35), como infecção sangramento, perfuração, íleo, lesão de órgãos intra-abdominais, implante de células malignas e óbito. Os índices de mortalidade na literatura variam entre 0-2% (31, 33, 36, 37) e mortalidade em 30 dias de 6,7-26%, freqüentemente em pacientes com co-morbidades (31, 33, 35, 36, 37, 38).

Remoção de corpo estranho

Situações de remoção de corpo estranho são raras, por vezes difíceis de definir se são decorrentes do corpo estranho em si ou pelo procedimento (39). O uso de *overtubes* tem facilitado a remoção de objetos cortantes, no entanto seu uso pode provocar sangramento e perfuração. Falha na remoção de corpos estranhos ocorre em cerca de menos de 5% dos casos, situações em que a cirurgia deve ser considerada.

Tratamento endoscópico das neoplasias malignas

São vários os métodos endoscópicos para tratamento paliativo das neoplasias malignas: injeção de esclerosantes, métodos térmicos (*laser*, eletrocoagulação bipolar, plasma de argônio...), terapia fotodinâmica e endopróteses (plásticas ou metálicas).

As complicações mais graves são perfuração, desenvolvimento de fístulas, sangramento, estenoses, fibrilação atrial e derrames pleurais, podendo atingir índices de mais de 10% (40, 41, 42, 43, 44, 45).

O bom manejo e conhecimento dessas técnicas endoscópicas e o adequado preparo do paciente são importantes para evitar as complicações e melhor conduzi-las quando ocorrerem.

Hemostasia endoscópica varicosa e não-varicosa

O tratamento endoscópico das varizes por escleroterapia apresenta várias e potenciais complicações (locais e sistêmicas). Tanto é que, em alguns serviços, já foi abandonada e substituída pela ligadura elástica. Fica difícil de estimar com segurança os percentuais de complicações devido ao fato de ser técnica não-padronizada, ou seja, depende do examinador e sua técnica, do esclerosante utilizado (tipo e volume) e do seguimento dos pacientes (46). Estima-se em 35-78% as complicações, sendo 1-5% a mortalidade (47, 48).

Vários estudos comparativos entre escleroterapia e ligadura elástica demonstraram vantagens da ligadura no que diz respeito a complicações; no entanto, a recorrência varicosa é mais freqüente com a ligadura elástica (49). As ulcerações decorrentes da ligadura (5-15%) raramente sangram, em índices menores do que com a escleroterapia (50, 51, 52, 53, 54). Perfuração ocorreu em 0,7% de 284 pacientes em 4 estudos randomizados (50, 52, 53, 55), associada à utilização do bocal longo ou *overtube*, não mais utilizado com sistema de aplicação múltiplo de bandas elásticas. A mortalidade atribuída a complicações agudas da ligadura elástica em estudos prospectivos é de 1%.

Na hemostasia não-varicosa, os métodos hemostáticos mais comuns são injeção de substâncias, métodos térmicos ou mecânicos (*clips*). A adrenalina é a droga mais freqüentemente utilizada, sendo que não há relato de perfuração com esse método em estudos prospectivos randomizados. No entanto, ulceração e necrose tecidual podem ocorrer com a redução do suprimento de sangue arterial nos locais tratados (56, 57). Os métodos térmicos mais utilizados são a eletrocoagulação bipolar ou multipolar (MPEC), *laser* ou *heater probe*. Estudos randomizados controlados têm relatado índices de perfuração de 0-2% (58, 59). A indução de sangramento é uma complicação comum, podendo ocorrer em mais de 5% dos pacientes (58, 59). A repetição da hemostasia térmica em 24-48 horas está associada a índices de 4% de perfuração (60).

Em relação aos *hemoclips*, esses parecem ser bastante seguros, havendo apenas um relato de perfuração de úlcera gástrica (61).

Endoscopia em situações especiais

Pacientes idosos, gestantes e mulheres em período de lactação, crianças e pacientes anticoagulados requerem do médico e da equipe atenção diferenciada.

Particularmente nesse grupo de pacientes, tem especial importância o uso de drogas, sendo necessário cuidados redobrados.

CONCLUSÃO

Houve imenso progresso da endoscopia digestiva nas últimas décadas, gerando numerosas publicações especializadas. Muitas das considerações deste capítulo devem ser revisadas e atualizadas em relativo curto período de tempo, especialmente por envolverem tecnologia, em permanente evolução.

REFERÊNCIAS

1. Cotton, PB et al. Diagnostic Endoscopy: 20202 Vision. Gastrointest Endosc. 2006;64(3):395-7.
2. Rattner D, Hawes RH. Notes: Gathering Momentum.Surgical Endoscopy. 2006, May;711-2.
3. Thierry Ponchon et al. Prospective evaluation of transnasal esophagogastroduodenoscopy: feasibility and study on performance and tolerance Gastrointest Endosc. 1999 Mar;49(3):285-91.
4. ASGE. Sedation and monitoring of patients undergoing gastrointestinal endoscopic procedures. Gastrointest Endosc. 1995;42:626-9.
5. Freeman ML, Hennessy JT, Cass OW, Pheley. AM: Carbon dioxide Carbon dioxide retention and oxygen desaturation during gastrointestinal endoscopy. Gastroenterology. 1993;105:331-9.
6. Bartelsman JF, Sars PR, Tytgat GN. Flumazenil used for reversal of midazolam-induced sedation in endoscopy outpatients. Gastrointest Endosc. 1990 May-Jun;36(3 Suppl):S9-12.
7. Chang AC, Solinger MA, Yang DT, Chen YK. Impact of flumazenil on recovery after outpatient endoscopy: a placebo-controlled trial. Gastrointest Endosc. 1999 May;49(5):573-9.
8. Freeman ML. Sedation and monitoring for gastrointestinal endoscopy. Gastrointest Endosc Clin N Am. 1994 Jul;4(3):475-99.
9. Carey W.D. Indications, contraindications, and complications of upper gastrointestinal endoscopy. Philadelphia: Saunders; 1987. p. 296-306.
10. Benjamin SB: Complications of conscious sedation. Gastrointest Endosc Clin N Am. 1996 Apr;6(2):277-86.
11. Silvis SE, Nebel O, Rogers G, Sugawa C, Mandelstam P. Endoscopic complications. Results of the 1974 American Society for Gastrointestinal Endoscopy Survey. JAMA. 1976;235:928.
12. Quine MA, Bell GD, McCloy RF, et al. Prospective audit of upper. gastrointestinal endoscopy in two regions. Gut. 1995;36:462–7.
13. Arrowsmith JB, Gerstman BB, Fleischer DE, Benjamin SB. Results from the American Society for Gastrointestinal Endoscopy/U.S. Food and Drug Administration collaborative study on complication rates and drug use during gastrointestinal endoscopy. Gastrointest Endosc. 1991;37:421.
14. Hernandez LJ, Jacobson JW, Harris MS. Comparison among the perforation rates of Maloney, balloon and Savary dilation of esophageal strictures. Gastrointest Endosc. 2000;51:460-2.
15. Karnak I, Tanyel FC, Buyukpamukcu N, Hicsonmez A. Esophageal perforations encountered during the dilation of caustic esophageal strictures. J Cardiovasc Surg. 1998;39:373-7.
16. Nair LA, Reynolds JC, Parkman HP, Ouyang Q, Strom BL, Rosato EF, et al. Complications during pneumatic dilation for achalasia or diffuse esophageal spasm: analysis of risk factors, early clinical characteristics, and outcome. Dig Dis Sci. 1993;38:1893-904.
17. Kozarek RA, Botoman VA, Patterson DJ. Long-term followup in patients who have undergone balloon dilation for gastric outlet obstruction. Gastrointest Endosc. 1990;36:558-61.
18. DiSario JA, Fennerty MB, Tietze CC, Hutson WR, Burt RW. Endoscopic balloon dilation for ulcer-induced gastric outlet obstruction. Am J Gastroenterol. 1994;89:868-71.

19. Anderson PE, Cook A, Amery AH. A review of the practice of fiberoptic endoscopic dilatation of oesophageal stricture. Ann R Coll Surg Engl. 1989;71:124-7.

20. Neuhaus H, Hoffman W, Dittler HJ, Niedermeyer HP, Classen M. Implantation of self-expanding esophageal metal stents for palliation of malignant dysphagia. Endoscopy. 1992;24:405-10.

21. Newcomer MK, Brazer SR. Complications of upper gastrointestinal endoscopy and their management. Gastrointest Endosc Clin N Am. 1994;4:551-70.

22. Van Dam J, Rice TW, Catalano MF, Kirby T, Sivak MV Jr. High-grade malignant stricture is predictive of esophageal tumor stage. Risks of endosonographic evaluation. Câncer. 1993;71:2910-17.

23. Swaroop VS, Desai DC, Mohandas KM, Dhir V, Dave UR, Gulla RI, et al. Dilation of esophageal strictures induced by radiation therapy for cancer of the esophagus. Gastrointest Endosc. 1994;40:311-5.

24. Ng TM, Spencer GM, Sargeant IR, Thorpe SM, Brown SG. Management of strictures after radiotherapy for esophageal cancer. Gastrointest Endosc. 1996;43:584-90.

25. Kozarek RA, Botoman VA, Patterson DJ. Long-term followup in patients who have undergone balloon dilation for gastric outlet obstruction. Gastrointest Endosc. 1990;36:558-61.

26. DiSario JA, Fennerty MB, Tietze CC, Hutson WR, Burt RW. Endoscopic balloon dilation for ulcer-induced gastric outlet obstruction. Am J Gastroenterol. 1994;89:868-71.

27. Kuwada SK, Alexander GL. Long-term outcome of endoscopic dilation of nonmalignant pyloric stenosis. Gastrointest Endosc. 1995;41:15-7.

28. Misra SP, Dwivedi M. Long-term follow-up of patients undergoing balloon dilation for benign pyloric stenosis. Endoscopy. 1996;28:552-4.

29. Hewitt PM, Krige JEJ, Funnell IC, Wilson C, Bornman PC. Endoscopic balloon dilatation of peptic pyloroduodenal strictures. J Clin Gastroenterol. 1999;28:33-5.

30. Boylan JJ, Gradzka MI. Long-term results of endoscopic balloon dilatation for gastric outlet obstruction. Dig Dis Sci. 1999;44:1883-6.

31. Larson DE, Burton DD, Schroeder KW, DiMagno EP. Percutaneous endoscopic gastrostomy. Indications, success, complications, and mortality in 314 consecutive patients. Astroenterology. 1987;93:48-52.

32. Akkersdijk WL, van Bergeijk JD, van Egmond T, Mulder CJ, van Berge Henegouwen GP, van der Werken C. Percutaneous endoscopic gastrostomy (PEG): comparison of push and pull methods and evaluation of antibiotic prophylaxis. Endoscopy. 1995;27:313-6.

33. Mathus-Vliegen LM, Koning H. Percutaneous endoscopic gastrostomy and gastrojejunostomy: a critical reappraisal of patient selection, tube function and the feasibility of nutritional support during extended follow-up. Gastrointest Endosc. 1999;50:746-54.

34. Amann W, Mischinger HJ, Berger A, Rosanelli G, Schweiger W, Werkgartner G. Percutaneous endoscopic gastrostomy (PEG). 8 years of clinical experience in 232 patients. Surg Endosc. 1997;11:741-4.

35. Llaneza PP, Menendez AM, Roberts R, Dunn GD. Percutaneous endoscopic gastrostomy: clinical experience and follow-up. South Med J. 1988;81:321-4.

36. Wolfsen HC, Kozarek RA, Ball TJ, Patterson DJ, Botoman VA, Ryan JA. Long-term survival in patients undergoing percutaneous endoscopic gastrostomy and jejunostomy. Am J Gastroenterol. 1990;85:1120-2.

37. Hull MA, Rawlings J, Murray FE, Field J, McIntyre AS, Mahida YR, et al. Audit of outcome of long-term enteral nutrition by percutaneous endoscopic gastrostomy. Lancet. 1993;341:869-72.

38. Panos MZ, Reilly H, Moran A, Reilly T, Wallis PJ, Wears R, et al. Percutaneous endoscopic gastrostomy in a general hospital: prospective evaluation of indications, outcome, and randomised comparison of two tube designs. Gut. 1994;35:1551-6.

39. Webb WA. Management of foreign bodies of the upper gastrointestinal tract: update. Gastrointest Endosc. 1995;41:39- 51.

40. Carazzone A, Bonavina L, Segalin A, Ceriani C, Peracchia A. Endoscopic palliation of oesophageal cancer: results of a prospective comparison of Nd:YAG laser and ethanol injection. Eur J Surg. 1999;165:351-6.

41. Jensen DM, Machicado G, Randall G, Tung LA, English- Zych S. Comparison of low-power YAG laser and BICAP tumor probe for palliation of esophageal cancer strictures. Gastroenterol. 1988;94:1263-70.

42. Carr-Locke DL, Conn MI, Faigel DO, Laing K, Leung JW, Mills M, et al. Developments in laser technology. Gastrointest Endosc. In press.

43. Heindorff H, Wojdemann M, Svendsen LB. Endoscopic palliation of inoperable cancer of the oesophagus or cardia by argon electrocoagulation. Scan J Gastroenterol. 1998;33:21-3.

44. Overholt BF, Panjehpour M, Haydek JM. Photodynamic therapy for Barrett's esophagus: follow-up in 100 patients. Gastrointest Endosc. 1999;49:1-7.

45. Maier A, Tomaselli F, Gebhard F, Rehak P, Smolle J, Smolle- Juttner FM. Palliation of advanced esophageal carcinoma by photodynamic therapy and irradiation. Ann Thorac Surg. 2000;69:1006-9.

46. Sanowski RA, Waring JP. Endoscopic techniques and complications in variceal sclerotherapy. J Clin Gastroenterol 1987;9:504-13.

47. Schuman BM, Beckman JW, Tedesco FJ, Griffin JW Jr, Assad RT. Complications of endoscopic injection sclerotherapy. A review. Am J Gastroenterol. 1987; 82:823-30.
48. Zambelli A, Arcidiacano PG, Arcidiacano R et al. Complications of endoscopic variceal sclerotherapy (EVS): a multicenter study of 1192 patients. Gastroenterology. 1993;104:1023.
49. Coelho, NH. Recurrence of esophageal varices after out patient endoscopic variceal ligation. Gastrointest Endosc. 2000 May;51:AB 123.
50. Steigmann GV, Goff JS, Michaletz-Onody PA, Korula J, Lieberman D, Saeed ZA, et al. Endoscopic sclerotherapy ascompared with endoscopic ligation for bleeding esophagealvarices. N Engl J Med. 1992;326:1527.
51. Jensen DM, Kovacs TOG, Randall GM, et al. Initial resultsof a randomized prospective study of emergency banding vs sclerotherapy for bleeding gastric or esophageal varices. Gastrointest Endosc. 1993; 88:1493.
52. Laine L, El-Newihi HM, Migikovsky B, Sloane R, Garcia F. Endoscopic ligation compared with sclerotherapy for the treatment of bleeding esophageal varices. Ann Int Méd. 1993;119:1.
53. Lo GH, Lai KH, Cheng JS, Hwu JH, Chang CF, Chen SM, et al. A prospective randomized trial of sclerotherapy versus ligation in the management of bleeding esophageal varices. Hepatology. 1995;22:466.
54. Young MF, Sanowski RA, Rasche R. Comparison and characterization of ulcerations induced by endoscopic ligation of esophageal varices versus endoscopic sclerotherapy. Gastrointest Endosc. 1993; 39:119.
55. Sorenson T, Burcharth F, Pedersen ML, Findahl F. Esophageal stricture and dysphagia after endoscopic sclerotherapy for bleeding varices. Gut. 1984;25:473.
56. Chung SS, Lau JY, Sung JJ, Chan AC, Lai CW, Ng EK, et al. Randomised comparison between adrenaline injection alone plus heat probe treatment for actively bleeding ulcers. BMJ. 1997;314:1307-11.
57. Lin HJ, Tseng GY, Perng CL, Lee FY, Chang FY, Lee SD. Comparison of adrenaline injection and bipolar electrocoagulation for the arrest of peptic ulcer bleeding. Gut. 1999;44: 715-9.
58. Rutgeerts P, Vantrappen G, Van Hootegem P, Broeckaert L, Janssens J, Coremans G, et al. Neodymium-YAG laser photocoagulation versus electrocoagulation for the treatment of severely bleeding ulcers: a randomised comparison. Gastrointest Endosc. 1987;33: 199-202.
59. Jensen DM. Endoscopic control of nonvariceal upper gastrointestinal hemorrhage. In Yamada T, Alpers DH, Laine L, Owyang C, Powell DW, editors. Textbook of gastroenterology. Phildelphia: Lippincott Williams and Wilkins; 1999. p. 2857-79.
60. Lau JY, Sung JJ, Lam YH, Chan AC, Ng EK, Lee DW, et al. Endoscopic retreatment compared with surgery in patients with recurrent bleeding after initial endoscopic control of bleeding ulcers. N Engl J Med. 1999;34:751-6.
61. Raju GS, Gajula L. Endoclips for GI endoscopy. Gastrointest Endosc. 2004;59:267-79.

PARTE **5**

PARADIGMAS NA ATUAÇÃO DO VIDEOCIRURGIÃO

CAPÍTULO

Cuidados pré e pós-operatórios em videocirurgia

37

LUIZ ALBERTO DE CARLI
MARCOS TANG
FERNANDO CIRNE LIMA
GUILHERME FAGUNDES BASSOLS

INTRODUÇÃO

No início do século XX, quando foi realizada a primeira laparoscopia utilizando-se um cistoscópio para diagnosticar doenças intra-abdominais, evidenciaram-se claramente as vantagens do método minimamente invasivo no que tange a recuperação do paciente no período pós-operatório. Em 1985, foi realizada na França a primeira colecistectomia laparoscópica. Os pacientes submetidos a esse procedimento apresentavam menor sangramento, menos dor e menor tempo de internação hospitalar. Esses resultados animadores estimularam o surgimento de novos métodos e instrumentos para a realização de procedimentos laparoscópicos e toracoscópicos de maior complexidade que, em um passado recente, seriam contra-indicados (1).

A despeito das vantagens incontestes no pós-operatório de pacientes submetidos à laparoscopia (Tabela 35.1), é essencial que sejam adotadas medidas de cuidados pré-operatórios que otimizem ao máximo os benefícios desse método. Mesmo tendo um menor impacto na homeostasia e uma minimização do trauma operatório nos procedimentos realizados por laparoscopia, não se pode deixar de avaliar os pacientes sistematicamente com o objetivo de se detectarem eventuais condições clínicas passíveis de tratamento, com o intuito de minimizar o risco cirúrgico (2, 3).

PRÉ-OPERATÓRIO

Fisiologia do pneumoperitônio

Notoriamente as funções fisiológicas são alteradas durante e após qualquer procedimento cirúrgico. A insuflação de gás no peritônio aumenta a pressão intra-abdominal, diminuindo a expansão pulmonar, o retorno venoso, a perfusão renal e aumentando a pressão intracraniana (1, 4, 5, 6) (Tabela 37.2).

A insuflação do peritônio com CO_2 é especialmente importante em pacientes portadores de pneumopatias, pois pode levar à hipercapnia em virtude da absorção pelo peritônio e da dificuldade em eliminar esse gás pelos alvéolos (7). Essa situação

Tabela 37.1

Vantagens da videocirurgia

Menor agressão tecidual
Menor cicatriz cirúrgica
Menor sangramento
Menor intensidade da resposta metabólica ao trauma cirúrgico
Menores efeitos na resposta imunológica
Recuperação mais rápida dos pacientes
Menor período de internação hospitalar

Tabela 37.2

Efeitos do pneumoperitônio

Sistema	Efeitos fisiológicos	Potenciais repercussões sistêmicas
Pulmonar	• Diminuição da complacência pulmonar e da capacidade vital • Aumento na concentração expiratória de CO_2	• Aumento da PCO_2 • Diminuição da PO_2 • Acidose
Circulatório	• Aumento da PVC • Aumento da PAM • Dilatação arteriolar e depressão miocárdica (absorção de CO_2)	• Aumento do trabalho cardíaco • Infarto agudo do miocárdio • Descompensação de insuficiência cardíaca
Coagulação	• Estase venosa	• Aumento da pressão venosa profunda • Trombose venosa • Embolia pulmonar
Renal	• Diminuição do fluxo sangüíneo renal	• Diminuição do débito urinário • Insuficiência renal

sobrecarrega o sistema de degradação do bicarbonato sérico, ocasionando distúrbios no equilíbrio ácido-básico, predispondo os pacientes à acidose (8). Dentre os pacientes com risco aumentado de acidose, estão os pacientes com doenças pulmonares obstrutivas crônicas (DPOC) e pacientes sépticos com taquipnéia importante. A hipercapnia decorrente da absorção de CO_2 provoca também dilatação arteriolar e depressão miocárdica. Esses efeitos são compensados pelo estímulo do sistema nervoso simpático (resposta autonômica), elevando a freqüência cardíaca, a pressão arterial e o débito cardíaco (6, 7, 8).

O posicionamento do paciente submetido à laparoscopia provoca efeitos cardiocirculatórios relevantes. A posição de Trendelemburg provoca um aumento na pressão venosa central e na pressão arterial média, aumentando o trabalho cardíaco. Já a posição de Trendelemburg invertida provoca diminuição da pré-carga, com conseqüente hipotensão. Essas alterações somadas aos efeitos hemodinâmicos do pneumoperitônio podem ser deletérias em pacientes com cardiopatias – especialmente cardiopatias isquêmicas e valvulares – que impeçam uma resposta compensatória adequada (2, 9, 10, 11).

O aumento da pressão intra-abdominal diminui o fluxo sangüíneo renal. Soma-se a isso a vasoconstrição decorrente da ativação do sistema renina-angiotensina. Esses efeitos renais são altamente dependentes do volume circulatório, e situações que exponham os pacientes à hipovolemia – sangramentos, vômitos, diarréia, sepse – aumentam o risco de insuficiência renal. A melhor maneira de se controlarem a volemia e a função renal no transoperatório é por meio da monitorização do débito urinário, que deve ser realizada de rotina em cirurgias laparoscópicas de maior complexidade (1, 2, 8, 12).

Em qualquer tipo de procedimento cirúrgico, o trauma tecidual ativa o sistema de coagulação, aumentando o risco de trombose venosa e embolia pulmonar. Nos pacientes submetidos à laparoscopia, o aumento da pressão abdominal diminui o fluxo de retorno venoso femoral. Essa alteração contribui para estase venosa, que aumenta o risco de tromboembolismo. Evidentemente esses efeitos deletérios podem ser atenuados por um retorno precoce às atividades e por uma profilaxia adequada do tromboembolismo (12, 13, 14).

Avaliação pré-operatória

Estima-se que aproximadamente 5% dos pacientes submetidos a procedimentos cirúrgicos tenham alguma patologia clínica com potencial de aumentar a morbi-mortalidade no perioperatório. É importante uma adequada avaliação pré-operatória para que essas co-morbidades não passem despercebidas e possam ser compensadas com vistas a diminuir o risco cirúrgico (1, 4, 5). Objetivamente a avaliação pré-operatória consiste em um minucioso exame clínico, exames subsidiários e consultoria de um especialista quando indicado. Em verdade, uma anamnese completa e bem feita, somada a um exame físico detalhado, pode substituir exames complementares desnecessários. Os sistemas cardiocirculatório, pulmonar e renal devem receber atenção especial. É importante que o cirurgião seja capaz de detectar alguma eventual patologia para que possa solicitar a consultoria de um clínico especializado. Para adequado reconhecimento da doença e averiguação da gravidade, é necessário utilizar métodos reconhecidos de estratificação clínica para estimar o risco cirúrgico. A classificação da ASA (American Society of Anesthesiology) é freqüentemente utilizada em virtude da facilidade de sua aplicação e da sua confiabilidade (Tabela 37.3) (4, 5).

Existem outras classificações bem estabelecidas que estratificam o risco cirúrgico de acordo com o sistema acometido: a classificação de Child-Pugh para pacientes hepatopatas (Tabela 37.4) e o índice de risco cardíaco de Goldman para pacientes cardiopatas.

Exames pré-operatórios

São solicitados para complementar a avaliação clínica pré-operatória e para detectar eventuais alterações laboratoriais em pacientes assintomáticos. Esses exames quando solicitados indiscriminadamente geram custos desnecessários e resultados falso-positivos que podem atrasar a liberação do paciente para a cirurgia. Estima-se que somente 0,2% dos pacientes assintomáticos se beneficiariam dos exames pré-operatórios solicitados de rotina. Por esse motivo, deve-se examinar minuciosamente cada paciente e solicitar os exames de acordo com a necessidade. De qualquer forma, podem-se estabelecer algumas regras gerais que guiem para as solicitações em pacientes assintomáticos (Tabela 37.5) (3, 4, 5).

Os exames pré-operatórios gerais prestam-se para avaliação fisiológica de todos os pacientes, independentemente da cirurgia à qual serão submeti-

Tabela 37.3

Classificação da ASA

ASA 1	Hígido
ASA 2	Doença leve controlada
ASA 3	Doença grave não-incapacitante sem risco de vida
ASA 4	Doença extremamente grave incapacitante e com risco de vida
ASA 5	Moribundo
ASA 6	Morte cerebral declarada – doação de órgãos
E	Cirurgia de urgência/emergência

Tabela 37.4

Classificação de Child-Pugh

Critérios	A	B	C
Ascite	Ausente	Leve-moderada	Tensa-refratária
Encefalopatia	Ausente	Graus I-II	Graus III-IV
Albumina	< 3,5	3-3,5	< 3
Bilirrubina	< 2	2-3	> 3
Tempo de protrombina	< 4	4-6	> 6

Tabela 37.5

Exames pré-operatórios

Sexo\faixa etária	< 40 anos	40-59 anos	> 60 anos
Homens	–	ECG, glicemia, creatinina	Hematócrito/hemoglobina, raio X de tórax, ECG, glicemia, creatinina
Mulheres	Hematócrito/hemoglobina	Hematócrito/hemoglobina, ECG, glicemia, creatinina	Hematócrito/hemoglobina, raio X de tórax, ECG, glicemia, creatinina

dos. Entretanto, existem situações que exigem outras solicitações. Essas situações referem-se a procedimentos específicos de cada especialidade cirúrgica e à necessidade de se avaliar um órgão ou sistema individualmente. Nos outros capítulos deste livro, serão abordadas individualmente essas particularidades do pré-operatório.

A avaliação pré-operatória feita pelo cirurgião deve ser completa a ponto de individualizar os pacientes que necessitam de encaminhamento para outros médicos especialistas. Prioritariamente, a consultoria de um especialista tem por objetivo compensar as patologias existentes visando a uma minimização do risco cirúrgico.

Avaliação nutricional

A desnutrição é uma condição bastante comum entre doentes cirúrgicos que acarreta aumento das taxas de complicações e de mortalidade no perioperatório. Em geral, esses pacientes possuem patologias que consomem suas reservas somadas à inapetência e a distúrbios de absorção e metabolização de calorias. É especialmente importante que o cirurgião saiba reconhecer e corrigir da melhor maneira os desvios nutricionais, visando a um melhor resultado. Existem diversos métodos clínicos e laboratoriais para o diagnóstico da desnutrição. A antropometria possibilita o cálculo do IMC por meio da fórmula: IMC = P/A2. IMC abaixo de 18,5 reflete peso abaixo do normal. Dentre os parâmetros laboratoriais, a dosagem de albumina e transferrina séricas é muito útil e prediz desnutrição com valores abaixo de 3,5 g/100 mL e 200 mg/100 mL, respectivamente. Os pacientes desnutridos devem receber suporte nutricional seja por via enteral, seja por via parenteral. A alimentação enteral (por sonda nasoenteral) tem a vantagem de fornecer calorias preservando a via normal de absorção de nutrientes, com poucas complicações descritas. A via parenteral é especialmente útil em pacientes severamente desnutridos ou com distúrbios desabsortivos graves, exigindo controles laboratoriais intensivos com solicitações diárias. Idealmente, os pacientes devem ser submetidos aos procedimentos com parâmetros nutricionais normais e, por isso, quando desnutridos, devem receber suporte até que atinjam um *status* nutricional aceitável (15, 16).

Pacientes obesos necessitam de atenção especial, pois possuem reconhecidamente um risco cirúrgico aumentado. Esses pacientes comumente possuem co-morbidades como diabetes, hipertensão, apnéia do sono e hipercolesterolemia que, somadas à compleição corporal, interferem na recuperação após um procedimento cirúrgico. Devido à espessura da parede abdominal, os instrumentos laparoscópicos são manejados com maior dificuldade, expondo os pacientes ao risco de perfurações e sangramentos que, via de regra, são difíceis de avaliar e tratar. Notoriamente, existem diversos métodos de avaliação da obesidade, sendo o mais utilizado o cálculo do IMC como descrito anteriormente. Pacientes com IMC acima de 30 são ditos obesos, e pacientes com IMC acima de 40 ou acima de 35 com alguma co-morbidade são ditos obesos mórbidos (13, 14). A abordagem cirúrgica para o tratamento da obesidade e os aspectos específicos do pré e pós-operatório serão tratados em outros capítulos deste livro.

Avaliação hematológica

A anemia é extremamente comum entre pacientes cirúrgicos, sendo na maioria das vezes devida a doenças crônicas e a sangramento pelo trato digestivo. Em pacientes hígidos e com boa reserva cardiopulmonar, a anemia costuma ser bem tolerada até níveis muito baixos. Esses pacientes costumam tolerar bem procedimentos cirúrgicos com a dosagem da hemoglobina acima de 10g/dL. Pacientes cardiopatas com anemia têm um limiar exíguo para descompensações durante o transoperatório e por isso não devem ser submetidos a nenhum procedimento com níveis de hemoglobina abaixo de 10 g/dL. Geralmente, faz-se transfusão de concentrado de hemácias, e cada unidade aumenta a dosagem de hemoglobina em um ponto (1, 3, 5).

Preparo pré-operatório

Conceitua-se preparo pré-operatório o conjunto de medidas tomadas pelo cirurgião com o objetivo de preparar o paciente para o procedimento cirúrgico. Essas medidas vão desde cuidados gerais e comuns a todos os procedimentos e cuidados específicos individualizados para cada cirurgia. O preparo pré-operatório geral de pacientes submetidos à videocirurgia não difere substancialmente do preparo de pacientes submetidos à cirurgia aberta.

Preparo psicológico

Os pacientes devem ser esclarecidos quanto ao procedimento ao qual serão submetidos, bem como aos riscos de conversão. Pode-se dizer que uma das contra-indicações à laparoscopia seria a não-concordância do paciente com a conversão para a cirurgia aberta. Deve-se deixar explícito o compromisso do cirurgião com a segurança do paciente e não com o método. A possibilidade de sair do centro cirúrgico com sondas ou drenos deve ser comentada no pré-operatório, pois é motivo freqüente de ansiedade no pós-operatório. O consentimento informado deve conter todas as informações e deve ser assinado pelo paciente ou responsável.

Dieta

O estabelecimento do NPO é dependente do tipo de anestesia, da doença de base e da cirurgia a ser realizada. A anestesia geral é o método preferencial nos pacientes submetidos a laparoscopias, exigindo um período de NPO de oito horas. Pacientes com algum grau de estase gástrica (tumores gástricos, gestantes, obesos, grandes hérnias hiatais) em geral necessitam de doze horas de NPO. As medicações de uso habitual ingeridas por via oral não devem ser suspensas. São exceção os hipoglicemiantes orais, que devem ser suspensos no dia da cirurgia para que o controle da glicemia seja feito com insulina regular de acordo com o resultado do hemoglicoteste. Os pacientes usuários de ácido acetilsalicílico (AAS) devem ter a droga suspensa dez dias antes da cirurgia para que a função plaquetária retorne à normalidade. Os usuários de cumarínicos devem ter a droga suspensa cinco dias antes da cirurgia. Nesse caso, deve-se ter um controle rigoroso do INR e do tempo de protrombina, e valores de 1,5 e 50%, respectivamente, autorizam o procedimento (1, 3).

Cuidados com a pele

O paciente deve ser orientado a tomar um banho na véspera do procedimento com sabão neutro e a não realizar a tricotomia do local a ser incisado. A tricotomia deve ser realizada imediatamente antes do procedimento preferencialmente com um tricotomizador elétrico. A degermação deve ser realizada com iodofor degermante ou clorexidina degermante. A antisepsia da pele deve ser realizada com soluções anti-sépticas aquosas ou alcoólicas de iodo ou clorexidina.

Sondagens

A sondagem nasogástrica é especialmente útil em pacientes submetidos à laparoscopia para abordagem do abdome superior. Quadros de obstrução intestinal e obstrução gástrica com vômitos abundantes expõem os pacientes a um risco de broncoaspiração, sendo o esvaziamento gástrico essencial. O cateterismo vesical é indicado em procedimentos pélvicos e urológicos. Os pacientes submetidos a procedimentos com possibilidade de duração maior de três horas e com potencial de sangramento também devem ser submetidos à sondagem urinária.

Antibioticoprofilaxia

Os princípios de antibioticoprofilaxia na videocirurgia devem ser os mesmos da cirurgia aberta, e aqueles pacientes com alto risco de infecção do sítio cirúrgico ou no caso do uso de próteses devem receber antibióticos profiláticos. É importante lembrar que a antibioticoprofilaxia visa apenas ao sítio cirúrgico e não previne complicações infecciosas de origem pulmonar ou urinária. O início da antibioticoprofilaxia deve ser durante a indução anestésica e por via venosa. Idealmente, a cobertura antibiótica deve perdurar por todo tempo cirúrgico e por até 24 horas de pós-operatório. Então, todo paciente submetido a um procedimento que se prolongue por mais de três ou quatro horas deve receber novamente o antibiótico. Geralmente, dá-se preferência para antibióticos com custo baixo, com cobertura para os germes do sítio cirúrgico, com poucos efeitos adversos e com pronta disponibilidade na ferida operatória. As cefalosporinas são, no Brasil, as drogas mais usadas por terem todas as características supradescritas. A escolha geralmente recai sobre a cefazolina na dose de 1-2 g endovenosa. Em cirurgias colorretais, apendicectomia e exploração de vias biliares em pacientes com colangite, dá-se preferência para cefoxitina na dose de 1-2 g endovenosa.

Preparo específico

Algumas cirurgias são cercadas de cuidados específicos que contribuem para redução do risco cirúrgico. Como exemplo, os pacientes submetidos a procedimentos colorretais necessitam de limpeza pré-operatória dos cólons para que não haja resíduos fecais que possam aumentar as taxas de infecção do sítio cirúrgico. O preparo tradicionalmente é realizado com manitol e enemas glicerinados. Deve-se ter especial atenção para a reposição eletrolítica durante esse preparo, pois o manitol possui um potente efeito osmótico capaz de induzir grandes perdas líquidas. Outro cuidado diz respeito aos pacientes com quadros de obstrução intestinal, que podem ser agravados com o preparo. Outros preparos específicos serão detalhados individualmente nos capítulos pertinentes.

PÓS-OPERATÓRIO

Pós-operatório normal

O fim do procedimento cirúrgico marca o início do período pós-operatório. Esse período é de extrema importância, pois reflete em todos os seus aspectos o resultado imediato da cirurgia. Os pacientes necessitam de um controle rigoroso dos sinais vitais e de um acompanhamento especializado no que tange a recuperação anestésica. Em muitas situações, há necessidade de acompanhar as primeiras horas de pós-operatório em um ambiente capaz de fornecer cuidados intensivos, especialmente quando são realizadas cirurgias de maior complexidade em pacientes com comorbidades debilitantes. O acompanhamento adequado da evolução fisiológica do pós-operatório permite ao cirurgião detectar ou prevenir eventuais complicações. Nos ambientes de recuperação cirúrgica, devem estar presentes médicos habilitados e um serviço de enfermagem atento a alterações como hipotensão, arritmias e dispnéia. Com o passar das horas, os pacientes metabolizam as drogas anestésicas e recobram a lucidez progressivamente até o momento da alta da sala de recuperação. Os pacientes operados por laparoscopia costumam ser liberados precocemente devido à menor dor pós-operatória (menores doses de opióides) e ao uso de drogas com metabolização mais rápida no transoperatório (2, 8, 17, 18, 19).

Exame clínico pós-operatório

Consiste em uma anamnese dirigida às queixas relacionadas ao procedimento complementada por um exame físico completo analisando sistematicamente os aspectos pós-operatórios. A dor é uma queixa relativamente comum no primeiro dia de pós-operatório de pacientes operados por laparoscopia, acometendo de maneira leve um terço dos pacientes, sendo intensa em menos de 5% deles. Notoriamente, eles apresentam menos dor quando comparados aos pacientes operados por via aberta. Entretanto a presença de quantidades variáveis de CO_2 na cavidade peritoneal é causa de dor abdominal nos primeiros dias. Esse desconforto, causado pela irritação direta do peritônio pelo CO_2, pode ter irradiação para o ombro e costuma acometer especialmente pacientes obesos devido à dificuldade de esvaziar completamente a cavidade abdominal ao final do procedimento.

Outra queixa freqüente diz respeito à náusea e à emese pós-operatória nos pacientes operados por laparoscopia, podendo acometer até 50% dos pacientes. Essa queixa é mais freqüente em mulheres com menos de 40 anos, durante o período menstrual e com história pregressa de náuseas e vômitos pós-operatórios. Idealmente, deve-se proceder à profilaxia desses sintomas através da administração – 10 minutos antes da indução anestésica – de drogas como o ondansetron, dexametasona, metoclopramida e droperidol, complementada pela prescrição de um antiemético fixo no pós-operatório imediato (19, 20).

Atenção especial deve ser dada aos sinais vitais, e a sua verificação deve ser feita regularmente a cada 4-6 horas. A febre é uma alteração comum no pós-operatório normal, dificilmente ultrapassando os 37,8°C. A taquipnéia pode refletir a dificuldade de ventilar em virtude da dor, entretanto pode também ser um sinal de sepse incipiente. A freqüência cardíaca é um parâmetro de grande valor no pós-operatório, especialmente em pacientes submetidos a cirurgias complexas com anastomoses intestinais. A taquicardia é um sinal precoce de peritonite e, sempre que presente, deve atentar o cirurgião para a possibilidade de reintervenção para revisão das suturas. O choque hipovolêmico pode se apresentar com taquicardia e hipotensão associadas à palidez cutânea e deve ser manejado agressivamente no pós-operatório.

A ausculta pulmonar possibilita o diagnóstico de atelectasias e pneumonias aspirativas que podem representar grande morbidade no pós-operatório. O exame do abdome deve ser completo consistindo em ausculta, percussão e palpação. A ausculta possibilita a avaliação da presença ou não de ruídos hidroaéreos. A percussão pode evidenciar hipertimpanismo como sinal de distensão abdominal e ser um método propedêutico menos agressivo para avaliar a dor abdominal. À palpação, demonstra-se a presença de irritação peritoneal e dor localizada.

A perfusão periférica também é um dado importante que reflete boa oxigenação tecidual com os capilares periféricos pérvios. O exame dos membros inferiores possibilita o diagnóstico de tromboflebite por meio da palpação das panturrilhas e da realização da manobra de Homans. Os fatores que aumentam o risco de tromboembolismo nas cirurgias laparoscópicas são os mesmos das cirurgias abertas. A laparoscopia pode expor os pacientes a um risco aumentado devido aos efeitos do pneumoperitônio e da posição citados anteriormente (21). É extremamente importante que a profilaxia do tromboembolismo seja feita criteriosamente, em especial em pacientes de alto risco (Tabela 37.6). As medidas mais utilizadas consistem em: deambulação precoce, uso de meias compressivas ou botas de compressão pneumática intermitente e o uso de heparina ou heparina de baixo peso molecular pela via subcutânea (1, 19).

O exame da ferida operatória é relevante após as primeiras 24 horas de pós-operatório, pois é a partir desse período que aumentam as taxas de complicação. A presença de dor, eritema, calor e aumento de volume da ferida provavelmente representam infecção. As taxas de infecção de ferida são consideravelmente menores em pacientes operados por laparoscopia. Quando ocorrem, as infecções geralmente são de fácil manejo por meio da abertura de pontos e da limpeza local. Consideração especial faz-se para o extravasamento de cálculos biliares para o subcutâneo em decorrência de ruptura da vesícula biliar no momento da sua extração. Essa ocorrência aumenta a possibilidade de complicação da ferida e expõe os pacientes a complicações tardias como a formação de granuloma após alguns meses do procedimento (19).

Tabela 37.6
Fatores de risco para o tromboembolismo

Imobilidade prolongada
Fratura pélvica ou de fêmur
Varicosidades em membros inferiores
História de tromboembolismo prévio
Câncer
Obesidade
Insuficiência cardíaca
Infarto agudo do miocárdio prévio
Acidente vascular cerebral prévio
Hipercoagulabilidade primária ou adquirida

A verificação das drenagens por sondas e drenos é essencial. A diurese pós-operatória deve ser monitorada cuidadosamente para que a reposição hídrica não seja insuficiente. Espera-se uma diurese de pelo menos 30 mL/h para pacientes adultos em um pós-operatório normal. Qualquer medida inferior representa oligúria, e a causa mais comum em pacientes cirúrgicos é a reposição hídrica inadequada. A sondagem nasogástrica deve ser mantida sempre que não se deseja fluxo de secreções digestivas no pós-operatório, sendo extremamente útil em pacientes com vômitos abundantes para minimizar o risco de aspiração. Os drenos devem ser atenciosamente avaliados pelo cirurgião para a presença de conteúdo enteral, biliar ou pancreático de acordo com a cirurgia realizada (1, 3, 22).

Conduta no pós-operatório

A correta avaliação da evolução fisiológica do paciente cirúrgico nos primeiros dias que se sucedem a uma intervenção se reflete em uma prescrição ajustada às suas necessidades. A prescrição é de competência exclusiva do cirurgião e deve conter um conjunto de ordens e medicações escritas da maneira mais clara possível.

A dieta deve ser iniciada assim que o paciente tiver ruídos hidroaéreos presentes. Em algumas situações, como na cirurgia bariátrica, a dieta deve ter uma formulação especial, dando-se preferência às dietas líquidas por um período mais prolongado. Em pacientes submetidos a cirurgias com anastomoses proximais como a esofagectomia, pode-se dar preferência à dieta enteral por sonda nasoenteral ou jejunostomia a despeito dos ruídos hidroaéreos presentes.

A solicitação dos controles deve abranger a verificação dos sinais vitais regularmente a cada 4-6 horas, o controle da diurese, o balanço hídrico quando indicado e os cuidados e as anotações de sondas e drenos. Os curativos devem ser realizados uma vez por dia após as primeiras 24 horas, e após as 48-72 horas não há mais necessidade de curativos oclusivos. Outra opção é a realização de curativos oclusivos sob técnica asséptica ao final do procedimento e a permanência deles até o final da primeira semana.

Os pacientes devem ser posicionados no leito de acordo com o procedimento realizado. Geralmente o decúbito dorsal é a posição preferencial, inclinando-se a cabeceira em situações que se deseja evitar aspirações ou em pacientes que não toleram o decúbito completo. A mobilização precoce deve fazer parte das solicitações em qualquer pós-operatório. Os pacientes com fatores de risco para o tromboembolismo (Tabela 37.6) beneficiam-se da deambulação precoce para estimular o retorno venoso. A fisioterapia respiratória é de extrema relevância quando se quer um "toalete" pulmonar adequado em pacientes pneumopatas e pouco colaborativos (1, 19).

Os pacientes em jejum necessitam de reposição hidreletrolítica e de calorias, que é realizada por meio da soroterapia endovenosa. A necessidade hídrica diária gira em torno de 2.000 mL/dia, mas deve ser adequada às perdas. O fornecimento de 400 kcal por via parenteral na forma de soro glicosado é suficiente para evitar a cetose de jejum. A reposição de potássio por via parenteral deve ser feita somente após a confirmação de débito urinário adequado para evitar a hipercalemia, visto que a resposta metabólica à cirurgia pode elevar o potássio (3, 5, 22).

A medicação prescrita no pós-operatório deve ser individualizada para cada paciente, respeitando as medicações utilizadas no pré-operatório (antidiabéticos, anti-hipertensivos, anticonvulsivantes...). Mais comumente, são prescritos analgésicos, antibióticos (se indicado), heparina profilática e sedativos, sempre em concordância com a equipe anestésica (1, 2, 12).

REFERÊNCIAS

1. Towsend CM, et al. Sabiston, Tratado de cirurgia: a base biológica da moderna prática cirúrgica. Rio de Janeiro: Elsevier, 2005.
2. Cohen RV. Laparoscopia intervencionista: conseqüências metabólicas, sistêmicas e imunológicas. São Paulo: Interlivros, 1997.
3. Pitrez FAB. Pré-operatório em cirurgia geral e especializada. 2. ed. Porto Alegre: Artmed, 2003.
4. Coelho JCU, Ligocki AC, Tenório SB. Solicitação de exames pré-operatórios. Ver. Col. Bras. Cirurg. 1997; 24(5):353-358.
5. Ziring BS. Exames pré-operatórios. In: Merli GJ, Howard HW. Assistência clínica ao paciente cirúrgico. Rio de Janeiro: Revinter, 1997. p.4-11.
6. Ho HS, Saunders CJ, Gunther RA, Wolfe BM. Effector of hemodynamics during laparoscopy: CO2 absorption or intra-abdominal pressure? J Surg Res. 1995 Oct;59(4):497-503.
7. Myre K, Buanes T, Smith G, Stokland O. Simultaneous hemodynamic and echocardiographic changes during abdominal gas insufflation. Surg Laparosc Endosc. 1997 Oct;7(5):415-9.
8. Windberger UB, Auer R, Keplinger F, Langle F, Heinze G, Schindl M, Losert UM. The role of intra-abdominal pressure on splanchnic and pulmonary hemodynamic and metabolic changes during carbon dioxide pneumoperitoneum. Gastrointest Endosc. 1999 Jan;49(1):84-91.
9. Mikami O, Fujise K, Matsumoto S, Shingu K, Ashida M, Matsuda T. High intra-abdominal pressure increases plasma catecholamine concentrations during pneumoperitoneum for lap procedures.Arch Surg. 1998 Jan;133(1):39-43.
10. Nguyen NT, Anderson JT, Budd M, Fleming NW, Ho HS, Jahr J, et al. Effects of pneumoperitoneum on intraoperative pulmonary mechanics and gas exchange during laparoscopic gastric bypass. Surg Endosc. 2004 Jan;18(1):64-71. Epub 2003 Nov 21.
11. Mann C, Boccara G, Pouzeratte Y, Eliet J, Serradel-Le Gal C, Vergnes C, et al. The relationship among carbon dioxide pneumoperitoneum, vasopressin release, and hemodynamic changes. Anesth Analg. 1999 Aug;89(2):278-83.
12. Koivusalo AM, Kellokumpu I, Ristkari S, Lindgren L. Splanchnic and renal deterioration during and after

laparoscopic cholecystectomy: a comparison of the carbon dioxide pneumoperitoneum and the abdominal wall lift method. Anesth Analg. 1997 Oct; 85(4):886-91.

13. Nguyen NT, Wolfe BM. The physiologic effects of pneumoperitoneum in the morbidly obese. Ann Surg. 2005 Feb;241(2):219-26.

14. McDougall EM, Figenshau RS, Clayman RV, Monk TG, Smith DS. Laparoscopic pneumoperitoneum: impact of body habitus. J Laparoendosc Surg. 1994 Dec;4(6):385-91.

15. Braga M, Gianotti L, Nespoli L. Nutritional approach in malnourished surgical patient. Arch Surg. 2002; 137:174-80.

16. Moore FA, Feliciano DV, Andrassy RJ. Early enteral feeding compared with parenteral reduces postoperative septic complications: the results of a meta-analysis. Ann Surg. 1992;216:172-83.

17. Delgado S, Lacy AM, Filella X. Acute phase response in laparoscopic and open colectomy in colon cancer: randomized study. Dis Colon Rectum. 2001;44: 638-646.

18. Johansson B, Hallerback B, Glise H, Anesten B, Smedberg S, Roman J. Laparoscopic mesh versus open preperitoneal mesh versus conventional technique for inguinal hernia repair: a randomized multicenter trial (SCUR Hernia Repair Study).Ann Surg. 1999 Aug;230(2):225-31.

19. Coelho JCU. Aparelho digestivo: clínica e cirurgia. São Paulo: Editora Atheneu; 2005.

20. Leksowski K, Peryga P, Szyca R. Ondansetron, metoclopramid, dexamethason, and their combinations compared for the prevention of postoperative nausea and vomiting in patients undergoing laparoscopic cholecystectomy: a prospective randomized study. Surg Endosc. 2006 Jun;20(6):878-82.

21. Hirvonen EA, Poikolainen EO, Paakkonen ME, Nuutinen LS. The adverse hemodynamic effects of anesthesia, head-up tilt, and carbon dioxide pneumoperitoneum during laparoscopic cholecystectomy. Surg Endosc. 2000 Mar;14(3):272-7.

22. Gandara V, de Vega DS, Escriu N, Zorrilla IG. Acid-base balance alterations in laparoscopic cholecystectomy. Surg Endosc. 1997 Jul;11(7):707-10.

CAPÍTULO

38 Complicações em videocirurgia
LUIZ HENRIQUE DE SOUSA
EDSON LEMES SARDINHA
LUIZ HENRIQUE DE SOUSA FILHO

INTRODUÇÃO

As décadas de 1980 e 1990 são consideradas pela comunidade de cirurgiões em todo o mundo como "um período da revolução" na abordagem dos órgãos, para diagnóstico e tratamento cirúrgico das doenças que exigem intervenção.

A possibilidade de transmissão das imagens intracavitárias ou do interior dos órgãos, por meio de uma microcâmera para um monitor de vídeo com alta definição em tempo real e o desenvolvimento de instrumentos que permitem tocar, pinçar, seccionar e suturar os tecidos sem o contato direto das mãos da equipe cirúrgica permitem fazer diagnósticos e procedimentos complexos sem a necessidade de grandes incisões ou do toque da mão do cirurgião diretamente no órgão-alvo.

O princípio "minimamente invasivo" surgiu e se desenvolveu rapidamente, a ponto de praticamente a maioria dos procedimentos cirúrgicos eletivos e de urgência se tornarem factíveis pela abordagem minimamente invasiva. Evidentemente, raras exceções merecem consideração, no que diz respeito a vantagens e resolutividade, como, por exemplo, os grandes tumores invasivos e também os casos emergenciais em pacientes com instabilidade hemodinâmica.

No Brasil, praticamente todos os procedimentos cirúrgicos torácicos, abdominais e pélvicos são amplamente realizados por videocirurgia.

A experiência do grupo de coordenação destes autores iniciou-se em 1991 com a realização da colecistectomia e subseqüentemente todas as técnicas aceitas pela comunidade científica atual. Os treinamentos foram e ainda são realizados em regime de "imersão", em cães, no centro de treinamento que foi adaptado para possibilitar o aprendizado de cirurgiões brasileiros e de toda a América Latina (1).

A equipe deve conhecer os passos fundamentais do procedimento videocirúrgico, os riscos, os custos e principalmente as vantagens sobre a via aberta, como menor dor pós-operatória, ausência de íleo paralítico prolongado, alimentação e deambulação precoces com menor incidência de complicações pulmonares e tromboembólicas, menor índice de infecção de parede abdominal e hérnia incisional, recuperação pós-operatória mais rápida com alta precoce, melhor estética e conseqüentemente melhora na qualidade de vida que se inicia já no pós-operatório imediato (2).

Para qualificação e titulação, os cirurgiões brasileiros devem seguir normas de aprendizado específicas envolvendo o Colégio Brasileiro de Cirurgiões, o Colégio Brasileiro de Cirurgia Digestiva, a Sociedade Brasileira de Videocirurgia e a Sociedade Brasileira de Endoscopia Digestiva. Essas entidades estabeleceram alguns critérios: provas teóricas (escrita e oral), provas práticas com cirurgia assistida por membro qualificado, gravação da cirurgia e reexame da fita gravada por três membros da comissão. Esses títulos inicialmente tinham validade de 10 anos, mas atualmente passaram a ter validade de cinco anos, sendo necessário comprovante de reciclagem nesse período (3).

Previamente, os cirurgiões devem ter residência médica na área que pretendem qualificar ou título da sociedade que representa essa área, bem como realizar treinamento em animais em cursos reconhecidos pelas sociedades específicas.

Existem no Brasil cursos privados e nas universidades que permitem a prática e o treinamento em videocirurgia. No centro de treinamento sob coordenação destes autores em regime de "imersão", na cidade de Goiânia, acreditado pelo conselho Federal de Medicina e Associação Médica Brasileira para pontuação de reciclagem, além de assistirem vários filmes com detalhes técnicos, os cirurgiões realizam procedimentos em esôfago, estômago, cólon, apêndice, vesícula e vias biliares, cirurgias bariátricas como banda gástrica, gastroplastia com *bypass* e anel, gastroplastia com *bypass* sem anel, *switch* duodenal e derivação biliopancreática de Scopinaro em cães (1, 4, 5, 6, 7, 8 e 9).

Cada cirurgião participa de 25 cirurgias durante uma semana de treinamento. Se necessário, pode-se repetir o treinamento quantas vezes desejar. Após as cirurgias em animais, os cirurgiões participam de cirurgias nos hospitais com professores experientes (1) (Figura 38.1)

Como os procedimentos videocirúrgicos torácicos, abdominais e pélvicos implicam punções muitas vezes às cegas e exigem infusão de gazes para ampliação da cavidade de trabalho, não são incomuns complicações ocorrerem tanto no intra-operatório, relacionadas diretamente com instrumentos ou por alterações sistêmicas hemodinâmicas provocadas pelo pneumoperitônio, como também no pós-operatório, principalmente durante o período da curva de aprendizagem (Tabela 38.1) (10, 11 e 12).

Tabela 38.1
Classificação das complicações em videocirurgia

I   Complicações comuns a todos os procedimentos
A Cirúrgicas
A.1 Durante a instalação do pneumoperitônio
A.2 Durante o ato cirúrgico propriamente dito
A.3 Pós-operatórias
B Clínicas
B.1 Durante a anestesia
B.2 Pós-operatórias
C Equipamentos
II Complicações específicas para cada procedimento
A Cirúrgicas
A.1 Durante o ato cirúrgico propriamente dito
A.2 Pós-operatórias
B Clínicas
B.1 Durante a anestesia
B.2 Pós-operatórias

CLASSIFICAÇÃO

Devido à abrangência do tema e a subdivisão deste compêndio em vários capítulos dedicados a todas as especialidades que praticam a videocirurgia, abordando, em maior ou menor escala, as complicações específicas, será dada ênfase aos principais e mais freqüentes procedimentos de cirurgia geral e digestiva realizados no tórax, no abdome e na pelve.

Com finalidade puramente didática, pode-se classificar as complicações de videocirurgia conforme a Tabela 38.1.

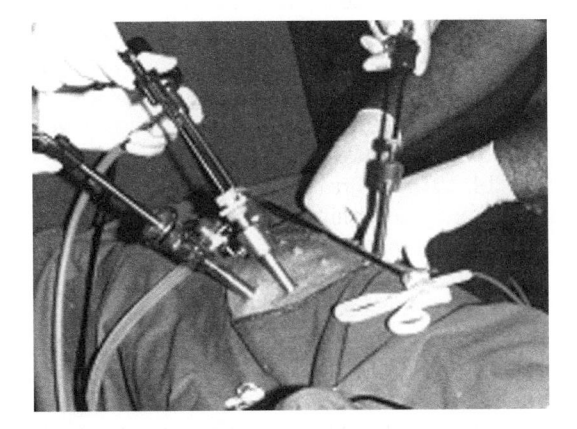

FIGURA 38.1 Treinamento em animais em regime de imersão.

Seguindo essa classificação, serão discutidas, item por item, as complicações.

Complicações comuns a todos os procedimentos

São as complicações passíveis de ocorrer em qualquer procedimento realizado no tórax, no abdome e na pelve, seja parietal, intracavitária ou sistêmica.

Cirúrgicas

São as complicações que têm origem no ato técnico-cirúrgico, após a indução anestésica, ou seja, pela atividade do cirurgião e/ou auxiliares em campo cirúrgico.

Durante a instalação do pneumoperitônio

Complicações decorrentes do manuseio do instrumental cirúrgico na parede abdominal, para cirurgias abdominais e pélvicas, no período de tempo que se inicia com a incisão da pele para instalação do pneumoperitônio, seja pela técnica de punção ou pela técnica aberta de Hasson, e termina com a pressão intra-abdominal no nível que se deseja realizar o procedimento, no máximo de 15 mmHg, imediatamente antes da introdução do primeiro trocarte na técnica fechada ou do segundo trocarte na técnica aberta de Hasson (13).

Lesões vasculares parietais

Diferentemente das cirurgias abdominais e pélvicas, as videocirurgias de tórax não exigem, em sua grande maioria, a instalação de pneumotórax com gás carbônico.

Lesões vasculares na parede torácica podem ocorrer principalmente quando se secciona ou punciona as artérias intercostais que se localizam em um sulco próximo à borda inferior das costelas.

O conhecimento anatômico da distribuição vascular na parede abdominal é a maneira mais eficaz de prevenir lesões parietais nas videolaparoscopias. Nas proximidades do umbigo, tanto os vasos epigástricos superficiais quanto os vasos laterais (ilíaca superficial e circunflexa profunda) estão em risco de lesões, as quais podem ser provocadas pela própria lâmina de bisturi como também pela agulha de Veress na técnica de punção ou técnica fechada. Entretanto, mesmo a realização do pneumoperitônio pela técnica aberta de Hasson não é isenta de lesões (13, 14).

Esses sangramentos podem ser de pequeno ou grande volume, provocando equimose e hematoma de parede ou hemoperitônio.

A conseqüência mais grave e temida da punção vascular é a embolia gasosa, descrita adiante.

Enfisema subcutâneo

Insuflação extraperitoneal de dióxido de carbono é uma das complicações mais freqüentes da cirurgia videolaparoscópica. A sua incidência foi descrita, variando de 0,4-2% (15).

Tem como mecanismo de formação a infusão direta de gás carbônico na camada subcutânea da parede abdominal pela colocação da ponta da agulha de Veress diretamente em contato com a mesma, ou pelo aumento excessivo da pressão intracavitária com escape de gás para o mediastino e daí tecido celular subcutâneo do pescoço e da face.

Múltiplas tentativas de punção peritoneal com agulha de Veress podem formar vários túneis entre a cavidade e o subcutâneo, propiciando a criação e a manutenção do enfisema durante toda a cirurgia, com absorção maciça de dióxido de carbono.

Além da modificação do aspecto físico do paciente, o enfisema não representa, freqüentemente, maiores riscos, entretanto vários autores relatam a ocorrência de enfisemas subcutâneos extensos, associados a hipercarbia e disritmias cardíacas no período intra-operatório.

Lew e colaboradores relataram a ocorrência de extenso enfisema subcutâneo, que afetou pescoço, tórax e abdome e estendeu-se à virilha, atribuindo-o à insuflação subcutânea de dióxido de carbono, a partir de uma agulha de Veress mal estabilizada (16).

Insuflação extraperitoneal foi associada a níveis mais altos de absorção de dióxido de carbono do que a insuflação intraperitoneal e pode ser a causa de uma elevação súbita da PET de dióxido de carbono durante o procedimento (17).

Wahba e colaboradores enumeram entre as complicações ventilatórias agudas das cirurgias laparoscópicas de abdome superior o enfisema subcutâneo (18).

Pré-pneumoperitônio

Consiste na infusão de gás carbônico diretamente no espaço pré-peritoneal, formando uma "loja gasosa" que dificulta o acesso à cavidade peritoneal e o procedimento cirúrgico propriamente dito, uma vez que o peritônio parietal permanece com a tendência de diminuir parcialmente a cavidade peritoneal, mesmo com a insuflação contínua durante o ato operatório.

O pré-pneumoperitônio pode ser evitado por meio da confirmação prévia, antes da infusão gasosa, de que a extremidade da agulha de Veress encontra-se dentro da cavidade peritoneal (Figura 38.3).

Embolia gasosa

Embolia gasosa clinicamente aparente é uma complicação rara de se observar em cirurgia laparoscópica, porém muito importante em virtude da gravidade dos seus efeitos. Tem como causa a absorção maciça ou injeção intravascular do dióxido de carbono, gás mais utilizado para insuflação do pneumoperitônio. Pode advir também da insuflação rápida de gás carbônico promovendo rompimento das veias do peritônio, as quais absorvem rapidamente o gás (14, 19).

Apesar de ser uma complicação muito grave, poucos casos com repercussão clínica são relatados na literatura, com desfechos fatais em sua maioria.

A incidência de embolia gasosa durante cirurgia laparoscópica pode variar desde 0,01% (quando sinais clínicos são evidentes) até 69% (subclínica) verificada com o uso de ecocardiografia transesofágica (ETE), considerada "padrão-ouro" para sua detecção.

Derouin e colaboradores, usando ETE, observaram embolia gasosa por dióxido de carbono em onze de dezesseis pacientes estudados em colecistectomias laparoscópicas (cinco casos durante a insuflação peritoneal e seis casos durante a dissecação da vesícula), sem, contudo, notarem nenhum episódio de instabilidade cardiorrespiratória durante os eventos embólicos (20).

O efeito do dióxido de carbono intravenoso sobre a PET de dióxido de carbono, pressão da artéria pulmonar e pressão arterial sistêmica em experimentos realizados em porcos depende do volume injetado. Pequenos volumes resultam em insignificantes modificações na PET de dióxido de carbono. Volumes maiores do que 0,1mL/kg/min, por injeção em *bolus* ou infusão contínua, causaram redução na PET de dióxido de carbono, aumento da pressão média da artéria pulmonar e hipotensão (21).

O volume de dióxido de carbono requerido para detecção pelo ETE foi de 0,26+/- 0,24 mL/kg, enquanto, para ocorrer mudanças na PET de dióxido de carbono, foi de 0,66 +/- 0,51 mL/kg.

Outro estudo examinou os efeitos de várias pressões intra-abdominais durante a insuflação de dióxido de carbono, sobre a ocorrênica de embolismo com a captação vascular do gás ocorrendo através de um corte de 5 mm na via ilíaca.

Em pressões menores do que 10 cmH$_2$O, somente sangramento foi observado pelo laparoscópio. Em pressões entre 10-25 cmH$_2$O, o Doppler transesofágico detectou bolhas de gás. Pressões maiores do que 25 cmH$_2$O causaram colapso da veia e cessação do sangramento e da percepção da embolia. Então, a diferença entre as pressões intravascular e intra-abdominal determinará se ocorrerá hemorragia ou embolia por dióxido de carbono (22).

A prevenção da embolia gasosa consiste em aspirar a agulha de Veress logo após a punção para confirmar a ausência de sangue, demonstrando, assim, que a agulha não se localiza no espaço intravascular e também infundindo lentamente o gás a 1 L/min quando da instalação do pneumoperitônio, até atingir a pressão intracavitária desejável em torno de 14-15 mmHg.

As repercussões da embolia gasosa estão descritas adiante quando da discussão sobre complicações durante o ato cirúrgico propriamente dito (23, 24).

Pneumomediastino e pneumotórax

Pneumotórax é uma complicação rara do pneumoperitônio, porém, potencialmente ameaçadora à vida. A história, a patogênese e o tratamento dessas complicações intra-operatórias foram revistos por Prystowsky e colaboradores e por Wahba e colaboradores. Essa complicação ocorre principalmente no lado direito, nas colecistectomias, e no esquerdo, nas cirurgias de esôfago inferior. O gás insuflado pode caminhar em torno dos hiatos aórtico e esofagiano do diafragma para dentro do mediastino e a seguir irromper para o espaço pleural. Entretanto, uma base anatômica para passagem de gás para dentro da cavidade torácica, através de um defeito diafragmático, é o mais provável. Comumente esses pontos fracos que permitem a passagem do dióxido de carbono ocorrem no hiato pleuroperitoneal ou forame de Bochdalek, no pilar externo ou no hiato esofagiano.

Um defeito congênito do diafragma (canal pleuroperitoneal patente) tem sido demonstrado em pacientes com ascite, através do qual se acredita que o gás insuflado sob alta pressão na cavidade peritoneal passa para a cavidade torácica. Pontos fracos no diafragma podem se romper durante o pneumoperitônio, causando pneumotórax, bem como pode haver penetração de dióxido de carbono para o espaço pleural através do orifício da veia cava. Outra gênese descrita é a insuflação do gás entre as lâminas do ligamento falciforme do fígado (18, 25).

Durante o ato cirúrgico propriamente dito

Complicações decorrentes do manuseio do instrumental cirúrgico no período de tempo que se inicia com a introdução do primeiro trocarte após a estabilização do pneumoperitônio e termina com a sutura da pele do último orifício, após a cirurgia realizada.

Lesões vasculares parietais

São lesões vasculares das paredes torácica e abdominal durante a introdução dos trocartes, principalmente quando o primeiro trocarte é introduzido às cegas (técnica fechada). Entretanto, pode ocorrer mesmo durante a realização da técnica aberta de Hasson.

A compressão com o balonete da sonda de Foley é suficiente, na maioria das vezes, para realizar hemostasia (Figura 38.2).

Enfisema subcutâneo

É a infusão direta de gás carbônico na camada subcutânea da parede abdominal pela colocação da

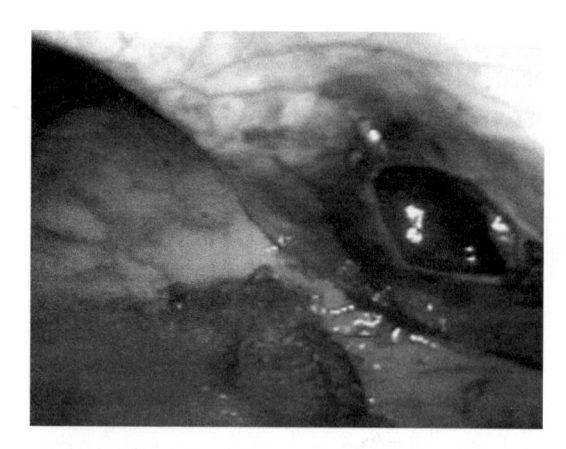

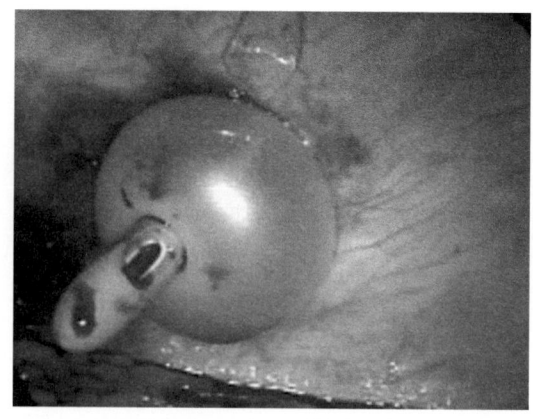

FIGURA 38.2 Lesão vascular na parede abdominal e tamponamento compressivo com sonda de Foley.

ponta do trocarte diretamente em contato com a mesma.

Justo da Silva e colaboradores descreveram a ocorrência de enfisema subcutâneo envolvendo braços, ombro direito, tórax e metade direita da face, em colecistectomia videolaparoscópica, associado à pressão intra-abdominal de 30 mmHg e significativa hipercarbia (PET de dióxido de carbono = 62 mmHg e Pa de dióxido de carbono = 59 mmHg), acidose respiratória aguda (pH = 7,16) e aumento de 40% da freqüência cardíaca com extra-sístoles unifocais sem maiores instabilidades, com exame radiológico no final do procedimento não evidenciando pneumotórax ou pneumomediastino associados. Os referidos autores sugerem que é essencial monitorizar a pressão intra-abdominal criteriosamente durante o procedimento, bem como o acompanhamento da PET de dióxido de carbono é de valor inquestionável, facilitando o diagnóstico precoce e o tratamento desse e de outros tipos de complicações relacionadas com a técnica laparoscópica (26).

Pearce e colaboradores relataram a ocorrência, em videocolecistectomia laparoscópica, de hipercarbia (Pa de dióxido de carbono = 100 mmHg) e acidose respiratória aguda (pH do sangue arterial = 7,07) sem instabilidade hemodinâmica ou pirexia. Depois de excluídas outras causas de hipercarbia (hipoventilação, falhas no circuito ventilatório, má posição do tubo endotraqueal, obstrução de vias aéreas, pneumotórax, pneumomediastino, embolia por dióxido de carbono e hipertermia maligna), essa foi atribuída à absorção do dióxido de carbono de extenso enfisema subcutâneo que se estendia em toda parede anterior do tórax e pescoço, confirmado através de exame clínico e raios X (27).

Após a deflação do pneumoperitônio, o paciente deve ser ventilado mecanicamente com oxigênio a 100%, com um maior volume-minuto, até a normalização dos parâmetros clínicos e gasométricos, para posterior extubação.

Recomendam os autores que, ao se defrontar com dramática absorção de dióxido de carbono durante cirurgia laparoscópica, deverão ser considerados:

1. inspeção rotineira e cuidadosa da parede abdominal à procura de crepitações que denunciam enfisema subcutâneo;
2. descontinuidade do uso de N_2O, para evitar aumento do enfisema subcutâneo;
3. uso de absorvedor de dióxido de carbono novo;
4. aumento da ventilação com oxigênio a 100% para eliminar o dióxido de carbono excessivo absorvido;
5. imediata deflação do pneumoperitônio com cessação da insuflação de dióxido de carbono nos pacientes instáveis; e
6. tentativa de exclusão de outras causas de hipercarbia. Advogam padronização de criteriosa monitorização, incluindo ET de dióxido de carbono e temperatura.

O enfisema subcutâneo pode se associar ao pneumotórax, e freqüentemente ocorre durante manipulação cirúrgica em volta do esôfago. Na maioria das vezes, o enfisema surge 45 minutos após o início da cirurgia, e está associado à elevação súbita da PET de dióxido de carbono (até 100 mmHg).

Aumento simultâneo na pressão de vias aéreas ou diminuição da complacência pulmonar indicam associação ao pneumotórax, raramente do tipo hipertensivo. Ausculta pulmonar clínica e raios X de tórax são essenciais para verificação de sua ocorrência.

Pré-pneumoperitônio

Consiste na infusão diretamente no espaço pré-peritoneal de gás carbônico, pelo posicionamento da ponta do trocarte nesse local.

Faz-se necessária a correção imediata com punção do peritônio parietal e injeção de gás na cavidade peritoneal, para viabilizar a realização do procedimento cirúrgico (Figura 38.3).

Embolia gasosa

Ocorre na fase intra-operatória se houver lesão vascular pelo trocarte com infusão rápida de gás carbônico diretamente na corrente circulatória ou com o rompimento das veias do peritônio. Pode ocorrer também pelo contato do gás com áreas cruentas de órgãos parenquimatosos, permitindo sua absorção rápida (28).

Sempre, após a introdução do primeiro trocarte, deve-se introduzir a ótica através dele para visualizar se sua extremidade está livre na cavidade. Os outros trocartes devem ser introduzidos na cavidade sob visão direta com auxílio da ótica.

Quanto ao mecanismo necessário para ocorrência de embolia por dióxido de carbono, durante cirurgia laparoscópica, deve-se considerar em primeiro lugar que o dióxido de carbono é muito solúvel no sangue.

Embolia cerebral por dióxido de carbono foi relatada durante cirurgia laparoscópica, em um paciente com defeito do septo interatrial, sem seqüelas neurológicas, provavelmente em virtude das propriedades físicas do dióxido de carbono, que é altamente solúvel no sangue. Essa citação faz alertar para a existência de forame oval aberto em 15-20% da população, com risco em potencial para tal ocorrência (29).

A dose letal em uma embolia por dióxido de carbono em cães é de 25 mL/kg, contra 5 mL/kg para o caso de embolia por ar. Em segundo lugar, deverá ser considerado que a pressão venosa central e a pressão arterial pulmonar se elevam consideravelmente após a instalação do pneumoperitônio, principalmente na posição de proclive.

Schindler e colaboradores demonstraram que embolia por dióxido de carbono ocorre em qualquer tempo durante a operação. O gradiente necessário para ocorrência de embolização é a diferença entre a pressão intra-abdominal e a pressão intracardíaca, o qual determinará o volume de gás introduzido na circulação (28, 29).

Clinicamente, a absorção de dióxido de carbono pode acarretar desde hipercarbia com acidose respiratória até embolia fatal com formação de bolhas dentro do átrio ou ventrículo direitos, com prejuízo ao enchimento do coração direito, possibilidade de embolia pulmonar com hipoxia e parada cardíaca. A gravidade dos sintomas está diretamente relacionada à velocidade de absorção do dióxido de carbono e à quantidade de gás na circulação sob a forma de bolhas. A seqüência de sinais e sintomas mais relatada na literatura é diminuição abrupta da PET de dióxido de carbono e da complacência pulmonar, seguida de hipotensão profunda e dessaturação (diminuição da Sa de oxigênio e Sp de oxigênio), com elevação do gradiente artério-expirado de dióxido de carbono (PET de dióxido de carbono – Pa de dióxido de carbono), seguida da ausculta torácica do "murmúrio da roda de moinho". Entretanto alguns autores relatam, seqüencialmente, elevação da PET de dióxido de carbono, quando o fluxo sangüíneo pulmonar é parcialmente restabelecido, ou mesmo iniciando o quadro embólico. Casos graves podem conduzir a arritmias severas por embolismo coronariano, colapso cardiovascular e até a assistolia, geralmente seguida de óbito (18, 19, 30).

O diagnóstico, além do quadro clínico já mencionado, do valioso auxílio da monitorização-padrão para cirurgias laparoscópicas (PANI, ECG, capnografia, oximetria, pressão de vias aéreas e temperatura) poderá ser comprovado pela ecocardiografia transesofágica e pelo Doppler precordial, que são métodos mais sensíveis para detecção de pequenos êmbolos vasculares. Necessário se faz, também, diagnóstico diferencial com as outras complicações venti-

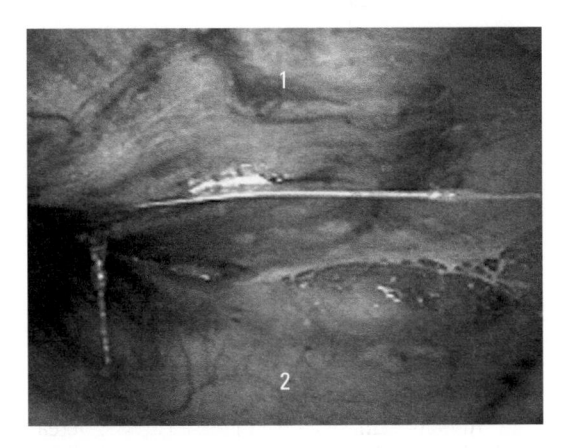

FIGURA 38.3 Pré-pneumoperitônio. (1) Músculo reto abdominal. (2) Peritônio parietal.

latórias agudas, conforme algorítimo publicado por Wahba e colaboradores (18).

O tratamento da embolia por dióxido de carbono consiste na desinsuflação imediata do pneumoperitônio, com colocação do paciente em decúbito lateral esquerdo e em céfalo-declive (posição de Durant). Dessa forma, a quantidade de gás que passa do ventrículo direito (VD) para a circulação pulmonar será menor, e haverá alívio parcial da obstrução mecânica na via de saída de VD, permitindo parcialmente perfusão pulmonar e trocas gasosas, enquanto o dióxido de carbono se dissolve no sangue e a obstrução mecânica diminui. Necessária se faz também a instituição de completo suporte cardiopulmonar, com reposição volêmica adequada e rápida, uso de drogas inotrópicas, suspensão das drogas anestésicas, principalmente óxido nitroso, e ventilação com oxigênio a 100%. A colocação de cateter venoso central com aspiração da bolha de dióxido de carbono no nível de átrio ou ventrículo direitos pode ser de grande valia nas embolias de maior porte. Nos casos refratários, pode ser requerido uso de *bypass* cardiopulmonar para evacuação do gás aprisionado que está causando a obstrução mecânica da circulação (19).

O conhecimento desses sinais, bem como uma adequada vigilância do anestesiologista aos parâmetros clínicos, à ocorrência dos fatores de risco, à variação dos dados de monitorização, mantendo uma perfeita sincronização com a equipe cirúrgica, em cada tempo da cirurgia, será de importância crucial para o diagnóstico precoce das complicações embólicas por dióxido de carbono e instituição do tratamento adequado, visando a diminuir a morbidade e a mortalidade dos procedimentos laparoscópicos.

Lesões de órgãos intracavitários

Lesões de pulmão, pericárdio, esôfago, fígado, baço, omento, mesentério, colédoco, estômago, duodeno, intestino delgado, intestino grosso, bexiga, aorta, cava, ilíacas, etc., ocorrem com uma maior prevalência na fase denominada "curva de aprendizagem" em virtude do deficiente manuseio do instrumental de videocirurgia pela equipe, bem como da falta de adaptação quanto à visão bidimensional e senso de profundidade (3).

Um dos instrumentos que podem promover lesões é o eletrocautério monopolar que difunde corrente em uma grande área além daquela que se deseja cauterizar. As conseqüências dessas lesões, como fístulas, infecções e abscessos, podem aparecer tardiamente, no pós-operatório, às vezes depois que o paciente já recebeu alta hospitalar.

Pacientes com cirurgia prévia e aderências intracavitárias são mais propensos a lesões, durante a punção com agulha de Veress e durante a passagem às cegas do primeiro trocarte (Figura 38.4).

O treinamento prévio, indispensável em animais, não oferece por si a prática necessária para que o período da "curva de aprendizagem" ocorra ainda experimentalmente. Infelizmente, essa "curva", na maioria dos serviços, ocorre em cirurgias de humanos.

Com o desenvolvimento de instrumentais, da habilidade e da experiência dos cirurgiões, muitas lesões intracavitárias podem ser corrigidas no mesmo ato cirúrgico. Por exemplo, pode-se citar as lesões esofágicas, gástricas, intestinais e de bexiga, as quais são facilmente suturadas depois que se domina a sutura intracavitária endoscópica (Figuras 38.5 e 38.6).

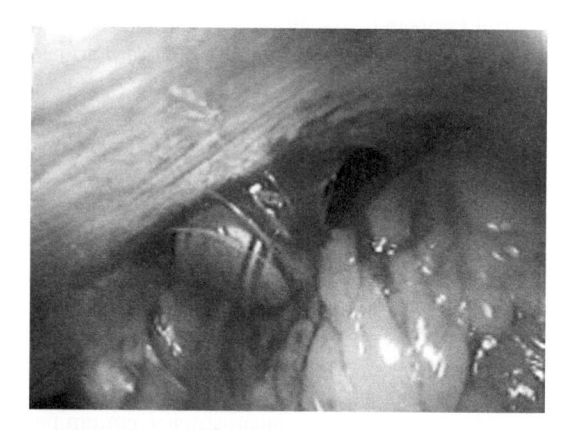

FIGURA 38.4 Aderência de parede abdominal com cirurgia prévia: trocarte introduzido pela técnica de Hasson.

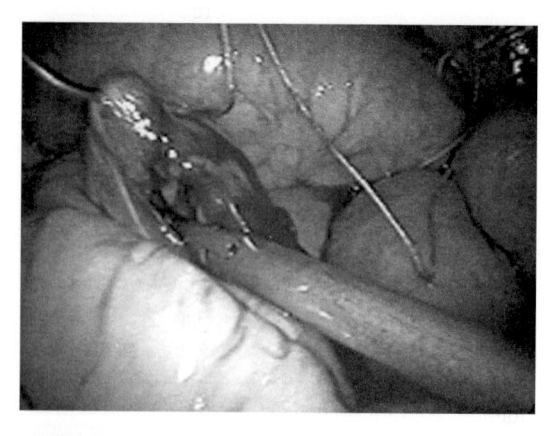

FIGURA 38.5 Lesão de jejuno causada por trocarte: sutura laparoscópica.

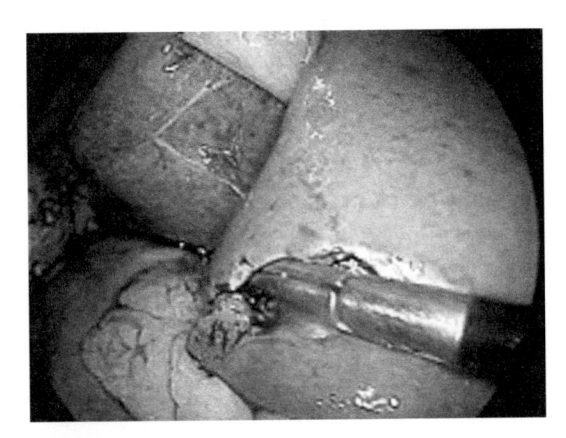

FIGURA 38.6 Lesão do fígado com pinça.

Nas cirurgias ginecológicas, as lesões de vasos ilíacos, ureter, reto e bexiga podem ocorrer devido à proximidade desses órgãos com o útero, anexos e ovários.

Gees e Holden reviram retrospectivamente 2.201 procedimentos laparoscópicos efetuados em Columbus, Ohio, de 1992 a 1995, observando três lesões vasculares importantes – da veia ilíaca comum esquerda, da artéria ilíaca comum direita e da artéria ilíaca interna esquerda – dando uma incidência combinada de 0,14% (31).

Mases e colaboradores relatam lesão de aorta abdominal infra-renal durante cirurgia laparoscópica com apresentação inicial não-usual: hipertensão, taquicardia e súbita diminuição do dióxido de carbono expirado, seguidas de colapso cardiovascular e parada cardíaca. Concluíram que o hematoma retroperitoneal bloqueou o fluxo aórtico e o retorno venoso, provocando as alterações hemodinâmicas iniciais diferentes do usual – hipotensão e taquicardia –, confundindo o raciocínio clínico, até o diagnóstico da lesão vascular grave, após a conversão para laparotomia (32).

Neves e colaboradores descreveram dois casos de lesões vasculares graves em colecistectomia videolaparoscópica, associados à importante hipotensão arterial, taquicardia, queda da oximetria e hipocapnia, com visualização de volumoso hemoperitônio logo após a passagem do primeiro trocarte. Com a conversão para técnica laparotômica, foi observada e tratada, em ambos os casos, lesão aórtica acima da bifurcação das artérias ilíacas. Concluem os autores que tais intercorrências, embora infreqüentes, exigem atenção por parte do anestesiologista, já que a monitorização adequada, o diagnóstico e a terapêutica precoces são fundamentais para diminuir as repercussões do acidente. Considerar sempre o diagnóstico diferencial com embolia gasosa (33).

Classi e colaboradores relataram perfuração de bexiga com distenção gasosa da bolsa coletora de urina, hematúria e presença de líquido claro no campo operatório, diagnosticada precocemente durante histerectomia vaginal assistida por videolaparoscopia (34).

Noga e colaboradores salientaram o papel dos anestesiologistas no diagnóstico precoce do hematoma retroperitoneal, complicação potencialmente fatal da cirurgia laparoscópica. Necessários se fazem também, um acesso venoso de bom calibre, fluidos para infusão endovenosa adequados e um bom relacionamento do anestesiologista com a equipe cirúrgica, para rápida reversão da provável instabilidade hemodinâmica causada por esse tipo de complicação (35).

Sangramento

Lesões de órgãos e vasos com os instrumentos, principalmente tesoura, *hook*, pinças, etc., podem ser evitadas introduzindo as pinças e movimentando-as sempre sob visão direta guiada pela ótica.

Os vasos que se pretendem ligar devem ser cuidadosamente dissecados antes de colocação de *clips*, ligaduras com fios ou cauterizados com bisturi.

Sangramentos vultosos que interrompem a visão endoscópica podem levar a conseqüências graves como pré-choque ou choque hemorrágico. Esses tipos de sangramentos limitam a continuidade do procedimento por via endoscópica, indicando, praticamente em todos os casos, a conversão imediata para cirurgia aberta e hemostasia.

Pneumotórax e pneumomediastino

Nas cirurgias de esôfago com abordagem toracoscópica, pode haver lesão pulmonar despercebida culminando com pneumotórax hipertensivo e fístula aérea.

O uso da cânula de Carlens para intubação seletiva também pode levar à perfuração traqueal.

Durante as cirurgias, podem ocorrer pneumotórax e pneumomediastino pelos seguintes orifícios do diafragma:

1. em torno dos hiatos aórtico e esofagiano;
2. pelo hiato pleuroperitoneal ou forame de Bochdalek;
3. pelo defeito congênito do diafragma (canal pleuroperitoneal);
4. por pontos fracos do diafragma;
5. pelo orifício da veia cava; e

6. entre as lâminas do ligamento falciforme do fígado (18, 25).

Hemotórax

Lesões de vasos intercostais, grandes vasos da base, coração, ázigos em pacientes que estão sendo submetidos a cirurgias torácicas são complicações que levam à conversão para toracotomias em virtude do volume da hemorragia.

Corpo estranho

Os corpos estranhos como gaze, fio cirúrgico, dreno, agulhas, etc., tanto podem ser esquecidos inadvertidamente nas cavidades como não serem encontrados após procura exaustiva. Na primeira condição, podem levar a complicações pós-operatórias como infecção, abscessos e fístulas, exigindo intervenções cirúrgicas para sua retirada e correções das complicações. Muitas vezes, são eliminados através de cicatrizes ou mesmo pelas vias respiratórias ou digestivas.

Quando não são encontrados durante o ato operatório por videocirurgia mesmo com auxílio de raios X, fazem-se necessárias a conversão para cirurgia aberta e uma exaustiva procura manual pelo cirurgião (Figura 38.7).

Implantação de células tumorais em outros sítios

No início da experiência mundial em videocirurgia, nas décadas de 1980 e 1990, muito se discutiu sobre o implante de células malignas que a videocirurgia promoveria nos sítios dos trocartes e em outros órgãos. O implante seria pelo toque do tumor com os instrumentos, contaminando suas extremidades com células malignas e disseminando-as para outros sítios, ou pela difusão de células malignas que "flutuam" no gás usado para manter o pneumoperitônio (Figura 38.8).

Pós-operatória

São as complicações que ocorrem após a sutura do último orifício da pele.

Infecção

As infecções cirúrgicas estão relacionadas com contaminação do instrumental, principalmente na década de 1990 quando era aceitável apenas a desinfecção de alto nível dos mesmos.

Estão relacionadas também com lesões de vísceras e extravasamento de conteúdo infectante levando a complicações como peritonite fecal, peritonite química, abscesso e infecção generalizada.

Infecções nos sítios dos trocartes são mais freqüentes no nível da cicatriz umbilical, local muitas vezes utilizado para primeira punção e retirada de órgãos intracavitários, além de ser um local de difícil higienização.

Pneumotórax

O pneumotórax hipertensivo pode aparecer no intra-operatório e no pós-operatório por lesões inad-

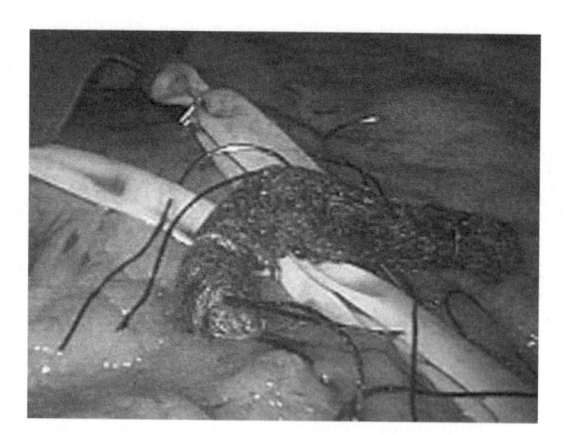

FIGURA 38.7 Corpos estranhos (dreno, gaze, fios e agulhas) intra-abdominais.

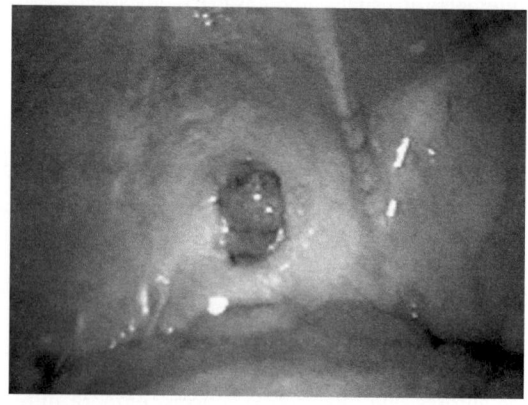

FIGURA 38.8 Implante tumoral no peritônio parietal sessenta dias após colectomia videolaparoscópica para tratamento de adenocarcinoma de cólon esquerdo.

vertidas de pulmão ou via respiratória ou ainda por passagem do gás para o espaço interpleural por forames ou hiatos diafragmáticos.

O aumento simultâneo na pressão de vias aéreas ou a diminuição da complacência pulmonar indicam pneumotórax, raramente do tipo hipertensivo. Ausculta pulmonar clínica e raios X de tórax são essenciais para a verificação de sua ocorrência.

Manipulações cirúrgicas nas proximidades do esôfago terminal nas cirurgias anti-refluxo e/ou esofagectomias geralmente ocasionam pneumomediastino, e, se houver ruptura da pleura mediastinal durante a dissecação, resultará em pneumotórax. No diagnóstico dessas complicações, deverão ser considerados:

1. aumento abrupto da PET de dióxido de carbono;
2. elevação de pressão das vias aéreas com diminuição da complacência dinâmica torácica; e
3. dessaturação (diminuição da Sp de oxigênio).

Se o pneumotórax for hipertensivo, poderão ocorrer colabamento pulmonar completo e desvio do mediastino para o lado oposto, com mudanças no eixo elétrico do coração, diminuição da voltagem do QRS no traçado eletrocardiográfico e significativo comprometimento hemodinâmico, com hipotensão grave, piorando as condições ventilatórias e hemodinâmicas já alteradas pelo próprio pneumoperitônio, podendo levar a óbito se não forem feitos o diagnóstico e o tratamento precoce (36).

O quadro clínico intra-operatório de um pneumotórax durante laparoscopia poderá ser confundido com intubação brônquica seletiva. Em ambos, haverá um aumento de pressão de vias aéreas (Paw) e uma diminuição da Sp de oxigênio. Entretanto, com intubação brônquica, a PET de dióxido de carbono não aumentará inicialmente. Além disso, intubação brônquica usualmente ocorre durante mudanças na posição do paciente e durante a instalação do pneumoperitônio pela insuflação de dióxido de carbono, que provocará desvio cefálico do diafragma.

O reposicionamento do tubo endotraqueal rapidamente normalizará a Sp de oxigênio e Paw no caso de uma intubação brônquica seletiva.

No manuseio dessa complicação, se o pneumotórax ocorrer perto do final da operação, e o paciente estiver estável hemodinamicamente, certamente não será hipertensivo. A cirurgia poderá ser concluída sem intervenção terapêutica específica, usando como artifício a redução da insuflação de dióxido de carbono e da pressão intra-abdominal ao mínimo possível, aumento da ventilação-minuto, instalação de PEEP (pressão expiratória final positiva de vias aéreas) até 5 cmH$_2$O e descontinuação do N$_2$O se o mesmo estiver sendo usado. Essas medidas tenderão a reexpandir parcialmente o pulmão, permitindo razoáveis trocas gasosas e o prosseguimento do ato cirúrgico sem maiores problemas ventilatórios.

Uma vez desinsuflado o abdome, o dióxido de carbono na cavidade pleural é rapidamente reabsorvido, e o pulmão, reexpandido, evitando a necessidade de drenagem com um tubo torácico (37).

Uma vez diagnosticado clinicamente um pneumotórax hipertensivo, geralmente haverá instabilidade hemodinâmica e a necessidade de descompressão imediata, por dreno de tórax e deflação do abdome, mesmo antes de fazer a sua comprovação por radiografia. O dreno de tórax em posição satisfatória e o paciente estável, o abdome poderá ser reinsuflado, e o procedimento cirúrgico, concluído.

Hemotórax

Como nos casos de pneumotórax, as lesões inadvertidas de vasos intercostais, grandes vasos, coração, ázigos podem manifestar-se no pós-operatório de pacientes que estão sendo submetidos a cirurgias torácicas.

Tanto pneumotórax como hemotórax podem ser tratados com drenagem fechada, dependendo do volume e dos sinais e sintomas pós-operatórios.

Obstrução intestinal

Mesmo as pequenas incisões realizadas nos procedimentos videocirúrgicos promovem aderências de epíploon e vísceras na parede abdominal. A videocirurgia não evita definitivamente essa reação normal do organismo.

Suboclusões e oclusões intestinais por bridas e aderências podem ocorrer no pós-operatório recente e tardio, independentemente da cirurgia realizada. Os casos de suboclusão podem ser resolvidos com repouso, hidratação, reposição eletrolítica e sondagem nasogástrica para descompressão.

Muitas vezes, faz-se necessária abordagem cirúrgica para desbridamentos e ressecções segmentares ou até ostomias.

Hérnia incisional em sítios de trocartes

Apesar dos pequenos orifícios que são realizados na pele e não obstante a ponta do perfurador do trocarte divulsionar as fibras da aponeurose e dos músculos da parede, em vez de cortá-las, a possibilidade de hérnia incisional abdominal pelo sítio de introdução dos trocartes não é nula.

Principalmente os orifícios de 1 cm localizados no interior da cicatriz umbilical e os orifícios maiores do que 1 cm localizados em qualquer região do abdome, há necessidade de sutura da aponeurose.

Os abscessos de parede em sítios de trocartes e cirurgias em pacientes obesos favorecem o aparecimento das hérnias.

Fístulas

As fístulas decorrem principalmente de lesões viscerais intra-operatórias, anastomoses mecânicas ou manuais, linhas de secção mecânica grampeada e também por esquecimento de corpo estranho intracavitário.

Fístulas aéreas podem ocorrer em lesões de vias aéreas ou de pulmão nas cirurgias de tórax.

As fístulas digestivas decorrentes de lesões viscerais, sejam no tórax, sejam no abdome, sejam na pelve, ocorrem, na maioria das vezes, pela lesão imperceptível. Essas lesões, como já foi discutido, podem ter como conseqüência infecção, abscesso, peritonite generalizada ou mesmo fístulas verdadeiras com drenagem do conteúdo para o exterior. Nesses casos, o prognóstico é melhor, em função do bloqueio do trajeto fistuloso pelas vísceras.

Podem também ocorrer em função da isquemia de linha grampeada ou linha anastomótica.

Nos casos de corpo estranho, a eliminação espontânea pela via aérea ou digestiva pode ter como conseqüência abscessos e fístulas.

Clínicas

As complicações clínicas em videocirurgia, na grande maioria das vezes, estão relacionadas à anestesia, ao pneumoperitônio e às alterações sistêmicas próprias do método; entretanto, pode haver complicações clínicas independentes desses três importantes tópicos específicos da via de acesso videocirúrgica.

Embora apresente várias vantagens pós-operatórias, a realização dos procedimentos cirúrgicos pela técnica laparoscópica envolve modificações no posicionamento do paciente na mesa cirúrgica, de Trendelemburg até Trendelemburg invertida (Ti), e insuflação intraperitoneal de dióxido de carbono (pneumoperitônio), que são acompanhadas por potenciais alterações fisiológicas, que devem ser conhecidas da equipe médica (14) (Tabela 38.2).

Durante a anestesia

São as complicações que têm origem no preparo do paciente para indução anestésica no centro cirúrgico e terminam com o fim da cirurgia e da recuperação anestésica.

Em virtude da continuidade do ato anestésico tanto na indução como na manutenção e na recupe-

Tabela 38.2

Videocirurgia: resumo das alterações sistêmicas fisiológicas

Posição de Trendelemburg (T)

Circulação
  Freqüência cardíaca
  Volume sistólico
Respiração
  Volume-minuto
  Trabalho da respiração
  Volumes pulmonares
  Trocas gasosas

Posição de Trendelemburg invertida (Ti)

Circulação
  Retorno venoso
  Pós-carga
Respiração
  Volumes pulmonares
  Trabalho respiratório
  Ventilação-minuto
  Trocas gasosas

Pneumoperitônio

Circulação
  Retorno venoso (pressões de enchimento cardíaco)
  Contratilidade (neurais/humorais)
  Pós-carga
Respiração
  Ventilação-minuto
  Pressão nas vias aéreas
  Volumes pulmonares (capacidade residual funcional)
  Troca gasosa (hipoxemia/hipercarbia)

CO_2 exógeno

Circulação
  Arritmias
  Contratilidade
  Embolia gasosa venosa
Respiração
  Ventilação (espaço morto)
  Homeostasia e dióxido de carbono

ração pós-operatória, serão discutidas de uma maneira dinâmica e contínua as alterações e complicações que podem ocorrer nessas fases.

Alterações hemodinâmicas relacionadas ao posicionamento do paciente na mesa cirúrgica

O posicionamento do paciente durante o procedimento laparoscópico, necessário para produzir deslocamento gravitacional das vísceras abdominais permitindo melhor visualização do sítio cirúrgico, às vezes, tem efeitos profundos sobre os sistemas cardiovascular e respiratório.

A posição de Trendelemburg usada para procedimentos ginecológicos, cirurgias de cólon, hernioplastias inguinais e na fase inicial da instalação do pneumoperitôneo é acompanhada por aumento no volume sangüíneo central, diminuição da capacidade vital e excursão diafragmática, enquanto a posição de Trendelemburg invertida (Ti) favorece a dinâmica pulmonar, mas reduz o retorno venoso. Essas alterações associadas ao posicionamento podem ser influenciadas por extensão da inclinação, idade do paciente, volemia, doenças cardíacas prévias, drogas anestésicas utilizadas e técnicas de ventilação escolhidas (38, 39, 40, 41, 42).

O potencial risco de intubação seletiva endobrônquica, principalmente direita, e hipoxemia associada à posição de Trendelemburg foi descrito por Wilcox e Vandam.

O mecanismo proposto é que o tubo traqueal, fixo na sua extremidade proximal à mandíbula, nem sempre se move juntamente com a traquéia, quando o diafragma causa desvio cefálico do pulmão e da carina com o referido posicionamento (43, 44).

Efeito aditivo foi observado durante o procedimento laparoscópico logo após a instalação do pneumoperitônio, quando, mecanicamente, ocorrera elevação cefálica adicional da cúpula diafragmática e de toda a árvore traqueobrônquica, potencializando o risco de intubação endobrônquica seletiva e irritação da carina. Lobato e colaboradores alertam para os anestesiologistas considerarem a intubação seletiva, como diagnóstico diferencial precoce no caso de ocorrência de hipoxemia, com elevação de pressão de vias aéreas durante cirurgias laparoscópicas ginecológicas. A introdução do balonete da cânula endotraqueal imediatamente além das cordas vocais bem como a ausculta das bases pulmonares após instalação do pneumoperitônio ou após mudanças no posicionamento dos pacientes constituem medidas preventivas que diminuem a ocorrência da complicação citada.

Nishikawa e colaboradores alertam, em trabalho comparando a distância entre a extremidade do tubo traqueal e a carina, nas diferentes faixas etárias da população, para o maior risco de ocorrência de intubação seletiva em procedimentos laparoscópicos após os 70 anos de idade (45, 46).

Outra complicação relacionada ao posicionamento do paciente é a maior incidência de tromboembolismo venoso e pulmonar (TEP), principalmente quando esse é colocado na posição européia (cirurgião entre as pernas do paciente) e em posição de Trendelemburg invertida, que diminui o retorno venoso e, juntamente com o efeito compressivo do pneumoperitônio sobre os grandes vasos abdominais, provoca estase nos membros inferiores. O uso de meias elásticas de compressão intermitente e de anticoagulantes nos grupos de risco minimiza sua ocorrência (Figura 38.9).

Regurgitação e aspiração pulmonar

Principalmente durante a intubação traqueal, pode ocorrer aspiração pulmonar do conteúdo gástrico.

A regurgitação ocorre durante a instalação do pneumoperitônio em função do aumento da pressão intra-abdominal e durante a cirurgia propriamente dita em virtude da posição de Trendelemburg. Entretanto, nessas fases, como o paciente está intubado, a possibilidade de aspiração pulmonar é remota.

Tromboembolismo

Idade avançada, obesidade, tempo prolongado de cirurgia, céfalo-aclive com diminuição do re-

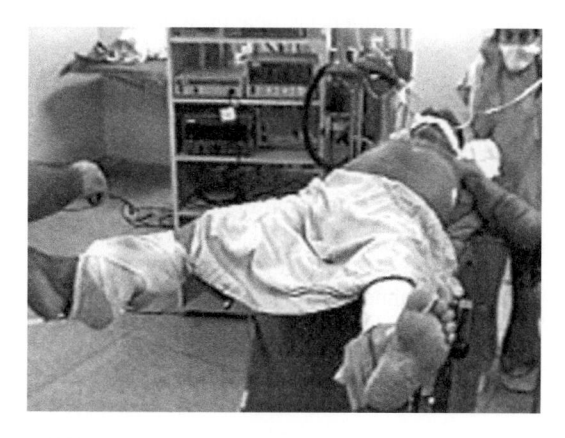

FIGURA 38.9 Posição do paciente em decúbito dorsal com membros inferiores entre-abertos.

torno venoso são fatores que isoladamente ou associados aumentam a possibilidade de trombose venosa com embolia pulmonar.

Nas cirurgias bariátricas, a embolia pulmonar constitui uma das importantes causas de morbidade e mortalidade pós-operatória.

Colapso cardiovascular

Vários relatos de casos descrevem hipotensão aguda, hipoxemia e colapso cardiovascular associados a laparoscopias. As causas postuladas incluem hipercarbia, que pode induzir arritmias com baixo débito cardíaco, aumento do tônus vagal reflexo, devido ao estiramento excessivo e brusco do peritônio, compressão da veia cava inferior, diminuição do retorno venoso e do débito cardíaco, hemorragia e embolia gasosa venosa (28, 47).

As alterações fisiológicas impostas ao sistema cardiovascular por efeito mecânico do pneumoperitônio, posicionamento do paciente, efeito direto do dióxido de carbono absorvido e suas interações com a excitação do sistema nervoso autônomo simpático e do eixo hipotálamo-hipófise-adrenal ocasionam modificações humorais significativas.

O anestesiologista deve avaliar bem o estado físico do paciente, conhecer suas limitações e drogas em uso para posteriormente indicar a melhor técnica anestésica e os melhores fármacos que possam minimizar depressões hemodinâmicas adicionais, permitindo, assim, melhor perfusão dos diferentes órgãos e tecidos, principalmente favorecendo o transporte do dióxido de carbono absorvido da cavidade abdominal aos pulmões, onde este será eliminado para o meio ambiente e ocorrerá a captação do oxigênio, evitando sua retenção (hipercarbia) e hipoxemia, com suas conseqüências deletérias já conhecidas para os pacientes, especialmente os debilitados.

Shaughnessy e colaboradores descreveram colapso cardiovascular e morte por hemorragia retroperitoneal aguda em biópsia hepática laparoscópica, após deflação do pneumoperitônio, onde o aumento da pressão intra-abdominal tamponou temporariamente a lesão retroperitoneal pelo trocarte, mantendo estabilidade cardiovascular intra-operatória, mascarando inicialmente a lesão (48).

Pós-operatórias

São complicações que surgem após o final da cirurgia e recuperação anestésica.

Náuseas e vômitos

A insuflação de gás com aumento da pressão intra-abdominal e o uso de opióides favorecem náuseas e vômitos pós-operatórios (49, 50).

Dor escapular

Constitui uma das mais freqüentes queixas dos pacientes em pós-operatório de videocirurgia abdominal. Deve-se à irritação frênica por gás carbônico quando rapidamente insuflado na cavidade peritoneal ou mesmo quando, no final da cirurgia, deixa-se gás residual intracavitário.

Como já foi discutido anteriormente, quando da instalação do pneumoperitônio, deve-se infundir o gás lentamente a 1 L/min até a estabilização na pressão intracavitária desejada.

No final da cirurgia, antes ainda da retirada dos trocartes, deve-se comprimir o abdome do paciente para eliminar a maior quantidade possível do gás.

Regurgitação e aspiração pulmonar

Pode ocorrer após a recuperação do paciente, devido a náuseas e vômitos persistentes e posição de decúbito horizontal. Nessa fase, o paciente está extubado, e já não há mais proteção da cânula traqueal.

Tromboembolismo

Conhecendo os fatores predisponentes e as altas taxas de morbi-mortalidade dessa complicação, deve-se iniciar fisioterapia motora logo no pós-operatório imediato e manter o uso de anticoagulantes e compressão intermitente usada durante o ato cirúrgico.

Equipamentos

Os equipamentos de videocirurgia foram novidades e ainda são em vários serviços que se iniciam no método.

O desconhecimento e a inexperiência no manuseio e, mesmo em serviços de grande experiência, a displicência quanto às etapas que devem ser respeitadas no manuseio destes equipamentos podem levar às complicações relacionadas a seguir.

1. Pane elétrica: pode ocorrer em qualquer serviço por curto circuito da rede elétrica, ausência de geradores de energia no hospital, sobrecarga elé-

trica, estragos definitivos da fonte de luz, monitor, insuflador, etc.
2. Insuflação inadvertida de oxigênio: vasilhames que contêm gás carbônico e oxigênio misturados podem inadvertidamente ser conectados ao insuflador e conseqüentemente insuflados para a cavidade a ser operada e com isso ocorrer explosões e queimaduras quando em contato com a bisturi elétrico em funcionamento.

Greilich e colaboradores relataram a ocorrência de fogo intra-abdominal secundário à insuflação de concentração incorreta de dióxido de carbono, durante colecistectomia laparoscópica com uso do eletrocautério. Após exame do conteúdo do cilindro, observaram ser uma mistura de 14% de dióxido de carbono e 86% de oxigênio, possibilitando a ocorrência do acidente raro, porém com possibilidades de conseqüências devastadoras para o paciente. Alertam aos anestesiologistas e cirurgiões para verificação rotineira da identificação dos cilindros de gases e utilização de concentração-padrão de dióxido de carbono a 100%, como forma de profilaxia de complicações similares (51).
3. Hiperinsuflação de gás carbônico: pressão intracavitária não deve ultrapassar 15 mmHg, pois acima desse patamar podem ocorrer complicações como colabamento de veia cava com diminuição do retorno venoso e perfusão. Pode também levar a enfisema subcutâneo, pneumotórax e pneumomediastino, dependendo de qual procedimento está sendo realizado no momento.
4. Queimadura com placa de bisturi: não obstante a tecnologia dos bisturis elétricos ter-se desenvolvido muito, contendo orientação quanto a segurança e alarmes visuais e sonoros que alertam para o uso incorreto, ainda nos dias de hoje é possível ocorrer lesões como queimaduras de pele em função de colocação incorreta e mesmo umidificação com soluções usadas em cirurgias das placas que ficam em contato com a pele dos pacientes.

Complicações específicas para cada procedimento

A abordagem videocirúrgica geral e digestiva abrange três segmentos do corpo, que podem ter acessos simultâneos ou isoladamente. O esôfago, por exemplo, é um órgão que ocupa o pescoço, o tórax e o abdome, e, para abordá-lo, às vezes, faz-se necessário intervenção nos três segmentos.

Será discutido de agora em diante cada órgão especificamente, citando-se os principais procedimentos cirúrgicos realizados pelo cirurgião geral e digestivo e realizando-se comentários específicos para cada procedimento, conforme Tabela 38.3.

Tabela 38.3
Videocirurgias gerais e digestivas mais comuns

Cirurgias do esôfago
1. Cardiomiotomia de Heller com fundoplicatura de Pinotti
2. Fundoplicatura para tratamento da doença do refluxo gastresofágico
3. Esofagectomia subtotal transiatal videolaparoscópica com esofagogastroplastia cervical
4. Esofagectomia subtotal por toracoscopia

Cirurgias do estômago
1. Vagotomia
2. Gastrostomia
3. Gastrenteroanastomose
4. Gastrectomia total e parcial
5. Cirurgia gástrica intraluminal
6. Piloromiotomia e piloroplastia

Cirurgias bariátricas
1. Bandagem gástrica para tratamento da obesidade
2. Gastroplastia para tratamento da obesidade
3. Cirurgia de Scopinaro
4. Cirurgia de *switch* duodenal

Cirurgias das vias biliares
1. Colecistectomia
2. Exploração de via biliar principal
3. Anastomose bileodigestiva
4. Papiloesfincterotomia anterógrada laparoscópica

Cirurgias do fígado
1. Biópsia hepática
2. Hepatectomia
3. Cirurgia do cisto hepático

Cirurgia do baço
1. Esplenectomia

Cirurgias do pâncreas
1. Pancreatectomia parcial
2. Duodenopancreatectomia

Cirurgias de hérnias da parede abdominal
1. Hérnia epigástrica
2. Hérnia incisional
3. Hérnia umbilical

Cirurgias de hérnia inguinal
1. Transabdominal pré-peritoneal (TAPP)
2. Totalmente pré-peritoneal (TEP)

(Continua)

Tabela 38.3
Videocirurgias gerais e digestivas mais comuns
(continuação)

Cirurgias do intestino delgado
1. Jejunostomia
2. Ressecções intestinais

Cirurgias do cólon e reto
1. Colectomias
2. Amputação abdominoperineal de reto
3. Cirurgias associadas à colonoscopia

Cirurgias na urgência abdominal
1. Traumática
2. Não-traumática

Miscelânia
1. Tumor de parede abdominal
2. Cisto mesentérico

Cirurgias do esôfago

Complicações cirúrgicas

Como descrito anteriormente, são as complicações que têm origem no ato técnico-cirúrgico, após a indução anestésica, ou seja, pela atividade do cirurgião e/ou auxiliares em campo cirúrgico (5, 6, 36).

Durante o ato cirúrgico propriamente dito

Complicações decorrentes do manuseio do instrumental cirúrgico nas cirurgias no período de tempo que se inicia com a introdução do primeiro trocarte, após a estabilização do pneumoperitônio, e termina com a sutura da pele do último orifício, após a cirurgia realizada.

De uma maneira geral, as complicações mais freqüentes que podem ocorrer durante o ato cirúrgico abordando o esôfago estão relacionadas com a lesão do próprio esôfago e de órgãos vizinhos, pelo manuseio inadequado das pinças.

Lesões do próprio esôfago

Devem ser suturadas imediatamente, mas, mesmo assim, podem evoluir com fístula pós-operatória. Ocorrem principalmente durante a cardiomiotomia para tratamento do megaesôfago. Durante a miotomia, pode ocorrer lesão da mucosa e submucosa. O tratamento consiste em suturar a mucosa e submucosa com fio 4-0 ou 5-0 e promover a fundoplicatura a 270 graus cobrindo a mucosa lesada com o fundo gástrico (Figura 38.10).

Lesões de pleura

Promovem pneumotórax imediatamente, quase sempre sem maiores conseqüências. O pneumotórax raramente necessita de drenagem. A hiperinsuflação pulmonar no momento de desfazer o pneumoperitônio com as válvulas dos trocartes abertas é suficiente como tratamento.

Lesões de pulmão

Ocorre principalmente nas esofagectomias toracoscópicas e podem evoluir com fístula aérea e pneumotórax hipertensivo. Devem ser reparadas com sutura.

Lesões do estômago

Ocorrem principalmente no fundo gástrico, o qual é tracionado pelo auxiliar durante as cirurgias que abordam o hiato esofágico como a cardiomiotomia de Heller e as fundoplicaturas para tratamento da doença do refluxo gastresofágico. Deve-se realizar sutura imediatamente. Se passarem despercebidas, podem evoluir com fístula gástrica (Figuras 38.11 e 38.12).

Lesões dos troncos vagais

Podem ocorrer em qualquer cirurgia de esôfago. Têm como conseqüência gastroparesia e diarréia pós-operatória. Não há tratamento imediato para re-

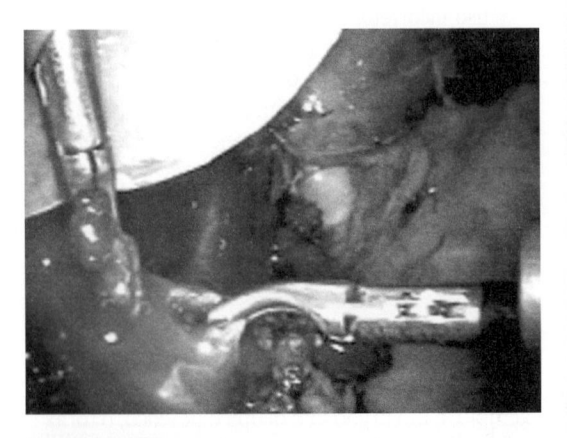

FIGURA 38.10 Lesão do esôfago durante cardiomiotomia de Heller.

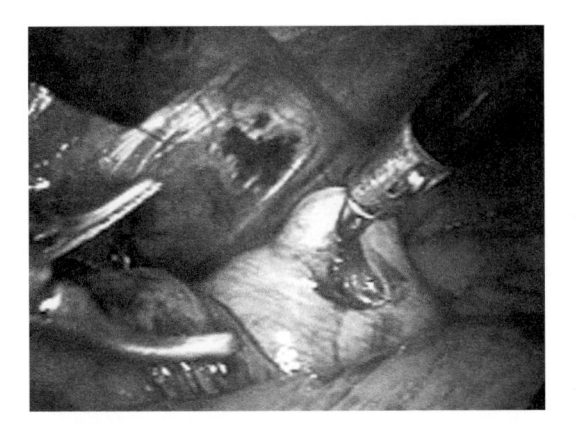

FIGURA 38.11 Lesão do fundo gástrico com pinça usada pelo cirurgião auxiliar durante fundoplicatura.

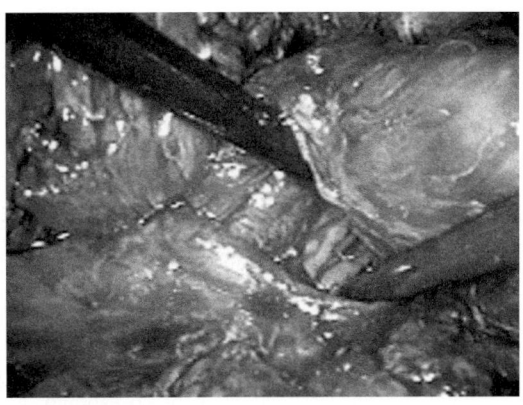

FIGURA 38.12 Lesão do estômago em reoperação de fundoplicatura: mucosa gástrica.

parar a lesão nervosa. Nas esofagectomias, obrigatoriamente realiza-se vagotomia troncular anterior e posterior.

Lesões vasculares da transição esofagogástrica

Os vasos que cruzam a transição esofagogástrica, quando lesados, promovem sangramento. Faz-se hemostasia ligando-os com pontos e *clips* ou simplesmente cauterizando-os.

Lesões de vasos curtos

Alguns cirurgiões realizam a ligadura de vasos curtos no intuito de liberar todo o fundo gástrico para proceder fundoplicatura. As lesões levam a sangramentos, às vezes incontroláveis por videocirurgia, necessitando de conversão para cirurgia aberta.

Lesões do diafragma

Lesões musculares dos braços dos pilares diafragmáticos levam a sangramentos. A simples cauterização ou a ligadura com pontos são geralmente suficientes para promover hemostasia.

Lesões de fígado

Lesões muito comuns principalmente na elevação do lobo esquerdo do fígado para abordagem do hiato esofágico. Levam a sangramento contínuo e necessitam de tamponamento compressivo.

Lesões de baço

Podem apresentar desde pequenas lacerações da cápsula até lesões hemorrágicas graves que requerem esplenectomia (Figura 38.13).

Lesões de aorta

Complicação que pode ocorrer principalmente durante esofagectomia, entretanto pode acontecer também durante a dissecação posterior do esôfago e a hiatoplastia para correção de doença do refluxo. Complicação grave que quase sempre exige conversão imediata, compressão da aorta ou sutura a céu aberto, dependendo da extensão da perfuração.

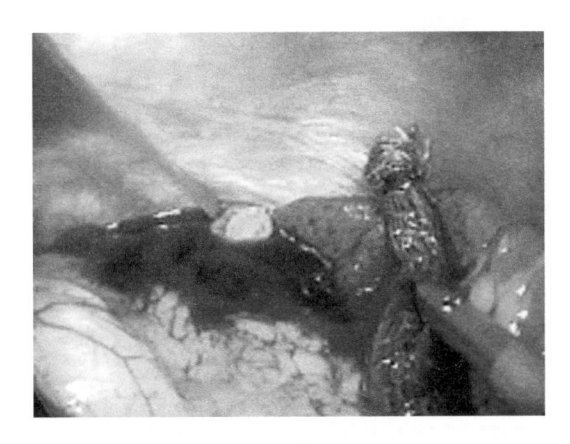

FIGURA 38.13 Lesão de baço tamponada com gaze.

Lesões de veia ázigos

Ocorrem durante a esofagectomia toracoscópica ou transiatal. Necessitam de ligadura imediata, quase sempre de difícil resolução videocirúrgica (Figura 38.14A e B).

Pós-operatórias

São as complicações que ocorrem após a sutura do último orifício da pele.
Nas cirurgias específicas sobre o esôfago, as complicações cirúrgicas pós-operatórias são:

Disfagia

Pode ocorrer por falha técnica na realização de cirurgia de fundoplicatura para tratamento da doença do refluxo gastresofágico, realizando válvula tensa ou usando o corpo gástrico para realizar a válvula (em vez de usar o fundo), formando a chamada "válvula em caracol", a qual comprime o esôfago. Pode ocorrer também quando esta válvula desliza para o corpo gástrico ou quando ocorre migração em bloco da mesma para o mediastino por ruptura dos pontos da hiatoplastia. Essa ruptura ocorre com mais freqüência nos pacientes que vomitam abruptamente e com relativa freqüência no pós-operatório (Figuras 38.15, 38.16, 38.17 e 38.18).

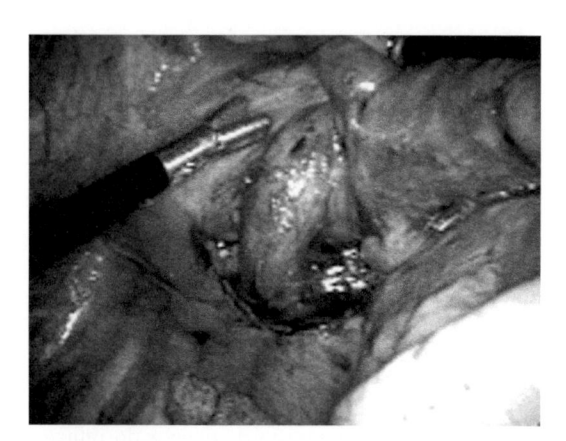

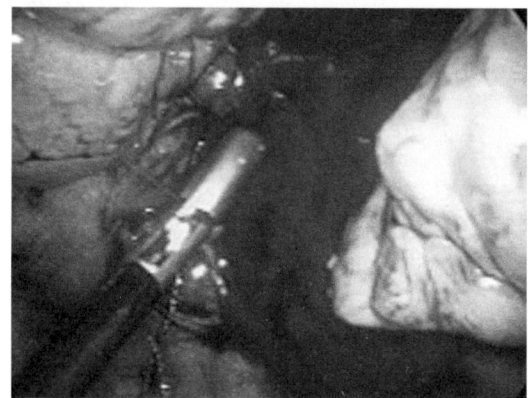

FIGURA 38.14 Videotoracoscopia para realização de esofagectomia. (A) Veia ázigos dissecada. (B) Hemorragia por lesão da veia ázigos.

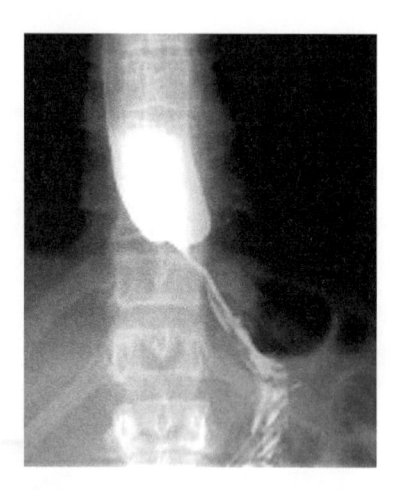

FIGURA 38.15 Esofagograma: compressão do esôfago inferior com retenção de contraste.

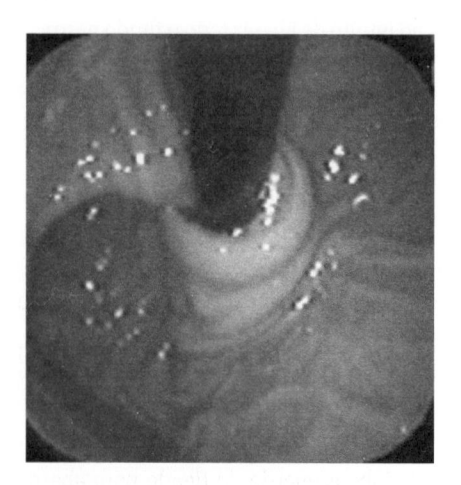

FIGURA 38.16 Gastroscopia em manobra de *U-turn*: válvula em caracol.

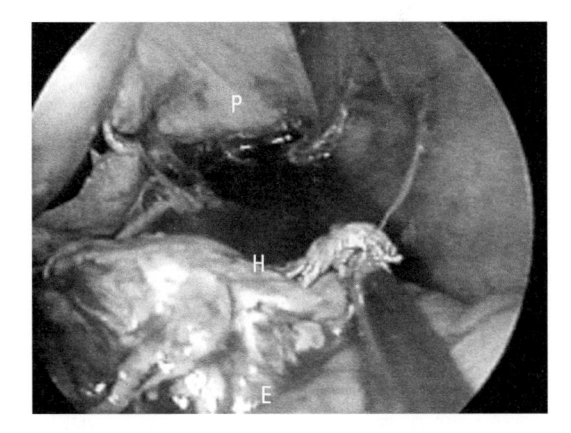

FIGURA 38.17 Migração da válvula em bloco para o mediastino e hemitórax esquerdo (P: pulmão, E: estômago; H: hemotórax esquerdo).

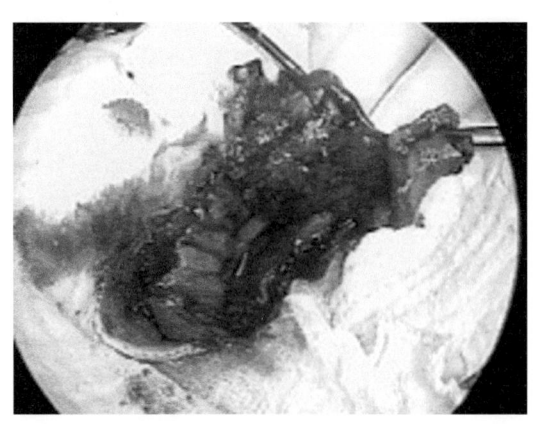

FIGURA 38.18 Estômago da Figura 38.17 com necrose por compressão no hemitórax esquerdo.

A migração da válvula em bloco para o tórax pode evoluir com necrose gástrica e mediastinite grave (Figuras 38.17 e 38.18).

A disfagia persistente após tratamento cirúrgico do megaesôfago com acalasia do esfíncter inferior pode ter duas causas principais:

1. falha técnica na realização da miotomia, a qual deve abranger uma extensão de 5 cm do esôfago e de 2-3 cm do estômago, atingindo toda a extensão do esfíncter inferior, inclusive suas fibras oblíquas do cárdia e corpo gástrico; e
2. falha técnica na realização da fundoplicatura após a miotomia. A válvula fica apertada comprimindo o esôfago.

Estenose

A disfagia alta após esofagectomia deve-se à estenose da anastomose esofagogástrica cervical. Geralmente, é passível de dilatação endoscópica com balão hidrostático ou mesmo por incisões endoscópicas radiadas com estilete. A estenose da enteroenteroanastomose do Y de Roux na esofagectomia subtotal é corrigida cirurgicamente realizando nova anastomose (Figuras 38.19A e B e 38.20).

Fístula

Já descrita anteriormente, podendo ocorrer devido a lesões do esôfago ou do estômago. As fístulas do pescoço após esofagogastroanastomose cervical nos

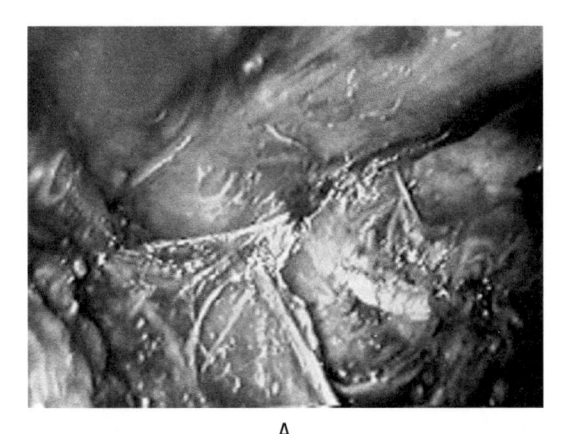

A   B

FIGURA 38.19 Esofagectomia transiatal videolaparoscópica. (A) Esôfago mediastinal intra-operatório. (B) Anastomose esofagogástrica cervical.

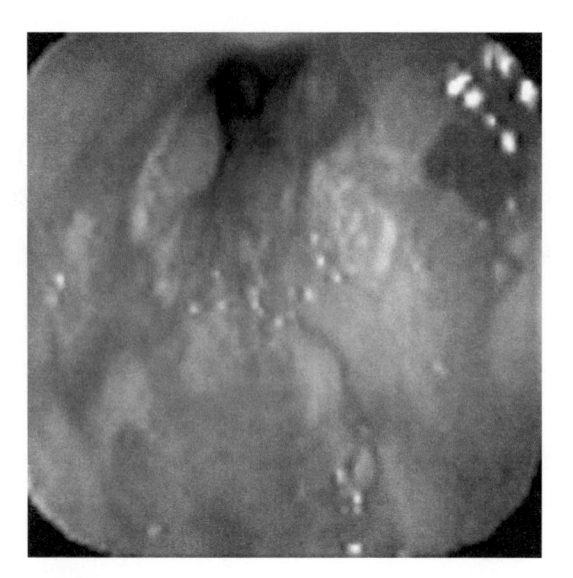

FIGURA 38.20 Endoscopia de anastomose esofagogástrica cervical: estenose da anastomose ao fundo e esôfago de Barret em primeiro plano.

pacientes submetidos a esofagectomia subtotal são freqüentes e curam com facilidade, não necessitando de maiores intervenções. As fístulas da enteroenteroanastomose no Y de Roux são de alto débito e exigem alimentação enteral ou parenteral para fechamento e, em alguns casos refratários, tratamento cirúrgico.

Infecção

Abscessos abdominais ou mediastinais conseqüentes a lesões de esôfago ou estômago e contaminação da cavidade.

Doença do refluxo gastresofágico

Recidivante ou não, pode ocorrer por incompetência da válvula após miotomia para tratamento da acalasia do esfíncter inferior do esôfago ou mesmo após tratamento cirúrgico da doença do refluxo gastresofágico.

Em pacientes que vomitam com freqüência no pós-operatório, pode ocorrer também o rompimento da válvula com conseqüente recidiva da doença do refluxo gastresofágico.

Pneumomediastino

Ocorre pela invasão do mediastino após abertura da membrana frenoesofágica durante a dissecação do hiato esofágico. Pode ser acompanhado de enfisema subcutâneo no pescoço.

Pneumotórax hipertensivo

É decorrente de lesão pleuropulmonar e pode persistir no pós-operatório necessitando de intervenção cirúrgica pelo risco de mortalidade decorrente do desvio de mediastino

Diarréia persistente

Conseqüente à lesão vagal.

Dificuldade para eructação

As fundoplicaturas totais tipo Nissen e Nissen-Rosseti não permitem eructação com facilidade, levando a desconforto epigástrico com sensação de plenitude constante, principalmente nos primeiros meses de pós-operatório.

Complicações clínicas

Pós-operatórias

Esôfago de Barret no coto cervical

Complicação tardia após esofagectomia com esofagogastroanastomose cervical conseqüente a refluxo biliar e cloridropéptico.

Adaptação celular do epitélio escamoso do esôfago cervical devida à agressão prolongada pelo conteúdo refluído, epitélio esse que se "metaplasia" para epitélio intestinal (Figura 38.20).

Cirurgias do estômago

Complicações cirúrgicas

Durante o ato cirúrgico propriamente dito

As complicações mais freqüentes que podem ocorrer durante o ato videocirúrgico no estômago estão relacionadas com a lesão do próprio estômago e de órgãos vizinhos, pelo manuseio inadequado das pinças.

Lesões do próprio estômago

As lesões gástricas são corrigidas com sutura videolaparoscópica. Sua deiscência pode resultar em peritonite, abscesso ou fístula, quase sempre de alto débito.

Lesões de pleura

Podem ocorrer durante gastrectomia total videolaparoscópica quando da dissecação do esôfago inferior no hiato diafragmático. Têm como conseqüência imediata pneumotórax, o qual foi amplamente discutido anteriormente neste capítulo.

Lesões do esôfago

Podem acontecer com a dissecação já referida do esôfago inferior durante gastrectomia total. Requerem sutura imediata.

Lesões dos ramos vagais

Sejam na gastrectomia total, sejam nas vagotomias superseletivas para tratamento cirúrgico de úlcera péptica, raramente indicado nos dias de hoje. Suas conseqüências são principalmente distúrbios de esvaziamento gástrico e diarréia pós-operatória.

Lesões de vasos curtos

A "esqueletização" da grande curvatura, tanto em gastrectomia parcial como subtotal ou total, faz-se necessária. Nesses casos lesões vasculares não são incomuns. O tratamento, evidentemente, deve ser a ligadura com pontos ou *clips* metálicos, mas também pode ser efetivo com o uso de cautério monopolar, bipolar ou ultra-sônico.

Lesões de fígado

Lesões muito comuns já referidas anteriormente principalmente na elevação do lobo esquerdo do fígado, para dissecação da transição esofagogástrica (Figura 38.21).

Lesões de baço

Ocorrem quando se traciona o ligamento gastresplênico para ligadura dos vasos curtos. Podem levar a hemorragia incontrolável com necessidade de conversão e esplenectomia (Figura 38.13).

Pós-operatórias

Fístula

Pode ocorrer por lesão gástrica ou por deiscência de anastomose, seja gastrojejunal, seja esofagogástrica ou enteroenteral no Y de Roux. Normalmente, é de alto débito. Seu tratamento pode ser conservador com alimentação enteral ou parenteral prolongada, bem como cirúrgico, com degastrectomia ou ressecções intestinais.

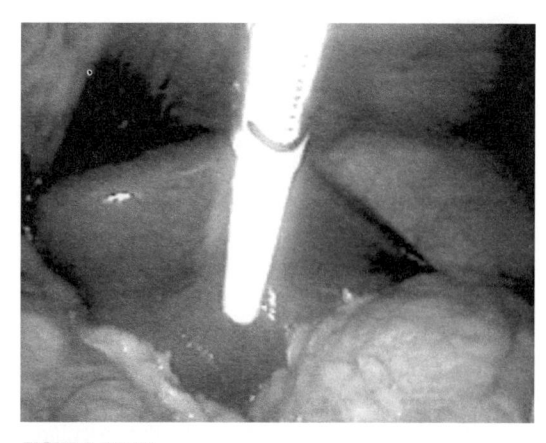

FIGURA 38.21 Lesão de fígado: bastão afastando o lobo esquerdo do fígado, penetrando seu parênquima.

Estenose de anastomose

Estenose cicatricial de anastomose gastrojejunal ou esofagogástrica responde bem à dilatação endoscópica. A estenose da enteroenteroanastomose no Y de Roux, se severa, exige tratamento cirúrgico.

Infecção

Abscessos abdominais ou mediastinais conseqüentes a lesões de esôfago ou estômago e contaminação da cavidade.

Doença do refluxo gastresofágico

A dissecação do esôfago inferior destrói mecanismos anti-refluxo como ângulo de Hiss e membrana frenoesofágica, favorecendo refluxo patológico pós-operatório. Faz-se necessária prevenção com realização de fundoplicatura.

Anemia

A gastrectomia tem como conseqüência a diminuição da produção de fator intrínseco, responsável pela reabsorção da vitamina B12 no íleo. Os pacientes podem desenvolver anemia megaloblástica por deficiência dessa vitamina, a qual deve ser reposta por via parenteral.

Diarréia persistente

Conseqüente a lesão vagal.

Obstrução

Seja por estenose de anastomose já discutida, como também por bridas, nesse caso, requer tratamento cirúrgico com desbridamento ou ressecções. Quando ocorre nas alças aferente e eferente das reconstituições de Bilroth II ou Y de Roux leva a quadro clínico característico de vômitos, cólica e síndrome da alça fechada.

Necrose gástrica

Complicação raríssima, que ocorre por deficiência de aporte sangüíneo arterial no órgão residual. O estômago possui quatro pedículos vasculares arteriais. Raramente, a ligadura de até três pedículos tem como conseqüência a necrose gástrica.

Dumping

Hipovolemia transitória após ingestão de carboidratos, cujos sintomas são fraqueza, sudorese, tonteira e diarréia.

Gastrite alcalina de refluxo

Pode ocorrer em pacientes gastrectomizados com reconstituição de Bilroth I e II. O refluxo de bile para o estômago leva a alterações histológicas caracterizadas como gastrite alcalina de refluxo. Esses pacientes evoluem com dor epigástrica, vômitos biliosos recorrentes, exigindo, não raras vezes, a realização de Y de Roux, o qual é perfeitamente factível de ser realizado por videocirurgia.

Cirurgia bariátrica

Complicações cirúrgicas

Com exceção da bandagem gástrica, que não requer secção e anastomose, todas as complicações cirúrgicas referidas para cirurgia gástrica são também passíveis de acontecer em cirurgia bariátrica, seja qual for a técnica realizada.

Durante o ato cirúrgico propriamente dito

Lesões do próprio estômago, lesões de pleura, lesões do esôfago, lesões dos ramos vagais, lesões de vasos curtos, lesões de fígado e lesões de baço (Figura 38.21).

Entretanto, algumas complicações são muito mais freqüentes em pacientes obesos, em virtude da própria condição metabólica, de dificuldade cirúrgica e de outras alterações peculiares desses pacientes. São elas (5, 9):

Falha do grampeador

Os grampeadores podem estar com defeito e não fechar hermeticamente, promovendo sangramento e facilitando a formação de fístula pós-operatória. Um novo grampeamento ou uma sutura manual pode ser suficiente para corrigir essa falha (Figura 38.22).

Engano nas reconstituições

Formam *loops* gastrenteral e enteroenteral como duas alças fechadas, provocando cólica, vômitos e desidratação com desequilíbrio eletrolítico pós-operatório. Necessita de reintervenção para correção das anastomoses (Figura 38.23).

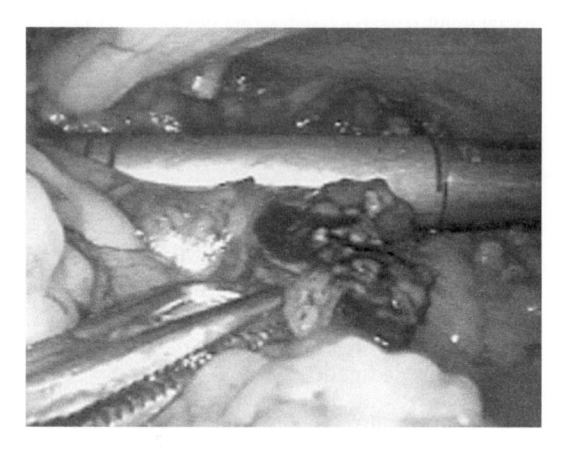

FIGURA 38.22 Falha de grampeador: o *stapler* seccionou o estômago sem grampear.

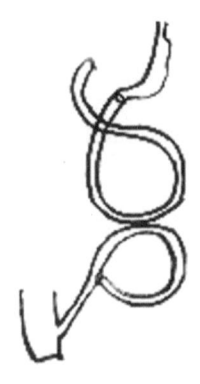

FIGURA 38.23 Engano nas reconstituições em cirurgia de *switch* duodenal formando dois *loops* com alças fechadas (cirurgia do autor em Alcoy, Espanha).

Hemorragia intraluminal

Quando os grampos não promovem hemostasia suficiente, a hemorragia intraluminal não é diagnosticada no ato cirúrgico, pois ocorre para a luz do estômago ou intestino. Pode se manifestar no pós-operatório como hemorragia digestiva alta ou baixa com suas características. O paciente pode chegar ao pré-choque com necessidade de exames endoscópicos para diagnóstico e/ou tratamento, ou até cirurgia para promover a ligadura vascular.

Pós-operatórias

Também no pós-operatório, a bandagem gástrica é exceção e se diferencia das complicações referidas de outras cirurgias gástricas por não requerer anastomose. Entretanto, as outras técnicas realizadas para tratamento de obesidade podem sofrer as mesmas complicações já descritas para videocirurgia gástrica, como fístula, estenose anastomótica, infecção, anemia, diarréia persistente, obstrução intestinal, necrose gástrica e *dumping* (Figuras 38.24, 38.25, 38.26 e 38.27).

Algumas complicações, como já referido, são muito mais freqüentes em pacientes obesos, merecendo descrição e discussão à parte.

Seroma

Freqüente nos sítios de inserção de trocartes, devido ao alto teor de gordura.

Hérnia incisional

Incidência maior no paciente obeso em função do acúmulo de serosidade e gordura associado ao aumento da pressão intra-abdominal natural desses pacientes.

Erosão do anel

Complicação específica da gastroplastia com anel. Pode sofrer intrusão para dentro do *pouch* gástrico ou para a anastomose gastrojejunal. Alguns casos de intrusão do anel foram descritos para dentro do estômago excluso. Nas duas primeiras ocasiões, o anel pode ser retirado por endoscopia. No terceiro caso, há a necessidade da retirada cirúrgica.

Erosão da banda

Complicação específica da bandagem gástrica. Pode sofrer intrusão para dentro do *pouch* gástrico ou do esôfago. Nesses casos, a banda pode ser retirada por endoscopia. Quando não se consegue retirá-la endoscopicamente, deve-se retirar cirurgicamente.

Disfagia

Ocorre quando a banda escorrega para o esôfago, provocando dilatação do órgão com retenção alimentar. Deve-se, nesse caso, reposicionar ou retirar cirurgicamente a banda.

Escorregamento da banda

Ocorre com mais freqüência distalmente, levando ao aumento da câmara gástrica superior, com

FIGURA 38.24 Radiografia mostrando fístula de anastomose gastrenteral após *switch* duodenal.

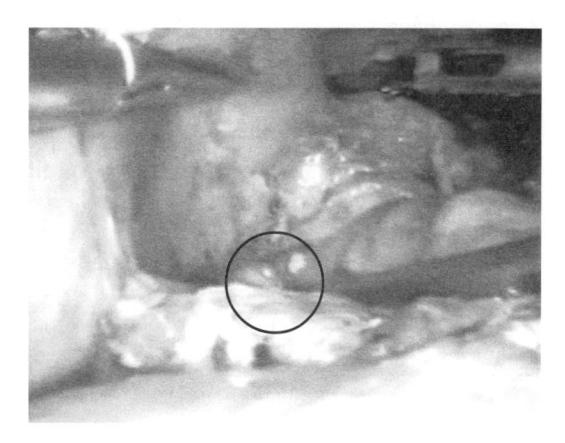

FIGURA 38.25 Fístula com peritonite. Orifício fistuloso (círculo).

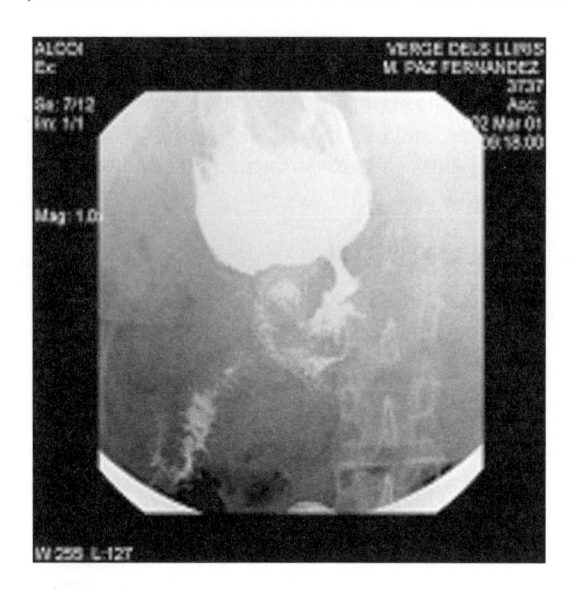

FIGURA 38.26 Radiografia mostrando estenose da anastomose gastrojejunal após gastroplastia (cirurgia do autor em Alcoy, Espanha).

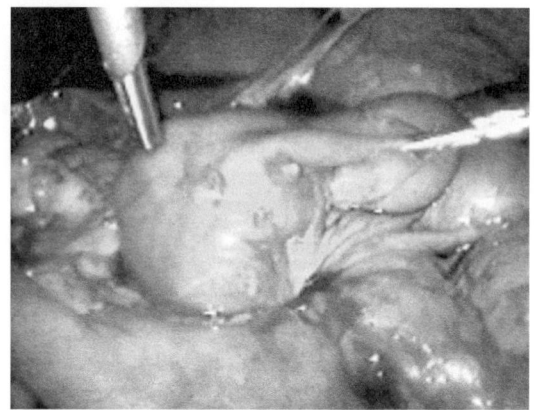

FIGURA 38.27 Obstrução intestinal com duas perfurações e extravasamento de conteúdo intestinal para a cavidade abdominal.

ganho de peso. Quando ocorre cranialmente, leva a disfagia e megaesôfago. Necessita de reposicionamento ou retirada cirúrgica.

Complicações clínicas

Pós-operatórias

Dilatação gástrica aguda

Nas técnicas que mantêm estômago excluso, como nas gastroplastias com *bypass*, esse órgão pode sofrer dilatação aguda com necessidade de drenagem por gastrostomia.

Úlcera péptica

Considera-se que as técnicas cirúrgicas em que não se realiza antrectomia são ulcerogênicas em virtude da permanente secreção cloridropéptica pela presença do estímulo das células G antrais, produtoras de gastrina, aos receptores do pólo basal das células parietais do corpo e fundo gástricos.

Essas úlceras ocorrem mais na borda jejunal da anastomose (Figura 38.28).

Colelitíase

Os pacientes submetidos a cirurgia bariátrica desabsortiva têm uma prevalência maior de forma-

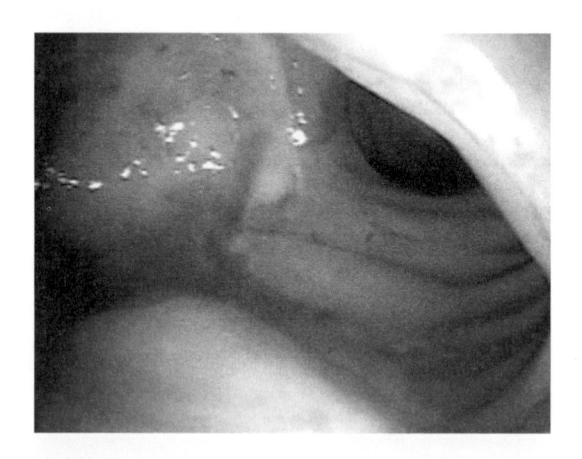

FIGURA 38.28 Grande úlcera jejunal após gastroplastia com *bypass*.

ção calculosa na vesícula biliar, tanto que alguns autores preconizam a colecistectomia profilática no mesmo ato da cirurgia bariátrica.

Náuseas e vômitos persistentes

Ocorrem principalmente em função do pequeno continente gástrico nos casos de bandagem gástrica e gastroplastias com ou sem anel. O tratamento é conservador com orientação alimentar e antieméticos.

Déficit protéico-nutricional

Mais freqüentes naqueles pacientes que não fazem corretamente o acompanhamento pós-operatório tardio e nos pacientes submetidos a cirurgias desabsortivas. O tratamento com reposição protéica, quando refratário, deve ser cirúrgico e consiste no aumento da alça comum de 50 para 250 cm de comprimento.

Distúrbio eletrolítico

Também é mais freqüente naqueles pacientes que não fazem corretamente o acompanhamento pós-operatório tardio e nos pacientes submetidos a cirurgias desabsortivas.

Pneumonia

Mais comum nas cirurgias abertas do que nas laparoscópicas em virtude da restrição causada pela dor abdominal, que impede deambulação precoce. Tratamento com fisioterapia respiratória e motora associada à terapia com antibiótico.

Atelectasia pulmonar

Também segue os mesmos princípios da pneumonia, requerendo fisioterapia específica respiratória.

Insuficiência respiratória

Própria dos pacientes com restrição respiratória e portadores de doença pulmonar obstrutiva crônica. Esses pacientes devem permanecer em regime de UTI com assistência ventilatória adequada e intubação traqueal.

Edema agudo de pulmão

Ocorre em pacientes cardiopatas e hipertensos. É complicação grave e indica assistência em regime de UTI cardiológica e respiratória especializada.

Embolia pulmonar

Discutido anteriormente. Nos pacientes obesos, a prevalência aumenta muito.

Infarto

Pacientes com doença coronariana devem ser operados de revascularização previamente. Cuidados intensivos pós-operatórios fazem-se necessários.

Insuficiência renal aguda

Principalmente em pacientes obesos com co-morbidades como diabetes tipo II e hipertensão arterial crônica. Nesses casos, a monitorização e correção pré e pós-operatória da função renal, glicemia e pressão arterial são mandatórias.

Depressão severa, psicose tardia, anorexia nervosa e bulimia

São distúrbios psíquicos previstos no preparo pré-operatório e que devem ser acompanhados longamente por psicólogo e psiquiatra. Quase sempre contra-indicam cirurgia. São pacientes graves, de difícil controle e condenados ao insucesso do procedimento.

Deficiência de vitaminas A, D, K, E, caroteno

Os pacientes necessitam de acompanhamento constante no pós-operatório e reposição vitamínica por tempo prolongado.

Encefalopatia de Wernicke

Complicação que ocorre por deficiência de tiamina ou vitamina B1 que cursa com vômitos, distúrbios neuromotores, podendo levar ao óbito se o diagnóstico e a reposição parenteral de tiamina forem protelados.

Deficiência de minerais como ferro e cálcio

Os pacientes necessitam de acompanhamento constante no pós-operatório e reposição desses minerais por tempo prolongado.

Insuficiência hepática e cirrose

Ocorrem principalmente nos pacientes submetidos à cirurgia desabsortiva com desnutrição protéica prolongada não-tratada adequadamente. Podem ser doenças irreversíveis com alta taxa de morbi-mortalidade.

Cirurgias de vias biliares

Complicações cirúrgicas

Durante o ato cirúrgico propriamente dito

Perfuração da vesícula

É a mais freqüente complicação intra-operatória. Deve-se ao uso de instrumento diretamente em contato com a vesícula biliar, como a pinça com a qual o auxiliar empurra a vesícula em direção à cúpula diafragmática direita e também a pinça que o cirurgião manipula com a mão esquerda no infundíbulo para apresentar o pedículo a ser dissecado (Figura 38.29).

Conseqüentemente à perfuração, pode ocorrer queda de cálculos na cavidade abdominal. Esses cálculos devem ser capturados. A permanência de cálculos na cavidade, na maioria das vezes, não tem maior conseqüência, mas pode evoluir com infecção e abscesso. Os cálculos podem ser eliminados pelo tubo digestivo como também pela via aérea, principalmente quando se localizam no espaço subfrênico esquerdo (4, 52, 53, 54).

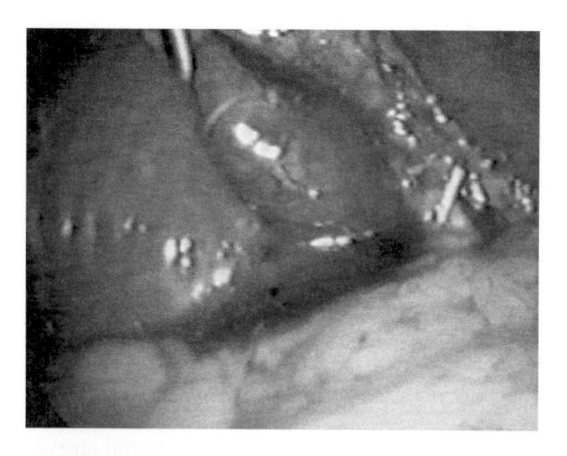

FIGURA 38.29 Perfuração da vesícula biliar durante colecistectomia videolaparoscópica.

Lesões da via biliar principal

Ocorrem principalmente pela má apresentação do pedículo da vesícula quando o cirurgião traciona o infundíbulo no sentido cranial em vez de tracioná-lo perpendicularmente ao corpo da vesícula. Deve-se dissecar junto ao infundíbulo, portanto bem próximo da vesícula, e nunca junto ao pedículo hepático. O isolamento do ducto cístico e da artéria cística, antes de sua clipagem e secção, permite diferenciar e afastar as estruturas do pedículo hepático, evitando-se lesões graves do mesmo com suas desastrosas conseqüências (Figura 38.30).

O grande número de variações, tanto do sistema arterial como do sistema biliar no pedículo hepático e no pedículo da vesícula, é fator que aumenta a prevalência de lesões intra-operatórias (4, 52, 53, 54).

Hemorragia

Ocorre principalmente por secção antes da clipagem da artéria cística. Pode acontecer também por lesão da veia porta e das artérias hepáticas direita e comum. Durante a dissecação retrógrada do leito hepático da vesícula biliar, podem ocorrer lesões de vasos que partem diretamente do fígado, com sangramento difuso e volumoso (Figura 38.31).

Falsos trajetos

Principalmente durante a realização da colangiografia intra-operatória, podem-se provocar falsos trajetos com instrumentos tipo cateteres, pinças, etc. Esses falsos trajetos têm como conseqüência biliomas,

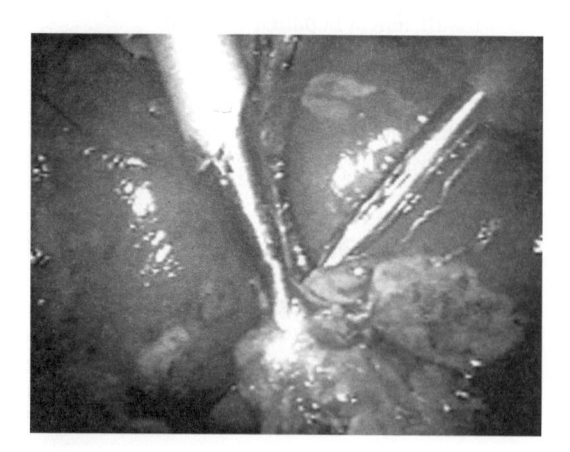

FIGURA 38.30 Lesão de colédoco durante colecistectomia videolaparoscópica sendo suturada.

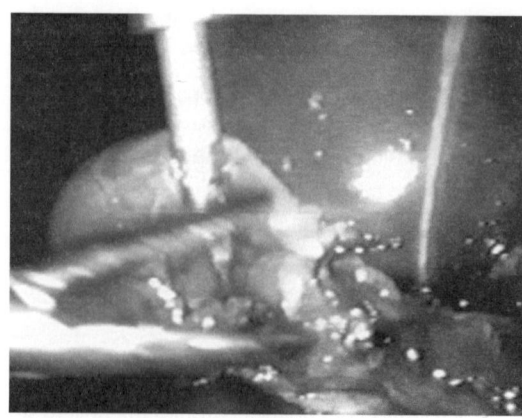

FIGURA 38.31 Lesão de artéria cística e hemorragia durante colecistectomia videolaparoscópica.

abscessos e fístulas. Se houver lesão associada do parênquima pancreático, podem evoluir com pancreatite, podendo chegar à necrose e hemorragia, configurando um quadro de gravíssimas proporções com altos índices de morbi-mortalidade.

Pós-operatórias

Hemoperitônio

Ocorre principalmente por sangramento do leito hepático. Durante a colecistectomia, deve-se cauterizar o leito da vesícula para prevenir sangramento difuso, que se manifesta no pós-operatório com palidez, dor e distensão abdominal (Figura 38.32).

Fístula biliar

Pode ocorrer pela presença de falsos trajetos não-identificados durante o ato cirúrgico, já discutido anteriormente. Pode acontecer por lesões inadvertidas da via biliar principal ou mesmo por deiscência de lesões identificadas e suturadas. A soltura da ligadura do ducto cístico, quando esse é de grosso calibre, é um fator causador de fístula biliar. No caso de ducto cístico calibroso, sugere-se ligadura com pontos em vez de *clips*, os quais podem não transpor toda a extensão do ducto.

As fístulas biliares de alto débito nem sempre curam com o tratamento conservador. Às vezes, são necessárias intervenções reparadoras, que podem ser simples sutura ou chegar até anastomose bileodigestiva e/ou hepatectomias (4, 52, 53, 54).

Deiscência de anastomose bileodigestiva

As anastomoses bileodigestivas com o duodeno ou jejuno são factíveis de serem realizadas por videolaparoscopia. Sua deiscência tem como conseqüência o extravasamento de bile para a cavidade peritoneal formando bilioma, infecção, abscesso e/ou fístula. O tratamento já foi discutido no item anterior sobre fístula biliar (Figura 38.33).

Bilioma e peritonite biliar

Conseqüente ao extravasamento intra-operatório ou pós-operatório de bile para a cavidade peritoneal. Quando não há fístula, a conduta terapêutica se resume à lavagem do local e drenagem, associadas à antibioticoterapia. Na presença de fístula, seguem-se as recomendações já discutidas anteriormente (Figura 38.34).

Estenose

A estenose é conseqüente à fibrose cicatricial da via biliar principal, quando lesada. Complicação de difícil tratamento que, quase sempre, indica o uso de próteses e/ou cirurgias com derivações bileodigestivas, podendo evoluir até o transplante hepático.

Síndrome de *sump*

Nas derivações coledocoduodenais, o acúmulo de alimentos entre a anastomose e a papila leva a um quadro de infecção repetitiva (colangite) com diarréia, denominado síndrome de *sump*. A realização de papilotomia endoscópica minimiza a morbidade dessa síndrome.

FIGURA 38.32 Hemoperitônio no pós-operatório imediato de colecistectomia videolaparoscópica.

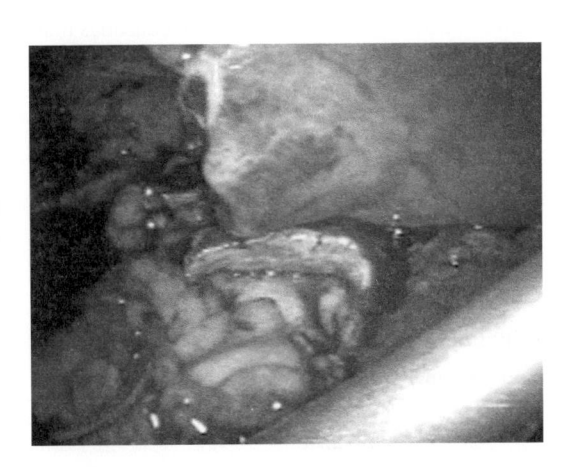

FIGURA 38.33 Anastomose coledocoduodenal videolaparoscópica.

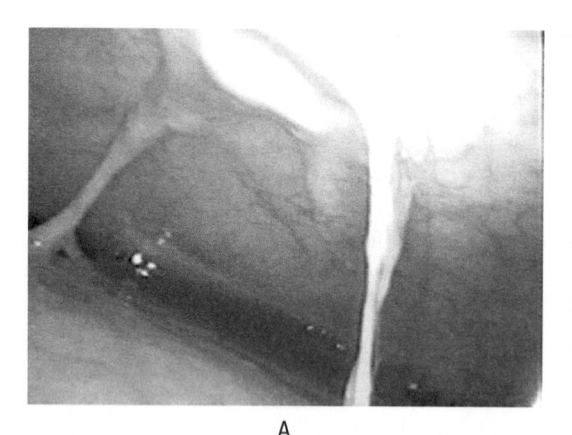

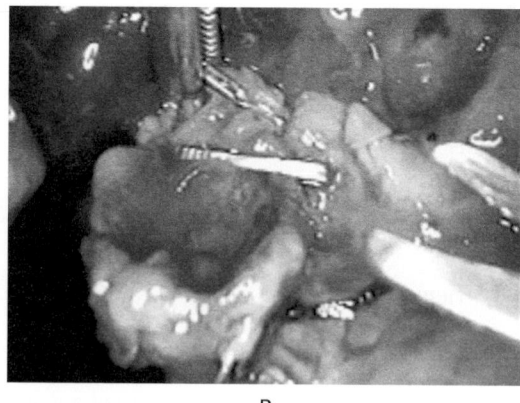

FIGURA 38.34 Peritonite biliar por soltura do *clip* em ducto cístico calibroso após colecistectomia videolaparoscópica. (A) Coleperitônio. (B) Ducto cístico calibroso com extravasamento de bile e *clip* preso lateralmente.

Cálculos residuais

Cálculo residual, como o próprio nome indica, é a presença de cálculo na via biliar principal imediatamente após a colecistectomia. É diagnosticado no pós-operatório, apesar da propedêutica disponível pré e intra-operatória com ultra-som, colangiorressonância e colangiografia,.

O tratamento consiste em realizar procedimentos de clareamento da via biliar. A retirada endoscópica hoje é a primeira opção, pois evita anestesia e nova abordagem cirúrgica, a qual está somente indicada quando ocorre falha de clareamento pela via endoscópica.

Os tipos de procedimentos cirúrgicos dependem da localização dos cálculos. São realizadas mais freqüentemente a abertura da via biliar com retirada do cálculo e sua drenagem, ou até mesmo anastomose bileodigestiva (4, 52, 53, 54) (Figura 38.33).

Complicações clínicas

Pós-operatórias

Diarréia e esteatorréia

Podem ocorrer por má absorção.

Litíase recidivante

Quando a via biliar é clareada durante a colecistectomia e surge cálculo na via biliar principal no pós-operatório, sem que haja o cálculo durante a cirurgia, pode-se estar diante de alguma alteração que dificulta o escoamento e a drenagem da bile para o duodeno. Nesse caso, a via biliar não tem peristaltismo eficaz ou apresenta estenose. A estase biliar é fator formador de cálculos. O tratamento requer clareamento e drenagem satisfatória da via biliar para o duodeno, ou mesmo anastomose bileodigestiva, seja com o duodeno ou com o jejuno.

Pancreatite

A pancreatite é uma complicação grave decorrente principalmente da manipulação da via biliar com conseqüente lesão do canal e/ou parênquima pancreático que pode ocorrer durante a realização da colangiografia. Outra causa pode ser o refluxo de contraste para o canal pancreático. Na grande maioria das vezes, o tratamento é conservador, mas pode evoluir com gravidade, chegando mesmo à pancreatite necro-hemorrágica com altos índices de morbi-mortalidade.

Colangite

Também pode ser conseqüência da manipulação da via biliar durante a colangiografia, injeção de contraste e anastomose coledocoduodenal. Sua evolução mais temida diz respeito à colangite esclerosante, que leva à cirrose e consequente necessidade de transplante hepático (4, 52, 53, 54).

Cirurgias do fígado

Complicações cirúrgicas

Durante o ato cirúrgico propriamente dito

Lesão do próprio fígado

Lesão instrumental leva a sangramento intraoperatório, às vezes de difícil controle.

Hemorragia

As hepatectomias são cirurgias com alto índice de hemorragia, apesar do desenvolvimento de bisturis com grande eficácia hemostática, como os bisturis ultra-sônicos e de *laser* de argônio. A conversão para cirurgia aberta faz-se necessária quando a hemorragia se torna incontrolável por via laparoscópica colocando a vida do paciente em risco.

Pós-operatórias

Fístula

Fístulas biliares são comuns após cirurgias hepáticas, seja por via aberta, seja por videocirurgia. O tratamento pode ser conservador bem como exigir papilotomia endoscópica, reintervenções, anastomose bileodigestiva ou novas ressecções (Figura 38.35).

Bilioma e peritonite biliar

O bilioma e a peritonite biliar ocorrem inicialmente com o extravasamento de bile para a cavidade peritoneal, evoluindo para infecção e peritonite infecciosa, a qual exige lavagem, drenagem e antibioticoterapia.

Cirurgias do baço

Complicações cirúrgicas

Durante o ato cirúrgico propriamente dito

Hemorragia intra-abdominal

Ocorre devido a lesões tanto do pedículo esplênico como do seu próprio parênquima. Hemorragias, às vezes incontroláveis por videocirurgia, exigem conversão para cirurgia aberta. Pacientes que possuem distúrbios de coagulação são mais propensos a esse tipo de complicação.

Lesões pancreáticas

A cauda do pâncreas tem relação íntima com o pedículo esplênico e facilmente pode ser lesada em manobras instrumentais quando da dissecção do mesmo. As lesões extensas podem evoluir com quadro de pancreatite, felizmente raro.

Lesões do ângulo esplênico do cólon

Devido também à proximidade e à relação íntima com o baço, quando da liberação do ligamento esplenocólico, pode haver lesões do ângulo colônico. A ráfia primária é a primeira opção quando são percebidas. Lesões grandes devem ser exteriorizadas em forma de colostomia. As que passam despercebidas evoluem com peritonite fecal exigindo reintervenção e colostomia (5, 52).

Pós-operatórias

Hematoma subfrênico esquerdo

É complicação que ocorre na loja esplênica por pequenos sangramentos difusos na região. Tratamento conservador.

Abscesso subfrênico esquerdo

Quando o hematoma subfrênico infecta, pode evoluir com volumosos abscessos nessa região, os quais requerem drenagem percutânea guiada por ultra-sonografia e tomografia, associadas à antibioticoterapia.

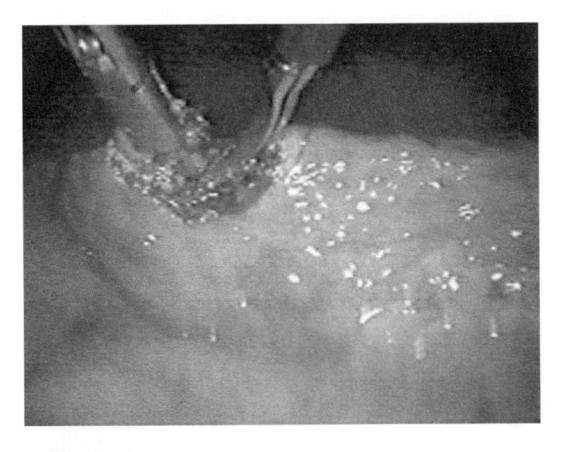

FIGURA 38.35 Biópsia hepática videolaparoscópica em paciente cirrótico.

Complicações clínicas

Pós-operatórias

Pneumonia

Pneumonia e atelectasia de base pulmonar esquerda quase sempre são conseqüentes à formação do abscesso subfrênico. A drenagem do abscesso e o uso de antibióticos associados à fisioterapia respiratória oferecem bons resultados na cura da pneumonia.

Cirurgias do pâncreas

Complicações cirúrgicas

Durante o ato cirúrgico propriamente dito

Hemorragia

Além das cirurgias pancreáticas serem extensas, o órgão possui relações com o baço e com vasos calibrosos de difícil acesso como artéria mesentérica, aorta e artéria esplênica, cujas lesões levam a hemorragia de grande vulto. Tanto nas pancreatectomias parciais como na duodenopancreatectomia, o risco de hemorragia é permanente e exige dissecações amplas e extremamente cautelosas. Devem ser praticadas por cirurgiões afeitos aos métodos cirúrgicos pancreáticos e extremamente experientes na via laparoscópica.

Pós-operatórias

Pancreatite

A lesão pancreática é fator causador de inflamação e infecção. O tratamento incialmente é conservador podendo chegar à necrosectomia cirúrgica quando a doença evolui para pancreatite necro-hemorrágica.

Abscessos

Podem se formar à partir de lesões pancreáticas e contaminação da cavidade. Exigem drenagem cirúrgica e antibioticoterapia.

Fístula

Fístulas pancreáticas são conseqüentes à lesão do pâncreas ou à pancreatite pós-operatória. Podem ser acompanhadas conservadoramente ou exigir intervenções cirúrgicas com derivações enterais ou ressecções. Devido às várias anastomoses da duodenopancreatectomia, nesses procedimentos são mais comuns as ocorrências de fístulas de difícil controle.

Complicações clínicas

Pós-operatórias

Derrame pleural

A pancreatite pós-operatória conseqüente às cirurgias pancreáticas quase sempre se acompanha de derrame pleural esquerdo, cujo tratamento é conservador. Se houver contaminação secundária com empiema pleural, o tratamento exige drenagem, podendo mais tardiamente necessitar de decorticação pulmonar por encarceramento do mesmo (5, 52).

Cirurgias da hérnia inguinal e de parede abdominal

Complicações cirúrgicas

Durante o ato cirúrgico propriamente dito

As complicações da cirurgia das hérnias de parede abdominal são praticamente relacionadas à prótese usada; portanto, será feita referência mais à cirurgia da hérnia inguinal por ser rica em discussões, inclusive sobre a prótese, sendo essa, como já referido, comum a todos os procedimentos para correção dos defeitos herniários por videocirurgia.

Lesão de ducto deferente

São lesões instrumentais que requerem reanastomose ou ligadura, quando da dissecação do triângulo de Doom. A conseqüência é a esterilidade caso as lesões passem despercebidas.

Lesão neurológica

Os nervos íleo-inguinal, íleo-hipogástrico, cutâneo-lateral e genitofemoral têm íntima relação com o quadrante inferior externo da área dissecada na região inguinal para colocação da tela. A lesão desses nervos pode ocorrer com facilidade, principalmente durante a curva de aprendizagem, apesar da possibilidade de visualizá-los durante o procedimento.

Lesão vascular

Os vasos gonadais são dissecados e isolados do peritônio parietal podendo nessa dissecação ocorrer lesões dos mesmos. Os vasos ilíacos externos, epigástricos superficiais, femorais e obturadores estão intimamente relacionados com a região inguinal. O desconhecimento da anatomia endoscópica da região favorece suas lesões, com conseqüente hemorragia intra-operatória de grande vulto e, algumas vezes, de difícil resolução (Figura 38.36).

Lesão de bexiga

Devido à proximidade da bexiga com o tubérculo púbico (limite medial da dissecação da região inguinal), pode ocorrer lesão de bexiga, cujo tratamento é a sutura imediata e drenagem vesical com sonda uretral de demora.

Lesão de intestino

Tanto o lado esquerdo com o cólon sigmóide como o lado direito com as alças intestinais, ceco e apêndice cecal podem ser locais de lesão com suas conseqüências já discutidas anteriormente. Outra ocasião na qual pode ocorrer lesão é durante a redução para a cavidade abdominal de alças intestinais que se aderem ao saco herniário e adquirem residência no seu interior. A tração e dissecação dessas alças favorecem lesões intra-operatórias.

Hemorragia

Conseqüente a lesões vasculares já discutidas.

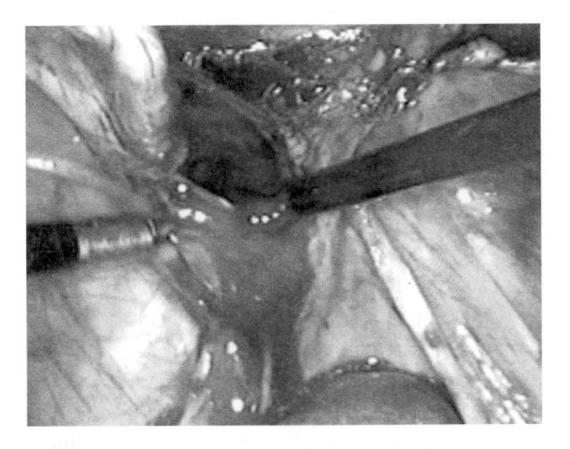

FIGURA 38.36 Lesão vascular com sangramento durante hernioplastia inguinal videolaparoscópica.

Pós-operatórias

Seroma

É uma complicação considerada menor. Ocorre por transudação na grande área cruenta de descolamento peritoneal que permanece na região inguinal após a cirurgia. O tratamento é conservador. Estes autores são contra a punção ou drenagem uma vez que essa região é potencialmente contaminada devido à proximidade com a região anal.

Hematoma

Conseqüente a pequenos e difusos sangramentos na área cruenta dissecada. O tratamento é conservador, a não ser quando se infecta transformando em abscesso.

Abscesso

Abscesso em presença de tela dificulta sua adesão aos tecidos vizinhos, pois inpede a proliferação fibroblástica de permeio às malhas da prótese, proliferação essa responsável pela adesão ou incorporação da prótese.

Sousa e colaboradores, em 2004, demonstraram que a incorporação total da prótese aos tecidos é necessária para evitar seu encistamento e para aumentar a resistência na região herniária (55).

A infecção com abscesso praticamente exige drenagem e retirada da prótese.

Neuralgia e parestesia

São complicações de tratamento conservador conseqüente ao trauma dos nervos existentes na região inguinal, referidos anteriormente.

Fístula urinária e intestinal

Podem ocorrer aderências e fístulas quando a tela se apresenta exposta em contato com as alças intestinais ou com a bexiga. Deve-se cobrir totalmente a tela com peritônio tanto na técnica TAPP como na TEP (Figura 38.37).

Atrofia testicular

É uma complicação tardia, conseqüente à lesão dos elementos do cordão espermático. Leva evidentemente à esterilidade.

Recidiva

A videocirurgia trouxe uma baixa taxa de recidiva da hérnia inguinal porque usa dois princípios

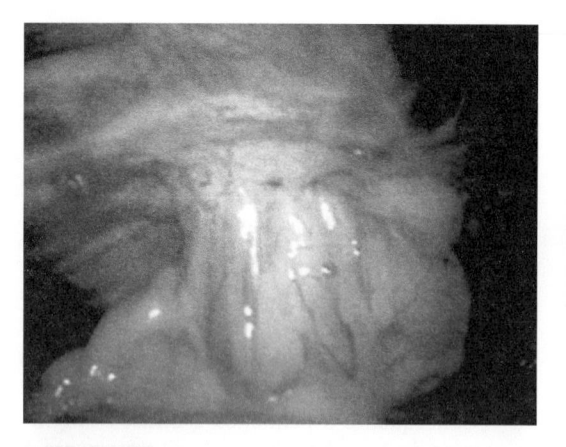

FIGURA 38.37 Aderência de sigmóide na linha de sutura peritoneal após 2 meses de hernioplastia inguinal esquerda videolaparoscópica.

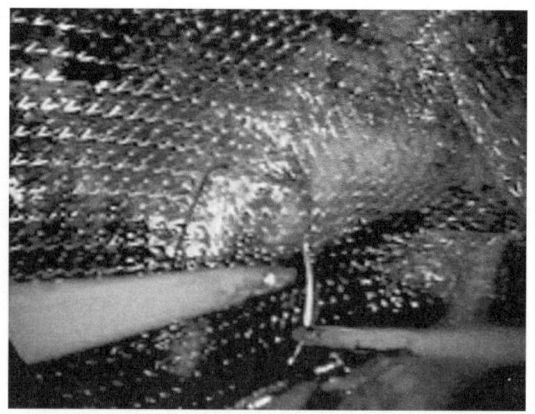

FIGURA 38.38 Fixação da prótese de Marlex no ligamento de Cooper com fio, durante hernioplastia inguinal esquerda videolaparoscópica.

básicos para tratamento dessa freqüente doença. O princípio *tension free* de Lichtenstein e o princípio manchão de pneu de Stoppa. Não existe tensão dos tecidos da região inguinal, pois eles não são usados para reparo das hérnias. Para evitar recidiva, a tela deve ter um tamanho compatível com a região inguinal a ser operada, cobrindo todos os seus possíveis defeitos naturais (55, 56, 57, 58, 59, 60, 61).

Complicações clínicas

Pós-operatórias

Periostite

Ocorre por grampeamento ou sutura para fixação da prótese no periósteo do osso pectíneo. Leva à dor pós-operatória devido ao processo inflamatório.

A prótese deve ser fixada em um tecido fibroso que se localiza junto ao periósteo do osso pectíneo denominado ligamento de Cooper (Figura 38.38).

Rejeição da tela

Mrué e colaboradores demonstraram, em 2000, que a rejeição de próteses está relacionada com formação de anticorpos contra o material da mesma. É muito confundida com infecção, que é resultado de contaminação. As telas mais usadas são praticamente isentas por não provocarem reação alérgica, portanto com baixíssimos índices de rejeição.

O desenvolvimento da prótese de látex no Brasil pode vir a ser mais uma opção de uso em hérnias inguinais, mas ainda está em fase experimental. Entretanto, é totalmente isenta de risco quanto à reação alérgica (62, 63, 64).

Cirurgias do intestino delgado

Complicações cirúrgicas

Durante o ato cirúrgico propriamente dito

Sangramentos

Principalmente por lesão vascular do mesentério. São facilmente corrigíveis com simples cauterização ou clipagem.

Pós-operatórias

Abscesso

Contaminação com formação de loja purulenta intra-abdominal. Tratamento com drenagem e antibioticoterapia.

Deiscência e fístula

São duas complicações que se inter-relacionam e são praticamente seqüenciais. São raras para cirurgias do intestino delgado, na maioria das vezes conseqüentes a anastomoses mal realizadas, tensas ou devidas à isquemia. O tratamento pode ser conservador ou cirúrgico dependendo do tempo de fístula, grau de infecção ou de seu débito.

Estenose

Complicação rara. Ocorre quando a anastomose foi realizada com calibre reduzido. Por isso pode ser considerada complicação intra-operatória (5).

Cirurgias do cólon e reto

Complicações cirúrgicas

Durante o ato cirúrgico propriamente dito

Hemorragia

Conseqüente principalmente à lesão vascular do mesocólon, evidentemente mais grave em cirurgias radicais para tratamento de câncer quando se procura ligar os vasos no seu tronco, na emergência da aorta.

Perfuração

Ocorre por uso indevido do instrumental laparoscópico. Deve ser suturada no momento da lesão. A não-identificação pode levar a abscesso, peritonite e fístula (5, 52, 65).

Lesões de ureter

Mais comuns do lado esquerdo quando da dissecação do sigmóide e reto superior. O tratamento é a anastomose com cateter intraluminal, o qual é retirado posteriormente por via endoscópica. A complicação mais comum é a estenose tardia.

Para evitar a lesão do ureter, deve-se dissecar visualizando-o em seu trajeto durante todo o desenrolar do procedimento cirúrgico (Figura 38.39).

Pós-operatórias

Abscesso

Conseqüente à contaminação da cavidade abdominal. Deve-se drenar e associar o uso de antibiótico.

Deiscência e fístula

Quando ocorre o tratamento, pode ser conservador ou cirúrgico, dependendo do tempo e do seguimento afetado.

Estenose

Ocorre principalmente nas anastomoses colorretais grampeadas. O tratamento nesses casos consiste em dilatação endoscópica.

Obstrução

Pode ocorrer por torção da anastomose, aderência (bridas) ou estenoses. Exige tratamento cirúrgico na grande maioria das vezes, exceto no caso da estenose da anastomose colorretal, que pode ser tratada com dilatação endoscópica como já foi referido (Figura 38.40).

Cirurgias na urgência abdominal

A urgência abdominal pode ser subdividida em (5, 52):

FIGURA 38.39 Retossigmoidectomia videolaparoscópica: ureter.

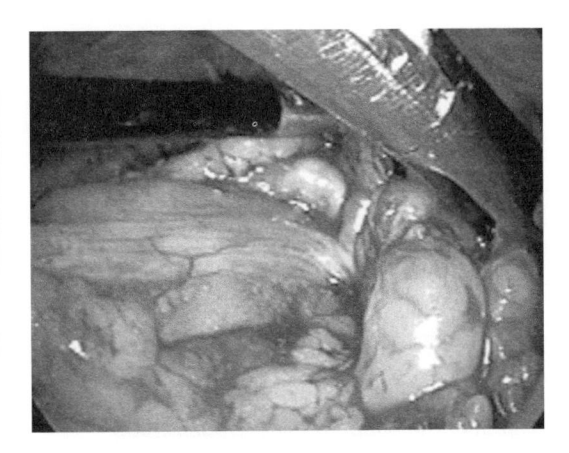

FIGURA 38.40 Torção de anastomose colorretal videolaparoscópica causando obstrução.

Urgência abdominal traumática

Não se indica abordagem videocirúrgica na urgência abdominal em pacientes hemodinamicamente instáveis em função da demora no preparo dos equipamentos, em função do pneumoperitônio e suas conseqüências já referidas e em função da rapidez com que se necessita reparar lesões graves que acontecem nesses pacientes, como ressecções amplas, hemostasia, etc.

Os pacientes com urgência abdominal hemodinamicamente estáveis devem ser abordados por videocirurgia em duas situações principais.

- **Trauma fechado.** A abordagem laparoscópica, a princípio diagnóstica, pode tornar-se terapêutica em muitos casos. Além da possibilidade de confirmar o diagnóstico quanto à existência ou não de lesões intracavitárias, diminuindo a incidência de laparotomias brancas ou desnecessárias, a videocirugia permite tratar várias lesões porventura existentes, dentre elas lesões de alças, pequenos sangramentos hepáticos e esplênicos; também permite realizar anastomoses, lavagem e aspiração da cavidade, drenagens, etc.
- **Trauma penetrante.** Nos pacientes com ferimentos na transição toracoabdominal, a videocirurgia diagnóstica está plenamente indicada porque permite confirmação diagnóstica de perfuração diafragmática.

Além da correção de lesões já referidas no item anterior, permite também lavagem e aspiração torácica com sutura diafragmática, podendo evitar ou mesmo acompanhar a realização da drenagem torácica.

Complicações cirúrgicas

Durante o ato cirúrgico propriamente dito

Pós-operatórias

Todas as complicações descritas em itens anteriores, durante o ato cirúrgico propriamente dito ou no período pós-operatório, podem ocorrer nas urgências abdominais traumáticas.

Urgências abdominais não-traumáticas

Estão principalmente relacionadas com quadros infecciosos, hemorrágicos e obstrutivos demonstrados na Tabela 38.4 e Figuras 38.41, 38.42 e 38.43A e B.

Tabela 38.4

Urgências abdominais não-traumáticas abordáveis por videocirurgia

Colecistite aguda
Úlcera perfurada
Pancreatite necro-hemorrágica
Apendicite aguda
Diverticulite
Trombose mesentérica
Obstrução intestinal

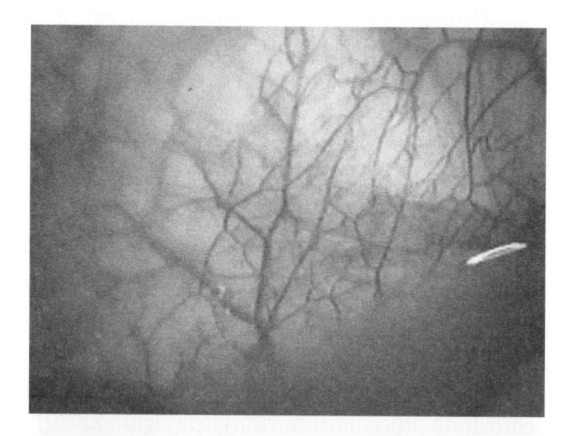

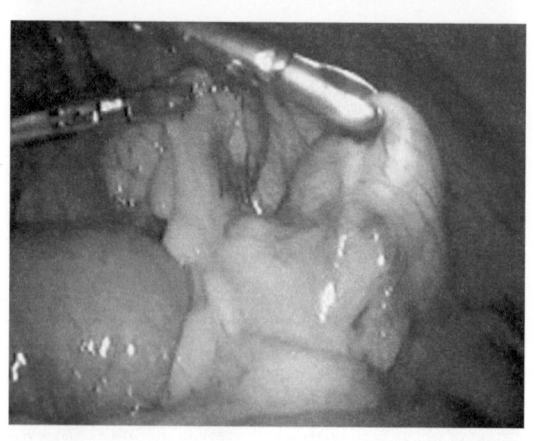

FIGURA 38.41 Apendicite aguda com peritonite localizada: apendicectomia videolaparoscópica.

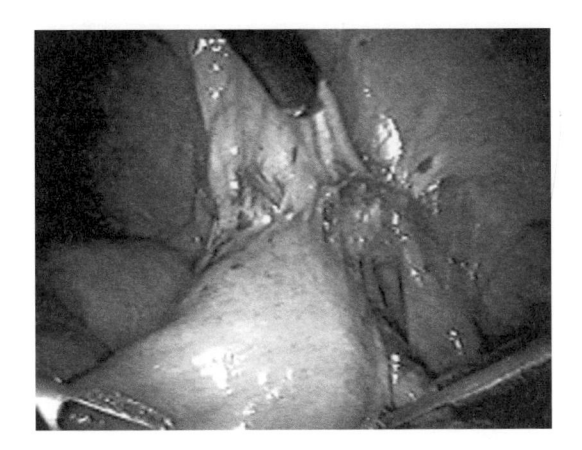

FIGURA 38.42 Obstrução intestinal por bridas após cirurgia videolaparoscópica.

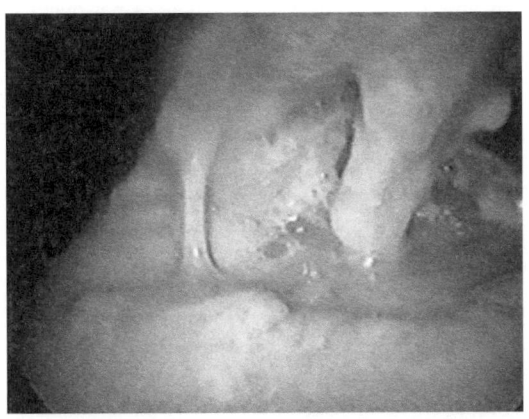

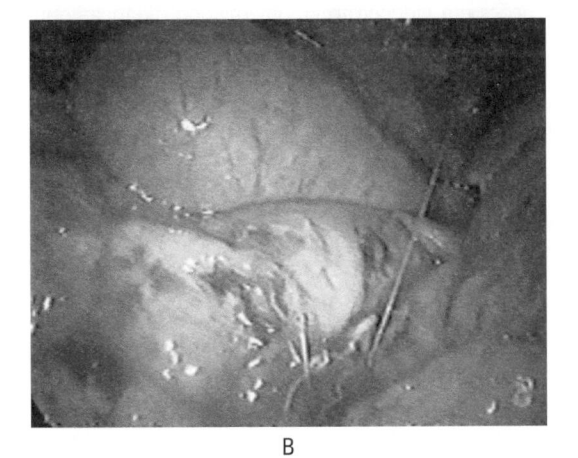

FIGURA 38.43 Úlcera duodenal perfurada com peritonite. (A) Peritonite. (B) Úlcera suturada.

Complicações cirúrgicas

Durante o ato cirúrgico propriamente dito

Pós-operatórias

Todas as complicações descritas em itens correspondentes aos órgãos doentes referidos na Tabela 38.3, sejam durante o ato cirúrgico propriamente dito, sejam no período pós-operatório, podem ocorrer nas urgências abdominais não-traumáticas aqui relacionadas, com os agravantes do processo inflamatório, da hemorragia ou da isquemia.

Cirurgias variadas: miscelânea

Merecem comentários, devido à sua freqüência, os tumores de parede abdominal e os cistos mesentéricos. São doenças facilmente tratadas por videocirurgia, mas não isentas de complicações (Figuras 38.44 e 38.45).

Complicações cirúrgicas

Durante o ato cirúrgico propriamente dito

Hemorragias

Ocorrem principalmente na dissecção dos pedículos nutridores dos tumores e do cisto. Deve-se promover uma dissecção cuidadosa, se possível usando bisturi bipolar ou ultra-sônico.

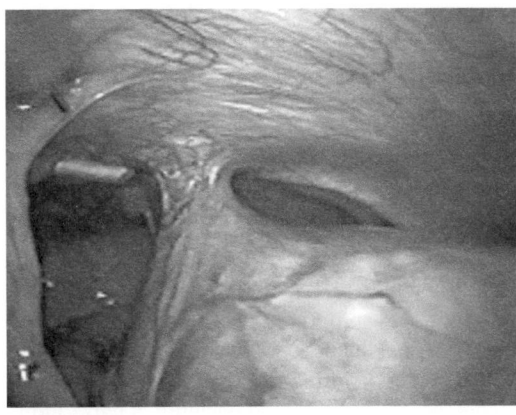

FIGURA 38.44 Tumor de parede abdominal anterior: ressecção videolaparoscópica.

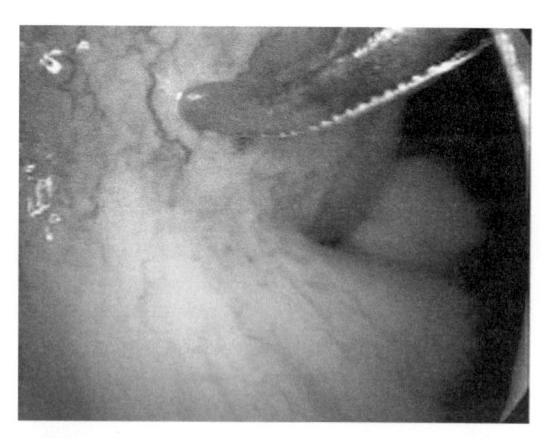

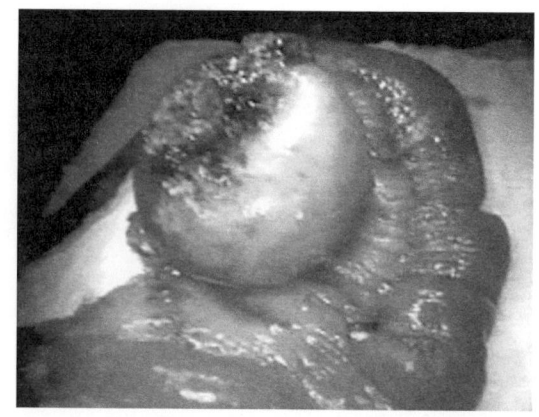

FIGURA 38.45 Cisto mesentérico: ressecção videolaparoscópica.

Pós-operatórias

Abscesso

Conseqüente à infecção. Deve-se drenar sob acompanhamento ultra-sonográfico ou tomográfico.

Recidivas

Podem ocorrer dependendo da amplitude da ressecção ou do tipo histológico da lesão. Podem ser abordadas por videocirurgia quando necessário.

CONCLUSÃO

A videocirurgia é uma modalidade cirúrgica realizada em todo o mundo e no Brasil há mais de 17 anos.

Sua evolução nas duas últimas décadas é considerada revolucionária e trouxe vantagens incontestáveis. Entretanto, a necessidade de muito treinamento por parte da equipe de cirurgiões como também a necessidade de passar pela "curva de aprendizagem", a qual, pessoalmente, estes autores preferem denominar de "curva de adaptação" em função do comprometimento ético em se aprender em humanos, a necessidade de insuflação de gás nos procedimentos abdominais e suas implicações anestésicas e fisiológicas sistêmicas tornam o procedimento um capítulo especial quando se discute complicações.

A anestesia para cirurgia videolaparoscópica cursa com possibilidades de complicações peculiares ao pneumoperitônio, ao posicionamento do paciente, ao gás insuflado no paciente, à baixa iluminação da sala e ao grande número de equipamentos sofisticados utilizados na técnica.

O conhecimento de tais peculiaridades pelo anestesiologista, os cuidados profiláticos, a utilização de equipamentos de ventilação, monitorização, drogas anestésicas e unidades de cuidados pós-operatórios adequados, conforme regulamenta a Portaria nº 1.363/93 do CFM, bem como uma perfeita sincronia com a equipe cirúrgica, visando ao diagnóstico e ao tratamento precoces de quaisquer complicações ocorridas, diminuem a morbidade da técnica videocirúrgica e a colocam como escolha para grande número de procedimentos cirúrgicos na atualidade.

Com o avanço do treinamento e da experiência, muito já se tem consolidado quanto à profilaxia e ao tratamento das complicações, mas muito há que se fazer no desenvolvimento de novos instrumentais, como também no treinamento oferecido aos jovens cirurgiões em seus cursos de residência médica e pós-graduação.

Hoje se permite definir e classificar as complicações em videocirurgia, objetivando didaticamente ensinar e auxiliar os cirurgiões que, obrigatoriamente, pela consagração do método, vêem-se diante do desafio de aprender essa nova e revolucionária via cirúrgica, que, comprovadamente, veio oferecer muitas vantagens para a humanidade no que se refere ao menor trauma e à melhor recuperação das cirurgias.

As complicações cirúrgicas sempre aconteceram nos tempos da cirurgia aberta, acontecem agora nos novos tempos da videocirurgia e continuarão a acontecer no futuro, seja qual for o método usado. Entretanto, deve-se estar sempre atento, não só no sentido de corrigi-las, mas, principalmente, no sentido de evitá-las, estudando sempre, não escondendo nem os bons e nem os maus resultados, procurando sempre mostrar os acertos e principalmente os erros para os novos cirurgiões que herdarão as experiências e aprenderão com elas.

REFERÊNCIAS

1. Sousa LH, Sousa Filho LH. Curso "Imersão em treinamento de cirurgia videolaparoscópica", 1993 a 2005. Disponível em: http://www.imersao.ccdo.com.br.
2. Craig DB: Posoperative recovery of pulmonary function. Anesth Analg. 1981;60:46
3. Marchesini JB, Malafaia O, Marchesini JCD. Treinamento em cirurgia laparoscópica. In: Potti HW, Domene CE, editores. Cirurgia Videolaparoscópica. São Paulo: Robe; 1993. p. 101-15.
4. Sousa LH, Sousa Filho LH. Colecistectomia videolaparoscópica, complicações; 1994. Disponível em: http://www.imersao.ccdo.com.br.
5. Sousa LH, Sousa Filho LH. Complicações em videocirurgia; 1995. Disponível em: http://www.imersao.ccdo.com.br.
6. Sousa LH, Sousa Filho LH. Sousa J.A.G. Esofagectomia transhiatal videolaparoscópica, técnica; 1995. Disponível em: http://www.imersao.ccdo.com.br.
7. Sousa LH, Sousa Filho LH. Cirurgia videolaparoscópica de cisto mesentérico e tumor de parede abdominal; 1996. Disponível em: http://www.imersao.ccdo.com.br.
8. Sousa LH, Sousa Filho LH. Modelo animal para treinamento em cirurgia videolaparoscópica de hérnia inguinal TAPP. Imersão em Treinamento de Cirurgia Videolaparoscópica, Vídeo; 1997
9. Sousa LH, Sousa Filho LH, Sousa JAG. Cirurgia videolaparoscópica em obesidade mórbida. Técnicas de Fobi/Capella e Scopinaro; 2000. Disponível em: http://www.imersao.ccdo.com.br.
10. Agacham F, Joo JS, Weiss EG, Wexner SD. Intraoperative laparoscopic complications. Are we getting better? Surg Endosc. 2002 May;16(5):795-8. Epub 2002 Feb
11. Cohen, RV. Laparoscopia intervencionista. Conseqüências metabólicas, sistêmicas e Imunológicas. Rio de Janeiro: Interlivros; 1997. p.1-122
12. Coelho JCU, Marchesini JB, Malafaia. Complicações da Videocirurgia. Rio de Janeiro: Medsi; 1995. p. 27-425.
13. Hasson H. A modified instrument and method for laparoscopy. Am J Obstet Gynecol. 1971;70:886.
14. Cunningham AJ, Dowd N. Anestesia para procedimentos minimamente invasivos. In: Barash, PG, Cullen, BF, Stoelting, RK, editores. Anestesia Clínica. 4. ed. São Paulo: Manole; 2004.p. 1051-65.
15. Kabukoba JJ, Skillem LH. Coping with extraperitoneal insufflation during laparoscopy: A new technique. Obstet Gynecol. 1992;80:144.
16. Lew JKI., Gin T, et al. Anaesthesic problems during laparoscopic cholecystectomy. Anaesth Intensive Care. 1992;20:91.
17. Kendall AP, Bhatt S, et al. Pulmonary consequences of carbon dioxide insuflation for laparoscopic cholecystectomies. Anaesthesia. 1995;50:286.
18. Wahba RW, Tessler MJ, Kleiman SJ. Acute ventilatory complications during laparoscopic upper abdominal surgery. Can J Aneaesth. 1996;43(1):77-83.
19. Berger T; Silva RV, Marui AS, Cicarelli DD. Embolia Gasosa por Dióxido de carbono durante Cirurgia Laparoscópica. Relato de Caso. RBA. 2005;55(1):87-89.
20. Derouin M, Couture P, Boudreault D, Girard D, Gravel D. Detection of gas embolism by transesophageal echocardiography during laparoscopic cholecystectomy. Anesth Analg. 1996 Jan;82(1):119-24.
21. Couture P, Boudreault D, Derouin M, et al. Venous carbon dioxide embolism in pigs: an evaluation of end-tidal carbon dióxid, transesophageal echocardiography, pulmonary artery pressure, and precordial auscultation as monitoring modalities. Anesth Analg. 1994;79:867-73.
22. Gillart T, Bazin JE, Conio N, Rasson P, Schoeffler P: Visualization of venous injury during laparoscopy: assessment of pressure conditions promoting gas embolism. Br. J Anasth. 1995;74:A125.
23. Greville AC, Clements EAF, Erwin DC, et al. Pulmonary air embolism during laparoscopy lase cholecystectomy. Anesthesia. 1991;46:113-4.
24. Yacoub OF, Cardona I, Coveller LA, Dodson MG. Carbon dioxide embolism during laparoscopy. Aesthesiology. 1982;57:533-35.
25. Prystowsky JB, Jerico BJ, Epstein HB: Spontaneous bilateral pneumothorax: complication of laparoscopic cholecystectomy. Surgery 114:988, 1993
26. Silva J, Boso AL. Enfisema subcutâneo Associado à Colecistectomia Videolaparoscópica. RBA. 1993; 43(3)195-98.
27. Pearce DJ. Respiratory acidosis and subcutaneous emphysema during laparoscopic cholecystectomy. Can J Anaesth. 1994;41(4):314-6.
28. Bech DH, Mcquillan PJ: Fatal carbon dioxide embolism and severe haemorrhage during laparoscopy salpingectomy. Br. J. Anaesth. 1994;72:243-245.
29. Schindler E, Muller M, Kelm C. Cerebral Carbono Embolismo During Laparoscopic Cholecystectomy Case Report. Anesth Analg. 1995;81:643-5.
30. Clarke CC, Weeks DB, Gusdon JP: Venous carbon dioxide embolism during laparoscopy. Anesth Analg. 1977;56:650.
31. Gees J. Holdem C: Major vascular injury as a complication of laparoscopic surgery: A review of three cases and review of the literature. Am Surg . 1996;62:377.
32. Mases A, Montes A, Ramos R, et al. Injury to the abdominal aorta during laparoscopic surgery: an unusual presentation. Anesth Analg. 2000 Sep;91(3):561-2.

33. Neves JFNP, Monteiro GA, Almeida JR, Brun A, Sat'anna RS; Cangussu IP, Moraes JMS. Lesão Vascular Grave em Colecistectomia Videolaparoscópica. Relato de Dois Casos. RBA. 2000;50(4):294-6.
34. Classi, RM, Sloan, PA. Intraoperative detection of laparoscopic bladder injury. Can J Anaesth. 1995; 42(5):415-6.
35. Noga J, Fredman B, Olsfanger D, Jedeikin R. Role of the anesthesiologist in the early diagnosis of life-threatening complications during laparoscopic surgery. Surg Laparosc Endosc. 1997;7:63.
36. Posse IP, Awade R, Posso JP, Nishina MH, Lopes JR. Pneumotórax Hipertesivo durante Videolaparoscopia para Correção de Hérnia do Hiato Esofagiano. Relato de Dois casos. RBA. 1998;48(3):198-201.
37. Joris JL, Chiche JD, Lamy ML. Pneumothorax during laparoscopic fundoplication; diagnosis and treatment with PEEP. Anesth Analg. 1995;81:993-1000.
38. Don HF: The measurement of trapped gas in the lungs at functional residual capacity and the effects of posture. Anesthesiology. 1971;35:582.
39. Kubal K, Komatsu T, Sanchala V: Trendelenburg position used during venous cannulation increases myocardial oxygen demands. Anesth Analg. 1984; 63:239.
40. Miller AH. Surgical posture with symbols for its record on the anesthetists chart. Anesthesiology. 1940;1:241.
41. Schiller WR. The Trendelenburg position: surgical aspects. In: Martin JT, editor. Positioning in Anesthesia and Surgery. 2nd ed. Philadelphia: WB saunders; 1987. p. 117.
42. Sonkodi S, Agabiti-Rosei E, Fraser R: Response of the rennin-angiotensin-aldosterone system to upright tilting and to intravenous furosemide: Effect of prior metoprolol and propranolol. Br J Clin Pharmacol. 1982; 13:341.
43. Brimacombe JR, Orland H: Endobronchial intubation during upper abdominal laparoscopic surgery in the reverse Trendelenburg position. Anesth Analg. 1994;78:607.
44. Wilcox S, Vandam LD. Alas, poor Trendelenburg and his position! A critique of its uses and effectiveness. Anesth Analg. 1988;67:574.
45. Lobato EB, Paige GB, Brow MM, et al. Pneumoperitoneum as a risk factor for endobronchial intubation during laparoscopic gynecologic surgery. Anesth Analg. 1998;86(2):301-3.
46. Nishikawa K, Nahashima C, Shimodate Y, Igarashi M, Namiki A. Migration of the endotracheal tube during laparoscopy-assisted abdominal surgery in young and elderly patients. Can J Anesth. 2004;10:1053-4.

47. Shifren JL, Adeslstein L, Finkler NJ. Asystolic cardiac arrest: a rare complication of laparoscopy. Obstet Gynecol. 1992;79:840.
48. Shaughnessy TE, Raskin, D. Cardiovascular collapse after laparoscopic liver biobsy. British J Anaesthesia. 1995;75:782-784.
49. Forrest JB, Beattie WS, Goldmith CH. Risk factors for nause and vomitin after general anesthesia. Can Anesth. 1990;2:590-5.
50. Lonie DS, Harper NJN. Nitrus oxide anaesthsia and vomiting. The effect of nitrous oxide anaesthesia on the incidence of vomiting following gynaecological laparoscopy. Anaesthesia. 1986;41:703-7.
51. Greilich PE, Greilich NB, Froelich EG. Intraabdominal Fire during Laparoscopic Cholecystectomy. Anesthesiology. 1995; 83:871-4.
52. Nord HJ. Complications of laparoscopy. Endoscopy. 1992;24:693.
53. Ponsky JL. Complications of laparoscopic cholecystectomy. Am J Surg. 1991;161:393.
54. Savassi PR. Brazilian Experience 91,232 laparoscopic cholecystectomies, 170 services in Brazil between 1990 and 1997 Surg. Endosc.
55. Sousa, LH, Ceneviva R. Avaliação morfológica da utilização da prótese de látex na inguinoplastia videolaparoscópica. Tese. Faculdade de Medicina de Ribeirão Preto da Universidade de São Paulo. São Paulo; 2004.
56. Arregui, M.E.; Davis, C.D.; Yucel, O.; et al: Laparoscopic mesh repair of inguinal hernia using a preperitoneal approach: A preliminary report. Surg Laparosc Endosc. 1991;2:53-58.
57. Lichistenstein IL, Shulman AG, Amid PK, Montlor MM. The pathophysiology of recurrent hernia. A new concept introduction the tension-free repair. Cont. Surg. 1989;35:13-8.
58. Lichistenstein IL, Shulman AG, Amid PK, Montlor MM. The tension-free hernioplasty. Am J. Surg. 1989;157(2):188-193.
59. Mckernan JB, Laws H. Laparoscopic preperitoneal prothetic repair of inguinal hernias. Surg Rounds. 1992;15:597-608.
60. Mckernan JB, Laws H. Laparoscopic repair of inguinal hernia using a totalllly extraperitoneal prosthetic approach. Surg. Endosc. 1993;7:26-28.
61. Stoppa RE, Petit J, Hery X. Unsutured Dracon prosthesis in groin hernias. Int Surg. 1975;60:411.
62. Mrué, F. Substituição do esôfago cervical por prótese biossintética de latex. Estudo experimental em cães. Tese de Mestrado, FMRP-USP, 1996.

63. Mrué, F. Neoformação tecidual induzida por biomembrana de latex natural com polilisina. Aplicabilidade na neoformação esofágica e da parede abdominal. Estudo experimental em cães. Tese de Doutorado, FMRP-USP, 2000.

64. Mrué F, Ceneviva R, Lachat JJ, Soares M, Coutinho-Netto J. Um novo método de reconstrução de defectos extensos da parede abdominal e peritoniostomias. Congresso Mundial de Gastrocirurgia, Goiânia, 2001.

65. Campos FG, Complications and conversions in laparoscopic colorectal surgery: results of a multicenter Brazilian trial. 1996 Oct;39(10 Suppl):S14-9.

BIBLIOGRAFIA

Harkin CP, Sommerhaug EW, MAYER KL. An Unexpected Complication During Laparoscopic Herniorrhaphy. Anest Analg. 1999;89:1576-8.

Hasel R, Arora SK, Hickey DR. Intraoperative complications of laparoscopic cholecystectomy. Can J Anaesth. 1993;40(5):459-64.

Strasberg SM, Sanabria JR, Clavien PA: Complications of laparoscopic cholecystectomy. Can J Surg. 1992;35:275.

39 | Ética e responsabilidade do videocirurgião

FERNANDO A. B. PITREZ
SÉRGIO R. PIONER

> "Na videocirurgia, o juízo deontológico cabe muito mais à consciência do cirurgião do que propriamente às normas éticas legais."
>
> Fernando A. B. Pitrez

INTRODUÇÃO

A cirurgia videolaparoscópica, tal como hoje é praticada, foi introduzida no fim do século passado, mais precisamente em 1987, por Philippe Mouret, em Lyon, na França, o qual, sendo um competente ginecologista, teve a inspiração de realizar com sucesso, pela primeira vez, uma colecistectomia videolaparoscópica (1). Atualmente, a videocirurgia já tem a sua breve história bem conhecida pela confraria cirúrgica, apesar do pouco tempo de sua existência. No Brasil, Thomaz Szego, em 1990, em São Paulo, realizou com sucesso a primeira colecistectomia videolaparoscópica (2).

Desde essa época, dando seqüência a um início de passos vacilantes, cercada de alguns deslizes, e por vezes desenfreados, tanto do ponto de vista técnico como ético, firmou-se definitivamente como método cirúrgico, inclusive tornando-se a abordagem de excelência para alguns procedimentos, como a colecistectomia, inaugurando-se, assim, um novo paradigma na, até então intocada, área da cirurgia. As primeiras comunicações da nova abordagem, apregoadas em congressos ou divulgadas em trabalhos isolados, pecaram pela falta de respaldo científico, uma vez que se contentavam em apenas descrever e propalar a sua exeqüibilidade em atos cirúrgicos até então consagrados como peremptórios e imutáveis pelos centenários procedimentos de até então.

Essa transgressão ética, de certa forma, é compreensível, visto o entusiasmo inicial causado na comunidade cirúrgica universal por essa metamorfose radical da cirurgia, que avançou definitivamente para o modernismo tecnológico, como ocorrera nas outras especialidades médicas. Os procedimentos até então guiados por modelos de técnicas cirúrgicas centenárias, subitamente alçaram-se à modernidade e ingressaram em uma nova era cirúrgica de alta tecnologia. É sabido que o desenvolvimento científico e as grandes descobertas da humanidade muitas vezes, para alcançar os seus objetivos, ultrapassaram limites impostos por rígidas normas éticas. Foi o fenômeno ocorrido nessa fase inicial (3).

Com o passar do tempo, entretanto, a metodologia propagou-se e passou a ter aceitação geral, ampliando-se as indicações por meio de um avanço célere, já então respaldada e devidamente validada por trabalhos randomizados definitivos que inundam a bibliografia atinente. Se, de um lado, sonegou ao cirurgião a utilização de um dos seus mais nobres e acatados sentidos, o *tato*, como principal guia da manipulação cirúrgica, proporcionando-lhe somente a *visão* televisiva bidimensional, de outra parte, trouxe benefícios indiscutíveis à recuperação do paciente, hoje bastante reconhecidos e comprovados pela literatura científica.

Nos dias de hoje, a videocirurgia firmou-se como método definitivo, de tal modo que pode ser considerada, muito mais do que uma simples abordagem, um autêntico preceito cirúrgico com base em tecnologia revolucionária, apoiada em instrumentais alongados e equipamentos televisivos cada vez mais nítidos, sensíveis e aperfeiçoados. Juntamente com a revelação dessa multiplicidade de nova aparelhagem e de novos procedimentos, que, cada vez mais, tomam o lugar das técnicas tradicionais, *pari passu* evoluíram os conceitos clínicos que obrigatoriamente devem reger esses atos operatórios diferenciados. O lastro científico de conhecimentos foi ampliado sob a égide dessa nova concepção cirúrgica.

Os mínimos detalhes, como indicações, contra-indicações, limitações, resultados, complicações, vantagens e desvantagens desta *cirurgia minimamente invasiva* – como, apropriadamente, também é denominada, bem como as repercussões advindas da menor agressão traumática e metabólica – já são devidamente reconhecidos pela videocirurgia contemporânea. Muitas questões que antes eram objeto de discussão hoje em dia já estão equacionadas (4). Assim, já são conhecidas as vantagens em relação ao menor desconforto e dor no pós-operatório, ao menor tempo de hospitalização e recuperação, melhores resultados estéticos. Outras, como, por exemplo, na comparação entre as herniorrafias inguinais videolaparoscópicas e as técnicas com tela por via aberta, ainda estão pendentes, a espera da palavra final a respeito. Uma revisão de 34 trabalhos randomizados sobre o assunto mostrou haver menor dor pós-operatória e mais rápido retorno às atividades nas herniorrafias laparoscópicas, embora sejam mais demoradas e sujeitas a complicações mais graves (5). A imprescindível convalidação científica igualmente já se encontra consubstanciada pela invulgar bibliografia especializada, revistas e consensos específicos desta área (6).

A curiosidade e a criatividade humanas ante o que é reptante não encontram limites. Assim é com a medicina, que, nos últimos tempos, tem se caracterizado por inovações e pela transitoriedade das suas verdades. Observa-se uma obsolescência cada vez mais precoce de normas e condutas, até então tidas como definitivas. O que hoje é considerado como inovador, amanhã já será obsoleto e ultrapassado. Esse fenômeno, aliás, foi o determinante do surgimento e da evolução da videocirurgia, na qual gerações de instrumentais e equipamentos se sucedem em ritmo acelerado, de tal sorte que, precocemente tornam-se provectos e logo substituídos por sucessores mais modernos e aperfeiçoados. O simples lançamento de novas aparelhagens é suficiente para desatualizar aquela que está em uso no momento.

Os progressos mais recentes apontam para um futuro promissor, de fronteiras inimagináveis, muitos além das mais otimistas expectativas e conjecturas iniciais. Basta acompanhar os primeiros passos da cirurgia robótica e da telecirurgia que se alastram e ascendem já em níveis de prática cirúrgica, ainda restritos a centros mais especializados, mas já incorporados ao arsenal cirúrgico moderno. A primeira surge como um grande progresso, possibilitando uma visão tridimensional e eliminando o tremor natural das mãos do cirurgião. Com isso, ele terá à sua disposição uma abordagem mais precisa e menos traumática (7). A cirurgia com telepresença, mais recente, foi descrita pela primeira vez em 1997, por Himpens, e constitui-se no mais espetacular avanço tecnológico nesse campo, possibilitando o ato operatório a distância. A cirurgia cibernética abre, pois, um novo e fascinante capítulo da medicina, sendo sujeita, como seria de esperar, a novas indagações de cunho deontológico que estão à espera de respostas convincentes (6, 8).

Diante dessa realidade, de imediato duas questões assaltam as mentes mais argutas. A primeira delas refere-se às especulações de quais seriam os limites futuros da cirurgia minimamente invasiva. Nesse particular, qualquer projeção mais concreta a respeito deveria ser considerada como temerária e de pura imaginação. Um juízo mais tangível seria unicamente um mero exercício de imaginação e de puro raciocínio de futurologia. O segundo ponto a questionar forçosamente deverá referir-se às implicações éticas que envolvem esse ato operatório *sui generis*.

Relativamente a esse último tema, ainda que esteja relacionado a um método emergente e revolucionário, o atual estágio evolutivo da videocirurgia permite algumas considerações referentes ao título deste capítulo, já com bases sólidas e conclusivas.

A FORMAÇÃO E A ÉTICA

O art. 5º do Código de Ética Médica – Resolução CFM nº 1.246/88, de 2003, que trata dos Princípios Fundamentais, postula que "o médico deve aprimorar continuamente seus conhecimentos e usar o melhor do progresso científico em benefício do paciente" (9).

Esse é o princípio ético que basicamente servirá de fundamento às considerações sobre a conduta ética e a responsabilidade do cirurgião frente o paciente e principalmente diante de sua própria consciência.

A habilitação em cirurgia minimamente invasiva é exaustiva e requer sacrifícios e abnegação. Isso porque, além do aprendizado clínico e técnico da cirurgia convencional – que se constitui em pré-requisito indispensável –, o futuro videocirurgião deverá aprimorar-se subseqüentemente na nova abordagem técnica, por meio de um adestramento intensivo das habilidades manuais e acostumar-se à manipulação do novo instrumental, dispondo somente da visão bidimensional, sem o recurso do sentido tátil, tão útil na cirurgia tradicional. O treinamento é longo e deve ser feito em centros especializados de comprovada experiência, reconhecidos como referência e avalistas seguros desse tipo de cirurgia, durante e após a residência em cirurgia geral. A habilidade jamais deve sobrepujar a técnica operatória. Nunca deve se esquecer que, se um procedimento realizado por laparotomia não apresenta um similar videocirúrgico, não deve ser trocado por outro procedimento por não ser exeqüível por laparoscopia. No início das casuísticas, por não haver tecnologia suficiente para ser realizado o tratamento mais adequado, muitos cirurgiões reativaram as vagotomias para tratar as úlceras, ou realizaram cirurgias mais simples, pois as suturas laparoscópicas eram demoradas e de difícil execução.

Com o despontar da tecnologia videocirúrgica, múltiplas demandas causaram impacto sobre a educação do cirurgião atual. O avanço rápido da tecnologia videolaparoscópica trouxe consigo um aumento sensível das dificuldades na especialização cirúrgica avançada, agregando requisitos, conceitos e responsabilidades maiores nessa fase inicial de adestramento. Em conseqüência, tornou-se um fator de permanente ansiedade por parte do cirurgião ante esse estimulante desafio cirúrgico, de tal modo a exercer uma influência negativa na sua própria capacitação. Nesse sentido, muitas vezes, refém dessa evolução, é tentado a ultrapassar passos fundamentais na formação com grave aviltamento do seu aprendizado, o que vai se refletir em nefastos resultados cirúrgicos, trazendo irreparáveis malefícios aos pacientes e afrontando o Código de Ética (art. 2º) (9). É sujeito a colocar de lado a vocação hipocrática e ultrajar normas médicas imutáveis em prol da técnica. Por vezes, no afã de realizar o procedimento pela via laparoscópica, alguns cirurgiões fizeram renascer técnicas abandonadas pela sua ineficácia ou alto índice de complicações. No início da década de 1990, vários autores descreveram vagotomias videolaparoscópicas para tratamento das úlceras ou colocação de telas intraperitoneais para oclusão de orifícios herniários.

A videocirurgia, tal como hoje se apresenta, reflete um exemplo claro da saga humana na busca constante do desconhecido, herança atávica do ancestral primitivo, na sua evolução filogenética. É compreensível, pois, que, ao desbravar novas sendas nos ignotos meandros da cirurgia, o emergir da nova técnica televisiva aguçou a curiosidade do meio cirúrgico. Nesse afã cirúrgico coletivo, passou, em algumas circunstâncias, a ser um instrumento de verdadeiras aventuras operatórias por parte de cirurgiões mais afoitos, sem a devida formação, com prejuízos ao paciente e, conseqüentemente, com atropelos à ética médica. Nesse caso, fica sujeito a olvidar os ensinamentos básicos da clínica cirúrgica e infringir normas médicas imutáveis em prol da perfeição técnica. Muitos fatores conjugaram-se de tal modo a encorajar o cirurgião neófito a habilitar-se precocemente ao novo procedimento, contribuindo para essa situação censurável. Coações por parte da indústria correlata de instrumentais e aparelhagens, dos planos de saúde mercantilistas, de ordem financeira e, inclusive, pelo paciente e por familiares vêm aumentado de modo considerável a demanda pela videocirurgia, levando o cirurgião, ofuscado pelos apelos dessa nova tecnologia, a ceder à tentação e a habilitar-se precocemente, antes de cumprir um aperfeiçoamento ideal. A respeito desse tema, já nos idos de 1992, um autor, Luiz A. Cibils, sabiamente proclamou: "Não podemos nos opor à aplicação do progresso tecnológico, mas devemos cuidar que se faça dentro dos cânones éticos definidos pela medicina" (10).

Mestres da videolaparoscopia ensinam que a seqüência no aprendizado deve seguir uma rota de crescente complexidade, que inicia pelo uso da dita caixa preta, transita pela prática em animais, até chegar ao ápice que é a realização do ato videolaparoscópico em *animal nobile*. O período de treinamento, durante o qual evolui a curva de aprendizado, eticamente não pode ser realizado às expensas do paciente (11). Além disso, deve-se estar com a mente aberta para receber novas teorias, preceitos, técnicas e ensinamentos por cirurgiões hora mais jovens e menos "experientes" em cirurgia geral, que por vezes desconhecem a história da cirurgia.

Dessa maneira, essa autêntica deformação passa a ser a primeira afronta à ética médica, fato esse que, muitas vezes, vai pertencer unicamente à consciência profissional e à responsabilidade do próprio cirurgião. Deve ter ele a probidade e a compreensão clara de que a realização dessa prática cirúrgica deve estar muito mais a serviço do paciente do que ao do cirurgião, como, aliás, prevê o Código de Ética Médica. O benefício ao doente pode ficar ofuscado pelos eventuais danos provenientes do preparo inadequado, ocorrendo, dessa forma, uma séria fissura ética, o que é deplorável.

Nessa circunstância, as normas éticas recomendam que o videocirurgião deve encontrar, na sua aptidão, um equilíbrio harmônico entre a sua obrigatoriedade em prestar um esperado benefício ao paciente e uma formação consciente. Enquanto resguarda o doente de um prejuízo advindo de uma provável complicação operatória, preserva-se de críticas ou mesmo de responsabilização civil diante de incríveis revides judiciais. O avanço da videocirurgia não está imune em trazer conseqüências adversas ao doente, até então desconhecidas, com o que o seu executor deve estar permanentemente a par.

Desnecessário seria enfatizar que o compromisso moral assumido pelo videocirurgião ao indicar um ato videocirúrgico não deverá ser outro senão favorecer primariamente o paciente, independentemente de qualquer outra intenção menos nobre, como, por exemplo, uma vantagem pecuniária, o que seria condenável, segundo os padrões éticos. Outrossim, para manter-se fiel a esse conceito, faz-se mister a consciência de que não é o ator único desse ato, senão – como outros membros da equipe cirúrgica e anestésica – um dos seus componentes, participante de destaque dessa cena em que se desenvolve a solene arte cirúrgica da videolaparoscopia (12).

A postura ética manda que o ímpeto videocirúrgico seja contrabalanceado pelo bom-senso, gerado pela autocrítica. A ousadia deve ser refreada pela prudência em respeitar o direito do paciente somada à virtude da humildade que deve imperar em todos os atos videocirúrgicos. A videolaparoscopia evoluiu, mas não é ilimitada. Por isso não é desdouro a conversão de uma operação videolaparoscópica para uma convencional, o que representa muito mais um ato de grandeza do que uma capitulação ante um desafio técnico. O compromisso moral de maior dimensão é com a preservação do paciente, relegando o orgulho ferido para um plano infinitamente inferior. Jamais um cirurgião deve esquecer o preceito técnico *primun non nocere*.

A chamada curva de aprendizado, durante a qual o cirurgião cresce paulatinamente em experiência e proficiência, deve ser cumprida à risca. Nela, é sabido que as seqüelas e iatrogenias transoperatórias declinam na medida em que aumenta a efetividade dos resultados, advindos do acréscimo progressivo da proficiência videocirúrgica. A esse respeito, não se encontra um consenso na literatura quanto ao número exigível de cirurgias necessárias afim de que seja atingida uma aptidão cirúrgica ideal (13, 14). Recentemente, um autor, em piloromiotomias laparoscópicas, observou uma curva ascendente, mais íngreme, nos primeiros quinze casos, decrescendo e tornando-se constante após trinta procedimentos (15).

Da mesma forma, uma análise criteriosa de lesões de ducto biliar em colecistectomias, por meio de um estudo comparativo de 2.079 pacientes operados por laparoscopia e 1.558, por colecistectomias aberta, concluiu que a curva de aprendizado proposta de 50 casos não afeta a ocorrência de lesão biliar tanto para a aberta (6 casos – 0,038%) como para a videolaparoscópica (13 casos – 0,62%), sem diferença significativa (16).

Esse detalhe é de suma relevância, tendo em vista o envolvimento das questões éticas pertinentes, bem como os problemas médico-legais capazes de envolver esse procedimento hodierno. O cirurgião, nessa condição, tem o dever ético e a necessária prudência profissional de espelhar claramente ao doente sobre o patamar de proficiência em que se encontra o seu aprendizado a fim de proporcionar, ao mesmo, uma alternativa soberana de escolha. Não é eticamente aceitável a cooptação a este ato para simplesmente atender ao ego do cirurgião. Dentro deste tema, igualmente não é aceitável, do ponto de vista moral, a execução eventual ou mesmo descontinuada de atos videolaparoscópicos, pois é sobejamente conhecido que a sua execução exige dedicação e continuísmo, de tal sorte a manter intacta a habilidade manual adquirida (art. 5º do Código de Ética). Um cirurgião despreparado, pouco familiarizado com as diretrizes preconizadas pela literatura, certamente colocará em risco o doente, o que configuraria uma grave transgressão deontológica (17).

Outrossim, seria desnecessário ressaltar que todo procedimento videocirúrgico deve estar previamente respaldado por experiências respeitáveis, comprovadas por trabalhos científicos controlados e randomizados e por *guidelines* que servem como guias seguros de conduta. No momento atual, os tratamentos e condutas, sejam de que natureza forem, no caso, a videolaparoscopia, devem estar assentados em evidências bibliográficas, caso contrário estarão sujeitos a contestações deontológicas e legais.

No entanto, é preciso reconhecer que muitos problemas, vantagens e desvantagens e outras implicações ainda não estão totalmente esclarecidos. Como exemplo, estudos apontaram a probabilidade de metastatização por células neoplásicas nos locais de introdução dos trocartes e do efeito chaminé em videocirurgia para câncer intra-abdominal (18).

Nesse contexto, caberia o questionamento: quantos cirurgiões no país, ditos videolaparoscopistas, seguiram essas normas, em todos os seus passos, com o rigorismo exigível? A resposta cabe a cada um, diante de sua consciência frente o sagrado juramento hipocrático de suas concepções morais e de sua responsabilidade diante do paciente (19).

Esses e muitos outros dilemas que envolvem a videocirurgia na atualidade devem estar devidamente equacionados antes da indicação de um ato cirúrgico videolaparoscópico. Entre eles, destacam-se:

- A abordagem videolaparoscópica para este caso vai beneficiar, sem sombra de dúvida, o paciente com o respaldo das diretrizes e evidências bibliográficas?
- O paciente e familiares estão devidamente informados a respeito do procedimento?
- O cirurgião está a par dos aspectos teóricos fundamentais, como, por exemplo, as alterações fisiológicas decorrentes do pneumoperitônio?
- Está o cirurgião preparado, com treinamento adequado, para a execução proficiente do procedimento videocirúrgico?
- Os resultados esperados são mais promissores ou, no mínimo semelhantes ao procedimento convencional?
- Será este cirurgião o mais apto no seu meio para realizar a cirurgia?
- O cirurgião tem todos os equipamentos necessários para realizar uma cirurgia segura?
- O paciente se beneficiará com o procedimento?

Se as respostas forem afirmativas, o respeito às normas que regem uma conduta médica está sendo rigorosamente observado, o ato cirúrgico poderá ser levado e feito ao amparo das normas exaradas pelos Conselhos Regionais de Medicina.

Sendo assim, é conclusivo que, para que sejam mantidos e respeitados os rígidos preceitos éticos na videocirurgia, é preciso trilhar uma senda difícil e tortuosa. Nela se inclui a observância às fases progressivamente complexas do adestramento, acompanhada invariavelmente por uma generosa dose de humanismo, essencial para o estabelecimento de uma relação médico/paciente harmoniosa.

Dessa forma, cumprem-se à risca os preceitos médicos morais inseridos nas normas requeridas pelo Conselho Federal de Medicina, ao mesmo tempo em que é respaldada a responsabilidade civil e criminal, diante da perspectiva de um suposto erro médico (19).

O HUMANISMO E A ÉTICA

Conforme já havia afirmado, nos idos de 1995, o sábio cirurgião Julio Sanderson, "a tecnologia não prescinde do sacerdócio" (20). Assim, na cirurgia laparoscópica, como em qualquer procedimento cirúrgico, a observância aos preceitos éticos não deve abstrair o necessário humanismo por parte do videocirurgião.

A medicina é ao mesmo tempo ciência e arte, e como tal deve estar a serviço da humanidade, assumindo com isso um compromisso formal com a bioética. Sendo assim, a cada novo passo no seu desenvolvimento, surgem como corolários reveses igualmente novos e, com eles, uma moral renovada. É o que se observa com o aflorar da videolaparoscopia.

No desempenho da profissão médica, não é crível, em qualquer abordagem clínica ou cirúrgica, a inobservância ao imprescindível envolvimento anímico. É parte integrante da terapia e como tal não deve ser desprezado, sob pena de que não seja atingida a desejável cura total da enfermidade, o que, segundo o entendimento, é dever moral e doutrinário do cirurgião laparoscopista, no seu desempenho diferenciado. A atitude humanitária cultiva a relação médico/paciente, que como se sabe é de transcendental importância para a obtenção de um resultado cirúrgico completo, em todos os seus aspectos. A confiança mútua em um tratamento cirúrgico, em qualquer âmbito e especificamente no caso da videocirurgia, cujo enfoque tecnológico é objeto de apreensão e expectativa por parte do paciente e de familiares, demanda um relacionamento afetivo e atencioso para conquistar a credibilidade dos mesmos e aspirar um resultado cirúrgico auspicioso. Cumpre-se dessa forma um requisito moral de princípio. O alcunhado *sacerdócio* em medicina tem um significado de dedicação e atenção por parte do médico assistente e não o de um poder divino.

Acredita-se que a negligência a esse prisma fere frontalmente a ética, porque nega ao doente o direito primário a um tratamento holístico condigno. Sendo assim, o cultivo do humanismo, no entendimento destes autores, talvez devesse estar incluído de modo específico nas resoluções do Conselho Federal de Medicina, órgão que normatiza os princípios morais reguladores da conduta médica.

O desenvolvimento vertiginoso da ciência médica, atualmente verificado, em suas múltiplas áreas diferenciadas, de certa forma coagiu o médico contemporâneo a especializar-se precocemente, no afã elogiável de manter-se atualizado e proficiente e acompanhar esse permanente avanço tecnológico. Com isso transmudou-se totalmente o perfil do cirurgião. Do tradicional arquétipo de cirurgião geral de até então, que se ocupava indiscriminadamente de todos os setores da cirurgia, de uns tempos para cá emergiu um novo arquétipo de cirurgião, altamente tipificado em sua atividade, limitado quase que exclusivamente a uma restrita área de ocupação. É o que se observa claramente na praxe do videocirurgião de agora que segue uma escola cartesiana – newtoniana sob a égide da tecnicidade cirúrgica –, olvidando, muitas vezes, o milenar sentencioso de que "não há doenças, há doentes", desprezando, assim, a indispensável relação médico/paciente (20, 21).

A especialização cirúrgica excessiva, se por um lado é benéfica e necessária, de outra parte traz consigo uma séria ameaça, responsável pela perda deplorável da identidade médica e pela deturpação da própria responsabilidade frente o paciente. A nobre função de salvar vidas que transcende a qualquer outra atividade humana é ofuscada pela fria incumbência da alta tecnologia. Esse é um dos fenômenos contraditórios do momentoso progresso tecnológico na área médica, especificamente em relação à cirurgia minimamente invasiva. O desenvolvimento da medicina nessa área é responsável por uma genuína idiossincrasia entre o tecnicismo e o humanismo, predispondo o atual videocirurgião, se não se conscientizar dessa falha, a esquecer as juras hipocráticas e ultrajar os sagrados princípios que norteiam a prática cirúrgica.

Torna-se mais valorizado o domínio da técnica propriamente dita do que o pré-requisito indispensável da clínica cirúrgica. Já foi afirmado reiteradas vezes que, no desempenho de sua atividade, o videocirurgião tem por dever moral cumprir o que se denomina de regra dos três Ms: mente, mãos e miocárdio. Felizmente, algumas vozes experientes se fizeram ouvir, e esse preceito está sendo divulgado e acatado pela comunidade cirúrgica atual. O treinamento e estudo aprimorado da videolaparoscopia trouxeram benefícios incontestáveis à ciência médica e, em conseqüência, à própria humanidade. Todavia, se não bem compreendida e executada, a videolaparoscopia pode, simultaneamente, causar prejuízos aos pacientes e, portanto, tornar-se antiética. O cirurgião, ao indicar uma videocirurgia, não está autorizado a reduzir o paciente à condição de um mero órgão ou tecido a ser extirpado com menor traumatismo em relação aos meios operatórios convencionais. A fragmentação do doente e a abstração de uma parte do todo são sabidamente incorretas, pois o organismo é um conjunto harmônico – físico e mental –, no qual os seus componentes estão intimamente relacionados em um funcionamento harmônico integrado. Essa filosofia médica é irrefutável, e, no tocante a ela, o videocirurgião não deve estar desatento sob pena de incorrer em deslize ético. É admissível, mas não desejável, que o excesso de trabalho, estudo e premência de atualização determine a premência temporal que justifique a perda do hábito da comiseração e a devida atenção ao doente, dentro de uma abordagem holística ideal (22).

Essas dificuldades transmudam o videocirurgião em um insigne membro da sociedade hodierna. Contentando-se muito mais em exercer o papel de um simples perito, altamente treinado e especializado, o herói incorre no erro de agir somente como tal, sem atentar para o lado psicológico e anímico do paciente, esquecendo a sua vocação médica. É axiomática a influência do psiquismo, tanto na gênese como na melhora da doença. Para isso, deve o cirurgião estar atento no intuito de obter um resultado ideal, o que não será alcançado sem a observância a esse antecedente básico, em que pese a perfeição técnica do ato videocirúrgico. A cirurgia videolaparoscópica, assim como todo e qualquer ato operatório tecnológico que, a par de seus benefícios, se anteponha à atenção médica integral, causa malefícios ao doente, e como tal, deve afigurar-se antiética.

Em síntese, compreende-se que a obrigação ética do videocirurgião, a par dos ditames legais, médicos e jurídicos, consiste em prestar uma assistência médica integral, na qual estão incluídas, não apenas a competência técnica, senão também a prévia abordagem clínica, cingida por uma auréola de cunho eminentemente altruísta.

A RESPONSABILIDADE E A ÉTICA

A responsabilidade médica e a ética na videocirurgia são duas condições coexistentes e interligadas intrinsecamente, de tal modo a tornar-se inexeqüível separá-las na prática.

A primeira delas – a responsabilidade – compreende o compromisso do cirurgião em obter sucesso no resultado do procedimento realizado. Na videolaparoscopia, o cirurgião assume um compromisso de meio e não de fim, segundo a crença. Obriga-se a cuidar do paciente e não de curá-lo, não sendo, pois, imputável, na eventualidade de surgir alguma complicação cirúrgica (23), objeto de comentários anteriores, referir-se ao comportamento moral do videocirurgião diante de si próprio, do paciente e da sociedade, tendo em vista as regras de conduta que normatizam a atividade médica. Na prática cirúrgica, tanto a responsabilidade do videocirurgião como o cumprimento às leis da ética estão presentes no dia-a-dia e devem fazer parte permanente das atitudes e deliberações que permeiam o tratamento videocirúrgico indicado. Uma é decorrência natural da outra, e ambas, de certo modo, estão relacionadas ao chamado *erro médico*. Trata-se de um tema extremamente polêmico e objeto de implicações médicas e jurídicas, com muitos pontos ainda em permanentes discussões (23).

Com a introdução da videocirurgia, esse tema, que é um problema médico antigo, assumiu novos contornos, relativos a essa revolucionária maneira de intervir cirurgicamente. Como toda a ciência tecnológica, os riscos operatórios se agigantaram e vieram somar-se aos já existentes, condicionados ao desempenho da cirurgia tradicional (diagnóstico, conduta, questões de pré e pós-operatório, etc.). A visão primordial desse tema emergente passou a focar principalmente os supostos erros relacionados de modo específico ao desempenho da nova técnica televisiva.

A priori, a exata caracterização filosófica do que seja realmente um erro médico em videolaparoscopia é extremamente dificultosa e complexa. A simples distinção entre erro ou acidente ocorridos em uma videocirurgia por vezes é impossível de ser feita com clareza, tanto do lado médico-cirúrgico como principalmente do judicial, pela impossibilidade de se delimitar com nitidez a tênue faixa que separa um do outro. Do mesmo modo, a distinção e o discernimento conceitual entre acidente e complicação transoperatória, por vezes, é inviável, gerando com isso incertezas e interpretações distintas conforme a circunstância e o ângulo com que são focados.

De outro lado, a falha atribuída ao cirurgião nem sempre é de responsabilidade sua, podendo estar oculta em outros setores paralelos ao ato cirúrgico propriamente dito ou ao estado clínico peculiar de cada paciente, como bloco cirúrgico inadequado, aparelhagem e instrumental deficientes, resposta orgânica paradoxal, enfim uma série de fatores que tornam a situação mais intrincada. Em relação a essa última condição – a reação biológica inesperada –, é sabido que todo o procedimento operatório, embora corretamente realizado, é sujeito a uma resposta adversa, em maior ou menor grau, pela própria reação tecidual intrínseca ao tecido orgânico vivo. Esse fenômeno não caracterizaria um erro médico na acepção pura da palavra, senão uma conseqüência biológica inevitável e imprevisível.

Abstraindo maiores detalhes de cunho jurídico e descompromissados com uma linguagem técnico-jurídica, poderia ser afirmado que o conceito de erro médico, vinculado à responsabilização do profissional, compreende os lapsos eventuais cometidos pelo cirurgião, no desempenho de suas funções, ante as quais poderá vir a ser responsabilizado. Inicialmente, sob a jurisdição dos Conselhos Regionais, a culpabilidade ou não do réu cirurgião passou à alçada judicial, que se apossou da prerrogativa de julgar o médico, civil e criminalmente (9). Qualquer ação ou omissão que vier a causar malefícios ao paciente é considerada pela justiça erro médico. Do ponto de vista legal, está sujeito a sanções de duas ordens: civil e criminal. Sem adentrar no mérito da questão, sabe-se que a responsabilidade civil normalmente é considerada por juízes como um dano moral que habitualmente é reparado por indenização pecuniária ao paciente. A criminal é sujeita inclusive à detenção. Em realidade, erros sempre existirão, sendo inerentes à própria falibilidade humana e, como tal, passíveis de ocorrer no exercício da profissão médica, tal é o caso da videolaparoscopia.

É preciso, porém, se distinguir a falha ocasional e fortuita de um erro grosseiro, gerado por três modalidades de culpa – imprudência, negligência e imperícia, e se estabelecer nexo de causa e efeito entre o ato videooperatório e a conseqüência danosa ao paciente, como é caracterizado juridicamente. É fácil constatar que a ocorrência de somente uma dessas três circunstâncias, por si só, seria suficiente para se distinguir uma infração ética sob o enfoque médico, confirmando a íntima relação existente entre a responsabilidade e a ética médica, tal como sugere o título deste tópico.

A documentação cirúrgica, por meio de gravação da mesma, pode ser uma das grandes vantagens sobre a cirurgia convencional, comprovar a perfeição de uma cirurgia e evitar transtornos futuros junto à justiça, porém pode mostrar eventuais falhas técnicas e dar subsídios para a promotoria e comitês de ética.

Aos Conselhos Regionais de Medicina, atualmente, cabe a tarefa de julgar o erro médico somente sob uma visão ética, variando as sanções impostas, em escala ascendente, desde a simples advertência verbal ao extremo de cassação do diploma de médico (9).

Na verdade, sob o ponto de vista estritamente moral, o autêntico julgamento a respeito de uma culpabilidade nesse sentido ficará afeto muito mais ao íntimo e à consciência do cirurgião do que a uma decisão judicial, seja ela favorável ou não.

Algumas providências e precauções de ordem prática devem ser tomadas no intuito de prevenir a culpabilidade por um provável erro médico, tanto quanto no tocante à responsabilidade civil e criminal, como essencialmente à postura ética. Entre essas, distinguem-se:

- a formação correta;
- a informação clara ao paciente;
- a relação médico-paciente;
- o consentimento informado;
- o preenchimento completo do prontuário médico.

A formação correta

Este tópico alusivo ao treinamento do videocirurgião já foi exaustivamente comentado anteriormente. Consiste em obedecer fielmente a todos os passos do treinamento, com a prévia residência em cirurgia geral, em serviço credenciado, devendo ser complementada e validada pela obtenção do título de especialista em videocirurgia, precedendo o início da atividade profissional. A necessidade de um aperfeiçoamento formal continua a ser de maior importância para resguardar a responsabilidade médica.

No Brasil, essa qualificação é um pré-requisito indispensável requerido pela Sociedade Brasileira de Videocirurgia (SOBRACIL), associada da Associação Médica Brasileira (AMB), para a admissão como filiado, constituindo-se em um documento indispensável para todo o cirurgião que tenha por fim iniciar-se na especialidade. É uma maneira de oficializar o grau de competência e resguardar a sua responsabilidade legal e ética diante da sociedade. A revalidação, de tempos em tempos, desse título acresce e comprova a atividade permanente do referido cirurgião, sendo um aval seguro do constante exercício profissional acompanhado da respectiva atualização. Cumpre-se, assim, a responsabilidade médica e o dever ético.

A informação ao paciente

Igualmente, como no item anterior, foi motivo de comentários precedentes.

Refere-se à obrigatoriedade de informar ao paciente e aos familiares os pormenores que abrangem a sua doença e todos os detalhes que envolvem a videocirurgia: indicação, perspectivas de sucesso, riscos, prognóstico, vantagens e desvantagens relativas aos procedimentos convencionais, prognóstico sem o tratamento indicado, opções terapêuticas alternativas (24).

Como já foi aludido, o Código de Ética Médica no tópico "Relação com Pacientes e Familiares" trata de modo específico desse assunto, tendo em vista a sua relevância frente o problema da responsabilidade médica (9).

O art. 56 é claro e incisivo nesse aspecto: "É vedado ao médico desrespeitar o direito do paciente de decidir livremente sobre a execução de práticas diagnósticas e terapêuticas, salvo em caso de iminente perigo de vida".

É complementado pelo art. 59, que reza: "É vedado ao médico deixar de informar ao paciente o diagnóstico, prognóstico, riscos e objetivos do tratamento, salvo quando a comunicação direta ao mesmo possa provocar-lhe dano, devendo, nesse caso, a comunicação ser feita ao seu responsável".

A observação atenta desses dois artigos define, sem qualquer sombra de dúvida, a obrigação ética e legal do videocirurgião ante o paciente, familiares ou responsáveis de colocá-los a par e plenamente conscientes dos benefícios e das desvantagens sobre a conduta operatória proposta, evidentemente.

A relação médico/paciente

Além de atender a um requisito moral – segundo a crença –, pragmaticamente representa a maneira mais efetiva de precaução contra o erro médico. As outras formas de prevenção, como consentimento informado, formação completa, prontuário e outros elementos antes esclarecidos, não têm o poder da boa relação médico/paciente no sentido de prevenir a ocorrência de um litígio judicial e ético por hipotética *mal practice*, sujeita a esse tipo de contestação.

Apregoada desde tempos imemoriais por mestres e estudiosos, ainda hoje é reconhecida a sua importância para o diagnóstico e a cura completa da enfermidade (25).

No caso específico da videocirurgia, adquire um aspecto fundamental, pois, por se tratar de uma forma cirúrgica emergente de caráter tecnológico, desperta curiosidade e dúvidas por parte de paciente e pela sociedade de uma forma geral. Tendo em vista essa particularidade atual, para que um videocirurgião possa indicar um procedimento desse tipo, deve, por prudência, ter a plena confiança do paciente para aceitar a indicação com serenidade.

Além desse enfoque de cunho médico e humanista, há o lado mais pragmático da questão. Como se sabe, atualmente, há uma prevenção por parte da imprensa e da sociedade em relação aos médicos em geral, constantemente assediados pela mídia, que alardeia com cores sensacionalistas supostos erros médicos, que devem ser exemplarmente punidos para aplacar as sanhas coletivas, despertadas pela informação preconceituosa. A mídia julga-se detentora da sabedoria e do direito de sentenciar atos humanos, atentos contra a honra e a dignidade profissional de médicos, estando despreocupada com a repercussão sobre a vida pessoal e profissional do acusado. Uma verdadeira espada de Dâmocles a pairar perenemente sobre a cabeça dos inditosos cirurgiões, trazendo intranqüilidade e apreensão à confraria cirúrgica. Na verdade, o sucesso, por mais dificultoso e diferenciado que possa ser (como é a videolaparoscopia), para os cobiçosos, significa uma mera obrigação, e o mínimo deslize assume proporções catastróficas.

Dessa forma, a boa relação com o enfermo e seus co-habitantes apresenta também um perfil mais pragmático de servir como um escudo protetor contra eventuais querelas médicas judiciais. O relacionamento afetivo e respeitoso gera a confiança do paciente e, dessa forma, na eventualidade de uma complicação operatória fortuita, afasta o impulso em culpabilizar o médico pelo infausto ocorrido. Trata-se de uma sorrelfa cobrança à infalibilidade do cirurgião, virtude reservada apenas à deidade. Talvez seja um dos poucos representantes da raça humana sem direito ao erro (26). Na grande maioria das vezes, o paciente procura um grande cirurgião e não um técnico em cirurgia, e a videocirurgia é apenas mais um método cirúrgico e não o único e o melhor.

O consentimento informado

Consentimento informado, como o próprio nome o define, é uma autorização por escrito dada ao cirurgião pelo paciente para executar o ato proposto, após ter tomado conhecimento, pela leitura de um documento grafado, sobre os riscos e benefícios decorrentes da cirurgia sugerida, sendo um documento mais abrangente do que a simples assinatura do paciente ou responsável. Outrossim, também informa sobre quais as conseqüências, caso o procedimento indicado não for levado a efeito. Deve ser grafado de modo claro e compreensível, havendo para isso uma série de sugestões de como deve ser redigido, por parte de advogados, na intenção de preservar o cirurgião de um eventual processo. A documentação do processo de obtenção de um consentimento informado habitualmente é realizada com o uso de termos de consentimento informado, também dito termos de consentimento livre e esclarecido. Esse é um documento formal de cunho médico-jurídico que delimita e define com exatidão os limites de atuação do cirurgião, bem como formaliza a co-responsabilidade do paciente (27).

Esse é um tema explosivo e complexo sujeito a falhas e controvérsias. Basta citar, para exemplificar, uma enquete atual, direcionada a cirurgiões laparoscopistas, a respeito da colecistectomia. Revelou, entre os cirurgiões consultados, discordâncias a respeito de quais riscos, por eles considerados, são significativos para essa operação, enfatizando essas dificuldades (28).

O consentimento informado tem uma profunda conotação na relação médico-paciente, pois representa, juridicamente, uma relação contratual, na qual estão incluídos deveres e direitos mútuos relacionados ao ato videolaparoscópico. É controversa a sua efetivação, pois pode ferir essa relação fundamental, levando-se em conta que o ético e o legal, muitas vezes, não coincidem. Uma alternativa ao documento formal pode ser o registro no próprio prontuário, esclarecendo, na evolução, a proposta do procedimento e as informações prestadas ao paciente. Dessa forma, fica preservada a relação médico-paciente.

No momento, esse é um assunto de vital interesse e debate nos Conselhos e na profissão médica em geral. O permanente temor a um processo judicial é cada vez mais acentuado e visível na era da videocirurgia, constituindo-se em uma genuína espada de Dâmocles a pairar sinistra sobre a cabeça da coletividade cirúrgica. Age negativamente sobre a mente do cirurgião, tornando-o inseguro e suscetível a tomar decisões médicas inadequadas, prejudiciais ao paciente. Essa interferência indébita inclusive gera problemas de relacionamento extremamente nocivos às atitudes médicas mais difíceis que devem ser libertas de pressões externas.

Com relação a esse tema, em cirurgia classicamente são descritos os quatro gigantes da alma do cirurgião: *a complicação, a seqüela, a recidiva e o óbito*, que retratam de modo um tanto poético o drama atual vivido por cirurgiões, quando uma dessas situações agrava o pós-operatório, máxime o último, que revela o fracasso total da intervenção feita em prol da vida. Em tempos recentes, agrega-se a esses reais fantasmas do cirurgião um quinto e aterrador gigante da alma cirúrgica, sem relação direta com o ato médico em si, mas de fundo legal: o processo judicial por suposto erro médico de natureza civil ou criminal, quem sabe, tão ou mais ameaçador do que os outros quatro (29).

Recentemente, um estudo prospectivo direcionado a colher a opinião de 100 pacientes operados consecutivamente, por meio de um questionário de perguntas sobre a videocirurgia, mostrou resultados interessantes. A maioria ficou muito satisfeita a respeito das informações sobre a técnica e os riscos (97%), enquanto um outro grupo sentiu-se preocupado com a explanação sobre os riscos (41%). A maior parte (95%) considerou esse sistema de informação necessário, e nenhum se tornou menos confiante no cirurgião (30).

No Brasil, é grande e generalizado o temor dos videocirurgiões ao processo médico. Esse fato faz com que a figura do consentimento informado seja constantemente apregoada e utilizada por videocirurgiões e médicos em geral, mais como um artifício jurídico defensivo do que como o cumprimento de sua função médica mais nobre (31). Em determinadas circunstâncias, pode ser extremamente prejudicial ao próprio paciente, uma vez que o permanente temor demonstrado por muitos videocirurgiões obscurece a mente, influindo negativamente na conduta de fundo eminentemente médico, indispensável a qualquer atitude intervencionista de modo precípuo na videolaparoscopia.

O CFM não o recomenda como regra, porém aconselha como forma de proteger o paciente em futuros tratamentos ou internações, ao mesmo tempo em que protege a responsabilidade do médico assistente contra eventuais processos. Embora seja um fator, não é maior do que a prática do humanismo e a relação solidária com o paciente, conforme frisado anteriormente. Embora o CFM ainda permaneça neutro sobre esse assunto, quase todas as sociedades, independentemente da especialidade, têm sugerido a utilização do consentimento, inclusive muitas delas têm modelos, conforme a patologia, para que seus membros o utilizem como rotina.

A Justiça, por outro lado, tem se valido muito do consentimento informado nas suas decisões, pois mostra a boa-fé do médico em informar os reais riscos que o paciente (cliente) está correndo ao se submeter ao tratamento proposto. A não-utilização não condena o cirurgião, mas pode ser mais um argumento na definição do juiz.

O prontuário médico

Desnecessário seria enfatizar a transcendência do prontuário sob o aspecto eminentemente médico. Como é de conhecimento básico, deve ser explícito e corretamente preenchido, na totalidade dos seus itens, no sentido de ser documento médico comprobatório do atendimento prestado, nas várias etapas do perioperatório: diagnóstico, avaliação, terapêutica e/ou ato operatório realizado, complicações surgidas, enfim todas as eventuais ocorrências descritas minuciosamente durante a baixa hospitalar. Visa, com isso, a servir como subsídio clínico indispensável a futuras internações ou atendimentos médicos posteriores, servindo como um autêntico atestado dos atos médicos praticados (7, 32).

O prontuário, por sua vez, além da nobre finalidade médica, igualmente tem uma função mais subalterna referente às precauções que devem cercar os atos médicos contra o fantasma do processo médico. A evolução trata de um subproduto do prontuário, com finalidade bem menos digna, utilizado para a defesa do procedimento executado em eventuais processos por erro médico. Uma evolução bem feita é tão importante quanto fazer um procedimento corretamente. Infelizmente vale o que está escrito, não basta falar com o paciente e familiares ou colegas que estejam acompanhando o caso; há necessidade imperiosa de redigir todas as condutas bem como os achados clínicos e laboratoriais, diariamente, visto que é a única maneira de provar que foi vista a alteração clínica que por ventura possa aparecer, bem como mostrar as condutas tomadas.

Nessa circunstância, a primordialidade do preenchimento total e explícito assume valor transcendente, uma vez que é do seu conteúdo que são retiradas as provas acusatórias ou defensivas nas contendas médico-judiciais. Para juízes, o que não consta nos autos (no caso, o próprio prontuário) não é lícito como prova.

Desafortunadamente, na maioria dos casos, seja por desídia, seja por comodismo, esse detalhe não é contemplado por boa parte de videocirurgiões contemporâneos, expondo-se, assim, a riscos desnecessários, com sérios prejuízos à sua própria defensoria judicial.

REFERÊNCIAS

1. Dubois F, Berhelot G, Levar H. Laparoscopic cholecystectomy: historic perspective and personal experience. Surg Laparosc End. 1991;1(1):52-7.
2. Szego T, Roll S, Nogueira Filho WS ,Bensenor F. Videolaparoscopic Cholecistectomy. Report of the First Brasilian Series. Arq Gastrentoerol. 1991;28(1):6-8.
3. Ribeiro M. Programa de Auto-Avaliação em Cirurgia: cirurgia minimamente invasiva. 2004; fascículo 3.
4. Pitrez, FAB. A videocirurgia: indagações e perspectivass. Rev Pesquiza Médica. 1993;27(1):86.
5. EU Hernia Trialist Collaboration. Laparoscopic compared with open methods of groin hernia repair: systematic review of randomized controlled trials. Br J Surg. 2000;87:860-7.
6. Senapati S, Advincukla AP. Telemedicine and robótica: paving the way to the globalization of surgery. Int Gynecol Obstet. 2005;91(3):210-6.
7. Corcione F, Esponto E, Cuccurello D, et al. Advantages and limits of robot-assisted laparoscopy surgery: preliminary experience. Surg Endosc. 2005;19(1):117-9.
8. JACOB, BP, Robotics and general surgery. Surg Clin N Am. 2003;83:1405-19.
9. Código de Ética Médica – Resolução CFM n. 1.246/88 2003.
10. Cibils, LA. Tecnologia Avanzada y Ética Medica. Bol Acad Nac Med B Aires. 1992;70(2):583-9.
11. Gates, EA. New surgical procedures: can our patients benefit while we learn? Am J Obstet Gynecol. 1997; 176:1298-9.
12. Pitrez, FAB. O Cirurgião na era da tecnologia. In: Pitrez FAB. Caminhos da Cirurgia. Magister; 2005. p.158.
13. Dagash H, Chowdury M, Pierrô. When can I be proficient in laparoscopic surgery? A systematic review of the evidence. J Pediatr Surg. 2003;38(5):720-4.
14. Marret H, Chevilot M, Gireaudeau B. Factors influencing laparoconversions during the learning curve of laparoscopic myomectomy. Acta Obstet Gynecol Scand. 2006;85(3):324-9.
15. Kim SS, Lau ST, Waldhausen JH. The learning curve associated with laparoscopic pyloromotomy. J Laparoendosc Adv Tech. 2005;15(5):474-7.
16. Diamantis T, Tsigris C, Kiriopoulos A, et al. Bile duct injuries associated with laparoscopic and open cholecystectomy: na 11 year experience in one institute. Surg Today. 2005;35(10):841-5.
17. Iserson KV, Chiasson PM. The ethics of applying new medical technologies. Semin Laparosc Surg. 2002; 9(4):222-9.
18. Champault G, Taffinder N, Ziol M, et al. Cells present in the smoke created during laparoscopic surgery. Br J Surgh. 1997;84(7):993-7.
19. Bucci LM, Panaro F,Jarzembowski TM, Vetura, A. Laparoscopic surgery:ethical considerations and lawful medicine. Arch Surg. 2003:138(7):810.
20. Sanderson J. Heróis de Curar. Rio de Janeiro: Léo Christiano; 1995. p. 120.
21. Pitrez, FAB. A relação médico-paciente. Revista AMRIGS. 1996;40(2):81-2.
22. Pitrez, FAB. Generalista ou especialista: eis a questão. Rev Col Bras Cirurg. 1997;87(15):217-19.
23. Moraes IN. Erro Médico. São Paulo: Maltese; 1991. p. 136.
24. Ehrhard ME, Fisch R. Medicolegal Aspects of Hérnia in Nyhus, LM and Condon. 4th ed. Philadelphia: J.B. Lippincott Co; 1995. p. 577-92
25. Pitrez, FAB. A relação Médico-Paciente. In: Pitrez FAB. Caminhos da Cirurgia. Magister; 2005. p. 19-21.
26. Pitrez, FAB. O cirurgião na era da tecnologia. In: Pitrez FAB. Caminhos da Cirurgia. Magister; 2005. p. 32-48.
27. LIMA, GB. Termo de Consentimento Informado. 2006. Disponível em: http://www.cbcsp.org.br.
28. McManus PL, Wheatley KE. Consent and complications: risk disclosure varies widely between individual surgeons. Am R Coll Surg Engl. 2003;85:70-82.
29. Pitrez, FAB. Os gigantes da alma do cirurgião. Rev. Col Bras Cirurg. 2004;31(2):75-6.
30. Wijtenburg E, Navez B, Cambier E, Guiot P. Patient´s opinion about written information before laparoscopy: series of 100 Cases. ,Acta Chir Belg. 2003;102:17-9.
31. Kiss G, et al. Relação Médico-Paciente:contexto atual. In: Pitrez FAB, et al. Propedêutica Médica. Porto Alegre: AMRIGS; 2000. p. 22-30.
32. Pitrez FAB, Pioner SR. Pré e Pós-operatório em Cirurgia Geral e Especializada. Porto Alegre: Artmed, 2004.

Cirurgia robótica laparoscópica

DIDIER MUTTER

40

INTRODUÇÃO

A cirurgia entrou para a era da informática com a introdução da laparoscopia. Pela primeira vez, a cirurgia podia ser realizada sem o contato direto entre o cirurgião e o paciente. Além disso, o cirurgião não estava mais olhando diretamente para seu paciente, mas usava a tela remota. Os cirurgiões também descobriram que a cirurgia poderia ser realizada sem visão direta e contato com a área da operação e que os aparelhos laparoscópicos eram mais apropriados para o controle robótico do que para as mãos humanas. Os computadores permitem ampliação, realce e transmissão de procedimentos cirúrgicos e imagens para longas distâncias. A tecnologia computadorizada tem efeito não só no próprio procedimento cirúrgico, mas também no manuseio da patologia do paciente, desde a aquisição pré-operatória das informações sobre o paciente até a decisão de operar e a *performance* cirúrgica. Essas mudanças técnicas tiveram um forte efeito sobre os procedimentos cirúrgicos e sobre os cirurgiões, pois mudaram também o modo como a cirurgia é ensinada e aprendida.

A tecnologia computarizada é a parte central de um sistema global e compreende, respectivamente, a distância idealmente representada pelo conceito de telecirurgia, a robótica, com várias aplicações em manipulações mestre-escravo, os procedimentos completamente automatizados e a realidade virtual aplicada à cirurgia.

ROBÔS

Por definição, um robô é um aparelho mecânico guiado por controle remoto utilizando um sistema computarizado. Um robô cirúrgico é um aparelho mecânico controlável que se encarrega de uma parte do procedimento cirúrgico. Tal robô é definido por três componentes principais: o aparelho de obtenção de imagem, o manipulador e o computador.

O primeiro permite que o cirurgião visualize o ambiente cirúrgico de modo que possa ser entendido pelo robô em termos de localização e posicionamento. Diferentes modalidades de imagens, como ultra-som, tomografia computadorizada (TC), ressonância magnética (RM) ou vídeo, podem ser usadas para transmitir informação visual. Os manipuladores cirúrgicos são essenciais, pois representam a única interface direta paciente-cirurgião. Esses são braços e aparelhos eletromecânicos equipados eventualmente com sensores ou acionadores responsáveis pela reprodução de tarefas programadas e automatizadas, ou por reproduzirem os movimentos do cirurgião. Os manipuladores usados pelo cirurgião durante todo o procedimento são localizados automaticamente pelo sistema graças ao vídeo, sistemas infravermelhos ou de outros posicionamentos.

O computador do robô cirúrgico tem dois papéis principais, sendo que um deles é o de coordenador que traduz os comandos do operador humano em ações específicas feitas pelo manipulador do robô. Fazendo isso, o computador opera com algoritmos poderosos que usam as informações da imagem como referência para guiar o manipulador em direção a um alvo anatômico determinado pelo cirurgião. Conseqüentemente, o computador se torna o elo entre o "mundo dos dados" da informação médica e o mundo físico da ação do cirurgião. Isso é possível porque o computador atua como um analisador de dados, gravando as informações relevantes para o procedimento, como a *performance* da trajetória do manipulador e a posição do órgão. Tais dados podem ser usados para a automação de vários procedimentos.

Os robôs cirúrgicos mais conhecidos são o Zeus™ e o DaVinci®, usados em cirurgia geral. Atualmente, só um sistema está disponível no mercado (DaVinci®, Intuitive Surgical), depois da incorpora-

---

Agradecemos a Guy Temporal por sua revisão final e valiosos comentários.

ção das empresas industriais. Esse sistema preenche os requisitos básicos do conceito mestre-escravo da cirurgia robótica, permitindo que vários procedimentos cirúrgicos sejam realizados. Para o cirurgião, o robô tem dois subsistemas separados fisicamente chamados de "lado-cirurgião" e "lado-paciente" (Figura 40.1). O subsistema do cirurgião tem um console que recebe o *input* do cirurgião e dá a ele a imagem estereoscópica cirúrgica. O subsistema do paciente inclui os braços do robô que traduzem o *input* em manipulação real do instrumento e controlam a câmera endoscópica. O robô mais atual tem quatro braços disponíveis (DaVinci S®). Uma variedade de instrumentos cirúrgicos pode ser conectada aos braços robóticos para que o cirurgião possa ativar os bisturis, tesouras e/ou ganchos manipulando simplesmente os *joysticks* no console remoto. O cirurgião está imerso no console vendo uma imagem estereoscópica; a interface do computador pode eliminar o tremor de apoio do cirurgião e reduzir proporcionalmente o movimento da mão do cirurgião acima da variação de 2x1 para 5x1, com uma variação de média padrão de 3x1. O sistema de imagem oferece uma visão 3D usando um endoscópio de duplo canal e duas câmeras direita/esquerda de vídeo separadas que ajudam a visualizar o campo operatório.

APLICAÇÕES DA CIRURGIA ROBÓTICA

Os pioneiros que responderam com sucesso ao desafio de construir e usar um robô cirúrgico na sala de operação faziam parte de um grupo do Imperial College da Grã-Bretanha. Em 1988, "Mecatrônica na medicina de grupo" (1), um manipulador robótico industrial PUMA 560 com seis graus de liberdade (DOF) foi usado para fazer uma ressecção transuretral da próstata (TURP) (1).

O primeiro sistema robótico cirúrgico aprovado pela agência americana FDA nos anos 1990 foi o sistema endoscópico automatizado para um posicionamento mais adequado (AESOP®, Cirurgia Intuitiva, Sunnyvale, Califórnia), em 1993. É um braço robótico de mesa com seis graus de liberdade (DOF), dois dos quais são passivos. O robô AESOP® tem como objetivo manipular um laparoscópio-padrão ou outros instrumentos e pode fazer isso sem a presença do operador de câmera. Pode ser controlado manualmente, pelo pé ou interface de controle de voz e fornece uma visão estável precisa do campo operatório. Outros manipuladores de câmera robóticos foram desenvolvidos (EndoAssist, Amstrong Healthcare, High Wycombe, RU), mas não foram amplamente aceitos. As realizações bem conhecidas no campo dos robóticos médicos são o Zeus™ (Computer Motion) e o DaVinci® (Intuitive Surgical, Califórnia), sistemas telemanipuladores mestre-escravo que tiveram seu início na cirurgia robótica em 1997 e 1998, respectivamente. Observando-se a literatura, pode-se constatar que os cirurgiões se apossaram dessas novas tecnologias ao realizarem os primeiros procedimentos com o auxílio da robótica.

Na ginecologia, Falcone e colaboradores relataram o primeiro caso do auxílio robótico Zeus™ para a reanastomose tubária em 1999. Uma série de dez reversões de ligação tubária laparoscópicas foram publicadas em 2000 (2, 3). A sutura tubária foi realizada com a aplicação de duas camadas de suturas com poliglactina 8-0.

Na urologia, Gillonneau (4) realizou uma dissecção laparoscópica pélvica dos linfonodos assistida por robô em dez pacientes sucessivos com carcinoma prostático. Ao comparar essa série revisada de dez pacientes que se submeteram a dissecção laparoscópica pélvica da próstata convencional para uma indicação semelhante, o autor não relatou complicações específicas intra ou pós-operatórias no grupo robótico com um tempo operatório significativamente maior comparado ao realizado por meio do uso da abordagem convencional (125+/-57 minutos, variação 75-215, P < 0,001) para a abordagem robótica. A partir dessa experiência inicial, Guilloneau, Vallancien e Abbou (5, 6) aperfeiçoaram e popularizaram essa abordagem minimamente invasiva. A dissecção laparoscópica convencional do câncer da próstata provou ser uma operação que requer talento. De fato, habilidades laparoscópicas avançadas são necessárias, mas a falta de um campo visual firme e da

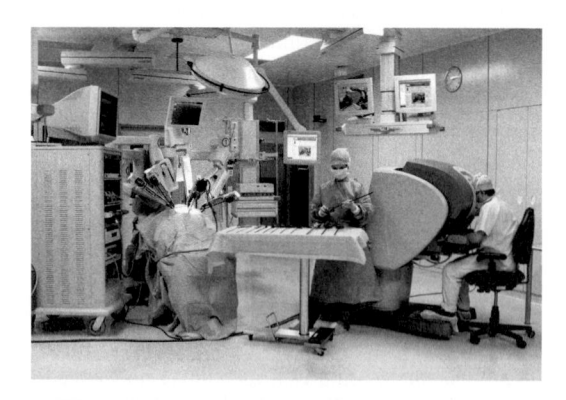

FIGURA 40.1 Sala cirúrgica robótica.

destreza limitada da laparoscopia convencional limita o espaço de trabalho do cirurgião e dificulta tarefas como suturas e fechamento dos pontos intracorpóreos. Conseqüentemente, muitos grupos têm desenvolvido programas laparoscópicos com o auxílio de robôs e obtido experiência significativa nesse campo (7).

Atualmente, a ressecção robótica da próstata tornou-se a indicação mais reconhecida para a cirurgia robótica avançada com objetivos definidos. Ela fornece excelentes resultados ontológicos funcionais e iniciais (8) e se compara favoravelmente com os resultados da abordagem laparoscópica convencional. As curvas de aprendizagem para o procedimento laparoscópico muito complexo foram menores usando-se a abordagem assistida por robô quando comparada às técnicas laparoscópicas convencionais (9, 10, 11).

No campo da cirurgia digestiva, a maioria dos procedimentos cirúrgicos comuns tem sido realizada com o uso de um robô. Cadiere e colaboradores relataram uma série de 146 pacientes submetidos à cirurgia laparoscópica assistida por robô em 2001 (12) contendo procedimentos anti-refluxo, gastroplastias, colecistectomias, hérnias inguinais, histerectomias e prostatectomias. Os grupos destes autores realizaram a colecistectomia robótica laparascópica em uma série de 25 pacientes com morbidade sem relação com o robô e com tempo operatório e recuperação do paciente semelhantes àqueles da laparoscopia convencional (13). A cirurgia de anti-refluxo é a única aplicação de cirurgia geral da robótica com clara evidência de nível 1 (tentativa clínica controlada aleatoriamente) de benefícios que está disponível. Duas tentativas clínicas controladas foram publicadas comparando a fundoplicatura de Nissen assistida por robô com a abordagem laparoscópica convencional. Esses estudos utilizaram o robô DaVinci, e os resultados foram comparativamente favoráveis com aqueles usando a abordagem laparoscópica (14, 15). As inúmeras séries publicadas demonstraram a possibilidade da colecistectomia laparoscópica robótica. Isso confirmou que a abordagem assistida por robô comparada com a abordagem laparoscópica convencional teve um tempo operatório um pouco mais longo devido ao tempo de organização necessário quando da utilização do robô. Os resultados clínicos são equivalentes. As abordagens mais desafiadoras são as realizadas com o robô.

A cirurgia bariátrica é realizada desde 2001, quando Horgan e colaboradores (16) publicaram a primeira série de gastrojejunostomia e desvio gástrico assistida por robô. Atualmente, o robô é usado para realizar desvios gástricos suturados a mão com um excelente resultado e sem mortalidade pós-operatória (17). A cirurgia pancreática é também uma boa indicação para a abordagem robótica e permite uma dissecção bastante precisa. Melvin e colaboradores (18) publicaram a primeira ressecção robótica de uma lesão pancreática em 2003, quando Giulianotti (19) relatou uma série de 21 pacientes que passaram por procedimentos pancreáticos assistidos por robô para patologias benignas e malignas, incluindo pancreaticoduodenectomia e pancreatectomia distal com morbidade e mortalidade comparadas de modo favorável com as suas próprias experiências abertas. Todas as outras indicações são publicadas principalmente como casos clínicos com séries menores. Entretanto, a literatura mostra claramente a divulgação das técnicas propostas na ressecção do baço (20), ressecção do intestino menor, ressecção do cólon, ressecção da glândula adrenal, ressecção do fígado e também as cirurgias colorretal e esofágica. A cirurgia cardíaca, incluindo o *bypass* (desvio) da artéria coronária e reparo na válvula mitral (21, 22), é outro campo importante para a aplicação da cirurgia robótica e provavelmente, no futuro, será beneficiada com a possibilidade de operar em corações batendo através da compensação de movimento, que permitirá que o cirurgião maneje qualquer estrutura em movimento com a mesma precisão como se estivesse parada (23).

A análise sobre a aplicação clínica da cirurgia robótica assistida sugere que, ao menos até aqui, a aplicação da tecnologia robótica não apresentou benefícios claros e resultados aperfeiçoados quando comparada às abordagens convencionais na cirurgia geral. Entretanto, as experiências, em diferentes meios clínicos e experimentais, sugerem que o uso do sistema robótico não apresentou complicações específicas e alcançou resultados ao menos similares àqueles dos procedimentos laparoscópicos padrão. Essa é uma descoberta muito importante, pois atualmente a demonstração da possibilidade e da segurança no uso da assistência robótica para muitos procedimentos cirúrgicos pode ser vista como um começo encorajador. A maioria das limitações será superada à medida que desenvolvimentos tecnológicos mais atuais serão incorporados na tecnologia dos sistemas robóticos.

CIRURGIA A DISTÂNCIA

A cirurgia robótica está implicitamente associada ao conceito de distância. A primeira tentativa de demonstrar a possibilidade dos procedimentos cirúrgicos distantes foi mostrada pela obtenção de instruções cirúrgicas com o mentor remoto. Em 1965, Dr. Be Backey transmitiu as instruções da cirurgia aberta do coração dos Estados Unidos para a Europa usando um *link* banda larga de satélite. Mais recentemente, os procedimentos laparoscópicos foram conduzidos com sucesso na Baltimore Medical School por um estudante do penúltimo ano instruído a distância por um cirurgião experiente, localizado em outro prédio (24). Contudo, a cirurgia robótica remota verdadeira está além do conceito de instrução e envolve a manipulação de instrumentos usados para a realização de procedimentos cirúrgicos.

O controle dos instrumentos dirigidos por robôs tem sido relatado há mais de dez anos. Isso se refere à manipulação das câmeras laparoscópicas em uma sala separada (25) ou mesmo o controle de instrumentos de eletrocauterização entre os Estados Unidos e a Áustria (26) ou instrumentos para uma biópsia de rim entre os Estados Unidos e a Itália (27). Contudo, a limitação técnica continua sendo uma questão importante para a verdadeira cirurgia a distância. A manipulação complexa exigida durante a operação cirúrgica não pode ser fácil ou seguramente realizada se o cirurgião não puder controlar o efeito do seu gesto em tempo real. Por isso a cirurgia remota requer o uso dos sistemas robóticos. Esses sistemas disponíveis atualmente no mercado estão constituídos, como descrito anteriormente, do cirurgião e dos subsistemas do paciente. Para a transmissão dos dados computarizados e os vídeos entre os subsistemas, a informação deve estar condensada com algoritmos, necessitando de tempo e uso de processamento que podem afetar a qualidade da imagem (28, 29). Esse atraso de tempo é definido como a demora para a instrução ser codificada no local, propagada pela linha de transmissão à máquina remota, decodificada e, então, executada. A propagação dos dados por uma rede ocupada por uma largura limitada da banda pode aumentar o atraso de tempo de modo significativo (29, 30) e prejudicar a *performance* (31). O conhecimento preciso e o controle desses empecilhos continuam sendo objetivos importantes para que a cirurgia de longa distância aconteça. Estes autores começaram a trabalhar com a transmissão cirúrgica de dados em 1993. Para investigar o efeito de vários atrasos de tempo quando da cirurgia, analisou-se a eficiência do uso das linhas de telecomunicações existentes para uma cirurgia experimental de longa distância. O modelo operatório experimental escolhido foi uma colecistectomia, pois os procedimentos tinham como objetivo demonstrar a possibilidade de cirurgia a longa distância e de validar a eficácia do trabalho. O primeiro modelo usado foi o de um porco. Introduziu-se artificialmente uma distância longa entre os subsistemas do robô e do cirurgião, e os dados foram transmitidos do console de um cirurgião em Estrasburgo para Paris e, então, de volta com uma distância total de 1.000 quilômetros entre o cirurgião e o animal. Além disso, o atraso no tempo foi aumentado artificialmente de 20 mseg (demora-padrão de tempo) até 470 mseg. Quando a demora da rede foi aumentada artificialmente para 470 mseg, o tempo de resposta do cirurgião com o porco foi de 551,5 mseg, um atraso percebido de modo significativo pelo cirurgião e avaliado como sendo uma "condição inaceitável para se operar um ser humano".

Nesse experimento, o limite de tempo de atraso aceitável em termos de segurança foi estimado como sendo um atraso de ida e volta de 330 mseg. Esses resultados foram consistentes com os relatos anteriores que mostravam que as latências maiores do que 300 mseg poderiam dificultar a *performance* da tarefa e a instabilidade do sistema.

A velocidade da transmissão e a questão da latência são influenciadas por três fatores: distância, velocidade intrínseca do sistema de transmissão e velocidade das interfaces do computador na compressão e descompressão dos dados. O uso de satélites para a teletransmissão causaria atrasos de aproximadamente 600 mseg ou mais – definitivamente inapropriado para cirurgia remota. Apesar de os satélites de baixa altitude reduzirem potencialmente essa demora, as linhas de telefones digitais parecem ser mais úteis. No IRCAD/EITS (Instituto Europeu de TeleCirurgia), investigou-se o efeito do uso das redes do modo de transmissão assíncrono (ATM) como um *link* de comunicação por distâncias transoceânicas. A tecnologia ATM pode incorporar os comandos do robô, o áudio e as imagens de vídeo em um fluxo de pacotes de informação e localizar a largura da banda necessária que garantiria uma qualidade certa e predeterminada de serviço.

Em um estudo experimental, o grupo destes autores realizou uma colecistectomia laparoscópica robótica assistida em porcos entre os Estados Unidos, NI (EUA), e Estrasburgo (França) para uma viagem de ida e volta de 14.000 km. O local do operador era em Nova Iorque, e os animais estavam em Estrasburgo. Os dois locais estavam conectados por meio da rede ATM (France Telecom/Equant). A largura da banda de 10 Mb/seg foi reservada pela rede.

O atraso de ida e volta pelo transporte ATM variou de 78-80 mseg, os quais, adicionando mais 70 mseg para codificação e decodificação de vídeo e alguns milésimos de segundos para a adaptação do quociente Ethernet para a conversão do pacote ATM, totalizaram um tempo de demora de ida e volta de 155 mseg.

A colecistectomia robótica remota laparoscópica foi feita com sucesso em uma série de porcos com um tempo médio operatório de 45 min (26-78 min) sem complicações. Além dessa, outras tarefas cirúrgicas complexas foram testadas durante o experimento. Durante os procedimentos operatórios, a reprodução dos detalhes da imagem no monitor de vídeo no local foi altamente precisa e resultou em uma perfeita visualização das estruturas sem interrupções ou degeneração dos sinais de vídeo. O pequeno atraso facilitou a adaptação dos cirurgiões como evidenciado pelo curto tempo operatório. Era a oportunidade para confirmar a possibilidade em uma aplicação clínica. O projeto foi simbolicamente chamado de "Lindbergh", nome do primeiro aviador que pilotou sobre o Oceano Atlântico. Uma paciente com 68 anos com uma história de colelitíase sintomática se submeteu a uma colecistectomia laparoscópica com assistência robótica remota no dia 7 de setembro de 2001 (32).

Considerando o estudo experimental, usou-se o sistema de robô ZEUS™ (Computer Motion, Galeta, CA, EUA). O local da operação foi em Nova Iorque, e o subsistema do paciente foi em Estrasburgo. O sistema de telecomunicação foi estabelecido como descrito anteriormente. Os movimentos da câmera foram dirigidos no computador em Nova Iorque de acordo com as instruções do cirurgião. A colecistectomia laparoscópica foi realizada em 54 minutos, sem complicações; o pós-operatório foi tranqüilo, e a paciente teve alta dentro das 48 horas depois da cirurgia. Esses dois estudos, o experimental e o clínico, foram as primeiras demonstrações da possibilidade e da segurança de se realizar uma operação cirúrgica completa em locações remotas. Recentemente, em março de 2003, os doutores Anvari e MacKinley realizaram com sucesso uma série de operações assistida por robôs incluindo fundoplicatura de Nissen e colectomia direita no Canadá a 640 km, usando as linhas de comunicação ASDN.

O potencial mais evidente da cirurgia remota é evitar o impacto que os impedimentos geográficos possam ter sobre o tipo de tratamento que o paciente recebe. A falta de especialistas cirúrgicos, especialmente para as operações realizadas com pouca freqüência ou tecnicamente exigentes, ou de novas técnicas minimamente invasivas será superada pela disponibilidade da assistência especializada de outro lugar em colaboração com um cirurgião local que tem conhecimento dos procedimentos robóticos e laparoscópicos básicos. Como demonstrou Ballantyne, um cirurgião perito de uma universidade pública pode realizar operações para toda uma região, ou em áreas onde há uma carência de cirurgiões especialistas. Em países desenvolvidos, onde a assistência médica é muitas vezes feita por voluntários que não necessariamente são especializados em todos os campos da medicina e da cirurgia, isso pode ter um valor especial.

A cirurgia remota poderia também permitir operações de emergência em áreas militares remotas. Se os benefícios mencionados anteriormente são vantajosos para os pacientes, a cirurgia remota pode ser benéfica para os cirurgiões, bem como mudar o modo pelo qual a educação cirúrgica é feita. A cirurgia remota significa que todos os graus de intervenção, da *performance* completa de uma operação à assistência simples, e a exposição de estruturas são possíveis. Isso pode reduzir os erros relacionados à fase inicial da curva de aprendizagem dos cirurgiões para novos procedimentos e pode incentivar os cirurgiões ao aprendizado e à pratica das técnicas minimamente invasivas.

REALIDADE VIRTUAL, REALIDADE AUMENTADA E CIRURGIA ROBÓTICA GUIADA POR IMAGEM

A simulação cirúrgica será um passo importante na prática cirúrgica futura. A realidade virtual (RV) é criada pela interpretação de duas imagens bidimensionais convencionais (2D) em dados digitais formando as reconstruções 3D. Essas imagens permitem a visualização dos conteúdos das estruturas, resultando no aparecimento de três novos modos de percepção: imersão virtual, navegação virtual e interação virtual. A RV introduz uma nova perspectiva na apreciação da anatomia bem como realça a interpretação da imagem médica. As imagens em 3D são visualizadas usando-se a interpretação da superfície por meio das interfaces, permitindo transparência virtual dos órgãos, navegação virtual ao redor e nas estruturas, simulação de várias intervenções e cálculo automático dos volumes. As estruturas vasculares e os órgãos ao redor podem ser também reconstruídos simultaneamente. Os órgãos reconstruídos podem ser avaliados e manipulados em tempo real. As imagens RV obtidas dos pacientes, incluindo os tumores potenciais, têm aplicações robóticas significativas. A adição das imagens virtuais no mundo virtual permite que ressecções virtuais sejam feitas nos planos da ressecção posicionados interativamente (Figura 40.2). Contudo, a RV limita o paciente ao mundo virtual, embora seja uma cópia da realidade. Para superar essa limitação, novos conceitos apareceram para combinar as informações do mundo virtual com as do mundo real. Na medicina, isso pode ser feito em duas áreas: sistemas guiados por computadores que usam informação real para controlar o mundo virtual e sistemas de realidade aumentada (RA) que sobrepõem a informação virtual sobre o mundo real. Ambos precisam de um registro inicial entre o modelo virtual pré-operatório do paciente e o paciente real na sala de operação. Isso conduz a uma marca espacial simples ligando o mundo virtual ao real. Os sistemas guiados e assistidos por computador necessitam de trajeto das ferramentas cirúrgicas no tempo real para determinar a orientação espacial, permitindo, assim, o controle das cópias virtuais dos instrumentos no mundo virtual. Estes são os sistemas mais desenvolvidos hoje no mercado, particularmente no campo da neurocirurgia (LandmarX™ evolution ™ Navigation System [Medtronic®], Vector Vision™ station [Brain Lab]) e cirurgia ortopédica (StealthStation® [Medtronics], Orthopilot® [Aesculap], Surgetics® [Praxim], Navitrack™ [OrthoSoft inc.]). Nesses campos, o registro é facilitado graças às marcas fornecidas pelos ossos que aparecem rígidos e em posição constante. A extensão dessas aplicações não é possível para as áreas torácicas e digestivas, pois são móveis (33).

Os objetivos da realidade aumentada RA são mais ambíguos. A RA oferecerá uma visão acentuada do mundo real com a sobreposição da informação computada no mundo virtual, como o modelo 3D do paciente ou da instrumentação virtual no paciente real. A visualização dessas imagens é mostrada pelas interfaces transparentes, como os óculos RA ou por meio de um monitor convencional. Tais sistemas foram desenvolvidos inicialmente por aplicações neurocirúrgicas (34) e são agora usados rotineiramente: MKM system® (Karl Zeiss) (35); OPMI Neuro® (Karl Zeiss), Surgivision System® (Elekta). Esse conceito aplicado à área abdominal conduz a uma informação incorreta devido aos movimentos do órgão ligados à respiração.

Para contrariar os problemas associados à deformação e a movimentos respiratórios dos órgãos no abdome, duas soluções são apresentadas. Na primeira, a imagem do computador e a imagem de vídeo em tempo real devem ser obtidas com volume de ar constante nos pulmões. Isso é difícil para manter na prática real, pois o paciente tem de respirar ou ser ventilado. Só pode ser usado em seqüências curtas e é proposto para procedimentos de inserção de agulha, como biópsias ou procedimentos de radiofreqüência do pulmão ou do fígado. Na segunda solução, a superposição está limitada às estruturas anatômicas fixas, como a aorta ou a veia cava. Os limites do sistema são devidos à identificação precária desses na prática cirúrgica, pois a veia cava nem sempre é identificada pelo procedimento cirúrgico-padrão. Para se limitarem os problemas relacionados à mobilidade da pele, o melhor registro será obtido quando as marcas estiverem claramente visíveis na pele em ambas imagens. Como exemplo, na cirurgia ortopédica e na neurocirurgia, 3-6 fiduciais (pontos de referência) são fixos nos ossos para criar as marcas fixas. Na cirurgia digestiva, vários pontos de referência são colocados na pele, algo em torno de 25. Isso assegura grande estabilidade e oferece um registro mais confiável. Esses pontos de referência serão automaticamente reconstruídos durante a segmentação da pele, e a posição deles estará visível na imagem de vídeo. Para realizar o registro, duas câmeras digitais 3-CCD são calibradas conjuntamente no modelo

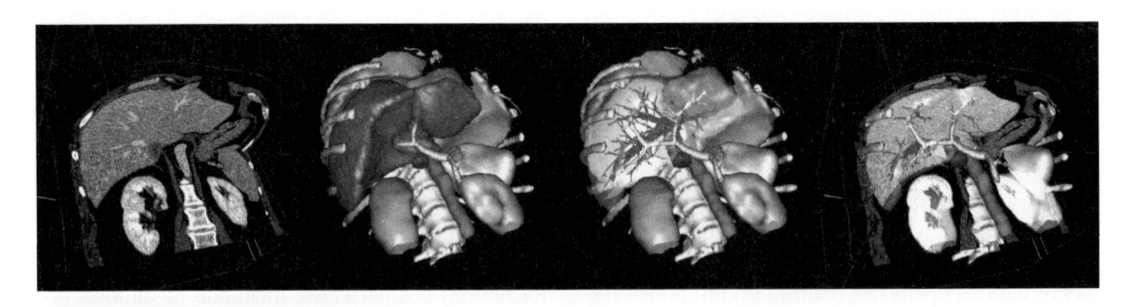

FIGURA 40.2 Reconstrução virtual.

em dois pontos diferentes para se obter o registro estereoscópico (36). Com o uso de um PC com um cartão de aquisição Matrox Meteor II, a visão estereoscópica e o modelo 3D serão sobrepostos usando-se um registro 3D/2D pela coordenação dos pontos de referências espaciais 3D com os fiduciais 2D localizados como *pixels* (36). A precisão do registro é menos do que 2 mm. Esse modelo foi validado clinicamente, fazendo-se durante a *performance* de uma adrenalectomia laparoscópica uma sobreposição em tempo real de um modelo de paciente 3D em uma imagem operatória resultando em uma visão virtual do paciente na transparência. O trajeto em tempo real dos instrumentos cirúrgicos foi acrescentado permitindo a sobreposição dos instrumentos virtuais sobre os reais (37). Esses sistemas representam o primeiro processo de realidade aumentada em tempo real que pode ser reproduzido na prática clínica. É fácil de se entender como a cirurgia pode ser facilitada e aperfeiçoada graças a tais sistemas, mas os cirurgiões precisam desenvolver uma habilidade cognitiva para estabelecer relações entre a imagem virtual do paciente e o próprio paciente real. A RV é útil principalmente à medida que a superposição facilita a tomada de decisão cirúrgica, a programação do procedimento, a precisão durante o procedimento e a presteza durante a cirurgia guiada por imagem. Como todos os dados usados são computarizados, eles serão utilizados para programar aparelhos robóticos. Conseqüentemente, tais conceitos podem ser incorporados nos sistemas telerrobóticos que são parcial ou totalmente controlados de forma automática pela informação derivada da imagem. Os desenvolvimentos nessa área podem permitir procedimentos telecirúrgicos, incluindo o controle automatizado das ações robóticas. A presente pesquisa envolve a automação dos gestos cirúrgicos para aperfeiçoar a destreza e a precisão da cirurgia robótica (38, 39, 40).

LIMITAÇÕES ATUAIS

Mesmo que a cirurgia robótica se desenvolva rapidamente, suas tecnologias enfrentam muitas limitações. Atualmente o custo-eficácia é o maior obstáculo (41). Na realidade, os custos iniciais de compra de um robô (avaliado em 1,5 milhão de dólares) associados à taxa de manutenção anual de 150.000 dólares demonstram o alto custo de uma operação robótica. Além disso, o uso do robô DaVinci está associado à necessidade do uso de um só instrumento, tendo um custo de 2.000-4.000 dólares, dependendo do tipo de operação. Como esses fatores podem diminuir à medida que os sistemas robóticos ganham mais aceitação, muitas técnicas avançadas podem aumentar ainda mais os preços. Como exemplo, a presença de um quarto braço aumenta o preço global de um procedimento cirúrgico em 20%. O crescente tempo operatório, mesmo combinado com uma estada mais curta no hospital, não contribuirá para fazer com que o uso robótico seja eficaz em nível de custos. Outra crítica técnica sobre o sistema robótico é a falta de *feedback* tátil dos instrumentos cirúrgicos, a qual é parcialmente compensada pela qualidade do *feedback* visual 3D. Esse pode ser um empecilho temporário à medida que as tecnologias evolvem rapidamente e os esforços significativos da pesquisa se concentram na questão do fornecimento de *feedback* tátil ao sistema robótico. Finalmente, o tamanho do equipamento robótico bem como o tempo necessário para montagem, guarnição e manipulação do robô são considerados por muitos grupos como empecilhos significativos como também consomem tempo na sala de operação. Contudo, com alguma experiência, a maioria dos grupos conseguiu reduzir esse tempo de modo significativo.

CONCLUSÃO

Mesmo que a falta de benefícios clínicos possa ser observada em muitas aplicações, a demonstração da possibilidade e da segurança quanto ao uso do sistema robótico para muitos procedimentos cirúrgicos pode ser vista como um ponto de partida animador. De fato, como foi colocado por Rick Satava, "os sistemas robóticos não são um sistema mecânico, mas de fato um sistema de informações", em que as interfaces do computador são colocadas entre o cirurgião e o paciente. Com essa idéia, o desenvolvimento futuro das tecnologias do computador e suas aplicações podem resultar em uma intensificação da *performance* dos robôs cirúrgicos. A tecnologia atual integrando a automação e a realidade aumentada serão o começo de um novo mundo para o cirurgião. A simulação de um procedimento cirúrgico em um ambiente virtual e, como uma segunda ação, a programação de um procedimento cirúrgico extensivo, que será reproduzido de modo ideal pelo robô, são uma visão futurística muito longe da realidade. Idealmente, os dados digitais do melhor procedimento selecionado podem ser armazenados e transferidos para o banco de dados robótico para ser automaticamente reproduzido em pacientes reais, depois da validação do procedimento.

REFERÊNCIAS

1. Davies B, A review of robotics in surgery. Proc Inst Mech Eng 2000; 214:129-40.
2. Falcone T, Goldberg J, Garcia-Ruiz A, Margossian H, Stevens L. Full robotic assistance for laparoscopic tubal anastomosis: a case report. J Laparoendosc Adv Surg Tech 1999;9:107-13.
3. Falcone T, Goldberg J, Margossian H, Stevens L. Robotic-assisted laparoscopic microsurgical tubal anastomosis: a human pilot study. Fertil Steril 2000;73: 1040-2.
4. Guillonneau B, Cappele O, Martinez JB, Navarra S, Vallancien G. Robotic assisted, laparoscopic pelvic lymph node dissection in humans. J Urol 2001;165: 1078-81
5. Guillonneau B, Vallancien G. Laparoscopic radical prostatectomy: the Montsouris technique. J Urol 2000;163:1643-9.
6. Abbou CC, Salomon L, Hoznek A, Antiphon P, Cicco A, Saint F, Alame W, Bellot J, Chopin DK. Laparoscopic radical prostatectomy : preliminary results. Urology 2000;55:630-4.
7. Menon M, Tewari A, Peabody JO, Shrivastava A, Kaul S, Bhandari A, Hemal AK. Vattikuti Institute prostatectomy, a technique of robotic radical prostatechtomy for management of localized carcinoma of the prostate: experience of over 1100 cases ? 2004;31:701-17.
8. Kaul S, Savera A, Badani K, Fumo M, Bhandari A, Menon M. Functional outcomes and oncological efficacy of Vattikuti Institute prostatectomy with Veil of Aphrodite nervesparing: an analysis of 154 consecutive patients. BJU Int 2006;97:467-72.
9. Tewari A, El-Hakim A, Leung R.A. Robotic prostatectomy: a pooled analysis of published literature. Expert Rev Anticancer Ther 2006;6:11-20.
10. Rozet F, Harmon J, Cathelineau X, Barret E, Vallancien G. Robot-assisted versus pure laparoscopic radical prostatectomy. World J Urol 2006;24:171-9.
11. Bentas W, Wolfram M, Jones J, Brautigam R, Kramer W, Binder J. Robotic technology and the translation of open radical prostatectomy to laparoscopy: the early Frankfurt experience with robotic radical prostatectomy and one year follow-up. Eur Urol 2003; 44:175-81.
12. Cadiere GB, Himpens J, Germay O, Izizaw R, Degueldre M, Vandromme J, Capelluto E, Bruyns J. Feasibility of robotic laparoscopic surgery: 146 cases. World J Surg 2001;25:1467-77.
13. Marescaux J, Smith MK, Folscher D, Jamali F, Malassagne B, Leroy J. Telerobotic laparoscopic cholecystectomy: initial clinical experience with 25 patients. Ann Surg 2001;234:1-7.
14. Cadiere GB, Himpens J, Vertruyen M, Bruyns J, Germay O, Leman G, Izizaw R. Evaluation of telesurgical (robotic) NISSEN fundoplication. Surg Endosc 2001;15:918-23.
15. Melvin WS, Needleman BJ, Krause KR, Schneider C, Ellison EC. Computer-enhanced vs. standard laparoscopic antireflux surgery. Gastrointest Surg 2002; 6:11-6.
16. Horgan S, Vanuno D. Robots in laparoscopic surgery. J Laparoendosc Adv Surg Tech 2001;11:415-9.
17. Jacobsen G, Berger R, Horgan S. The role of robotic surgery in morbid obesity. J Laparoendosc Adv Surg Tech A 2003;13:279-83.
18. Melvin WS, Needleman BJ, Krause KR, Ellison EC. Robotic resection of pancreatic neuroendocrine tumor. J Laparoscopic Adv Surg Tech A 2003;13:33-6.
19. Giulianotti C, Coratti A, Angelini M, Sbrana F, Cecconi S, Balestracci T, Caravaglios G. Robotics in General Surgery Personal Experience in a Large Community Hospital. Arch Surg 2003;138:777-784.
20. Hanly EJ, Talamini MA. Robotic abdominal surgery. Am J Surg 2004;188:195-265.
21. LaPietra A, Grossi EA, Derivaux CC, Applebaum RM, Hanjis CD, Ribakove GH, Galloway AC, Buttenheim PM, Steinberg BM, Culliford AT, Colvin SB. Robotic-assisted instruments enhance minimally invasive mitral valve surgery. Ann Thorac Surg 2000 Sep; 70:835-8.
22. Carpentier A, Loulmet D, Aupecle B, Berrebi A, Relland J. Computer-assisted cardiac surgery. Lancet 1999;353:379-80.
23. Mack MJ. Minimally invasive and robotic surgery. JAMA 2001;285:568-72.
24. Moore RG, Adams JB, Partin AW, et al. Telementoring of laparoscopic procedures: initial clinical experience. Surg Endosc 1996;10:107:10.
25. Kavoussi LR, Moore RG, Partin AW, Bender JS, Zenilman ME, Satava RM. Telerobotic assisted laparoscopic surgery : initial laboratory and clinical experience. Urology 1994;44:15-9.
26. Lee BR, Bishoff JT, Janetschek G, Bunyaratevej P, Kamolpronwijit W, Cadeddu JA, Ratchanon S, O'Kelley S, Kavoussi LR. A novel method of surgical instruction: international telementoring. World J Urol 1998;16: 367-70.
27. Micali S, Virgili G, Vannozzi E, Grassi N, Jarrett TW, Bauer JJ, Vespasiani G, Kavoussi LR. Feasibility of telementoring between Baltimore (USA) and Rome (Italy): the first five cases. J Endourol 2000;14: 493-6.

28. Link RE, Schulman PG, Kavoussi LR. Telesurgery: Remote monitoring and assistance during laparoscopy. Urol Clin North Am 2001;28:177-87.
29. Rosser J, Herman B, Ehrenwerth C. An overview of videostreaming on the Internet and its application to surgical education. Surg Endosc 2001;15:624-9.
30. Schulam PG, Docimo SG, Saleh W, et al. Telesurgical mentoring. Initial clinical experience. Surg Endosc 1997;11,1001-5.
31. Sudarsan SP, Du LQ, Cobb PN, et al. Influence of frame rate and image delay on virtual driving performance. Biomed Sci Instrum 1997;33:203-8.
32. Marescaux J, Leroy J, Gagner M, Rubino F, Mutter D, Vix M, Butner SE, Smith MK. Transatlantic Robot-Assisted Telesurgery. Nature 2001;413:379-380.
33. Kaspersen. Three-dimensional ultrasound-based navigation combined with preoperative CT during abdominal interventions: a feasibility study. Cardiovasc Intervent Radiol 2003;26:347-56.
34. Edwards PJ. IEEE Trans Pattern Analysis and Machine Intelligence 2000;19:1082-1093.
35. Pirotte B, Voordecker P, Joffroy F, Massager N, Wikler D, Baleriaux D, Levivier M, Brotchi J. The Zeiss-MKM system for frameless image-guided approach in epidural motor cortex stimulation for central neuropathic pain. Neurosurg Focus 2001;15;11:E3.
36. Nicolau S, Pennec X, Soler L, Ayache N. Evaluation of a New 3D/2D Registration Criterion for Liver Radio-Frequencies Guided by Augmented Reality. LNCS 2003;270-283.
37. Marescaux j, Rubino F, Arenas M, Mutter D, Soler L. Augmented reality-assisted laparoscopic adrenalectomy. JAMA 2004;292:2214-5.
38. Wei GQ, Arbter K, Hirzinger G. Real-time visual serving for laparoscopic surgery. IEEE Engineering in Medicine and Biology 1997;16:40-5.
39. Wang YF, Uecker DR, Wang Y. A new framework for vision-enable and robotically assisted minimally invasive surgery. Computerized Medical Imaging and Graphics 1998;22:429-437.
40. Nakamura Y, Hayashibe M. Laser-pointing endoscope system for natural 3D interface between robotic equipments and surgeons. Stud Health Technol Inform 2001;81:348-54.
41. Jeffrey A. Morgan, Barbara A. Thornton, Joy C. Peacock, Karen W. Hollingsworth, Craig R. Smith, Mehmet C. Oz, Michael Argenziano. Does Robotic Technology make Minimally Invasive Cardiac Surgery too expensive? A Hospital cost Analysis of Robotic and conventional Techniques. J Card Surg 2005; 20:246-251.

Índice

A

Abdome agudo. *Ver* Cirurgia videolaparoscopia no abdome agudo
Acalasia 84-90
  diagnóstico 85-86
  etiologia 84
  fisiopatologia 84
  freqüência 84
  manifestações clínicas 84
  tratamento 86-90
    cirúrgico 86-90
      complicações 89
      indicação 86-87
      preparo pré-operatório 87
      reoperação 89-90
      resultados 89
      técnica operatória 87-89
    dilatação pneumática 86
    endoscópico 86
    farmacológico 86
Acessos laparoscópicos transperitoneais, cirurgia urológica 360-361
  posições 360
Adrenalectomia 346-347
  contra-indicações absolutas 346
  contra-indicações relativas 346
  diferenças conforme o lado da lesão 347
  indicações cirúrgicas 346
  técnica transperitoneal lateral 347
  vantagens 346
  vias de acesso laparoscópico 346-347
Adrenalectomias videolaparoscópicas 367-368
  complicações 367
  técnica cirúrgica 367
Aganglionose colônica 352-353
  posição da equipe cirúrgica 352
  posição do paciente 352
  técnica cirúrgica 352-353
Anastomoses 44-58
Anatomia cirúrgica vidolaparoscópica videocirurgia colorretal 380-383
  arcada marginal 383
  ceco 381-382
  cólon ascendente 382
  cólon descendente 382
  cólon esquerdo 382
  cólon sigmóide 382
  cólon transverso 382
  coólon transverso 381
  fáscias de acolamento 381
  grande epíploon 381
  inervação 383
  vascularização do cólon direito 383
  vascularização do cólon esquerdo 383
Anestesia
  cirurgia videolaparoscópica 60-64
    complicações 62-63
    gás carbônico 61-62
    manejo anestésico 62
    pneumoperitônio 61
    posição do paciente 60-61
    vantagens 63
Apendicite aguda 190-191
  avaliação 191
  pré-operatório 191
  propedêutica pré-operatória 191
  tratamento videolaparoscópico 191
Aspectos históricos 21-24
Atresia duodenal 353
  posição da equipe cirúrgica 353
  posição do paciente 353
  técnica cirúrgica 353

B

Baço. *Ver* Esplenectomia videolaparoscópica
Banda gástrica ajustável, revisão cirúrgica 260-261
Belsey-Mark IV 81
Bypass gástrico com e sem anel por videolaparoscopia 243-255
  aspectos nutricionais 252-255
  bypass com anel, resultados 250-252
  bypass sem anel, resultados 252
  intercorrências 246-250
    deiscência 246-247
    estenose gastrojejunal 249-250
    fístula 246-247
    hérnia interna 246
    óbito 247
    obstrução intestinal 246
    perda de peso 247-248
    reoperações 248-249
    tromboembolismo pulmonar 247
    úlcera péptica 247
  orientações pós-cirúrgicas 246
  pré-operatório 243-246
  técnica 243-245
    anastomose gastrojejunal com e sem anel 245
    bolsa gástrica com anel 244
    bolsa gástrica sem anel 244-245
    equipe cirúrgica 243-244
    posição dos trocartes 243-244
Bypass gástrico em Y de Roux, revisão cirúrgica 261

C

Cálculos coraliformes 362-363
  complicações 363
  litotomia laparoscópica transperitoneal do ureter distal e vesical 362-363
  litotomia laparoscópica transperitoneal do ureter proximal e médio 362
Cálculos do ducto biliar 144-146
Câncer do reto 386-388
  via de acesso perineal 387
    acesso transperineal 388
    via endoanal 387-388
    via posterior 387
    via vaginal 387
Carcinoma de endométrio 281-288
  diabetes 284-285
  diagnóstico 285-286
  epidemiologia 281
  estadiamento e prognóstico 286
  estrogênio e progesterona 281-282
  estrogênios endógenos 284
  histologia 285
  histórico familiar 282
  obesidade 284-285
  tabagismo 282
  tamoxifeno 283
  técnica operatória 287-288
  terapia de reposição hormonal 282-283

tratamento cirúrgico 286-287
Carcinoma do colo uterino 288-295
   cirurgia de Wertheim-Meigs 292-293
   complicações 295
   diagnóstico 289
   estadiamento 289-290
   etiologia 288-289
   fatores de risco 288-289
   histologia 289
   prognóstico 290-291
   técnica operatória 293-295
      histerectomia radical 293-294
      linfadenectomia pélvica 294-295
   tratamento 291
Cirurgia a distância 481-483
Cirurgia bariátrica
   diabetes melito 273
   disabsortiva 234-242
   reoperações laparoscópicas 258-262
   restritiva 218-231
   resultados 263-270
Cirurgia bariátrica disabsortiva 234-242
   pós-operatório 237-238
   resultados 239-242
   técnica cirúrgica
      anastomose duodenoileal 236-237
      anastomose ileoileal distal 237
      colocação dos portais 234-235
      fechamento dos defeitos mesentéricos 237
      inspeção e fechamento 237
      medição do intestino delgado 236
      sleeve gastrectomy 235-236
Cirurgia bariátrica laparoscópica 263-270
   complicações 270
   indicação 263-265
   números e resultados 266-270
   processos 265
   seguimento (*follow-up*) 265
   tipo de procedimento 263-265
Cirurgia bariátrica restritiva 218-231
   avaliação 219-220
   complicações a médio e longo prazos 227-230
   complicações imediatas e a curto prazo 226-227
   pós-operatório 225-226
   pré-operatório 220-223
   técnica cirúrgica 223-225
Cirurgia bariátrica, complicações 450-453
Cirurgia bariátrica, reoperações laparoscópicas 258-262
   abordagem cirúrgica 259-262
      banda gástrica ajustável 260-261
      bypass gástrico em Y de Roux 261
      cirurgia de Scopinaro 261-262
      derivação bileopancreática com *switch* duodenal 261-262
      gastroplastia vertical com anel 259-260
   indicações 258-259
Cirurgia biliar laparoscópica 141-147
   cálculos do ducto biliar 144-146
   colangiografia intra-operatória 142-143
   colecistectomia laparoscópica 141-142
   colecistite aguda 143-144
   complicações cirúrgicas 146
Cirurgia da hérnia inguinal e de parede abdominal, complicações 458-460
Cirurgia de Belsey-Mark IV 81
Cirurgia de Scopinaro, revisão cirúrgica 261-262
Cirurgia de vias biliares, complicações 453-456
Cirurgia do baço, complicações 457-458
Cirurgia do cólon e reto, complicações 461
Cirurgia do esôfago, complicações 444-448
Cirurgia do estômago, complicações 448-450
Cirurgia do fígado, complicações 457
Cirurgia do intestino delgado, complicações 460-461
Cirurgia do pâncreas, complicações 448-450
Cirurgia hepática laparoscópica 123-127
   indicações 123-125
   técnica cirúrgica 125-127
Cirurgia laparoscópica colorretal 115-122
   equipamento 115-116
   estratégias técnicas 116-121
      abordagem vascular 116-117
      esposição 116-117
      excisão mesorretal total 119-121
      mobilização da alça esplênica 118-119
      mobilização do sigmóide e do cólon descendente 118
   organização pré-operatória 115-116
Cirurgia na urgência abdominal 461-463
Cirurgia robótica laparoscópica 479-485
   aplicações 480-481
   cirurgia a distância 481-483
   cirurgia guiada por imagem 483-485
   limitações 485
   realidade aumentada 483-485
   realidade virtual 483-485
   robôs 479-480
Cirurgia videolaparoscopia no abdome agudo 190-199
   apendicite aguda 190-191
      avaliação 191
      pré-operatório 191
      propedêutica pré-operatória 191
      tratamento videolaparoscópico 191
   colecistite aguda 191-192
      avaliação 192
      pré-operatório 192
      propedêutica pré-operatória 192
      tratamento videolaparoscópico 192
   diverticulite aguda 195-196
      avaliação 195-196
      pré-operatório 196
      propedêutica pré-operatória 195-196
      tratamento videolaparoscópico 196
   obstrução do intestino delgado 196-198
      avaliação 196-197
      pré-operatório 197-198
      propedêutica pré-operatória 196-197
      tratamento videolaparoscópico 197-198
   pancreatite aguda 193-194
      avaliação 193
      pré-operatório 193-194
      propedêutica pré-operatória 193
      tratamento videolaparoscópico 192-194
   úlcera péptica perfurada 194-195
      avaliação 194
      pré-operatório 194-195
      propedêutica pré-operatória 194
      tratamento videolaparoscópico 194-195
   urgências ginecológicas 198-199
Cirurgia videolaparoscópica das hérnias da parede abdominal 178-188
   anatomia da região inguinal 179-180
   histórico 178
   pós-operatório 183-184
   técnicas operatórias 180-183
      técnica totalmente extraperitoneal 182-183
      técnica transabdominal pré-peritoneal 181-182
Cirurgia videolaparoscópica, anestesia 60-64
   complicações 62-63
   gás carbônico 61-62
   manejo anestésico 62
   pneumoperitônio 61
   posição do paciente 60-61
   vantagens 63
Cirurgias variadas 463-464
Cistectomia parcial em câncer de bexiga 371-372
   complicações 372
   técnica cirúrgica 371-372
Cistectomia radical 370-371
   complicações 371
   técnica cirúrgica 370-371
Colangiografia intra-operatória 142-143
Colecistectomia laparoscópica 141-142
Colecistite aguda 134-140, 143-144, 191-192

complicações com a
    videocolecistectomia 139
diagnóstico diferencial 136
diagnóstico por imagem 135-136
patogenia da colecistite aguda 135
pós-operatório na videocolecistectomia
    137-139
quadro clínico na colecistite
    aguda 135
quadro laboratorial 135-136
técnica cirúrgica da
    videocolecistectomia 136-137
Colecistite crônica 129-134
    diagnóstico 130-132
    patogenia dos cálculos biliares 129
    patologia 129-130
    técnica operatória da
        videocolecistectomia 132-134
    tratamento 132
Colectomia esquerda. Ver Cirurgia
    laparoscópica colorretal
Colelitíase 129-134
    diagnóstico 130-132
    patogenia dos cálculos biliares 129
    patologia 129-130
    técnica operatória da
        videocolecistectomia 132-134
    tratamento 132
Complicações em videocirurgia 430-464
    comuns a todos os procedimento
        431-443
        cirúrgicas 431-440
        clínicas 440-442
        equipamentos 442-443
    específicas para cada procedimento
        443-464
        cirurgias bariátricas 450-453
        cirurgias da hérnia inguinal e de
            parede abdominal 458-460
        cirurgias de vias biliares 453-456
        cirurgias do baço 457-458
        cirurgias do cólon e reto 461
        cirurgias do esôfago 444-448
        cirurgias do estômago 448-450
        cirurgias do fígado 457
        cirurgias do intestino delgado
            460-461
        cirurgias do pâncreas 458
        cirurgias na urgência abdominal
            461-463
        cirurgias variadas 463-464
Cuidados pós-operatórios 426-428
    conduta no pós-operatório 427-428
    exame clínico 426-427
    pós-operatório normal 426
Cuidados pré-operatórios 421-426
    antibioticoprofilaxia 425-426
    avaliação hematológica 424-425
    avaliação nutricional 424
    avaliação pré-operatória 422-423

cuidados com a pele 425
dieta 425
exames 423-424
fisiologia do pneumoperitônio 421-422
preparo específico 426
preparo pré operatório 425
preparo psicológico 425
sondagens 425

D

Derivação bileodigestiva e patologia
    obstrutiva do pâncreas 154-156
Derivação bileopancreática com *switch*
    duodenal. Ver Cirurgia
    bariátrica disabsortiva
derivação bileopancreática com *switch*
    duodenal, revisão cirúrgica
    261-262
Desinfecção
    ácido peracético 41
    calor úmido, autoclave 40
    desinfecção *versus* esterilização 40
    glutaraldeído 41
    óxido de etileno 41
    peróxido de hidrogênio 41
    plasma de peróxido de hidrogênio
        40-41
    radiação 42-43
    vapor de formaldeído 42
Diabetes melito tipo 2, tratamento
    cirúrgico 271-277
    cirurgia bariátrica 273
    classificação 271-272
    diagnóstico 272
    obesidade 272-273
    prevalência 271
    teorias 273-276
Diverticulite aguda 195-196
    avaliação 195-196
    pré-operatório 196
    propedêutica pré-operatória 195-196
    tratamento videolaparoscópico 196
Divertículo de Meckel 98-103
    diagnóstico 100-101
        angiografia 101
        cintilografia com pertecnetato de
            tecnécio-99m 100
        raio X simples do abdome 101
        tomografia computadorizada 101
    sintomas 98-100
    tratamento 102-103
Doença de Hirchsprung. Ver Aganglionose
    colônica
Doença do refluxo gastresofágico 75-82
    avaliação pré-operatória 78
    diagnóstico 76-77
    hérnia hiatal, tipos 75-76
    manifestações clinicas 76
    técnica cirúrgica 78-81

tratamento 77-78
Drenagem laparoscópica de pseudocistos
    pancreáticos 153-154
Duodenopancreatectomia 150-153

E

Endomentriose. Ver Videocirurgia
    ginecológica, endomentriose
Endoscopia digestiva diagnóstica,
    complicações 414
Endoscopia digestiva terapêutica,
    complicações 414
    dilatação endoscópica 414-415
    gastrostomias endoscópicas 415
    hemostasia endoscópica varicosa e
        não-varicosa 415-416
    remoção de corpo estranho 415
    situações especiais 416
    tratamento endoscópico das neoplasias
        malignas 415
Enucleação pancreática laparoscópica 153
Equipamentos 33-35, 38-39
    bisturi elétrico 35
    bisturi ultra-sônico 35
    câmera 33-34
    cuidados 38-39
    fonte de luz 34
    gravador de vídeo 34
    insuflador de CO_2 34-35
    ligasure 35
    monitor 33
Esofagectomia toracoscópica e
    laparoscópica 67-74
    avaliação pré-operatória 67
    complicações 72-73
    cuidados pós-operatórios 72
    orientações pós-operatórias 72
    preparação pré-operatória 67
    resultados 72-73
    técnica operatória 67-72
        cervicotomia esquerda 72
        laparoscopia na posição de decúbito
            ventral 69-72
        toracoscopia na posição de decúbito
            ventral 67-68
Esôfago
    acalasia 84-90
    esofagectomia toracoscópica e
        laparoscópica 67-74
    hérnia hiatal e doença do refluxo
        gastresofágico 75-83
Esplenectomia videolaparoscópica
    157-162
    conduta cirúrgica 162
    embolização pré-operatória da artéria
        esplênica 159-161
    preparo pré-operatório 158-159
Estenose hipertrófica de piloro 351-352
    posição da equipe cirúrgica 352

posição do paciente 351-352
técnica cirúrgica 352
Esterilização 39-43
    ácido peracético 41
    calor úmido, autoclave 40
    desinfecção *versus* esterilização 40
    glutaraldeído 41
    óxido de etileno 41
    peróxido de hidrogênio 41
    plasma de peróxido de hidrogênio 40-41
    radiação 42-43
    vapor de formaldeído 42
Ética 468-477
    formação e ética 469-472
    humanismo e ética 472-473
    responsabilidade e ética 473-475
Evolução 21-24
Exenteração pélvica anterior videolaparoscópica 296-298
    técnica operatória 297-298

F

Frontoplastia videoendoscópica 321-326
    técnica operatória 321-326

G

Gastrectomia laparoscópica 91-96
    avaliação 91
    preparo pré-operatório 91
    resultados 94-96
    técnica operatória 91-94
        gastrectomia subtotal 92-93
        gastrectomia total 93-94
Gastroplastia vertical com anel, revisão cirúrgica 259-260

H

Hérnia hiatal e doença do refluxo gastresofágico 75-82
    avaliação pré-operatória 78
    diagnóstico 76-77
    hérnia hiatal, tipos 75-76
    manifestações clínicas 76
    técnica cirúrgica 78-81
    tratamento 77-78
Hérnias da parede abdominal. *Ver* Cirurgia videolaparoscópica das hérnias da parede abdominal
Hirchsprung 352-353
Histórico 21-24

I

Instrumental 35-38, 38-39
    caixa básica 37

caixa de trocartes 37
caixa para cirurgia avançada 38
caixa principal 37
cuidados 38-39
mesa básica 37
trocarte principal 36
trocartes auxiliares 36
Intestino delgado 98-112
    divertículo de Meckel 98-103
    obstrução intestinal 109-112
    tumores 106-109
    úlcera péptica duodenal perfurada 104-106
Invaginação intestinal 354-355
    posição da equipe cirúrgica 355
    quadro clínico 354-355
    técnica cirúrgica 355

L

Laboratório *hands-on* 30-31
Ligadura das artérias hipogástricas 295-296
    técnica cirúrgica 296
Linfadenectomia retroperitoneal 366-367
    complicações 366-367
    técnica cirúrgica 366
Litíase urinária 361

M

Má formação anorretal 354
    posição da equipe cirúrgica 354
    posição do paciente 354
    técnica cirúrgica 354
Mama. *Ver* Reconstrução da mama
Mamaplastia de aumento 326-330
    técnica operatória 328-330
Meckel 98-103
Miniabdominoplastia videoassistida 342
Miomas intramurais. *Ver* Videocirurgia ginecológica, miomectomia laparoscópica
Miomas subserosos. *Ver* Videocirurgia ginecológica, miomectomia laparoscópica
Miomectomia laparoscópica. *Ver* Videocirurgia ginecológica, miomectomia laparoscópica

N

Nefrectomia 347-349
    complicações 349
    contra-indicações 349
    indicações 347-348
    posição da equipe 349
    posição do paciente 349
    posição dos trocartes 349
    técnica cirúrgica 349
Nefrectomia para transplante 369-370
    complicações 370

técnica cirúrgica 369
Nefrectomia parcial 368-369
Nefrectomia radical 368
    complicações 368
    técnica cirúrgica 368
Nefrolitomia 361-362
Nós 44-58

O

Obstrução do intestino delgado 196-198
    avaliação 196-197
    pré-operatório 197-198
    propedêutica pré-operatória 196-197
    tratamento videolaparoscópico 197-198
Obstrução intestinal 109-112
    tratamento cirúrgico 110-112
Óticas 38

P

Pâncreas 148-156
    derivação bileodigestiva, tratamento da patologia obstrutiva do pâncreas 154-155
    drenagem laparoscópica dos pseudocistos pancreáticos 153-154
    duodenopancreatectomia 150-153
    enucleação pancreática laparoscópica 153
    histórico 148
    pancreatectomia distal com esplenectomia 148-150
    pancreatectomia distal com preservação do baço 150
Pancreatectomia distal com esplenectomia 148-150
Pancreatectomia distal com preservação do baço 150
Pancreatite aguda 193-194
    avaliação 193
    pré-operatório 193-194
    propedêutica pré-operatória 193
    tratamento videolaparoscópico 192-194
Pielolitotomia 361-362
Pieloplastia 350
    complicações 350
    contra-indicações 350
    indicações 350
    posição da equipe 350
    posição do paciente 350
    posição dos trocartes 350
    técnica cirúrgica 350
Pieloplastia laparoscópica transperitoneal 363-365
    complicações 364-365
    técnica cirúrgica 363-364
Pneumoperitônio 376-377
    técnica aberta de Hasson 377

trocarte com acesso óptico 377
Pós-operatório. *Ver* Cuidados pós-
 operatórios
Pré-operatório. *Ver* Cuidados pré-
 operatórios
Procedimentos cirúrgicos, videocirurgia
 pediátrica 356-357
 biópsia de massa mediastinal e
  linfonodos 356-357
 efusão pleural não-parapneumônica
  357
 empiema 357
 hiper-hidrose palmar e axilar 357
 procedimentos de grande porte 357
 biópsia pulmonar 356
Prostatectomia radical 372-374
 complicações 373-374
 técnica cirúrgica 372-373
Prostatectomia simples para hiperplasia
 prostática benigna 365-366
 complicações 365-366
 técnica cirúrgica 365

R

Realidade virtual 483-485
Reconstrução da mama 332-340
 desvantagens 338
 expansores teciduais 334
 músculo grande dorsal 334-336
 peitoral maior 338-340
 retalho de grande dorsal sem prótese
  337-338
 técnica cirúrgica 336-337, 339-340
 vantagens 338
Reimplante vesicoureteral 350-351
 complicações 351
 contra-indicações 351
 indicações 350
 posição da equipe 351
 posição do paciente 351
 posição dos trocartes 351
 técnica cirúrgica 351
Responsabilidade. *Ver* Ética
Ressecção retal laparoscópica. *Ver*
 Cirurgia laparoscópica
 colorretal
Revisão da cirurgia bariátrica. *Ver*
 Cirurgia bariátrica,
 reoperações laparoscópicas
Rinoplastia videoassistida 342-343
 técnica operatória 342-343
Robótica. *Ver* Cirurgia robótica
 laparoscópica
Rotação intestinal incompleta e volvo
 intestinal 353-354
 posição da equipe cirúrgica 353
 posição do paciente 353
 técnica cirúrgica 353-354

S

Scopinaro 261-262
Síndrome de Poland 340-342
 técnica operatória 342
Suturas 44-58

T

Técnica cirúrgica
 acalasia 87-89
 adrenalectomias videolaparoscópicas
  367-368
 aganglionose colônica 352-353
 atresia de vias biliares 354
 atresia duodenal 353
 bypass gástrico com e sem anel por
  videolaparoscopia 243-245
 carcinoma de endométrio 287-288
 carcinoma do colo uterino 293-295
 cirurgia bariátrica disabsortiva 234-237
 cirurgia bariátrica restritiva 223-225
 cirurgia hepática laparoscópica
  125-127
 cirurgia laparoscópica colorretal
  116-121
 cirurgia videolaparoscópica das
  hérnias da parede abdominal
  180-183
 cistectomia parcial em câncer de
  bexiga 371-372
 cistectomia radical 370-371
 colecistite aguda, videocolecistectomia
  136-137
 colecistite crônica,
  videocolecistectomia 132-134
 colelitíase 132-134
 doença de Hirchsprung 352-353
 duodenopancreatectomia 151-153
 endometriose 308-310
 esofagectomia toracoscópica e
  laparoscópica 67-72
 esplenectomia videolaparoscópica 162
 estenose hipertrófica de piloro 351-352
 exenteração pélvica anterior
  videolaparoscópica 297-298
 frontoplastia videoendoscópica 321-326
 gastrectomia laparoscópica 91-94
 hérnia hiatal e doença do refluxo
  gastresofágico 78-82
 invaginação intestinal 354-355
 ligadura das artérias hipogástricas 296
 linfadenectomia retroperitoneal 366
 má formação anorretal 354
 mamaplastia de aumento 328-330
 miomectomia laparoscópica 312-315
 nefrectomia 349
 nefrectomia para transplante 369
 nefrectomia radical 368
 pieloplastia 350
 pieloplastia laparoscópica
  transperitoneal 363-364
 prostatectomia radical 372-374
 prostatectomia simples para hiperplasia prostática benigna 365
 reconstrução da mama 336-337, 339-340
 reimplante vesicoureteral 351
 rinoplastia videoassistida 342-343
 rotação intestinal incompleta e volvo
  intestinal 353-354
 síndrome de Poland 342
 toracoscopia pediátrica 356
 videocirurgia da tireóide 172-173
 videoendoscopia digestiva 413-414
 videolaparoscopia diagnóstica 169-170
 videolaparoscopia do trauma 210-213
 videotoracoscopia 405
Técnica operatória. *Ver* Técnica cirúrgica
Tireóide 171-175
 avaliação pré-operatória 172
 conduta cirúrgica 172
 resultados 173-174
 técnica cirúrgica 172-173
Toracoscopia pediátrica 355-356
 instrumental 356
 posição da equipe cirúrgica 356
 posição do paciente 356
 técnica cirúrgica 356
Trauma abdominal contuso 204-205
Trauma abdominal penetrante 205-207
Tumores genitais. *Ver* Videocirurgia
 ginecológica, tumores genitais
Tumores, intestino delgado 106-109
 adrenocarcinoma 108-109
 benignos 106-107
 diagnóstico 107-108
 malignos 107
 tratamento cirúrgico 109

U

Úlcera péptica duodenal perfurada 104-106
 diagnóstico 104
 tratamentos 104-106
  cirúrgico 104-106
  conservador 104
Úlcera péptica perfurada 194-195
 avaliação 194
 pré-operatório 194-195
 propedêutica pré-operatória 194
 tratamento videolaparoscópico
  194-195
Urgências ginecológicas 198-199

V

Vesícula biliar. *Ver* Colecistite crônica,
 Colelitíase, Colecistite aguda
Videocirurgia
 abdômen agudo 190-201

Índice

anastomoses 44-59
anestesia 60-66
aspectos históricos 21-24
baço 157-163
bariátrica disabsortiva 234-242
bariátrica restritiva 218-233
bypass gástrico 243-257
cirurgia plástica 321-344
colorretal 115, 376-396
complicações 430-467
cuidados pré e pós-operatório 421-429
diabetes melito tipo 2 271-280
equipamentos 33-43
esôfago 67-90
esterilização 33-43
ética 468-478
evolução 21-24
gastrectomia 91-97
ginecológica 281-320
hérnia 178-189
hepatectomia 123-128
instrumental 33-43
intestino delgado 98-114
nós 44-59
pâncreas 148-156
pediátrica 345-359
reoperações laparoscópicas 258-262
robótica 479-487
suturas 44-59
tireóide 171-177
trauma 202-217
urológica 360-375
vascular 397-404
videocirurgião 25-32
videoendoscopia digestiva 411-418
videolaparoscopia diagnóstica 167-170
videotoracoscopia 405-410
visícula biliar 129-140
Videocirurgia colorretal
   afecções benignas 385-386
   anatomia cirúrgica vidolaparoscópica 380-383
     arcada marginal 383
     ceco 381-382
     cólon ascendente 382
     cólon descendente 382
     cólon esquerdo 382
     cólon sigmóide 382
     cólon transverso 382
     coólon transverso 381
     fáscias de acolamento 381
     grande epíploon 381
     inervação 383
     vascularização do cólon direito 383
     vascularização do cólon esquerdo 383
   anestesia 378-380
   câncer do reto 386-388
     via de acesso perineal 387
   espécime cirúrgico, retirada 391-393

indicações e contra-indicações 383-385
   doença diverticular do sigmóide 384
   doenças inflamatórias intestinais 384
   megacólon chagásico 384
   neoplasias benignas 384-385
   neoplasias malignas 385
   procidência retal 384
pneumoperitônio 376-377
   técnica aberta de Hasson 377
   trocarte com acesso óptico 377
pontos críticos anatômicos
   ângulo esplênico 388-389
   ângulo hepático 388
   desvascularização 389-390
   nervos autônomicos 390
portais, colocação 377-378
Videocirurgia ginecológica
   carcinoma de endométrio 281-288
   carcinoma do colo uterino 288-295
   endometriose 302-311
   exenteração pélvica anterior videolaparoscópica 296-298
   ligadura das artérias hipogástricas 295-296
   miomectomia laparoscópica 311-317
Videocirurgia ginecológica, endometriose 302-311
   abordagem laparoscópica 302-304
   complicações 307
   controle pós-operatório 310
   diagnóstico 305-307
   endometriose extragenital 305
   tratamento cirúrgico 307-310
     conducta cirúrgica 308-310
     pré-operatório 307
   tratamento clínico 307
   tratamento combinado 310
Videocirurgia ginecológica, miomectomia laparoscópica 311-317
   complicações 315-316
   resultados 315
   técnica cirúrgica 312-315
     barreiras antiaderências 315
     enucleação do mioma 313
     extração do mioma 315
     histerorrafia 313-315
     histerotomia com exposição do mioma 312-313
   tratamento 312
Videocirurgia ginecológica, tumores genitais 281-298
   carcinoma de endométrio 281-288
     diabetes 284-285
     diagnóstico 285-286
     epidemiologia 281
     estadiamento e prognóstico 286
     estrogênio e progesterona 281-282
     estrogênios endógenos 284
     histologia 285

     histórico familiar 282
     obesidade 284-285
     tabagismo 282
     tamoxifeno 283
     técnica operatória 287-288
     terapia de reposição hormonal 282-283
     tratamento cirúrgico 286-287
   carcinoma do colo uterino 288-295
     cirurgia de Wertheim-Meigs 292-293
     complicações 295
     diagnóstico 289
     estadiamento 289-290
     etiologia 288-289
     fatores de risco 288-289
     histologia 289
     prognóstico 290-291
     técnica operatória 293-295
     tratamento 291
   exenteração pélvica anterior videolaparoscópica 296-298
     técnica operatória 297-298
   ligadura das artérias hipogástricas 295-296
     técnica cirúrgica 296
Videocirurgia pediátrica 345-357
   adrenalectomia 346-347
     contra-indicações absolutas 346
     contra-indicações relativas 346
     diferenças conforme o lado da lesão 347
     indicações cirúrgicas 346
     técnica transperitoneal lateral 347
     vantagens 346
     vias de acesso laparoscópico 346-347
   nefrectomia 347-349
     complicações 349
     contra-indicações 349
     indicações 347-348
     posição da equipe 349
     posição do paciente 349
     posição dos trocartes 349
     técnica cirúrgica 349
   peculiaridades 345
   pieloplastia 350
     complicações 350
     contra-indicações 350
     indicações 350
     posição da equipe 350
     posição do paciente 350
     posição dos trocartes 350
     técnica cirúrgica 350
   procedimentos cirúrgicos 356-357
     biópsia de massa mediastinal e linfonodos 356-357
     biópsia pulmonar 356
   reimplante vesicoureteral 350-351
     complicações 351

contra-indicações 351
indicações 350
posição da equipe 351
posição do paciente 351
posição dos trocartes 351
técnica cirúrgica 351
toracoscopia pediátrica 355-356
   instrumental 356
   posição da equipe cirúrgica 356
   posição do paciente 356
   técnica cirúrgica 356
videocirurgia urológica pediátrica 345-346
videolaparoscopia digestiva pediátrica 351-355
   aganglionose colônica 352-353
   atresia de vias biliares 354
   atresia duodenal 353
   estenose hipertrófica de piloro 351-352
   invaginação intestinal 354-355
   má formação anorretal 354
   rotação intestinal incompleta e volvo intestinal 353-354
Videocirurgia plástica 321-343
   frontoplastia videoendoscópica 321-326
      técnica operatória 321-326
   mamaplastia de aumento 326-330
      técnica operatória 328-330
   miniabdominoplastia videoassistida 342
   reconstrução da mama 332-340
      desvantagens 338
      expansores teciduais 334
      músculo grande dorsal 334-336
      peitoral maior 338-340
      retalho de grande dorsal sem prótese 337-338
      técnica cirúrgica 336-337, 339-340
      vantagens 338
   reconstrução da parede torácica 330-332
   rinoplastia videoassistida 342-343
      técnica operatória 342-343
   síndrome de Poland 340-342
      técnica operatória 342
Videocirurgia urológica 360-374
   acessos laparoscópicos transperitoneais 360-361
     posição 1 360
     posição 2 360-361
   adrenalectomias videolaparoscópicas 367-368
     complicações 367
     técnica cirúrgica 367
   cálculos coraliformes 362-363
     complicações 363
     litotomia laparoscópica transperitoneal do ureter distal e vesical 362-363

litotomia laparoscópica transperitoneal do ureter proximal e médio 362
cistectomia parcial em câncer de bexiga 371-372
   complicações 372
   técnica cirúrgica 371-372
cistectomia radical 370-371
   complicações 371
   técnica cirúrgica 370-371
linfadenectomia retroperitoneal 366-367
   complicações 366-367
   técnica cirúrgica 366
litíase urinária 361
nefrectomia para transplante 369-370
   complicações 370
   técnica cirúrgica 369
nefrectomia parcial 368-369
nefrectomia radical 368
   complicações 368
   técnica cirúrgica 368
nefrolitomia 361-362
pielolitotomia 361-362
pieloplastia laparoscópica transperitoneal 363-365
   complicações 364-365
   técnica cirúrgica 363-364
   pré-operatório 361
prostatectomia radical 372-374
   complicações 373-374
   técnica cirúrgica 372-373
prostatectomia simples para hiperplasia prostática benigna 365-366
   complicações 365-366
   técnica cirúrgica 365
Videocirurgia vascular 397-402
   cirurgia laparoscópica do aneurisma da aorta abdominal 399-400
   ligadura endoscópica subfascial de veias perfurantes 400-401
   revascularização aorto-ilíaca laparoscópica 398-399
   simpatectomia lombar laparoscópica 397
   simpatectomia lombar laparoscópica extraperitoneal 398
   simpatectomia lombar laparoscópica transperitoneal 397-398
Videocirurgião, formação 25-31
   internet 26-28
   laboratório hands-on 30-31
   realidade virtual 29-30
   transmissão ao vivo 28-29
   videoconferência 28
Videocolecistectomia. Ver Colecistite crônica, Colelitíase, Colecistite aguda

Videoendoscopia digestiva 411-416
   complicações 414-416
   endoscopia digestiva diagnóstica, complicações 414
   endoscopia digestiva terapêutica, complicações 414
     dilatação endoscópica 414-415
     gastrostomias endoscópicas 415
     hemostasia endoscópica varicosa e não-varicosa 415-416
     remoção de corpo estranho 415
     situações especiais 416
     tratamento endoscópico das neoplasias malignas 415
   pós-endoscopia 414
   pré-operatório 412-413
     medicação para endoscopia 412-413
   técnica operatória 413-414
     exame endoscópico
Videolaparoscopia diagnóstica 167-170
   avaliação das neoplasias 169
   conceito 167
   contra-indicações 168
   indicações 167-168
   técnica cirúrgica 169-170
   videolaparoscopia diagnóstica de urgência 168-169
     dor abdominal aguda 169
   videolaparoscopia diagnóstica eletiva 168
     biópsias diagnósticas 168
     dor abdominal crônica 168
     massas tumorais no abdome 168
     patologia biliar 168
     patologia hepática 168
Videolaparoscopia digestiva pediátrica 351-355
   aganglionose colônica 352-353
     posição da equipe cirúrgica 352
     posição do paciente 352
     técnica cirúrgica 352-353
   atresia de vias biliares 354
     posição do paciente 355
     técnica cirúrgica 354
   atresia duodenal 353
     posição da equipe cirúrgica 353
     posição do paciente 353
     técnica cirúrgica 353
   estenose hipertrófica de piloro 351-352
     posição da equipe cirúrgica 352
     posição do paciente 351-352
     técnica cirúrgica 352
   invaginação intestinal 354-355
     posição da equipe cirúrgica 355
     quadro clínico 354-355
     técnica cirúrgica 355
   má formação anorretal 354
     posição da equipe cirúrgica 354

posição do paciente 354
técnica cirúrgica 354
rotação intestinal incompleta e volvo
  intestinal 353-354
  posição da equipe cirúrgica 353
  posição do paciente 353
  técnica cirúrgica 353-354
Videolaparoscopia do trauma 202-216
  avaliação 202-204
  complicações 213-214
  conversão 214
  equipamento 208-210
  instrumental 210
  pós-operatório 213
  pré-operatório 207-208
  procedimento cirúrgico 210-213

trauma abdominal contuso 204-205
trauma abdominal penetrante 205-207
Videolaparoscopia, anestesia 60-64
  complicações 62-63
  gás carbônico 61-62
  manejo anestésico 62
  pneumoperitônio 61
  posição do paciente 60-61
  vantagens 63
Videotoracoscopia 405-409
  biópsia pulmonar 407
  cirurgias do esôfago 409
  derrame pleural 405
  derrame pleural maligno 405-406
  doenças de pericárdio 407
  empiema 405

estadiamento do carcinoma
  de pulmão 408
hemotórax 406
nódulo solitário de pulmão 407-408
pneumotórax espontâneo 406
simpatectomia torácica 409
técnica cirúrgica 405
tumores pleurais 406-407
videotoracoscopia no trauma 408

W

Wertheim-Meigs 292-293

Y

Y de Roux 261